W0261967

HANDBUCH DER MEDIZINISCHEN RADIOLOGIE

ENCYCLOPEDIA OF MEDICAL RADIOLOGY

HERAUSGEGEBEN VON · EDITED BY

L. DIETHELM
MAINZ

O. OLSSON
LUND

F. STRNAD
FRANKFURT/M.

H. VIETEN
DÜSSELDORF

A. ZUPPINGER
BERN

BAND/VOLUME I

TEIL/PART 2

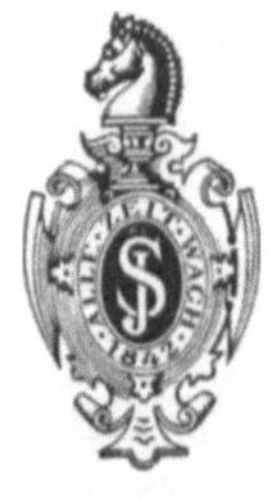

SPRINGER-VERLAG · BERLIN · HEIDELBERG · NEW YORK · 1965

PHYSIKALISCHE GRUNDLAGEN UND TECHNIK
TEIL 2

PHYSICAL PRINCIPLES AND TECHNIQUES
PART 2

VON · BY

H. BERGER · K. BISCHOFF · W. GELLINEK
F. JENSEN · F. WACHSMANN

REDIGIERT VON · EDITED BY

H. VIETEN
DÜSSELDORF

MIT 472 ABBILDUNGEN
WITH 472 FIGURES

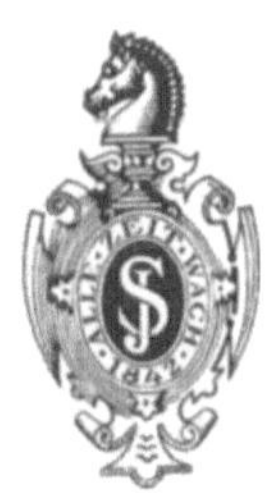

SPRINGER-VERLAG · BERLIN · HEIDELBERG · NEW YORK · 1965

ISBN-13: 978-3-642-94923-4   e-ISBN-13: 978-3-642-94922-7
DOI: 10.1007/978-3-642-94922-7

Library of Congress Catalog Card Number 65-17721

Softcover reprint of the hardcover 1st edition 1965

Titel Nr. 5823

Vorwort

Eine Unterteilung des I. Bandes dieses Handbuches war aus mehreren Gründen erforderlich. Die Fülle des Materials hätte nur einen Band zu umfangreich gemacht. Noch wichtiger ist aber die Tatsache, daß zum Thema „Physik und Technik" sehr heterogene Kapitel gehören. Bei einem Teil des zu bearbeitenden Stoffes ist heute, wenigstens aus medizinischer Sicht, bereits ein gewisser Abschluß erreicht. Andere Gebiete sind aber noch so sehr in geradezu stürmischer Weiterentwicklung, daß ihre „abschließende handbuchmäßige" Bearbeitung nicht — und wahrscheinlich sogar nie — möglich ist.

Aus diesem Grunde wurden die vorwiegend „technologischen" Kapitel über die Erzeugung von Röntgenstrahlen, über Elektronenbeschleuniger und Erzeuger ultraharter Strahlungen sowie über die Geräte für die Anwendung ionisierender Strahlen in einem Teilband zusammengefaßt.

Den Verfassern dieser Kapitel (JENSEN; BERGER u. WACHSMANN; BISCHOFF u. GELLINEK) schulden wir besonderen Dank; ihre Aufgabe war nämlich schwer. Für dieses Handbuch kam es darauf an, aus dem ungeheuren Spektrum der Apparate-, Röhren- und Geräteentwicklung das Wesentliche, d. h. die Grundprinzipien herauszuarbeiten und markante Beispiele für deren praktische Verwirklichung darzustellen. Diese Kapitel dürften keinesfalls ausschließlich zu einem „Katalog" derzeit gebräuchlicher Apparate oder Geräte werden. Wir glauben, daß die Autoren diese schwierige Aufgabe bestens gelöst haben.

H. VIETEN

Düsseldorf, Frühjahr 1965

Preface

A subdivision of the first volume of this handbook was necessary for several reasons. The wealth of material would have made a single volume too bulky. Even more important, however, is the fact that the subject "Physics and Technology" includes very diverse aspects. Today, one part of the material to be covered has, at least from the medical point of view, already been developed to a final stage. However, development in other fields is still in such a state of flux that it is not, and probably will never be, possible to deal with them definitely in handbook form.

For this reason, the predominantly "technological" chapters on the production of röntgen rays, electron accelerators, and ultrahard ray generators, as well as those dealing with apparatus for the application of ionizing rays, have been collected in a separate volume.

Special thanks are due to the authors of these chapters (JENSEN; BERGER and WACHSMANN; BISCHOFF and GELLINEK); their task was certainly a difficult one. For this handbook the problem was to extract the essentials, that is to say the basic principles, from the vast range of developments in apparatus, tubes and appliances and to give characteristic examples for their practical application. These chapters were on no account meant to be exclusively a catalogue of apparatus or appliances in use at present. We believe that the authors have dealt with this difficult task in the best possible manner.

H. VIETEN

Düsseldorf, in spring 1965

Inhaltsverzeichnis von Bd. I/2

Inhaltsübersicht von Bd. I/1

Mitarbeiter von Band I/2 — Contributors to volume I/2

Dipl.-Phys. H. BERGER, Abteilungsbevollmächtigter der Siemens-Reiniger Werke AG, 852 Erlangen, Henkestraße 127

Dipl.-Ing. KURT BISCHOFF, Prokurist der Siemens-Reiniger Werke AG, 852 Erlangen, Henkestraße 127

Dipl.-Ing. WOLF GELLINEK, Vorstandsmitglied der Siemens-Reiniger Werke AG, 852 Erlangen, Henkestraße 127

Dr. F. JENSEN, 2 Hamburg 1, Alexanderstr. 1

Professor Dr. FELIX WACHSMANN, Leiter des Instituts für Strahlenschutz der Gesellschaft für Strahlenforschung, 8042 Neuherberg bei München, Ingolstädter Landstr. 1

A. Die Technik der Erzeugung von Röntgenstrahlen

Von

F. Jensen

Mit 96 Abbildungen

Einleitung

Die Entstehung von Röntgenstrahlen ist im 1. Teil dieses Bandes ausführlich behandelt: Elektronen, die mit hoher Geschwindigkeit auf Materie treffen, werden beim Eindringen in die betreffende Substanz abgebremst. Ein Teil ihrer Bewegungsenergie wird durch Wechselwirkung mit den Elektronen in der Atomhülle der Bremssubstanz in eine elektromagnetische Welle umgewandelt und ausgestrahlt. Dieser Vorgang wird technisch in den *Röntgenröhren* verwirklicht: In einer Hochvakuumröhre werden Elektronen durch Glühemission aus einem Metall freigemacht, durch ein zweckentsprechend gestaltetes elektrisches Feld gebündelt und gleichzeitig beschleunigt (Kathodenstrahlen) und treffen schließlich auf eine Metallanode, in der ein Teil der Bewegungsenergie in Strahlenenergie umgesetzt wird (Abb. 1). Die für den Betrieb der Röntgenröhre erforderliche Hochspannung und der Heizstrom für die Glühkathode werden im *Röntgengenerator* erzeugt und geregelt. Dabei bestimmt die Hochspannung die Strahlenqualität und der Heizstrom die Strahlenmenge.

Sowohl an die Röntgenröhre als auch an den Röntgengenerator werden — den vielfältigen Anwendungszwecken entsprechend — sehr unterschiedliche Anforderungen gestellt. Das führt zu einer Vielzahl von Röhren- und Apparatetypen. In diesem Abschnitt soll vorzugsweise der heutige Stand der Technik der Erzeugung von Röntgenstrahlen wiedergegeben werden. Demnach werden im ersten Teil die Röntgenröhren und im zweiten Teil die Röntgengeneratoren besprochen, die heute in der Röntgentechnik — und zwar hauptsächlich in der medizinischen Röntgentechnik — verwendet werden. Spezialröhren und -apparate sowie ältere Bauformen, die in der geschichtlichen Entwicklung wichtig waren, werden jeweils in einer abschließenden Übersicht behandelt.

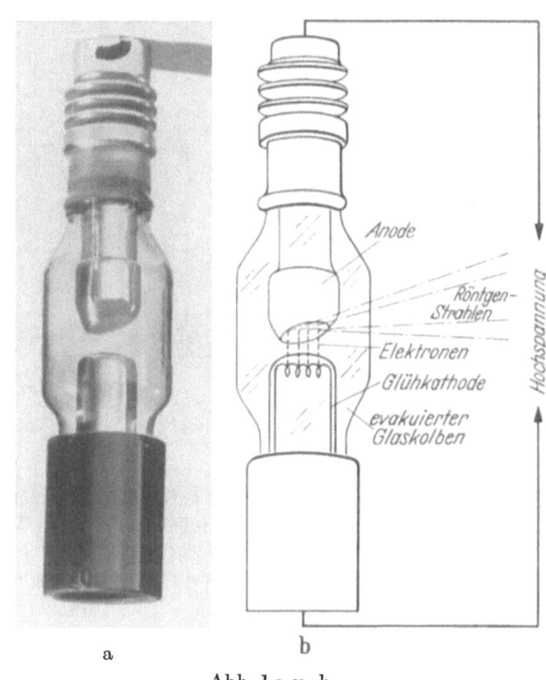

Abb. 1 a u. b.
Prinzip der technischen Röntgenstrahlenerzeugung

I. Röntgenröhren

In der medizinischen Röntgentechnik werden heute ausnahmslos *Hochvakuumröhren* mit Glühkathoden verwendet. Die ersten Röhren dieser Art wurden von COOLIDGE in den Jahren 1912—1913 betrieben und beschrieben. Ihr wesentlicher Vorteil gegenüber den bis zu dieser Zeit verwendeten *Ionenröhren* ist die Möglichkeit, den Elektronenstrom und die Röhrenspannung und damit Qualität und Intensität der Strahlung weitgehend und unabhängig voneinander regeln zu können.

1. Aufbau und allgemeine Merkmale der Röntgenröhren
a) Hochvakuum

Bei normalem Luftdruck, also bei 760 mm Hg (oder 760 Torr), enthält 1 cm³ Luft 27×10^{18} Moleküle. Hochvakuumröhren werden bis auf einen Druck von 10^{-6} Torr evakuiert. Dann befinden sich noch 35×10^9 Moleküle in einem Kubikzentimeter, d. h.

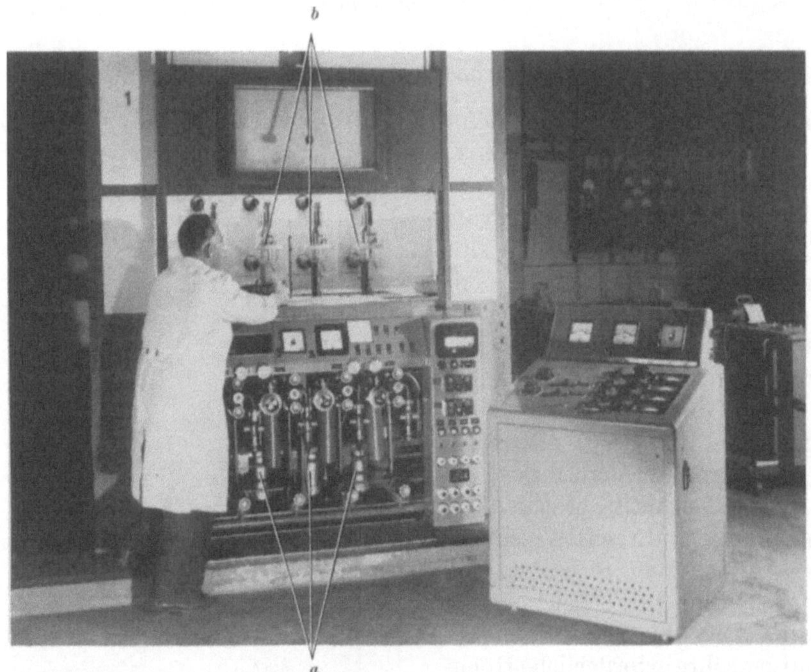

Abb. 2 Ausheizen und Abpumpen der Röntgenröhren am Hochvakuum-Pumpstand. Die vier sichtbaren Röhren befinden sich in einer Strahlenschutzkabine, deren Vorderwand mit Bleiglasscheibe hochgefahren ist. Der Heizkasten zur Ausheizung der Glaskolben ist in der Kabine ebenfalls hochgezogen und auf dem Bild nicht zu sehen. Dagegen sieht man die Diffusionspumpen (a) und die Spulen der Induktionsheizung (b)

nur noch jedes 760millionste. Das wirkt sich auf verschiedene Weise günstig aus: die Wahrscheinlichkeit für den Zusammenstoß von Elektronen mit Gasmolekülen auf ihrem Weg von der Kathode zur Anode verringert sich in gleichem Maße wie die Verdünnung des Gases. Damit sinkt die Anzahl der durch solche Zusammenstöße gebildeten Gasionen, die als positive Raumladungen störend wirken. Sie beeinflussen nämlich das elektrische Feld und damit auch den Röhrenstrom. Wenn zudem solche Gasionen mit genügender Geschwindigkeit auf andere ionisierte Gasmoleküle treffen, dann können sie ihrerseits neue Ionen bilden und auf diese Weise schließlich eine Ionenlawine auslösen, die zu einer Gasentladung führt und die Zerstörung der Röhre zur Folge haben kann. Die Wahrscheinlichkeit für solche selbständigen Entladungen wird im Hochvakuum außerordentlich gering; denn die mittlere freie Weglänge eines Gasmoleküls beträgt bei 10^{-6} Torr ca. 4,5 cm gegenüber $3,5 \times 10^{-6}$ cm bei normalem Luftdruck. Damit sinkt die Häufigkeit solcher Zusammenstöße der Gasionen untereinander erheblich. Das Hochvakuum ist also auch ein ausgezeichneter Isolator und gestattet somit bei kleinen Abmessungen der Röhre die Anwendung von hohen Beschleunigungsspannungen.

Zur Erzielung eines Hochvakuums von 10^{-6} Torr dienen Diffusionspumpen, bei denen das zu evakuierende Gas in den Dampfstrahl eines Treibmittels (Quecksilber oder Öl), der aus einer Düse ausströmt, hineindiffundiert und mitgerissen wird (Abb. 2). Da die Röntgenröhren nach dem Pumpvorgang abgeschmolzen werden, ist es wichtig, daß das Hochvakuum sich danach unter keinen Umständen verschlechtert. Eine Gefahr hierfür besteht nämlich durch die während des Betriebes der Röntgenröhre vorkommenden hohen Temperaturen oder durch das Elektronenbombardement von Metallteilen. Die Werkstoffe, die für den Röhrenbau verwendet werden, sind deshalb sorgfältig auszuwählen. Für die Röhrenwand müssen hochvakuumdichte Materialien und überall sonst im Vakuum nur solche Stoffe benutzt werden, die einen wesentlich niedrigeren Dampfdruck haben als das benötigte Vakuum.

Die Werkstoffe dürfen auch nach dem Abschmelzen der Röhre keine Gase von ihrer Oberfläche und aus ihrem Innern mehr abgeben. Voraussetzung dafür ist, daß alle Oberflächen einwandfrei sauber und fettfrei sind. Außerdem werden alle Teile vor dem Abschmelzen der Röhre entgast, d.h. während des Pumpvorgangs auf höhere Temperaturen gebracht als sie während des Betriebes auftreten, so daß hierbei schon weitgehend alle Gaseinschlüsse abgegeben und abgepumpt werden. Das Ausheizen geschieht am Pumpstand (s. Abb. 2) auf drei verschiedene Arten: Ein Heizkasten, der über den gesamten Röhrenkolben gestülpt wird, erhitzt die Glaswand. Die Metallteile innerhalb der Röhre werden zusätzlich durch eine Wirbelstromheizung auf Rotglut gebracht, und schließlich wird zusätzlich durch ein Elektronenbombardement der Anode unter Verwendung der Kathode als Elektronenquelle eine Belastung erzeugt, welche der betriebsmäßigen Belastung weitgehend entspricht. Bei diesem Elektronenbombardement werden auch schon Röntgenstrahlen erzeugt. Deshalb ist es wichtig, daß der Pumpstand für das Bedienungspersonal einen entsprechenden Strahlenschutz aufweist.

Für Gasreste, die trotz dieser Vorbehandlung nach dem Abschmelzen noch freiwerden sollten, werden Getter in das Vakuum mit eingebracht. Getter sind Substanzen, die auf einen Teil der Wand des Vakuumgefäßes aufgedampft werden und restliche Gasmoleküle an ihrer großen Oberfläche durch Absorption oder chemisch binden. Im Röhrenbau verwendet man Zirkon oder Barium als Getter. Solche Niederschläge dürfen allerdings nicht dort angebracht werden, wo sie von Elektronen getroffen werden können, da es sonst zu elektrischen Aufladungen und Durchschlägen kommen kann. Für die Stabilisierung des Hochvakuums einer Röntgenröhre ist auch das „Einfahren" von außerordentlicher Bedeutung. Man versteht darunter die ersten Belastungen, die in der Fabrik mit großer Sorgfalt vorgenommen werden.

b) Glühkathode

α) Glühemission

In der Hochvakuumröhre werden die zur Erzeugung der Röntgenstrahlen erforderlichen Elektronen von der Glühkathode geliefert: Metalldrähte oder Wendeln aus Metalldrähten werden von elektrischem Strom durchflossen und dadurch bis zum Glühen erhitzt. Bei den hohen Temperaturen, die auf diese Art erreicht werden, wird die thermische Geschwindigkeit der Elektronen im Kathodenmetall so groß, daß sie die „Austrittsarbeit" zu leisten vermögen und aus der Metalloberfläche heraustreten. Je höher die Temperatur ist, um so mehr Elektronen werden emittiert. Durch Veränderung des Heizstromes, der die Kathodentemperatur bestimmt, läßt sich also der Röhrenstrom, das ist die pro Zeiteinheit von der Kathode zur Anode gelangende Elektronenmenge, regeln.

RICHARDSON hat diese Vorgänge theoretisch gedeutet und gibt mit folgender Formel den Zusammenhang zwischen Elektronenstrom und Kathodentemperatur:

$$j = A\,T^2\,e^{-a/kT}. \tag{1}$$

Dabei ist j der Elektronenstrom, A eine Konstante, die von der Größe der Kathodenfläche und vom Kathodenmaterial abhängt, T ist die absolute Temperatur in $^0K = {}^0$Kelvin; $^0K = {}^0C + 273$. a ist die Austrittsarbeit der Elektronen und k eine universelle Konstante, die sog. Boltzmann-Konstante ($k = 1{,}3802 \times 10^{-16}$ erg/Grad).

β) Aufbau der Kathoden

Abb. 3 zeigt einige Formen der heute in Röntgenröhren verwendeten Glühkathoden. Diese bestehen fast ausnahmslos aus Wolframdrahtwendeln, da Wolfram einen sehr hohen Schmelzpunkt hat, und weil die Wendel die technisch günstigste Form zur Erzielung hoher Temperaturen und damit hoher Emissionsdichten darstellt. Um die nach

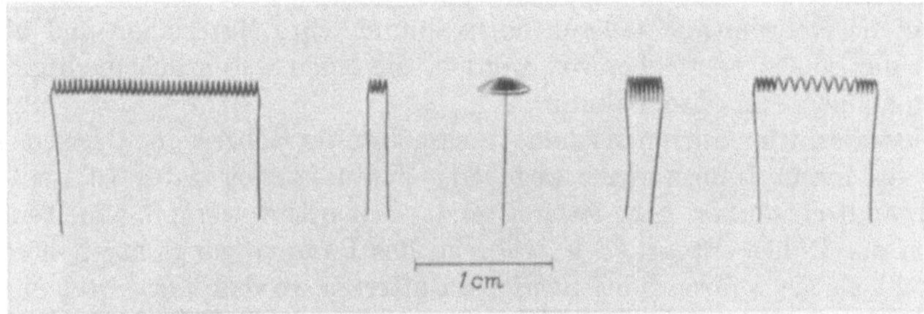

Abb. 3. Glühwendeln für Röntgenröhren. Die Wendeln sind aus Wolframdraht, 200—220 μ stark. Die Spirale in der Mitte ist für punktförmigen Brennfleck, die Wendeln sind für Strichfokus. Die Wendel rechts außen ist an den beiden Enden dichter gewickelt, um eine gleichmäßige Elektronenbelegung auch an den Enden des Strichbrennflecks zu gewährleisten

allen Seiten hin austretenden Elektronen zu sammeln und in Richtung auf die Anode zu bündeln, baut man die Glühwendeln in topfförmige Elektroden ein, die das gleiche elektrische Potential tragen. Glühwendel und der sog. Kathodentopf bilden dann zusammen die Kathode (Abb. 4). Durch Größe und Form des Kathodentopfes lassen sich sowohl die Fokussierung des Elektronenstrahls als auch die Kennlinie und Leistung der Röhre stark beeinflussen. In den Abschnitten über die Kennlinie der Röntgenröhren und über den Brennfleck wird dies näher erläutert.

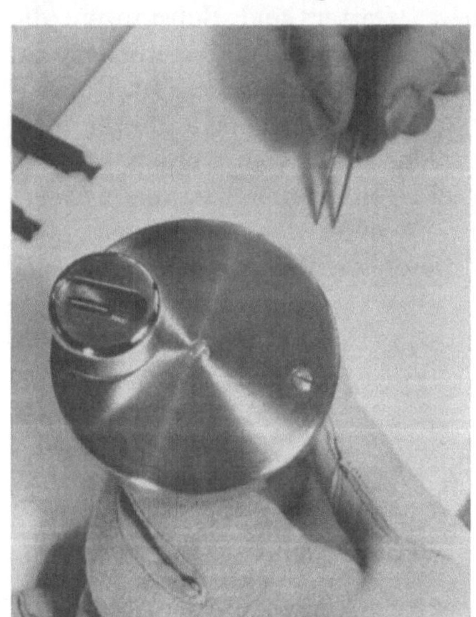

Abb. 4. Kathode einer Röntgenröhre mit zwei Glühwendeln für verschieden große Brennflecke. Die Wendeln sind hintereinander angeordnet, so daß die Brennflecke an verschiedenen Stellen der Anode entstehen

An dieser Stelle seien noch einige Daten aus der Praxis angeführt: Die Heizwendeln werden gewöhnlich aus Wolframdraht von 0,15—0,3 mm Durchmesser hergestellt. Bei einem Heizstrom von 2—8 Ampere betragen die Heizleistungen zwischen 20 und 100 Watt.

Die Lebensdauer der Glühwendeln ist durch das Verdampfen von Wolfram aus dem Draht heraus begrenzt. Der Draht wird dadurch allmählich dünner und brennt schließlich durch. Der Verdampfungsvorgang ist von der Temperatur des Heizfadens abhängig und damit von der Heizleistung. Diese ist nicht konstant, da in der Praxis für Aufnahmen und Durchleuchtung verschieden hohe Röhrenstromstärken eingestellt werden. Daher ist es im allgemeinen nicht möglich, eine Lebensdauer in „Brennstunden" anzugeben. Die in Röntgendiagnostikröhren verwendeten Heizwendeln werden so bemessen, daß bei niedriger Dauerlast, wie sie etwa beim Durchleuchtungsbetrieb gegeben ist, durchaus 1000 Std und mehr erreicht werden können. Dagegen können sie bei überwiegendem Aufnahmebetrieb schon nach einer Gesamtbrennzeit von ca. 50 Std durchbrennen. Das entspricht etwa 36000 Aufnahmen. In der Praxis wird sich die Belastung immer aus einem wechselnden Betrieb von Aufnahmen und Durchleuchtung ergeben und die Lebensdauer der Glühkathoden demnach einem Zwischenwert dieser beiden Angaben entsprechen, der vom Verhältnis der Durchleuchtungsdauer zur Aufnahmedauer und von den jeweils geschalteten Röhrenströmen abhängt. Es sei hier jedoch erwähnt, daß die Lebensdauer von Röntgenröhren in den seltensten Fällen durch defekte Glühwendeln begrenzt wird.

γ) Kennlinien und Leistung von Röntgenröhren

Die Elektronen, die infolge des elektrischen Feldes in der Röntgenröhre von der Kathode zur Anode fliegen, bilden den Anoden- oder Röhrenstrom. Dieser Strom ist in einem ganz bestimmten Bereich wesentlich von der Röhrenspannung abhängig. Solange nämlich die Anodenspannung relativ klein und die Heizung der Glühkathode relativ groß ist, bilden die Elektronen nach ihrer Emission aus der Kathode eine negativ geladene *Raumladungswolke* in der Umgebung der Kathode. Wenn durch das elektrische Feld von der Peripherie dieser Raumladungswolke nicht genügend Elektronen zur Anode abgezogen werden, schirmen diese negativ geladenen Teilchen das elektrisch positive

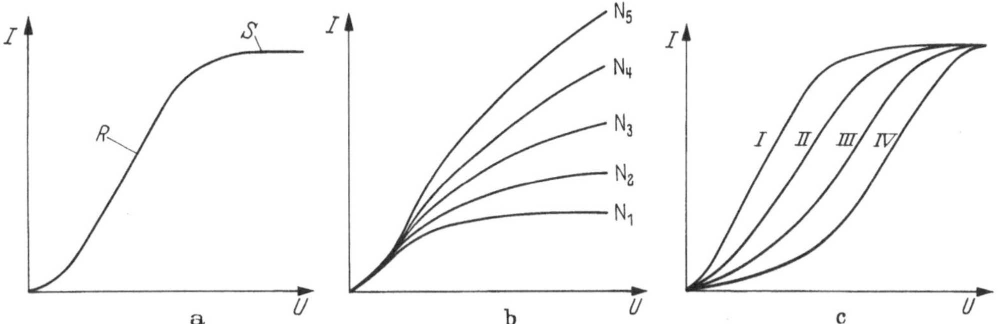

Abb. 5a—c. Kennlinien von Glühkathoden-Röntgenröhren. I Röhrenstrom; U Röhrenspannung. a Raumladungsbereich (R); Sättigungsbereich (S). b Kennlinien der gleichen Röhre bei verschiedenen Heizleistungen N_1, N_2 ... c Kennlinien verschiedener Röhren bei gleichem maximalen Röhrenstrom mit verschiedenem „Durchgriff"

Feld der Anode für das Kathodengebiet zum Teil ab. Je stärker nun das elektrische Feld ist, d.h. je höher die Röhrenspannung bei gegebenem Abstand Kathode—Anode ist, um so größer ist die Zahl der Elektronen, die aus der Raumladungswolke herausgezogen werden und die Anode erreichen. Von einer bestimmten Spannung an wird die gesamte Raumladungswolke abgebaut und jedes emittierte Elektron zur Anode hin beschleunigt. Das bedeutet, daß fast alle emittierten Elektronen auch zur Anode gelangen. (Einige werden immer durch kleine Potentialdifferenzen im Kathodenbereich und durch „zufällige Treffer" wieder in das Material der Kathode zurückkehren.) Der dann entstehende Röhrenstrom heißt *Sättigungsstrom*, und der Spannungsbereich der Röhre, in dem dieser Strom erreicht wird, heißt *Sättigungsbereich*. Unterhalb des Sättigungsbereiches liegt der sog. *Raumladungsbereich*. In ihm ist der Röhrenstrom bei gegebener Heizleistung stark spannungsabhängig. Abb. 5 zeigt graphisch den Verlauf des Röhrenstromes in Abhängigkeit von der Röhrenspannung (Kennlinie der Röhre). Röntgenröhren werden im allgemeinen im Sättigungsbereich betrieben; der Röhrenstrom wird dann allein durch den Heizstrom der Glühkathode bzw. durch deren Temperatur nach der von RICHARDSON angegebenen Formel bestimmt.

Die Kennlinien einer Röntgenröhre charakterisieren ihre Leistungsfähigkeit hinsichtlich des erreichbaren Röhrenstromes. Zu jeder Heizleistung gehört eine der in Abb. 5b angegebenen Kurven, die den Verlauf des Stromes mit der Spannung beschreiben. (Damit ist allerdings noch nichts über die *Belastbarkeit* ausgesagt, die in Abschnitt I, 1d ausführlich behandelt wird.)

Für die Beurteilung der Leistungsfähigkeit einer Röhre und ihre Anpassung an einen Röntgengenerator interessieren zwei Angaben, die aus den Kennlinien zu entnehmen sind: die Größe des maximal erreichbaren Röhrenstromes und der Verlauf der Kurven, d. h.

bei welchen Röhrenspannungen dieser Strom erreicht wird. Abb. 5c zeigt die Kennlinien verschiedener Röhren bei gleicher Heizleistung und gleichem maximal erreichbarem Röhrenstrom. Dabei fällt auf, daß die Röhre der Kurve I schon bei viel niedrigeren Spannungen hohe Röhrenströme erreicht als die der anderen Röhren. Die Kurve I verläuft in ihrem ersten Teil wesentlich steiler. Die Raumladungswolke der Elektronen, die den Glühdraht umgeben, wird also schon bei verhältnismäßig kleinen Anodenspannungen abgesogen. Das hängt ganz wesentlich von der Form des Kathodentopfes und von der Lage der Glühwendel in diesem Topf ab. Zwei Beispiele hierfür zeigt Abb. 6. Im Fall a schirmt der Kathodentopf die Glühwendel und damit auch die Raumladungswolke gegen das elektrische Kraftfeld der Anode wesentlich mehr ab als im Fall b. Mit anderen Worten: das elektrische Feld der Anode greift im Fall a weniger stark zur Glühkathode durch (durch das Potentialfeld des Kathodentopfes nämlich) als im Fall b.

Im allgemeinen bevorzugt man Röhren mit einer steilen Kennlinie, bei denen das Anodenfeld stärker „durchgreift", weil solche Röhren bei niedrigen Spannungen große Ströme liefern und ihren Sättigungsbereich früher erreichen. Das würde einer Kathodenkonfiguration der Abb. 6b entsprechen. Hinsichtlich der Fokussierung des Elektronenstrahls wirkt sich diese Form jedoch ungünstig aus. Deshalb gilt es in der Praxis immer, einen Kompromiß zwischen guter Fokussierung und trotzdem gut durchgreifendem Anodenfeld zu finden.

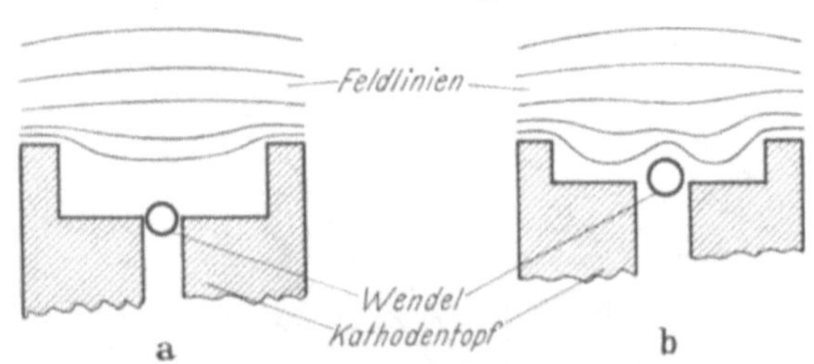

Abb. 6a u. b. Glühwendel und Kathodentopf mit Potentialverteilung (Feldlinien). a Tiefer Topf, tiefe Lage der Wendel im Schlitz, starke Abschirmung des elektrischen Potentialfeldes von der Glühwendel, kleiner Durchgriff. b Flacher Topf, geringe Tiefe der Wendel im Schlitz, geringe Abschirmung des elektrischen Potentialfeldes, großer Durchgriff

Man hat sich bisher auf verschiedene Weise bemüht, eine klare und einfache, in Zahlen auszudrückende Charakterisierung für den Kennlinienverlauf zu geben. Analog zu einem in der Verstärkertechnik üblichen Begriff hat sich das Wort *Durchgriff* bei der Röntgenröhre eingebürgert. (In der Verstärkertechnik ist der Durchgriff für eine Elektronenröhre mit Steuergitter allerdings anders definiert!) In der Röntgentechnik soll der Durchgriff die Steilheit der Kennlinien bzw. das Durchgreifen des Anodenfeldes zur Glühwendel charakterisieren. Bei Röntgenröhren, die an Wechselspannung betrieben werden, wirkt sich der Durchgriff der Röhre auf die Leistung besonders stark aus, weil die Röhrenspannung ständig zwischen hohen und niedrigen Werten oszilliert.

Verse hat einen analytischen Ausdruck angegeben, der die ganze Schar möglicher Kennlinien näherungsweise beschreibt. Ein Parameter D (Durchgriff) in dieser Formel bestimmt den genauen Verlauf der einzelnen Kurven und charakterisiert die betreffende Kennlinie damit zahlenmäßig. Neboschwew definiert dagegen als Durchgriff das Verhältnis des Röhrenstromes $i(u)$ bei einer Spannung u zum Röhrenstrom $i(u/2)$ bei der halben Spannung $u/2$, also

$$D = \frac{i(u)}{i(u/2)}. \qquad (2)$$

Dieser Wert ist jedoch für jeden Punkt der Kennlinie anders, solange sie nicht geradlinig ist.

Fenner schlägt dagegen für die Charakterisierung der Röhrenleistung vor, den Begriff „Durchgriff" ganz fallen zu lassen und dagegen die Röhre durch die *Kathodenausbeute* zu charakterisieren. Das ist das Verhältnis von Röhrenstrom zu Heizleistung (in mA/Watt) bei einer bestimmten Spannung.

c) Anode

α) Wirkungsgrad

Beim Abbremsen der Elektronen im Anodenmaterial wird nur ein sehr geringer Bruchteil der Bewegungsenergie in Röntgenstrahlenenergie umgewandelt. Der weitaus größte Teil der zugeführten Energie erzeugt in der Anode Wärme. Der *Wirkungsgrad* gibt an, welcher Anteil der an die Anode abgegebenen Kathodenstrahlenenergie in Röntgenstrahlen umgewandelt wurde. Er ist also bestimmt durch den Quotienten

$$\eta = \frac{\text{Röntgenstrahlenenergie}}{\text{Kathodenstrahlenergie}}\,.$$

Der Wirkungsgrad ist von der Stromstärke, also von der Gesamtintensität der Strahlung unabhängig. Er ist dagegen der elektrischen Spannung V, die die Elektronen durchlaufen haben, und der Ordnungszahl Z des Anodenmaterials direkt proportional. Man kann also schreiben

$$\eta = \eta_0 \cdot Z \cdot V \ (\%)\,. \tag{3}$$

Die Konstante η_0 ist sowohl aus Messungen als auch aus Berechnungen (z.B. von KULENKAMPFF) zu etwa 10^{-9} bestimmt worden, wenn man V in Volt angibt. Bei Verwendung von Wolframanoden und Röhrenspannungen von etwa 100 kV beträgt der Wirkungsgrad knapp 1%. Noch kleiner ist die Ausbeute für die Röntgenstrahlung, die dem Radiologen im Nutzstrahlenbündel wirklich zur Verfügung steht. Im Nutzstrahlenbündel wird nämlich nur ein kleiner Raumwinkel der nach allen Seiten hin ausgestrahlten Energie erfaßt, außerdem wird ein Teil der in der Anode gebildeten Strahlung schon in der Röhre selbst (Anode, Strahlenaustrittsfenster) absorbiert.

Definiert man als Röntgenstrahlenausbeute den Quotienten

$$\overline{\eta} = \frac{\text{Röntgenenergie im Nutzstrahlenbündel}}{\text{der Anode zugeführte Kathodenstrahlenergie}}\,,$$

dann beträgt diese bei einem Öffnungswinkel von 30^0 für das Nutzstrahlenbündel sogar nur 0,2—0,4$^0/_{00}$!

β) Anodenmaterial

Für die Auswahl des geeigneten Anodenmaterials sind nach den obenstehenden Betrachtungen über den Wirkungsgrad zwei Eigenschaften von besonderer Bedeutung:
1. Da die Strahlenausbeute proportional mit der Ordnungszahl der Bremssubstanz zunimmt, soll die Ordnungszahl des Materials möglichst hoch sein. 2. Da der größte Teil der Kathodenstrahlenenergie in der Anode in Wärme umgesetzt wird, soll der Schmelzpunkt des Anodenmetalls möglichst hoch sein. In Tabelle 1 ist eine Übersicht über die entsprechenden Eigenschaften einiger Elemente gegeben, die als Anodenmaterial in den verschiedensten Röntgenröhren verwendet werden.

Tabelle 1

Element	Ordnungszahl	Schmelzpunkt ^{0}C	Wärmeleitfähigkeit Watt cm^{-1} ^{0}C^{-1}	Wärmekapazität Watt sec cm^{-3} ^{0}C^{-1}
Chrom	24	1800		
Kupfer	29	1080	3,9	3,5
Molybdän	42	2600		
Wolfram	74	3400	1,6	2,7
Platin	78	1770	0,7	2,8
Gold	79	1060	2,0	2,5

In Röntgenröhren für die medizinische Radiologie wird fast ausnahmslos *Wolfram* benutzt. Es hat eine hohe Ordnungszahl, einen hohen Schmelzpunkt und besitzt außerdem gute Vakuumeigenschaften. In der Tabelle sind außerdem die Wärmeleitfähigkeit und die Wärmekapazität der Elemente angegeben, weil diese für die Kühlung der Anode von Bedeutung sind, wie wir in Abschnitt δ noch sehen werden.

γ) Brennfleck

Die Forderung nach einem räumlich eng begrenzten Ursprungsort der Röntgenstrahlen ergibt sich in der Röntgendiagnostik und in der Röntgentherapie. Die Anforderungen an die Begrenzung des Brennflecks sind allerdings im Hinblick auf die geometrische Schärfe der in der Diagnostik zu entwerfenden Schattenbilder wesentlich höher als in der Therapie, wo es nur auf eine gute Ausblendung der Bestrahlungsfelder ankommt.

Die Elektronen des Kathodenstrahls werden aus diesem Grunde — meistens mit Hilfe einer „elektrostatischen Linse"[1], manchmal auch mit magnetischen Feldern — gesammelt und in den „Brennfleck" auf der Anode zusammengeführt. Die Verhältnisse sind bei dieser elektronenoptischen Abbildung allerdings komplizierter als etwa die Fokussierung der Lichtstrahlen durch eine Glaslinse oder die Abbildung eines Objektes mit Hilfe von Elektronen im Elektronenmikroskop. Bei der Glühkathode kommen nämlich die Elektronen aus der Glühwendel nicht alle auf dem kürzesten und direkten Weg vom „Gegenstand" her. Sie sind vielmehr in den verschiedensten Richtungen aus der Glühwendel emittiert worden und kommen nach Durchlaufen eines sehr inhomogenen elektrischen Feldes im Kathodentopf mit einer Richtungsverteilung aus diesem heraus, die den Ursprungsort nur noch sehr verwischt erkennen läßt. Deshalb wird also auch im Brennfleck auf der Anode niemals ein getreues Bild der Glühkathode entworfen, sondern ein

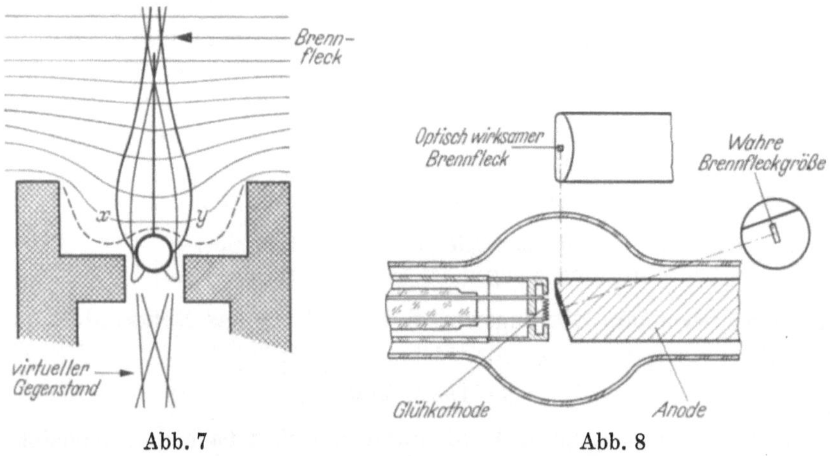

Abb. 7   Abb. 8

Abb. 7. Erzeugung des Brennflecks durch elektronenoptische Abbildung eines „virtuellen Gegenstandes" nach Kuntke

Abb. 8. Strichfokus-Prinzip nach Goetze

Bild der Elektronenverteilung, wie sie um die Kathode herum entsteht. Kuntke hat diese Verhältnisse experimentell untersucht und beschrieben, wie man mit einfachen elektronenoptischen Systemen auf der Anode ein Bild eines virtuellen Gegenstandes erzeugen kann, welches möglichst klein ist — also eine hohe Elektronendichte hat — und außerdem eine sehr gleichmäßige Elektronenbelegung aufweist. Die elektrostatische Linse erzeugt in diesen Fällen immer der Kathodentopf selbst mit seiner besonderen Formgebung. Diese Fokussierung wird in Abb. 7 veranschaulicht.

Bei den meisten Röntgenröhren fällt die Richtung des Nutzstrahlenbündels nicht mit der Richtung des Kathodenstrahls in der Röhre zusammen. Die Anode ist schräg, und die Nutzstrahlung tritt seitlich aus der Röhre aus. Daher unterscheiden sich der *wahre* und der *wirksame* Brennfleck in ihrer Größe oft erheblich voneinander[2]. Sie sind nur dann gleich groß, wenn die Anodenoberfläche senkrecht auf der Winkelhalbierenden zwischen Kathodenstrahlrichtung und Zentralstrahl des Nutzstrahlenbündels steht. Ist sie dagegen flacher zur Nutzstrahlenrichtung hin geneigt, dann erscheint der wirksame Brennfleck durch die schräge Projektion kleiner als der wahre Brennfleck. In jedem Fall ist

---

[1] Eine elektrostatische Linse ist eine besondere Form des elektrischen Feldes, die auf bewegte Ladungsträger (in diesem Fall Elektronen) hinsichtlich ihrer Ausbreitungsrichtung eine ähnliche Wirkung ausübt wie eine Glaslinse auf Lichtstrahlen. Auf diese Weise lassen sich z.B. im Elektronenmikroskop durch Elektronen naturgetreue vergrößerte Bilder mikroskopischer Gegenstände erzeugen.

[2] Wahrer Brennfleck = Querschnitt des Kathodenstrahlbündels an der engsten Stelle, an der sich meistens die Anode befindet. Anodenbrennfleck = Brennfleck auf der Anodenfläche, schräge Projektion des wahren Brennflecks auf die Anodenfläche. Wirksamer Brennfleck = schräge Projektion des Anodenbrennflecks in die Nutzstrahlenrichtung.

aber der Anodenbrennfleck bei Schräganoden größer als der wahre Brennfleck und als der wirksame Brennfleck; das ist hinsichtlich der Wärmeverteilung in der Anode günstig. Auch die „Strahlendichte" wird im wirksamen Brennfleck einer schrägen Anode größer[1]. Diese Tatsachen kommen dem Bestreben, sehr kleine Brennflecke zu erzeugen, entgegen und werden beim Prinzip des *Strichfokus*, das GOETZE 1922 einführte, ausgenutzt.

Abb. 8 zeigt diesen Effekt für eine Röntgendiagnostikröhre. So wird z.B. durch einen Anodenwinkel von 15^0 ein 4,5 mm langer und 1,2 mm breiter Anoden-Brennfleck in einen $1,2 \times 1,2$ mm^2 großen wirksamen Brennfleck umgewandelt. Röntgendiagnostikröhren werden heute fast ausnahmslos mit schrägen Anoden gebaut. Der Anodenwinkel beträgt gewöhnlich zwischen 10 und 20^0, und die Brennfleckabmessungen liegen zwischen $0,3 \times 0,3$ mm^2 und 2×2 mm^2, je nach Verwendungszweck. Die hohe Zeichenschärfe des kleinen Brennflecks ist besonders bei Knochenaufnahmen erwünscht; sie ist auch wichtig bei Vergrößerungsaufnahmen, bei denen sich die durch den Brennfleck entstehende geometrische Unschärfe wegen des Vergrößerungsfaktors besonders bemerkbar macht.

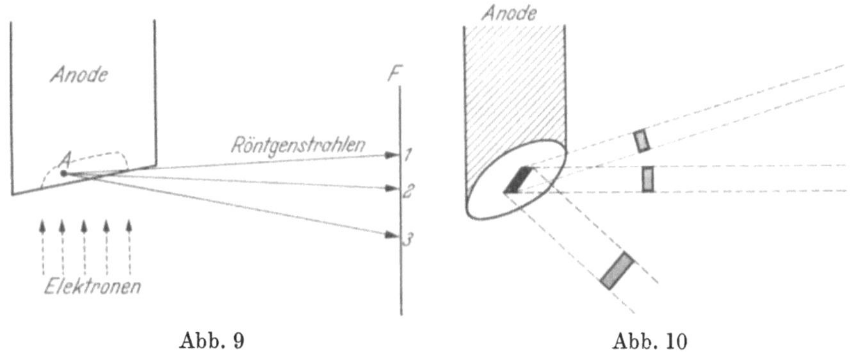

Abb. 9   Abb. 10

Abb. 9. Bei flachem Anodenwinkel ist die Intensität der Röntgenstrahlen infolge verschiedener Absorptionswege der von Punkt *A* ausgehenden Strahlen nicht im ganzen Strahlenbündel homogen (vgl. Text)

Abb. 10. Astigmatismus des Brennflecks einer Schräganode. Die wirksame Brennfleckgröße ändert sich innerhalb des Nutzstrahlenbündels mit dem Betrachtungswinkel

Für den zuletztgenannten Zweck sind sogar Röhren mit einer Brennfleckbreite von 0,19 bzw. 0,126 mm gebaut worden (MALSCH, TAKAHASHI). Von diesen Autoren wurde die weitere Einengung des Kathodenstrahlenbündels durch ein Gitter oder durch eine Blende direkt vor der Anode bzw. durch magnetische Fokussierung erreicht. Dabei nimmt man allerdings eine erhebliche Verringerung der Strahlenausbeute in Kauf.

Brennfleckgrößen exakt miteinander zu vergleichen, ist ein Problem, das erst in jüngster Zeit zufriedenstellend gelöst wurde. Zur Größenbestimmung wird eine Lochkameraaufnahme des Brennflecks in einem bekannten Abbildungsmaßstab auf sehr feinkörnigem Filmmaterial gemacht. Bei diesem Verfahren haben Form und Abmessungen der Lochblende, Randunschärfe des Brennflecks, Belastung des Brennflecks während der Aufnahme und die Gesamtschwärzung des Films einen erheblichen Einfluß auf das Brennfleckbild und seine Auswertung. Um eine objektive Beurteilungsmöglichkeit der Brennfleckgröße zu gewährleisten, sind deshalb alle diese Bedingungen vom Deutschen Fachnormenausschuß Radiologie (FNR) im Normblattentwurf DIN 6828 und vom I.C.R.U. (International Comitee for Radiological Units) Ausschuß IV 1959 eindeutig festgelegt worden.

Der Neigungswinkel von Schräganoden läßt sich zum Zweck der Erzeugung sehr kleiner Brennflecke nicht beliebig flach ausführen. Die Anodenfläche selbst begrenzt ja

---

[1] Das Lambertsche Gesetz aus der Optik, nach dem die Leuchtdichte einer Fläche bei schräger Betrachtung niemals größer werden kann als bei senkrechter Betrachtung, gilt für Röntgenstrahlen nicht, weil diese die dünnen Oberflächenschichten — wenn auch etwas geschwächt — schräg durchdringen können. (DE GRAAF und OOSTERKAMP haben das in Philips Techn. Rdsch. **3**, 203 (1938) ausführlich beschrieben.)

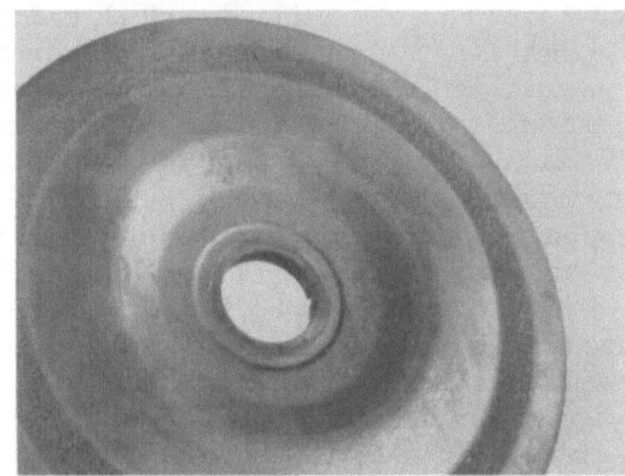

a

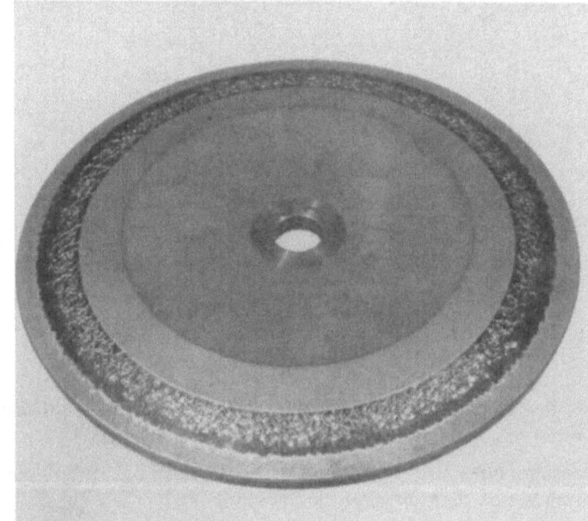

b

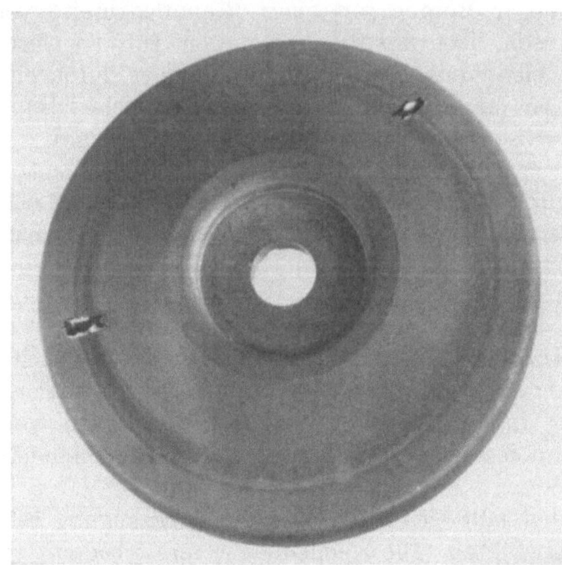

c

Abb. 11a—c. Oberflächenveränderung auf der Brennfleckbahn von Drehanodenröhren. a Rißbildung durch Umkristallisation und Verdampfen bei normalem Betrieb. b Angeschmolzene Brennfleckbahn nach Überlastung. c Anschmelzungen durch Überlastung bei stehender Anode

einseitig die Öffnung des Nutzstrahlenbündels und muß deshalb stets um einige Grad steiler bleiben als der halbe Öffnungswinkel des gewünschten Strahlenkegels. Naturgemäß bringt der Brennfleck schräger Anoden auch einige optische Ungenauigkeiten mit sich, die sich um so stärker auswirken, je flacher der Neigungswinkel der Anode ist. So ist die Strahlenintensität innerhalb des Nutzstrahlenbündels nicht in allen Richtungen gleich groß. In Abb. 9 ist die Zone der Anode, in der die Röntgenstrahlen entstehen, durch eine punktierte Linie gekennzeichnet. Man sieht sehr deutlich, daß die von einem Punkt A ausgehende und auf den Film F auftreffende Strahlung in der Richtung 1 wegen des längeren Absorptionsweges in der Anode stärker geschwächt wird als in den Richtungen 2 und 3. Bei Schräganoden ist außerdem, wie Abb. 10 zeigt, der wirksame Brennfleck wegen der schrägen Projektion nicht in allen Richtungen innerhalb des Nutzstrahlenbündels gleich groß (Astigmatismus). Für die Praxis ist dieser Effekt jedoch nur von geringer Bedeutung.

δ) Die thermische Belastung der Anoden

Die Wärmeenergie, die bei der Umsetzung der Kathodenstrahlenenergie in der Anode gebildet wird, konzentriert sich auf kleinstem Raum. Die *spezifische Belastung* des Brennflecks wird dabei um so größer, je höher die Röhrenleistung, d. h. die Kathodenstrahlenergie (mA · kV) pro Sekunde, ist und je kleiner der Brennfleck ist, auf den sich dieser Energiezufluß konzentriert. Auf diese Weise wird die Anodenoberfläche oft bis zur hellen Rotglut erhitzt und kann sich dabei merklich verändern — auch verschlechtern. Schon bei Temperaturen, die wesentlich unter dem Schmelzpunkt liegen, beginnt das Anodenmaterial in geringem Umfang zu verdampfen. Das verdampfte Anodenmaterial kann durch Niederschlag auf der Glaswand die elektrische Isolation der Röhre verschlechtern und zu Hochspannungsdurchschlägen führen, welche die Röhre zerstören. Unter dem Einfluß der starken örtlichen und zeitlichen Temperaturänderungen wandelt außerdem das gesinterte Wolfram durch Umkristallisation seine Struktur an der Oberfläche und bildet mehr oder weniger feine Risse. So wird die Oberfläche in Abhängigkeit von der maximalen Temperatur, die sich im Brennfleck bildet, im Laufe der Zeit merklich aufgerauht (Abb. 11). Die Struktur des Wolframs hat dabei auf den Grad der Rißbildung einen gewissen Einfluß. Eine Legierung des Wolframs mit ca. 10 % Rhenium erhöht, wie von ELSAS gezeigt, die Thermoelastizität des Anodenmaterials und vermindert somit die hier erwähnte Rißbildung.

Als Folge der rauhen Oberfläche verschlechtert sich die Röntgenstrahlenausbeute merkbar: Viele Elektronen des Kathodenstrahls dringen dann nämlich erst in den tiefer gelegenen Rillen und Furchen in das Anodenmaterial ein und erzeugen dort beim Abbremsen ihren Anteil an der Röntgenstrahlung. Bei schrägen Anoden, bei denen die Strahlung seitlich aus der Röhre austritt, steht deshalb dieser Strahlungsanteil erst nach erheblicher Schwächung der Intensität im Nutzstrahlenbündel zur Verfügung. Abb. 12 zeigt, wie dieser Anteil beim schrägen Durchstrahlen der höheren Partien an der aufgerauhten Anodenoberfläche dickere Schichten zu durchdringen hat. Auch dieser Effekt ist um so größer, je flacher der Anodenwinkel ist. Der Rückgang der Ausbeute kann auf diese Weise im Laufe der Zeit bis zu 50 % betragen.

Hierüber wird im Abschnitt d „Belastbarkeit von Röntgenröhren" noch ausführlicher zu sprechen sein. Wie dort gezeigt ist, hat die Alterung der Röhre, die sich im Ausbeuterückgang äußert, auf die Lebensdauer keinen Einfluß.

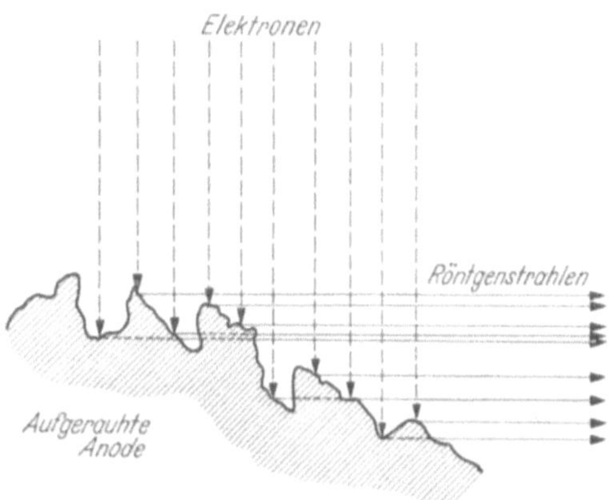

Abb. 12. Ausbeuterückgang bei Aufrauhung der Schräganoden-Oberfläche (vgl. Text)

ε) Der Aufbau der Anoden

Die in der Anode entstehende Temperatur hängt nicht nur von der zugeführten Wärmeenergie und ihrer flächenmäßigen Konzentration ab, sondern auch von der Kühlung während einer Belastung bzw. zwischen mehreren Belastungen.

Der Abtransport der Wärme aus dem Brennfleck kann grundsätzlich auf drei Arten erfolgen: durch Wärmeleitung im Anodenmaterial selbst, mit Hilfe eines bewegten Kühlmittels, z.B. Öl, Wasser oder Luft, und durch Wärmeabstrahlung. Je nach den Anforderungen, die an die Kühlung einer Röhre gestellt werden, begünstigt man eine oder mehrere dieser Möglichkeiten durch geeignete Materialauswahl und Formgebung der Anode. Dadurch wird die Bauform einer Röntgenröhre im einzelnen bestimmt.

Bei kleineren kurzzeitigen und bei längeren gleichmäßigen Belastungen (Diagnostikröhren an Apparaten niedriger Leistung und Therapieröhren) wird das Wärmeproblem durch eine Kombination von hohem Schmelzpunkt im Brennfleck und großer Wärmekapazität der ganzen Anode gelöst. Bei den sog. *Schweranoden* wird diese Kombination auf folgende Weise verwirklicht: in einem möglichst großen Block aus Kupfer (Wärmeleitung und Wärmekapazität vgl. Tabelle 1) ist an der Stelle, an welcher die Kathodenstrahlen auftreffen, ein kleines Plättchen aus Wolfram eingelassen (Abb. 13 und 14). Das Wolframplättchen hat eine Oberfläche von etwa 2 cm^2 und ist nur wenige Millimeter stark. Das Temperaturgefälle zwischen Brennfleck und Kupferblock muß in dem Plättchen so groß sein, daß die kritische Temperatur für das Schmelzen und Verdampfen von Kupfer an der unteren Grenzfläche mit Sicherheit nicht erreicht wird. Besondere Sorgfalt verwendet man bei der Herstellung solcher Schweranoden darauf, daß sich zwischen Wolfram und Kupfer keine Gaseinschlüsse bilden, die bei der Erhitzung das Wolframplättchen vom Kupferblock absprengen könnten. Die thermischen Eigenschaften des gesamten Kupferblocks werden außerdem durch das Kristallgefüge des Kupfers beeinflußt.

Reicht die Wärmekapazität der Schweranoden und die Wärmeleitung an die Umgebung zur Kühlung des Brennflecks nicht aus, dann wird die Wärme durch zirkulierende Kühlmittel abtransportiert. Abb. 14 zeigt als Beispiel das Kühlsystem für eine 250 kV-Tiefentherapieröhre, die für langzeitige gleichmäßige Belastung geeignet ist. Bei Röhren für die Oberflächentherapie, die mit vergleichsweise viel geringerer Leistung betrieben werden, genügt oft schon die Kühlung durch ein Luftgebläse.

Einen Sonderfall hinsichtlich der Wärmebehandlung stellen die Hochleistungsröhren für Röntgenaufnahmen dar. Bei ihnen ist die spezifische Belastung des Brennflecks wegen der kurzen Belichtungszeiten, die oft nur Bruchteile von Sekunden betragen, besonders groß. Wärmeleitung und Konvektionskühlung sind bei diesen kurzen Zeiten für den Energieaustausch zu träge. Die Kühlung erfolgt bei diesen Röhren deshalb durch Wärmeabstrahlung direkt aus dem Brennfleck. Die Wärmestrahlung ist um so größer, je größer die Differenz zwischen der Temperatur der strahlenden Fläche T_A und der umgebenden Flächen T_U ist (nach dem Stefan-Boltzmannschen Gesetz ist sie proportional $T_A^4 - T_U^4$) und je größer die strahlende Fläche ist. Außerdem strahlen dunkle Flächen bei gleicher Temperatur mehr Energie ab als helle. Die Wärme wird von der

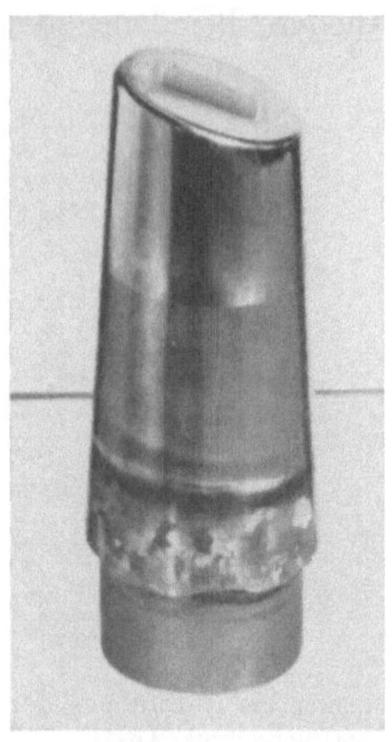

Abb. 13

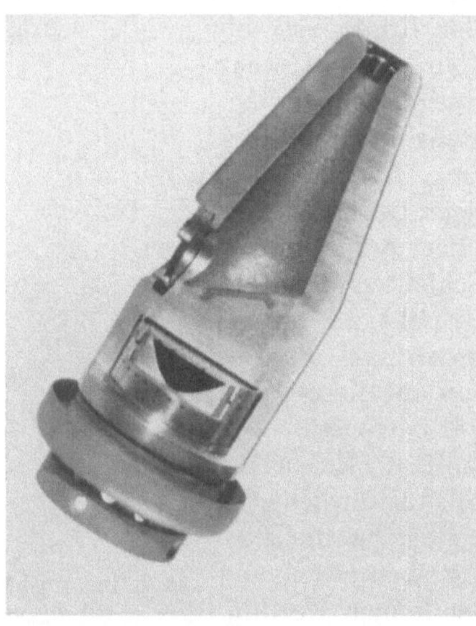

Abb. 14

Abb. 13. Schweranode (Kupferblock mit eingelassener Wolframplatte). Die Oberfläche des Kupferblocks ist angeätzt, um das Kristallgefüge sichtbar zu machen

Abb. 14. Schweranode mit Flüssigkeitskühlung im Schnitt. (Ölgekühlte 250 kV-Tiefentherapieröhre.) Die Kühlflüssigkeit wird von innen durch einen Siebtopf gepreßt und gelangt so in gleichmäßiger Verteilung auf die Rückseite des Anodenspiegels

belasteten Fläche an das Öl, das die Röhre zum Zwecke der elektrischen Isolation und der Kühlung umgibt, abgestrahlt. Bei längerer Belastungsdauer strahlen auch zusätzlich andere Teile der Anode die Wärme ab, die durch Wärmeleitung dorthin gelangt ist. Diese Teile liegen manchmal innerhalb und manchmal außerhalb des Vakuumgefäßes und haben durch Kühlrippen oder zusätzliche Ummantelungen eine besonders große Oberfläche bekommen.

Moderne Hochleistungsdiagnostikröhren sind immer als *Drehanodenröhren* ausgebildet. Die Anode ist eine flache rotierende Scheibe und der Brennfleck ist exzentrisch nahe dem Scheibenrand angeordnet. So verteilt sich die in einem Strichfokus umgesetzte Energie auf einen breiten Kreisring des Anodentellers, während der wirksame Brennfleck seine Abmessungen und seine Lage im Raume beibehält. Dadurch sinkt die maximale Temperatur, wie im nächsten Abschnitt im einzelnen gezeigt wird. Dieser Effekt ist um so wirkungsvoller, je größer der Durchmesser der Brennfleckbahn ist und je schneller sich die Anode dreht. Das Prinzip der Drehanodenröhre wurde schon 1896 von Wood vorgeschlagen und 1929 von Bouwers erstmalig in praktisch brauchbarer Form verwirklicht (s. Abb. 40 und 47).

Bei den modernen Drehanodenröhren besteht der Anodenteller meist aus massivem Wolfram. Der Teller ist auf einen dünnen Stiel montiert und dreht sich mit diesem in einem Kugellager. Der Antrieb erfolgt durch ein elektromagnetisches Drehfeld, das von einer Statorwicklung außerhalb der Röhre erzeugt wird und auf den Rotor, einen sog. „Kurzschlußläufer", wirkt. Der Rotor ist mit dem Anodenstiel fest verbunden (Abb. 15). Ein besonderes technologisches Problem stellen die hochbeanspruchten Kugellager dar. Die Wärme muß von ihnen möglichst ferngehalten werden, um zu große Wärmeausdehnungen und eine Verdampfung des Schmiermittels zu vermeiden. Der dünne Anodenstiel, der meistens aus Molybdän besteht, begrenzt die Wärmezufuhr von der Anode her, und der große, meist geschwärzte Mantel des Rotors sorgt zusätzlich an dieser Stelle für eine möglichst gute Abstrahlung. Zur Schmierung der Kugellager können aus wärme- und vakuumtechnischen Gründen keine gewöhnlichen Fette verwendet werden. Man benutzt deshalb hierfür unter anderem pulverförmige Metalle, die einen niedrigen Dampfdruck haben und mit denen man die Kugellager schon vor dem Einbau in die Röhre „einlaufen" läßt. Die üblichen Drehanodenröhren, die sich seit vielen Jahren in der

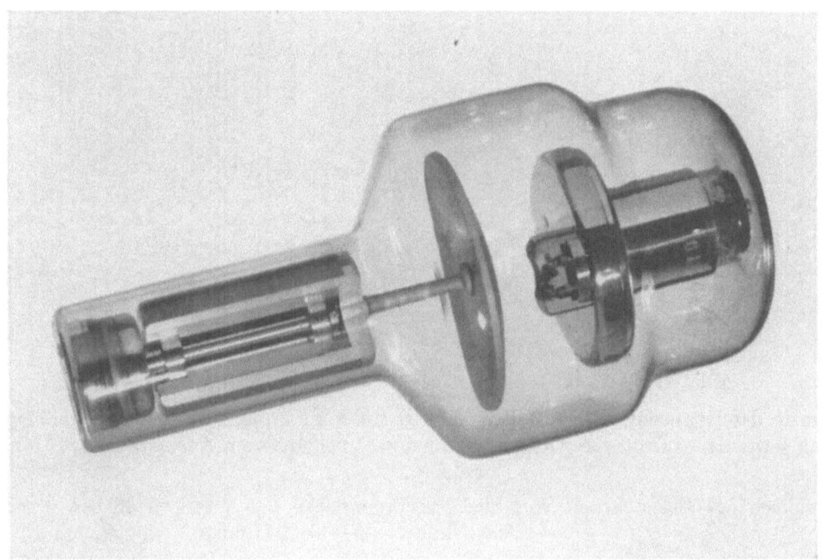

Abb. 15. Moderne Drehanodenröhre mit aufgeschnittener Kathode und aufgeschnittener Anodenlagerung

Praxis bewährt haben, laufen mit Drehzahlen von etwa 2800 U/min[1]. Der Durchmesser der Brennfleckbahn beträgt zwischen 5 und 9 cm, die Brennflecke haben Abmessungen zwischen $0,3 \times 0,3$ mm^2 und 2×2 mm^2, je nach Verwendungszweck. Oft sind in einer Röhre zwei Brennflecke verschiedener Größe für verschiedene Belastungen und Anwendungszwecke vereint (Doppelfokusröhren). Man baut in diesem Fall zwei Glühwendeln in die Kathode, die wechselweise betrieben werden (Abb. 4 und 15). Die Verbesserung der Belastbarkeit solcher Drehanodenröhren gegenüber Röhren mit fester Anode geht bis zu einem Faktor 8—9 bei kurzzeitiger Belastung und Betrieb an Gleichspannung.

In jüngster Zeit ist man zur weiteren Steigerung der spezifischen Belastbarkeit von Drehanodenröhren zwei verschiedene Wege gegangen: ein günstigeres Verhältnis zwischen dem Anodenbrennfleck, der die Belastbarkeit bestimmt, und dem wirksamen Brennfleck, der für die Zeichenschärfe maßgebend ist, hat man durch einen extrem flachen Anodenwinkel von nur 10° erreicht. Dadurch ist allerdings die Öffnung des Strahlenkegels enger begrenzt und damit auch das Aufnahmeformat in einem bestimmten Abstand. Deshalb kombiniert man diesen kleinen und relativ hoch belastbaren Brennfleck auf flacher Anodenbahn mit einem zweiten größeren Brennfleck, der auf einem Anodenteil mit stärkerer Neigung umläuft und für größere Aufnahmeformate in sog. *Doppelkegelröhren* zur Verfügung steht (Abb. 16).

---

[1] Diese Drehzahl kommt durch die Frequenz des elektrischen Netzes (50/sec = 3000/min) und einen gewissen „Schlupf", bedingt durch die Reibung in den Lagern, zustande.

Der andere Weg, der beschritten wurde, ist die Erhöhung der kurzzeitigen Belastbarkeit durch Steigerung der Rotationsgeschwindigkeit. (Erste Ausführung von Ungelenk 1934 beschrieben.) Seit einiger Zeit sind Röhren mit verdoppelter und verdreifachter Tourenzahl der Anode auf dem Markt. Das umlaufende elektrische Drehfeld hat dabei doppelte bzw. dreifache Frequenz durch elektrische Frequenzvervielfacherschaltungen erhalten. Der Durchmesser der Brennfleckbahn ist bei diesen Röhren allerdings etwas kleiner als vorher, denn die Anodenteller haben bezüglich ihres Trägheitsmoments und ihrer Wärmekapazität eine günstigere Form erhalten. Abb. 29b zeigt eine Röntgenröhre dieser Art und Abb. 17 den Vergleich der Belastbarkeit verschiedener Brennflecke in Röhren mit verschiedener Drehgeschwindigkeit.

Eine Drehanode, die für eine Kurzzeitaufnahme auf volle Tourenzahl gebracht wurde, braucht etwa 20—30 min, bis sie wieder zum Stillstand gekommen ist. Der größte Anteil

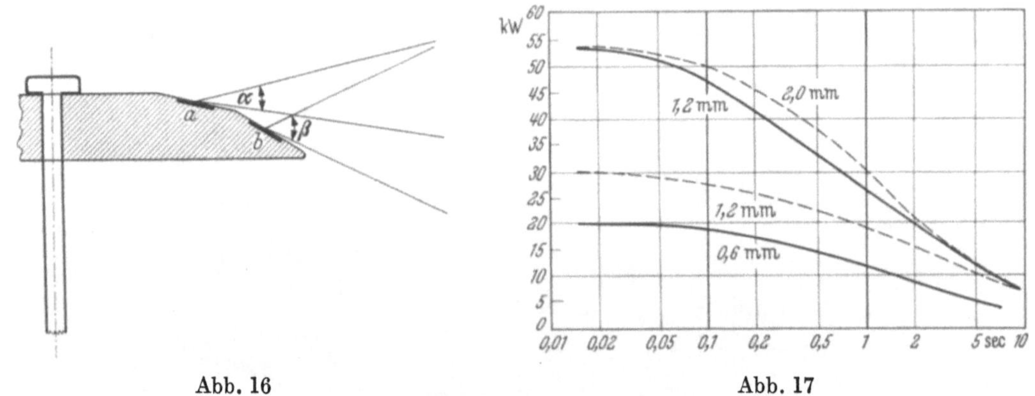

Abb. 16   Abb. 17

Abb. 16. Prinzip der Doppelkegelröhre. *a* Kleiner wirksamer Brennfleck bei flachem Anodenwinkel, Strahlenkegel α eng begrenzt. *b* Größerer wirksamer Brennfleck bei steilerem Anodenwinkel, Strahlenkegel β hat größere Öffnung

Abb. 17. Vergleich der Belastbarkeit verschiedener Brennflecke bei unterschiedlichen Anodendrehzahlen. — — — 2800 U/min; ——— 8400 U/min

ihrer gesamten Laufzeit wird also für den Auslauf benötigt. Man kann daher wesentlich zur Schonung der Lager beitragen, wenn man die Anoden nach der Aufnahme mit Hilfe elektrischer Wirbelströme im Kurzschlußläufer abbremst. Dieses Verfahren wird in der Praxis vielfach angewandt.

d) Die Belastbarkeit von Röntgenröhren

Es liegt nahe, nach einer Grenze für die Belastung jeder Röntgenröhre zu fragen, bei deren Einhaltung eine vernünftige Lebensdauer gewährleistet ist, und zwar sollen sowohl plötzliche Zerstörungen als auch eine zu starke Alterung der Röhre vermieden werden. Unter einer „vernünftigen" Lebensdauer wollen wir einen guten Kompromiß zwischen bestmöglicher Ausnutzung der Röhrenleistung und weitgehender Schonung der Röhre verstehen, damit sie ein Alter erreicht, das wir unter Berücksichtigung des praktischen Betriebes und anderer Zerstörungsmöglichkeiten, auf die wir keinen Einfluß haben, erwarten. Im allgemeinen sind das einige 10^4-Aufnahmen.

Von einer solchen Betrachtung müssen Zerstörungen, die auf Materialfehler, Herstellungsfehler, willkürliche Überbelastungen oder Defekte am Kühlsystem und am Anodenantrieb zurückzuführen sind, ebenso wie mechanische Zerstörungen ausgenommen werden. Sie sind vom Zufall oder der Willkür abhängig und im allgemeinen nicht vorauszusehen. Die Möglichkeit des Durchbrennens des Glühfadens wurde bereits behandelt (Abschnitt I, 1b, β) und bleibt hier unberücksichtigt.

Die Wirkungen, die bei qualitativ einwandfreien Röntgenröhren und vorschriftsmäßigem Betrieb das Altern der Röhre beschleunigen, sind unter anderem von der maximalen Brennflecktemperatur während der Belastung und vom „Belastungsalter" abhängig. Dieser Zusammenhang zwischen maximaler Temperatur und Alterung ist sowohl durch theoretische Betrachtungen als auch durch die praktische Erfahrung fundiert (OOSTERKAMP, KUNTKE). Damit kann die Forderung nach einer bestimmten Lebensdauer durch eine Begrenzung der Maximaltemperatur erfüllt werden.

Für einzelne Belastungen ist das Wärmegeschehen in der Anode noch einigermaßen übersehbar und auch rechnerisch zu erfassen. Folgen dagegen mehrere und verschiedene Lasten aufeinander, dann werden die Verhältnisse weit komplizierter. Von den Röhrenherstellern werden deshalb in diesen Fällen Werte für die zulässigen Belastungen und für die erforderlichen Abkühlpausen angegeben, bei deren Einhaltung die als maximal zulässig angesehene Temperatur der Anode nicht überschritten wird.

BOUWERS und OOSTERKAMP haben unter gewissen vereinfachenden Annahmen für verschiedene Einzelbelastungsfälle (Kurzzeitlast, Dauerlast, feststehende und rotierende Anode) die Berechnung der in den Anoden entstehenden Temperaturen aus der zugeführten elektrischen Leistung und aus den Materialkonstanten und Abmessungen der Anode und des Brennflecks durchgeführt. Aus diesen Ergebnissen läßt sich umgekehrt auch die elektrische Leistung errechnen, die einer Anode durch den Kathodenstrahl zugeführt werden darf, ohne daß eine bestimmte Maximaltemperatur überschritten wird. Da die Maximaltemperatur im Brennfleck die Belastbarkeit bestimmt, sind die Verhältnisse am günstigsten, wenn diese Temperatur möglichst gleichmäßig über den ganzen Brennfleck verteilt ist. Das kann man durch geeignete Formgebung der Glühwendel erreichen; dieser Zustand wird bei den folgenden Betrachtungen auch stets vorausgesetzt.

Im einzelnen ergeben sich für die verschiedenen Belastungsarten folgende Zusammenhänge:

Für feststehende Anoden und kurzzeitige Belastung

$$W = \frac{T}{2} \sqrt{\frac{\pi k c}{t}} \,. \tag{4}$$

Für feststehende Anode und Dauerlast

$$W = \frac{T k}{r} \,. \tag{5}$$

Beide Formeln gelten für einen kreisförmigen Brennfleck mit dem Radius r. Im einzelnen bedeutet außerdem

W = spezifische Belastung (Watt cm^{-2})
T = zulässige Anodentemperatur
k = Wärmeleitfähigkeit der Anode
c = Wärmekapazität der Anode
t = Belastungsdauer

Man erkennt aus Gleichung (5), daß die spezifische Belastbarkeit bei langen Zeiten für kleine Brennfleckdurchmesser größer wird. Das wird auch durch die Vorstellung verständlich, daß bei kleinem Brennfleck die heißeste Zone einen kürzeren Wärmeleitweg zum Brennfleckrand hat.

Für Drehanoden lassen sich die entsprechenden Formeln unter Berücksichtigung anderer Randbedingungen ableiten. Man hat hier jedoch drei Fälle zu unterscheiden:

1. Die Belastungsdauer ist so kurz, daß der Brennfleck auf seiner Kreisbahn einen Weg zurücklegt, der kürzer ist als seine größte Ausdehnung in Bewegungsrichtung, also

$$t \leq \frac{2\delta}{v \pi D} \tag{6}$$

2δ = Brennfleckbreite
D = Durchmesser der Brennfleckbahn
v = Drehzahl der Anode U/min.

In diesem Fall gibt es zumindest einen kleinen Teil der Anodenoberfläche, der während der ganzen Zeit t belastet bleibt, also gewissermaßen im Brennfleck „stehenbleibt". Dann bringt die Rotation der Anode keine Verbesserung gegenüber Gleichung (4), weil in diesem Teil eine Temperatur entsteht, die der vollen Belastung nach Höhe und Dauer entspricht.

Aus dieser Betrachtung geht außerdem hervor, daß die Belastung bei Drehanoden am gleichmäßigsten verteilt wird, wenn der Brennfleck rechteckig ist, also überall gleiche Breite hat. Seine größte Breite ist dann nämlich — bei gegebener Gesamtfläche und Länge — am geringsten.

2. Dauert die Belastung länger als das Durchlaufen der Brennfleckbreite, aber höchstens eine Umdrehung der Anode, ist also

$$\frac{2\delta}{v\,D\,\pi} \leqq t \leqq \frac{1}{v}\,, \tag{7}$$

und durchläuft der Brennfleck etwa m mal seine Breite, dann wird jedes Flächenelement der Anode höchstens während der Zeit $t_0 = t/m$ belastet. Der Faktor m ist aber der Quotient aus dem Gesamtweg des Brennflecks, dividiert durch die Brennfleckbreite, also

$$m = \frac{v\,\pi\,D\,t}{2\,\delta}\,. \tag{8}$$

Dann wird die für das Flächenelement geltende Belastungszeit

$$t_0 = \frac{t}{m} = \frac{2\,\delta}{v\,\pi\,D} \tag{9}$$

unabhängig von der wirklichen Belastungszeit der Röhre t. Durch Einsetzen dieses Wertes t_0 in die Gleichung (4) erhält man

$$W = \frac{T}{2}\,\sqrt{\pi k c}\,\sqrt{\frac{v\,\pi\,D}{2\,\delta}}\,. \tag{10}$$

Die Verbesserung der Belastbarkeit der Drehanode ist also in diesem Fall

$$\sqrt{\frac{v\,\pi\,D\,t}{2}}\,.$$

3. Dauert die Belastung länger als eine Umdrehung, nämlich $n+1$ Umdrehungen, ist also $t > \dfrac{1}{v}$, dann wird die Verbesserung der Belastbarkeit immer geringer, da nun jedes Flächenelement mehrfach belastet wird. Jedesmal, wenn es vom Brennfleck nach einer Umdrehung getroffen wird, hat es schon von der vorangehenden Belastung eine erhöhte Temperatur, die durch Kühlung nicht voll ausgeglichen werden konnte. Die Belastbarkeit ergibt sich dann aus Gleichung (11), deren Ableitung an dieser Stelle zu weit führen würde.

$$W = \frac{T}{2}\,\sqrt{\pi\,k\,c}\,\frac{\pi\,D}{2\,\delta}\,\sqrt{\frac{v}{n}}\,. \tag{11}$$

Da die Belastbarkeit nach diesen Betrachtungen je nach Belastungsart unterschiedlich ist, werden von den Röhrenherstellern dementsprechend folgende Angaben gemacht.

Die *Kurzzeitbelastung* wird jeweils für Belichtungszeiten in der Größenordnung einer Zehntelsekunde angegeben. Das ist dann die maximal zulässige Last etwa für den unter Punkt 2. geschilderten Fall. Für *längere Aufnahmen*, während denen sich die Anode also mehrmals dreht bis zu einer Zeit von etwa 10 sec, werden die zulässigen Belastungen gewöhnlich in Diagrammen in Abhängigkeit von der Röhrenspannung und von der Belastungszeit angegeben (Abb. 18). Eine früher häufig gebrauchte Darstellungsweise waren Nomogramme, bei denen die zulässigen Belastungswerte auf Funktionsleitern aufgetragen waren. Bei großen *Aufnahmeserien* und *Durchleuchtung* muß berücksichtigt werden, daß sich das Röhrenschutzgehäuse mit dem Öl, an das die Anodenwärme abgestrahlt und abgeleitet wird, nicht über eine für die darin verwendeten Materialien zulässige Temperatur erhitzen darf. Dafür ist allein das Abstrahlungsvermögen des Röhrenschutzgehäuses unterhalb dieser kritischen Temperatur maßgebend. Beträgt das Abstrahlungsvermögen für ein Schutzgehäuse z.B. 250 Watt, dann darf die mittlere Dauerbelastung nicht höher sein.

e) Röhrenalterung

Zum Abschluß dieser Betrachtungen interessiert die Frage, ob sich die Alterung der Röhre wesentlich hinauszögern läßt, wenn die Röhre nicht mit der vollen vom Hersteller angegebenen Belastbarkeit betrieben wird. Abb. 19 zeigt als Ergebnis von Ausbeuteuntersuchungen nach Kuntke den Rückgang der Röntgenstrahlenausbeute in Abhängigkeit vom Belastungsgrad der Röhren. Dabei ist die vom Hersteller angegebene Belastbarkeit = 100 % gesetzt. Die Alterungskennlinien für Belastungen unter 100 % verlaufen wesentlich flacher, ein deutlicher Abfall ist erst nach einigen Tausend Belastungen bemerkbar.

Berücksichtigt man aber die für die geringere Röhrenbelastung a priori länger zu wählenden Belichtungszeiten, dann ergibt sich hinsichtlich der Röhrenausnutzung in keinem Falle ein Gewinn. Die volle Auslastung der Röhre gewährleistet während der gesamten Lebensdauer von mehreren 10^4 Belastungen die kürzesten Belichtungszeiten. Dagegen wäre bei einer Überbelastung von beispielsweise 120% ein Verlust der Röhren-

ausnutzung zu verzeichnen, weil in diesem Fall (gestrichelte Kurve in Abb. 19) der Ausbeuterückgang den Belichtungszeitgewinn durch die höhere Belastung mehr als aufhebt. Nutzt man die Belastbarkeit der Röhre nicht immer gleichmäßig aus, sondern nur dann mit 100%, wenn kurze Belichtungszeiten für die Aufnahme von wesentlicher Bedeutung sind (z.B. bei Lungenaufnahmen oder Arteriographie) und mit etwa 70%, wenn das aufzunehmende Objekt dies gestattet, dann kann man für eine bestimmte Anzahl von Aufnahmen der zuerst genannten Kategorie einen gewissen Gewinn an Ausbeute erzielen. Weil die Röhre dann etwas langsamer altert, ist eine Verlängerung der Belichtungszeit wegen des Ausbeuterückganges erst später erforderlich. Das gilt jedoch nur für einen kleinen Prozentsatz aller Aufnahmen, die man mit dieser Röhre anfertigt, denn die Ausbeutekurve für 100%ige Belastung fällt ja gerade an ihrem Anfang am steilsten ab. Die Ausbeute sinkt von der 2000. bis zur 4000. Aufnahme etwa von 90% auf 80% und von der 10000. bis zur 20000. Aufnahme nur noch von 70% auf 65%. Schließlich sei darauf hingewiesen, daß die Bedeutung dieser Änderungen für die Praxis nicht überschätzt werden darf, da (nach Schober) Dosisabweichungen bis zu 25% in der Schwankungsbreite der Empfindlichkeit verschie-

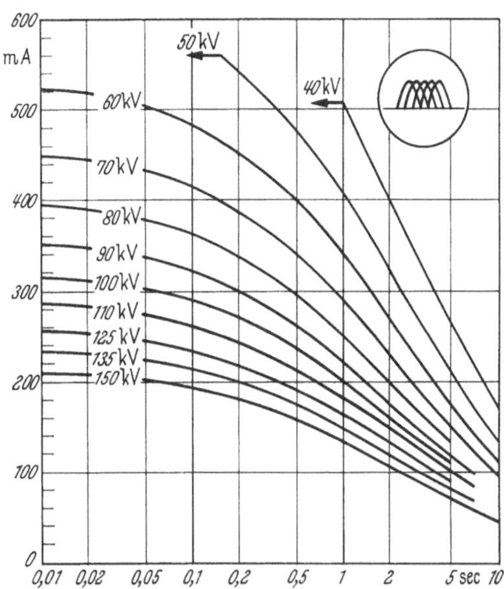

Abb. 18. Typisches Belastungsdiagramm für einen 1,2 × 1,2 mm² Brennfleck im Gleichspannungsbetrieb

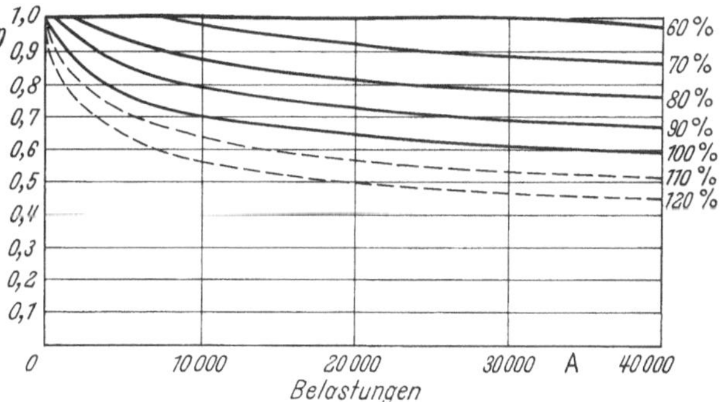

Abb. 19. Ausbeuterückgang in Abhängigkeit vom Belastungsgrad der Röhren

dener Filmemulsionen untergehen und die hierbei zu erwartenden Schwärzungsunterschiede noch keine Beeinträchtigung der Kontrast- und Detailerkennbarkeit verursachen.

Für die Belastbarkeit von Röntgenröhren, die an *Wechselspannung* betrieben werden, gelten ganz andere Gesichtspunkte. In der Regel dürfen bei diesen Röhren Anodentemperaturen von 2000° K nicht überschritten werden. (Ein Ausbeuterückgang ist bei solchen Temperaturen noch nicht festzustellen.) Oberhalb dieser Temperatur werden nämlich aus der Anode durch Glühemission so viel Elektronen befreit, daß während der umgekehrten Halbwelle (wenn also die Kathode positives und die Anode negatives Potential hat) der Elektronenstrom in Richtung auf die Kathode die Temperatur des Glühdrahts merklich erhöht. Das verursacht eine stärkere Kathodenemission; diese belastet wiederum die Anode stärker usw., bis die Kathode schließlich infolge zu hoher Temperatur durch das Elektronenbombardement während der negativen Halbwelle durchbrennt.

Es sind Beispiele dafür bekannt, wie man auch diesen, „Rückzündung" genannten Effekt weitgehend ausschalten kann. Ordnet man den Glühdraht asymmetrisch im

Kathodentopf an, dann treffen die von der Anode kommenden Elektronen wegen der Asymmetrie des elektrischen Feldes nicht auf die Heizwendel, sondern auf den massiven Kathodentopf (van der Tuuk). Bei Drehanodenröhren befindet sich die heiße, elektronenemittierende Zone der Anodenscheibe während der Sperrhalbwelle wegen der Rotation der Anode nicht mehr gegenüber der Glühwendel. Es muß dann durch geeignete Formgebung und Materialauswahl der ganzen Kathode dafür gesorgt werden, daß diese Elektronen aufgefangen und auf diese Weise unschädlich gemacht werden (Weigel) (Abb. 20).

Auch bei Therapieröhren spielt der Ausbeuterückgang während des Betriebes keine wesentliche Rolle. Hier werden im allgemeinen die Grenztemperaturen für Wolfram nicht erreicht, weil auf das Kupfer unter dem Wolframplättchen Rücksicht genommen werden muß. Bei den Oberflächentherapieröhren besteht aus einem anderen sehr wich-

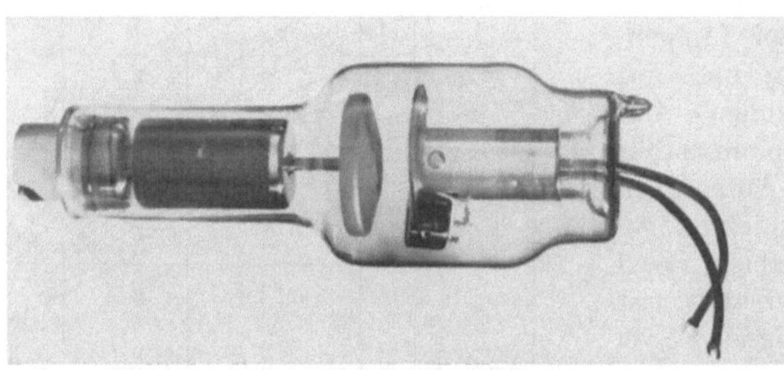

Abb. 20. Drehanodenröhre für Wechselspannung. Der Kathodentopf mit der Glühwendel ist schräg angeordnet, um „Rückzündungen" bei stehender Anode — bei Durchleuchtungsbetrieb — zu vermeiden. Der große Kathoden-„Teller" aus Molybdänblech ist dazu geeignet, bei rotierender Anode die Elektronen der Sperrhalbwelle aufzufangen

tigen Grund Veranlassung, Temperaturen, welche die Anode aufrauhen, unter allen Umständen zu vermeiden. Eine aufgerauhte Anodenoberfläche würde nämlich nicht nur die Strahlenintensität schwächen, sondern vor allem auch die spektrale Zusammensetzung der Nutzstrahlung verändern. Die Anteile des Bremsspektrums mit niedriger Energie, die für die Dosisverteilung bei der Oberflächentherapie gerade von Bedeutung sind, würden in den Unebenheiten der aufgerauhten Anode weit mehr geschwächt werden als die härteren Anteile. Eine „alternde" Anode wäre also in diesem Fall ein sich stetig verstärkendes Filter.

f) Extrafokale Strahlung

Untersucht man die Richtungsverteilung der von einer Anode kommenden Strahlung mit Hilfe einer Strahlenblende oder einer Lochkamera, dann findet man einen Anteil, der nicht aus dem Brennfleck kommt. In der Praxis macht sich diese Tatsache auf zwei Arten nachteilig bemerkbar. Röntgenaufnahmen können außerhalb des ausgeblendeten Bildrandes — meist in einer ganz bestimmten Richtung mit bezug auf die Orientierung der Röntgenröhre — deutliche Schwärzungsschleier aufweisen. Diese rühren nicht von der Streustrahlung aus dem abzubildenden Objekt her, sie sind auch ohne Streuobjekt vorhanden. Innerhalb des ausgeblendeten Bildes setzt derselbe Schleier den Kontrast des Röntgenbildes herab.

Diese nicht aus dem Fokus kommende Strahlung setzt sich aus zwei Anteilen zusammen: ein geringer und sehr diffus verteilter Anteil ist Streustrahlung, die aus dem Material kommt, das sich in der Umgebung der Anode und hinter der Strahlenblende befindet. Als Streukörper kommen hauptsächlich der Glaskolben und Kühl- bzw. Isolationsmittel (Öl) sowie die Innenwand des Röhrenschutzgehäuses in Frage. Ein anderer, stärkerer Anteil der extrafokalen Strahlung kommt von der Anode her. Bei geeigneten Lochkameraaufnahmen kann man damit die ganze Anode auf dem Film abbilden (Abb. 21). Die Strahlung geht von allen Teilen der Anode und sogar vom Anodenstiel aus. Sie wird deshalb auch *Stielstrahlung* genannt. Die Energie der Stielstrahlung ist nur wenig geringer als die Energie der Strahlung aus dem Brennfleck. Es handelt sich nämlich um die Bremsstrahlung von Elektronen, die nach ihrem Auftreffen im Brennfleck reflektiert wurden und infolge des starken elektrischen Feldes in mehr oder weniger großen Bogen zur Anode zurückgelenkt wurden. SEEMANN und SCHOTZKY haben die Intensität und die räumliche Verteilung dieser reflektierten Elektronenströme in der Umgebung des Brennflecks an verschiedenen Röhrentypen mit Hilfe geeigneter Elektrodensonden eingehend untersucht. Sie fanden, daß bis zu 50 % des Anodenstromes durch Reflektion wieder aus dem Brennfleck herausgelangt und in der Umgebung erneut auf die Anode auftrifft. Unter Berücksichtigung der um etwa 20 % niedrigeren Energie der reflektierten

Elektronen kommen die Autoren zu dem Ergebnis, daß zwischen 25 und 40 % der Kathodenstrahlenenergie außerhalb des Brennflecks umgesetzt wird. Die Höhe dieses Betrages hängt im einzelnen von der Form der Kathode, der Anode und des elektrischen Feldes ab.

Nach unveröffentlichten Untersuchungen von ZIELER kann der Anteil, den die extrafokale Strahlung zur Beleuchtungsstärke innerhalb des ausgeblendeten Feldes beiträgt, 30 % der Beleuchtung durch die Primärstrahlung ausmachen. Wie schon erwähnt, ist dieser Anteil nicht bildgebend, weil er von diffuser Strahlung herrührt, und verschlechtert den Kontrast des Röntgenbildes. Er läßt sich jedoch durch geeignete Blendenkonstruktionen bedeutend herabsetzen (Tiefenblenden).

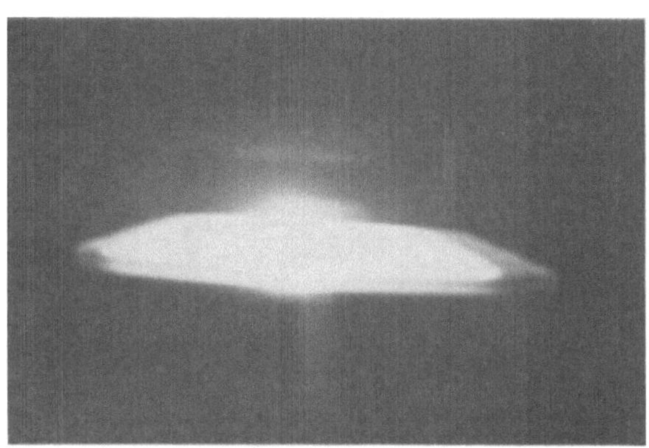

Abb. 21. Lochkamera-Aufnahme einer Drehanode: Darstellung der extrafokalen Strahlung. Der kräftige Schatten entspricht der „Reichweite" von direkt aus dem Brennfleck reflektierten Elektronen. Der schwache Schatten, der die ganze Anode, den Stiel und die gegenüberliegende Kathode andeutet, rührt von Elektronen her, die durch mehrfache Streuung bzw. Reflexion an diese Stellen gelangt sind und dort Bremsstrahlung erzeugen

g) Röhrenschutzgehäuse

Röntgenröhren für die medizinische Diagnostik und Therapie sind heute immer in ein Röhrenschutzgehäuse eingebaut (Abb. 22). Neben der mechanischen Halterung der Röhre erfüllt dieses Gehäuse mehrere andere wichtige Funktionen.

Die von der Anode nach allen Seiten hin emittierte Strahlung wird vom Röhrenschutzgehäuse durch geeignete Bleiauskleidung so weit absorbiert, daß außerhalb des Nutzstrahlenbündels der in den einschlägigen Strahlenschutzvorschriften (in Deutschland DIN 6811) geforderte Höchstwert der Strahlenintensität nicht überschritten wird. Dieser Höchstwert ist so bemessen, daß das Bedienungspersonal, welches sich beim Betrieb in der Umgebung aufhalten muß, bei sachgemäßem Verhalten keine unzulässig hohe Strahlenbelastung erfährt. Bei solchen Röhren, in deren Nähe sich während des Betriebs kein Personal aufhält (Tiefentherapie mit besonderem Schaltraum) ist der Schutz so bemessen, daß der Patient außerhalb des Nutzstrahlenbündels von der durchgelassenen Strahlung nur eine geringe zusätzliche Dosis zu der Streustrahlung aus dem bestrahlten Feld erhält. Die *Ausblendung* des Nutzstrahlenbündels geschieht durch das Strahlenaustrittsfenster im Röhrenschutzgehäuse und durch zusätzliche Blenden oder Tiefenblenden, die sich am Austrittsfenster anbringen lassen. Tiefenblenden sind — im Gegensatz zu einfachen Blenden — Anordnungen von mindestens zwei hintereinander gelegenen Blenden, deren jeweilige Öffnung auf den Brennfleck zentriert ist. Auf diese Weise wird die extrafokale Strahlung soweit wie möglich abschirmt.

Alle hochspannungführenden Teile der Röhre und der Kabelzuführungen sind vom geerdeten Röhrenschutzgehäuse umgeben. Damit ist die Gefahr von Unfällen, welche durch die elektrische Hochspannung verursacht werden, praktisch aufgehoben. Durch die Verwendung geeigneter Werkstoffe für die Röhrenhalterung, die Kabelzuführung und die Umgebung dieser Teile (Kunststoffe, Öl) können die Abstände zu benachbarten Geräteteilen sehr klein gehalten werden. Die Handhabung der Röntgenstrahlenquellen wird damit erheblich erleichtert.

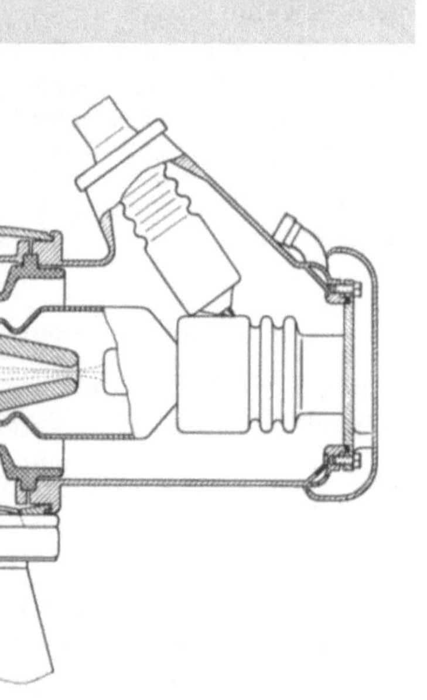

Abb. 22a u. b. Röhrenschutzgehäuse mit (a) Diagnostik- und (b) Therapieröhre (vgl. Text)

Die Röhrenschutzgehäuse der Hochleistungsröhren für Diagnostik und Therapie sind mit Öl gefüllt, in dem sich die Röhre befindet. Dadurch wird der Isolationswert erhöht, und die Schutzgehäuse erhalten kleinere Abmessungen. Darüber hinaus dient das Öl gleichzeitig zur Kühlung der Röhre. Sind zusätzlich Kühlsysteme notwendig, die bei Dauerbelastung die Wärme aus dem Röhrenschutzgehäuse ableiten, dann werden auch diese in das Schutzgehäuse eingebaut. Bei den *Eintankapparaten* nimmt das Röhrenschutzgehäuse, in dem sich die Röntgenröhre befindet, auch den Hochspannungstransformator auf. In diesem Fall entfällt die Verwendung von hochspannungführenden Kabeln. Abb. 22 zeigt Röhrenschutzgehäuse im Schnitt mit eingesetzten Röntgenröhren. Der mit Öl gefüllte Innenraum ist wegen der Wärmeausdehnung des Öls nach einer Seite durch eine bewegliche Membran abgeschlossen.

h) Nutzstrahlenbündel

α) Räumliche Intensitätsverteilung

Die räumliche Intensitätsverteilung beim Elementarprozeß der Röntgenstrahlenerzeugung, also bei der Abbremsung des Elektrons am einzelnen Atom hat Sommerfeld berechnet. Kulenkampff sowie eine Reihe anderer Autoren haben dazu Messungen mit dünnen Antikathoden ausgeführt. Das Ergebnis ist in Abb. 23 dargestellt. Hieraus ergibt sich, daß die Intensität der Röntgenstrahlen von ihrem Ursprungsort aus nicht nach allen Richtungen gleich groß ist. Sie besitzt ein ausgeprägtes Maximum, das mit der ursprünglichen Kathodenstrahlrichtung einen Winkel zwischen 0 und 90⁰ bildet. Dieser Winkel wird mit wachsender Elektronengeschwindigkeit, also mit zunehmender Röhrenspannung, kleiner. Bei den massiven Antikathoden, die wegen der großen Wärmeentwicklung in den technischen Röntgenröhren verwendet werden, sind diese Verhältnisse wesentlich verändert. Die Elektronen des Kathodenstrahls geben bekanntlich ihre Energie nicht in einem Elementarvorgang ab, sondern bei mehreren Prozessen nacheinander. Dabei ändert sich von Bremsvorgang zu Bremsvorgang die Richtung, mit der die Elektronen auf das bremsende Atom treffen. Als Folge davon wird das Maximum der Intensitätsverteilung wesentlich abgeflacht und verbreitert. Die meisten Anoden bilden außerdem zwischen ihrer Oberfläche und der Kathodenstrahlrichtung, mit Rücksicht auf

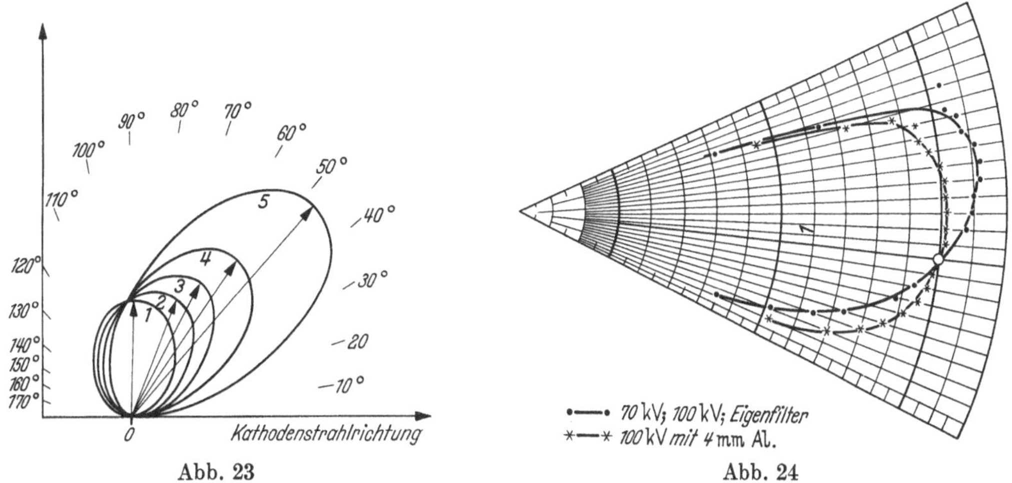

Abb. 23   Abb. 24

Abb. 23. Richtungsverteilung der Röntgenstrahlenintensität in Abhängigkeit von der Elektronengeschwindigkeit. Den verschiedenen Geschwindigkeiten entsprechen die Beschleunigungsspannungen 640 Volt bei Kurve *1*; 3,94 kV bei Kurve *2*; 8,45 kV bei Kurve *3*; 16 kV bei Kurve *4* und 27,8 kV bei Kurve *5*. Die Kurven *1*, *4* und *5* sind nach der Theorie von SOMMERFELD berechnet, die Kurven *2* und *3* geben dagegen das Ergebnis von Messungen durch KULENKAMPFF wieder und passen recht gut zu der nach der Theorie berechneten Kurvenschar. (Die Länge des Radiusvektors vom Ursprungsort *0* zu irgendeinem Punkt der Kurve gibt die Intensität der Strahlung in die betreffende Richtung an)

Abb. 24. Räumliche Intensitätsverteilung im Nutzstrahlenbündel einer Drehanodenröhre

die Größe des wirksamen Brennflecks, Winkel, die größer sind als 45⁰. Daher wird die Bremsstrahlung, die mit der Kathodenstrahlrichtung kleinere Winkel bildet als die Anodenoberfläche, im Anodenmaterial weitgehend absorbiert. So kommt es, daß für die Ausblendung des Nutzstrahlenbündels bei vielen Röhrentypen die Richtung senkrecht zum Kathodenstrahl hinsichtlich der Intensität am günstigsten ist. Die Flächen gleicher Intensität liegen in diesen Fällen etwa auf der Oberfläche von Kugelkalotten, die den Brennfleck zum Mittelpunkt haben. Der Teil des Nutzstrahlenbündels jedoch, der mit der Anodenoberfläche kleinere Winkel bildet, wird — wie in Abb. 9 erläutert — zusätzlich geschwächt. Die Abweichungen der Dosis in diesem Randgebiet sind von der Röhrenspannung und von der Neigung der Anode abhängig. Abb. 24 zeigt die räumliche Intensitätsverteilung im Nutzstrahlenbündel einer Drehanodenröhre. Aus dem Verlauf der beiden Kurven für verschiedene Strahlenhärten sieht man deutlich, wie der in Abb. 9 gezeigte Effekt mit zunehmender Strahlenhärte weniger ins Gewicht fällt.

Verglichen mit den Abständen, in denen die Röntgenstrahlen zur Anwendung kommen, ist der Brennfleck praktisch ein Punkt. Der Querschnitt des Nutzstrahlenbündels, das durch diesen Punkt und die Strahlenblende definiert ist, wächst daher mit dem Quadrat des Abstands vom Brennfleck; denn der Durchmesser nimmt linear mit diesem Abstand zu. Solange kein Streukörper die Ausbreitung der Röntgenstrahlen stört (die Luft kann man in diesem Falle vernachlässigen), bleibt auch die Verteilung der Intensität über jedem Querschnitt — ungeachtet des Abstands — gleich. Aus diesem Grunde nimmt die Intensität mit dem Quadrat des Abstands vom Brennfleck ab $\left(\dfrac{1}{r^2}\text{-Gesetz}\right)$.

Für eine bestimmte Abstanddifferenz — etwa eine Patientendicke — ist daher die *relative* Änderung der Intensität in kurzen Abständen groß und in großen Abständen geringer. Deshalb werden bei der Röntgenuntersuchung Mindestabstände zwischen Brennfleck und Patient vorgeschrieben, damit das Verhältnis der Dosis, die den Patienten auf der Strahleneintrittsseite belastet, zur Dosis, die hinter dem Patienten den Film schwärzt, nicht übermäßig groß wird. In der Röntgentherapie verwendet man diese Gesetzmäßigkeit mit Nutzen: bei der Oberflächentherapie erzielt man durch kurze Abstände einen steilen Dosisabfall im Patienten und bei der Tiefentherapie durch große Abstände eine hohe relative Tiefendosis.

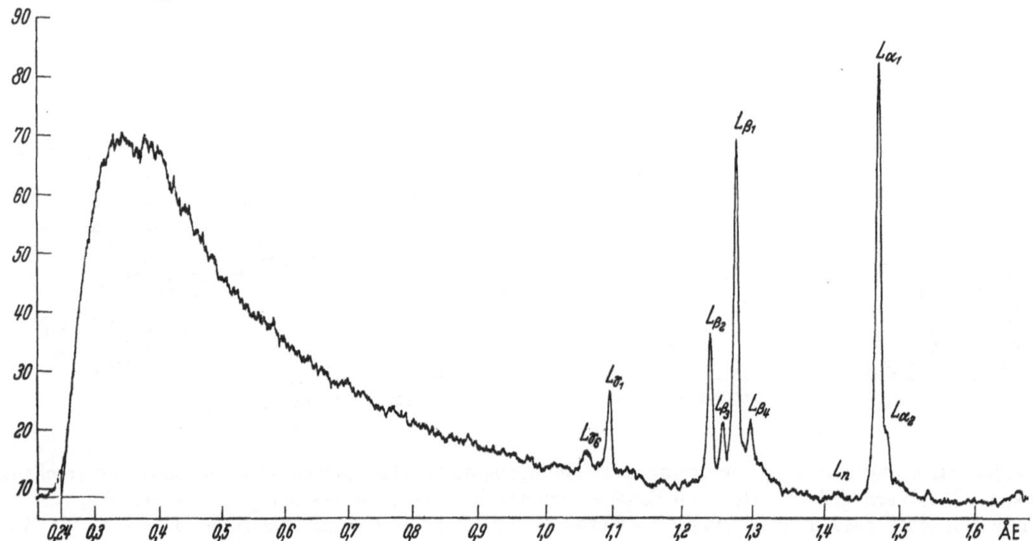

Abb. 25. Bremsspektrum einer Röntgenröhre mit 54 kV Röhrenspannung und geringem Eigenfilter (Berylliumfenster). Die kurzwellige Grenze des Bremsspektrums liegt der Röhrenspannung entsprechend bei $\lambda_0 =$ 0,24 Å. Im langwelligen Bereich des Bremsspektrums sind die Emissionslinien des Wolframs zu erkennen

β) Die spektrale Verteilung der Röntgenstrahlen, Filterung

Das Nutzstrahlenbündel setzt sich aus einem Gemisch von Röntgenquanten sehr verschiedener Energie zusammen. Abb. 25 zeigt das mit einem Spektrographen aufgezeichnete Bremsspektrum einer Berylliumfensterröhre. Außer dem kontinuierlichen Anteil sind — besonders im langwelligen Gebiet — einige Emissionslinien des Wolframs deutlich zu erkennen. Mit zunehmender Röhrenspannung steigt die gesamte Intensität an; sowohl die kurzwellige Grenze als auch das Maximum der Intensität verschieben sich nach kürzeren Wellenlängen. Hinter einer Absorberschicht ändert diese Kurve nicht nur ihre Höhe sondern auch ihre Form. Die langwelligen Anteile werden nämlich wesentlich mehr geschwächt als die kurzwelligen. Entsprechend wird die Kurve, welche die spektrale Verteilung angibt, auf ihrer langwelligen Seite steiler abklingen. Diese Unterschiede in der Absorption für die verschiedenen Strahlenqualitäten eines Bremsspektrums wirken sich auch deutlich auf die Schwächungskurve für die Gesamtintensität aus, wie Abb. 26 zeigt. Die ungeschwächte Strahlung erleidet beim Durchgang durch eine Absorberschicht von bestimmter Stärke einen größeren Intensitätsverlust als eine Röntgenstrahlung, deren langwellige Anteile in einer vorangehenden Absorberschicht mehr oder weniger „herausgefiltert" wurden. Diese Tatsache ist die Grundlage für die Verwendung von *Filtern* in der Diagnostik und Therapie. Auf diese Weise läßt sich nämlich die effektive Strahlenenergie des Nutzstrahlenbündels noch außerhalb der Röntgenröhre beeinflussen. Zusätzlich zum sog. Eigenfilter der Röhre, das durch die Konstruktionsteile zwischen Brennfleck und Strahlenaustritt gebildet wird (Glaswand der Röhre, Ölschicht zwischen Röhre und Strahlenaustrittsfenster sowie Material des Strahlenaustrittsfensters), verwendet man Filter, meistens aus Aluminium oder Kupfer, um die Strahlung aufzuhärten, d.h. durch Ausfilterung der langwelligen Anteile durchdringender zu machen. Ist dagegen eine besonders langwellige, weiche Strahlung erwünscht (z.B. in der Oberflächentherapie), dann sorgt man durch ein geringes Eigenfilter der Röhre (dünnes Berylliumfenster) dafür, daß diese langwelligen Anteile ohne übermäßige Schwächung nach außen gelangen.

Die Durchdringungsfähigkeit der Strahlung wird durch die *Halbwertsdicke* (HWD) gekennzeichnet. Das ist die Schichtdicke eines bestimmten Absorbermaterials, die notwendig ist, um die Intensität im Nutzstrahlenbündel auf die Hälfte zu reduzieren. Die *zweite Halbwertsdicke* ist die Schichtdicke, die zusätzlich zur ersten HWD notwendig ist, um die Intensität weiter auf ein Viertel ihres ursprünglichen Wertes zu schwächen. Bei Röntgenbremsstrahlung ist in der Regel die erste HWD kleiner als die folgenden (Abb. 26). Mit zunehmender Filterung werden jedoch die Unterschiede zwischen jeweils zwei aufeinanderfolgenden Halbwertsdicken immer kleiner. Ist durch ausreichende Filterung schließlich erreicht, daß eine *n-te HWD* gleich groß ist wie die vorhergehende, dann nennt man die Strahlung *homogen*. Ganz allgemein bezeichnet man den Quotient

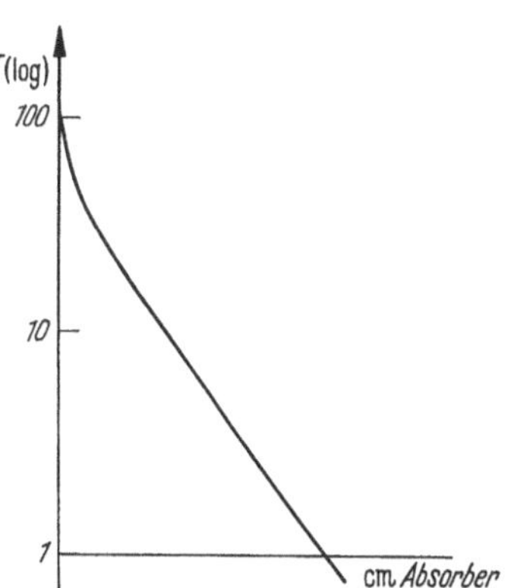

$$\frac{n\text{-}te\ HWD}{(n-1)\text{-}te\ HWD}$$ als *Homogenitätsgrad*. Homogene Strahlung hat demnach den Homogenitätsgrad 1.

Nicht immer ist ein gleicher Härtungswert mit einem gleichen Schwächungswert zu erreichen. Besonders die Stoffe mit hoher Atomzahl absorbieren bevorzugt die langwelligen Anteile des Bremsspektrums. So erreicht man z.B. bei der Verwendung von Kupfer als Filtermaterial schon bei einer geringeren Schwächung der Gesamtintensität die gleiche Härtung wie bei der Verwendung von Aluminium. Diese Tatsachen werden bei der Auswahl des geeigneten Filtermaterials berücksichtigt.

Abb. 26. Absorptionskurve für Röntgenstrahlen. Die Kurve verläuft in ihrem ersten Teil steiler als eine e^{-x}-Funktion, wie sie sich für monochromatische Strahlung oder für homogene Strahlung ergibt. (Abweichung von der Geraden bei logarithmischer Darstellung.) Die Ursache hierfür ist die Überlagerung anderer e^{-x}-Funktionen mit größerem Absorptionskoeffizienten, die für die langwelligen Anteile des Bremsspektrums gelten

Die Verwendung von Filtern im Nutzstrahlenbündel ist also ein Mittel, mit dem man die spektrale Verteilung, und damit in der Therapie den Dosisverlauf in der Tiefe und in der Diagnostik den Bildcharakter der Röntgenaufnahmen beeinflussen kann.

2. Technische Ausführungsformen der Röntgenröhren

Je nach Verwendungszweck der Röntgenröhren bestimmen die Anforderungen bezüglich maximaler Röhrenspannung, Röhrenstrom, erwünschter Brennfleckgröße und Geometrie des Strahlenbündels sowie das zulässige Eigenfilter die Konstruktion der verschiedenen Röhrentypen. In diesem Abschnitt sollen die typischen Ausführungsformen der heute gebräuchlichen Röntgenröhren für jeden Anwendungsbereich in der medizinischen Radiologie charakterisiert und an Hand von Beispielen beschrieben werden.

a) Röntgenröhren für die Diagnostik
α) Anforderungen an Diagnostikröhren

Die Schärfe des Röntgenbildes wird von der Röhre her durch die spezifische Belastbarkeit beeinflußt. Diese bedingt Brennfleckgröße und Belastungszeit. Beide müssen richtig aufeinander abgestimmt sein. Ist der Brennfleck zu klein, verlängern sich zwangsläufig die Belichtungszeiten, und damit werden die Bewegungsunschärfen größer. Auch im Hinblick auf andere Unschärfefaktoren, die durch Folien, Leuchtschirme und Filme bedingt sind, hat es wenig Sinn, den Brennfleck zu klein zu gestalten. Gewöhnlich ist die Unschärfe, die durch die optisch wirksamen Abmessungen des Brennflecks entsteht, etwa um einen Faktor 2—10 kleiner als der Brennfleck selbst. Das ist durch das Verhältnis der Abstände Fokus—Objekt und Objekt—Film, bzw. Leuchtschirm bedingt. Für Diagnostik-Röntgenröhren gelten aus diesen Überlegungen 2 mm als noch annehmbare obere Grenze für die Abmessungen des Brennflecks. Für bestimmte Aufnahmearten, die eine feinere Zeichnung, aber gleichzeitig auch geringere Strahlenmengen verlangen, liegt diese Grenze schon bei etwa 1 mm und darunter. Für die Zeit, in der die für eine Aufnahme erforderliche Strahlenmenge von der Röhre geliefert werden muß, gelten — je nach Art der Aufnahme — 1—5 sec als noch annehmbar. Auch hierfür gibt es Ausnahmen: Bei rasch bewegten Objekten, wie es z. B. das pulsierende Herz oder ein in den Gefäßen schnell bewegtes Kontrastmittel darstellt, können Bewegungsunschärfen nur in annehmbaren Grenzen gehalten werden, wenn die Belichtungszeit in der Größenordnung von einer Zehntelsekunde und darunter liegt. Derart kleine Brennfleckabmessungen und kurze Belichtungszeiten lassen sich nur

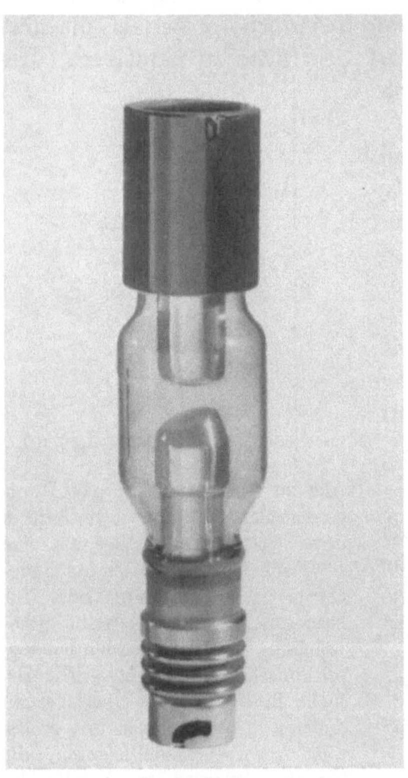
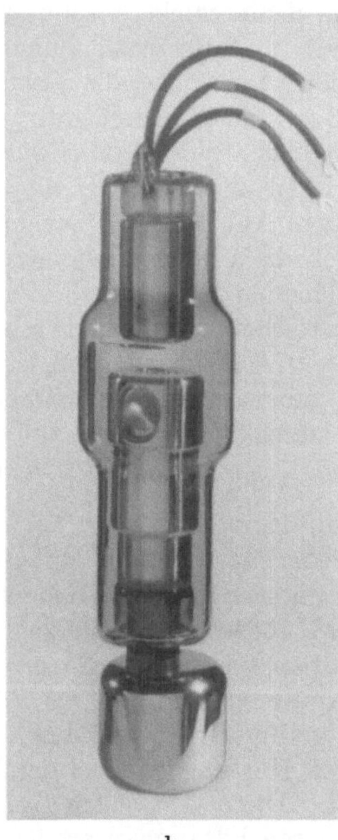

a   b

Abb. 27a u. b. Diagnostik-Röhren mit Festanode. a Röhre für Eintankapparat. b Doppelfokusröhre für Apparate kleiner und mittlerer Leistung

mit den hohen spezifischen Belastbarkeiten von Drehanodenröhren erreichen. Als Anwendungsbereich für Festanodenröhren mit niedriger spezifischer Belastbarkeit müssen dagegen Aufnahmen an Extremitäten, Zahnaufnahmen, Fremdkörperlokalisationen und Durchleuchtungen gesehen werden.

Die Anforderungen bezüglich der maximalen Röhrenspannung werden durch den gewünschten Bildcharakter und durch die Dicke der zu durchdringenden Objekte bestimmt. Während bei der Durchleuchtung im allgemeinen bei einer Erhöhung der Röhrenspannung über 90 kV hinaus keine Steigerung des Informationsinhalts im Durchleuchtungsbild mehr zu erwarten ist, fordert die Hartstrahlaufnahmetechnik zur besseren Darstellung von dicken Objekten oder von solchen mit sehr großen Dichteunterschieden sowie zur weiteren Verkürzung der Belichtungszeiten Spannungen über 100 bis zu 150 kV. An einigen Instituten macht man sogar Aufnahmen mit 200 kV. Im allgemeinen bietet jedoch die Erhöhung der Aufnahmespannung über 150 kV hinaus keinen diagnostischen Vorteil mehr.

Die geometrische Verteilung der Strahlenintensität muß die gleichmäßige Ausleuchtung der gebräuchlichen Filmformate bis zu $40 \times 40\ cm^2$ in den Abständen, die durch die Anwendungsgeräte (s. Teil E) gegeben sind, gewährleisten.

Bei den meisten Röhrenherstellern ist es üblich, in der Typenbezeichnung der Röhren die höchstzulässige Röhrenspannung in kV und die zulässige Kurzzeitbelastung in kW anzugeben. Dabei bezieht sich die Belastungsangabe bei Drehanodenröhren auf eine Belastungsdauer von 0,1 sec und bei Festanodenröhren, bei denen so kurze Belichtungszeiten nie erreicht werden können, auf 1 sec.

β) Festanodenröhren

Festanodenröhren werden heute in der Röntgendiagnostik nur noch an Apparaten kleinerer Leistung verwendet. Insbesondere in Eintankapparaten bieten sie wegen ihrer

geringen Abmessungen, und weil sie keine Statorwicklungen zum Anodenantrieb benötigen, Vorteile.

Zwei typische Beispiele für solche Röhren zeigen Abb. 27a und b. Die Röhre der Abb. 27a wird in Eintankapparaten verwendet. Sie kann mit Spannungen bis zu 100 kV betrieben werden und hat einen optisch wirksamen Brennfleck von $2,3 \times 2,3\ \text{mm}^2$. Die Kurzzeitbelastbarkeit beträgt für Wechselspannung 1,65 kW (an Gleichspannung wäre sie etwa 3 kW) und die Dauerbelastbarkeit ist 250 Watt.

Die Röhre der Abb. 27b ist für Röntgenapparate mit getrenntem Hochspannungsgenerator von kleiner und mittlerer Leistung bis zu 100 kV Spitzenspannung vorgesehen. Sie besitzt einen Anodenschutzzylinder zur Abschirmung der Sekundärelektronen und zwei Brennflecke. Der kleinere Brennfleck mit den Abmessungen $1,7 \times 1,7\ \text{mm}^2$ ist kurzzeitig bis zu 2 kW belastbar und der größere Brennfleck mit den Abmessungen $3,1 \times 3,1\ \text{mm}^2$

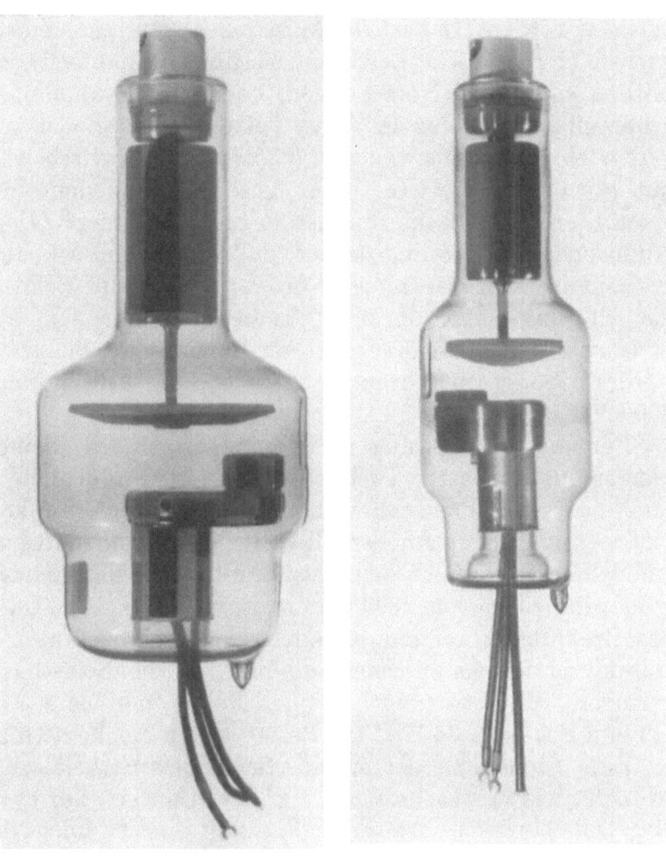

a   b

Abb. 28a u. b. a Drehanodenröhre mit 70 mm Anodenteller-Durchmesser. b Drehanodenröhre mit 90 mm Anodenteller-Durchmesser. Die Röhren unterscheiden sich nicht im Aufbau, sondern nur in ihren Abmessungen. Röhre (a) hat den kleineren Brennfleckbahn-Durchmesser, ist also weniger stark belastbar. Sie eignet sich für den Einbau in kleinere Schutzgehäuse und wird an Apparaten kleiner und mittlerer Leistung betrieben

bis zu 6 kW. Die Dauerbelastbarkeit beträgt 150 Watt. Bei beiden Röhren sind Wolframplättchen in die Kupferanodenblöcke eingebettet. Die Brennfleckebene ist um 19° gegen die Richtung des Zentralstrahls geneigt.

γ) Drehanodenröhren

Die meisten Röntgendiagnostikeinrichtungen arbeiten heute mit Drehanodenröhren, wenn man von den Eintankapparaten, die eine Klasse für sich bilden, absieht. Auch für den Betrieb an Wechselspannung (Halbwellenapparate) gibt es, wie in Abschnitt 1d erwähnt, besonders geeignete Konstruktionen.

Bei den allgemein gebräuchlichen Röhren hat sich eine gewisse Standardisierung der Typen herausgebildet: die Drehanodenröhren für Apparate hoher Leistung mit etwa

90 mm Anodentellerdurchmesser, die Drehanodenröhren für Apparate mittlerer Leistung mit etwa 70 mm Anodentellerdurchmesser und die Röhren für höchste Belastungen mit besonders schnell rotierenden Drehanoden.

Abb. 28b zeigt eine Drehanodenröhre mit 90 mm Anodenteller, 17,5° Neigungswinkel der Anode und 2800 U/min. Die Röhren dieser Klasse bieten für die normale Aufnahmetechnik und für den Zielbetrieb üblicherweise einen Brennfleck von $1,2 \times 1,2$ mm², der kurzzeitig mit 30 kW belastbar ist.

Ein Brennfleck mit den Abmessungen 2×2 mm² kann kurzzeitig sogar bis zu 50 kW belastet werden. Das ist für Aufnahmen, die besonders große Strahlenmengen erfordern, wichtig (z.B. seitliche Lendenwirbelsäulenaufnahmen) oder für extrem kurze Belichtungszeiten, wie sie bei Herz-Lungen- oder Magenaufnahmen oft erwünscht sind. Für Vergrößerungsaufnahmen läßt sich bei den Drehanoden mit den oben näher bezeichneten Daten ein Feinfokus von nur $0,3 \times 0,3$ mm² optisch wirksamen Abmessungen kurzzeitig mit etwa 2 kW belasten. Bei diesen Drehanodenröhren sind meistens zwei der hier erwähnten Brennflecke in einer Röhre kombiniert *(Doppelfokusröhren)*. Dabei sind die Glühwendeln oft so angeordnet, daß die Brennfleckbahnen auf der Anode verschiedene konzentrische Kreise bilden. So verursacht die Belastung jedes Brennflecks auch nur die Alterung einer von zwei Brennfleckbahnen. Im allgemeinen können diese Röhren in verschiedenen Ausführungen an Spannungen bis zu 125 oder bis zu 150 kV betrieben werden. Sonderausführungen gestatten die Anwendung von Röhrenspannungen bis zu 200 kV.

Für die Verwendung an Röntgenapparaten kleiner und mittlerer Leistung sind kleinere und leichtere Drehanodenröhren gebräuchlich, die in entsprechend handlichere und leichtere Röhrenschutzgehäuse eingebaut werden können. Abb. 28a zeigt eine solche Röhre mit 70 mm Anodenteller für Spannungen bis zu 100 oder auch 125 kV. Der Anodenantrieb erfolgt auch hier direkt mit Netzfrequenz, so daß sich eine Rotationsgeschwindigkeit von 2800 U/min ergibt (s. S. 13). Da die Wanderungsgeschwindigkeit des Brennflecks auf dem Anodenteller bei konstanter Drehzahl mit dem Quadrat des Bahndurchmessers zu- oder abnimmt, ist die Belastbarkeit dieser Röhren entsprechend geringer. So gibt es einen 1,8 mm Fokus, der bis etwa 27 kW belastbar ist, und einen 1,2 mm Fokus für 15 kW. Die Belastbarkeit des Feinstfokus mit 0,3 mm bleibt etwa 2 kW.

Eine Steigerung der spezifischen Belastbarkeit wurde bei den beiden Röhren der Abb. 29, wie in Abschnitt 1c, ε näher erläutert, auf zwei verschiedenen Wegen erreicht. Die Doppelwinkelröhre *Biangulix* läßt durch einen flacheren Anodenwinkel von nur 10° (gegenüber 17,5° bei den üblichen Drehanodenröhren) den 30 kW Brennfleck mit einer optisch wirksamen Größe von nur $0,9 \times 0,9$ mm² erscheinen. Da der Strahlenkegel bei dieser flachen Anode enger als üblich begrenzt ist, eignet sich der Brennfleck vorzugsweise für Zielaufnahmen kleinerer Filmformate. Für die Anfertigung von Aufnahmen größerer Formate besitzt die Röhre einen zweiten Brennfleck von $1,6 \times 1,6$ mm², der auf einer weiter außen liegenden Bahn mit 20° Neigungswinkel umläuft und kurzzeitig mit 40 kW belastbar ist.

Die Röhre *Super Rotalix* hat eine besonders schnell rotierende Anode. Die Drehgeschwindigkeit beträgt 8400 U/min. Das wurde durch eine Verdreifachung der Netzfrequenz, mit der die Anode angetrieben wird, und durch besondere Gestaltung der Drehanode, die unvergleichlich höhere mechanische Belastungen auszuhalten hat, erreicht (Gegenüberstellung der Belastbarkeit s. Abb. 17).

Bei allen Drehanodenröhren darf die Aufnahme erst dann geschaltet werden, wenn die Anode sich mit der vollen Tourenzahl dreht. Dieser Zustand ist in der Regel nach 0,8 sec erreicht. Da die Anoden normalerweise bei der Durchleuchtung nicht rotieren, ist bei allen Aufnahmen, auch bei den Zielaufnahmen, mit einer Verzögerungszeit von dieser Dauer zu rechnen. Diese Zeitspanne wird außerdem zum Aufheizen der Glühkathode benutzt, da bei kürzesten Belichtungszeiten sofort nach dem Einschalten die volle Emission der Kathode gewährleistet sein muß.

δ) Gittergesteuerte Diagnostikröhren

Bei besonders kurzen Schaltzeiten, insbesondere bei Serienaufnahmen und bei Röntgenkinematographie mit intermittierender Strahlenemission[1], wie sie z.B. JANKER beschrieben hat, können sich die Trägheit des Hochspannungstransformators und elektrische Einschwingvorgänge so störend bemerkbar machen, daß es wünschenswert erscheint, die Röntgenröhre hochspannungsseitig zu schalten; darauf wird in Abschnitt II ausführlich eingegangen. Eine der Methoden, mit denen dieses Problem gelöst wird, ist die Steuerung der Strahlenemission in der Röntgenröhre selbst. Man erreicht sie durch eine Kathodenkonfiguration mit besonders kleinem Durchgriff in der Art, wie Abb. 30 zeigt.

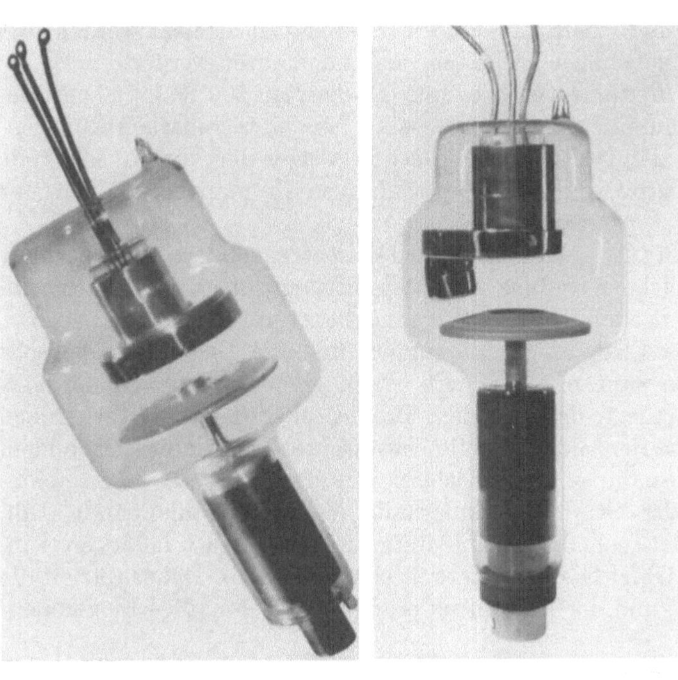

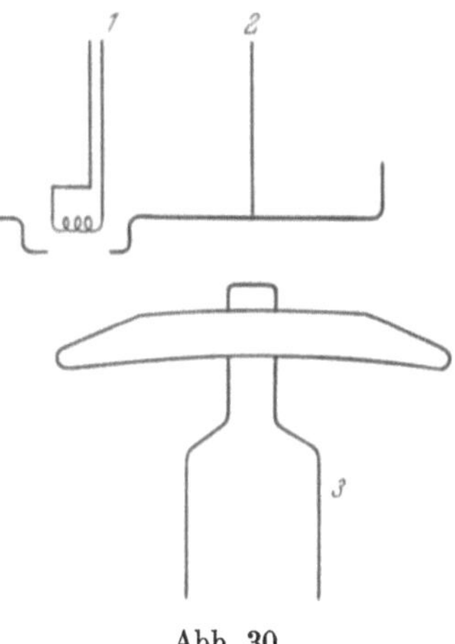

Der Kathodentopf und der Glühfaden sind elektrisch voneinander isoliert, deshalb wirkt der Kathodentopf wie das Steuergitter einer Elektronenröhre (Triode). Ist sein Potential genü-

Abb. 29 a   Abb. 29 b   Abb. 30

Abb. 29 a u. b. Moderne Hochleistungsdrehanodenröhren. a Mit zwei verschiedenen Anodenwinkeln, b mit verdreifachter Anodendrehzahl

Abb. 30. Prinzip der gittergesteuerten Röntgenröhre. *1* Glühkathode, Potential dauernd negativ; *2* Kathodentopf, Steuerspannung pulsierend; *3* Anode, Potential dauernd positiv

gend negativ im Vergleich zum Potential des Glühfadens, dann wird das elektrische Feld der Anode durch den Kathodentopf vollständig abgeschirmt (es „greift nicht mehr zur Glühkathode durch"); als Folge davon fließt kein Anodenstrom. Durch elektronische oder elektromechanische Impulssteuerung des „Gitterpotentials" können auf diese Weise kürzeste Schaltzeiten und hohe Schaltfolgen praktisch trägheitslos verwirklicht werden.

b) Röntgenröhren für die Therapie

α) Anforderungen an Therapieröhren

Extrem hohe kurzzeitige Belastungen der Röhren treten in der Röntgentherapie nicht auf. Röntgenbestrahlungen dauern in der Regel einige Minuten, bei besonders kurzen Bestrahlungsabständen, wie sie bei der Nahbestrahlung vorkommen, mindestens mehrere Sekunden. Der Brennfleck muß außerdem nicht so klein sein, wie bei Diagnostikröhren.

---

[1] Röntgenkinematographie mit Strahlenemission während der Belichtung des stillstehenden Filmes und Emissionsunterbrechung während des Filmtransports bewirkt eine bessere Strahlenausnutzung im Hinblick auf die Strahlenbelastung des Patienten und die Wärmebelastung der Anode.

In der Regel hat er einen Durchmesser von mehreren Millimetern, so daß sich die Belastung auf ein größeres Flächenelement der Anode verteilt. Bei diesen länger dauernden Belastungen ist das Problem nicht, momentan große Wärmemengen aus dem Brennfleck durch Strahlung an die unmittelbare Umgebung abzugeben, weil dabei das Röhrenschutzgehäuse und sein Inhalt zu stark erhitzt würden. Die gewählte Art der Kühlung muß vielmehr die Wärme gleichmäßig und wirksam aus der Röhre und ihrer Umgebung ableiten. Die Anoden der Therapieröhren werden deshalb durch Konvektion gekühlt. Als Kühlmittel dienen meistens Öl oder Wasser, in einigen Fällen — bei Nahbestrahlungsröhren — genügt auch Luft.

Die Anforderungen an die Belastbarkeit der Therapieröhren sind dadurch bestimmt, daß die für eine Behandlung erforderliche Strahlendosis in einer Zeit erreicht werden soll, die dem Patienten für ein absolut ruhiges Verhalten noch zugemutet werden kann. So soll beispielsweise mit einer Tiefentherapieröhre eine Dosis von 200 R in 50 cm Bestrahlungsabstand in wenigen Minuten zu verabfolgen sein. Bei den technischen Röntgenröhren für Nahbestrahlung sind die Dosisleistungen schon wegen der kurzen Abstände und der geringen Filterung so groß, daß die Bestrahlungen in manchen Fällen nur Sekunden dauern.

In vielen Fällen wird in der Praxis nicht nach dem Dosimeter, sondern nach der Uhr bestrahlt. Deshalb muß die zeitliche Konstanz der Dosisleistung gut gewährleistet sein. Da der Röntgenapparat die elektrischen Betriebsdaten möglichst konstant zu halten hat, müssen in der Röntgenröhre die Entladungsbedingungen und die Brennflecklage sehr stabil sein. Tiefentherapieröhren sind meistens mit einem Anodenschutzzylinder versehen. Der Schutzzylinder verhindert, daß aus dem Brennfleck reflektierte Elektronen auf die Glaswand der Röhre treffen und dort unerwünschte Wandladungen bilden. Gleichzeitig schirmt er in Fokusnähe — und deshalb mit dem geringsten Gewichtsaufwand — den größten Teil der Strahlung außerhalb des Nutzstrahlenbündels ab. Innerhalb des Nutzstrahlenbündels soll die Strahlenintensität möglichst homogen sein, damit alle Teile des bestrahlten Objekts gleich stark belastet werden. Daher dürfen die Anodenwinkel nicht zu flach sein, und der Brennfleck muß eine gleichmäßige Elektronendichte aufweisen.

Die Forderungen bezüglich der Strahlenqualität richten sich nach der Tiefe des zu bestrahlenden Krankheitsherdes und überstreichen bei den verschiedenen Röhrentypen das ganze Gebiet von wenigen hundertstel Millimetern Aluminium HWD bis zu einigen Millimetern Kupfer HWD. Die geringen Halbwertsdicken erreicht man mit niedrigen Röhrenspannungen von 10 kV und weniger und mit sehr dünnen Strahlenaustrittsfenstern aus leichtatomigen Stoffen (Lindemann-Glas, Beryllium, Glimmer), die großen Halbwertsdicken durch Röhrenspannungen von 200—400 kV und durch starke zusätzliche Filter von einem oder mehreren Millimetern Kupfer.

Bei Nahbestrahlungs- und Körperhöhlenröhren stellt schließlich die Bestrahlungstechnik besondere Anforderungen an die Geometrie des Nutzstrahlenbündels. Der Brennfleck muß dicht am Strahlenaustrittsfenster angeordnet sein, damit der Bestrahlungsabstand klein gehalten werden kann und der Dosisabfall hinter dem Herd steil wird. Besonders bei Körperhöhlenröhren, bei denen der strahlenemittierende Teil in Körperhöhlen eingeführt wird, bedeutet dies, daß der Kathodenstrahl einen langen Weg bis zum Brennfleck zurückzulegen hat (Fernfokus—Röntgenröhren).

Bei den Röhren, die sehr weiche Strahlung liefern, muß eine Aufrauhung von Schräganoden, wie an früherer Stelle erwähnt, unter allen Umständen vermieden werden, da sich sonst mit zunehmender Alterung das Eigenfilter verstärkt.

β) Tiefentherapieröhren

Abb. 31 zeigt ein typisches Beispiel einer Tiefentherapieröhre für 250 kV, Abb. 14 eine aufgeschnittene Anode dieser Röhre. Der Anodenspiegel, das ist die Fläche, auf der sich der Brennfleck befindet, hat eine Neigung von 26° und ist von einem Anodenschutzzylinder umgeben. Der Brennfleck dieser Röhre ist 7×7 mm² groß und wird von einer Wolframplatte aufgenommen, die in den Kupferblock eingegossen ist. Die Röhre ist im Dauerbetrieb mit 4 kW belastbar. Das ist nur durch eine sehr intensive Flüssigkeitskühlung möglich. Das Öl, das als Kühlflüssigkeit dient, wird mit einer Durchflußmenge von 14 l/min in den Anodenblock gepumpt, durch ein zylinderförmiges Sieb in gleichmäßiger Verteilung gegen die Rückseite des Anodenspiegels gepreßt und fließt nach den Seiten hin ab (Abb. 14). Zur Rückkühlung dieses Öls befindet sich im Umlaufsystem eine von Wasser durchflossene Kühlschlange.

Diese Röhre hat bei 250 kV und 15 mA einen Röntgenwert von etwa 90 R/min. (Der Röntgenwert von Tiefentherapieröhren ist die in 50 cm Abstand gemessene Dosisleistung in Luft.) Das Eigenfilter entspricht 1,4 mm Al.

In der Tiefentherapie werden auch Röhren für Höchstspannungen von 200, 300 oder sogar 400 kV verwendet. Bei den niedrigeren Spannungen ist die relative Tiefendosis geringer. Dieser Unterschied ist jedoch nur bei der Stehfeldbestrahlung von Bedeutung, er wirkt sich kaum auf die Dosisverteilung bei der Bewegungsbestrahlung aus. Bei 250 kV und darüber erreicht man außerdem mit ausreichender Vorfilterung eine gleichmäßigere Absorption der Strahlung in Knochen-, Muskel- und Fettgewebe.

Die Röhren für verschiedene Spannungen unterscheiden sich in ihren Abmessungen we-

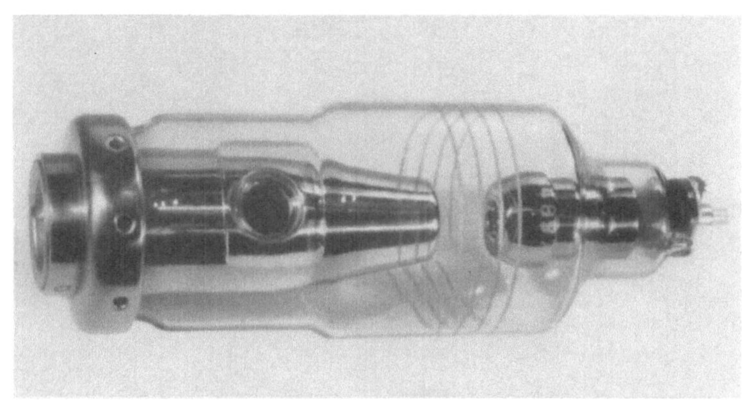

Abb. 31. Tiefentherapieröhre für 250 kV. Die vier Ringe am Glaskolben sind elektrisch leitend und sorgen für eine saubere Potentialverteilung bei etwaigen Wandladungen. Dadurch wird die Spannungsfestigkeit der Röhre erhöht

gen der Hochspannungsbeanspruchung voneinander. Mit dem hier gezeigten Beispiel einer 250 kV-Röhre dürften sie alle das Prinzip des Anodenschutzzylinders und das Flüssigkeitskühlsystem gemeinsam haben.

γ) Nahbestrahlungsröhren und Körperhöhlenröhren

Die verschiedenen Röhrentypen dieser Kategorie bieten für die Bestrahlung von Krankheitsherden, die an der Oberfläche oder bis zu 3 cm unter der Oberfläche gelegen sind, besonders günstige Bestrahlungsbedingungen. (Unter der Oberfläche soll hierbei in weiterem Sinn auch die Wandung von Körperhöhlen verstanden werden, in welche die strahlenemittierenden Teile der Körperhöhlenröhren eingeführt werden können.). Durch Variation der Strahlenqualität mit Hilfe von Röhrenspannung und Filterung sowie durch Änderung des Bestrahlungsabstandes läßt sich bei den einzelnen Röhrentypen die Halbwerttiefe der Strahlung im Gewebe über einen sehr großen Bereich regeln. Bei den gebräuchlichen Bestrahlungstechniken werden hierfür Werte zwischen 0,3 und 30 mm gefordert.

In Abb. 32a ist der Aufbau einer Röntgenröhre für Kontaktbestrahlungen schematisch wiedergegeben. Das Eigenfilter, bedingt durch dünne Glimmer- und Berylliumfenster, ist sehr gering und läßt bei 10 kV Röhrenspannung noch eine Strahlung von 0,3 mm Gewebehalbwerttiefe austreten. Durch die eigenartige Anordnung der Glühkathode K als Ring zwischen Anode und Strahlenaustrittsfenster sind bei dieser Röhre Bestrahlungen mit nur 20 mm Fokus-Hautabstand möglich. Die Dosisleistung ist in diesem Abstand entsprechend hoch, nämlich über 6000 R/min. Damit werden die Bestrahlungszeiten so

kurz, daß die Röhre — in einem Metallrohr gehaltert und mit einem leichten Schutz-
schild gegen die Streustrahlung aus dem Patienten versehen — in vielen Fällen während der
Bestrahlung vom Arzt in der Hand gehalten werden kann. Die in diesem Beispiel gezeigte Röhre ist luftgekühlt und kann mit Spannungen bis zu 50 kV betrieben werden.

Eine Röhre für Oberflächentherapie, mit Schräganode und Flüssigkeitskühlung, die
etwa gleiche Strahlenqualitäten wie das vorstehend beschriebene Beispiel erzeugt, zeigt
die Abb. 32 b. Das Eigenfilter beträgt 1 mm Be, die Gewebehalbwerttiefe in 30 cm Abstand ist ebenfalls 0,3 mm. Diese Röhre kann mit Spannungen bis zu 100 kV betrieben

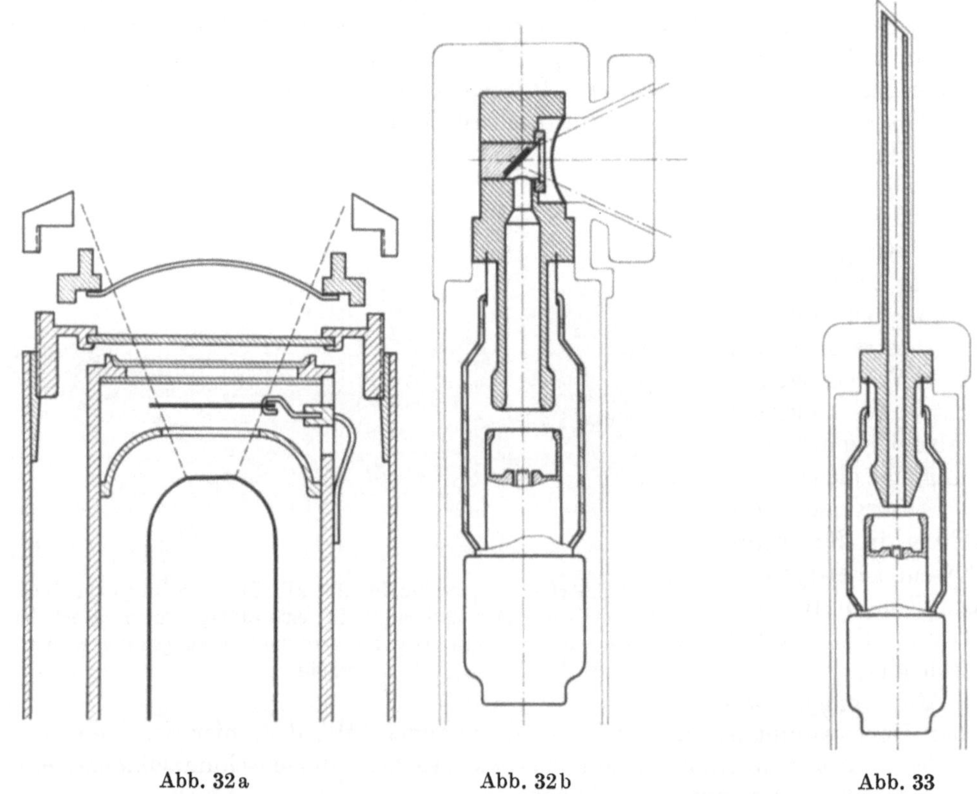

Abb. 32 a   Abb. 32 b   Abb. 33

Abb. 32 a u. b. Röntgenröhren für die Nahbestrahlung (Erläuterungen s. Text)
Abb. 33. Röntgenröhre für die Bestrahlung in Körperhöhlen

werden und liefert bei entsprechender Filterung auch Strahlenqualitäten für die Halbtiefentherapie (ca. 3 cm Tiefe) in noch ausreichender Dosisleistung.

Bei Röntgenröhren, die für die Bestrahlung in Körperhöhlen benutzt werden, stellt
die Bündelung der Elektronen in einen weit von der Kathode entfernt liegenden Brennfleck ein besonderes Problem dar. Abb. 33 zeigt eine solche Röhre. Der Brennfleck
befindet sich auf der Innenseite des schrägen Abschlußbleches vom langen Hohlanoden-
rohr. Die Kathode ist auf negativer Hochspannung, die Hohlanode ist geerdet und hat
einen Außendurchmesser von nur 18 mm. Mit verschieden geformten Tubussen lassen
sich bei solchen Röhren sehr vielseitige räumliche Isodosenverteilungen erzeugen. Diese
Röhre gestattet außerdem bei Verwendung geeigneter Tubusse mit dem am äußersten
Ende befindlichen Brennfleck, Nahbestrahlungen an jeder Stelle der Körperoberfläche
durchzuführen.

c) Spezialröhren für Grenzgebiete der medizinischen Radiologie

α) Feinstruktur-Röntgenröhren

Feinstruktur-Röntgenröhren werden in der Technik und in den Naturwissenschaften
zur Untersuchung der Kristallstruktur und der chemischen Zusammensetzung der Materie

verwendet. Mit den verschiedensten Hilfsgeräten (Debye-Scherrer-Kammer, Goniometer etc.) werden Interferenz oder Beugung von Röntgenstrahlen bekannter Wellenlänge untersucht. Aus der Geometrie der Beugungs- oder Interferenzfiguren lassen sich Orientierung und Abmessungen der Kristallgitter des zu untersuchenden Stoffes bestimmen. (Eine ausführliche Beschreibung dieser Verfahren gibt GLOCKER, 1949.)

Die technischen Feinstrukturröhren weisen im allgemeinen ähnliche Merkmale wie Diagnostikröntgenröhren auf. Strichfokus-Prinzip und kleine Brennfleckabmessungen ermöglichen relativ kurze Belichtungszeiten und scharfe Beugungs- bzw. Interferenzdiagramme. Wegen der geringen Intensität der am Kristallgitter gestreuten oder gebeugten Strahlung sind jedoch die Belichtungszeiten verglichen mit Röntgen-Diagnostikaufnahmen lang. Anstelle der Strahlungskühlung muß deshalb auch hier Flüssigkeitskühlung angewendet werden. Da für die meisten Untersuchungen monochromatische Strahlung erforderlich ist (für die Aufnahme von Laue-Diagrammen ist das z. B. nicht der Fall), und da je nach Art des zu untersuchenden Kristallgitters das beste Auflösungsvermögen jeweils mit unterschiedlichen Wellenlängen erreicht wird, benutzt man Anoden aus verschiedenen Materialien, deren Eigenstrahlung (s. 1. Teil dieses Bandes) eine scharfe, intensive Linie erzeugt, die dem Bremsspektrum überlagert ist. Fe, Co, Ni, Cr, Cu, Au, W und Mo sind für diese Zwecke gebräuchlich. Zur Anregung der

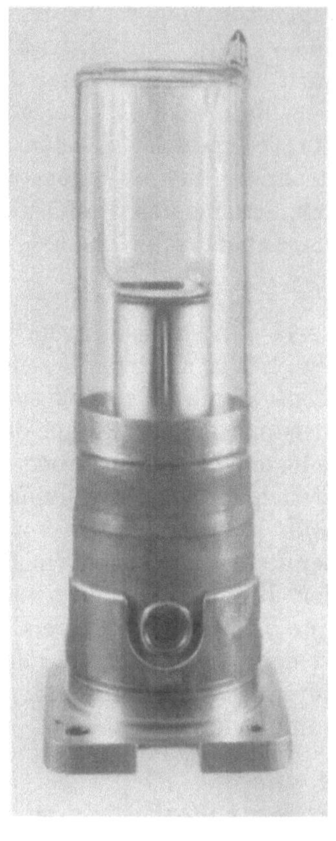

Abb. 34. Feinstrukturröhre mit vier Berylliumfenstern

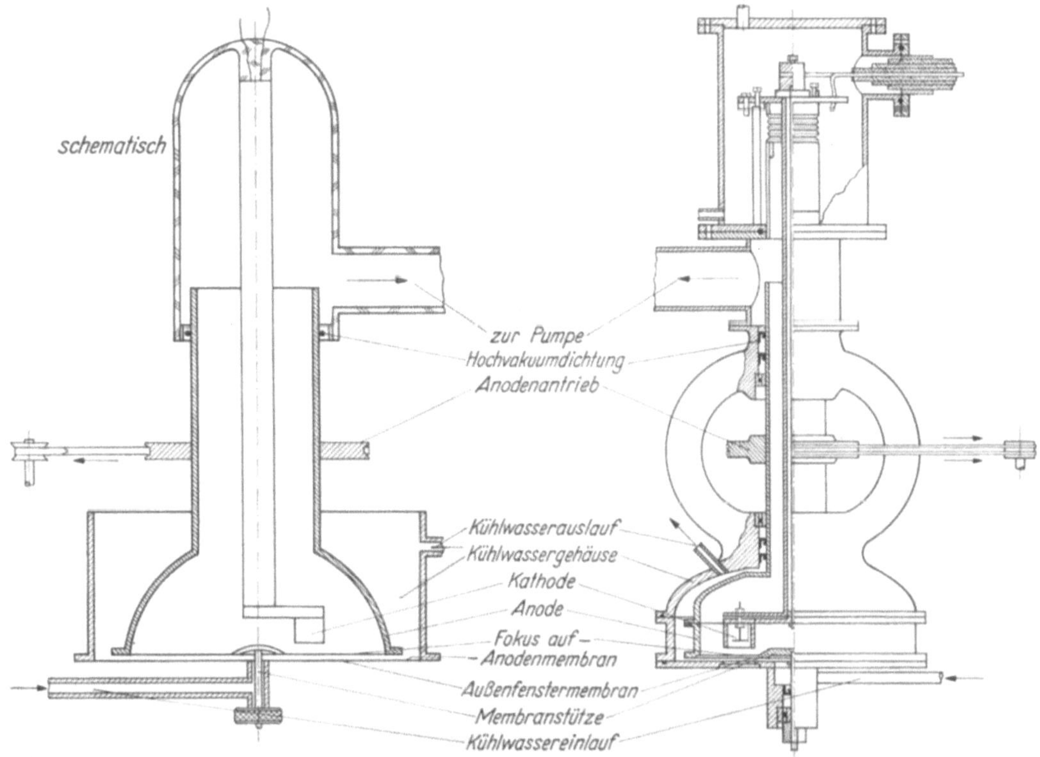

Abb. 35. Hochleistungsröhre mit wassergekühlter rotierender Membrananode nach RAJEWSKY und HEUSE

Eigenstrahlung werden relativ niedrige Röhrenspannungen benötigt (in der Regel maximal 60 kV). Für den Austritt dieser weichen Strahlung aus dem Röhreninnern benutzt man auch hier dünne Fenster aus leichtatomigen Stoffen wie Lindemann-Glas, Glimmer oder Beryllium. Abb. 34 zeigt ein Beispiel mit vier Strahlenaustrittsfenstern. Vor jedem Fenster kann zur gleichen Zeit eine Probe untersucht werden. Die unerwünschte Bremsstrahlung, die die Eigenstrahlung jeweils begleitet, läßt sich mit geeigneten Filtern vor den Strahlenaustrittsfenstern, die jeweils auf das Anodenmaterial abgestimmt sind, hinreichend schwächen.

β) Hochleistungsröntgenröhren

Hochleistungsröntgenröhren mit großer Dauerbelastbarkeit sind für strahlenbiologische Untersuchungen von besonderem Interesse. Soweit für diese Zwecke nicht auf technische Röntgenröhren zurückgegriffen werden kann, benutzt man Laborausführungen, die meistens an der Pumpe betrieben werden. Das hat den Vorteil, daß sich die Röhre jederzeit öffnen und wieder schließen läßt und Teile, die durch die hohe Belastung unbrauchbar wurden (Glühfaden, Anode), ausgewechselt werden können. Solche Röhren sind 1937 und 1941 von Du Mond und Stintzing beschrieben worden. Stintzing benutzte eine kugelförmige Drehanode, auf der er eine zweidimensionale Verwischung der Brennfleckbahn erzeugte. In neuerer Zeit beschrieben Rajewsky und Heuse eine Röhre mit rotierender wassergekühlter Membrananode (Abb. 35). Hier ist das Prinzip der Drehanode mit der für längere Belastungszeiten wirksameren Wärmeabfuhr durch flüssige Kühlmittel, die direkten Kontakt mit der dünnen Membrananode haben, kombiniert worden.

γ) Mikroradiographieröhren

Zur Untersuchung mikroskopischer Präparate, die von Licht nicht mehr genügend durchstrahlt werden, oder zur Lokalisierung von chemischen Elementen in solchen Präparaten, die sich bezüglich der Röntgenstrahlenabsorption deutlich von ihrer Umgebung unterscheiden, verwendet man mit Rücksicht auf die geringe Schichtdicke dieser Präparate sehr weiche Röntgenstrahlen von 5—10 Å Wellenlänge. Es sind zwei verschiedene Verfahren gebräuchlich: die Projektions-Mikroradiographie, die im Prinzip der Vergrößerungstechnik in der Röntgendiagnostik entspricht und deshalb extrem kleine Brennflecke verlangt (v. Ardenne) und die Kontakt-Mikroradiographie, bei der ein Radiogramm auf äußerst feinkörnigem Filmmaterial im Kontaktverfahren hergestellt und dieses hinterher wie ein gewöhnliches Präparat im Lichtmikroskop vergrößert wird (Combée, Houtman u. Recourt). In jedem Fall dienen als Strahlenquelle für solche Mikroradiogramme Röntgenröhren mit sehr kleinem Fokus und mit äußerst geringem Eigenfilter, die an Spannungen zwischen 1,5 und 10 kV betrieben werden. Die von Combée u. Mitarb. beschriebene Röhre für Kontaktmikroradiographie hat einen Brennfleck von $0,3 \times 0,3$ mm², ein Eigenfilter von 50 μ Be und liefert zwischen 1,5 und 5 kV Röntgenstrahlung von 5—10 Å.

3. Geschichtliche Entwicklung der Röntgenröhren

Als erste Röntgenröhren muß man die Entladungsröhren nach Hittorf, Crookes oder Lenard ansehen, mit denen Gasentladungen und die dabei auftretenden Kathodenstrahlen erzeugt und untersucht wurden. Bei allen Experimenten dieser Art trafen Elektronen, nachdem sie in einem elektrischen Feld beschleunigt wurden, auf Metallelektroden oder auf die Glaswand der Röhren und erzeugten dabei die Strahlen, auf die Röntgen 1895 aufmerksam wurde, als ein Barium-Platin-Cyanürschirm in der Nähe des Entladungsrohres, mit dem er experimentierte, aufleuchtete. Abb. 36 zeigt ein Beispiel solch einer *Glimmentladungsröhre*. Der Gasdruck in diesen Röhren beträgt meistens 10^{-1}—10^{-2} Torr. Je nach Druck und Elektrodenabstand setzt bei einer bestimmten elektrischen Spannung die Glimmentladung ein.

Von den Gasmolekülen, die sich im elektrischen Kraftfeld zwischen den Elektroden befinden, sind einige wenige immer als Folge der natürlichen Umgebungsstrahlung (Höhenstrahlung, Radioaktivität) ionisiert. Diese geraten im elektrischen Feld in Bewegung und bilden durch Stoßionisation mit anderen Gasmolekülen weitere Ionen. Dabei werden auch Gasatome energetisch angeregt und bilden eine farbig leuchtende Säule von charakteristischer Struktur.

Für die Entstehung von Röntgenstrahlen in solchen Röhren ist die Tatsache von Bedeutung, daß das elektrische Feld unmittelbar vor der Kathode am stärksten ist (Kathodenfall). Daher kommen die positiven Ionen aus der Gasentladung mit so hoher Geschwindigkeit auf die Kathode, daß sie dort beim Aufprall Elektronen aus dem Metall herausschlagen. Diese erhalten im Kathodenfall in der Richtung senkrecht von der Kathodenoberfläche weg eine solche Geschwindigkeit, daß sie in der Lage sind, beim Auftreffen auf die gegenüberliegenden Wände — im Fall der Abb. 36 am rechten Ende des Glasrohres — Röntgenstrahlen zu erzeugen.

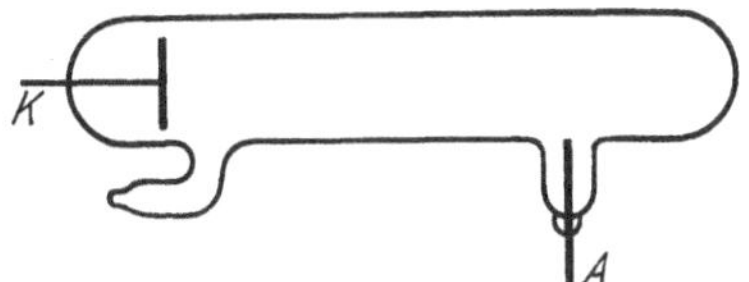

Abb. 36. Glimmentladungsröhre.
K Kathode; *A* Anode

Aus diesen Entladungsröhren, die ursprünglich zu anderen Zwecken gebaut worden waren, entwickelten RÖNTGEN und andere schon kurz nach der Entdeckung der Strahlen die ersten *Ionenröhren*.

Bei der Konstruktion dieser Röhren wurden die Kenntnisse über Entstehungsort und Ausbreitung der Strahlen weitgehend berücksichtigt. Abb. 37 zeigt zwei Ionenröhren aus den Anfangsjahren der Röntgenologie. Die Röhren sind abgeschmolzen und haben einen Gasdruck von 10^{-2}—10^{-3} Torr. Damit ist die Anwendung höherer Spannungen als bei Glimmentladungsröhren möglich. Die Kathode besitzt eine konkave Oberfläche. So werden die elektrischen Kraftlinien und damit auch die Elektronen, die sich in Richtung dieser Kraftlinien bewegen, auf einen Brennfleck konzentriert. Bei einer der Röhren

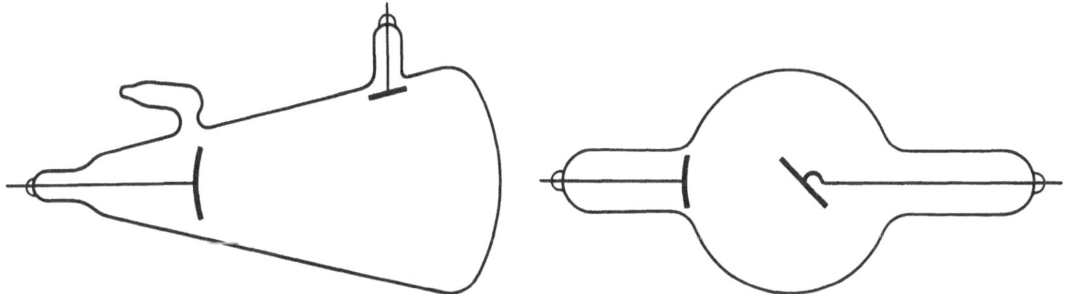
Abb. 37. Frühe Ionenröhren aus den Jahren 1896/97 mit fokussierender Kathode

dient die Glaswand noch als Antikathode, bei der anderen wird die Anode von einem Stück Platinblech gebildet, das den Brennfleck aufnimmt und um 45° gegen das Kathodenstrahlenbündel geneigt ist. Die Röntgenstrahlen werden hier also von einem definierten Ursprungsort emittiert und nicht mehr diffus von der Glaswand, die der Kathode gegenüber liegt. In den folgenden Jahren wurden die Ionenröhren durch eine Reihe von technischen Verbesserungen weiter vervollkommnet, insbesondere durch Regulierung des Gasdrucks in den abgeschmolzenen Röhren, Verminderung der Kathodenzerstäubung und durch bessere Wärmeableitung aus der Anode.

Die Kathoden der Ionenröhren zeigen beim Aufprall schneller positiver Ionen eine Erscheinung, die man *Kathodenzerstäubung* nannte. Geringe Mengen des Metalls der Kathodenoberfläche verdampfen in den Gasraum der Röhre und bilden auf der Innenseite des Glaskolbens einen dünnen Metallniederschlag. Dieser beeinflußt sowohl die elektrische Potentialverteilung in der Röhre als auch den Gasdruck sehr nachteilig. Die Zerstäubung ist nicht bei allen Metallen gleich groß. Bei Kathoden aus Aluminium und Magnesium ist sie besonders gering. Diese Metalle wurden deshalb am häufigsten verwendet. Die großflächigen Metallniederschläge an der Röhrenwand wirken wie Getter und absorbieren an ihrer Oberfläche einen so beträchtlichen Teil der Gasfüllung, daß der Druck in den Ionenröhren merklich sinkt *(,,Gasaufzehrung")*. Die Spannung, bei der die Gasentladung

„brennt", steigt als Folge hiervon an, und die von der Röhre emittierte Röntgenstrahlung wird härter (im damaligen Sprachgebrauch sagte man „die Röhre wird härter"). Um diesen Druckabfall auszugleichen, wendete man eine Reihe von verschiedenen Regeneriermethoden an, die zum Teil darauf beruhen, daß von außen Gas in die Röhre eingelassen wird, zum Teil auch darauf, daß Substanzen, die man in ein dem Vakuum angeschlossenes Glasrohr füllt, bei Erwärmung regelbare Gasmengen in den Entladungsraum abgeben.

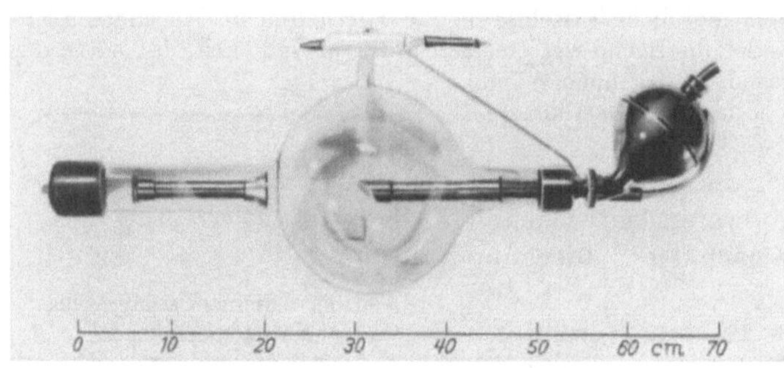

Abb. 38. Selbsthärtende Siederöhre aus dem Jahre 1917. Links: fokussierende Kathode, rechts: Hohlanode mit Siedegefäß, oben: Regenerieransatz mit Nebenentladung

So verwendete man Ätzkali oder Asbest, die bei Erwärmung Wasserdampf abgeben, Bariumdioxyd, das bei Erwärmung unter Sauerstoffabgabe zu Bariumoxyd reduziert wird ($2\,BaO_2 \to O_2 + 2\,BaO$), oder Calciumcarbonat, das sich in Calciumoxyd und Kohlendioxyd zersetzt ($CaCO_3 \to CaO + CO_2$). Eine andere Methode nutzte die Temperaturabhängigkeit der Absorption von Gasen an Aktivkohle. Bei allen diesen Verfahren, bei denen die Gaserzeugung von der Temperatur des Regeneriermittels abhängt, wurde eine selbsttätige Druckregelung auf folgende Weise erzielt: in die Ansatzröhrchen, in denen sich das Regeneriermittel befand, wurden Hilfselektroden eingeschmolzen, die direkt oder über eine einstellbare Funkenstrecke mit der Anode verbunden waren. Wurde die Spannung an der Röhre zu hoch, dann ging ein Teil der Entladung über diese Hilfselektroden und erwärmte dabei das Regeneriermittel durch Ionenbombardement so lange, bis der erwünschte Gasdruck wieder erreicht war und die Nebenentladung selbsttätig löschte. Von den anderen Methoden, Gas von außen in den Entladungsraum einzulassen, seien folgende Beispiele erwähnt: bei der sog. Osmoregulierung wurde als Einlaßventil ein in den Röhrenkolben eingeschmolzenes und abgeschlossenes Palladiumröhrchen verwendet. Glühendes Palladium ist für Wasserstoff durchlässig. Wenn die Röhre zu „hart" war, wurde das Röhrchen so lange geheizt, bis der von der Außenatmosphäre eingedrungene Wasserstoff die erforderliche Druckerhöhung ergab.

Beim *Bauerventil* diente ein poröses Tonfilter als Lufteinlaß. Das Öffnen und Schließen dieses Ventils geschah durch das Verschieben von Quecksilber vor der Öffnung des Tonröhrchens mittels Luftdruck.

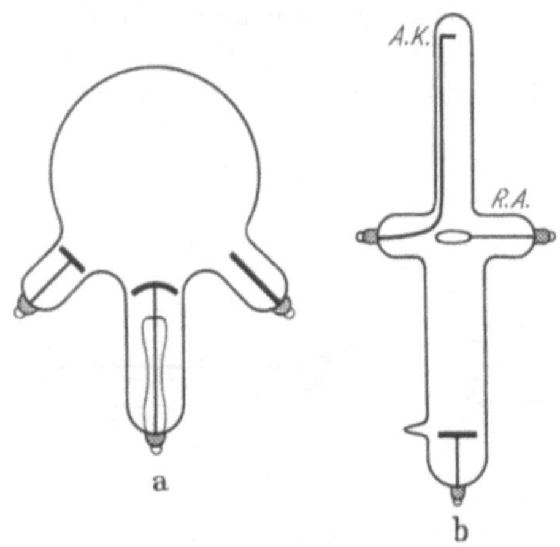

Abb. 39 a u. b. Ionenröhren für Oberflächentherapie (a) und für Körperhöhlentherapie (b). a Die Kathode ist konvex und erzeugt eine große strahlende Fläche auf der gegenüberliegenden Glaswand, die unmittelbar an den zu bestrahlenden Herd gebracht werden kann. b Der Kathodenstrahl wird durch eine Ringanode beschleunigt und trifft auf die Antikathode. Der dünne lange Ansatz mit der Antikathode wird in Körperhöhlen eingeführt

Ein wichtiges Problem stellte auch schon bei den Ionenröhren die Behandlung der in der Antikathode entstehenden Wärme dar. So wurden die Wolframplatten, die den Brennfleck aufnahmen, zum Teil mit Kupfer hinterlegt, um die Wärmeableitung und die Wärmekapazität zu vergrößern.

B. Walter führte schon 1899 die *Siedewasserkühlung* der Anoden ein. Die Anoden wurden in diesem Fall hohl ausgeführt und besaßen ein kugelförmiges Ansatzgefäß. Das Wasser in Anode und Ansatzgefäß besorgte den Wärmetransport und verbrauchte die Energie als Verdampfungswärme beim Sieden. Ein Umpumpen der Kühlflüssigkeit wurde bei diesen Typen noch nicht vorgenommen. Als Beispiel für eine hochentwickelte Ionenröhre zeigt Abb. 38 eine selbsthärtende Siederöhre aus dem Jahre 1917. Sie weist die wesentlichsten Merkmale der Fortentwicklung bei den Ionenröhren bis zu dieser Zeit auf.

Für bestimmte Anwendungszwecke wurden schon früh Sonderformen der Ionenröhren entwickelt. So zeigt Abb. 39 zwei Röhren für die Oberflächen- und für die Körperhöhlentherapie aus dem Jahre 1905. Das besondere an diesen Konstruktionen ist, daß der Brennfleck nah an den Krankheitsherd gebracht werden kann und die Belastung der hinter dem Herd befindlichen Zone auf diese Weise klein bleibt.

Das Prinzip, die spezifische Belastung der Anode durch Bewegung des Brennflecks auf einer größeren Fläche herabzusetzen, war 1896 von WOOD vorgeschlagen worden. Es gab daher auch schon Ionenröhren, bei denen man versuchte, dies technisch zu verwirklichen. WOOD ließ die ganze Röhre, deren Außenglaswand als Antikathode diente, rotieren. Eine drehbar

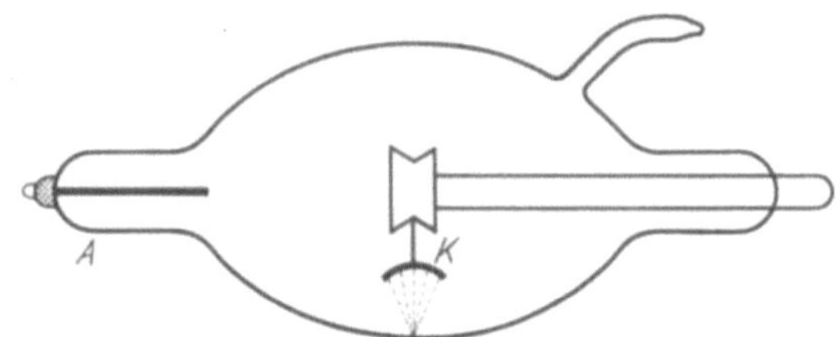

Abb. 40. Rotierende Ionenröhre nach WOOD

aufgehängte Kathode behielt infolge der Schwerkraft ihre räumliche Lage bei und ließ so den Brennfleck auf der von außen gekühlten Glaswand wandern (Abb. 40). Eine technisch brauchbare Verwirklichung fand dieses Prinzip jedoch erst viele Jahre später durch rotierende Anoden.

Einen bedeutenden Fortschritt in der Röntgenröhrentechnik brachten die *Glühkathodenröhren*, wie sie von LILIENFELD und von COOLIDGE in den Jahren 1912 und 1913

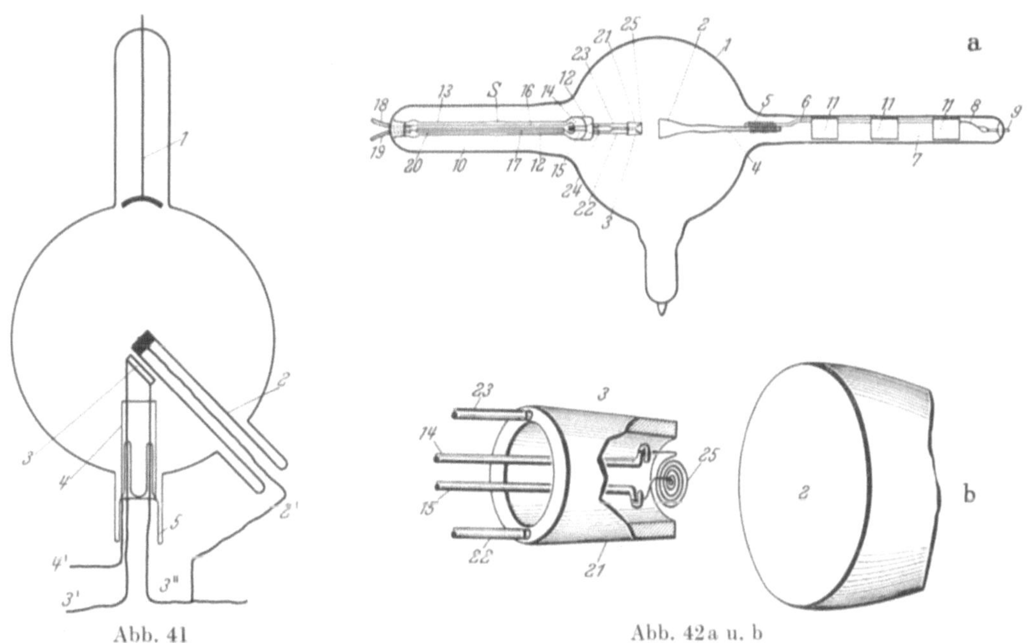

Abb. 41. Erste Lilienfeld-Röhre. *1* Kathode; *2* Antikathode; *3* Glühwendel; *4* Hilfsanode.
(Nach LILIENFELD und ROSENTHAL 1912)

Abb. 42a u. b. a Coolidge-Röhre. (Nach COOLIDGE 1914; b Glühspirale mit Wehnelt-Zylinder (25 und 21) und Anode, vergrößert im Detail wiedergegeben

gebaut wurden. Der wesentliche Vorteil dieser Röhren besteht, wie schon an anderer Stelle erwähnt, in der weitgehenden Regulierbarkeit von Röhrenstrom und Röhrenspannung, also von Strahlenintensität und Strahlenhärte. LILIENFELD benutzte evakuierte Röhren (Abb. 41), in denen er in der Nähe der Antikathode (2) eine Glühwendel (3) und eine Hilfsanode (4) dicht beieinander anordnete. Bei seinen ersten Röhren spielten offenbar Gasionen noch eine wesentliche Rolle, die durch eine Primärentladung zwischen (3) und (4) bei niedriger Spannung von den Elektronen des Glühdrahts an der nicht

genügend entgasten Hilfsanode gebildet wurden. Diese Ionen lösten nämlich aus der
eigentlichen kalten Kathode (*1*) Elektronen aus: die Träger der Hauptentladung zur
Antikathode. Die Regulierung der Strahlenhärte erfolgte indirekt durch die Heizung
des Glühdrahtes. Bei großem Heizstrom wurde die Röhre durch die stärkere Primärentladung in größerem Maße leitfähig und die Hauptentladung fand somit bei niedrigeren
Spannungen statt und umgekehrt. Der innere Widerstand der Röhre, den die Primärentladung regelte, bestimmte also die während des Betriebes zwischen Kathode und

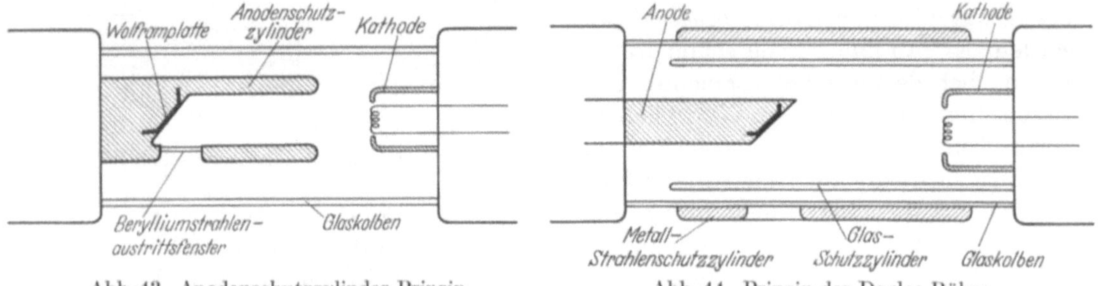

Abb. 43. Anodenschutzzylinder-Prinzip   Abb. 44. Prinzip der Doglas-Röhre

Antikathode herrschende Spannung. Somit bestand noch eine Abhängigkeit der Härte-
regulierung vom Röhrenstrom, und zwar auch noch bei späteren Formen der Lilienfeld-
Röhren, bei denen nicht mehr Gasionen, sondern die Elektronen der primären Entladung
den Kathodenstrahl aus der kalten Kathode auslösten. Coolidge entgaste alle Metallteile
seiner Hochvakuumröhre und die Glaswand sorgfältig durch gründliches Aufheizen
während des Pumpvorgangs und ordnete die Glühspirale als Kathode konsequent gegenüber der Antikathode an (Abb. 42). Die von einer Batterie beheizte Glühkathode (*25*) ist

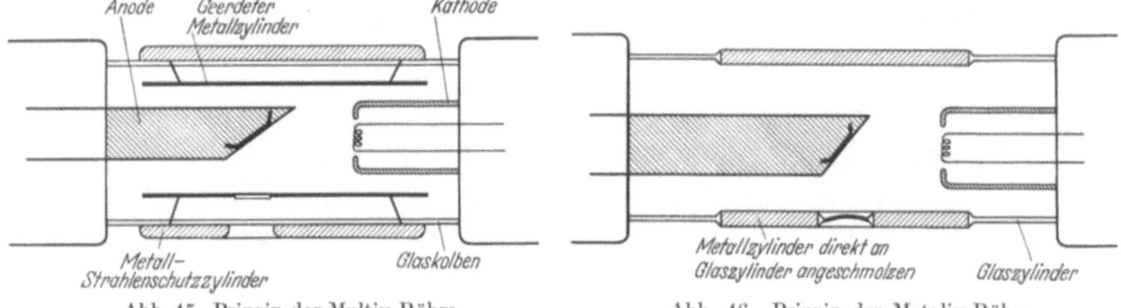

Abb. 45. Prinzip der Multix-Röhre   Abb. 46. Prinzip der Metalix-Röhre

von einem Wehnelt-Zylinder (*21*) umgeben. Der auf diese Weise sehr gut fokussierte Elektronenstrahl trifft auf eine keulenförmige Anode aus Kupfer mit eingelegtem Wolframplättchen (*2*). Als wesentliche Vorteile dieser neuen Röhre nennt Coolidge schon in der
ersten Veröffentlichung die unabhängige Regelungsmöglichkeit von Strahlenhärte und
Strahlenintensität, die gleichrichtende Wirkung dieser wirklichen Hochvakuumröhre, die
Konstanz der Betriebsdaten, Unempfindlichkeit gegen normale Gasdruckschwankungen
und die große Zeichenschärfe, da der Brennfleck nicht mehr — von Wandladungen
beeinflußt — auf der Anode hin und her wandert.

Das Prinzip der Hochvakuumröhre mit Glühkathode wurde bald bei allen Röntgenröhren angewandt und bis heute für die medizinische Radiologie und — mit Ausnahme
weniger Spezialröhren — für technische Zwecke beibehalten. Die weitere Entwicklung
war durch den Wunsch nach besserer Spannungsfestigkeit der Röhren, sowie durch das
Bestreben, die Brennflecke zu verkleinern und höher belasten zu können, bestimmt.

Der *Anodenschutzzylinder* (Abb 43), bei dem der Brennfleck rings von einer Metall-
hülse mit einem kleinen Strahlenaustrittsfenster umgeben ist, schirmt Sekundärelek-

tronen, die aus dem Brennfleck kommen, ab. Er verhindert damit unerwünschte Aufladungen der Glaswand, welche die Spannungsfestigkeit der Röhre gefährden. Gleichzeitig ist dieser Zylinder ein wirksamer Strahlenschutz außerhalb des Nutzstrahlenbündels. Dieses Prinzip wird vielfach heute noch bei Tiefentherapieröhren angewandt (Abb. 31 und 14), läßt sich aber bei anderen Röhren oft aus geometrischen Gründen oder aus Gründen der Röhrenkühlung nicht verwirklichen. Es entstand deshalb eine Reihe von Röhrentypen, bei denen dieselben Effekte auf andere Weise erreicht wurden.

Bei der *Doglas*-Röhre sind Kathode und Anode von einem inneren Schutzrohr aus Glas umgeben (*Doppel-Glas*röhre), das den Röhrenkolben vor reflektierten und gestreuten Elektronen abschirmt. Damit werden Wandladungen auf der äußeren Glaswand, die als Isolationsstrecke dient, vermieden. Der Röhrenkolben ist außen von einem Metallzylinder umgeben, der als Strahlenabschirmung dient und eine definierte Potentialverteilung entlang des Kolbens gewährleistet (Abb. 44).

Eine konsequente technische Vereinfachung dieser Typen war die *Metalix*-Röhre (1924) (Abb. 46). Der mittlere Teil des Röhrenkolbens ist hier ein geerdeter Chromeisenring mit Strahlenaustrittsfenster. Er bewirkt eine definierte elektrische Feldverteilung sowie die Strahlenabschirmung. Die Glaskolben, die Anode und Kathode isolierend aufnehmen, sind zu beiden Seiten an diesen Ring angeschmolzen.

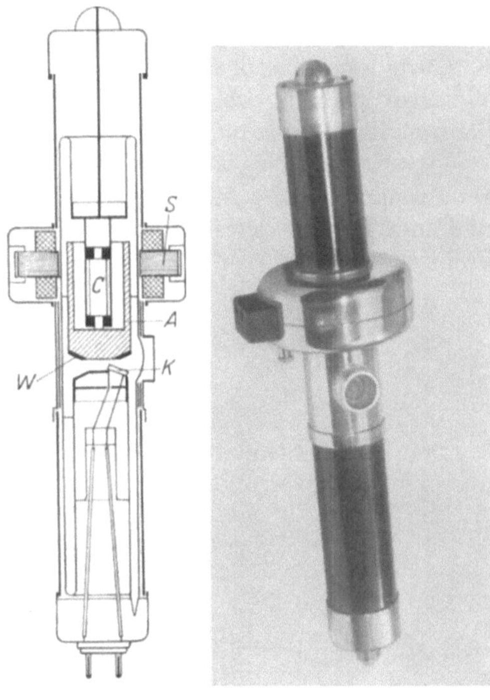

Abb. 47. Drehanodenröhre nach Bouwers (1929). *K* Kathode; *A* Rotierende Kupferanode; *W* Wolframbelag für Brennfleckbahn; *S* Stator zum Antrieb der Anode; *C* Rotationslagerung

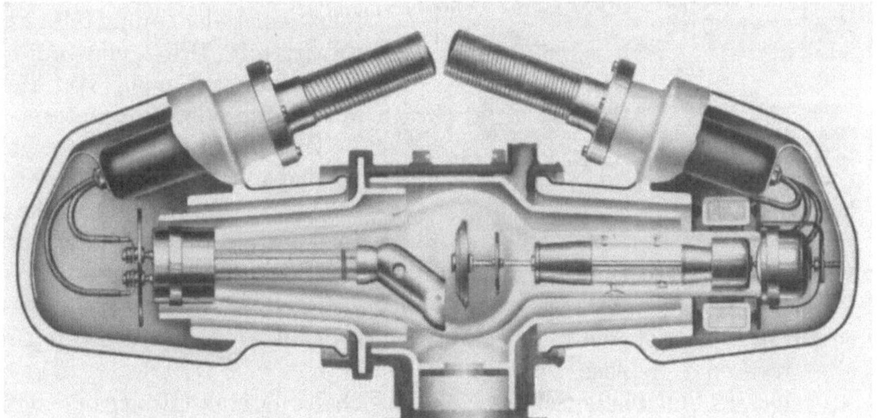

Abb. 48. Drehanodenröhre von Ungelenk mit massiver Wolframanode

Die *Multix-Röhre* ist eine Abwandlung dieses Prinzips. Hier dient ein geerdeter Metallzylinder als inneres Schutzrohr. Außerhalb der Röhre befindet sich zur Strahlenabschirmung ein zweites, stärkeres Metallrohr (Abb. 45).

Bei den modernen Hochleistungsröntgenröhren, wie sie in Teil 1 beschrieben wurden, ist man von der Metallbauweise wieder abgekommen, seit die Kühlung im wesentlichen durch Wärmestrahlung vorgenommen wird. Man verwendet heute für den Röhrenkolben widerstandsfähige Hartgläser, die den elektrischen und thermischen Belastungen während des Betriebes standhalten. Die Hartglasröhren sind in ölgefüllte Röhrenschutzgehäuse eingebaut, welche die Strahlenabschirmung, den Hochspannungsschutz und die Kühlung der Röhre gewährleisten.

Der letzte bedeutende Schritt zur Leistungssteigerung der Röhren wurde mit der brauchbaren Verwirklichung des Drehanodenprinzips getan.

1929 führte Bouwers die in Abb. 47 gezeigte Röhre ein, deren Anode aus einem Kupferblock bestand, in dessen Brennfleckbahn ein Wolframband eingelegt war. Die Wärmeabstrahlung geschah bei späteren Modellen über mehrere ineinandergreifende konzentrisch angeordnete Zylindermäntel vom Rotor auf den Stator.

Ungelenk baute 1933 die erste Drehanodenröhre mit massiver strahlungsgekühlter Wolframanode (Abb. 48). Röhren dieser Art — allerdings in ölgefülltem Schutzgehäuse und zum Teil mit den in Abschnitt 1c erwähnten Verbesserungen bezüglich der Anodendrehzahl und des Anodenwinkels — entsprechen dem heutigen Stand der Technik.

II. Röntgengeneratoren

1. Allgemeines

Der Röntgengenerator entnimmt die zur Speisung der Röhre erforderliche Energie aus dem Stromversorgungsnetz (in Sonderfällen wird sie auch von Verbrennungsmotor-Aggregaten oder aus Akkumulatorenbatterien geliefert) und transformiert sie in die Form, in der sie für den Betrieb der Röntgenröhre benötigt wird. Strahlenenergie, Dosisleistung und Dosis müssen dabei dem jeweiligen Anwendungszweck entsprechend durch Röhrenspannung, Röhrenstrom und Einschaltzeit oft in weiten Bereichen eingestellt und geregelt werden können. Die Auswahl dieser Einstellgrößen erfolgt entweder unmittelbar oder mittelbar mit Hilfe von automatischen Belastungssystemen, von Belichtungsautomaten oder Dosimetern.

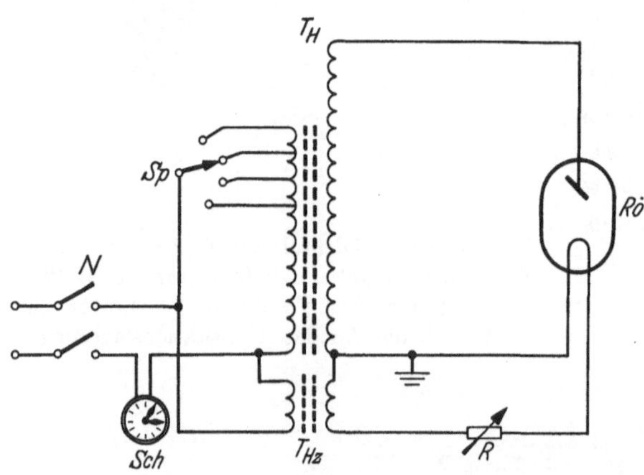

Abb. 49. Einfaches Schaltschema für einen Röntgengenerator. N Netzschalter; Sch Zeitschalter mit mechanischem Uhrwerk; Sp Hochspannungsregelung; T_H Hochspannungstransformator; T_{HZ} Heiztransformator; R Widerstand zur Heizstromregelung; $R\ddot{o}$ Röntgenröhre

Zum Röntgengenerator gehören der Hochspannungserzeuger, der die elektrische Spannung nach Höhe und Form so liefert, wie sie für die Röntgenröhre benötigt wird, die Schaltvorrichtung mit den Schalt-, Regel- und Meßorganen, welche die Betriebsdaten der Röntgenröhre schalten, steuern und überwachen, sowie die Hilfseinrichtungen für den Betrieb der Röntgenröhren, das sind Antriebsmittel für Drehanoden und Kühlpumpen oder -gebläse.

Abb. 49 zeigt das einfachste Schema für die Schaltung eines Röntgengenerators. Der Hochspannungserzeuger besteht in diesem Fall nur aus einem Transformator, dessen Primärwicklung verschiedene Anzapfungen für die Regelung der Röhrenspannung besitzt und auf dessen Sekundärseite sich eine besondere Wicklung für die Heizung der Glühkathode der Röntgenröhre befindet. Die Röntgenröhre wird direkt an Wechselspannung betrieben und arbeitet durch ihre eigene gleichrichtende Wirkung im sog. „Halbwellenbetrieb" (es kann nur Strom fließen, wenn die Anode positives Potential hat und die Glühelektronen durch ihre Wanderung zur Anode den Stromkreis schließen). Die Schaltvorrichtung besteht in diesem einfachsten Fall aus einem Netzschütz (s. Abb. 68) als Hauptschalter, einer Schaltuhr als Zeitschalter, einem Stufenschalter für die Primärwicklung, mit dem die Hochspannung variiert wird und einem im Heizstromkreis liegenden Regelwiderstand, mit dem der Emissionsstrom und damit die Dosisleistung beeinflußt wird.

Der Verwendungszweck und die Anforderungen in der röntgenologischen Praxis sowie die Kenndaten und Leistungsfähigkeit der Röntgenröhren, die jeweils betrieben werden sollen, bestimmen die Dimensionierung der Generatortypen im einzelnen. Der Energiebedarf pro Anwendungsfall kann um 1:10000 variieren. Man benötigt z.B. für Röntgenaufnahmen etwa 1—15 kWs innerhalb kürzester Zeiten und für Bestrahlungen bei der Röntgentiefentherapie 10000—20000 kWs im Ablauf einiger Minuten. Bei modernen Röntgengeneratoren wird außerdem der Automatisierung und der Sicherheit bei der röntgenologischen Arbeit besondere Aufmerksamkeit gewidmet.

Diese Besprechung der Röntgengeneratoren befaßt sich vornehmlich mit der Darstellung des heutigen Standes der Technik. Die einzelnen Funktionselemente der Generatoren und die jeweils üblichen technischen Ausführungen werden in den Abschnitten 2, 3 und 4 besprochen. Im Anschluß daran werden einige Beispiele von typischen Röntgengeneratoren aufgeführt.

2. Hochspannungserzeuger

Die für den Betrieb der Röntgenröhren benötigten Spannungen variieren bei den verschiedenen Generatoren zwischen 10 und 400 kV. Sie werden in den Hochspannungserzeugern durch Transformatoren und zum Teil zusätzlich durch Spannungsvervielfacherschaltungen gewonnen (s. Abschnitt a und c). In den meisten Fällen wird die so erhaltene hohe Wechselspannung anschließend durch Gleichrichter unter Anwendung geeigneter Schaltungen in Gleichspannung umgeformt.

a) Spannungstransformation

Zur Erzeugung der Hochspannung in Röntgengeneratoren wird heute ausschließlich der Transformator verwendet.

Sog. „Hochvoltgeneratoren", die zur Erzeugung von Anodenspannungen im Megavoltbereich dienen (van de Graaf-Generator oder Linearbeschleuniger), sind an dieser Stelle nicht berücksichtigt; sie werden in Teil D beschrieben. Auf den Induktionsapparat, der für den Betrieb der Ionenröhren verwendet wurde, sei hier nur kurz hingewiesen: der Induktor nach RUHMKORFF, wie er von W. C. RÖNTGEN und in der Frühzeit der Radiologie verwendet wurde, besteht aus einem Eisenkern, der von zwei Wicklungen (Primär- und Sekundärwicklung) umgeben ist. Die Primärspule ist über einen Unterbrecherkontakt an eine Gleichspannungsquelle angeschlossen. Durch das Öffnen und Schließen des Stromkreises werden sehr starke zeitliche Stromänderungen in der Primärwicklung erzeugt, die im Eisenkern beträchtliche Änderungen des magnetischen Feldes bewirken. In der Sekundärwicklung, die wesentlich mehr Windungen als die Primärspule aufweist, entstehen entsprechende Induktionsströme und -spannungen. Das Transformationsverhältnis für Strom und Spannung hängt vom Verhältnis der Windungszahlen der beiden Spulen und von der Geschwindigkeit, mit welcher sich der Primärstrom ändert, ab. Der Spannungsverlauf ist beim Induktor infolge der vielen Ein- und Ausschaltvorgänge unsymmetrisch und recht kompliziert. Die Spitzenspannung wird jeweils nur für sehr kurze Zeiten erreicht. Die vom Induktor erzeugte Spannungsform ist deshalb hinsichtlich der Röntgenstrahlenausbeute, der Röhrenbelastung sowie der Gleichrichtung weit von der Idealform entfernt.

Die öffentlichen Versorgungsnetze verteilen heute die elektrische Energie in Form von Wechselspannung mit sinusförmigem Spannungsverlauf. Damit ist die Voraussetzung für die Anwendung des Transformators als Spannungswandler gegeben.

Abb. 50 gibt einen Transformator wieder. Er besteht aus einem geschlossenen Eisenkern, der zwei Wicklungen (W_1 mit n_1 Windungen, und W_2 mit n_2 Windungen) trägt.

Will man sich die Transformationsverhältnisse ohne Ableitung von Gleichungen aus der Theorie der Elektrodynamik klarmachen, dann ist das mit folgender Vorstellung möglich: an der Wicklung W_1 liegt eine Wechselspannung U_1. Obwohl die Drahtwicklung praktisch keinen Gleichstromwiderstand hat, bleibt diese Spannung im Leerlauffall, d.h. solange der Transformator nicht belastet wird, an den Enden der Wicklung bestehen.

Als Folge der magnetischen Induktion im Innenraum der Spule bildet sich nämlich eine Gegenspannung U_1, die der Windungszahl von W_1 und der Änderung des magnetischen Flusses (als Folge des Wechselstroms) proportional ist. Der gleiche magnetische Fluß durchsetzt den ganzen Eisenkern und damit auch die Spule W_2. Dort entsteht durch Induktion in jeder Windung ebenfalls eine elektrische Spannung, die der Magnetfluß-

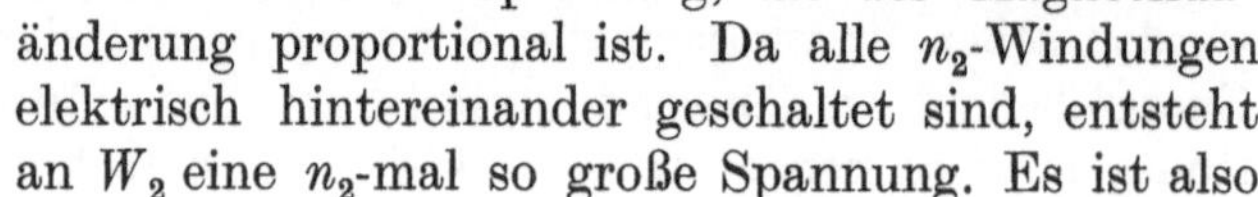

änderung proportional ist. Da alle n_2-Windungen elektrisch hintereinander geschaltet sind, entsteht an W_2 eine n_2-mal so große Spannung. Es ist also

$$U_2 = \frac{n_2}{n_1}\, U_1 \quad \text{oder} \quad \frac{U_1}{U_2} = \frac{n_1}{n_2}.$$

Die Spannungen an beiden Transformatorwicklungen verhalten sich zueinander wie ihre Windungszahlen.

Innerhalb gewisser Grenzen, über die noch zu sprechen sein wird, kann das Verhältnis von Primär- zu Sekundärspannung durch das Verhältnis der Windungszahlen beliebig verändert werden. Da nun — abgesehen von geringen Verlusten im Transformator selbst — die elektrische Leistung auf beiden Seiten gleich bleibt, verhalten sich die Stromstärken umgekehrt proportional wie die Windungszahlen oder — was dasselbe ist — umgekehrt proportional wie die Spannungen.

Abb. 50. Wechselstromtransformator. W_1 Primärspule mit n_1 Windungen; W_2 Sekundärspule mit n_2 Windungen; E Eisenkern

Von der Energiebilanz her gesehen, stellt ein guter Transformator eine fast ideale Übertragungsmöglichkeit dar, weil bei der Spannungstransformation außerordentlich wenig nutzbare Energie verlorengeht. Der Wirkungsgrad von guten Transformatoren liegt bei Vollbelastung zwischen 95 und 98 %. Verluste durch Stromwärme in den Kupferwicklungen der Spulen sind sehr gering, weil der Gleichstromwiderstand der Spulen klein ist. Eine weitere Ursache für Energieverluste ist die Bildung von Wirbelströmen. Um jede Kraftlinie

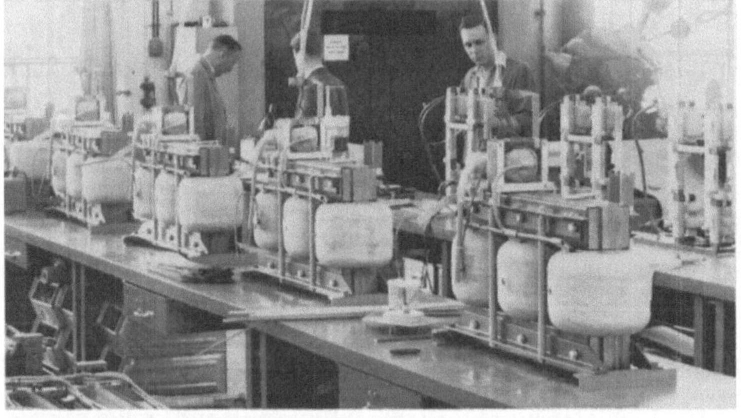

Abb. 51. Die technische Ausführung von Hochspannungstransformatoren. Das Bild zeigt Drehstromtransformatoren vor ihrem Einbau in den Ölkessel. Die einzelnen Wicklungen sind so ausgeführt, daß eine Kugelform resultiert; das trägt zur Erhöhung der Spannungsfestigkeit bei

des magnetischen Flusses bildet sich nach dem Induktionsgesetz ein Induktionsstrom, wenn die Kraftlinie von einem elektrischen Leiter umgeben ist. Das gilt auch für den Eisenkern des Transformators, der vom magnetischen Fluß durchsetzt wird. Der Transformatorkern wird deshalb aus vielen dünnen Eisenblechen zusammengesetzt, die durch Lackschichten voneinander isoliert sind. Dadurch wird verhindert, daß der Kern in Richtung der möglichen Induktionsströme leitfähig ist. Damit bleibt auch die Erwärmung des Kerns als Folge induzierter Wirbelströme sehr gering. Durch geeignete Formgebung und ringförmigen Schluß des Transformatorkerns wird schließlich dafür gesorgt, daß das magnetische Feld möglichst wenig aus dem Kern herausstreut, so daß der Fluß, der W_1 durchsetzt, auch möglichst vollständig in W_2 zur Wirkung kommt. Auch die Auswahl eines geeigneten Materials mit guten magnetischen Eigenschaften und gleichzeitig geringer elektrischer Leitfähigkeit für den Transformatorkern ist von Bedeutung, wenn man die Verluste klein halten will.

Die maximale Spannung, die mit einem Transformator erzielt werden kann, ist durch den Isolationswert seiner Bauelemente begrenzt. Nicht nur zwischen den Hochspannung führenden Polen, die mit den Enden der Sekundärwicklung verbunden sind, treten sehr hohe Feldstärken auf, sondern auch zwischen den verschiedenen Windungen und Lagen der Sekundärspule. Grundsätzlich gibt es zwei Möglichkeiten, die elektrische Durchschlagsfestigkeit zu erhöhen. Zunächst kann man extreme Inhomogenitäten des Feldverlaufs vermeiden. Das erreicht man durch geeignete Formgebung der Wicklungen und aller elektrisch leitenden Teile, ob sie Gleichspannung führen oder Erdpotential. Scharfe Kanten und starke Krümmungen sind dabei zu vermeiden. Andererseits besteht die Möglichkeit, bei gegebener Feldstärke durch Auswahl des Dielektrikums die Durchschlagsfestigkeit zu erhöhen. Isolierende Zwischenlagen (meistens Papier) zwischen den Windungen werden zu diesem Zweck benutzt, und der gesamte Transformator wird in einen Kessel mit besonders vorbehandeltem hochisolierendem Öl eingebracht. So ist es möglich, daß Transformatoren für hohe Spannungen noch relativ kleine Abmessungen behalten. Abb. 51 zeigt als Beispiel Transformatorkerne mit Wicklungen für 150 kV. Für Wechselstrom mit den üblichen Netzfrequenzen (50 oder 60 Hz) werden in der Röntgen-Technik Hochspannungstransformatoren bis zu etwa 400 kV gebaut.

b) Gleichrichtung der Hochspannung

Die Röntgenröhren wirken, wenn sie an Wechselspannung liegen, als Gleichrichter, d.h. sie lassen den elektrischen Strom nur in einer Richtung durch. Solange die Anode nicht durch übermäßige Belastung thermische Elektronen emittiert, fließt durch die Röhre nur dann ein Strom, wenn die Anode positives Potential hat. Die Röntgenröhre läßt sich jedoch hinsichtlich der Belastbarkeit und der maximalen Spannung wesentlich besser ausnutzen, wenn die entgegengesetzte Polung der Wechselspannung von einem Gleichrichter, der mit der Röntgenröhre in Reihe geschaltet ist, unterdrückt wird.

Am vorteilhaftesten ist es für die Belastbarkeit der Röntgenröhren und für die Energieverteilung der mit diesen Röhren erzeugten Strahlung, wenn die Röhren an konstanter Gleichspannung betrieben werden. Das erreicht man weitgehend durch elektrische Schaltungen mit Gleichrichtung aller Phasen und durch Hinzufügen von Glättungskondensatoren im Hochspannungskreis. Je kleiner die „Welligkeit" der aus diesen Schaltungen resultierenden Gleichspannung ist, um so besser ist die Röhrenbelastbarkeit und die Röntgenstrahlenausbeute, wie in Abschnitt I, 1, c und e gezeigt wurde.

α) Wirkungsweise der Gleichrichter

Gleichrichter sperren den Wechselstrom jeweils während einer Halbwelle. Früher benutzte man zu diesem Zweck rotierende Schalter, die jeweils während einer Stromrichtung geschlossen und während der entgegengesetzten Stromrichtung geöffnet waren. Abb. 52 zeigt eine solche Anlage, die auf mechanische Art das Wirkungsprinzip der Gleichrichter veranschaulicht. Heute sind in der Röntgentechnik nur noch Gleichrichter gebräuchlich, die selbsttätig, also ohne Antrieb oder Steuerung von außen, den Strom praktisch nur in einer Richtung durchlassen. Abb. 53 zeigt die Strom-Spannungscharakteristiken verschiedener Gleichrichter, die heute für die Verwendung in Röntgengeneratoren von Interesse sind. Beiden gemeinsam ist, daß sie bei sehr niedrigen Spannungen beiderlei Vorzeichens einen sehr großen Widerstand haben und praktisch keinen Strom durchlassen. Steigt die Spannung in der sog. „Durchgangsrichtung", d.h. bei einer bestimmten Polung über den Schwellenwert an, dann beginnt ein Strom zu fließen, welcher der Höhe dieser Spannung proportional ist. Aus der jeweiligen Neigung des geradlinigen Teils vom ansteigenden Ast der Kennlinie läßt sich der innere Widerstand bzw. die Leitfähigkeit des Gleichrichters im Durchgangsbereich bestimmen. Bei entgegengesetzter Polung bleibt der Stromdurchgang bis zu wesentlich höheren Spannungswerten gesperrt (Sperrspannung). Oberhalb dieser Sperrspannung beginnt allerdings auch Strom zu fließen.

Die Gleichrichter werden deshalb so verwendet, daß die an ihnen liegende pulsierende Wechselspannung höher ist als die Schwellenspannung, jedoch niedriger als die Sperrspannung bleibt. Dadurch ergibt sich eine Polarität für die Stromdurchlaßrichtung. Gleichrichter sind um so besser für ihren Zweck geeignet, je höher ihre Sperrspannung und je niedriger ihre Schwellenspannung ist. Reicht die Sperrspannung eines Gleichrichters für den beabsichtigten Zweck nicht aus, so ist es möglich, mehrere solcher Gleichrichter hintereinander zu schalten und die gesamte gleichzurichtende Spannung in eine Summe von Teilspannungen,

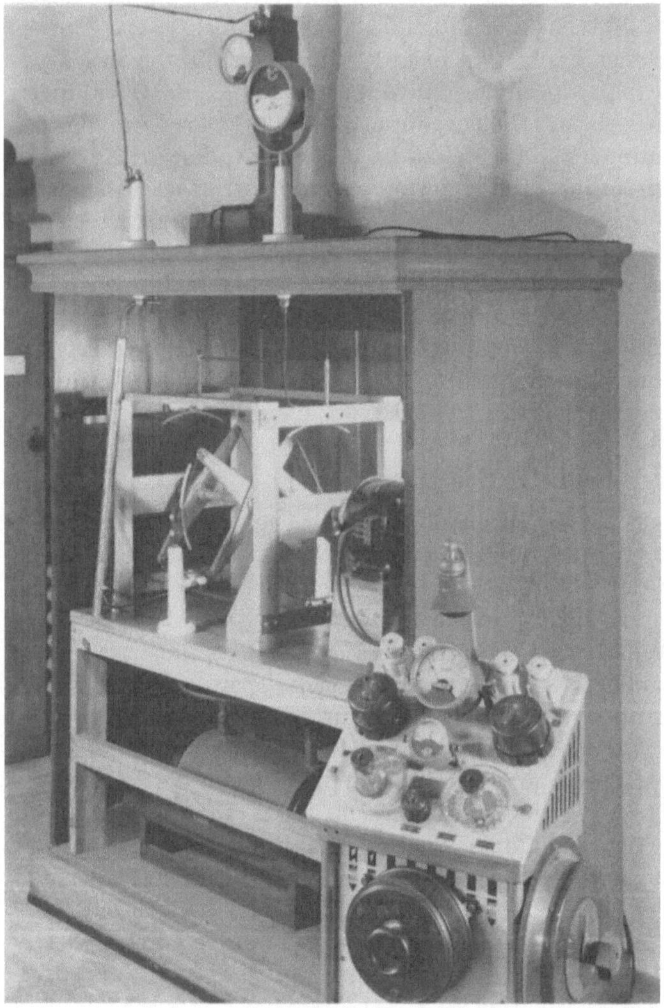

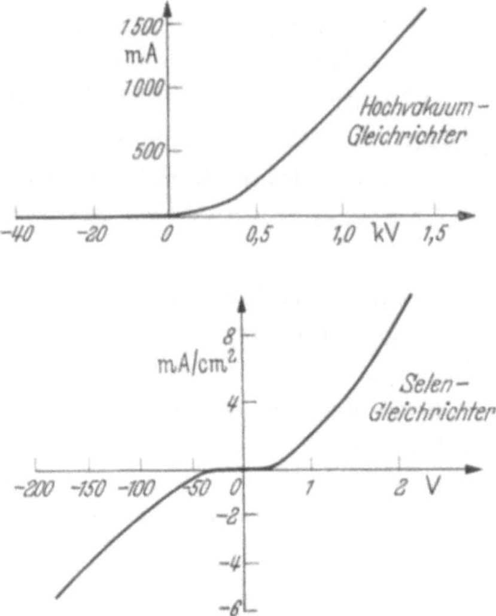

Abb. 52   Abb. 53

Abb. 52. Mechanischer Gleichrichter an einem alten Röntgengenerator. Das Prinzip der Gleichrichtung wird hier deutlich erkennbar: ein rotierender Schalter schließt den Stromkreis immer während der gleichen Spannungsphase. So wird der Strom nur in einer Richtung durchgelassen

Abb. 53. Kennlinien von Hochvakuum- und Selengleichrichter (verschiedene Achsenmaßstäbe)

die jeweils den einzelnen Gleichrichter belasten, aufzuteilen. Damit möglichst wenig Verluste durch Stromwärme entstehen, die ihrerseits einen Spannungsabfall am Gleichrichter zur Folge haben, ist es außerdem wichtig, daß der innere Widerstand möglichst klein ist. In dieser Hinsicht sind die Gleichrichter mit dem steilsten ansteigenden Ast der Stromspannungs-Charakteristik die besten.

β) Hochvakuumventile

Hochvakuumventile sind Zweielektrodenröhren (Dioden), die ähnlich wie die Röntgenröhre mit einer Glühkathode und mit einer Anode ausgerüstet sind. Ihr innerer Widerstand

ist jedoch viel kleiner. Dehsalb erreichen die von der Glühkathode zur Anode kommenden Elektronen nicht so hohe Geschwindigkeiten, daß sie in der Lage wären, beim
Auftreffen auf die Anode Röntgenstrahlen von nennenswerter Energie zu erzeugen, die
aus der Ventilröhre austreten und sich störend bemerkbar machen könnten. Das
Vakuum in den Ventilröhren bildet einen Isolator, den die Glühelektronen nur dann über-
brücken können, wenn die Anode positives Potential gegenüber der Kathode hat. Der
innere Widerstand einer Ventilröhre wird um so kleiner, je höher die Elektronenemission
der Kathode ist. Die Kathodenemission ihrerseits hängt, wie in Abschnitt I, 1b, α
erwähnt, von der Temperatur ab und läßt sich bei gleich hohen Temperaturen
durch Verwendung von Materialien mit niedriger Elektronenaustrittsarbeit wesentlich
steigern (z. B. durch Verwendung von Thorium). Da solche Glühwendeln nicht sehr

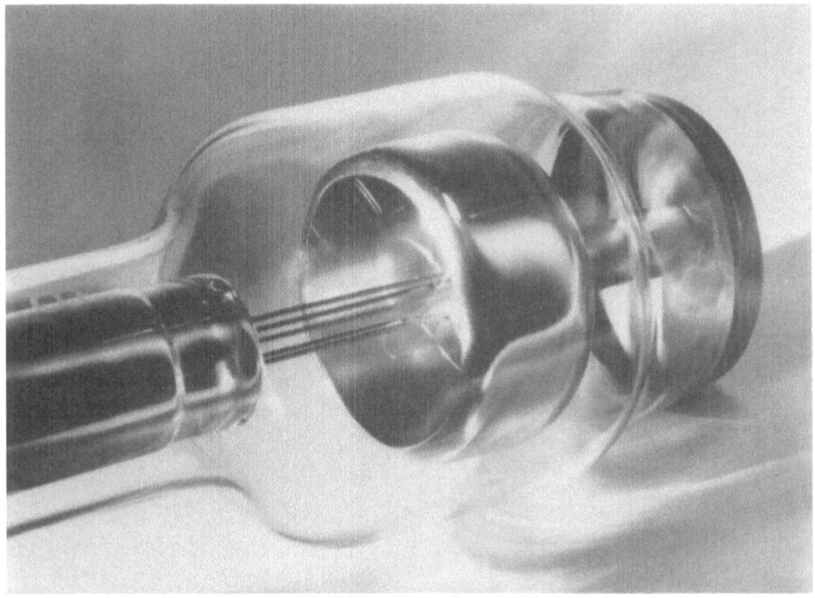

Abb. 54. Hochvakuumgleichrichterröhre mit thorierter Wolframkathode und Topfanode

temperaturbeständig sind und deshalb nur eine sehr begrenzte Lebensdauer hätten,
verwendet man eine Kombination aus einem sehr gut heizbaren und dabei haltbaren
Draht, nämlich Wolfram, dessen Oberfläche mit dem Material, das die niedrige Elektronenaustrittsarbeit hat, durchsetzt ist (thorierte Wolframkathode). Je kleiner der
innere Widerstand der Ventilröhren ist, um so größer wird auch die durchgelassene
Stromstärke und damit die Belastbarkeit sein. Der innere Widerstand bestimmt
die Anodenverlustleistung, die um so größer wird, je mehr Bewegungsenergie die Elektronen mit sich bringen. Die Elektronen in einer Hochvakuumventilröhre können zum
Teil die Innenwand des Glaskolbens negativ aufladen. Die so entstehende negative
Glaswandladung beeinflußt das Potentialfeld in der Röhre und damit auch die Schwellenspannung in ungünstiger Weise. Hierauf hat WELLAUER 1923 zuerst hingewiesen. Durch
zweckmäßige geometrische Anordnung der Elektroden kann der Einfluß der Wand-
aufladungen auf das Potentialfeld zwischen Anode und Kathode weitgehend ausgeschaltet
werden. Abb. 54 zeigt eine Hochvakuumgleichrichterröhre mit thorierter Wolframkathode und mit einer topfförmigen Anode, welche die Glühkathode fast vollständig
umgibt und somit das Potentialfeld zwischen Anode und Kathode gegen äußere elektrostatische Einflüsse weitgehend abschirmt. Hochvakuumventile werden bis zu Sperr-
spannungen von etwa 400 kV und bis zu Sättigungsströmen von 1000 mA, bzw. 150 kV
und 2000 mA gebaut.

γ) Sperrschichtgleichrichter

Die Sperrschichtgleichrichter sind Festkörper kristalliner Struktur, die eine sehr hochohmige Schicht besitzen, die von Ladungsträgern aus angrenzenden Schichten nur in einer bestimmten Stromrichtung durchsetzt werden kann.

Beim *Selengleichrichter* ist die kristalline Selenschicht auf einer Metallelektrode aus Eisen oder Aluminium aufgebracht. Auf die Selenschicht ist eine Deckelektrode aus Zinn-Cadmium aufgedampft. An der Grenzfläche zwischen Selen und Zinn-Cadmium bildet sich eine sehr dünne Schicht von Cadmiumselenid, die offenbar als Sperrschicht wirkt und nur dann leitend wird, wenn die Zinn-Cadmium-Elektrode elektrisch negativ gepolt ist. Eine solche Selen-Sperrschichtzelle vermag, wie aus Abb. 53 ersichtlich ist, ca. 40—45 V zu

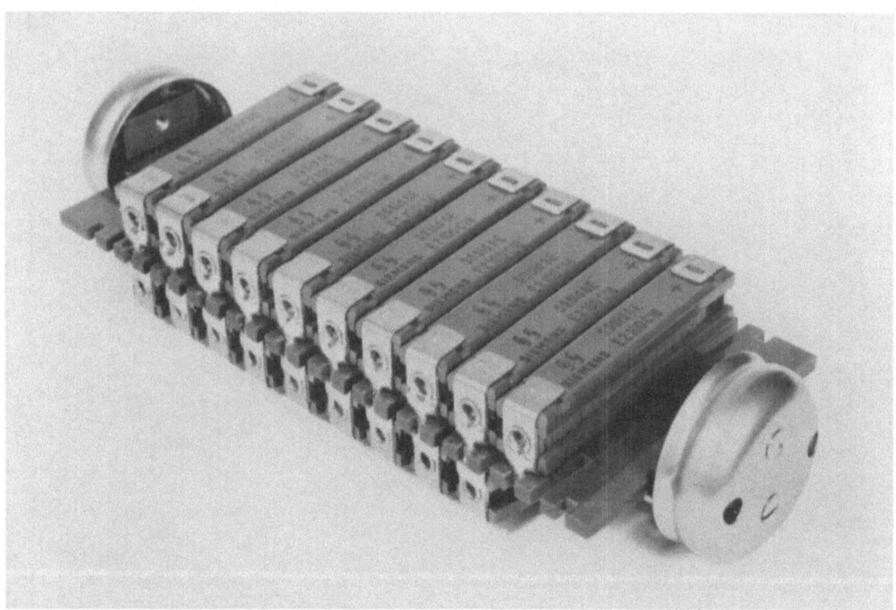

Abb. 55. Selengleichrichter. Das Bild zeigt eine Hintereinanderschaltung von 19 „Säulen" von Selenzellen für insgesamt 135 kV Sperrspannung. In der Länge entspricht der hier gezeigte Gleichrichter einem Hochvakuumventil. Die Kontaktsockel sind so ausgeführt, daß dieser Selengleichrichter jederzeit gegen ein Hochvakuumventil ausgetauscht werden kann

sperren und hat eine Schwellenspannung von etwa 0,6 V. Die Strombelastbarkeit ist bei genügendem Querschnitt der Sperrschichtfläche sehr groß; der innere Widerstand im Durchlaßgebiet ist nicht unerheblich. Für die Gleichrichtung höherer Spannungen lassen sich praktisch beliebig viele solcher Selenzellen hintereinander schalten (Abb. 55).

Ganz allgemein kann man sagen, daß der Sperrschichtgleichrichter im Gegensatz zum Hochvakuumventil keine Heizspannung und etwas weniger Platz benötigt. Der geringere Platzbedarf wirkt sich allerdings bei der Konstruktion des gesamten Hochspannungserzeugers für den Benutzer nicht bemerkbar aus. Im allgemeinen werden die Generatoren mit Sperrschichtgleichrichtern heute so konstruiert, daß sie nicht mehr zum Zwecke des Gleichrichteraustausches zu öffnen sein müssen, weil für Sperrschichtgleichrichter eine längere Lebensdauer angegeben wird als für Hochvakuumventile. Hinsichtlich seiner elektrischen Charakteristik ist der Hochvakuumgleichrichter dem Selengleichrichter überlegen: Schwellenspannung und innerer Widerstand sind kleiner. Damit bleiben auch die Spannungsabfälle und die Verlustleistung gering. Ein Vorteil der Sperrschichtgleichrichter ist dagegen die Möglichkeit, praktisch beliebig viele Elemente in Serie zu schalten und damit die Sperrspannung zu erhöhen. Außerdem können die Hochspannungsbereiche mit Hilfe dieser Elemente beliebig unterteilt werden. Damit werden Spezialschaltungen, wie die 12-Ventilschaltung beim 3-Phasen-Generator, möglich.

c) Schaltungsarten der Hochspannungserzeuger

Durch die elektrische Schaltung des Hochspannungskreises lassen sich hauptsächlich zwei Ziele verfolgen und erreichen: Gleichrichtung sowie Glättung der Wechselspannung und eine Vervielfachung der vom Transformator abgegebenen Sekundärspannung. Eine weitgehende Glättung der Hochspannung ist — wie im folgenden Abschnitt γ näher erläutert wird — besonders bei Röntgenaufnahmen wichtig. Die Spannungsvervielfachung wird dagegen hauptsächlich bei Therapieapparaten angewandt, wo der Wunsch nach wesentlich höheren Spannungen als 150 kV besteht. Transformatoren mit solchen Sekundärspannungen würden verhältnismäßig groß und sehr teuer in der Herstellung werden. In beiden Fällen spielen für die Schaltung und ihre Wirkungsweise neben dem Transformator, den Gleichrichtern und der Röntgenröhre die Kapazitäten und Induktivitäten des Hochspannungskreises eine wesentliche Rolle.

α) Kapazitäten und Induktivitäten als Schaltungselemente

Jeder aufgeladene elektrische Leiter erzeugt zwischen sich und den elektrisch leitfähigen Gegenständen seiner Umgebung ein elektrisches Feld. In diesem Feld, das in dem isolierenden Medium zwischen den Leitern (Dielektrikum) herrscht, ist elektrische Energie gespeichert. Dabei hängt es von der Form und Größe des jeweiligen Leitersystems und auch von der Art des Dielektrikums ab, wie groß bei einer bestimmten Ladung Feldstärke und Spannung werden. Je größer die Oberfläche des Leiters und je kleiner sein Abstand von den Leitern in der Umgebung sind, um so mehr Ladung kann er aufnehmen, bis im Dielektrikum eine bestimmte Feldstärke und zwischen den einander gegenüberliegenden Leitern eine bestimmte Spannung erreicht ist. Dieses „Fassungsvermögen" an Ladung pro Einheit der Spannungssteigerung heißt *Kapazität*. Es ist $C = \dfrac{Q}{U}$, wenn C die Kapazität, Q die Ladung des Kondensators und U seine Spannung ist.

In diesem Zusammenhang interessieren vornehmlich drei Eigenschaften der Kondensatoren:

1. Eine Kapazität wirkt auf Strom- oder Spannungspulsationen „glättend".

2. Eine Kapazität kann andererseits erwünschte sehr kurzzeitige Änderungen im Strom- und Spannungsverlauf (z.B. Schaltvorgang bei kurzen Aufnahmezeiten) verzögern oder verwischen.

3. Mit einem Kondensator kann man elektrische Energie speichern, die unverzüglich zur Verfügung steht, wenn sie benötigt wird, und dann praktisch bis zur Kurzschlußstromstärke entnommen werden kann.

Auch die Verknüpfung von elektrischen Strömen mit den von ihnen induzierten Magnetfeldern übt auf zeitliche Stromschwankungen eine „glättende" Wirkung aus. Der Strom, der einen Leiter durchfließt, erzeugt um diesen Leiter herum ein Magnetfeld. Ändert der Strom seine Stärke, dann folgt ihm auch das Magnetfeld. Ändert sich aber die Stärke des Magnetfeldes, dann wird im Leiter ein elektrischer Strom induziert, welcher der Ursache der Magnetfeldänderung, also der primären Stromänderung entgegengerichtet ist. Man nennt diesen Vorgang Selbstinduktion. (Der Strom wird in diesem Falle der Wechselspannung in der Phase verzögert nacheilen, während beim Kondensator die Spannung dem Strom erst mit dem Grad der Aufladung des Kondensators folgt. In beiden Fällen spricht man in der Elektrotechnik von einer Phasenverschiebung zwischen Strom und Spannung.) Ist ein elektrischer Leiter zu einer Spule aufgewickelt, dann addieren sich die Induktionswirkungen jeder Windung; die Selbstinduktion wird also um so größer, je mehr Windungen die Spule hat. Die Selbstinduktion hängt außerdem von den magnetischen Eigenschaften der Materie innerhalb der Spule ab.

Für das Verständnis der Wirkung von Kapazitäten und Induktivität im Hochspannungsschaltkreis sei hier festgehalten: Kondensatoren und Induktionsspulen können auf Stromschwankungen glättend wirken. Sie besitzen veränderlichen Strömen gegenüber einen Widerstand, der von der Wechselwirkung zwischen Strom bzw. Ladung und magnetischem bzw. elektrischem Feld herrührt. Dieser Widerstand wirkt nur auf den Wechselstromanteil und vermindert ihn. Der Gleichspannungsanteil bleibt hiervon unbeeinflußt. So kommt die glättende Wirkung zustande.

Andererseits können Kombinationen von Kapazitäten und Induktivitäten auch „Schwingkreise" bilden, die bei einer plötzlichen Änderung von Strom oder Spannung (Ein- und Ausschaltvorgänge) zum Schwingen angeregt werden. Auf diese Weise werden oft Strom- oder Spannungsverlauf in unerwünschter Weise verzerrt (s. Abb. 57).

β) Gleichrichtung und Glättung

Vollkommen konstante Gleichspannung steht praktisch nur bei elektrostatischen Hochspannungsgeneratoren, die man wegen anderer Nachteile in der Röntgentechnik nur für Sonderzwecke einsetzt, und bei Kondensatorgeneratoren, deren Speicherkondensatoren auf eine höhere Spannung als die benötigte aufgeladen werden, zur Verfügung. Im letzteren Fall „schneidet man die Spannungswellen ab". Diese Generatoren [stellen einen Sondertyp dar und werden am Ende dieses Abschnittes besprochen. Wenn dagegen während der Stromentnahme die benötigte Energie laufend durch den Hochspannungserzeuger nachgeliefert wird, so geschieht dies mit einer — wenn auch oft nur geringen — Welligkeit, die stets dadurch bedingt ist, daß der Hochspannungstransformator Wechselspannung liefert. Das bedeutet, daß die Röntgenröhre während ihres Betriebes nicht ständig mit der höchsten Spannung betrieben wird, sondern daß ein Teil der emittierten Strahlung mit niedrigeren Röhrenspannungen erzeugt wurde. Sind die Spannungsschwankungen so groß, daß die Halbwertschicht der Strahlung hierdurch merklich beeinflußt wird, so ändert sich in der Röntgentherapie die Strahlenqualität und damit die Tiefendosis und bei Röntgenaufnahmen der Bildcharakter. Ist die Welligkeit nur noch so klein, daß sie die Strahlenqualität nicht mehr merklich verändert, dann kann sie sich bei Röntgenaufnahmen doch noch auf andere Weise nachteilig auswirken.

Wie in Abschnitt I erläutert, hängt die Röntgenstrahlenausbeute sehr von der Spannung ab. Zum Erzielen einer bestimmten Filmschwärzung wird also ein größeres mAs-Produkt erforderlich sein, wenn ein Teil der Strahlung nicht mit der Spitzenspannung erzeugt wurde. Es ist demnach bei größerer Welligkeit zur Erzielung einer gleichen Schwärzung auch ein etwas größeres mAs-Produkt erforderlich. Arbeitet die Röhre nicht im Gebiet des Sättigungsstromes, so wird bei schwankender Spannung zusätzlich das in einer bestimmten Zeit erreichte mAs-Produkt kleiner als bei konstanter Gleichspannung. Diese beiden Tatsachen können also einander verstärkend zu längeren Belichtungszeiten führen. Die Röntgenröhre wird daher bei welliger Anodenspannung nur unvollkommen ausgenutzt.

Grundsätzlich gibt es zwei Möglichkeiten, die Welligkeit einer gleichgerichteten Hochspannung zu vermindern: Überlagerung möglichst vieler und möglichst kurz aufeinanderfolgender Phasen (Halbwellen) sowie Verwendung von glättenden Schaltmitteln, z.B. Kondensatoren.

Um die Wirkung der Mehrphasengleichrichtung zu charakterisieren und zahlenmäßig zu bewerten, kann man zunächst von idealisierten, also z.B. sinusförmigen Spannungskurven ausgehen. In Wirklichkeit weicht der Spannungsverlauf im Hochspannungskreis hiervon mehr oder weniger stark ab, weil die Sinuskurve des Wechselstroms durch magnetische Streuung und Sättigungserscheinungen im Transformator, durch Oberwellen bei der Lastübernahme der einzelnen Phasen sowie durch die Kapazitäten im Hochspannungskreis verformt und verzerrt wird. Das ist in den Oscillogrammen der Abb. 57 zu sehen. Besonders bei Kurzzeitaufnahmen kann sich ein ungünstiger Spannungsverlauf, der durch den Einschaltvorgang bedingt ist, stärker bemerkbar machen als die durch die Gleichrichterschaltung bedingte Welligkeit (Abb. 57c). Die in den folgenden Beispielen angeführten Zahlenangaben über den Grad der Welligkeit sind also — besonders wenn die Welligkeit im Vergleich zu solchen Verzerrungen und Störimpulsen nur noch klein ist — nicht allein maßgebend für die in Wirklichkeit auftretenden Spannungsschwankungen.

Zur Kennzeichnung der Welligkeit benutzt man die Angabe, um wieviel Prozent der niedrigste Teil der idealisierten Spannungskurve unter der Spitzenspannung liegt. Dieser Wert ist relativ einfach zu bestimmen. Da jedoch die Spannungskurven — selbst die idealisierten Sinuskurven — nicht als geradlinige Zickzack-Kurven zwischen dem obersten und untersten Spannungswert verlaufen, müßte für diese Betrachtungen besser die Fläche herangezogen werden, die zwischen dem wahren Spannungsverlauf und der durch die Spitzen gelegten Tangente liegt. Schließlich bleibt noch zu beachten, daß die soeben aufgezählten Wirkungen nicht linear von der Spannung abhängen, sondern daß Spannungsänderungen mit einer höheren Potenz eingehen.

Einfache Röntgengeneratoren kleiner Leistung und solche, bei denen es auf geringe Abmessungen und auf kleines Gewicht ankommt, werden häufig als *Halbwellengeneratoren* ausgeführt. Abb. 56a zeigt das Schaltschema und daneben den Spannungsverlauf. Dabei kann entweder die Röntgenröhre direkt an die Sekundärwicklung des Hochspannungstransformators angeschlossen sein (gestrichelte Linie im Schaltbild), oder es kann ein Gleichrichter mit ihr in Serie liegen. In jedem Fall fließt nur dann ein Strom, wenn die Anode positiv und die Kathode negativ gepolt sind. Nur diese Halbwelle der Wechselspannung wird zur Röntgenstrahlenerzeugung ausgenutzt (Lasthalbwelle). Die als Gleichrichter wirkende Röntgenröhre sperrt selbst den Strom während der anderen Halbwelle (Leerhalbwelle), hat aber an ihren Klemmen spannungsmäßig beiden Halbwellen standzuhalten, was im Diagramm durch die ausgezogenen Lasthalbwellen und durch die gestrichelt gezeichneten Leerhalbwellen angedeutet ist. Wenn dagegen ein Gleichrichter mit in den Hochspannungskreis geschaltet ist (die gestrichelte Linie im Schaltbild gilt in diesem Falle also nicht), dann wird die Leerhalbwelle durch diesen unterdrückt und der Spannungsverlauf an der Röntgenröhre entspricht der ausgezogenen Kurve. Auf diese Weise werden Rückzündungen in der Röntgenröhre bei starker Belastung der Anode vermieden. In beiden Fällen ergibt sich beim Halbwellengenerator für die Röntgenstrahlenerzeugung eine intermittierende Hochspannung, deren Lasthalbwellen eine Welligkeit von 100 % haben.

Die *Vollweg-Gleichrichtung* (Graetzsche Schaltung, Abb. 56b) gestattet es, bei Einphasengeneratoren beide Halbwellen der Wechselspannung zur Röntgenstrahlenerzeugung auszunutzen. Anode und Kathode sind über je zwei Gleichrichter mit beiden Enden der Sekundärwicklung des Hochspannungstransformators verbunden. Dabei sind die Gleichrichter so gepolt, daß bei jeder Stromrichtung im Transformator die Anode mit dem gerade positiven Ende und die Kathode mit dem gerade negativen Ende der Sekundärwicklung leitend verbunden ist. Das Resultat ist eine mit doppelter Netzfrequenz pulsierende Gleichspannung an der Röntgenröhre, deren Welligkeit — ohne Berücksichtigung irgendwelcher Kapazitäten im Hochspannungskreis — ebenfalls noch 100 % beträgt.

Bei *dreiphasigem* Wechselstromnetz (Drehstrom) läßt sich die Welligkeit der Spannung bedeutend verringern. Im Transformator hat jede der drei Phasen ihre eigene Primär- und Sekundärwicklung. Die drei Spannungsphasen sind jeweils um ein Drittel der Schwingungsperiode (um 120°) gegeneinander verschoben. Verbindet man nun bei der Dreiphasen-Vollweggleichrichterschaltung die drei Sekundärwicklungsenden mit Hilfe von sechs Gleichrichtern in der in Abb. 56c angegebenen Weise mit Anode und Kathode der Röntgenröhre, dann bestimmt jeweils das Wicklungsende mit der momentan höchsten positiven Spannung das Anodenpotential und das Ende mit der niedrigsten Spannung das Kathodenpotential. Als Spannungskurve an der Röntgenröhre erscheinen die Gipfel von drei vollweggleichgerichteten Einphasenkurven, die jeweils mit einer zeitlichen Verschiebung von $^1/_3$ Schwingungsdauer hintereinander hereilen — also sechs Halbwellen während einer Schwingungsdauer. Bei dieser idealisierten Spannungskurve sinkt die Röhrenspannung zwischen zwei Gipfeln jeweils auf sin 120° = 0,866 ab. Die Kurve hat also nur 13,4 % Welligkeit.

Versieht man einen Drehstromtransformator mit sechs Sekundärwicklungen, von denen drei in sog. Sternschaltung und drei in sog. Dreieckschaltung miteinander verbunden sind (s. Abb. 56d), dann erhält man von den Wicklungsenden beider Schaltungen (Stern und Dreieck) jeweils einen Spannungsverlauf, der dem Beispiel des dreiphasigen Wechselstroms von Abb. 56c entspricht. Beide Systeme weisen jedoch gegeneinander eine Phasenverschiebung auf. Verbindet man nun alle Wicklungsenden mit Hilfe von zwölf Gleichrichtern in der in Abb. 56d angegebenen Weise mit der Röntgenröhre, dann erhält man eine Überlagerung von zwölf Halbwellen während einer Wechselstromperiode, wie sie das Diagramm zeigt. Zwischen den einzelnen Gipfeln sinkt die Spannung in diesem

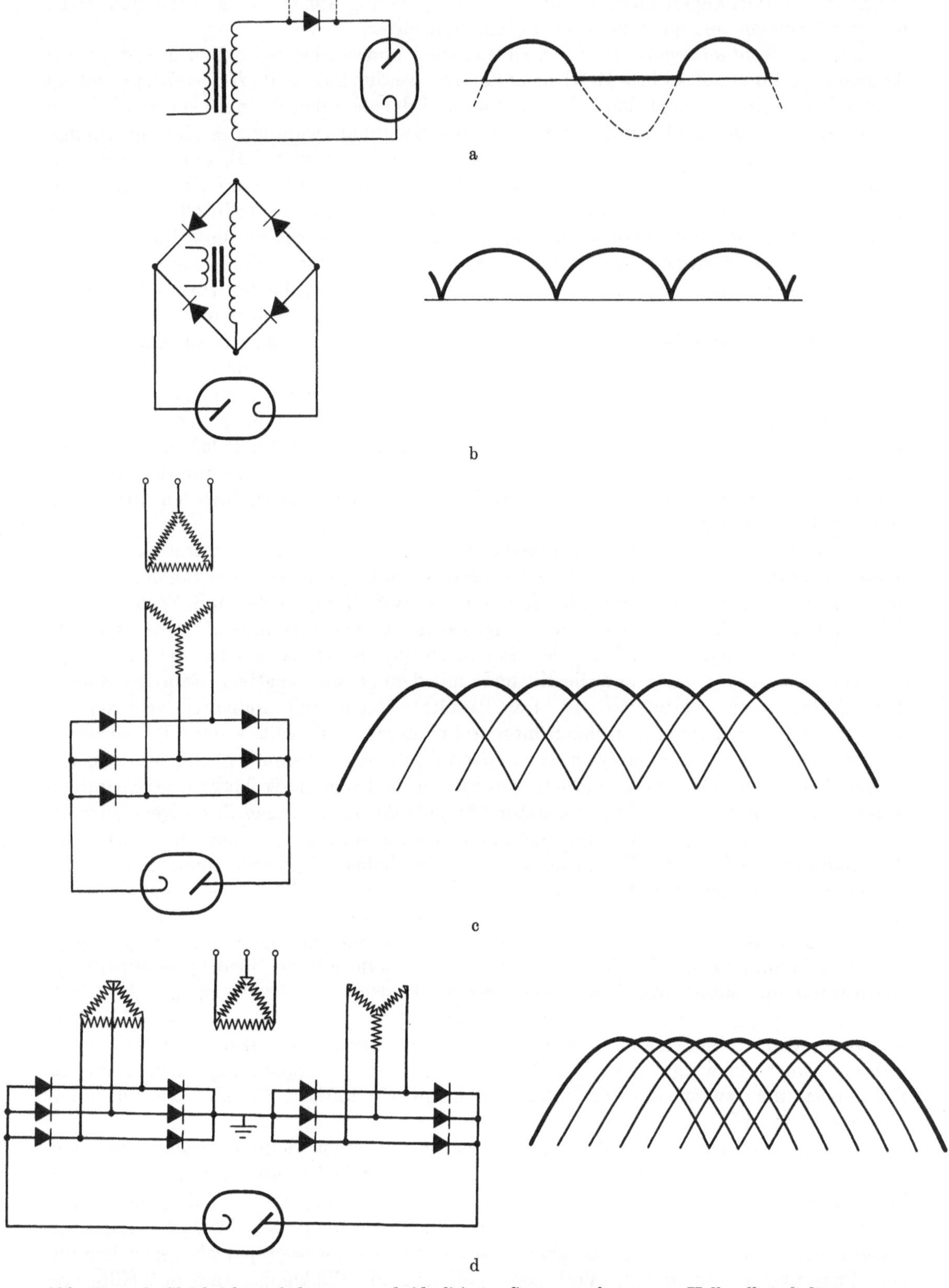

Abb. 56 a—d. Gleichrichterschaltungen und idealisierte Spannungsformen. a Halbwellenschaltung. ——— Spannungsverlauf mit Gleichrichter; ---- Spannungsverlauf ohne Gleichrichter. b Graetzsche Schaltung (Vollweggleichrichtung). c Dreiphasen-Gleichrichtung mit sechs Gleichrichtern. d Sechsphasen-Gleichrichterschaltung mit zwölf Gleichrichtern. (Erkl. s. Text)

Fall auf sin $105^0 = 0{,}965$. Die Welligkeit dieser idealisierten Spannungskurvenform beträgt demnach 3,5 %.

Wie die Spannungskurven von Dreiphasengeneratoren in Wirklichkeit aussehen, zeigen die Oscillogramme der Abb. 57. Es ist im Fall 57a deutlich zu erkennen, daß die Sinusform des Spannungsverlaufs durch Oberwellen verzerrt ist, und daß die Kurvenform sowohl durch den Aufnahmestrom als auch durch Kapazitäten im Hochspannungskreis (Kabellänge) beeinflußt wird. Dieser Einfluß wird ab 50 m Kabellänge klein. Man kann daher die bei praktischen Installationen zu erwartenden Verhältnisse gleichförmig gestalten, wenn man durch Schaltmittel das Äquivalent einer Mindestkabellänge vorgibt.

Die praktische Auswirkung der Spannungswelligkeit verschiedener Gleichrichterschaltungen auf Strahlenqualität und Energiebedarf der Aufnahmen wird seit Jahren von verschiedenen Autoren diskutiert. Die umfassendsten Untersuchungen stammen von BIERMANN und HONDIUS BOLDINGH sowie von MEILER und ZIELER. Sie konzentrieren sich jeweils auf die Beantwortung folgender Fragen: 1. Um wieviel muß die Spitzenspannung eines welligen Gleichstroms (also eines nach einem bestimmten Verfahren gleichgerichteten Wechselstroms) höher liegen als eine reine Gleichspannung, wenn die erzeugte Röntgenstrahlung gleichen Bildcharakter liefern soll, also dieselbe Halbwertsdicke haben soll. 2. Wieviel mehr elektrische Energie muß bei den verschiedenen Wechselspannungsgeneratoren gegenüber einem Generator mit reiner Gleichspannung aufgewendet werden, damit sich hinter einem Objekt die gleiche Filmschwärzung bzw. Röntgenstrahlendosis ergibt.

Diese Unterschiede hängen natürlich weitgehend vom abzubildenden Objekt ab, d.h. von der erforderlichen Röhrenspannung und von der Filterung der Strahlung durch das Objekt. Die folgende Tabelle 2 zeigt eine Zusammenstellung der Ergebnisse.

Tabelle 2

Generatorschaltung	Gleich-spannung	Dreiphasen-Vollweg	Einphasen-Vollweg
Welligkeit	0	15—20 %	100 %
U_w/U_{gl} (nach MEILER)	1	1,045	1,04—1,18
U_w/U_{gl} (nach ZIELER)	1	1,05	1,08—1,15
E_w/E_{gl} (nach MEILER)	1	1,05	1,39 (1,71)
E_w/E_{gl} (nach ZIELER) .	1	1,05	1,05—1,25
$\mathrm{mAs}_w/\mathrm{mAs}_{gl}$ (nach ZIELER) . . .	1	1,05	1,3—1,6

Dabei bedeuten

$U_w/U_{gl} =$ Verhältnis der Spannungen bei gleichgerichtetem Wechselstrom zur reinen Gleichspannung, die gleiche HWD ergeben.

$E_w/E_{gl} =$ Verhältnis der bei gleichgerichteter Wechselspannung und bei Gleichspannung aufzuwendenden Energien, die gleiche Filmschwärzung ergeben.

$\mathrm{mAs}_w/\mathrm{mAs}_{gl} =$ Verhältnis der mAs-Produkte, die bei gleichgerichteter Wechselspannung und bei reiner Gleichspannung gleiche Filmschwärzung hinter dem Objekt ergeben.

Bei zunehmender Objektdicke wird der Quotient U_w/U_{gl} kleiner, weil die weichen Anteile der Strahlung hinter starken Filtern soweit geschwächt sind, daß sie den Bildcharakter bzw. die Halbwertsdicke weniger beeinflussen. Da sie jedoch im Objekt absorbiert wurden, wird andererseits bei zunehmender Objektdicke die Differenz in dem pro Aufnahme aufzuwendenden Energiebetrag größer. Das macht sich wiederum bei niedrigen Spitzenspannungen mehr bemerkbar als bei größeren. Daher rührt die große Schwankungsbreite der Angaben bzw. die Angabe von Maximalwerten.

Man kann die Bedeutung dieser Ergebnisse wie folgt zusammenfassen: beim Einphasengenerator mit Vollweggleichrichtung (Vierventil-Schaltung) muß — je nach Röhrenspannung und Objektdicke — die Scheitelspannung zwischen 5 und 18 % höher liegen als eine kontinuierliche Gleichspannung, wenn gleiche Strahlenqualitäten erzeugt werden sollen. Außerdem wird zum Erzielen einer bestimmten Röntgenstrahlendosis beim Einphasengenerator wegen der geringeren Röntgenstrahlenausbeute „in den Wellentälern" nach Zieler bis zu 25% mehr elektrische Energie benötigt. Nach Meiler sind bei niedrigen Spannungen und großen Objektdicken (50 kV, 50 mm Al) sogar bis zu 70% mehr Energie erforderlich. Beim Dreiphasengenerator (6-Ventilschaltung) betragen dagegen die Unterschiede gegenüber einem Gleichspannungsgenerator hinsichtlich der einzustellenden Spitzenspannung und des erforderlichen Energieaufwands nur noch maximal 5%. *In dieser Hinsicht* ist also der Dreiphasengenerator — ob mit sechs oder mit zwölf Gleichrichtern — einem Gleichspannungsgenerator praktisch gleichwertig. Es gibt jedoch, besonders bei extrem kurzen Schaltzeiten, Abweichungen von der Sollspannung, die nicht durch die Anzahl der Phasen und durch deren Verschiebung gegeneinander bedingt sind. Wenn man nämlich bei Aufnahmezeiten von etwa 0,01 sec Wert auf besonders geringe Spannungswelligkeit legt, dann muß dem Anstieg und dem Abfall der Spannung beim Ein- bzw. Ausschalten besondere Aufmerksamkeit gewidmet werden. Die Zeit, die bei dem üblichen primärseitigen Schalten des Generators zum Erreichen der vollen Spannung und zum Abklingen der Spannung benötigt wird, liegt

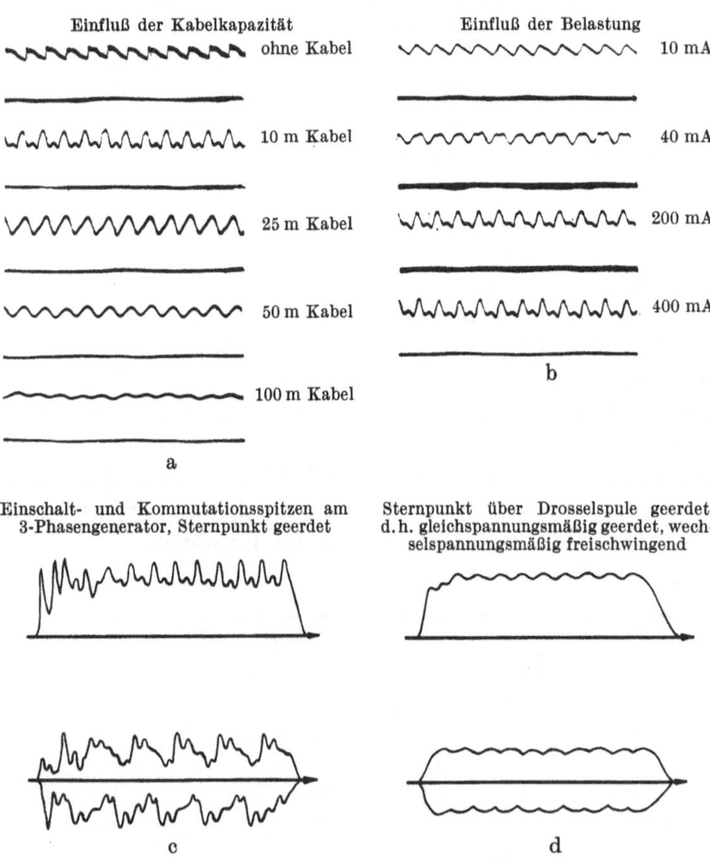

Abb. 57a—d. Oscillogramme des tatsächlichen Spannungsverlaufes an Röntgengeneratoren. Man sieht deutlich den Einfluß von Kabellängen, Generatorbelastung und Glättung durch zusätzliche Siebmittel. a Die Spannungskurven wurden bei 70 kV und 100 mA aufgenommen. Die Kabellängen betrugen von oben nach unten 0, 10, 25, 50, 100 m. b Oscillogramme bei 70 kV und 10 m Kabel. Stromaufnahme betrug von oben nach unten 10, 40, 200, 400 mA. c Oscillogramme einer 3-Phasen-Vollweggleichrichterschaltung mit geerdetem Sternpunkt. d Oscillogramme der Gleichrichterschaltung wie in c, jedoch mit Siebkette am Sternpunkt
(nach Kuntke)

nämlich dann in der Größenordnung der Belichtungszeit. Je nach Kapazität des Hochspannungskreises und Induktivität der Transformatorwicklungen erzeugen die Einschwingvorgänge auf den Sollwert oder auf den Wert Null sehr verschiedene Spannungskurven (s. Oscillogramme der Abb. 57c, d). Es ist einleuchtend, daß dieselbe Wirkung hervorgerufen wird, wie durch eine Welligkeit während der Aufnahme, wenn die Anstiegs- und Abklingzeiten mit der eigentlichen Aufnahmezeit vergleichbar werden.

Der ideale Spannungsverlauf, eine sog. Rechteckkurve mit senkrechtem Anstieg, größter Konstanz der Spitzenspannung während der gesamten Aufnahmezeit und senkrechtem Abfall auf den Wert Null nach dem Ausschalten, läßt sich — auch für kurze Zeiten — am besten durch Schaltung der Röntgenröhrenspannung im Hochspannungskreis mit möglichst trägheitslosen Hilfsmitteln annähern. Das kann z.B. durch gittergesteuerte Röntgenröhren oder durch Schalttrioden im Hochspannungskreis geschehen.

Die *Kondensator-Generatoren* nehmen unter den Hochspannungserzeugern eine Sonderstellung ein. Sie werden als Diagnostik-Generatoren für Aufnahmezwecke verwendet und haben, besonders bei schwachen elektrischen Versorgungsnetzen (mit großem Netzwiderstand), Bedeutung. Die für eine Röntgenaufnahme erforderliche Energie wird bei diesen Generatoren dem Versorgungsnetz mit relativ geringer Leistung entnommen und in einem Hochspannungskondensator gespeichert. Dort steht sie der Röntgenröhre für die Aufnahme mit praktisch beliebiger Stromstärke zur Verfügung. (Hier sind also nicht die Generatoren gemeint, in deren Hochspannungskreis Kondensatoren zu Glättungen der Pulsationen geschaltet sind.) Man kann drei verschiedene Typen solcher Generatoren hinsichtlich der Dimensionierung ihrer Energiespeicherkondensatoren unterscheiden. Ist die Kapazität so dimensioniert, daß ihr Energieinhalt gerade einer „schweren" Aufnahme entspricht, dann wird während einer solchen Aufnahme die Spannung an der Röntgenröhre infolge der fortschreitenden Entladung des Kondensators langsam abfallen. Das entspricht dann den Verhältnissen einer Gleichrichterschaltung mit sehr großer Welligkeit. Nach den Untersuchungen von MEILER über den Einfluß der Spannungskurvenformen auf die Röntgenaufnahmen ist ein solcher Generator hinsichtlich der Strahlenqualität und des Energiebedarfs für eine bestimmte Dosis schlechter als ein einphasiger Vollwellengenerator.

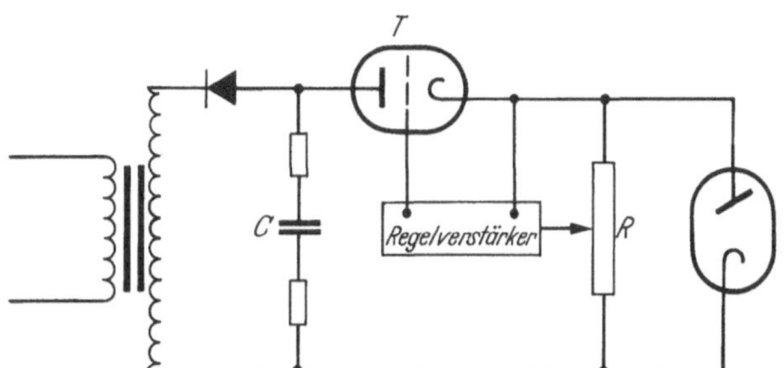

Abb. 58. Prinzip des Kondensatorapparates mit regelbarer konstanter Gleichspannung. *C* Energiespeicherkondensator; *T* Regeltriode; *R* Regelwiderstand zur Einstellung der gewünschten Spannung

Bemißt man den Kondensator so, daß der Energiebedarf einer schweren Röntgenaufnahme lediglich einen Spannungsabfall um etwa 20 % bewirkt, dann ist er nach den oben erwähnten Untersuchungen hinsichtlich seiner „Welligkeit" zwischen einen Vollweg-Einphasengenerator und einen Dreiphasengenerator einzustufen.

KUNTKE hat 1938 einen Kondensatorapparat beschrieben, dessen Speicherkondensator wesentlich höher als auf die benötigte Spitzenspannung aufgeladen wird. Eine Schaltröhre im Entladekreis mit regelbarem Innenwiderstand bewirkt in jeder Phase der Aufnahme einen so großen Spannungsabfall, daß hinter ihr an der Röntgenröhre gerade die benötigte Spannung zur Verfügung steht (Abb. 58). Der Innenwiderstand der Schaltröhre wird am Steuergitter durch eine — von einem Potentiometer abgegriffene — der Hochspannung proportionale Größe geregelt. In diesem Fall wird dem Speicherkondensator im Hochspannungskreis auch während der Aufnahme vom Netz Energie zugeführt. Kondensator und Ladekreis sind so bemessen, daß bei allen Aufnahmeströmen und -zeiten, die das Röhrennomogramm zuläßt, die Spannung am Kondensator nie unter die benötigte und eingestellte Spitzenspannung abfällt. Die Steuerröhre dient gleichzeitig hochspannungsseitig als Schaltröhre und arbeitet praktisch trägheitslos. Ein solcher Generator liefert deshalb, auch bei sehr kurzen Schaltzeiten, die Hochspannung in nahezu idealen Rechteckimpulsen.

γ) *Spannungsvervielfachung*

Den Spannungsvervielfacherschaltungen liegt folgendes Prinzip zugrunde: an die Sekundärwicklung des Hochspannungstransformators sind Kondensatoren und Gleichrichter so geschaltet, daß die Kondensatoren jeweils während der einen Halbwelle auf die volle Sekundärspannung aufgeladen werden. Während der entgegengesetzten Halbwelle, in welcher der Gleichrichter sperrt, ist die Entladung verhindert. Wenn der

Transformator seine ·Polung wechselt, ist der Kondensator nicht mehr parallel, sondern in Serie geschaltet, und die Einzelspannungen addieren sich.

Abb. 59a zeigt die einfachste Ausführung eines derartigen Schaltkreises nach Villard. Während der Halbwelle, in welcher der Gleichrichter G leitet, ist der Kondensator C

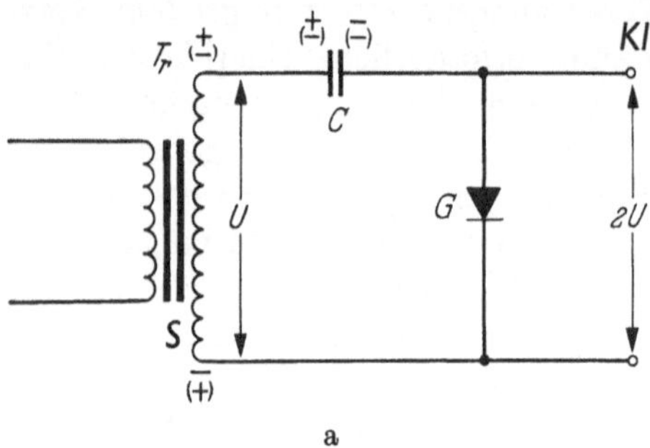

zur Wicklung S parallel geschaltet und wird auf die Spannung U aufgeladen. An den Klemmen Kl ist in dieser Phase die Spannung $= 0$, weil sich die Spannungen an C und S in bezug auf die Punkte Kl kompensieren (vgl. Polungsangaben ohne Klammern).

Während der entgegengesetzten Halbwelle ist G gesperrt und die Polarität an S ändert sich. Die in Klammern angegebenen Polaritätsbezeichnungen, die für diese Phase gelten, lassen erkennen, daß nun an den Klemmen Kl die Summe der Spannungen an S und C — also die doppelte Ausgangsspannung des Transformators $2U$ — herrscht. Dieses Prinzip kann man mehrfach wiederholen, wenn man die Klemmen Kl oder G — was dasselbe ist — als Spannungsquelle mit der Wechselspannung $2U$ für einen weiteren derartigen „Villard-Kreis" ansieht. Auf diese Art kommt man zu einer ganzen „Kaskade" von Kondensatoren, die eine entsprechend vervielfachte Ausgangsspannung liefert.

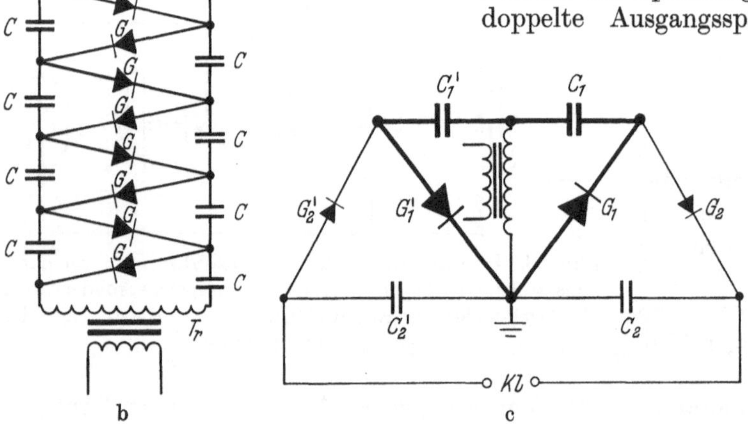

Abb. 59a—c. Spannungsvervielfacher-Schaltungen. a Villard-Schaltung als einfachstes Beispiel. Tr Hochspannungstransformator; C Kondensator; G Gleichrichter; $\pm$ Polarität während der Ladehalbwelle; $(+)(-)$ Polarität während der Lasthalbwelle. Die Spannung U wird auf $2U$ verdoppelt. b Kaskadenschaltung. Tr Hochspannungstransformator; C Kondensatoren; G Gleichrichter. (Erklärung der Wirkungsweise im Text.) c Symmetrische Kaskadenschaltung. Der stark ausgezogene Teil entspricht einer „Greinacher"-Schaltung. (Ausführliche Erklärung im Text)

Besteht eine solche Kaskade aus n Stufen mit Gleichrichter und Kondensator, dann liefert die Schaltung die Spannung $n \cdot U_s$ ($U_s =$ Sekundärspannung des Hochspannungstransformators), vermindert um einen Spannungsabfall U, der vom Wechselstromwiderstand der Kaskadenglieder und vom Strom, der in der Schaltung fließt, bestimmt wird, also

$$U = n \cdot U_s - J \cdot Ri$$

wobei

$$Ri = k \cdot \frac{1}{c} \cdot \frac{1}{f} \cdot n^3$$

mit $k =$ konst.

$C =$ Kapazität der Stufenkondensatoren, $f =$ Frequenz des Wechselstroms, $n =$ Anzahl der Stufen, $J =$ Strom in der Kaskade, $U_s =$ Sekundärstrom des Transformators.

Die genauen Verhältnisse der Kaskadenschaltung wurden von Kuntke ausführlich beschrieben. Abb. 59b zeigt ein solches Schaltbild.

Theoretisch kann man auf diesem Wege beliebig hohe Spannungen erzeugen. In der Praxis ist der Höhe der erzielbaren Spannung durch den Isolationswert der Bauelemente gegen das Erdpotential eine Grenze gesetzt.

Für Forschungszwecke sind solche Hochspannungskaskaden bis ca. 2 Million Volt Hochspannung gebaut worden. Bei gegebenen Isolationswerten läßt sich die höchstmögliche Spannung verdoppeln, wenn sie nicht einseitig geerdet, sondern symmetrisch in bezug auf das Erdpotential angelegt wird.

Abb. 59c zeigt eine derartige symmetrische Kaskadenschaltung mit Spannungsvervielfachung, die bei Röntgentherapiegeneratoren praktisch angewendet wird. Der stark ausgezogene Teil (also ohne die Kondensatoren C_2 und C_2' und ohne die Gleichrichter G_2 und G_2') entspricht der Greinacher-Schaltung. Diese liefert eine Spannungsverdoppelung, unterscheidet sich aber von der einfachen Villard-Schaltung dadurch, daß beide Phasen des Wechselstroms gleichgerichtet und ausgenutzt werden (Vollweg-Gleichrichtung s. auch Abschnitt II, 2c, γ), und daß die Mitte geerdet ist. Je größer im letzten Beispiel die Kapazitäten der Kondensatoren sind, um so geringer ist der Spannungsabfall am Kondensator bis zum Aufladen durch die neue Halbwelle; um so geringer wird also auch die „Welligkeit" der resultierenden Spannungskurve sein.

d) Technische Ausführung der Hochspannungserzeuger

Für den mechanischen Aufbau der Hochspannungserzeuger sind hauptsächlich zwei Gesichtspunkte maßgebend. Es sollen hohe Isolationswerte bei kleinen Abmessungen erreicht werden, und es muß ohne Absperrkäfige, wie sie früher bei der offenen Hochspannungsführung üblich waren, ein vollkommener Schutz vor elektrischer Berührung gewährleistet sein.

Aus diesem Grunde werden die Transformatoren einschließlich der gesamten Gleichrichterschaltung nach sorgfältiger Trocknung und Imprägnierung in geschlossene Kessel eingebaut, die mit Öl gefüllt sind. Die Ausführung der Transformatorwicklungen, isolierender Zwischenlagen und die räumliche Anordnung aller hochspannungführenden Schaltmittel im Kessel beeinflussen die Durchschlagsfestigkeit wesentlich. Die Verbindung von Generatorkessel und Röhrenschutzgehäuse wird heute ausnahmslos mit hochisolierenden Kabeln und Steckerverbindungen hergestellt. Lediglich bei den sog. Einkesselgeneratoren, bei denen Röhre und Hochspannungserzeuger in einen gemeinsamen Kessel eingebaut sind, der gleichzeitig als Röhrenschutzgehäuse und als Generatorkessel dient, sind auch diese Kabelverbindungen überflüssig. Abb. 83 zeigt einen modernen Generatorkessel, in den Hochspannungstransformator und Dreiphasen-Graetz-Schaltung eingebaut sind.

3. Schalt- und Regelorgane der Röntgengeneratoren

Um die erforderlichen Belichtungs-, Durchleuchtungs- oder Bestrahlungsdaten zu verwirklichen, bedarf es verschiedener, zum Teil recht umfangreicher Hilfsmittel für den Betrieb von Röntgenröhre und Hochspannungsgenerator. Im Prinzip kommt es immer darauf an, Strahlenqualität und Strahlenmenge — und zwar bezüglich Dosisleistung und Bestrahlungsdauer — einzustellen. Das läuft darauf hinaus, bestimmte Röhrenspannungs- und Röhrenstromwerte sowie einen zeitlich genau definierten Ein- und Ausschaltvorgang zu gewährleisten. In der einfachsten Form geschieht das durch Stufenschalter, Regeltransformatoren, regelbare Widerstände, Schaltschütze und mechanische Schaltuhren, deren Bedienungsknöpfe von der Bedienungsperson auf der Schalttischplatte unmittelbar betätigt werden. Das ist schematisch in Abb. 49 dargestellt. Bei modernen Hochleistungsgeneratoren ergeben sich zusätzlich eine Anzahl Probleme, die einen wesentlich höheren technischen Aufwand erforderlich machen.

Der mit einem Stufenschalter in der Art von Abb. 49 an einem primärseitig geregelten Transformator eingestellte Hochspannungswert hängt außerordentlich davon ab, ob überhaupt kein, nur ein geringer oder ein großer Strom im Generatorkreis fließt. Bei längeren Einschaltzeiten, wie etwa bei einer Durchleuchtung oder einer Röntgenbestrahlung, kann die Bedienungsperson diesen Einfluß durch Nachregeln unter Beobachtung eines geeichten Anzeigeinstrumentes ausgleichen. Bei sehr kurzen Schaltzeiten muß dieser Ausgleich jedoch entweder von vornherein durch eingebaute Schaltmittel berücksichtigt werden oder durch eine automatische Regelung, die jeweils von der momentan vorhandenen Abweichung gesteuert wird, erfolgen. Sowohl die genaue Anzeige auf Meßinstrumenten als auch das manuelle Nachregeln sind in diesen kurzen Zeiten nicht möglich (s. Abschnitt II, 3a). Auch Schwankungen der Netzspannung müssen in jedem Fall ausgeglichen werden.

Zur Konstanthaltung des *Röhrenstromes* werden ebenfalls technische Mittel benötigt. Außerdem sind für das Schalten von Röntgenaufnahmen Begrenzungen erforderlich, die ein Überlasten der Röntgenröhre verhindern. Schließlich sind Steuerungen des Röhrenstromes erwünscht, die eine weitgehende Ausnutzung der Belastbarkeit — also kürzeste Belichtungszeiten — gewährleisten, ohne daß die Bedienungsperson vor jeder Einstellung Tabellen oder Nomogramme zu Rate ziehen muß.

Schaltzeiten von weniger als $^1/_{10}$ sec können nur durch elektronische Vorrichtungen erfolgen; die automatische Bestimmung der Filmschwärzung erfordert zusätzlich eine zeitunabhängige Abschaltung der Strahlung, die vom Belichtungsautomaten gesteuert wird (s. Beitrag Zieler, Teil 1).

Alle Schalt- und Regelorgane dienen also vornehmlich den Zwecken, Röhrenspannung und Strahlenmenge möglichst genau einzustellen und — zum Teil unter optimaler Ausnutzung der Belastbarkeit — zu regeln. Die Bedienung der Röntgengeneratoren soll dabei möglichst einfach sein. Abhängig von der beabsichtigten Röntgenstrahlenanwendung werden an Art und Umfang der Einstellbarkeit, an Regelbarkeit und Anzeige der Betriebswerte unterschiedliche Anforderungen gestellt, die im folgenden kurz umrissen werden.

Für die *Röntgendurchleuchtung* beschränken sich diese Forderungen auf die Möglichkeit einer — meistens nur manuellen — Korrektur von Ungenauigkeiten der Netzspannung und auf die Einstellbarkeit der Röhrenspannung zwischen ca. 40 kV und 90 kV in Deutschland bzw. bis zu 120 kV in manchen anderen Ländern. Der Röhrenstrom soll in einem Bereich von 0,5 mA bis 4 mA regelbar sein, um die Bildhelligkeit zu beeinflussen. Für das Ein- und Ausschalten genügt ein von Hand bedienbarer Schalter, der vom Arzt selbst nach Bedarf betätigt wird. Die Anzeige von Röhrenspannung und Röhrenstrom kann auf Meßinstrumenten oder auf Anzeige-Skalen erfolgen, da diese Daten bei der Durchleuchtung meistens von der Beurteilung des Durchleuchtungsbildes her geregelt werden. Daneben wird in manchen Ländern eine Durchleuchtungsuhr gefordert, die automatisch während eingeschalteter Durchleuchtung mitläuft und es auf diese Weise gestattet, die Durchleuchtungsdauer zu kontrollieren. Empfehlungen der Internationalen Strahlenschutzkommission (ICRP) gehen sogar dahin, darüber hinaus die auf den Patienten eingestrahlte Strahlenmenge mitzumessen.

Bei *Röntgenaufnahmen* muß die Röhrenspannung in möglichst feinen Stufen von ca. 40 kV bis zur Maximalspannung des Generators einstellbar und regelbar sein. Die Röhrenströme sind wesentlich größer als bei der Durchleuchtung; sie betragen bis zu 1 Ampère. Die Belichtungszeiten, die zu schalten sind, reichen von $^1/_{1000}$ sec bis zu einigen Sekunden. Röhrenspannung, Röhrenstrom und Belichtungszeit werden bei modernen Hochleistungsgeneratoren nicht unabhängig voneinander eingestellt, sondern sind wegen der optimalen Ausnutzung der Belastbarkeit und der automatischen Belichtungszeitschaltung miteinander gekoppelt.

Die jeweils gewünschte oder erforderliche Strahlenmenge muß dabei auf ca. 25 % genau erreichbar sein. Das ist die Abweichung, bei der ein Unterschied in der Schwärzung der Aufnahme eben sichtbar wird. Gerade bei den Röntgenaufnahmen ist es wichtig, daß gegenseitige Beeinflussungen von Strom und Spannung automatisch ausgeglichen oder bei der Anzeige und Einstellung der Betriebswerte berücksichtigt werden.

Für die *Röntgentherapie* genügt — ähnlich wie bei der Durchleuchtung — die getrennte Beeinflussung von Röhrenspannung und Röhrenstrom. Dabei ist der Strom oft konstant entsprechend der möglichen Leistung und Belastung von Generator und Röhre. Die Bestrahlungszeiten betragen zwischen mehreren Sekunden und mehreren Minuten. Zusätzlich werden Anzeigen der jeweils verwendeten Filter notwendig und in einigen Fällen werden sogar bestimmte Spannungs-Filter-Stromkombinationen fest miteinander gekoppelt. Bei Therapiegeneratoren kann die Bestrahlungsdauer anstatt durch die Zeit durch Messung der applizierten Dosis gesteuert werden.

Auf welche Art die hier als notwendig aufgeführten Schalt-, Regel- und Anzeigevorrichtungen in der Technik ausgeführt werden, soll in diesem Abschnitt im einzelnen beschrieben werden.

a) Einstellung und Konstanthaltung der Röhrenspannung

Zur Einstellung der Röhrenspannung bieten sich verschiedene Möglichkeiten an, die bei den Röntgengeneratoren je nach dem allgemeinen Aufwand oder nach den besonderen Erfordernissen der Regelung Verwendung finden. Schematisch sind diese Möglichkeiten in Abb. 60 dargestellt. Die einfachste Methode zeigt das Beispiel a. Hier hat

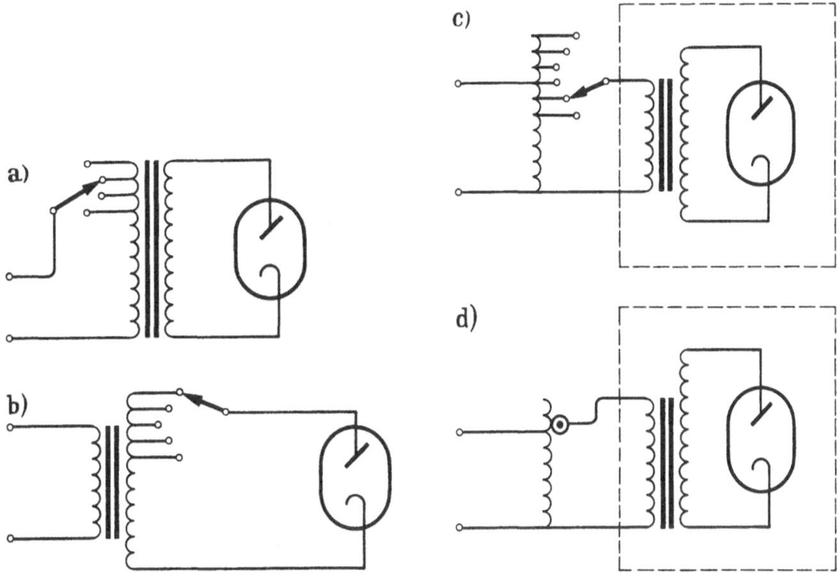

Abb. 60a—d. Die verschiedenen Methoden der Hochspannungseinstellung. a Stufenschalter zur Variation der Primärwindungszahl des Hochspannungstransformators. b Stufenschalter zur Variation der Sekundärwindungszahl des Hochspannungstransformators. c Regeltransformator als Autotransformator mit stufenweisem Abgriff der Windungszahl, Übersetzungsverhältnis des eigentlichen Hochspannungstransformators bleibt konstant. d Wie Beispiel c, jedoch mit kontinuierlichem Abgriff am Regeltransformator („Kohlerollenregler")

die Primärwicklung des Hochspannungstransformators verschiedene Anzapfungen. So kann die Netzspannung mit Hilfe eines Stufenschalters an verschieden hohe Windungszahlen der Primärwicklung gelegt werden. Die Sekundärwicklung bleibt unverändert. Die zweite, im Beispiel b dargestellte Möglichkeit, das Übersetzungsverhältnis des Hochspannungstransformators und damit die Röhrenspannung zu ändern, ist die Anzapfung verschieden großer Windungszahlen von der Sekundärwicklung. Diese Methode hat den Nachteil, daß die Regelung auf der Hochspannungsseite vorgenommen werden muß, was technisch nicht sehr einfach ist. Sie hat aber den Vorteil, daß die Spannungsverluste im Transformator kleiner sind als bei primärseitiger Regelung, solange nicht die volle Sekundärwicklung benutzt wird. Bei den meisten größeren Röntgengeneratoren ist es üblich, den Hochspannungstransformator mit festem Übersetzungsverhältnis in den Generatorkessel einzubauen und dessen Primärspannung mit Hilfe eines besonderen Regeltransformators im Schalttisch zu variieren. In Abb. 60c geschieht dies stufenweise über verschiedene Anzapfungen der Wicklung und in Abb. 60d kontinuierlich mit einem sog. Kohlerollenregler. (Eine Kontaktrolle kann hier die Spannung an jeder einzelnen Windung abgreifen.) Da an diesem Transformator nur relativ niedrige Spannungen vorkommen, kann er mit nur einer Wicklung als sog. Spartransformator oder Autotransformator ausgeführt werden. Die eine Spule dient gleichzeitig als Primär- und Sekundärwicklung. Das Übersetzungsverhältnis ergibt sich aus den Windungszahlen, die man jeweils als Primär- und Sekundärwicklung abgreift. Im Beispiel der Abb. 62 wird dem Autotransformator auch die Netzspannung über eine Kohlerolle zugeführt. Auf diese Weise lassen sich Netzspannungsschwankungen unabhängig von der Hochspannungsregelung ausgleichen. Der Autotransformator wird auf konstante Windungsspannung geregelt.

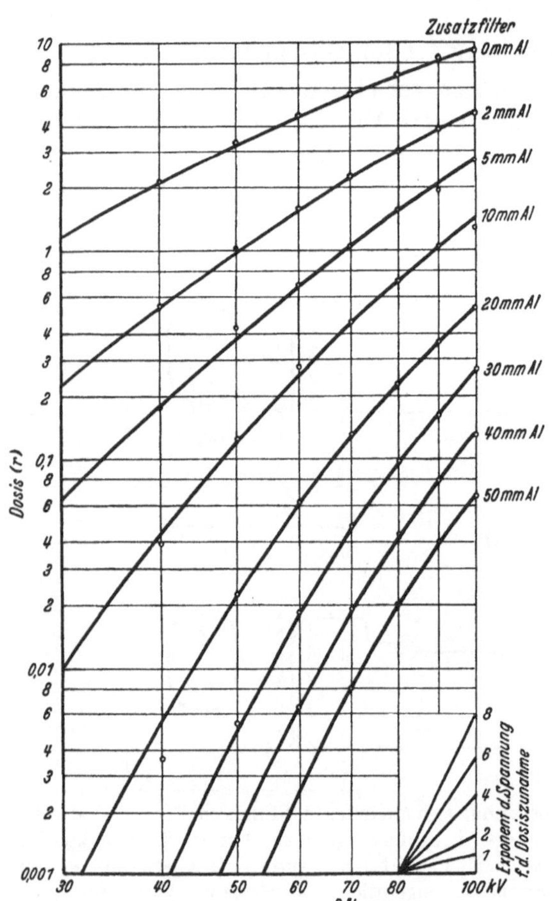

Abb. 61. Einfluß der Röhrenspannung auf die Röntgenstrahlendosis hinter verschiedenen Absorberschichten (nach Meiler)

Es ist eine Voraussetzung für einwandfreies röntgenologisches Arbeiten, daß die bei jeder vorkommenden Belastung an der Röntgenröhre herrschende Spannung wirklich der am Schalttisch eingestellten Hochspannung entspricht. Abb. 61 zeigt, in welcher Weise die Röntgenstrahlenmenge bei jeweils gleichem mAs-Produkt von der Röhrenspannung abhängt. In den üblicherweise verwendeten Spannungsbereichen geht die Spannung etwa mit dem Quadrat in die Dosisleistung ungefilterter Strahlung ein. Hinter einer Absorberschicht, also etwa auf dem Film hinter dem aufzunehmenden Körperteil, oder an einem tief im Körper gelegenen Krankheitsherd machen sich Abweichungen der Röhrenspannung mit weit höheren Potenzen bemerkbar. Deshalb muß allen Ursachen für mögliche Spannungsabweichungen sorgfältig Rechnung getragen werden:

1. Schwankungen der Netzspannung, die unabhängig von der Belastung durch den Generator sind (Leerlaufspannung). Sie hängen vom Versorgungsnetz und anderen angeschlossenen Verbrauchern ab.

2. Abfall der Netzspannung bei Belastung durch den Röntgengenerator. Jedes Versorgungsnetz hat einen gewissen elektrischen Widerstand. Das heißt, man kann aus dem Netz nicht beliebig große Ströme entnehmen, ohne daß dies von Einfluß auf die Netzspannung wäre. Verschiedene Netze haben sehr unterschiedliche Netzwiderstände. Je kleiner der Netzwiderstand ist, um so „besser" ist das Netz und um so geringer wird der Spannungsabfall bei einer Belastung sein. Im allgemeinen muß man mit Netzwiderständen von 0,3 Ohm bis 1 Ohm bei 380 Volt rechnen. Selbst bei einem „guten" Netz von 380 V und 0,3 Ohm beträgt der Spannungsabfall, wenn eine Leistung von 50 kW entnommen wird (mittlere Aufnahmebelastung) etwa 40 V! Das sind 12%.

3. Spannungsabfälle in den Schaltelementen des Generators hängen von der momentanen Leistung ab. Alle Schalt- und Regelmittel, die vom Röhrenstrom durchflossen werden, haben einen elektrischen Widerstand und bewirken einen Abfall der Röhrenspannung. Dazu gehören Regeltransformatoren im Primärschaltkreis, der Hochspannungstransformator und die Hochspannungsgleichrichter.

Bei der Belastung des Röntgengenerators summieren sich alle hier aufgezählten Spannungsabfälle und bewirken an der Röntgenröhre einen Abfall der Leerlaufspannung auf die Lastspannung. Die Berücksichtigung dieser Spannungsunterschiede wird dadurch erschwert, daß sie nicht konstant sind. Sie hängen vom Röhrenstrom, also vom Grad der Belastung ab, und die Widerstände der Schaltmittel ändern sich mit der jeweiligen Einstellung.

Bei einem modernen Drehstromgenerator findet man etwa folgende Verhältnisse: (Alle Widerstände, die einen Spannungsabfall verursachen, werden für diese Betrachtung auf die Hochspannungsseite „transformiert", d.h. ihre Größe wird so angegeben, wie sie im Hochspannungskreis sein müßte, damit der gleiche Spannungsabfall verursacht wird. Alle Widerstände im Primärkreis sind deshalb mit dem Quadrat des Spannungstransformationsverhältnisses multipliziert.) Bei einem 380 Volt-Netz mit 0,3 Ohm beträgt der Netzwiderstand hochspannungsseitig einige Kiloohm bei etwa 40 kV und bis zu 20 oder 30 kOhm bei etwa 150 kV. Beträgt der Netzwiderstand 0,9 Ohm, dann sind hochspannungsseitig die dreifachen Widerstände, also bis zu 90 kOhm wirksam. Für den gesamten höheren Spannungsbereich wird der Netzwiderstand damit beherrschend gegenüber den anderen Widerständen im Generator.

Der Widerstand der primärseitigen Regelmittel (Autotransformator) hängt natürlich ebenfalls von der mit ihnen eingestellten Spannung ab. Einmal geht auch hier das Quadrat des Übersetzungsverhältnisses ein, und zum anderen ändert sich der Widerstand mit der Anzahl der eingeschalteten Windungen. Er wird jedoch im gesamten Spannungsbereich nicht größer als 10—20 kOhm. Der Widerstand der Hochspannungsgleichrichter ist — wie in Abschnitt 2b näher erläutert — von der Art der verwendeten Gleichrichter abhängig. Bei Hochvakuumgleichrichtern ist er verhältnismäßig klein und beträgt für zwei hintereinander geschaltete Gleichrichter (Brückenschaltung) etwa 3 kOhm, unabhängig von der eingestellten Hochspannung. Der Widerstand des Hochspannungstransformators ist konstant, wenn zur Regelung ein besonderer Regeltransformator benutzt wird, und beträgt ca. 10 kOhm.

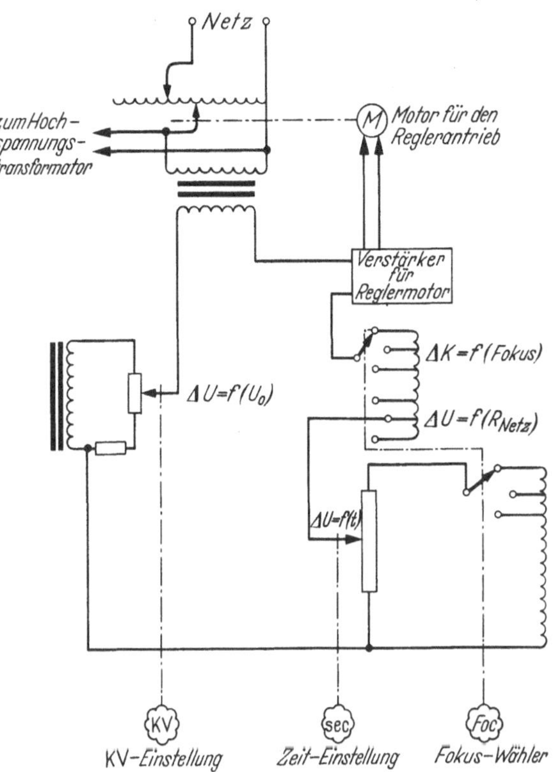

Abb. 62. Schematische Darstellung der Spannungskompensation in Abhängigkeit von den eingestellten Betriebsdaten. (Erklärung im Text)

Als Summe ergeben sich also — je nach eingestellter Spannung und je nach Güte des Netzes — Gesamtwiderstände von ca. 20 kOhm bis 100 kOhm. Bei einem Gesamtwiderstand von 40 kOhm und einem Strom von 100 mA beträgt dann beispielsweise der hochspannungsseitige Abfall von Leerlauf- zu Lastspannung 40 kV.

Um die hier geschilderten Abweichungen zu vermeiden, gibt es prinzipiell zwei Möglichkeiten. Die erste Möglichkeit ist, für jede Einstellung den zu erwartenden Spannungsabfall in Abhängigkeit von Röhrenstrom und Röhrenspannung vorauszubestimmen und die Anzeige auf den Skalen der Instrumente von vornherein dementsprechend zu korrigieren. Das Hochspannungsvoltmeter ist also in diesem Falle so geeicht, daß es während der Einstellung — die immer im Leerlauf vorgenommen wird — nicht die an der Röhre liegende Leerlaufspannung, sondern die zu erwartende Lastspannung anzeigt. Die andere Möglichkeit ist, abhängig von der jeweiligen Einstellung der Betriebsdaten die notwendige Kompensationsspannung zu „errechnen" und dem primärseitigen Spannungsregler einen entsprechenden Zuschlag vorzugeben, so daß die Lastspannung genau den eingestellten Wert erreichen wird.

Im ersten Fall werden die Meßinstrumente auf die zu erwartende Lastspannung „geeicht", im zweiten Fall wird der jeweils zu erwartende Spannungsabfall durch eine automatisch „errechnete" Kompensationsspannung ausgeglichen. Abb. 62 zeigt ein Schema für eine Spannungskompensation nach der letzteren Methode. Die Kompensationsspannung wird im Primärkreis am Autotransformator eingestellt. Der Antriebsmotor für den Kohlerollenkontakt, mit dem dieses geschieht, erhält seine Steuerung von Potentiometern, welche die jeweilige Einstellung von Röhrenspannung und Röhrenstrom „melden". Die Potentiometer werden nämlich von den Schaltachsen für diese Betriebsdaten mitgeregelt. Somit sind Übersetzungsverhältnis, Widerstand und Röhrenstrom — und damit der zu erwartende Spannungsabfall — bekannt. An die Stelle des Röhrenstromreglers treten im Fall dieses Beispiels Zeitwähler und Fokuswähler, weil der betrachtete Generator mit einer Belastungsautomatik arbeitet, bei welcher der Röhrenstrom durch den gewählten Brennfleck, die Belastungszeit und die Spannung eindeutig bestimmt ist.

In allen Fällen, in denen Röhrenspannung, Röhrenstrom und Zeit nicht frei und unabhängig voneinander wählbar sind, muß die Spannungskorrektur nach der einen oder anderen Art diese Verhältnisse berücksichtigen. In die Korrekturen gehen dann außer den Schaltmitteln des Generators und deren jeweilige Einstellung und außer dem Netzwiderstand die Art der Belastungsautomatik und der verwendete Brennfleck ein.

b) Röhrenüberlastungsschutz und Belastungsautomatik

Die Röntgenröhren haben — wie in Teil I näher ausgeführt wurde — eine Grenze der maximalen Belastbarkeit. Diese Grenze ist für den ganzen Spannungsbereich konstant und wird in der Maßeinheit der elektrischen Leistung kW angegeben (s. Abschnitt I, 1 d). Anders verhält es sich beim Röntgengenerator, der bei der höchsten Röhrenleerlaufspannung auch seine größte Leistung abgeben kann. Bei der Auswahl von Röntgengenerator und dazugehöriger Röntgenröhre ist es immer zweckmäßig und wirtschaftlich, beide Teile so auszuwählen, daß ihre Leistungsgrenzen einander möglichst entsprechen. Eine Überlegenheit von Röhre oder Generator allein hinsichtlich der Leistung oder Belastbarkeit wäre nutzlos. Selbst wenn eine gute Auswahl unter diesen Gesichtspunkten getroffen wurde, werden sich wegen des eingangs erwähnten Unterschiedes im Gang von Leistung und Belastbarkeit in den meisten Spannungsbereichen immer noch Abweichungen ergeben.

Es besteht die Möglichkeit, beim Anschluß einer Röhre an einen Generator durch geeignete Blockierungen Überlastungen der Röhre auszuschließen. Das schützt nicht nur die Röhre bei Irrtümern in der Einstellung, sondern es erleichtert und verkürzt auch die Arbeit für das Bedienungspersonal ganz wesentlich. Ohne eine solche Blockierung müßte vor jeder Aufnahme mit Hilfe einer Belastungstabelle festgestellt werden, mit welchem Strom und welcher Zeit die erforderliche Belichtungsgröße (mAs) erreicht werden kann.

Bei den einfachsten Röntgengeneratoren, die nur eine feste Spannung und einen festen Röhrenstrom haben, läßt sich diese Sicherheitsblockierung am leichtesten erreichen. Der Wert für den Feststrom wird so eingestellt, daß bei der längsten Belichtungszeit, die sich schalten läßt, die Röhre gerade voll belastet ist. Eine vollkommene Ausnutzung der Röhre bis zur vollen Belastbarkeit ist hier also nur bei den „schwersten" Aufnahmen mit der maximalen Aufnahmezeit gegeben. In allen anderen Fällen werden Röhre und Generator nicht voll ausgenutzt. Die Aufnahmezeiten, die sich dabei ergeben, sind entsprechend lang.

In Abb. 63 sind diese Verhältnisse graphisch dargestellt. Das räumliche Koordinatensystem gibt die drei Einstellgrößen Röhrenstrom, Röhrenspannung und Belastungszeit an. Die „aufgespannte" hyperbolische Fläche, die in Abb. 63a mit einem Gitternetz versehen ist, entspricht den Belastungsgrenzen einer Röntgenröhre. Alle Aufnahmen, die mit dieser Röhre gemacht werden können, lassen sich in einem solchen Diagramm als Pfeile darstellen, deren Ursprung in der Ebene $t = 0$ liegt. Sind bei der darzustellenden Aufnahme Strom und Spannung konstant, also $U = U_1$ und $I = I_1$, dann wird der Pfeil in der Position U_1/I_1 parallel zur t-Achse verlaufen (s. Abb. 63a).

Soll die Röhre nicht überlastet werden, dann darf der Pfeil niemals die hyperbolische Fläche durchstoßen. Für den einfachsten Röntgengenerator mit einer festen Spannung und einem festen Strom ergibt sich also die zulässige Stromstufe aus der Höhe der hyperbolischen Fläche über den Koordinaten U_1 und t_{max}. Alle anderen möglichen Aufnahmen

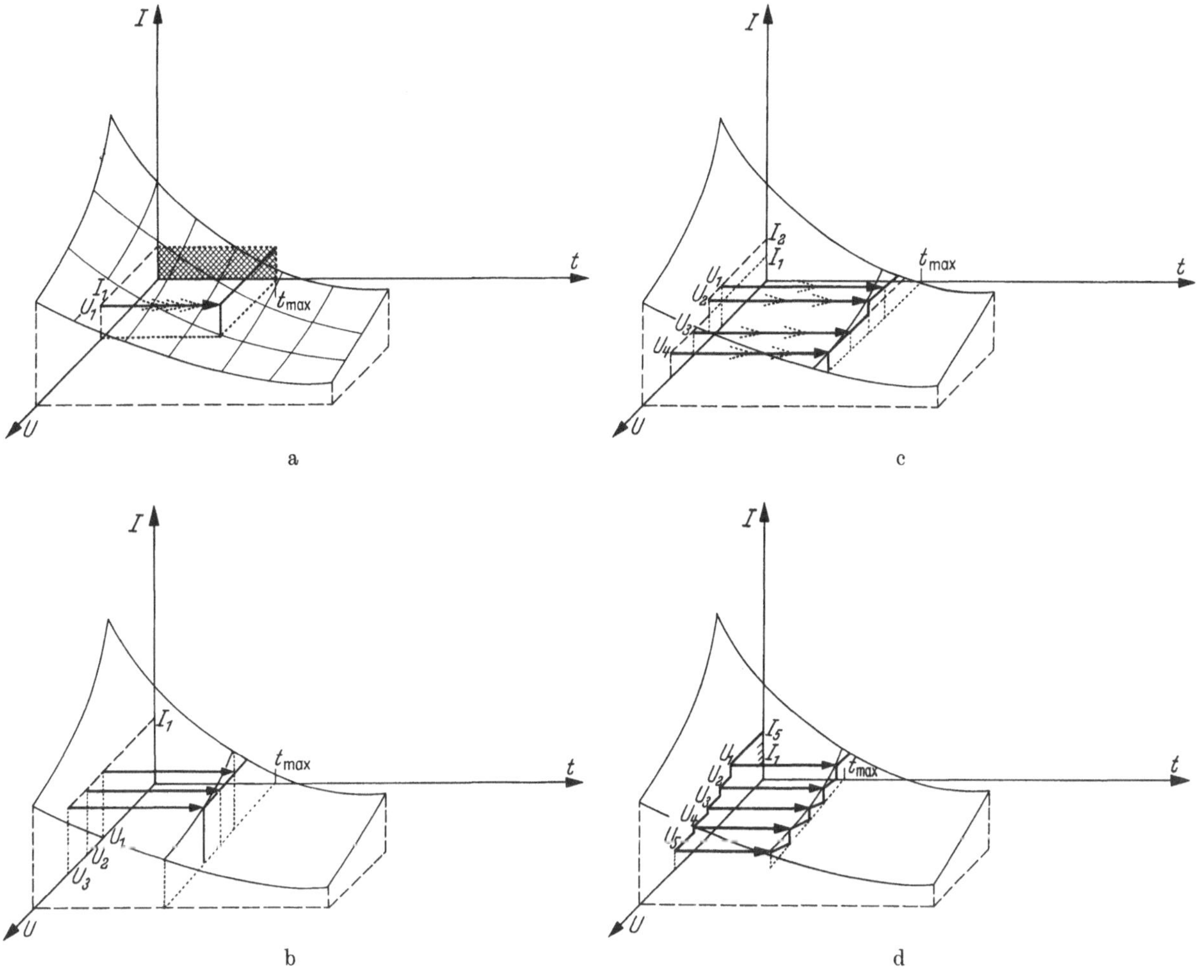

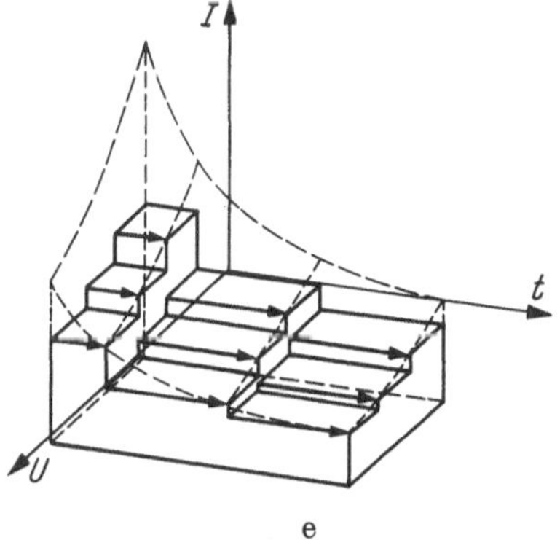

Abb. 63 a—e. Belastungsnomogramme. a Einfachster Generator mit einer festen Spannung U_1 und mit einer festen Stromstufe I_1. Hyperbolische Fläche = Belastungsnomogramm. → Schwerste mögliche Aufnahme; →→ andere mögliche Aufnahmen; U constant; I constant; t veränderlich. Belastbarkeit voll ausgenutzt, wenn $t=t_{max}$. b Spannung in drei Stufen einstellbar U_1, U_2, U_3. Strom konstant, entsprechend der niedrigsten Stufe bei U_3. Zeit variabel. → Mögliche Aufnahmen. Nur bei U_3 ist die Belastbarkeit voll ausgenutzt, wenn $t=t_{max}$. c Vier Spannungsstufen U_1-U_4. Zwei Stromstufen I_1, I_2. Nur bei U_2 und U_4 ist die Belastbarkeit voll ausgenutzt, wenn $t=t_{max}$. d Fünf Spannungsstufen und fünf zugeordnete Stromstufen. Belastbarkeit bei jeder Stufe dann voll ausgenutzt, wenn $t=t_{max}$. e Jeder Strom-Spannungsstufe ist eine nach dem Nomogramm ermittelte Maximalzeit zugeordnet. Bei sehr feiner Unterteilung nach diesem System ergibt sich eine gute Annäherung an die Nomogrammfläche und entsprechend ist gute Ausnutzung der Belastbarkeit möglich

mit diesem Generator wären durch kürzere Pfeile in gleicher Lage und Richtung zu kennzeichnen. Das ist im Diagramm punktiert angedeutet. Die schraffierte Fläche auf der Ebene $U=0$ bezeichnet das mAs-Produkt einer solchen Aufnahme, welches bei gleichem Belastungsgrad der Röhre auch mit höherem Strom und kürzerer Zeit zu schalten wäre.

Der Grad der möglichen Röhrenausnutzung wird schlechter, wenn bei einem Generator die Aufnahmespannung etwa in drei Stufen an das aufzunehmende Objekt angepaßt werden kann, während der Strom konstant bleibt. In diesem Fall muß die Stromstärke so festgesetzt werden, daß die angeschlossene Röhre bei der höchsten Spannungsstufe und der längsten Schaltzeit gerade noch nicht überbelastet wird. Abb. 63b gibt diese Verhältnisse graphisch wieder. I_1 ist so eingestellt, daß der Pfeil 3 für die Aufnahme bei der höchsten Spannung U_3 mit einer Länge von t_{max} die hyperbolische Begrenzungsfläche mit seiner Spitze gerade berührt. Man erkennt, daß die Pfeile 1 und 2 für Aufnahmen mit niedrigeren Spannungen unter dieser Voraussetzung höher liegen könnten, d.h. daß bei U_1 und U_2 größere Ströme zugelassen wären. Für diese Fälle *und* für die Aufnahmen, die ein kleineres mAs-Produkt als $I_1 \cdot t_{max}$ benötigen, könnten also auch von der zulässigen Belastbarkeit her wesentlich kürzere Schaltzeiten bei höheren Strömen erreicht werden. In dieser Hinsicht läßt sich eine Verbesserung erzielen, wenn solche Generatoren den Röhrenstrom in mehr als einer Stufe einzustellen gestatten. Wird dann jeder Spannungsstufe nach dem Nomogramm und nach der maximalen Schaltzeit t_{max} eine Stromstufe zugeordnet, dann läßt sich der Generator mit mehreren Spannungsstufen hinsichtlich der Belastbarkeit ebensogut ausnutzen wie der einfachste Generator mit nur einer festen Spannung im Beispiel a (s. Abb. 63c und d).

Der nächste Schritt zu einer noch vollkommeneren Ausnutzung der Röntgenröhren läßt sich durch eine zusätzliche Koppelung von Röhrenstrom und Schaltzeit nach dem Belastungsnomogramm $I = f(t)$ erreichen. Je feiner man dabei die Stufen unterteilt, um so näher liegt man mit den jeweils möglichen Aufnahmen an der Grenze der vollkommenen Ausnutzung der Röhre. In Abb. 63e, die diese Verhältnisse wiedergibt, bedecken die Pfeilspitzen der möglichen Aufnahmen die Nomogrammfläche sehr gleichmäßig. Bei sehr feinen Stufenunterteilungen oder kontinuierlichen Regelmöglichkeiten der verschiedenen Einstellgrößen ist es nicht unbedingt notwendig, die Überlastungsblockierung ebenso fein aufzuteilen. Sind beispielsweise Spannung und Zeit kontinuierlich einstellbar, dann werden alle Aufnahmen möglich sein, die durch Pfeile dargestellt werden, welche in den Flächen liegen, die in Abb. 64 schraffiert dargestellt sind.

Damit ist ein Überlastungsschutz erreicht, der die Möglichkeit einer guten Röhrenausnutzung nicht mehr ausschließt. Grundsätzlich bleibt jedoch bei freier Wahl aller drei Größen U, I und t vor jeder Aufnahme zu prüfen, mit welcher Einstellung dies am besten erreicht wird. Das geschieht entweder mit Hilfe einer Belastungstabelle oder durch probeweises Einstellen am Schalttisch, wobei man sich an den Wert „herantastet", der die Überlastungsblockierung anzeigt (etwa durch eine Anzeige „blockiert" oder „unterbelichtet"). Beides ist natürlich mühsam und zeitraubend; deshalb wird man in der Praxis mit einiger Erfahrung die zu verwendenden Einstellwerte schätzen und dieser Schätzung eine mehr oder weniger große Sicherheit vor Überbelastung mitgeben. Soll die Belastbarkeit dagegen immer voll ausgenutzt werden, dann ist eine *Belastungsautomatik* erforderlich, die für jede Spannung und für jede Belichtungsgröße (mAs) die Aufteilung nach Strom und Zeit selbsttätig so vornimmt, daß hinsichtlich Röhrenbelastung und Belichtungszeit immer das Optimum erreicht wird (Nomogrammautomatik).

Die nunmehr möglichen Aufnahmen lassen sich als Pfeile wie in Abb. 65 darstellen. Die Ströme sind zwar immer noch während der ganzen Aufnahme konstant, d.h. die Pfeile bleiben nach wie vor gerade und verlaufen parallel zur t-Achse. Sie liegen jedoch nicht mehr in bestimmten Ebenen, sondern sie sind räumlich so verteilt, daß ihre Spitzen jeweils auf gekrümmten Linien der Nomogrammfläche liegen. Diese Linien sind auch in Abb. 63d und e eingezeichnet. Je besser und feiner unterteilt die Belastungsautomatik ausgeführt ist, um so dichter werden diese Linien die ideale Nomogrammbelastungsfläche bedecken. Das bedeutet natürlich einen Zwang in der Zuordnung von Strom und Zeit, bringt aber hinsichtlich schneller Einstellung, einfacher Bedienung und Anwendung der kürzesten Belichtungszeiten große Vorteile. Es werden nur noch die zwei

Größen eingestellt, die auf den Aufnahmecharakter und auf die Schwärzung unmittelbar Einfluß haben, nämlich kV und mAs.

Eine so konsequente Ausnutzung der Röntgenröhre mit einer Belastungsautomatik in dem hier geschilderten Sinne führt dazu, daß unnötige Verlängerungen der Belichtungszeit durch „Sicherheitszuschläge" unterbleiben, oder aber, daß bei Beibehaltung der gewohnten Aufnahmezeiten kleinere Brennflecke verwendet werden können. Auf die Zweckmäßigkeit der vollen Ausnutzung der Röntgenröhrenbelastbarkeit unter dem Gesichtspunkt Alterung und Lebensdauer soll an dieser Stelle nicht eingegangen werden. Das ist im Teil I (Röntgenröhren) ausführlich geschehen. Prinzipiell besteht natürlich

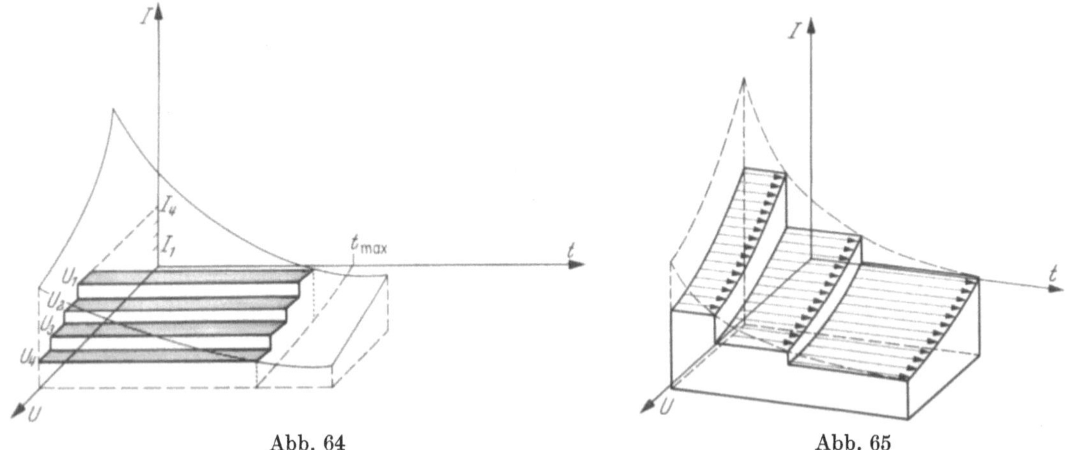

Abb. 64Abb. 65

Abb. 64. Belastungsnomogramm für kontinuierliche Spannungseinstellung und stufenförmige Stromeinstellung mit *einer* Maximalzeit. Die Stromstufen sind nach $t_{max.}$ festgelegt. Alle möglichen Aufnahmen sind durch Pfeile darzustellen, die in den schraffierten Flächen liegen

Abb. 65. Belastungssystem nach Nomogrammautomatik. Je nach erforderlichem mAs-Produkt wird durch ein Nomogramm-Rechenwerk die Aufteilung nach Strom und Zeit automatisch so vorgenommen, daß bezüglich Belichtungszeit ein Optimum erreicht wird. Der Strom bleibt während der Aufnahme noch konstant

auch die Möglichkeit, bei einer solchen Nomogrammautomatik die Begrenzung der Einstelldaten wahlweise auf 100 % oder auf einen kleineren Anteil der Belastbarkeit zu legen (z.B. 90 %, 80 %, 70 %). Das ist in der Praxis bei einigen Generatoren unter der Bezeichnung „Prozentwahl" ausgeführt.

Alle bisher gekennzeichneten Blockierungs- und Belastungssysteme haben gemeinsam, daß der Strom während der ganzen Belastung jeweils konstant ist. Eine weitergehende Anpassung an die Belastbarkeit der Röhre und damit noch kürzere Aufnahmezeiten werden möglich, wenn man die Leistung während der Aufnahme verändert *(sinkende Last)*. Sämtliche Belastungsangaben im Nomogramm dienen dem Zweck, eine Erhitzung der Anode über eine bestimmte Grenztemperatur hinaus zu vermeiden. Bei Aufnahmen mit konstanter Leistung steigt die Temperatur im Brennfleck mit zunehmender Aufnahmedauer ständig an und erreicht ihren Höchstwert, wenn die Aufnahme abgebrochen wird. Während der ganzen übrigen Zeit ist die Brennflecktemperatur niedriger als der höchstzulässige Wert. Daher besteht die Möglichkeit, die Röhre zu Anfang der Aufnahme höher zu belasten, als es der beabsichtigten Aufnahmedauer zukommt. Während der Aufnahme wird dann durch eine gesteuerte Verminderung der Belastung die Energiezufuhr so gedrosselt, daß die zulässige Temperatur im Brennfleck niemals überschritten wird. Dieses Verfahren hat vor allem dann Vorteile, wenn das genaue mAs-Produkt nicht vor Beginn der Aufnahme, sondern erst während dieser, z.B. durch einen Belichtungsautomaten, bestimmt wird. Dadurch, daß die Anode zu jedem Zeitpunkt der Aufnahme so hoch belastet wird, wie es zulässig ist, wird für jede erforderliche Strahlenmenge die kürzeste Schaltzeit erreicht, ohne daß diese vorher dem Rechenwerk einer

Nomogrammautomatik mitgeteilt werden müßte. In erster Näherung kann man den Belastungsverlauf bei diesem Verfahren so darstellen: die Aufnahme beginnt mit einem Höchststrom, der vom Generator her begrenzt ist. Wenn der Pfeil, der diesen Verlauf wiedergibt, die Nomogrammfläche erreicht hat, biegt er um, um dieser Fläche zu folgen. Seine Projektion auf die t-Achse wird immer kürzer sein als die Zeit, welche für eine entsprechende Aufnahme mit gleichem mAs-Produkt, aber konstantem Röhrenstrom erforderlich gewesen wäre. Abb. 66 gibt diese Verhältnisse wieder. Dieses Verfahren hat Bouwers 1933 zum erstenmal angegeben.

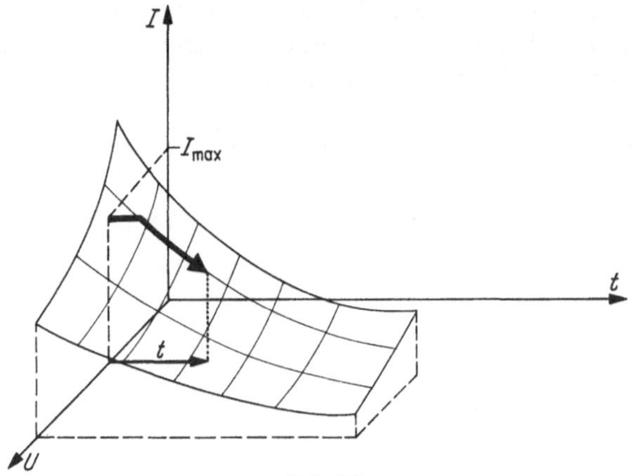

Die technische Ausführung dieser verschiedenen Überlastungsschutz- und Belastungsautomatik-Schaltungen sei im folgenden für die typischen Beispiele kurz charakterisiert. Bei den einfacheren Systemen läßt sich die Zuordnung der erlaubten Einstellwerte durch Stufenschalter realisieren, deren wenige Kontakte die Stromstärken schalten, die mit Rücksicht auf die angeschlossene Röntgenröhre von der Herstellerfirma fest eingestellt wurden. Wird die Aufteilung der Schaltstufen sehr fein, wie etwa in Abb. 63e dargestellt, dann müssen zwangsläufig die Stufenschalter komplizierter werden, und sie müssen sich in den von ihnen geschalteten Daten gegenseitig beeinflussen. Ein Beispiel für eine solche Ausführung gibt Abb. 67. Die Einteilung der Stufen ist hier schon so fein gewählt,

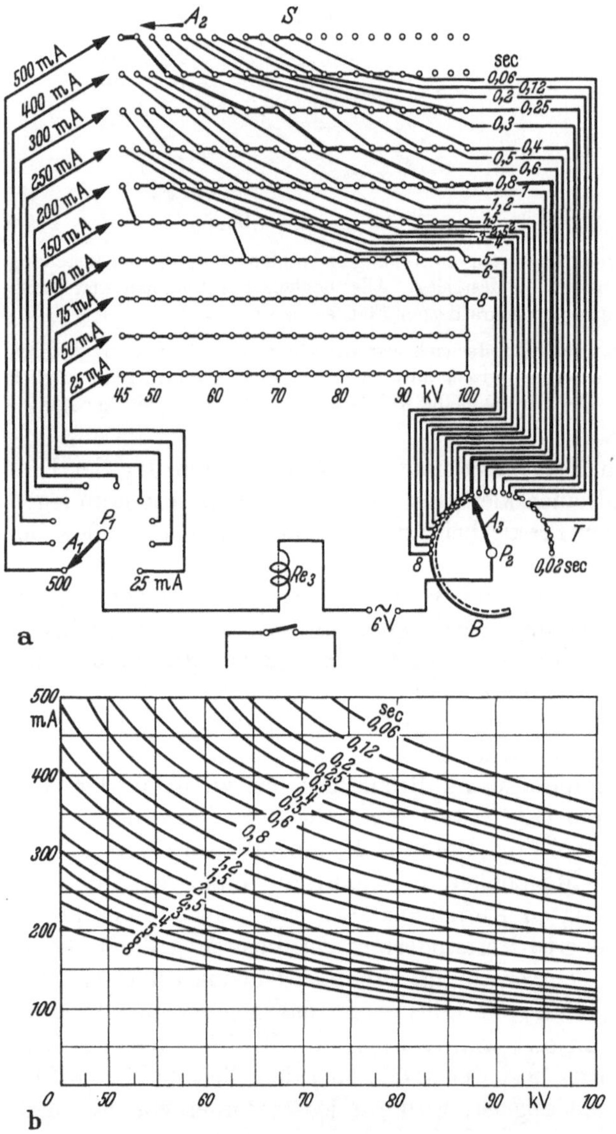

Abb. 66

Abb. 66. Belastung der Röntgenröhre mit fallender Last. Bei Betrieb mit fallender Last ist die Nomogrammfläche anders festgelegt als mit konstanter Belastung. Bei Aufnahmen mit kleinem mAs-Produkt, die durch einen Belichtungsautomaten geschaltet werden, erreicht man — entsprechend der höheren Belastung zu Anfang der Aufnahme — noch kürzere Belichtungszeiten

Abb. 67a u. b. Ausführungsbeispiel für einen Überlastungsschutz gemäß Abb. 63e. a In der Verdrahtung der Schaltwalze erkennt man in groben Zügen den Verlauf des Röhrenbelastungsnomogramms (b) wieder. $P_1 =$ mA-Schalter, $P_2 =$ Zeitschalter, $S =$ kV-Schaltwalze

Abb. 67a u. b

daß in der Ansicht der Verdrahtung der Schalterkontakte der Verlauf des Röhrennomogramms deutlich sichtbar wird. Es handelt sich hier um einen Überlastungsschutz, dessen zulässige Schaltwerte sich infolge der feinen Aufteilung eng an das Röhrennomogramm anschmiegen. Eine Belastungsautomatik im strengen Sinne, die selbsttätig nur die Daten einstellt, welche die kürzeste Belichtungszeit ergeben, ist das noch nicht. Der Schleifkontakt A_3 gestattet auch die Einstellung aller Röhrenströme, die niedriger sind als der höchstzulässige. (In diesem Fall gibt ein Anzeigesystem dem Benutzer an, bis zu welcher Leistung er jeweils die Röhre belastet.)

Ein einfaches Schaltprinzip für eine Röhrenbelastungsautomatik ist in Abb. 68 dargestellt. Hier handelt es sich um eine stufenförmige Einstellung, die für jede Spannung-Zeit-Kombination nur einen, nämlich den nach dem Nomogramm höchstzulässigen Röhrenstrom schaltet. Der Röhrenstrom wird durch die am Heizspannungstransformator liegende Spannung bestimmt. Diese wird durch ein auf das Röhrennomogramm eingestelltes „Rechenwerk" gebildet, das aus den Schaltern kV, sec und dem Widerstand R besteht. Es sind andere Rechenwerke bekannt, die den gleichen Zweck verfolgen, aber mit Hilfe von mechanischen Vorrichtungen, Zahnrädern oder Seilzügen mit Rollen, oder durch elektronische Schaltungen die jeweils erforderliche Heizspannung ermitteln und einstellen. Führt man die so ermittelte Heizspannung dem Heiztransformator nicht direkt, sondern über ein Potentiometer zu, das wahlweise ein oder mehrere Teilbeträge abzugreifen gestattet, dann ergibt sich die sog. Prozentautomatik, mit der man die

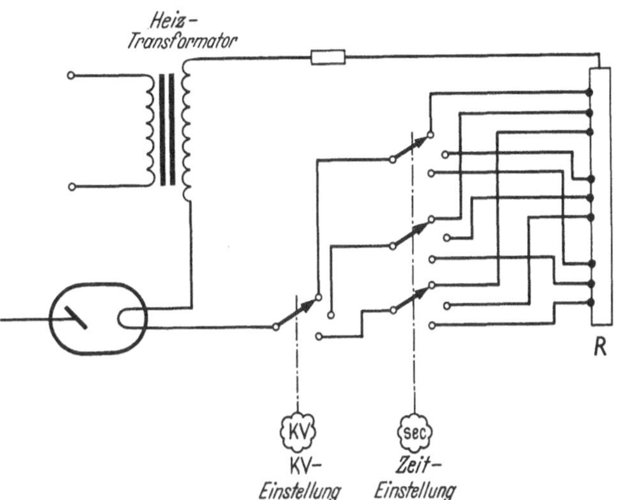

Abb. 68. Schema einer einfachen Belastungs*automatik*. Jeder Spannung-Zeit-Einstellung ist ein fester Strom zugeordnet (der nach dem Nomogramm maximal zulässige!)

Röhre jeweils bis zu einem einstellbaren Prozentsatz auslasten kann. Bei dem hier erläuterten Ausführungsbeispiel mit stufenförmiger „Errechnung" des optimalen Röhrenstromes werden nach dem Diagramm in Abb. 63e jeweils nur solche Aufnahmen geschaltet, für welche die Pfeile wirklich bis an die Nomogrammfläche heranreichen. Arbeitet das Rechenwerk nach anderen mechanischen (Seilzüge) oder elektronischen Systemen *stufenlos*, dann ist theoretisch die Auswahl *aller* der Aufnahmen möglich, deren Pfeilspitzen auf der Nomogrammfläche liegen.

Es gibt auch Systeme, bei denen die Angabe von technischen Aufnahmedaten nahezu ganz vermieden wird. Als Einstellwerte erscheinen in diesem Fall auf dem Schalttisch nur die Namen der aufzunehmenden Organe und eine Skala, auf der die Dicke des aufzunehmenden Körperteils in Zentimetern angegeben ist. In diesem Fall werden Röhrenspannung, Röhrenstrom und Aufnahmezeit auf indirektem Wege so eingestellt, wie sie vom Hersteller nach Erfahrungswerten festgelegt wurden. Die Benutzung von Belichtungstabellen wird hier auch ohne Belichtungsautomaten überflüssig. Andererseits bedingt diese einfache Einstelltechnik die Festlegung aller Aufnahmebedingungen auf eine Standard-Technik. Aufnahmespannung, Folienart und Filmempfindlichkeit können nun nicht mehr variiert werden. Außerdem sind für alle Aufnahmen ein bestimmter Fokus-Filmabstand und die Verwendung von jeweils gleichen Streustrahlenblenden fest vorgeschrieben.

c) Zeitschalter

Das exakte Schalten von — oft sehr kurzen — Belichtungszeiten ist in der Röntgenaufnahmetechnik aus zwei Gründen wichtig. In vielen Fällen muß schon der Aufnahmebeginn mit großer Genauigkeit beeinflußbar sein, weil bestimmte Phasen von Bewegungsvorgängen erfaßt werden sollen, oder weil die Röntgenaufnahmen mit Einrichtungen für die Angiographie bzw. für die Anfertigung von Röntgen-Kinoaufnahmen synchronisiert sein müssen. Außerdem geht die Aufnahmedauer direkt proportional in das die Schwärzung bestimmende mAs-Produkt ein.

Wenn an dieser Stelle vom Schalten der Belichtungszeit die Rede ist, dann wird dabei immer vorausgesetzt, daß bei vorgegebener Aufnahmespannung und bei konstantem Röhrenstrom die Belichtungszeit in Sekunden oder Bruchteilen davon allein für die Filmschwärzung ausschlaggebend ist. Selbst bei der Einstellung von mAs-Produkten ist das tatsächlich meistens der Fall. Der Funktionsablauf ist dann so, daß die Belastungsautomatik den zulässigen Röhrenstrom nach einem der im vorhergehenden Abschnitt beschriebenen Verfahren errechnet, einstellt und konstant hält, während der Zeitschalter mit dem ihm vorgegebenen Wert das mAs-Produkt bestimmt.

Wird dagegen im Generator ein mAs-Relais verwendet, das nach dem Durchgang einer vorgewählten Elektrizitätsmenge die Aufnahme abschaltet, dann ist die Einhaltung einer bestimmten Zeit und die Konstanthaltung des Röhrenstromes nicht mehr von so großer Bedeutung. Stromschwankungen und die für eine bestimmte Schwärzung notwendige Aufnahmedauer werden nun gemeinsam von diesem Steuerorgan berücksichtigt. Die technischen Probleme für den eigentlichen Schaltvorgang, die in diesem Abschnitt besprochen werden, sind jedoch auch für diesen Fall die gleichen. Das gilt auch, wenn die Strahlenmenge für eine Aufnahme durch automatische Belichtungszeitschalter (Belichtungsautomaten) bestimmt wird (s. Teil 1 in diesem Band).

Der Zeitschalter hat das Ein- und Ausschalten der Hochspannung für die Röntgenröhre zu steuern. Als *Zeitgeber* werden je nach den zu schaltenden Aufnahmedauern verschiedene Systeme verwendet. Da sich ab 25% Abweichung im mAs-Produkt Unterschiede in der Schwärzung des Films bemerkbar machen, soll die absolute Schaltzeit auf 25% genau geschaltet werden. Die Streuung der Werte untereinander soll jedoch möglichst nicht größer als 10% sein. Ist die Leistung des Generators gering, so daß die Schaltzeiten hauptsächlich bei einigen Sekunden liegen und nie kleiner als 0,1 sec sind, so können mechanische Uhrwerke benutzt werden, die entweder durch Federwerk oder aber durch elektrische Synchronmotore angetrieben werden. Das Uhrwerk wird zu Beginn der Aufnahme durch den Auslöseschalter in Gang gesetzt. Nach Ablauf der voreingestellten Zeit gibt es dem Leistungsschalter das Signal für die Beendigung der Aufnahme. Für kürzere Zeiten bis zum Bereich von $^1/_{1000}$ sec kommen nur noch elektronische Zeitgeber in Frage. Bei diesen wird ein Kondensator von einer Stromquelle über einen Widerstand aufgeladen. Ist eine bestimmte Ladespannung erreicht, dann bewirkt ein elektrischer Impuls — beispielsweise über das Gitter einer Schaltröhre gegeben — die Beendigung der Aufnahme. Die Dauer, nach der eine solche Signalspannung am Kondensator erreicht wird, ist der Kapazität des Kondensators und dem Widerstand, über den der Kondensator aufgeladen wird, direkt proportional. Durch Einschalten verschiedener Widerstände in den Ladekreis des Kondensators läßt sich auf diese Weise die Schaltzeit sehr genau bestimmen. Als Ladewiderstand können entweder verschiedene Ohmsche Widerstände durch Stufenschalter gewählt werden, oder eine Elektronenröhre, deren Innenwiderstand durch ihre Gitterspannung variiert wird, kann hierzu dienen. Die Zeitgeber selbst können keine großen Leistungen — also etwa die Röntgenaufnahme direkt — schalten. Sie geben immer nur das Signal an den eigentlichen Leistungsschalter *(Schaltschütz)*.

Die Auswahl der verschiedenen möglichen Schalter und Schaltungsarten für die Hochspannung der Röntgenröhre ist durch die Anforderungen an die Genauigkeit der Zeitschaltung bestimmt. Am einfachsten ist die Verwendung von Schaltschützen im Primärkreis des Hochspannungstransformators (Schaltschütze sind mechanische Schalter, durch Elektromagnete betrieben. Sie gleichen in ihrer Wirkungsweise den Relaisschaltern, sind aber für höhere Stromstärken ausgelegt und deshalb stärker konstruiert; s. Abb. 69).

Bezüglich der Schaltgenauigkeit, der minimalen Schaltzeit und der höchsten Schaltfrequenz bei Serienaufnahmen haben die mechanischen Schalter wegen der Trägheit der zu bewegenden Massen ihre Grenzen. Werden die Magnetspulen von Wechselstrom erregt, dann spielt auch der magnetische Zustand der Spule und des Kerns (Wechselstrom-Phase!) im Moment, in dem das Signal vom Aufnahmeschalter oder vom Zeitgeber eintrifft, eine Rolle. Insbesondere lassen sich Zeiten von weniger als $^1/_{100}$ sec nur ungenau mit demselben Schaltschütz ein- und ausschalten. Deshalb verwendet man für diesen Zweck zwei Schütze in Serie, von denen das eine die Spannung einschaltet und das andere wieder ausschaltet. So kann das Ausschaltschütz sein Kommando schon erhalten, während der Einschaltvorgang noch nicht abgeschlossen ist. Bei gleichstromerregten Schützen lassen sich auf diese Weise Schaltzeiten von etwa $^3/_{1000}$ sec erreichen und Schaltfrequenzen bis zu etwa acht Aufnahmen pro Sekunde.

Elektronenschaltröhren arbeiten, verglichen mit den mechanischen Schaltern, trägheitslos. Deshalb werden in manchen Generatoren, mit hoher Leistung und entsprechend kurzen Schaltzeiten, Thyratrons oder Ignitrons als Schaltelemente im Primärkreis des Hochspannungstransformators benutzt. Thyratrons und Ignitrons sind gittergesteuerte Schaltröhren, die mit Hilfe von Gasionen oder von ionisiertem Quecksilberdampf bei einigen 100 Volt Sperrvermögen hohe Ströme zu schalten gestatten.

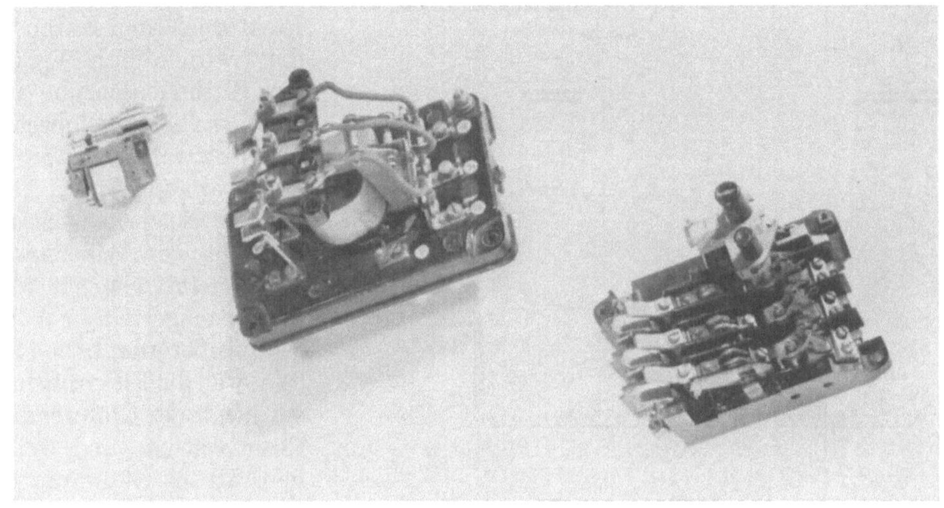

Abb. 69. Technische Ausführungsform von Relais (links) und Schaltschütz (Mitte und rechts)

Alle Schaltvorgänge auf der Primärseite des Hochspannungstransformators werden dann ungenau, wenn die Schaltzeit kürzer wird als die Dauer einer Periode des Wechselstroms. Dann hängt nämlich die während der Schaltzeit erzeugte Hochspannung wesentlich davon ab, ob der Transformator beispielsweise während des Nulldurchgangs der Wechselspannung oder während eines Spannungsgipfels eingeschaltet war. Für besonders kurze Schaltzeiten gibt es daher auch primärseitig geschaltete Generatoren mit höheren Wechselstromfrequenzen (z.B. 150 Hz). Eine andere Möglichkeit ist, den Beginn des Schaltvorgangs zwangsläufig mit der günstigsten Wechselstromphase zu synchronisieren. Auch Einschwingvorgänge der Spannung am Transformator, die zum Zeitpunkt des Einschaltens auftreten, machen in dieser Hinsicht Schwierigkeiten. Diese können entweder durch geeignete Siebketten unterdrückt werden (KUNTKE), oder man kann sie vermindern, indem der Einschaltvorgang in zwei Stufen vorgenommen wird (Vorkontakt bei einer niedrigeren Spannung für 0,01 sec, dann Einschaltung der vollen Spannung). Die letztere Methode wirkt sich natürlich bei kurzen Zeiten ebenso aus wie eine gewisse Welligkeit der Hochspannung.

Exaktes Schalten kürzester Belichtungszeiten und hohe Schaltfrequenzen, auch über längere Zeitdauer, lassen sich am besten durch Schaltelemente im Hochspannungskreis erreichen. Das bedeutet, die Schaltelemente müssen zwar geringere Ströme als auf der Primärseite leiten, aber wesentlich höhere Spannungen, nämlich die volle Röhrenspannung, sperren. Zu diesem Zweck können entweder gittergesteuerte Hochvakuumröhren (Trioden oder Tetroden) oder aber gittergesteuerte Röntgenröhren dienen. Die Signale der Zeitgeber gelangen in diesen Fällen über Impulstransformatoren an das Steuergitter im Hochspannungskreis. Abb. 70 zeigt zwei Beispiele solcher Schaltungen. Bei der gittergesteuerten Röntgenröhre muß sich als Folge des Gitterpotentials zwangsläufig der Durchgriff der Röhre ändern. Das macht sich in der Praxis dadurch bemerkbar, daß für normale Aufnahmen mit mittleren und niedrigen Spannungen nur ungenügende Stromstärken erreicht werden. Für Hartstrahl-Aufnahmen und Bildverstärker-Aufnahmen spielt das keine Rolle. Eine ausführliche Beschreibung der verschiedenen hochspannungsseitigen Schaltarten mit einer Gegenüberstellung ihrer Besonderheiten findet man bei Pfahnl.

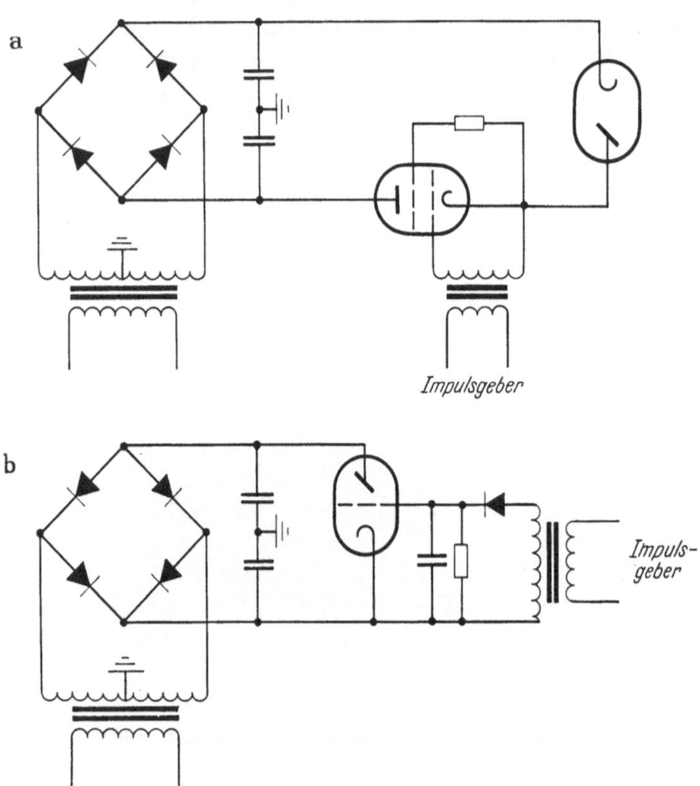

Abb. 70a u. b. Hochspannungsseitige Schaltung der Röntgenröhre. a Mit Schalttetrode, b mit gittergesteuerter Röntgenröhre

d) Röhrenstromkonstanthaltung und Röhrenstrommessung

Der Röhrenstrom, von den Elektronen der Kathode gebildet, wird durch Veränderung der Kathodenheizung reguliert. Das geschieht technisch so, daß der Heiztransformator, der die Heizspannung für die Glühwendel liefert, primärseitig durch veränderliche Widerstände (Potentiometer) geregelt wird. Die hierfür eingestellten Werte müssen außerordentlich konstant sein, weil die Elektronenemission stark mit der Glühwendeltemperatur wächst, und weil außerdem die im Glühdraht erzeugte Stromwärme dem Quadrat der Heizspannung proportional ist. In erster Näherung geht die Heizspannung mit der zehnten Potenz in den Röhrenstrom ein. Es ist daher auch bei der Versorgung der Röhrenheizung erforderlich, sowohl Netzspannungsschwankungen als auch Spannungsabfälle, die im Augenblick des Einschaltens durch die Belastung entstehen, so gut wie irgend möglich zu kompensieren. Die technische Ausführung dieser Kompensation kann auf verschiedene Weise geschehen.

Abb. 71a zeigt ein einfachstes Beispiel. (In diesen Beispielen wird jeweils vorausgesetzt, daß allgemeine Schwankungen der Netzspannung schon durch geeignete Mittel am Eingang des Generators kompensiert sind.) Im Primärkreis des Heizspannungstransformators befindet sich der Regelwiderstand R_2, mit dem der Röhrenstrom eingestellt wird. In Serie hierzu liegt ein weiterer einstellbarer Widerstand R_1, der jeweils so abgestimmt ist, daß der durch ihn verursachte Spannungsabfall ebenso groß ist wie der bei Belastung zu erwartende Abfall von U_N. Mit dem Schalter S wird dieser Widerstand für die Dauer der Aufnahme überbrückt, so daß die Spannung an der Primärwicklung des Heizspannungstransformators auch während der Aufnahme konstant bleibt. Der regelbare Widerstand R_1 muß selbstverständlich für jeden zu erwartenden Belastungsabfall besonders eingestellt sein. Eine andere Möglichkeit ist, die für die Dauer der Aufnahme erforderliche Kompensationsspannung durch die Größe der Belastung selbst steuern zu lassen. In Abb. 71b ist ein solches Beispiel dargestellt. Hier wird die Kompensationsspannung durch einen Transformator erzeugt, dessen Primärwicklung im Hauptstromkreis des Hochspannungstransformators liegt. Die Höhe der erzeugten Kompensationsspannung hängt also automatisch davon ab, wie groß jeweils die Belastung ist. Schließlich bietet sich für die Stabilisierung des Heizstromes der magnetische Stabilisator an. In diesem Fall ist eine Drosselspule in den Heizstromkreis geschaltet, die im Bereich der magnetischen Sättigung arbeitet.

Die Messung des Röhrenstromes muß immer im Hochspannungskreis erfolgen. Bei Generatoren mit offener Hochspannungsgleichrichtung geschah das früher so, daß ein mA-Meter in das Hochspannungsleitungssystem — gut isoliert vom Erdpotential — eingebaut wurde und aus einem gewissen Abstand abgelesen werden mußte. Im Meßinstrument selbst lassen sich derart hohe Isolationswerte nicht erreichen. Wenn ein solches Instrument zur Messung des Röhrenstroms in den Schalttisch eingebaut werden soll, sind daher schaltungsmäßig besondere Vorkehrungen zu treffen. Ist der Hochspannungskreis an irgendeiner Stelle geerdet, dann legt man das Meßinstrument zweckmäßigerweise an diese Stelle. Bei der Messung im Wechselstromteil des Hochspannungskreises (also

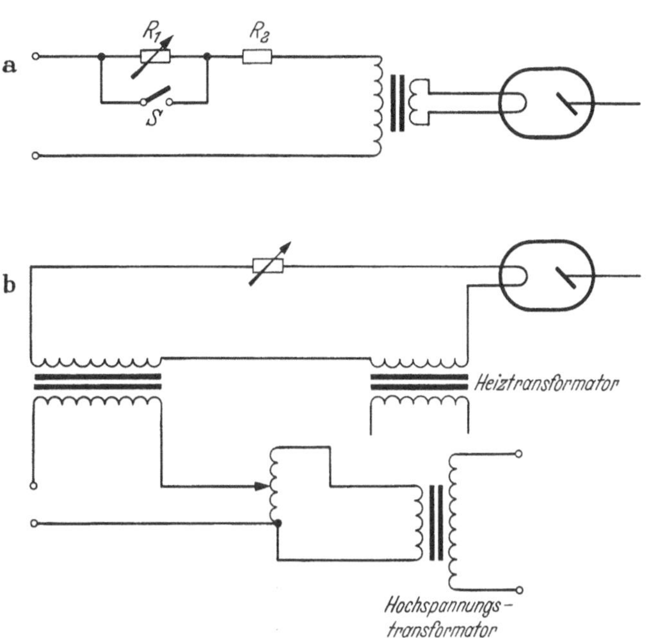

Abb. 71 a u. b. Röhrenstromstabilisierung bei der Belastung des Generators. a Durch Voreinstellen eines lastähnlichen Widerstandes, b durch automatische lastabhängige Spannungsaufschaltung

z.B. in der Mitte der Hochspannungswicklung eines Einphasen-Vollweg-Generators) ergeben sich an dieser Stelle der Schaltung durch die Kapazitäten der Hochspannungswicklung gegen Masse kapazitive Verschiebungsströme, die sich bei niedrigen Durchleuchtungsströmen bemerkbar machen (bei Aufnahmestrom fallen diese Unterschiede nicht ins Gewicht). Solche Fehlströme sind spannungsabhängig und bezüglich

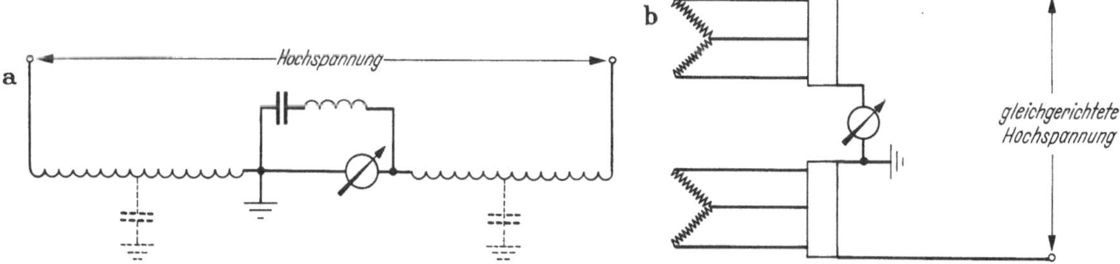

Abb. 72 a u. b. Beispiele für die Messung des Röhrenstromes. a Wechselspannungsseitig mit Kompensation der kapazitiven Blindströme Wicklung—Erde, b gleichspannungsseitig

der auftretenden Oberwellen auch frequenzabhängig. Will man sie durch geeignete Eichung der Meßinstrumenten-Skala berücksichtigen, dann kann das nur für einen mittleren Spannungswert geschehen. Genauer ist es, die Fehlströme durch spannungs- und frequenzabhängige Kompensationsglieder auszugleichen (Zusatzwicklung auf dem Transformator s. Abb. 72).

Ist der Hochspannungskreis auf der Gleichspannungsseite geerdet, dann entfallen solche Maßnahmen und die direkte Messung des Röhrenstromes wird wesentlich einfacher. In Abb. 72 ist ein Beispiel für einen symmetrisch geerdeten Dreiphasen-Generator angegeben. Die erwähnten Isolationsschwierigkeiten bei der Messung des Röhrenstromes können auch durch die Verwendung von Stromwandlern umgangen werden, wenn man wechselstromseitig mißt. Das Problem, kapazitive Fehlströme zu berücksichtigen oder durch geeignete Abschirmungen zu beseitigen, bleibt dann allerdings bestehen.

Stromwandler gleichen in ihrem Aufbau den Transformatoren. Sie haben in diesem Fall nicht die Aufgabe, durch verschiedene Windungszahlen von Primärwicklung und Sekundärwicklung eine Transformation der Spannung zu bewirken, sondern sollen den Meßkreis vom Hochspannungskreis isolieren.

e) Dosierungshilfen und Sicherheitsvorrichtungen

α) Durchleuchtungsuhr und Diagnostik-Monitor

Bei gleichartigen Röntgenuntersuchungen kann die Dosis, mit welcher der Patient belastet wird — ebenso wie die Streustrahlendosis, welcher der Untersucher ausgesetzt ist — erheblichen Schwankungen unterworfen sein. Das hängt ab von der Anzahl der Aufnahmen, die gemacht werden, von der Durchleuchtungsdauer, der Durchleuchtungs-Dosisleistung und vom

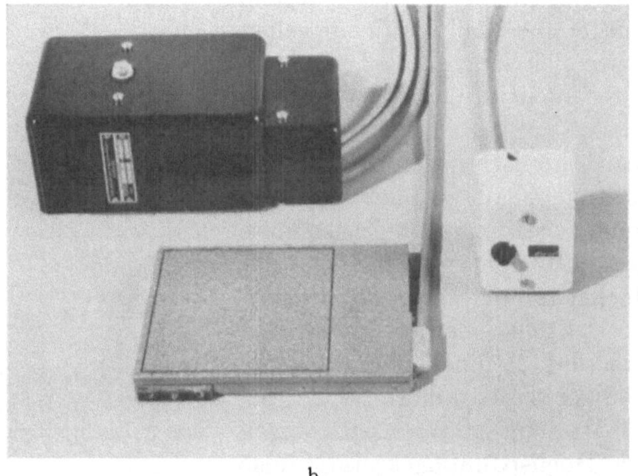

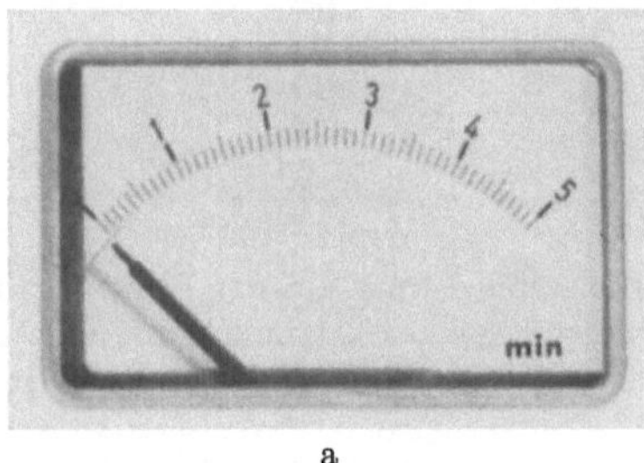

a   b

Abb. 73a u. b. Durchleuchtungsuhr und Diagnostik-Dosismonitor. a Die Durchleuchtungsuhr ist in vielen Fällen in den Schalttisch eingebaut und löst ein Warnsignal aus, wenn 5 min Durchleuchtungszeit erreicht sind. b Links oben: Verstärker, Mitte: Meßkammer, rechts: Zählwerk eines Diagnostik-Monitors

Querschnitt des Nutzstrahlenbündels. Um die Strahlenbelastung von Arzt und Patient so niedrig wie möglich zu halten, wird eine ständige Kontrolle von möglichst vielen dieser Einflußgrößen angestrebt und von den Strahlenschutzkommissionen empfohlen. Diese Kontrollen erleichtern es, im praktischen Betrieb die geeigneten Maßnahmen zu finden und zu treffen, mit denen die Strahlenbelastung bei der diagnostischen Röntgenuntersuchung klein gehalten werden kann. Eine einfachste Vorrichtung zu diesem Zweck ist die Durchleuchtungsuhr (Abb. 73). In den Normen des Deutschen Fachnormenausschusses Radiologie (DIN 6811) wird sie für alle Durchleuchtungseinrichtungen gefordert. Die Durchleuchtungsuhr ist entweder in den Schalttisch eingebaut, oder sie kann als Zusatzinstrument neben dem Schalttisch angebracht werden. Das Uhrwerk besteht meistens aus einem elektrischen Synchronmotor, der immer so lange in Gang gesetzt wird, wie der Durchleuchtungsstrom eingeschaltet ist. Auf diese Weise läßt sich die Durchleuchtungszeit nach einer Untersuchung einwandfrei feststellen. Die Durchleuchtungsuhr gibt zusätzlich nach einer bestimmten Zeitdauer ein Signal, das so lange andauert, bis die Durchleuchtung bewußt aus- und wieder eingeschaltet wurde. So wird das unbeachtete Überschreiten eines bestimmten Maximalwertes für die Durchleuchtungszeit verhindert. Die Durchleuchtungsdauer ist jedoch nur einer der aufgezählten Faktoren, die Einfluß auf die Strahlenbelastung des Patienten haben. Diagnostik-Monitore, die ebenfalls für solche Kontrollen verwendet werden, messen zusätzlich zur Einschaltdauer die Dosisleistung im Primärstrahlenbündel und den Querschnitt des

Primärstrahlenbündels. Außerdem registrieren sie sowohl die Belastung bei der Durchleuchtung als auch bei Aufnahmen.

Diagnostik-Monitore sind Röntgen-Dosimeter, deren Ionisationskammer zwischen Primärstrahlenblende und Patient angebracht ist. Der Querschnitt der Kammer ist

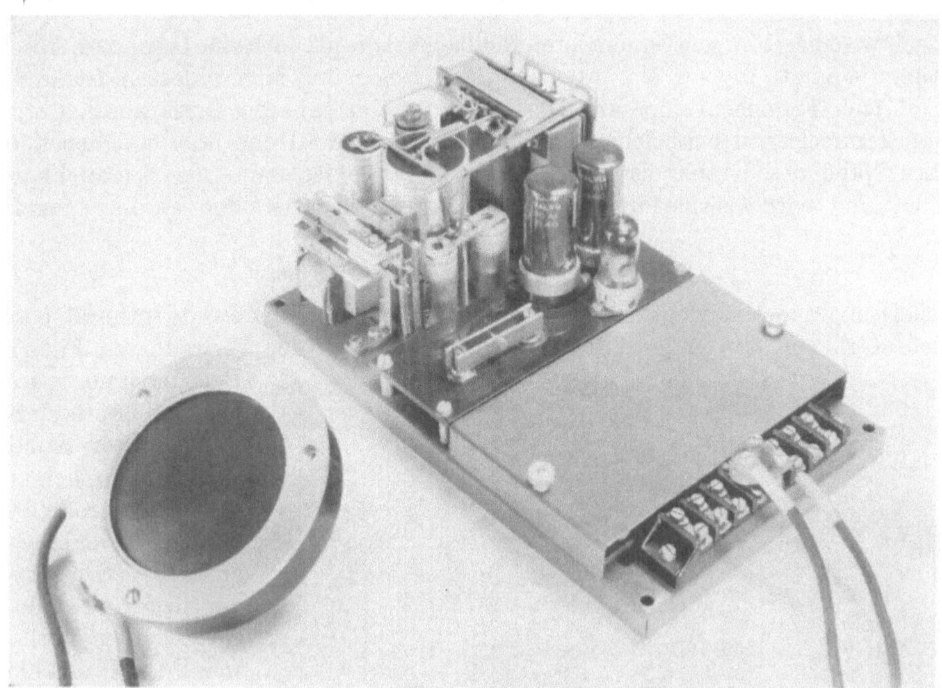

a

größer als der größtmögliche Querschnitt des Primärstrahlenbündels an dieser Stelle. Der Anzeigewert läßt sich daher beispielsweise in R · cm² eichen und gilt dann für alle Abstände. Die Empfindlichkeit dieses Meßsystems kann auch durch zusätzliche Maßnahmen derart energieabhängig gemacht werden, daß die Meßgröße ein Maß für die eingestrahlte Energie (in Watt · sec) angibt. (Ausführliches über Diagnostik Monitore und die verwendeten Maßeinheiten bei NEBOSCHEW und SCHOTT, bei REINSMA und bei ZIELER).

β) Röntgenwertmesser und Dosisschalter

Auch bei Generatoren für die Röntgen-Tiefentherapie werden in vielen Fällen fest eingebaute Kontrollinstrumente für die Dosisleistung verwendet. Die Ionisationskammern hierzu befinden sich zwischen dem Strahlenaustrittsfenster des Röhrengehäuses und der Blende, mit

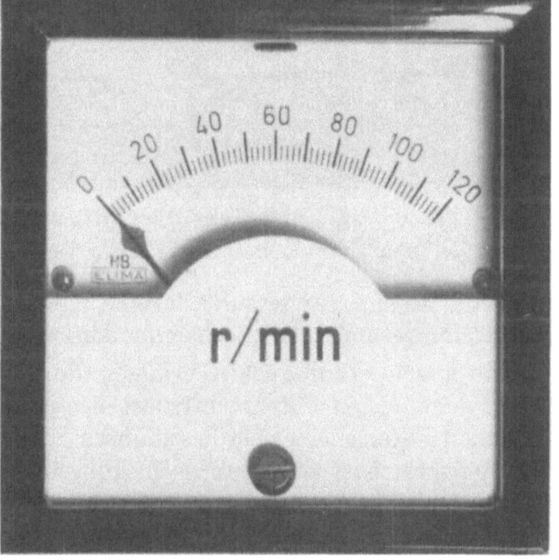

b

Abb. 74 a u. b. Röntgenwertmesser. a Links: Meßkammer, rechts: Verstärker. b Anzeigeinstrument für Einbau in den Schalttisch

der die Feldgröße bestimmt wird. Auf diese Weise wird die Dosisleistung des Primärstrahlenbündels in Luft unabhängig von der Feldgröße gemessen. Die Dosisleistungsanzeige bezieht sich jeweils auf einen festen Abstand von 50 cm. Diesen Wert bezeichnet man in der Röntgen-Therapie als *Röntgenwert*. Das Anzeigeinstrument des Röntgen-wertmessers befindet sich am Schalttisch (Abb. 74).

Mit Hilfe des Röntgenwertmessers ist es möglich, die Strahlenemission der Röntgen-anlage laufend zu überwachen und gegebenenfalls mit Hilfe des Röhrenstromreglers zu korrigieren.

Vielfach wird bei Röntgen-Generatoren für Tiefentherapie auch eine besondere Abschalt-vorrichtung benutzt, die an ein integrierendes Dosimeter angeschlossen ist und den Generator nach Erreichen einer am Dosimeter voreinstellbaren Dosis abschaltet. Die Ionisationskammer wird bei solchen Dosisschaltern auf die Haut, oder möglichst in un-mittelbare Nähe des Krankheitsherdes gebracht. Sie ist dann als Schlauchkammer ausgebildet und wird beispielsweise in Oesophagus, Rectum oder Vagina eingeführt.

γ) Filteranzeige und Filtersicherungen

Dosisleistung und Eindringtiefe der Strahlung hängen bei der Röntgentherapie außer-ordentlich stark von der eingestellten Spannung *und* von den verwendeten Filtern ab.

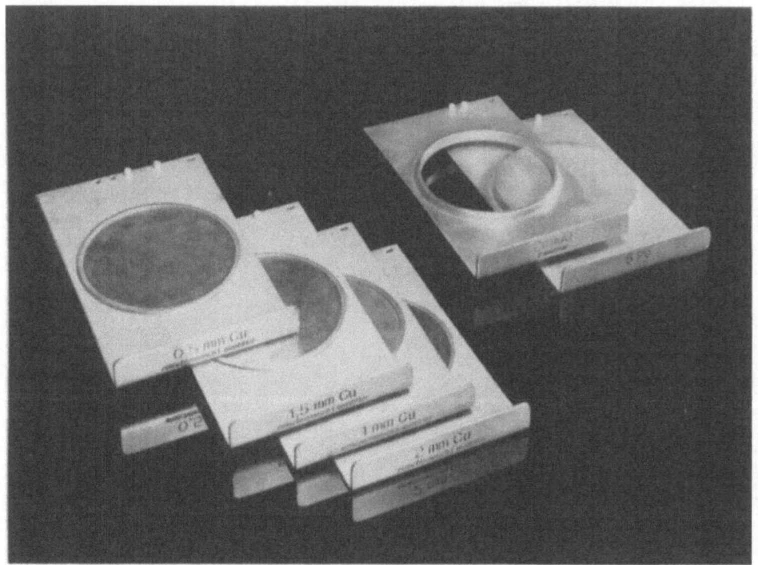

Bei Irrtümern in der jeweils benutzten Span-nungs - Filter - Kombina-tion können sich außer-ordentlich große Abwei-chungen in der Dosierung ergeben. Daher ist eine deutliche und eindeutige Anzeige der jeweils ver-wendeten Bestrahlungs-filter am Schalttisch not-wendig. In Deutschland wird diese Anzeige im Normblatt für die Her-stellung von Röntgen-einrichtungen DIN 6811 gefordert. Die Filteran-zeige läßt sich technisch beispielsweise durch ein System von Filterschie-bern erreichen, von de-

Abb. 75. Filterschieber mit Kontaktnasen für die elektrische Filteranzeige.
(Für einen Röntgengenerator für Tiefentherapie)

nen jeder an einer anderenStelle eine Kontaktnase trägt, durch die eine entsprechende Anzeigelampe im Schalttisch zum Aufleuchten gebracht wird (s. Abb. 75).

Die Anzeige kann auch so erfolgen, daß durch ein zugeordnetes Lichtsignal erkennbar wird, wenn einem Filtervorratskasten mit unverwechselbarem Aufbewahrungsort für die einzelnen Filterschieber ein bestimmtes Filter entnommen ist. Zusätzlich zu dieser An-zeige gewährleistet eine elektrische Filtersicherung am Strahlenaustrittsfenster, daß eine Bestrahlung nur dann erfolgen kann, wenn sich vor dem Strahlenaustritt auch tatsächlich ein Filter befindet. Soll eine Bestrahlung bewußt ohne Zusatzfilter durchgeführt werden, dann ist ein sog. Leerfilter zu verwenden. Das ist ein Filterrahmen, der die erwähnte Filtersicherung zwar entriegelt, aber kein Einsatzfilter trägt.

Bei Einrichtungen für Oberflächen- und Nahbestrahlung ist häufig eine zusätzliche elektrische Verriegelung eingebaut, die bei jeder Spannungsstufe nur die Bestrahlung mit einem bestimmten einmal festgelegten Filter gestattet. Dadurch werden die Verwechslungsmöglichkeiten bei der Spannung-Filter-Wahl kleiner; es werden aber auch die Variationsmöglichkeiten hinsichtlich der anwendbaren Strahlenqualitäten geringer.

δ) Sicherheitskontakte gegen ungewollte Strahlung

Bei größeren Röntgen-Anlagen muß die Möglichkeit bestehen, die Strahlenerzeugung unter ganz bestimmten Bedingungen mit Sicherheit zu verhindern. Das ist technisch kein großes Problem und wird durch Unterbrecherkontakte gelöst, die in den Erregerstromkreis des Hochspannungsschützes geschaltet werden. Trotzdem werden diese Vorrichtungen hier beschrieben, weil ihre Funktion für den sicheren Arbeitsablauf im Röntgenbetrieb von Bedeutung ist.

Läßt sich beispielsweise an Untersuchungsgeräten der Leuchtschirm zusammen mit der Bleiglasplatte zur Seite schieben, damit andere Vorrichtungen (etwa ein Bildverstärker) an diese Stelle gebracht werden, dann kann man durch einen am Zielgerät angebrachten Sicherheitskontakt verhindern, daß Strahlung eingeschaltet wird, solange sich kein Primärstrahlenschutz an dieser Stelle befindet. Bei Tiefentherapie-Anlagen werden Sicherheitskontakte an den Zugangstüren zum Bestrahlungsraum angebracht. Da die geschlossenen Türen in solchen Anlagen einen Teil des bauseitig erforderlichen Strahlenschutzes darstellen, muß unter allen Umständen sichergestellt sein, daß diese Türen während der Bestrahlung auch geschlossen sind. Im erweiterten Sinn kann man auch die Bestrahlungs- oder Durchleuchtungsschalter nach dem sog. Totmann-Prinzip als Sicherheitskontakte gegen ungewollte Strahlung ansehen. Bei diesen Schaltern hat die Bedienungsperson einen Druckknopf gegen Federkraft, also unter ständigem Kraftaufwand so lange festzuhalten, wie Strahlung erzeugt werden soll.

f) Arbeitsplatz-, Fokus- und Hilfsgerätewähler

Die leistungsfähigeren Röntgendiagnostik-Generatoren sind heute fast ausnahmslos im ganzen Diagnostikbereich verwendbar. Das heißt, sie sind nicht jeweils für einen

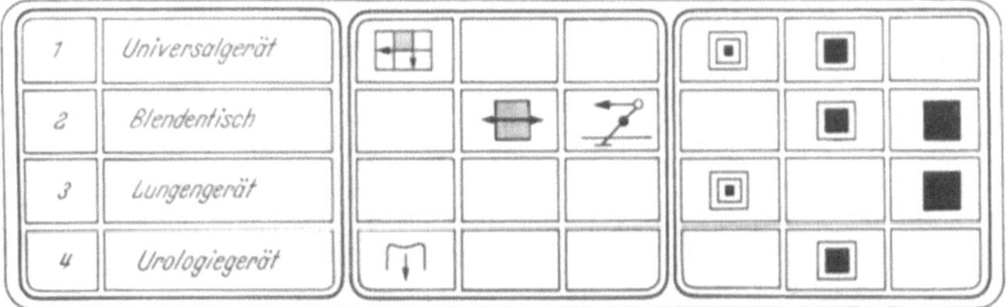

Abb. 76. Anzeigetableau für Arbeitsplatz- und Hilfsgerätewähler
(Symbole nach DIN 6814, Blatt 7)

bestimmten Anwendungszweck (also etwa für Durchleuchtung oder nur für Aufnahmen innerhalb eines bestimmten kWs-Bereichs oder nur für Schnellserien und Röntgen-Kinobetrieb) entwickelt und gebaut.

Mit einem modernen Röntgen-Generator müssen sich alle diese Aufgaben durchführen lassen, und es müssen sich mehrere, meistens verschiedene Arbeitsplätze gleichzeitig anschließen lassen. (Unter einem Arbeitsplatz verstehen wir hier den Röntgenstrahler, das betreffende Anwendungsgerät und die erforderlichen Hilfsgeräte.) Das bedeutet, daß der Generator in sehr wesentlichen Funktionen in kürzester Zeit durch die Bedienungsperson umschaltbar sein muß.

Für diese Umschaltung sind im Schalttisch Arbeitsplatz-, Fokus- und Hilfsgerätewähler angebracht. Für den Bedienenden zeigen sie nur einen oder mehrere Drehknöpfe und Anzeigeskalen (Abb. 76), auf denen durch Worte oder Symbole der jeweils eingestellte Schaltzustand zu erkennen ist. Funktionsmäßig haben sie jedoch eine Vielzahl von Aufgaben zu lösen.

Der *Arbeitsplatzwähler* bewirkt die Verbindung zwischen dem Röntgen-Generator und einem der angeschlossenen Strahler. Praktisch heißt das, daß Hochspannung, Heizspannungsversorgung und die Versorgung des Drehanodenantriebs über einen Verteiler mit dem Kabel verbunden werden, das zum vorgewählten Strahler führt. Der im Schalttisch eingebaute Wahlschalter kann verständlicherweise hierzu nur das Kommando geben, d.h. den Steuerstrom für den Verteiler schalten. Der eigentliche Schaltvorgang wird von einem hochspannungssicheren Ölschalter ausgeführt, der als Verteiler dient. Aus Zweckmäßigkeitsgründen ist dieser Ölschalter meistens in den Generatorkessel eingebaut.

Der *Fokuswähler* erfüllt zwei Funktionen: da sehr viele Röntgenröhren Kathoden mit Doppelfokus besitzen, wird hiermit die jeweils ausgewählte Glühwendel an die Heizstromversorgung angeschlossen. Gleichzeitig bewirkt der Fokuswähler in Abhängigkeit vom vorgewählten Brennfleck die Auswahl der Grenzwerte für den Überlastungsschutz oder für die Belastungsautomatik. Für jeden Brennfleck ist nach Abschnitt II, 3b ein bestimmtes Belastungsnomogramm maßgebend, auf das der Überlastungsschutz oder die Belastungsautomatik einzustellen ist. Diese Einstellung erfolgt also auch durch den Fokuswähler. Gleichzeitig greift er in die Auswahl der Korrekturglieder ein, die für den zu erwartenden Lastfall zur Kompensation von Röhrenspannung und Röhrenstrom erforderlich sind.

Der *Hilfsgerätewähler* hat drei Aufgaben zu erfüllen:

1. Er stellt die Verbindung zu dem Hilfsgerät her, das die Auslösung der Aufnahme bewirken

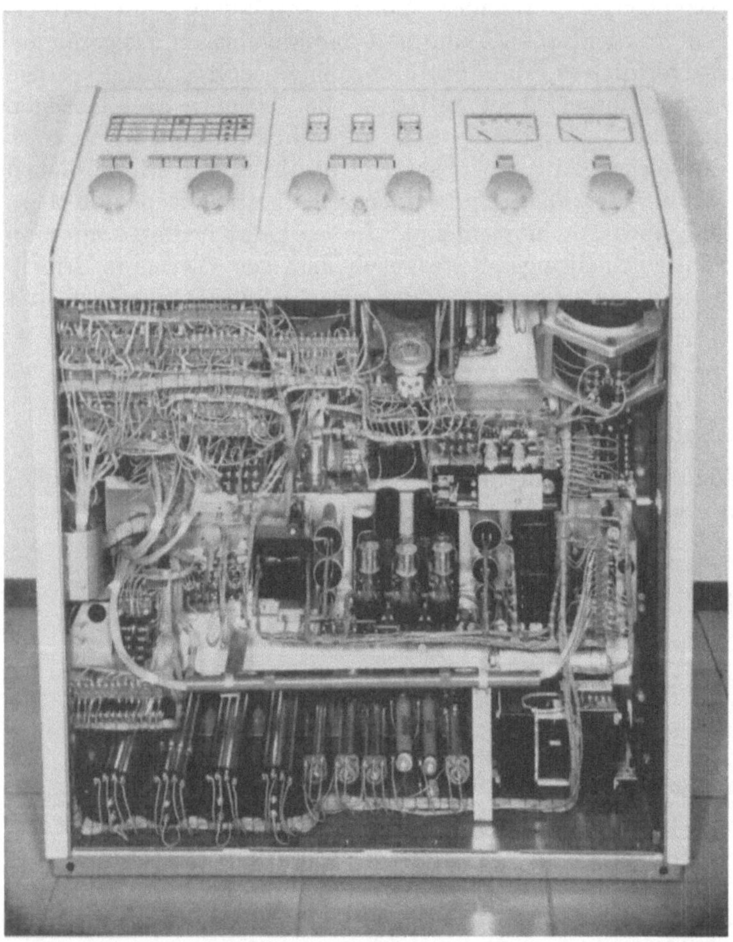

Abb. 77. Offener Schalttisch eines Drehstromgenerators für die Röntgendiagnostik (Müller DA 1001)

soll. Hilfsgeräte in diesem Sinne sind beispielsweise der Auslöseschalter am Schalttisch, ein Handschalter oder Fußschalter am Arbeitsplatz, der Auslösekontakt an der Kassettentransporteinrichtung des Zielgerätes, Kassettenwechsler, Kymograph, Buckyblende, Schichtgerät oder Filmkamera.

2. Der Hilfsgerätewähler bestimmt auch, auf welche Weise die Beendigung der Aufnahme bewirkt wird: durch den Zeitschalter bzw. mAs-Relais, durch einen angeschlossenen Belichtungsautomaten oder durch den Ablauf eines Schichtgerätes bzw. Kymographen.

3. Außerdem bewirkt der Hilfsgerätewähler die notwendige Stromversorgung der Hilfsgeräte, die jeweils angeschlossen sind. Dazu gehören der Antrieb für ein Streustrahlenraster, der Kassettenwechsler, ein Schirmbildaufnahmegerät, Schichtgerät oder Kymograph.

g) Die technische Ausführung der Schalt- und Regelorgane

Generatoren für kleine Leistungen besitzen in der Regel nur einen Schaltkasten und das Röhrengehäuse, in das meist auch der Hochspannungstransformator eingebaut ist (Einkessel-Generatoren). Im Schaltkasten oder Schaltpult sind dann alle Schalt- und Regelorgane eingebaut, welche die volle Leistung des Generators schalten und regeln. Auch bei vielen Generatoren für höhere Leistungen enthalten die Schalttische alle Funktionselemente, welche die volle Generatorleistung niederspannungsseitig schalten und dem Hochspannungsgenerator über Kabel zuführen. Bei manchen Typen findet man auch diesen noch in den Schalttisch eingebaut. In neuerer Zeit wird bei der Vielzahl der Schalt- und Regelaufgaben dagegen eher eine weitere Auftrennung von Kommandogabe, Regelung und gegebenenfalls Nomogrammsteuerung einerseits und der eigentlichen primärseitigen Leistungsschaltung andererseits angestrebt. Beide Teile benötigen zunehmend viel Platz, der durch diese Auftrennung nicht mehr unbedingt in den Schalträumen zur Verfügung stehen muß, wo sich das Bedienungspersonal aufhält. Der Schalttisch ist dann nur noch eine Steuerzentrale (Abb. 77). Er ist über ein Steuerkabel mit dem eigentlichen Schaltschrank verbunden, der die Leistungsschalter enthält und der nun in der Nähe des Generatorkessels aufgestellt werden kann, wo der benötigte Platz nicht so wertvoll ist wie im Schaltraum. Auf diese Weise lassen sich Röntgen-Abteilungen mit mehreren Räumen im Hinblick auf einen reibungslosen Arbeitsablauf mit kurzen Wegen für das Bedienungspersonal wesentlich günstiger planen. Die Schalträume bleiben relativ klein, liegen eng beieinander und sind möglichst zentral in der Nähe der Dunkelkammer angeordnet. Die auf der Schalttischplatte eingebauten Meßinstrumente werden nun vom Schaltschrank her mit Hilfe von Rückmeldekabeln aus gesteuert, so daß auch die Einstellwerte des räumlich getrennt aufgestellten Schaltschranks eindeutig zu erkennen sind.

4. Antrieb der Drehanoden

Drehanoden werden durch Induktionsmotoren angetrieben, deren Rotor als Kurzschlußanker ausgebildet ist. Der Anker besteht aus einem kupfernen Zylindermantel, der mit dem Anodenstiel fest verbunden ist. Auf diese Weise werden weder Ankerwicklungen noch Stromzuführungen zu diesen Wicklungen benötigt. Das ist einerseits für die Aufrechterhaltung des Vakuums innerhalb der Röhre sehr wichtig, denn die Ankerwicklungen mit ihren Isolationen würden im Vakuumraum der Röhre sehr große technologische Schwierigkeiten bereiten, und andererseits wären die erforderlichen Zuführungen zu diesen Wicklungen aus hochspannungstechnischen Gründen sehr nachteilig.

Der *Induktionsmotor* besitzt als Stator ein System von Spulen, die innerhalb des Röhrengehäuses rings um die Röntgenröhre angeordnet sind (s. Abb. 78). Jede einzelne Wicklung wird von Wechselstrom durchflossen und erzeugt durch Induktion oscillierende Magnetfelder. Durch Verwendung von Drehstrom oder aber durch geeignete Verschiebung der Wechselstromphasen gegeneinander in den verschiedenen Spulen läßt sich erreichen, daß das magnetische Feld jeder Wicklung gegenüber dem der Nachbarwicklung — in einer festen Drehrichtung gesehen — um einen gewissen Phasenwinkel nacheilt. Als Überlagerung dieser Felder resultiert in der Mitte, wo sich der Rotor befindet, ein magnetisches Feld von konstanter Stärke, dessen Resultierende sich mit der Frequenz des Wechselstroms dreht. Man spricht von einem induzierten magnetischen Drehfeld. Dieses Magnetfeld wiederum induziert im elektrisch leitfähigen Kupferzylinder des Rotors oscillierende Wirbelströme, die ihrerseits ein magnetisches Feld aufbauen. Durch die Wechselwirkung beider Magnetfelder miteinander entsteht ein Drehmoment, das die Anode in Drehbewegung versetzt. Erreicht die Rotation der Anode die Geschwindigkeit des Statordrehfeldes, dann nimmt die Magnetfeldänderung relativ zum rotierenden Stator ab, die induzierten Wirbelströme werden kleiner und entsprechend auch das Magnetfeld dieser Wirbelströme. Die Anode fällt dann infolge der Lagerreibung in ihrer Geschwindigkeit wieder ab. So spielt sich ein Gleichgewicht zwischen dem von der Differenz beider Drehgeschwindigkeiten abhängigen Drehmoment und den Reibungskräften ein.

Die Rotationsfrequenz wird also immer etwas geringer sein als die Umlauffrequenz des Drehfeldes. Man spricht von einem „Schlupf" des Kurzschlußläufers, der je nach Güte der Lagerung bei 6—10 % liegt.

Die Drehgeschwindigkeit der Anode ist demnach von der Frequenz des Drehfeldes abhängig und kann nur mit dieser zusammen verändert werden. Zur Frequenzerzeugung benutzt man die Frequenz des elektrischen Wechselstromes, die in besonderen Fällen („Super"-Röhren) durch geeignete Schaltungen verdoppelt oder verdreifacht wird. Die Anodendrehzahl beträgt also immer 3000 U/min oder ein ganzzahliges Vielfaches hiervon, vermindert um den jeweiligen Schlupf.

Laufen die Drehanoden auf vollen Touren, dann beträgt ihre Rotationsenergie bei 3000 U/min nur ca. 20 Watt/sec und bei 9000 U/min ca. 80 Watt/sec. Wegen der hohen Verluste, die bei der Übertragung dieser Energie über den relativ großen Luftspalt zwischen Stator und Rotor entstehen, und wegen der Wirbelstromverluste im Kurzschlußläufer ist für den Anlauf der Anoden das 30—40fache dieser Energie aufzuwenden. Sowohl der Stator als auch das Anodenanlaufgerät, das die Drehfeldfrequenz erzeugt

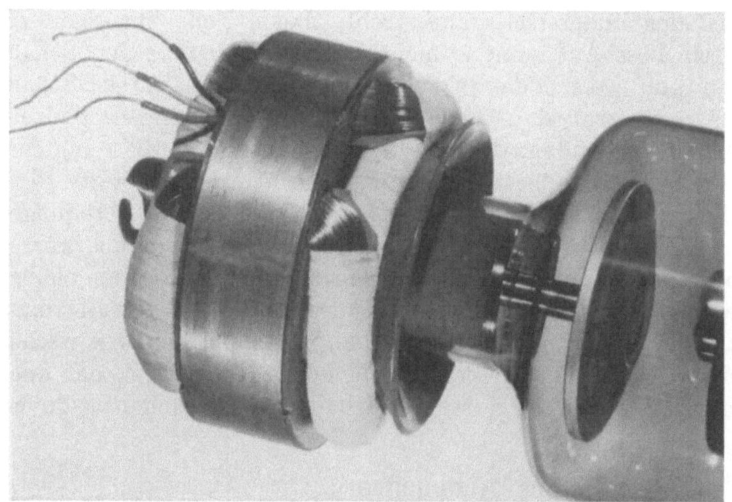

und die Statorwicklungen versorgt, müssen für diese hohe Leistung bemessen sein. Haben die Drehanoden ihre Tourenzahl erreicht, dann wird für den Weiterlauf nur etwa $^1/_{10}$ der hier angegebenen Leistungen benötigt. Die Anlaufgeräte werden deshalb in der Regel beim Einschalten kurzzeitig überbelastet.

Erzeugt man durch Gleichstrom mit Hilfe der Statorwicklungen ein stationäres Magnetfeld, so bewirken die Wirbelströme im Rotor ein Abbremsen der Drehanode. Mit solchen „Wirbel-

Abb. 78. Drehanodenröhre mit Rotor und Statorwicklung für den Rotationsantrieb. (Die Statorwicklung wurde für diese Aufnahme etwas nach links verschoben, damit der Rotor besser zu sehen ist)

strombremsen" läßt sich die Gesamtlaufzeit der Drehanoden bedeutend verkürzen und die Belastung der Kugellager entsprechend verringern. Abb. 78 zeigt einen aus Statorwicklung und Kupfermantel bestehenden Induktionsmotor mit Kurzschlußläufer.

5. Typische Beispiele von Röntgengeneratoren und deren Anwendung

Die historische Entwicklung der Röntgengenerator-Technik hat eine so große Zahl von Ausführungsformen hervorgebracht, daß es unangebracht erscheint, auf diese Typen im einzelnen einzugehen. Wichtiger ist es wohl, den heutigen Stand der Technik anhand von typischen Beispielen darzustellen. Der Gang der Entwicklung kann in großen Zügen folgendermaßen charakterisiert werden:

Ein anschauliches Beispiel für die Ausführung der ersten Röntgengeneratoren gibt der in Abb. 79 gezeigte Apparat, wenn man von einfachen Zusammenschaltungen einer Röntgenröhre mit einem Funkeninduktor ohne jeden weiteren Schaltungsaufwand absieht, was in den ersten Fällen der Röntgenstrahlenanwendung praktiziert wurde. Es handelt sich hier um einen Generator, wie er um das Jahr 1900 in Wiesbaden im Institut von Alban Köhler benutzt wurde. Zur Hochspannungserzeugung diente ein Funkeninduktor, der oben auf den Schrank montiert ist. Der Unterbrecher, der dem Induktor die Stromimpulse liefert, befindet sich im mittleren offenen Schrankfach. Auf der Bedienungsplatte sind die Schalter zum Ein- und Ausschalten in der damals üblichen Ausführungsform, ein Regelwiderstand, ein Ampèremeter und Sicherungselemente angebracht. Die Hochspannung wurde durch den Abstand der beiden zueinander gebogenen

„Hörner", die an der Induktorspule sitzen, begrenzt und damit auch „gemessen". Von den Enden der Induktorspule erfolgte die Spannungszuführung zur Röntgenröhre über offene Hochspannungsleitungen, die frei im Raume hingen.

Die heutigen Röntgengeneratoren haben mit dieser Ausführung hinsichtlich der Technologie keinerlei Ähnlichkeit mehr. Die Art der Hochspannungserzeugung erfuhr durch die moderne Transformatortechnik einen grundlegenden Wandel. Die Verwendung von

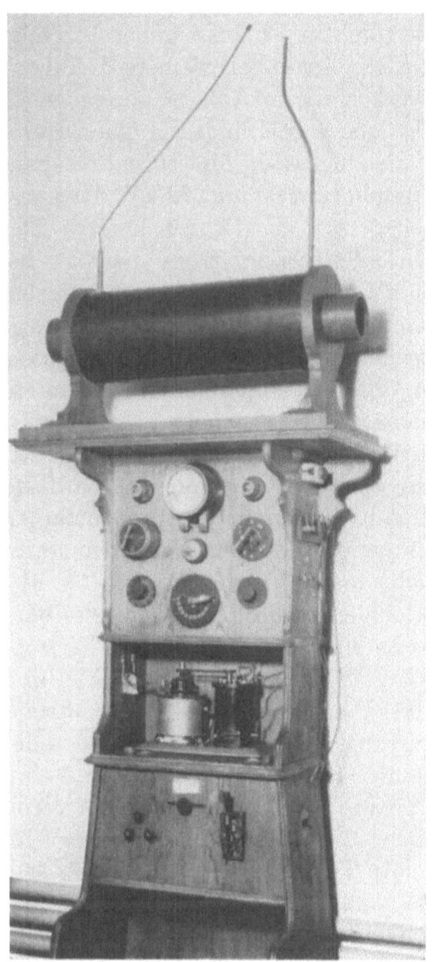

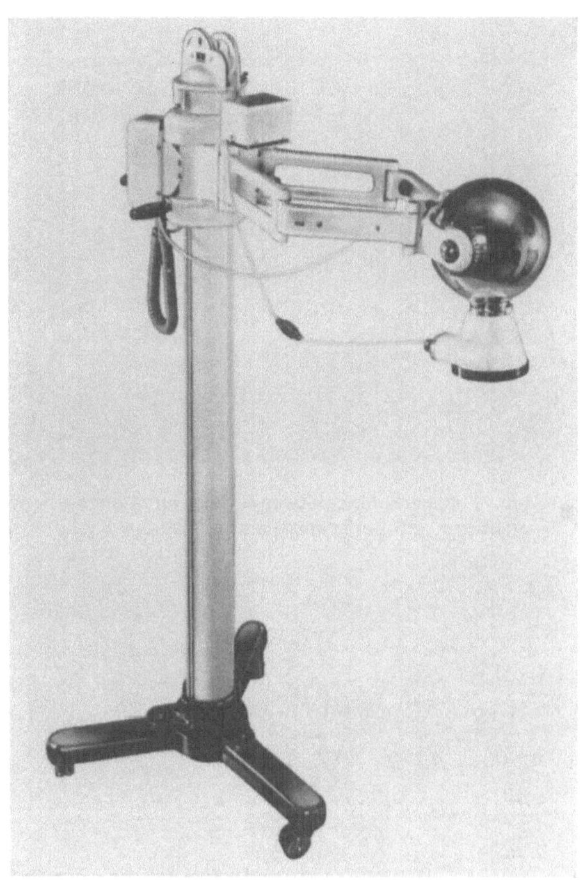

Abb. 79   Abb. 80

Abb. 79. Röntgengenerator aus der Zeit um 1900, der im Institut von Alban Köhler in Wiesbaden betrieben wurde

Abb. 80. Röntgenkugel (Siemens-Reiniger-Werke)

Gleichrichtern gestattet — wie im vorangehenden Abschnitt erwähnt — eine wesentlich bessere Ausnutzung der Röhren. Durch Verwendung von isolierten Hochspannungskabeln und Röhrenschutzgehäusen ist die Gefahr durch hochspannungführende Teile im Raume beseitigt; die Strahlenbelastung für das Personal wurde durch weitgehende Abschirmung der Strahlen außerhalb des Nutzstrahlenkegels bedeutend vermindert. Hinsichtlich der leichten Bedienung und der exakten Einhaltung und Reproduzierbarkeit der eingestellten Werte brachte schließlich die heutige Meß- und Regeltechnik beträchtliche Fortschritte, die jedem Benutzer moderner Röntgengeneratoren bewußt werden, wenn er die auf den folgenden Seiten gezeigten Generatoren betrachtet.

a) Diagnostik-Generatoren

Kleine Generatoren für die Röntgen-Diagnostik werden häufig als Einkesselgeneratoren ausgeführt, d.h. Röntgenröhre und Hochspannungstransformator befinden sich in

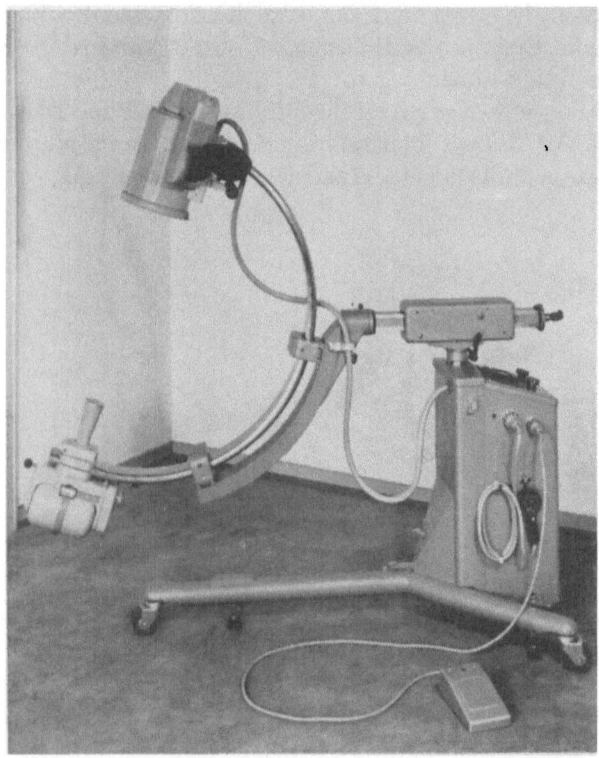

Abb. 81. Transportable Bildverstärker-Durchleuchtungsein-
richtung mit Einkesselgenerator. (Müller BV 20)

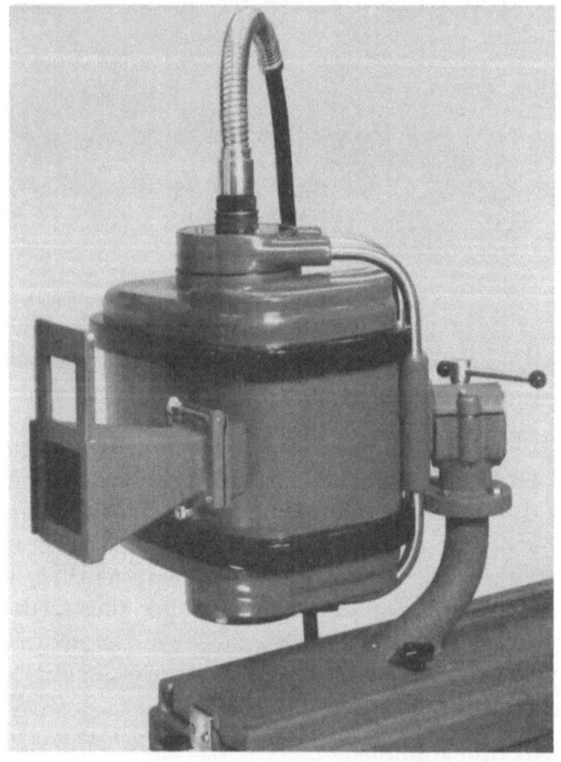

Abb. 82. Einkesselgenerator mit eingebauter 4-Ventil-Gleich-
richtung und Drehanodenröhre. (Philips RRT)

einem ölgefüllten Kessel. Hochspannungführende Kabel entfallen auf diese Weise und der Generator, der bei relativ kleinen Leistungen auch kleine Abmessungen und geringes Gewicht behält, wird in diesem Falle besonders handlich. Ein typisches Beispiel für Einkesselgeneratoren ist die Röntgenkugel (Siemens-Reiniger-Werke), die in Abb. 80 gezeigt wird. Es handelt sich hier um einen Halbwellengenerator für Aufnahmespannungen von 60 und 72 kV, der kurzzeitig bis zu 12 mA liefert. Der Durchleuchtungsstrom beträgt bei 65 kV 3 mA. Der Anwendungsbereich solcher Kleingeneratoren liegt vornehmlich in der ärztlichen Praxis, in Unfallstationen und in Krankenhäusern als transportabler Apparat für Aufnahmen am Krankenbett. In etwas abgeänderter Bauform finden sie auch an transportablen Bildverstärker - Durchleuchtungseinrichtungen Verwendung (Abb. 81). Kleingeneratoren in Einkesselbauweise sind in der Regel für Röhrenspannungen zwischen 55 kV und 100 kV ausgelegt, ihre Röhrenstromleistung beträgt bis zu 20 oder 30 mA.

Eine Sonderform eines Einkesselgenerators stellt der in Abb. 82 gezeigte Typ dar. Hier handelt es sich um einen leistungsfähigeren Einphasengenerator mit Vollweggleichrichtung (vier Ventile) und Drehanodenröhre (RRT-Apparat von Philips, 40 mA bei 120 kV). Die Einkesselbauweise ist in diesem Falle gewählt worden, weil der Generator als Bestandteil transportabler Reihenuntersuchungsanlagen ohne viel Aufwand montierbar und gut beweglich sein soll.

Die stationären Röntgengeneratoren der *mittleren* Leistungs- und Preisklasse sind meistens Einphasengeneratoren mit vier Gleichrichtern in Graetzschaltung. Ihr Spannungsbereich für Aufnahmen geht von etwa 40 kV zu 125 kV oder 150 kV und für Durchleuchtungen von 40 kV bis 90 kV. Der maximale Röhrenstrom beträgt bei den verschiedenen Typen zwischen 340 mA und 500 mA.

Die *leistungsstarken* Diagnostik-Generatoren, die auch bei schweren Aufnahmen, Angiographien und Schnellserien kürzeste Aufnahmezeiten und hohe Aufnahmefolgen gewährleisten, sind heute vorzugsweise Drehstromgeneratoren mit Dreiphasen- oder Sechsphasen-Schaltung. Sie bieten fast alle neben der hohen elektrischen Leistung die Möglichkeit, drei und mehr Arbeitsplätze an einen Generator anzuschließen und Präzisionskurzzeitschalter bis in den Bereich von tausendstel Sekunden. Sie liefern Aufnahmespannungen bis zu 150 kV und enthalten gewöhnlich eine Belastungsautomatik, die für mehrere Brennflecke, welche sich an den verschiedenen angeschlossenen Arbeitsplätzen befinden, eingestellt werden kann. Die Generatoren dieser Klasse sind fast ausnahmslos für den Betrieb mit Belichtungsautomaten eingerichtet, der einfachen und sicheren Bedienung sowie einer exakten Regelung der Einstelldaten ist besonderer Aufwand gewidmet. Abb. 83 zeigt einen Generator mit 6-Phasen-Graetz-Schaltung, der bei 100 kV 1000 mA leistet. Eine Son-

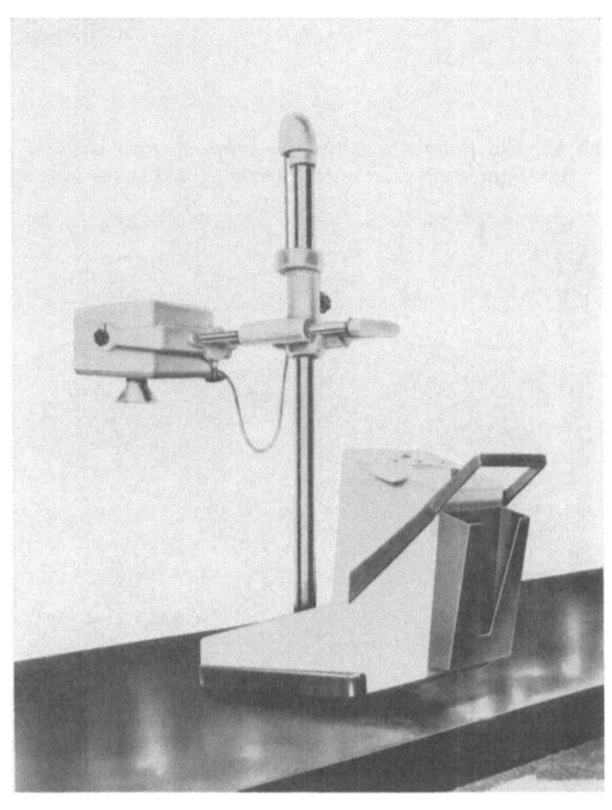

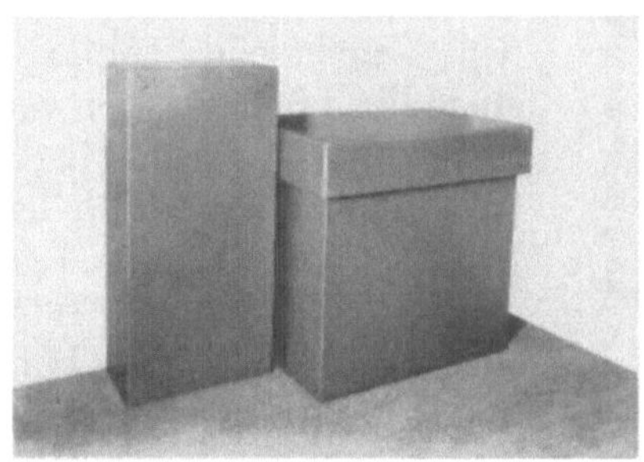

<table>
<tr><td>Abb. 83</td><td>Abb. 84</td></tr>
</table>

Abb. 83. Drehstromgenerator hoher Leistung (links Schaltkasten, rechts Hochspannungskessel). (Müller DA 1001)

Abb. 84. Batteriegespeister Röntgengenerator in Einkesselbauweise, mit Schalttisch auf fahrbarem Stativ. (Independent Corsia, Generay)

derform unter den Röntgen-Diagnostikgeneratoren stellt der in Abb. 84 gezeigte Generator „Independent Corsia" (Generay) dar. Es handelt sich hier um einen batteriegespeisten Generator, der vom Lichtnetz aufgeladen werden kann, ohne dabei während der Aufnahmen von der Güte des Lichtnetzes abhängig zu sein. Die Batteriegleichspannung wird für die Hochspannungstransformation in Wechselspannung der Frequenz 125 Hz umgewandelt. Die Leistung dieses Generators beträgt 10 mA bei 100 kV.

Neben der leistungsmäßigen Auslegung eines Röntgengenerators interessieren den Röntgenologen in der diagnostischen Praxis besonders die Einstellmöglichkeiten des Generators und seine Bedienungsweise. Deshalb werden an dieser Stelle die Schalttische der Generatoren gesondert betrachtet.

Die einfachsten kleinen Generatoren arbeiten mit einer festen Spannung und mit einem festen Röhrenstrom für die Aufnahmen und mit einer zweiten niedrigeren Stromstufe für die Durchleuchtung. Frei gewählt wird also nur die Einschaltzeit. Zur Bedienung

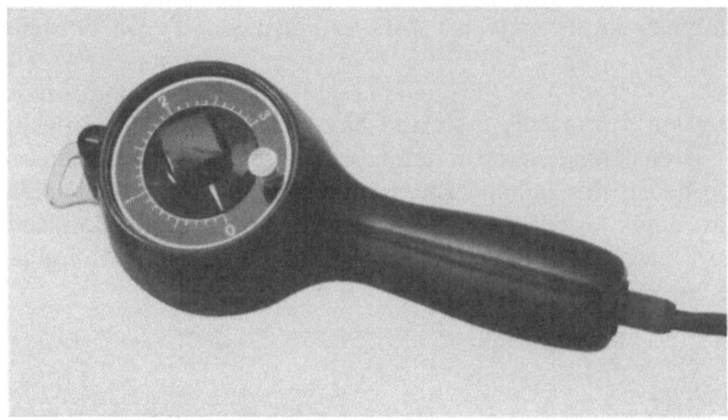

Abb. 85. Ein Handzeitschalter, der „einfachste Schalttisch" für kleine Generatoren mit einer festen Spannung und einem festen Strom

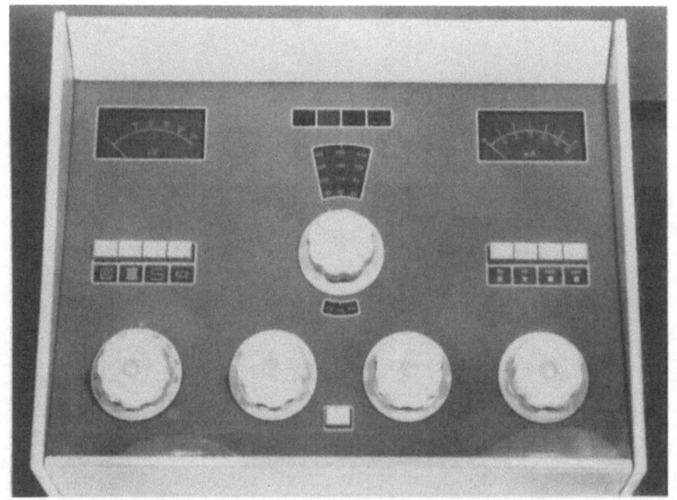

Abb. 86. Schalttisch mit getrennter Spannungs-, Strom- und Zeiteinstellung. (Philips DSX)

haben diese Generatoren nur einen Handzeitschalter (Abb. 85). Mit ihm werden durch ein einstellbares Uhrwerk der Aufnahmestrom und durch einen Druckknopf der Durchleuchtungsstrom eingeschaltet. Die Bedienung ist also außerordentlich einfach; der Anwendungsbereich und die Variationsmöglichkeiten hinsichtlich der Aufnahmetechnik sind bei solchen Generatoren natürlich eng begrenzt. Für den vielseitigeren Routinebetrieb ist die Variation der Aufnahmedaten: Röhrenstrom, Röhrenspannung und Belichtungszeit erforderlich, wie sie der in Abb. 86 gezeigte Schalttisch bietet (DSX Philips). Der Durchleuchtungsstrom ist bei diesem Generator zur Regelung der Leuchtschirmhelligkeit einstellbar und von den verschiedenen anschließbaren Arbeitsplätzen läßt sich derjenige, mit dem jeweils gearbeitet werden soll, vom Schalttisch aus mit Hilfe von Drucktasten wählen. Die

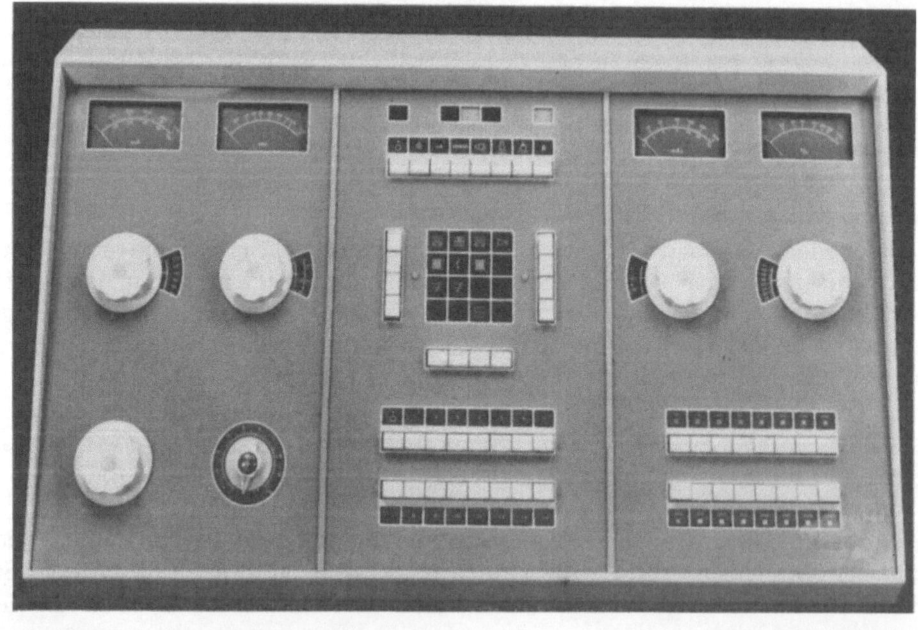

Abb. 87. Schalttisch mit universellen Einstellmöglichkeiten. (Maximus DLX, Philips)

eingestellten Daten lassen sich hier auf eingebauten Meßinstrumenten und Skalen ablesen. Kontrollampen zeigen an, wann der Generator eingeschaltet ist, wann Hochspannung eingeschaltet ist und wenn die Aufnahme zur Vermeidung einer Überbelastung der Röntgenröhre blockiert ist.

Eine besonders große Zahl von Einstellmöglichkeiten bietet der in Abb. 87 gezeigte Schalttisch (Maximus DLX Philips). Alle Belichtungsgrößen für normale Aufnahmetechnik und für Sondertechniken, wie Tomographie und Röntgenkinematographie, sind hier in großem Umfang frei wählbar. Die Auswahl der anzuschließenden Arbeitsplätze und Röntgenröhren ist bei diesem Beispiel größer als beim vorher besprochenen. Die Bedienungselemente für einen automatischen Belichtungszeitschalter (Belichtungsautomat) sind in den Schalttisch einbezogen. Eine große Anzahl der möglichen Einstellungen werden hier mit Drucktasten vorgenommen. Für jeden Belastungsfall werden außer dem Röhrenstrom, der Röhrenspannung und der Zeit auch der Belastungsgrad nach dem Röhrennomogramm angezeigt.

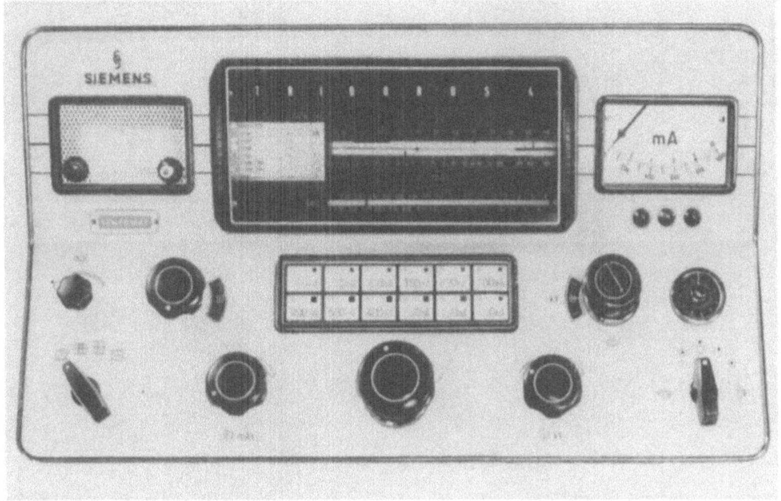

Abb. 88. Schalttisch mit sog. „Röntgentabulator" (Erklärung im Text). (Tridoros 4, Siemens-Reiniger-Werke)

Bei einer Reihe von Generatoren hat man sich bemüht, die Einstellung und den Beobachtungsaufwand für die Einstellung wesentlich zu erleichtern. Von den verschiedenen Wegen, die dabei gegangen worden sind, sollen hier ebenfalls einige aufgezeigt werden. Zunächst liegt es nahe, für Röntgenaufnahmen die Wahl der Belichtungsgrößen auf kV und mAs zu beschränken und den Röhrenstrom und die Zeit dabei in einer Art miteinander zu koppeln, die auf den Grad der Röhrenbelastung Rücksicht nimmt. Hierauf wurde im allgemeinen Teil dieses Abschnitts hingewiesen. Dieses Verfahren ist heute bei einer Reihe von Röntgengeneratoren verwirklicht.

In den Schalttisch, den Abb. 88 zeigt (Tridoros 4, Siemens-Reiniger-Werke), wurde ein sog. Röntgentabulator eingebaut. Das ist eine Art Belichtungstabelle, die für jedes angezeigte Aufnahmeobjekt die empfohlenen Einstelldaten durch Marken auf den Instrumentenskalen anzeigt. Dieser Generator enthält außerdem eine Registerautomatik, mit deren Hilfe Brennfleck und Röhrenstrom gewählt werden. Ähnlich wie bei der in Abschnitt II, 3b erwähnten Prozentwahl kann damit der Belastungsgrad der Röhre beeinflußt werden.

Noch einen Schritt weiter in der Übersetzung technischer Einstelldaten auf die Gegebenheiten der Aufnahmeobjekte geht die in den Schalttisch des „Anatomatik 200" (Picker & Harting) eingebaute „Organautomatik" (Abb. 89). Auf einer Skala sind in 21 Feldern verschiedene Organe, beispielsweise Thorax, Lendenwirbel, Magen etc. eingetragen, die mit einem Wahlschalter eingestellt werden. Bei der Auswahl eines dieser Organe wird die Einstellung entsprechender kV- und mAs-Werte im Schalttisch selbsttätig vorgenommen. An einem zweiten Wahlknopf wird die Objektdicke des Patienten, die vorher zu messen ist, eingestellt. Dabei nimmt man indirekt eine Korrektur der Spannung vor. Diese Technik setzt das Arbeiten unter Standardbedingungen bezüglich Film, Folie, Raster und Abstand voraus.

Ein anderer Weg zur Vereinfachung der Einstelltechnik und gleichzeitig zur Vermeidung von Fehlbelichtungen ist die organische Einbeziehung von automatischen Belichtungszeitschaltern in die Schalttische der Generatoren. Dabei bleibt die Spannungswahl frei für die Anpassung an Objektart und Aufnahmecharakter. Das mAs-Produkt dagegen wird automatisch so geschaltet, daß die Aufnahme stets die gewünschte Schwärzung bekommt. Abb. 90 zeigt den Schalttisch eines Generators, der vornehm-

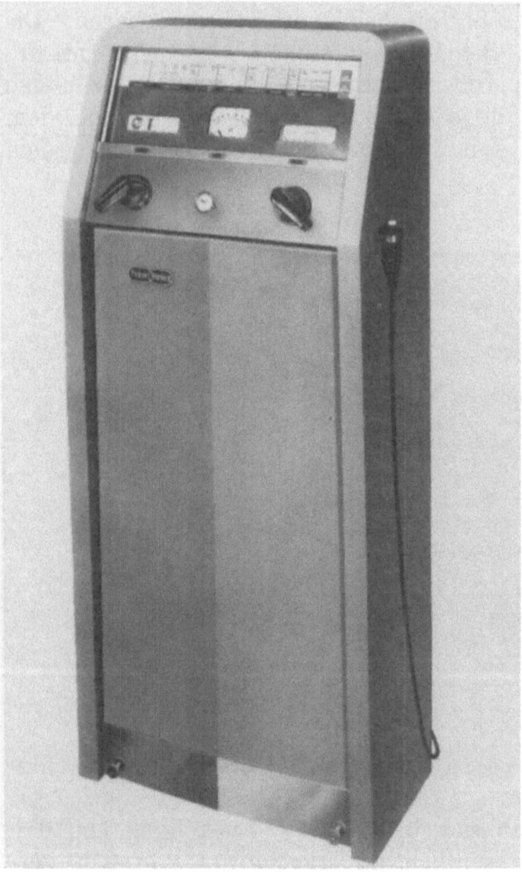

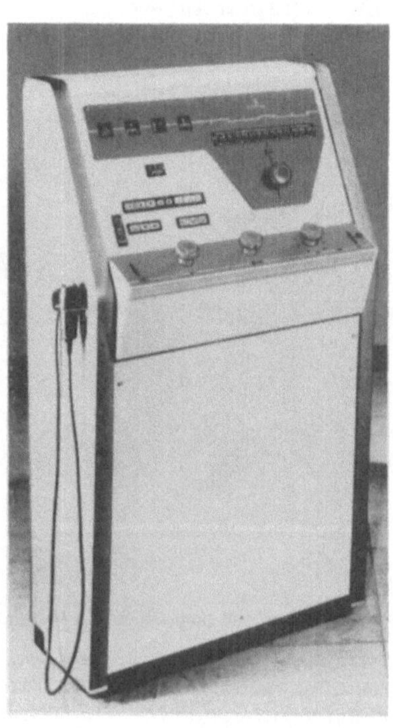

Abb. 89. Schalttisch mit „Organautomatik", bei dem Organ und Patientendicke auf einem Tableau eingestellt werden. (Picker Anatomatik 200, Näheres im Text)

Abb. 90. Schalttisch mit eingebautem Belichtungsautomat. Nur Aufnahmespannung und gewünschte Schwärzung werden eingestellt. (Triomat, Siemens-Reiniger-Werke)

lich für die Verwendung von Belichtungsautomaten konstruiert wurde, und dessen Bedienungs- und Anzeigeorgane vorzugsweise auf die Wahl von nur noch einer Variante, nämlich der Aufnahmespannung, abgestimmt sind (Triomat, Siemens-Reiniger-Werke).

Daß man nicht nur durch die Schalttechnik, sondern auch durch die Gestaltung der Schalttischplatte zur Erleichterung der Bedienung beitragen kann, zeigt das Beispiel der Abb. 91 (DA 1001, C.H.F.Müller). Die Bedienungsorgane sind in drei Felder aufgeteilt. Das linke Feld dient der Vorbereitung und Vorwahl von Arbeitsplatz, Brennfleck und Aufnahmesteuerung entweder frei durch kV- und mAs-Einstellung mit Belastungsautomatik oder durch kV-Einstellung und Schaltung der Aufnahme mit Belichtungsautomat. Im mittleren Feld werden die Belichtungsdaten für Aufnahmen eingestellt und angezeigt. Die vier Drucktasten dienen der Wahl von Festströmen niedrigerer Stromstärke für Sonderaufnahmen bei Tomographie und Kymographie. Im rechten Feld sind die Einstell- und Anzeige-Organe für die Durchleuchtung: Strom, Spannung und Durchleuchtungszeit untergebracht.

b) Therapie-Generatoren

Generatoren für die Oberflächen-, Kurzdistanz- und Körperhöhlen-Therapie sind in der Regel komplett in einem Gehäuse untergebracht, d.h. Hochspannungserzeuger und Schalttisch bilden eine Einheit. Die anzuwendenden Röhrenspannungen sind relativ niedrig und liegen meist zwischen 10 und

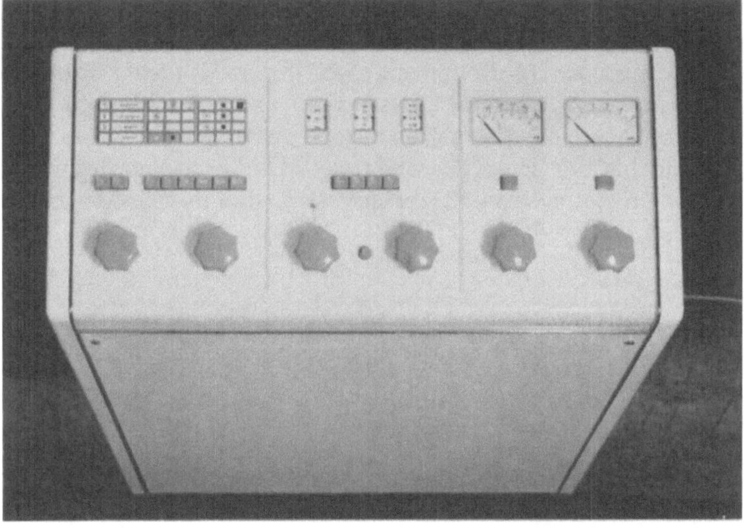

Abb. 91. Schalttisch mit gut angeordneten Bedienungsorganen, wahlweise für Aufnahmen mit oder ohne Belichtungsautomaten. (Müller DA 1001)

50 kV, für die Halbtiefentherapie bis zu 100 kV. Daher gestatten die Generatorabmessungen diese Bauweise. Man findet unter diesen Generatoren sowohl Spezial-Apparate, die konsequent nur für einen ganz bestimmten Anwendungsbereich ausgelegt sind, als auch Universal-Apparate.

Der Generator „Dermopan" (Siemens-Reiniger-Werke, Abb. 92) ist speziell für die Behandlung von Hautkrankheiten konstruiert worden und arbeitet mit einer Berylliumfensterröhre mit Spannungen zwischen 10 kV und 50 kV. Jeder der vier vorhandenen Spannungsstufen ist ein festes Filter zugeordnet, so daß Bestrahlungen in vier Standardstufen mit vier wiederum bestimmten Gewebehalbwerttiefen möglich sind. Einstellvorrichtung und Bedienung sind dementsprechend einfach und beschränken sich auf kV-Wahl, Filtereinstellung und Wahl der Bestrahlungszeit. Die Röhrenstromstärke wird jeweils konstant auf 25 mA gehalten. Das bewegliche Röhrenstativ ist an den Generatortisch fest angebaut, ebenfalls das Aggregat zur Wasserkühlung der Röhre und eine Bleiglasscheibe für den Schutz der Bedienungsperson gegen Streustrahlen.

Der Generator „RT 100" (C.H.F. Müller), der in Abb. 93 gezeigt ist, enthält eben-

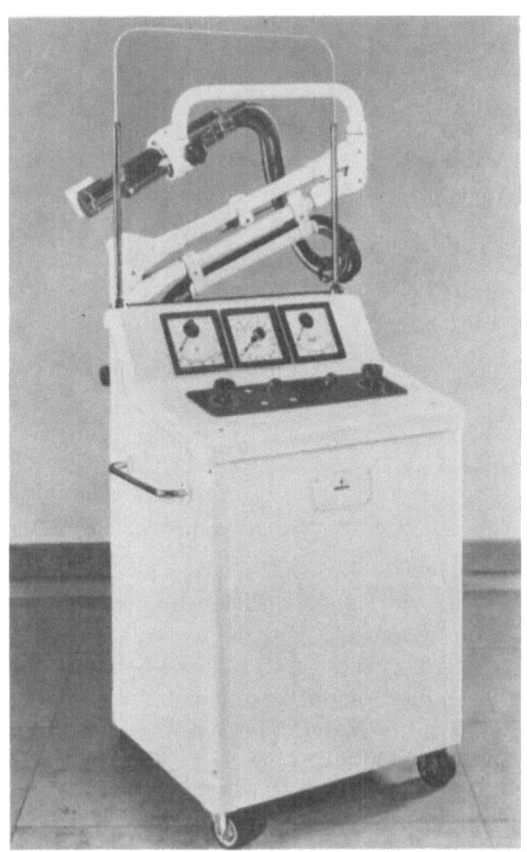

Abb. 92. Röntgengenerator für die Hauttherapie. (Dermopan, Siemens-Reiniger-Werke)

falls den Hochspannungsgenerator (10 kV—100 kV) im Schalttisch. An diesem universellen Bestrahlungsapparat können wahlweise eine Oberflächenröhre mit Berylliumfenster oder eine Körperhöhlenröhre mit verschiedenen Tubussen angeschlossen werden. Hier sind acht Standardstufen einstellbar, die ebenfalls eine Spannungs-Filter-Verriegelung besitzen. Die eingestellten Spannungen und die verwendeten Filter werden am Schalttisch angezeigt. Der Röhrenstrom ist in jeweils festen Stufen eingestellt. Die Bestrahlung wird auch hier von einer Bestrahlungsuhr automatisch geschaltet. Der relativ große Spannungsbereich dieses Generators gestattet die Anwendung von der Grenzstrahlentherapie bis zur Halbtiefentherapie. Die Röntgenröhren für diesen Generator werden von einem besonderen Stativ getragen, das das Kühlaggregat für die Röhre trägt.

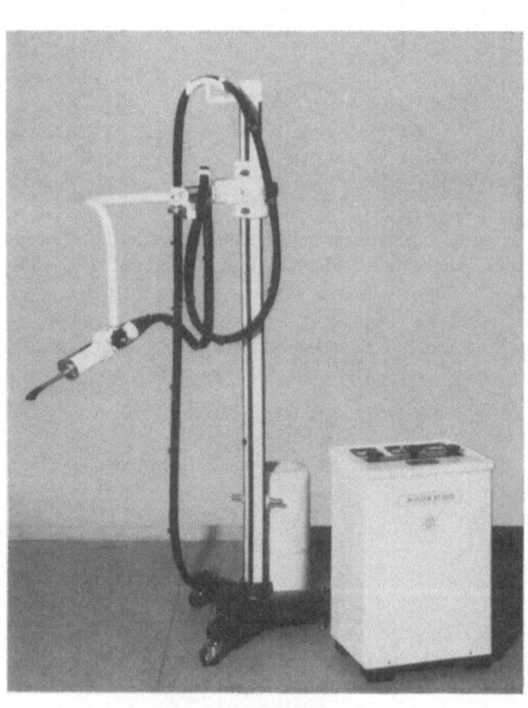

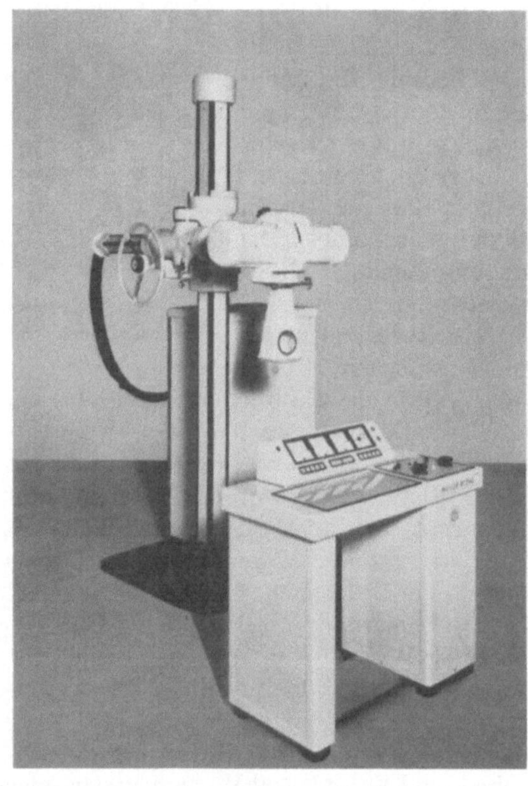

Abb. 93   Abb. 94

Abb. 93. Röntgengenerator mit Berylliumfenster-Röhre sowohl für Oberflächen- als auch für Halbtiefentherapie geeignet (10—100 kV). (Müller RT 100)

Abb. 94. Röntgeneinrichtung für die Tiefentherapie bis zu 250 kV. (Müller RT 250)

Für die Röntgen-Tiefentherapie werden mit den hier zu besprechenden Generatoren Spannungen zwischen 200 kV und 400 kV angewendet. Diese Generatoren sind ausnahmslos so konstruiert, daß sich die Schalttische in getrennten Schalträumen aufstellen lassen. Die Hochspannungserzeuger für diese hohen Röhrenspannungen stehen in der Nähe des Behandlungsplatzes, um unnötig lange Kabelführungen für die Hochspannung zu vermeiden. Abb. 94 zeigt die Röntgeneinrichtung für Tiefentherapie „RT 250" (C.H.F. Müller). Der Hochspannungserzeuger und das Kühlaggregat für die Ölkühlung der Röhre sind auf die Grundplatte des Röhrenstativs montiert. Die Röhre wird an konstanter Gleichspannung bis zu 250 kV (bei 15 mA) betrieben. Der Schalttisch ist als Schreibpult ausgebildet und enthält die Bedienungselemente für die Röhrenspannung und für den Röhrenstrom — jeweils stufenlos regelbar —, die Anzeigeinstrumente für diese Größen, eine Anzeige der verwendeten Bestrahlungsfilter, eine Bestrahlungsschaltuhr und das Meßinstrument des eingebauten Röntgenwertmessers (vgl. Abschnitt II, 3e, β). Außerdem befindet sich am Schalttisch ein Arbeitsplatzwähler, da zwei verschiedene Arbeitsplätze angeschlossen werden können.

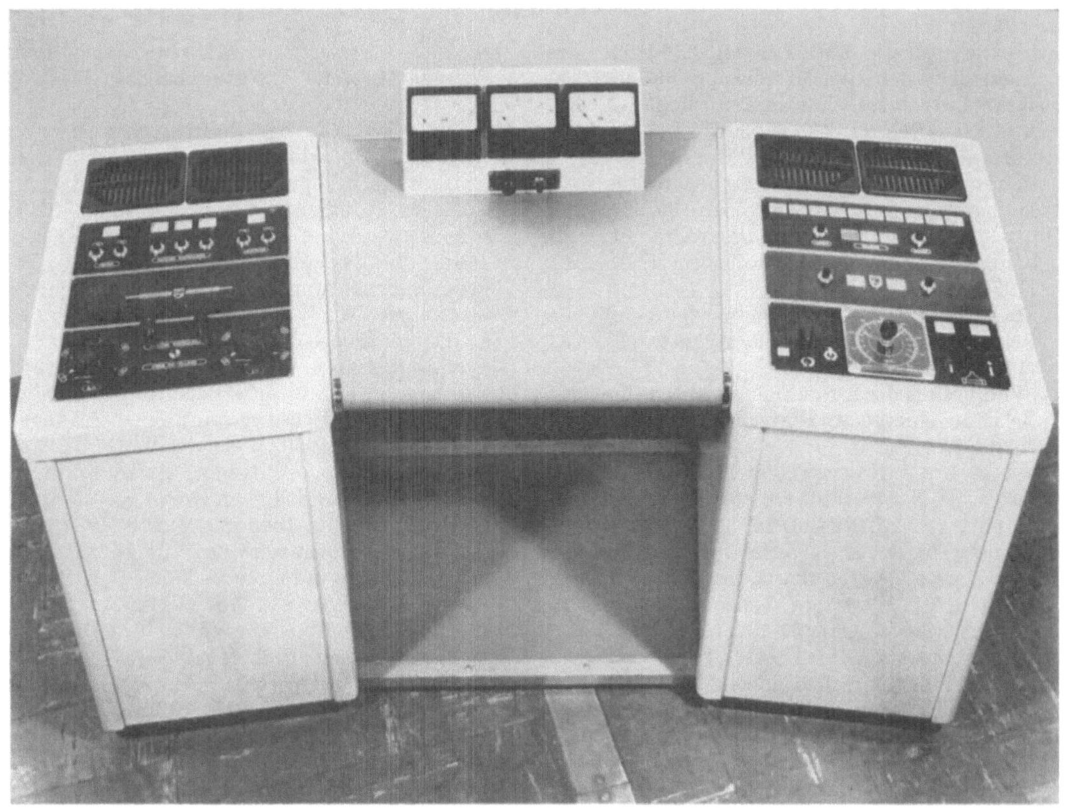

Abb. 95. Schalttisch mit festen Spannungs-Filter-Kombinationen für die Tiefentherapie. (Philips)

Der in Abb. 95 gezeigte Generator von Philips arbeitet auch für die Tiefentherapie mit festen Spannungs-Filterstufen.

Bei dem Generator „Stabilipan" (Siemens-Reiniger-Werke), den Abb. 96 zeigt, ist der prinzipielle Aufbau ganz ähnlich wie beim „RT 250". Der Regelbereich der Hochspannung geht hier von 50 kV bis 300 kV. Röhrenstrom und Röhrenspannung werden automatisch konstant gehalten.

Abschließend sei noch der Generator „Maxitron 300" (General Electric) als Beispiel für eine in Amerika verbreitete Technik erwähnt. Dort ist auch für die Röntgen-Tiefentherapie die Eintankbauweise üblich. Der Hochspannungsgenerator wird am Stativ zusammen mit der Röntgenröhre getragen. Bei diesem Generator werden Dosisleistung und Halbwertdicke vorgewählt. Dann stellen sich Filter,

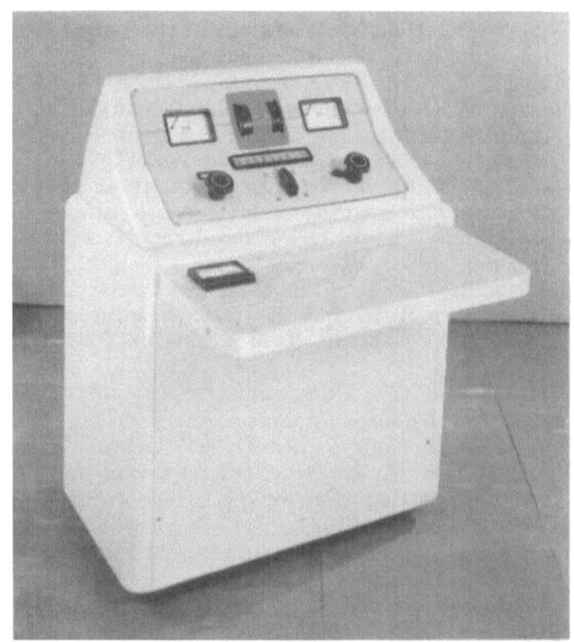

Abb. 96. Schalttisch des Stabilipan (Siemens-Reiniger-Werke) für Tiefentherapie bis zu 300 kV

Röhrenspannung und Röhrenstrom automatisch so ein, daß die gewählten Bestrahlungsbedingungen eingehalten werden.

Literatur

ARDENNE, M. v.: Zur Leistungsfähigkeit des Elektronen-Schatten-Mikroskopes und über ein Röntgenstrahlen-Schattenmikroskop. Naturwissenschaften **27**, 485 (1939).

BIERMANN, A., and HONDIUS BOLDINGH: Relation between tension and exposure times in radiography. Acta radiol. (Stockh.) **35**, 22 (1921).

BOUWERS, A.: Eine Metallröntgenröhre mit drehbarer Anode. Fortschr. Röntgenstr. **40**, 102 (1929a).

— Der Brennfleck einer Röntgenröhre und die Belastbarkeit. Fortschr. Röntgenstr. **40**, 284 (1929b).

— Verkürzung der Aufnahmezeit durch eine neue Belastungsmethode. Fortschr. Röntgenstr. **47**, 703 (1933).

COMBÉE, R., J. HOUTMAN, and A. RECOURT: A sealed-off X-ray tube for contact-microradiography. Brit. J. Radiol. **28**, 537 (1955).

COOLIDGE, W. D.: A powerful roentgenray tube with a pure electron discharge. Phys. Rev. **2**, 409 (1913); übersetzte Zusammenfassung in Fortschr. Röntgenstr. **22**, 18 (1914/15).

DU MOND, J., and J. P. YOUTZ: The 30 kW continuous input X-ray equipment voltage generating plant. Rev. Sci. Instr. **8**, 291 (1937).

ELSAS, A.: Die höhere Belastung von Drehanodenröhren durch Verwendung legierter Anoden. Fortschr. Röntgenstr. **98**, 96 (1963), Kongreßheft.

FENNER, E.: Die Ausbeute der Glühkathoden in Röntgenröhren. Fortschr. Röntgenstr. **85**, 102 (1956).

GLOCKER, R.: Materialprüfung mit Röntgenstrahlen. Berlin-Göttingen-Heidelberg: Springer 1949.

GOETZE, W.: Verfahren und Glühkathodenröntgenröhre zur Erzielung scharfer Röntgenbilder. D.R.P. Nr 370022.

GRAAF, J. E. DE, u. W. J. OOSTERKAMP: Eine Röntgenröhre zur Untersuchung von Kristallstrukturen. Philips' techn. Rundschau **3**, 263 (1938).

JANKER, R.: Die Photographie des Leuchtschirmbildes (Einzelbild und Röntgenkinematographie). Röntgenpraxis **9**, 58 (1937); **11**, 271 (1939).

KULENKAMPFF, H.: Untersuchungen der kontinuierlichen Röntgenstrahlung dünner Aluminium-Folien. Ann. Physik **87**, 597 (1928).

KUNTKE, A. H. G.: Ein Generator zur Erzeugung sehr hoher Gleichspannungen. Philips' techn. Rundschau **2**, 161 (1937).

— Ein neuartiges Verfahren zur Erzielung einer konstanten Röhrengleichspannung. Fortschr. Röntgenstr. **58**, 248 (1938).

— Untersuchung über die Änderung der Röntgenstrahlenausbeute an Drehanoden. Fortschr. Röntgenstr. **87**, 397 (1957).

— Fernfokus-Röntgenröhren. Philips' techn. Rundschau **20**, 126 (1958/59).

LILIENFELD, J. E., u. W. J. ROSENTHAL: Eine Röntgenröhre von beliebig und momentan einstellbarem, vom Vakuum unabhängigen Härtegrad. Fortschr. Röntgenstr. **18**, 256 (1912).

MALSCH, F.: Erzeugung stark vergrößerter Röntgenschattenbilder. Naturwissenschaften **27**, 854 (1939).

MEILER, J.: Die in der Röntgendiagnostik verwendeten Spannungskurvenformen und ihr Einfluß auf Bildqualität und Röhrenbelastung. Fortschr. Röntgenstr. **72**, 222 (1949).

NEBOSCHEW, A., u. O. SCHOTT: Zur Überwachung der Patientendosis während der Röntgendurchleuchtung. Röntgen-Bl. **12**, 244 (1959).

OOSTERKAMP, W. J.: The heat dissipation in the anode of an X-ray tube. I., II. and III. Philips Research Repts. **3**, 49, 162, 303 (1948).

PFAHNL, A.: Elektronische Schaltung der Belichtungszeiten bei Röntgenanlagen. Z. angew. Phys. **12**, 329 (1960).

RAJEWSKY, B., u. O. HEUSE: Bestrahlung von weißen Mäusen mit hohen Dosen von Röntgenstrahlen. Strahlentherapie **95**, 513 (1954).

REINSMA, K.: Dosimeters voor het bepaalen van integrale doses in de medische Röntgendiagnostiek. Diss. T.H. Eindhoven (1960).

RICHARDSON, O. W.: The emission of electrons from hot bodys. Phil. Mag. **28**, 641 (1914).

RÖNTGEN, W. C.: Über eine neue Art von Strahlen. S.-B. phys.-med. Ges. Würzb. (1895).

SCHOBER, H., u. C. KLETT: Phantomuntersuchungen über die Abhängigkeit der Bildgüte einer Thoraxaufnahme von Röhrenspannung und mAs-Wert. Röntgen-Bl. **5**, 270 (1952).

SEEMANN, H., u. K. F. SCHOTZKY: Elektronen-Reflektion in Metall-Röntgenröhren mit Hohlanode und Hohlkathode. Z. Physik **71**, 1 (1931).

SOMMERFELD, A.: Atombau und Spektrallinien, Bd. I, S. 35. Braunschweig: Vieweg & Sohn 1944.

STINTZING, H., u. H. HESSE: Das Problem der stromstarken Röntgenröhren und seine Lösung mittels einer mehrdimensional gedrehten Kugelanode. Metallwissenschaft **20**, 45 (1941).

TAKAHASHI, S., and K. KOMIYAMA: A fixed anode tube with a very fine focus, made with autobased electron beam. Tohoku J. exp. Med. **62**, 253 (1955).

TUUK, J. H. VAN DER: Hartglasröntgenröhren in Öl. Philips' techn. Rundschau **6**, 314 (1941).

UNGELENK, A.: Eine Drehanodenröhre mit Hochtemperatur-Strahlungskühlung. Fortschr. Röntgenstr. **49**, 163 (1934), Kongreßheft.

VERSE, H.: Kennlinienverlauf und elektrische Leistungsbewertung von Röntgenröhren. Elektrotechnik (Berl.) **2**, 33 (1948).

WEIGEL, K.: Eine neue Drehanodenröhre. Fortschr. Röntgenstr. **70**, 58 (1944).

WELLAUER, H.: Messung des Spannungsabfalls an Hochspannungs-Elektronenröhren sowie an einer Einrichtung zur Beeinflussung desselben. Arch. Elektrotechn. **16**, 13 (1923).

WOOD, R. W.: Note on "focus tubes" for conducing X-rays. Phil. Mag. **41**, 382 (1896).

ZIELER, E.: Äquivalente Aufnahmebedingungen in der Röntgendiagnostik. Acta radiol. (Stockh.) **43**, 393 (1955).

— Untersuchungen zur Bestimmung der Integraldosis in der Röntgendiagnostik. Fortschr. Röntgenstr. **94**, 248 (1961).

B. Elektronenbeschleuniger und Erzeuger ultraharter Röntgenstrahlen

Von

F. Wachsmann und **H. Berger**

Mit 31 Abbildungen

1. Allgemeines

a) Begründung der Forderung der Strahlentherapie nach energiereicheren, durchdringenderen Strahlungen

Bei der Behandlung *oberflächlicher Tumoren* konnte die Strahlentherapie schon frühzeitig vielfach ausgezeichnete Erfolge erzielen. Aber auch bei gewissen inneren Organen, die einer *direkten Strahleneinwirkung* zugänglich waren, wurden — wie z.B. bei der intrakavitären Radiumbehandlung von Carcinomen des Uterus — recht zufriedenstellende Ergebnisse erreicht. Ausgesprochen unbefriedigend waren dagegen die Möglichkeiten, bösartige *Tumoren innerer Organe* strahlentherapeutisch zu beeinflussen. Wo Erfolge erzielt wurden, beschränkten sich diese in der Regel auf palliative Besserungen.

Es lag nahe, das Versagen der Strahlentherapie innerer Tumoren darauf zurückzuführen, daß es mit den „konventionellen Strahlungen" des Spannungsbereiches bis zu etwa 300 kV mit Rücksicht auf die Toleranz der Haut kaum möglich war, zur Tumoreinschmelzung *ausreichende Dosen* an tiefliegende Herde heranzubringen. Hieraus vor allem erklärt sich der Wunsch der Strahlentherapeuten nach *durchdringenderen und damit energiereicheren Strahlungen.*

Für die Erhöhung der Energie der verwendeten Strahlungen sprach ferner die im Zusammenhang mit der Radiumapplikation vielfach beobachtete *bessere,* d.h. angeblich „*tumorelektive*" *Wirkung* energiereicher Strahlungen.

Als weitere Argumente zugunsten energiereicher Strahlungen sind deren *bessere Haut-* und *Allgemeinverträglichkeit* zu nennen. Dabei kann erstere physikalisch auf den „*Aufbaueffekt*" („built up effect") — das ist der Dosisanstieg bis zu einem Maximum in mehreren Millimetern bis Zentimetern Tiefe — und biologisch möglicherweise auf die offenbar geringere relative biologische Wirksamkeit (RBW) energiereicher Strahlungen auf die Haut zurückgeführt werden. Die bessere Allgemeinverträglichkeit energiereicher Strahlungen ist dagegen sicherlich der *Herabsetzung der Raumdosis,* bezogen auf gleiche Herddosis, zuzuschreiben.

Schließlich ist als Vorzug der ultraharten Röntgenstrahlung ihre *gleichmäßigere Absorption und Schwächung* in Geweben verschiedener Ordnungszahl und Dichte zu erwähnen. Diese ermöglicht es nicht nur, z.B. Knochen dosismäßig zu entlasten, sie vereinfacht vielmehr auch die *Berechnung der Herddosis* und verringert Fehlermöglichkeiten.

Eine weitere Anwendungsmöglichkeit in der Strahlentherapie, die von den Elektronenbeschleunigern im Energiebereich mehrerer MeV erschlossen wird, ist die Tumorbehandlung mit der *direkten Elektronenstrahlung.* Die Elektronenstrahlung hat eine von der kinetischen Energie abhängige Reichweite, die im Bereich einiger MeV in Wasser und Weichteilgewebe etwa 0,5 cm/MeV beträgt. Bis zum zweiten Drittel dieser Reichweite ist die Tiefendosis annähernd gleich der Oberflächendosis, jenseits der Reichweite wird keine Dosis an das Gewebe übertragen, so daß eine vollständige Schonung der tieferliegenden Gewebeschichten gewährleistet wird. Die biologische Wirkung schneller Elektronen ist bezüglich ihrer biologischen Wirkung der ultraharten Röntgenstrahlung ähnlich. Die klinische Anwendung der Elektronenstrahlung ermöglicht gegenüber der weichen

Röntgenstrahlung einen Fortschritt in der Behandlung oberflächlicher und oberflächennaher Tumoren und spielt darüber hinaus möglicherweise auch in der Tiefentherapie eine Rolle. Das läßt die Entwicklung und medizinische Anwendung von Elektronenbeschleunigern auch aus diesem Grund attraktiv erscheinen.

b) Erhöhung der relativen Tiefendosis mit der Röhrenspannung bzw. Strahlenenergie

Als Maß für die Tiefenwirkung einer Strahlung wird allgemein die „*relative Tiefendosis*", d.h. besonders die in einer Tiefe von 10 cm Gewebe erreichbare, auf die Dosis an der Körperoberfläche — oder bei ultraharter Röntgenstrahlung besser auf die Dosis im Dosismaximum — bezogene Tiefendosis verwendet. Betrachtet man den Anstieg dieser relativen Tiefendosis mit der Röhrenspannung oder, allgemeiner ausgedrückt, der Strahlenenergie, so ergibt sich, daß eine Steigerung über den Bereich der konventionellen Strahlungen von 300 kV zunächst nur einen geringen Gewinn bringt (Abb. 1). Erst wenn man zu Strahlenenergien von 1 bis 2 MeV oder mehr übergeht, tritt zunehmend mit der Strahlenenergie eine nennenswerte Erhöhung der relativen Tiefendosis auf. Die auf die Oberfläche bezogene relative Tiefendosis kann dabei infolge des Aufbaueffektes sogar Werte von über 100 % erreichen.

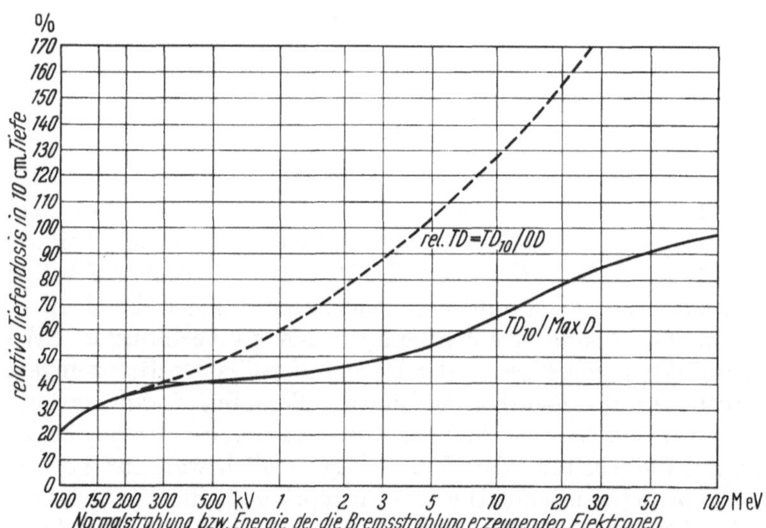

Abb. 1. Anstieg der relativen Tiefendosis bzw. der auf das Dosismaximum bezogenen Tiefendosis in 10 cm Tiefe mit der Strahlenenergie (FHA 50 cm, Feldgröße etwa 100 cm²)

Wenngleich die radiologische Technik sich Jahrzehnte hindurch bemühte, durch Erhöhung der Röhrenspannung und Verstärkung der verwendeten Filter die Strahlenenergie zu vergrößern, wurden nur geringe Erfolge bezüglich der Erhöhung der relativen Tiefendosis erreicht, solange die mit Transformatoren arbeitenden Röntgengeneratoren verwendet wurden, deren Spannung sich über etwa 500 kV nur schwer steigern läßt. Hieran änderten auch die seit der Mitte der dreißiger Jahre zum Teil mit großem technischem Aufwand versuchsweise gebauten *Kaskadengeneratoren* nicht sehr viel, da die Grenze der mit diesen Apparaturen erreichbaren Spannungen etwa bei 1 MV lag. Es ist jedoch interessant, daß — wie so oft in der technischen Entwicklung, so auch bei den Apparaturen zur Erzeugung ultraharter Strahlungen — nahezu gleichzeitig mehrere Wege gefunden wurden, das erstrebte Ziel zu erreichen. Über die in diesem Zusammenhang entwickelten *Elektronenbeschleuniger* zu berichten, ist der Zweck der folgenden Seiten. Dabei muß jedoch darauf hingewiesen werden, daß in Gestalt der *künstlich radioaktiven Stoffe*, d. h. insbesondere des Kobaltisotops Co 60, auch noch ein weiterer Weg gefunden wurde, der praktischen Strahlentherapie *energiereiche Strahlungen* zur Verfügung zu stellen (vgl. Band XVI, B III 6).

I. Direktbeschleuniger

1. Allgemeines

Zur Erzeugung von Röntgenstrahlungen des konventionellen Spannungsbereiches von etwa 10 bis 300 kV werden in den *Röntgenröhren* die Elektronen durch ein *elektrisches*

Feld beschleunigt, das sie von der Kathode zur Anode hin einmal durchlaufen. Die in eV (oder keV und MeV) angegebene Energie der Elektronen entspricht dabei der Spannung an der Röntgenröhre in V (oder kV bzw. MV). Die Energie der Röntgenquanten, die bei der Abbremsung der Elektronen in dem Anodenmaterial entstehen, ist höchstens gleich der kinetischen Energie der auf die Anode auftreffenden Elektronen. Die mittlere Energie der aus der Röntgenröhre austretenden Röntgenquanten liegt nach angemessener Filterung angenähert bei der Hälfte der Energie der sie auslösenden Elektronen.

Will man nach dem *Prinzip der Direktbeschleunigung* in einem Potentialfeld energiereichere Röntgenquanten erzeugen, so muß die zwischen Kathode und Anode liegende Spannung erhöht werden. Dies ist unter Verwendung von Transformatoren nur beschränkt möglich, da bei diesen oberhalb etwa 1000 kV (= 1 MV) technisch kaum zu beherrschende und wirtschaftlich untragbare Isolationsschwierigkeiten auftreten.

Etwas günstiger liegen die Verhältnisse bei denjenigen Apparaturen, bei denen die hohen Spannungen nicht durch Transformatoren, sondern durch *Spannungsvervielfachungsschaltungen* (Kaskadengeneratoren), durch *Resonanztransformatoren* oder *elektrostatische Generatoren* erzeugt werden. Bei allen diesen „Direktbeschleunigern" sind die zur Beschleunigung der Elektronen dienenden elektrischen Felder und die zu ihrer Erzeugung erforderlichen hohen Spannungen aber trotzdem in voller Größe vorhanden. Die erreichbare Energie der Elektronen ist also auch hier praktisch durch die auftretenden Isolationsprobleme beschränkt, wenngleich es keine theoretische Höchstgrenze gibt. Der hauptsächliche Energiebereich der Direktbeschleuniger liegt etwa zwischen 1 und 2 MeV, es sind jedoch auch Ausführungsbeispiele bekannt geworden, die bis zu 5 oder sogar 10 MeV reichen.

Im folgenden soll von den verschiedenen *Arten der Direktbeschleuniger* im einzelnen die Rede sein, da einige Typen in der Strahlentherapie nach wie vor eine gewisse Rolle spielen.

2. Hochspannungserzeuger

a) Kaskadengeneratoren

Ihrem Wesen nach bestehen die Kaskadengeneratoren aus einer Hintereinanderschaltung der von GREINACHER (1914) angegebenen *Schaltung zur Erzeugung hochgespannter Gleichspannung* aus Wechselspannung unter Verwendung eines Transformators und von zwei Ventilen sowie zwei Kondensatoren (Abb. 2). Der Hinweis auf die Möglichkeit der weiteren Spannungserhöhung durch die Kaskadenschaltung stammt von SCHENKEL (1919), während der erste Kaskadengenerator für 800 kV von COCKCROFT und WALTON (1932) gebaut und beschrieben wurde (Abb. 3). Bald folgten andere ähnliche, meist für kernphysikalische Untersuchungen bestimmte Apparaturen, wie z.B. die von Philips für 3 MV (BOUWERS und KUNTKE 1937), die von Siemens für ebenfalls 3 MV (MEHLHORN 1938) oder die besonders für medizinische Zwecke gebauten Apparaturen von ALLEBONE, BEETLESTONE und INNES (1934) und die von Siemens für 1 und 2 MV (NITSCHKE 1940) (Abb. 4).

Die *Ausführungen der Kaskadengeneratoren* können dabei sehr vielgestaltig sein. So hat z.B. MITCHELL (1945) eine Schaltung angegeben, bei der der Transformator in der Mitte angeordnet ist (Abb. 5). Der von BJERGE u. Mitarb. (1940) beschriebene Kaskadengenerator besteht dagegen aus vier unabhängigen Greinacher-Schaltungen, bei denen die Hochspannungstransformatoren A_1 bis A_4 über die hintereinandergeschalteten Isoliertransformatoren B_1 bis B_4 gespeist werden (Abb. 6).

Eine Schwierigkeit ergibt sich bei den Kaskadengeneratoren daraus, daß die unterste Stufe — ganz gleich um welche Ausführungsform es sich handelt — stets alle folgenden Stufen mit der erforderlichen Wirk- und Blindleistung speisen muß. Infolgedessen ist selbst bei sehr reichlicher Dimensionierung der Schaltelemente, besonders der unteren Stufen, der Spannungsabfall eines belasteten Kaskadengenerators relativ groß (Einzelheiten hierüber vgl. z.B. BALDINGER in Handbuch der Physik, Band XLIV, 1959). Neuerdings sind die Kaskadengeneratoren *technisch* dadurch verbessert worden, daß anstelle der früher meist verwendeten Glühventile *Trockengleichrichter* eingebaut werden. Öl oder Preßgas als Isoliermittel erlauben eine bedeutende Verkleinerung der Behälter-abmessungen. Gelegentlich werden die einzelnen Kaskadenstufen in getrennte Behälter eingebaut. Außerdem werden moderne Kaskadengeneratoren zur Verringerung der erforderlichen Abmessungen bei gegebener Spannung nicht mehr mit 50- oder 60periodigem Wechselstrom, sondern bevorzugt über einen Umformer mit *höheren Frequenzen* betrieben.

Die für medizinische Zwecke meist in Einzelanfertigung gebauten Kaskadengeneratoren sind in der Regel für *Spannungen* von etwa 1 bis 2 MV ausgelegt. Die *Stromstärken* betragen dabei gewöhnlich 1 bis 2 mA, doch sind bei Verwendung entsprechend dimensionierter Schalt-

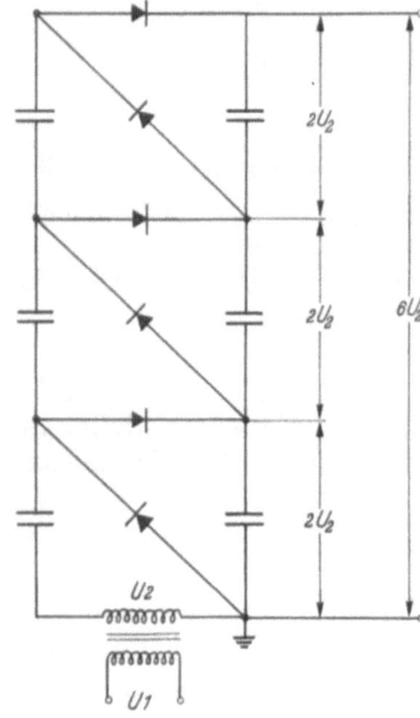

Abb. 2. Prinzip der Liebenow-Greinacher-Schaltung zur Erzeugung einer Gleichspannung etwa vom Betrage der doppelten Scheitelspannung des Transformators. (Aus BALDINGER, 1959)

Abb. 3. Schaltbild eines dreistufigen Kaskadengenerators. (Aus BALDINGER, 1959)

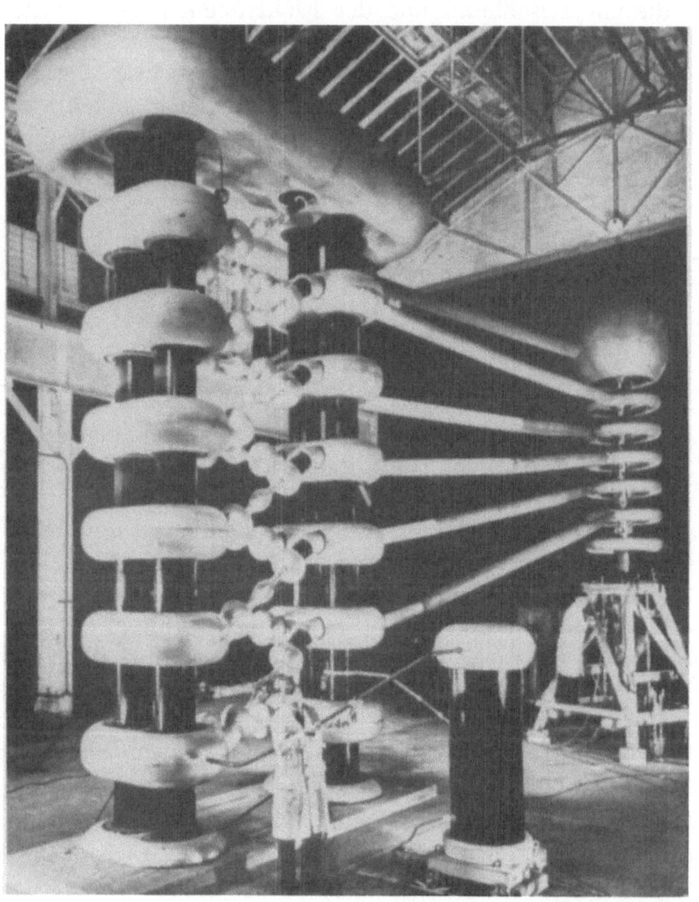

Abb. 4. Für medizinische Zwecke bestimmter sechsstufiger Kaskadengenerator für 1,2 MV. (NITSCHKE 1940)

elemente (Transformatoren, Ventile und Kondensatoren) durchaus auch höhere Stromstärken von 10 bis 20 mA erzielbar.

Obwohl die Kaskadengeneratoren die erste Möglichkeit boten, Röntgenstrahlen von 1 MeV und mehr zu erzeugen, spielen sie heute in der Strahlentherapie *keine* Rolle mehr.

Für die physikalische Forschung, die Strahlenchemie und Sterilisation wurden jedoch in neuerer Zeit von verschiedenen Firmen sehr leistungsfähige Kaskadengeneratoren entwickelt, die der Beschleunigung von Elektronen oder Ionen dienen. In diesem Zusammenhang sei das „Dynamitron" der Radiation Dynamics, Inc., New York (Abb. 7), und der Drucktank-Kaskadenbeschleuniger der BBC (Abb. 8) erwähnt. Während das „Dynamitron" mit einer Speisefrequenz von 300 kHz versorgt wird, verwendet die BBC 1 kHz.

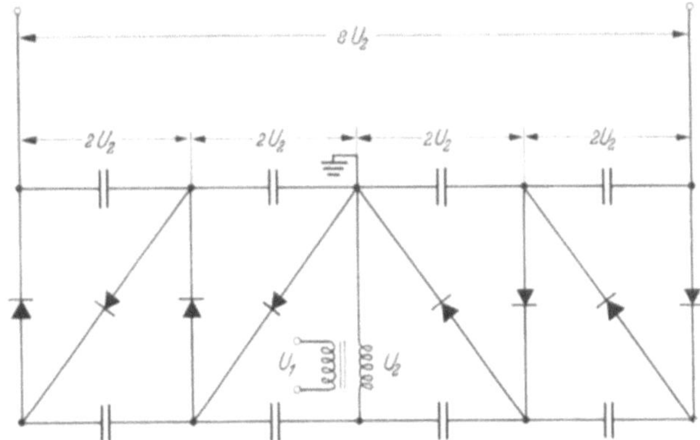

Abb. 5. Schaltbild eines Kaskadengenerators mit symmetrisch in der Mitte angeordnetem Transformator (nach MITCHELL 1945). (Aus BALDINGER, 1959)

Mit solchen Generatoren werden Elektronenströme in der Größenordnung von 10 mA bei Spannungen bis zu 3 MV und darüber erreicht. Dennoch werden zur Zeit bevorzugt

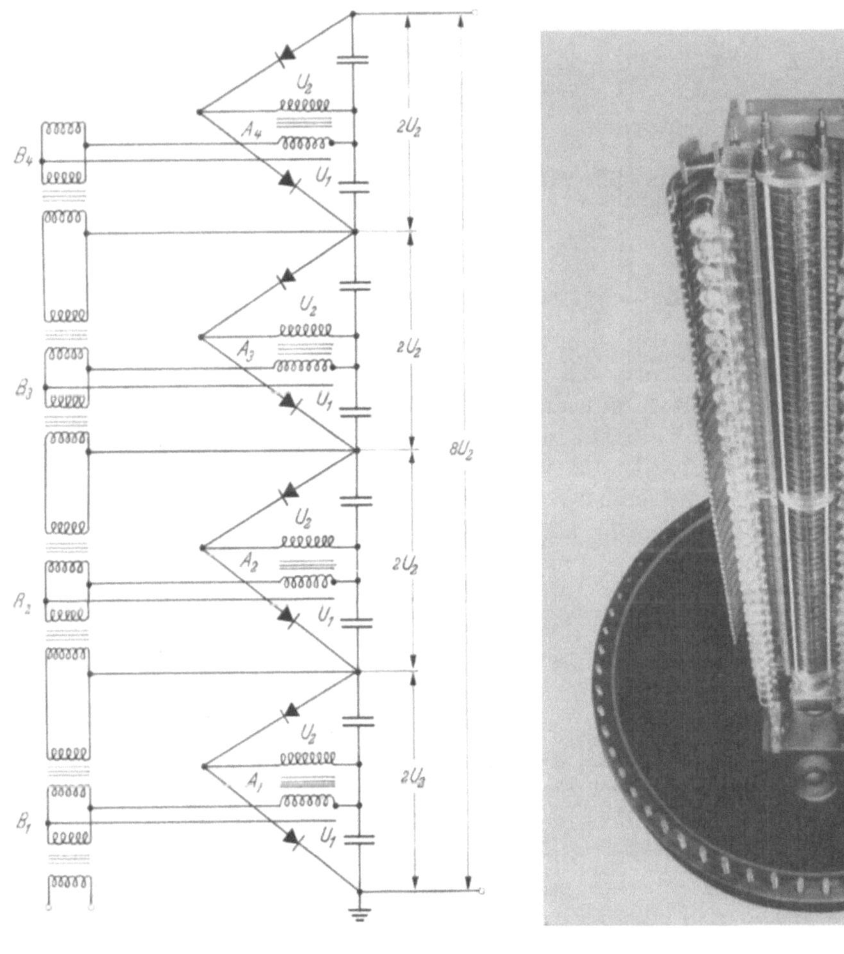

Abb. 6   Abb. 7

Abb. 6. Schaltbild eines Kaskadengenerators mit vier hintereinandergeschalteten Isoliertransformatoren (nach BJERGE, BROSTRØM, KOCH und LAURITSEN 1940). (Nach E. BALDINGER)

Abb. 7. Innenansicht des 3 MeV-Kaskadenbeschleunigers der Radiation Dynamics Inc., New York

in der physikalischen Forschung van de Graaff-Generatoren verwendet, weil diese technisch einfacher sind. Für Energien über etwa 5 MeV kommen heute vor allem die später beschriebenen *Mehrfachbeschleuniger* (Linearbeschleuniger und Betatron) in Frage.

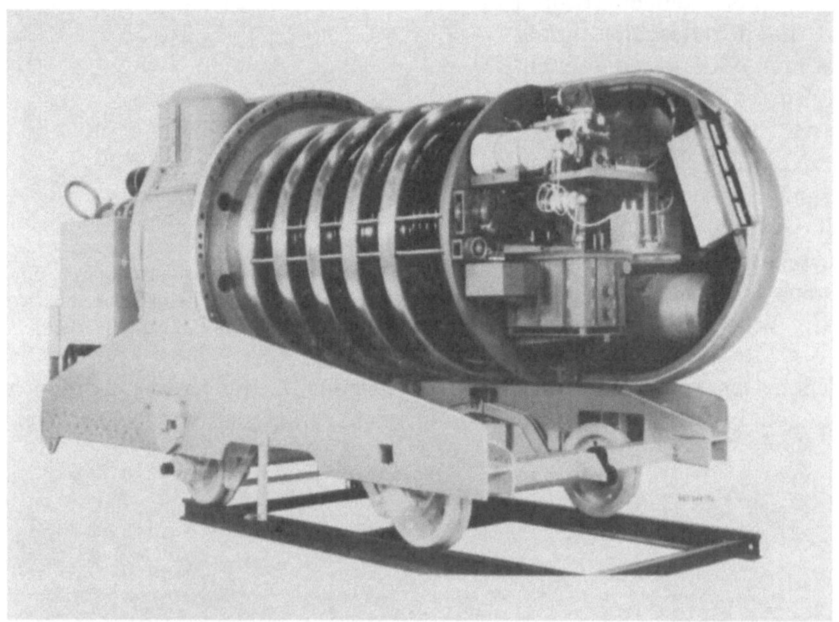

Abb. 8. Drucktankkaskadenbeschleuniger der BBC Mannheim für 600 kV mit abgezogenem Drucktank, von der Einschießseite aus gesehen. (Eine ähnliche Apparatur für eine Höchstenergie von 3 MeV befindet sich in Entwicklung)

b) Resonanztransformatoren

Eine andere Möglichkeit, hohe Spannungen relativ einfach und mit einem kleineren Aufwand als bei normalen Transformatoren herzustellen, bieten die Resonanztransformatoren. Ihre Wirkungsweise beruht darauf, daß die Frequenz, mit der die Primärwicklung erregt wird, auf die *Eigenfrequenz des Sekundärkreises* abgestimmt ist. Diese Resonanzfrequenz ist abhängig von der Selbstinduktion der Sekundärwicklung und deren Kapazität gegen das Gehäuse und die anderen Konstruktionsteile des Transformators (Abb. 9). Die Resonanztransformatoren werden im allgemeinen mit wenigstens etwa 200 Hz, meist aber mit höheren Frequenzen — bis zu 10000 Hz — betrieben. Bei diesen hohen Betriebsfrequenzen benötigt der Transformator wenig oder gar kein Eisen, so daß Größe und Gewicht der Resonanztransformatoren klein sind im Verhältnis zur abgegebenen Leistung.

Wenn die Erzeugung der Hochspannung mit Hilfe von Resonanztransformatoren auch ziemlich einfach ist, so erfordern diese doch einigen zusätzlichen Aufwand: Zur Erzeugung der Hochfrequenz ist ein *Umformer*, bestehend aus Motor und Generator, erforderlich. Zur Heizung der Kathode, die auf Hochspannungspotential liegt, wird ein *Isoliertransformator* benötigt. Schließlich aber muß der Resonanztransformator, wie jede Hochspannungsapparatur vergleichbarer Spannung, gegen Durchschlag geschützt und isoliert und zu diesem Zweck zusammen mit der ein- oder mehrstufigen Röntgenröhre entweder in einen *Öltank* oder in ein *Druckgasgehäuse* eingebaut werden.

Außer den Resonanztransformatoren für konventionelle Spannungen (z. B. „Resonax 300" der Newton Victor Limited, London, oder „Vanguard", Picker X-Ray, New York, beide für etwa 300 kV) werden einige für höhere Spannungen bestimmte Röntgengeneratoren dieser Type industriell hergestellt. Unter diesen ist vor allem das „*Maxitron*" der General Electric, Milwaukee, zu erwähnen, das in zwei Ausführungen gebaut wird, und zwar für Spannungen von 1000 kV bei 3 mA Röhrenstrom und 2000 kV bei 1,5 mA Röhrenstrom. Neben zahlreichen für die Materialprüfung bestimmten Appara-

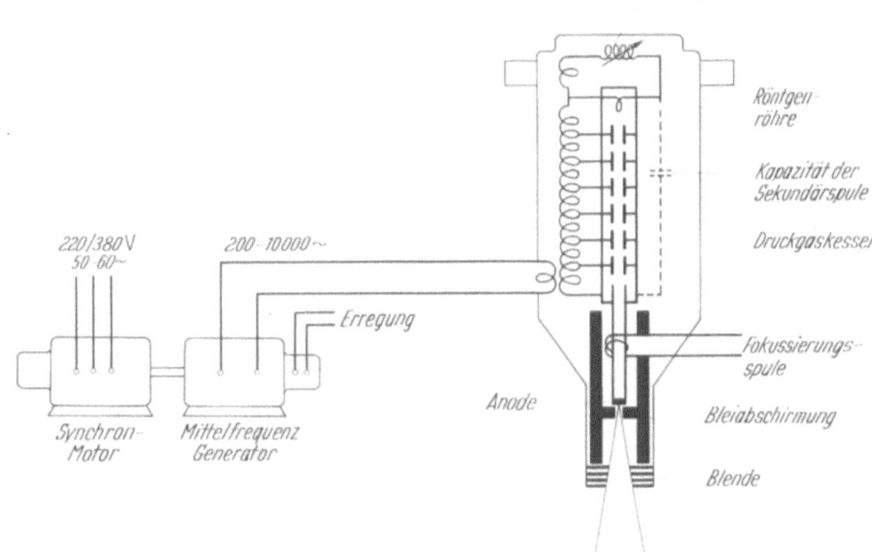

Abb. 9. Schematischer Aufbau eines Resonanztransformators

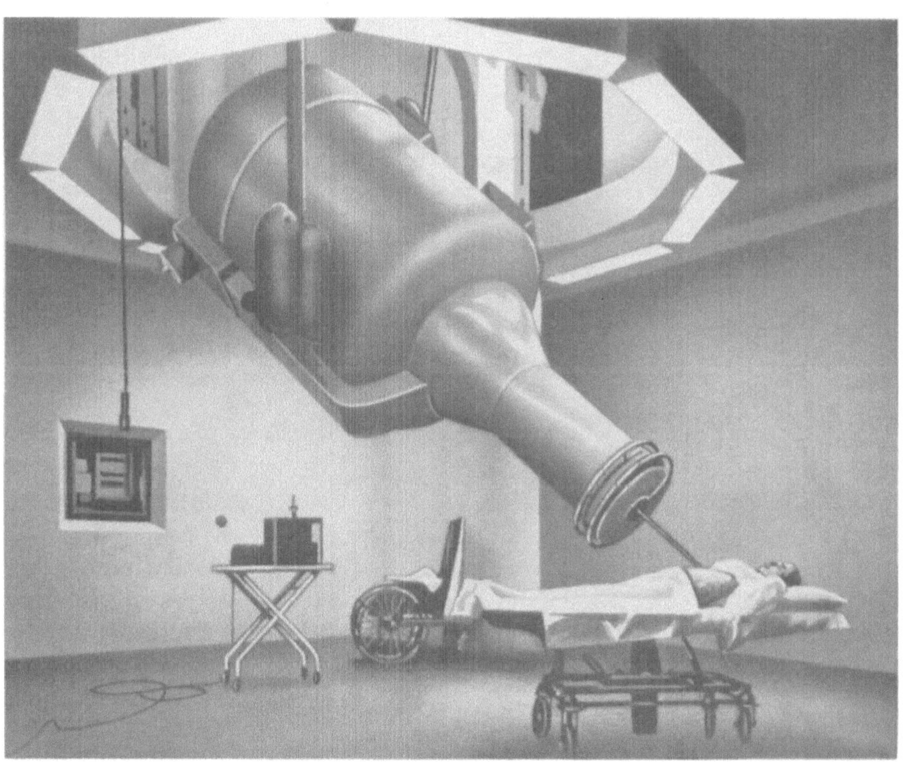

Abb. 10. Für die medizinische Anwendung bestimmter Resonanztransformator für eine Scheitelspannung von 2 MV („Maxitron") der General Electric, Milwaukee

turen (z. B. KNOWLTON, MAHN und RANFTL 1953) wurden einige auch für medizinische Zwecke eingesetzt (FRIEDMAN, DRESNER und HINE 1955). Einen solchen im Delafield Hospital in New York aufgestellten Resonanztransformator zeigt Abb. 10.

Eine größere *Bedeutung* haben die Resonanztransformatoren in der medizinischen Radiologie jedoch nicht erlangt, wohl vor allem, weil ihr Energiebereich begrenzt ist.

c) Isolierkerntransformatoren

Neuerdings werden von der HWE Burlington, Mass./USA, als Hochspannungserzeuger Isolierkerntransformatoren für Spannungen bis 4 MV hergestellt (Abb. 11). Diese zeichnen sich vor allem durch ihre große Leistung aus — es werden Elektronenströme bis 20 mA im Dauerbetrieb, d. h. Strahlleistungen bis zu 80 kW erreicht. Isolierkerntransformatoren werden vor allem für industrielle Zwecke, d. h. in der Strahlenchemie und zur Sterilisation, möglicherweise auch in der medizinischen Forschung benutzt.

Jedes Kernsegment ist von einer Sekundärspule umgeben, deren Ausgang in einem Spannungsverdopplerkreis gleichgerichtet wird. Diese Gleichrichter sind in Serie geschaltet. Die Gesamtspannung liegt an einem Hochspannungsausgang. Äquipotentialringe um den Kern sorgen für einen einheitlichen Potentialgradienten über dem ganzen Transformator.

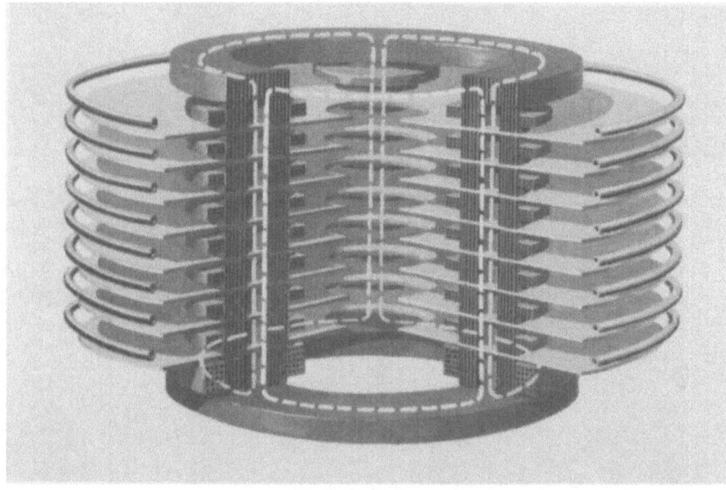

a

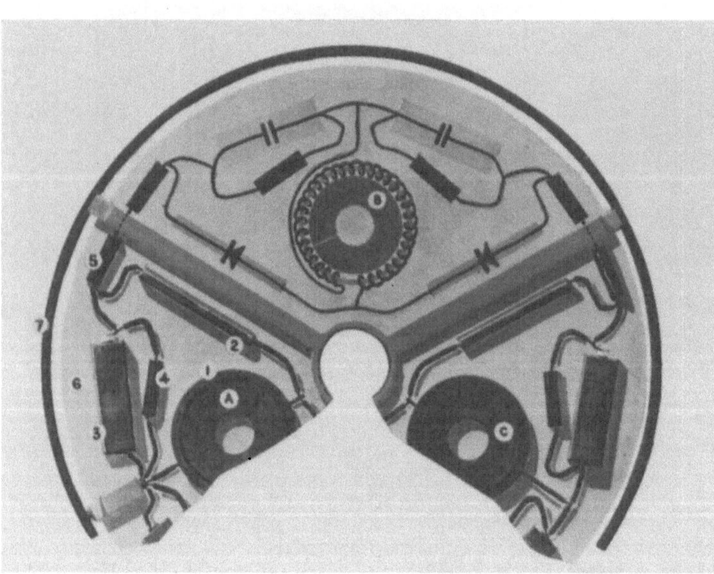

b

Abb. 11 a u. b. Schematischer Aufbau bzw. Ansicht eines Isolationskerntransformators. *A B C* Dreiphasenkern. *1* Sekundärwicklung, *2* Gleichrichter, *3* Spannungsverdoppelungs-Kondensator, *4* Ableitwiderstand, *5* Vorschaltwiderstand, *6* Trennplatte, *7* Äquipotentialring

d) Elektrostatische Generatoren

Unter dem *Sammelnamen* „elektrostatische Generatoren" wird eine Vielzahl von Hochspannungsgeneratoren zusammengefaßt, deren gemeinsames Kennzeichen die elektrostatische Aufladung eines Kondensators ist, dessen Kapazität derart verändert wird, daß die erzielte Endspannung sehr viel größer ist als die anfängliche Ladespannung der Kondensatorelemente.

Die einfachste Möglichkeit, unter Verwendung geladener *Kondensatoren* Spannungen zu erzeugen, die höher sind als die Ladespannung des einzelnen Kondensatorelementes, besteht darin, mehrere Kondensatoren einzeln zu laden und dann hintereinanderzuschalten, wobei die erzielte Endspannung gleich wird der Summe der Spannungen der hintereinandergeschalteten Kondensatoren. Nach diesem System bauten z.B. CLARK und FARMER (1954) einen elektrostatischen Hochspannungsgenerator, bei dem 20 Kondensatoren von je 1,5 μF Kapazität auf je etwa 2 kV aufgeladen und dann durch ein rotierendes Kontaktsystem hintereinander geschaltet wurden. Mit ihm konnten bei 5 bis 10 mA Stromentnahme Spannungen von etwa 26 kV erzielt werden. Der Spannungsverlust gegenüber der theoretisch zu erwartenden Spannung von 40 kV ist durch die Entladefunken an den Kontakten bedingt.

Einen für sehr viel höhere Spannungen bestimmten „*Stoßgenerator*" nach dem von MARX angegebenen Prinzip baute die Allgemeine Elektrizitäts-Gesellschaft Anfang der dreißiger Jahre (BRASCH 1943). Dieser bestand aus einer Anzahl von Kondensatoren C (Abb. 12), die mit Hilfe einer Gleichspannungsanlage über die Widerstände W alle parallel aufgeladen wurden. Beim Erreichen einer bestimmten Spannung zünden die zwischen die einzelnen Kondensatoren geschalteten Funkenstrecken F und schalten für die Dauer des Funkenüberschlages alle Kondensatoren hintereinander. An den Enden des Stoßgenerators entsteht dabei für eine Zeit von etwa 10^{-3} bis 10^{-6} sec Dauer eine Spannung, die angenähert der Summenspannung der hintereinandergeschalteten Kondensatoren entspricht und bei dem von BRASCH beschriebenen Stoßgenerator 2,4 MV erreichte. Sie wurde zur Beschleunigung von Elektronen und Erzeugung eines Röntgenblitzes in einer geeigneten Röntgenröhre verwendet. Eine praktische Bedeutung haben diese und ähnliche Konstruktionen nicht erreicht.

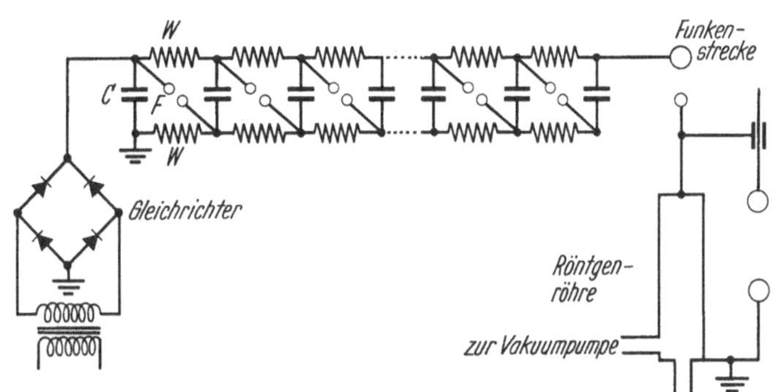

Abb. 12. Schaltschema eines Stoßgenerators für 2,5 MV (nach BRASCH 1932)

Die Wirkungsweise der heute benutzten *elektrostatischen Generatoren* beruht darauf, daß die Kapazität einer Kondensatoranordnung, die auf eine bestimmte Spannung geladen ist, durch Vergrößerung der Entfernung zwischen den beiden Kondensatorbelegen verringert wird. In diesem Fall steigt die Spannung der Kondensatoranordnung nämlich umgekehrt proportional mit der Kapazität an, da ja die Spannung U eines Kondensators gleich ist der Ladung Q dividiert durch die Kapazität C, d.h. $U = Q/C$.

Das Prinzip der *Spannungserhöhung durch Kapazitätsänderung* kann praktisch auf sehr verschiedene Art verwirklicht werden. So können z.B. in einem elektrischen Feld aufgeladene *staubförmige Partikelchen* (Kohle- oder Glasstaub) mit einem Luftstrom zu einer Sammelelektrode transportiert werden, an die sie ihre Ladungen abgeben (MORAND, RASKIN und WINAND 1952). Auch wurde an *flüssige Ladungstransportmittel* (Öl) gedacht (JANNER, MAGUN und SCHOPPER 1955). Am häufigsten werden die zur Erzeugung hoher Spannungen erforderlichen Ladungen jedoch auf die Oberflächen *fester isolierender* Körper wie Seiden-, Gummi- oder Kunststoffbänder (z.B. HERCHENBACH 1955) bzw. -scheiben aufgesprüht (VAN DE GRAAFF 1931; TUVE, HAFSTAD und DAHL 1935; BUECHNER, VAN DE GRAAFF et al. 1947 und viele andere). Auch Kondensatorbeläge aus Metall zum Ladungstransport wurden erwogen, was einen besonders guten Wirkungsgrad ergeben soll (FELICI 1947).

Wie einfach dies Prinzip im Wesen auch ist, so erfordert die *praktische Gestaltung* funktionsfähiger Anlagen doch die Beherrschung einer Fülle von physikalischen, technologischen und konstruktiven Problemen (vgl. z.B. zusammenfassende Darstellung von HERB 1959). Diese in jahrelanger systematischer Arbeit gelöst zu haben, ist vor allem das Verdienst der im Massachusets Institute of Technology in Boston unter der Leitung von TRUMP arbeitenden Gruppe. Die hier erarbeiteten Erkenntnisse wurden von der

High Voltage Engineering Co. in Burlington, Mass., zur Schaffung erstaunlich leistungsfähiger und betriebssicherer Anlagen verwendet. Daneben sind von vielen Instituten insbesondere kleinere Generatoren, vor allem für die physikalische Forschung, im Einzelbau zusammengestellt worden.

Die meisten dieser *Bandgeneratoren*, auch van-de-Graaff-Generatoren genannt, besitzen den in Abb. 13 gezeigten vertikalen Aufbau. Ein geschlossenes Band aus einem isolierenden Material — meist Baumwollgewebe ohne oder mit Gummiimprägnierung — läuft über zwei Rollen, deren untere den Antriebsmechanismus enthält. Dieses Band erhält mit einer Spannung von etwa 20—50 kV über Nadeln, die auf die ganze Bandbreite verteilt sind, eine negative Ladung von einigen elektrostatischen Einheiten je Quadratzentimeter aufgesprüht. Zu hohe Ladungen bedingen die Entstehung von *Gleitfunkenentladungen* entlang der Bandoberfläche. Das Auftreten von Gleitfunken ist

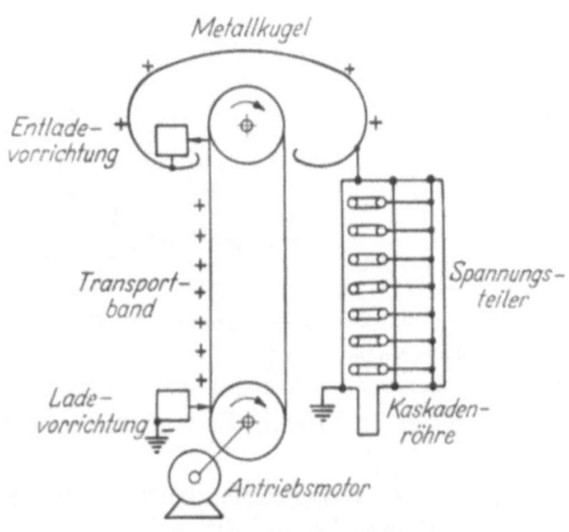

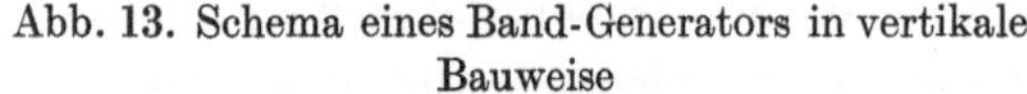

Abb. 13. Schema eines Band-Generators in vertikaler Bauweise

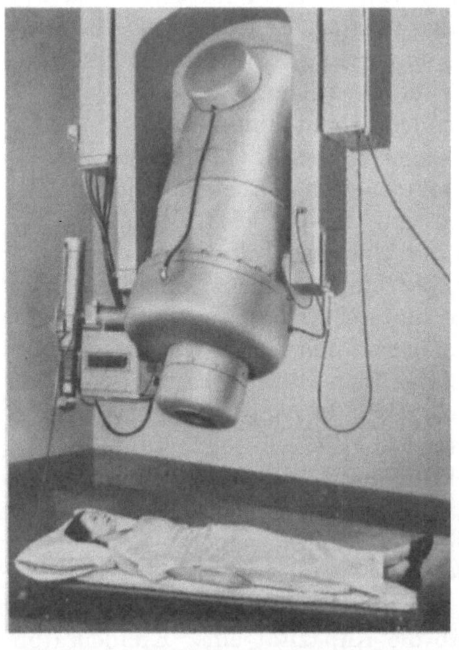

Abb. 14. Für medizinische Zwecke bestimmter Band-Generator für 2 MV der High Voltage Engineering Co.

beim Betrieb des Bandes in atmosphärischer Luft stark von deren Feuchtigkeitsgehalt abhängig und stellt den Konstrukteur vor schwierige technologische Probleme. Deshalb wird bei technischen Anlagen der Betrieb unter *Druckgas* — am besten Stickstoff mit einigen Prozent Frenon (CCl_2F_2) oder Kohlensäure (CO_2) unter einem Druck von etwa 10 bis 20 Atmosphären — bevorzugt. Dieses Druckgas unterdrückt nicht nur die Entstehung von Gleitfunken, sondern gestattet auch, die Apparatur sehr viel gedrängter und kleiner zu bauen.

Die in einem Bandgenerator je Zeiteinheit transportierte Ladung, d.h. die zur Verfügung stehende *Stromstärke*, hängt außer von der je Flächeneinheit aufgebrachten Ladung von der Breite des Bandes und von seiner Geschwindigkeit ab. Letztere wird bei technischen Ausführungen bis auf etwa 100 m/sec gesteigert. Dabei lassen sich Stromstärken von 1 oder mehreren mA erzielen. Erforderlichenfalls werden mehrere Bänder parallel geschaltet.

Von den Bandgeneratoren der High Voltage Engineering Co. in Burlington ist für die *medizinische Anwendung* besonders die Type M 2 geeignet. Dieser Generator (Abb. 14) ist in ein Druckgehäuse von insgesamt etwa 2,5 m Länge und 1 m Durchmesser eingebaut und wiegt etwa 2300 kg. Er liefert bei 2 MV Röhrenspannung eine Röntgenstrahlung von *14 mm Cu HWD* und eine *Dosisleistung* von etwa 300 R/min in 50 cm Fokusabstand. Der Brennfleck der Röntgenröhre hat einen Durchmesser von 4 mm, so daß Halbschatten nur in geringem Maße auftreten. Die mit der genannten Strahlung erzielbaren Isodosen ähneln weitgehend denen einer Co-60-Fernbestrahlungsanlage (WOOTTON 1956; TSIEN und ROBBINS 1958; TRUMP, MOSTER und CLOUD 1947; HARE, LIPPINCOTT u. Mitarb. 1951).

Äußerlich ist der medizinische 2 MV-Bandgenerator so beschaffen, daß er für therapeutische Zwecke genügend leicht bewegt, d.h. gehoben, gesenkt und gekippt werden kann. Unter Verwendung eines geeigneten Drehpodestes kann mit ihm auch (vertikale) *Rotationsbestrahlung* ausgeführt werden (TRUMP, WRIGHT u. Mitarb. 1951; HARE, TRUMP und WEBSTER 1952; HARE, SMEDAL u. Mitarb. 1954).

Ein starker Konkurrent ist dem Bandgenerator neuerdings in den *Kobalt-Fernbestrahlungsgeräten* erwachsen, die einfacher in der Konstruktion und wohl auch billiger in der Anschaffung und im Betrieb sind. Einen gewissen *Wartungsdienst*, wie Auswechseln des Ladungsbandes und der Röntgenröhre, Kontrolle und Aufrechterhaltung des Vakuums in der Röntgenröhre und des Schutzgases im Druckbehälter usw., erfordern die Bandgeneratoren immer.

Erwähnt sei hier noch, daß für *industrielle Zwecke* auch noch größere und leistungsfähigere van de Graaff-Generatoren bis zu Spannungen von 15 MV gebaut werden. Diese werden für die Materialprüfung und als Elektronenbeschleuniger für radiochemische und Sterilisationszwecke (besonders Lebens- und Arzneimittel) mit sehr hohen Dosisleistungen im Elektronenstrahl gebaut.

Schließlich seien der Vollständigkeit wegen die kleineren elektrostatischen Generatoren erwähnt, die gelegentlich zur Erzeugung von Spannungen des *konventionellen Bereichs* (200 bis 300 kV) empfohlen werden. Um diese Entwicklung haben sich besonders die Franzosen (z.B. HEMARDINQUER 1950) verdient gemacht. Bei ihnen wird der Ladungstransport durch zylindrische Walzen aus Isolierstoff vorgenommen. Industriell werden derartige Apparaturen von der Firma Antarès, Paris, hergestellt.

3. Beschleunigungsröhren

Die zum Betrieb an Hochspannungsgeneratoren bestimmten *Röntgenröhren* sind im Prinzip ähnlich aufgebaut wie die Röhren konventioneller Röntgengeräte. Die hohen Spannungen von 1 bis 2 MV und gelegentlich auch noch mehr stellen an die äußere und innere Spannungsfestigkeit der Röhren hohe Ansprüche. Dazu kommen dann noch Fokussierungsschwierigkeiten für den Elektronenstrahl, die sich aus der großen Baulänge ergeben.

Um die *Isolationsschwierigkeiten* zu beherrschen, werden für den Betrieb mit Höchstspannungen bestimmte Röhren daher in der Regel als „*Stufenröhren*" aufgebaut. Bei diesen wird die Gesamtspannung des Generators durch eine Kette von Hochohmwiderständen oder (und) Kondensatoren unterteilt, und die Teilspannungen werden den Zwischenelektroden der Röhre zugeführt. Hierdurch wird nicht nur die Spannungsfestigkeit wesentlich vergrößert, sondern bei geeigneter Formgebung der Elektroden gleichzeitig für die *Fokussierung* des Elektronenstrahls auf einen kleinen Querschnitt gesorgt.

Wegen des komplizierten Aufbaus derartiger Röhren zieht man es häufig vor, die einzelnen Bauelemente, d.h. die meist aus Porzellan bestehenden Isolierkörper und die metallischen Elektroden, einfach zusammenzukitten (Abb. 15). Solche *nicht abgeschmolzene Röhren* müssen während des Betriebes ständig an einer *Hochvakuumpumpe* betrieben werden. Bei routinemäßig verwendeten Anlagen bevorzugt man neuerdings jedoch aus betrieblichen Gründen mehr und mehr *abgeschmolzene Röhren*.

Die an Hochspannung liegende *Kathode* der Röntgenröhre wird meist durch einen Generator gespeist, der über eine isolierte Welle von einem auf Erdpotential liegenden Motor angetrieben wird.

Da die Richtung der austretenden Röntgenstrahlung mit steigender Energie der auslösenden Elektronen zunehmend mit der Elektronenrichtung zusammenfällt, werden bei der Erzeugung ultraharter Röntgenstrahlen meist *durchstrahlte Anoden* (sog. Außenanoden) verwendet. Diese werden, da sie ohnehin auf Erdpotential liegen, mit Wasser gekühlt. Bei der großen Durchdringungsfähigkeit der entstehenden Röntgenstrahlung, deren Halbwertschicht nach geeigneter Filterung bis etwa 15 mm Cu oder 8 mm Pb beträgt, schadet es nicht, daß die *Eigenfilterung* der Röhren etwa 10 mm Cu oder 5 mm Bleigleichwert beträgt.

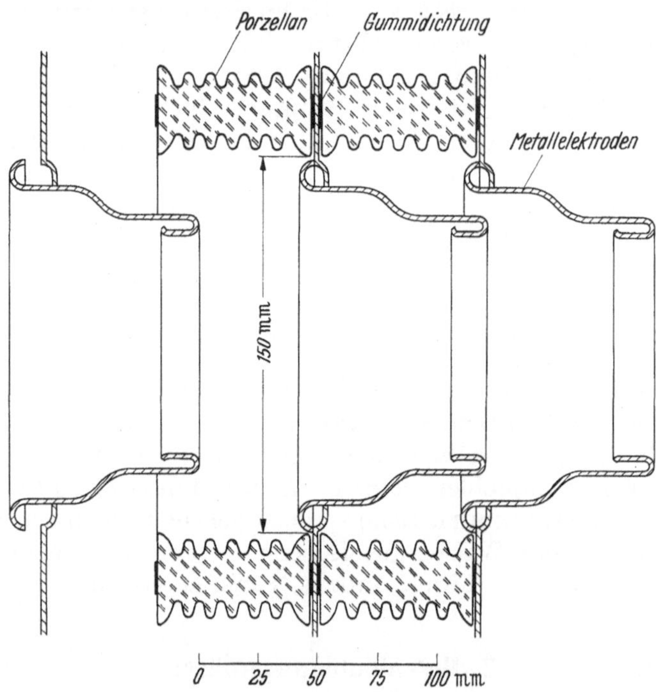

Abb. 15. Aufbau einer Kaskadenröhre für 4,5 MV aus Porzellanisolatoren und Metallelektroden (nach HERB 1959)

II. Linearbeschleuniger

1. Allgemeines

Im Gegensatz zu den Direktbeschleunigern sind bei den Mehrfachbeschleunigern die den Endenergien der Elektronen entsprechenden *hohen Spannungen* in den Beschleunigungsapparaturen *nicht* vorhanden. Die hohen kinetischen Energien werden vielmehr — wie der Name der Apparaturen besagt — dadurch erreicht, daß die Elektronen ein oder mehrere elektrische Felder kleinerer Spannung mehrmals nacheinander durchlaufen. Hierdurch werden nicht nur die mit höheren Spannungen immer größer werdenden *Isolationsschwierigkeiten* umgangen, sondern es wird auch die Grenze der erreichbaren Energie um mehrere Größenordnungen hinaufgesetzt.

Man unterscheidet *Linearbeschleuniger*, bei denen die nacheinander durchlaufenen Felder räumlich hintereinander angeordnet sind, und *Kreisbeschleuniger*, bei denen ein und dasselbe Feld auf einer geschlossenen Kreis- oder Spiralbahn zeitlich nacheinander mehrmals durchlaufen wird.

Der Gedanke, geladene Teilchen dadurch zu beschleunigen, daß man sie ein *elektrisches Feld mehrmals* durchlaufen läßt, wurde erstmalig von WIDERÖE (1928) verwirklicht. Mit seinem „Stufenrohr" konnten jedoch mit den vor dem zweiten Weltkrieg verfügbaren Mitteln der Hochfrequenztechnik nur sehr unbefriedigende Ergebnisse erzielt werden (SLOAN u. Mitarb. 1931; THIBAUD 1932; BEAMS u. Mitarb. 1934a und b).

Erst die während des letzten Krieges hochentwickelte *Radartechnik* stellte die zum Betrieb von linearen Mehrfachbeschleunigern für Elektronen erforderlichen Generatoren entsprechender Frequenz und Leistung zur Verfügung. Eine große Rolle spielen dabei die zur Erzeugung sehr hochfrequenter elektromagnetischer Schwingungen (3000 bis 15000 MHz, entsprechend Wellenlängen von 10 bis 2 cm) benötigten Röhren wie Magnetron, Klystron und Amplitron, die Spitzenleistungen von 10 MW (1 MW = 1000 kW) und mehr abzugeben in der Lage sind. Diese Leistungen sind erforderlich, um die bei den hohen Frequenzen und Feldstärken im Linearbeschleuniger auftretenden großen Verluste zu decken. Aus dem gleichen Grunde werden alle Linearbeschleuniger immer intermittierend betrieben, im allgemeinen mit 2 μs Impulsdauer und 100- bis 10000mal längeren Pausen.

Gewisse *Schwierigkeiten* beim Bau und Betrieb von Linearbeschleunigern bestehen darin, daß die Beschleunigungsröhre sehr genau gefertigt sein muß und auch im Dauerbetrieb ihre Resonanzfrequenz — etwa durch Wärmeeinflüsse — nicht verändern darf. Außerdem ist aber natürlich auch die Erzeugung der erforderlichen Hochfrequenzleistung und beim Stufenbeschleuniger deren Verteilung auf die einzelnen Stufen nicht einfach. Dazu kommt, daß die zu beschleunigenden Teilchen stets achsial geführt werden müssen, was durch sorgfältige Formgebung der elektrischen Felder oder auch durch zusätzlich angebrachte magnetische Felder („Fokussierungsspulen") erreichbar ist.

2. Stufenbeschleuniger

Die von WIDERÖE (1928) erstmalig versuchsweise benutzte „Beschleunigungsröhre" für schwere Teilchen und auch die ersten funktionsfähigen Linearbeschleuniger für Elektronen (SCHULTZ 1948; SCHULTZ und WADEY 1951) bestanden aus mehreren getrennten *Hohlraumresonatoren*, die einzeln erregt wurden.

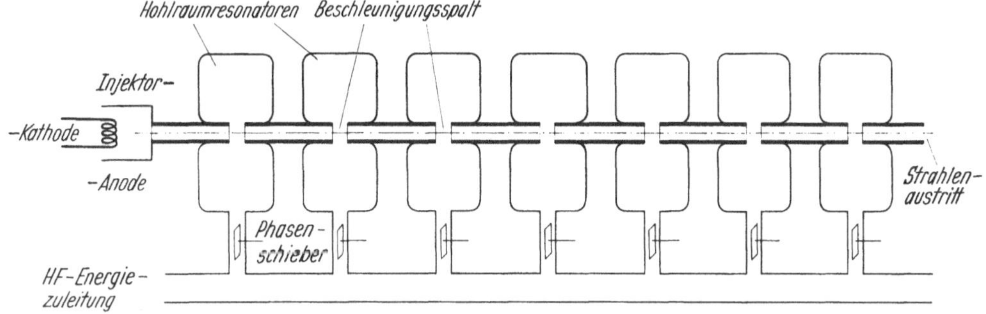

Abb. 16. Wirkungsweise eines Stufenbeschleunigers

Die Wirkungsweise dieser „Stufenbeschleuniger" ist dabei folgende (vgl. Abb. 16):

Die von links nach rechts von dem Injektor mit einer Anfangsenergie von 20 bis 60 keV in den ersten *Hohlraumresonator* eingeschossenen Elektronen werden im Beschleunigungsspalt dieser Stufe um einen Energiebetrag von etwa 200 bis 500 keV beschleunigt. Von hier laufen die Elektronen dann in einem feldfreien Raum bis zum Beschleunigungsspalt des zweiten, elektrisch unabhängig schwingenden Hohlraumresonators. Hier treffen sie ein, wenn das Potentialfeld gerade wieder ein Maximum erreicht hat, durch das sie in der gleichen Richtung nochmals um einen gleich großen Betrag beschleunigt werden. Dies Spiel wiederholt sich fortlaufend bis zur letzten (n-ten) Stufe, nach deren Durchlaufen den Elektronen insgesamt eine Energie mitgeteilt wurde, die n-mal größer ist als die Energie einer Stufe. Die Schwingungsphase der einzelnen getrennt schwingenden Hohlraumresonatoren wird durch Phasenschieber in den Hochfrequenz-Energieleitungen so abgestimmt, daß die Erregung der einzelnen Hohlraumresonatoren der Laufzeit der Elektronen zwischen den Stufen, die infolge der zunehmenden Geschwindigkeit von Stufe zu Stufe immer kürzer wird, angepaßt ist (SLATER 1948; DEMOS, KIP und SLATER 1952).

3. Wanderwellenbeschleuniger

Im Gegensatz zu den Stufenbeschleunigern sind die einzelnen Stufen der Wanderwellenbeschleuniger miteinander elektrisch so stark gekoppelt, daß hier das ganze Beschleunigungsrohr als ein einziger *im Ganzen schwingender Resonator* aufzufassen ist (Abb. 17).

Die Hochfrequenzenergie wird diesem Resonator am Anfang zugeführt und am Ausgang wieder abgeführt. Der Resonator ist reflexionsfrei, und daher bilden sich keine stehenden Wellen aus, sondern fortlaufende elektrische Wanderwellen. Die Geschwindigkeit dieser Wanderwellen wird durch Blenden mit verschiedenen Durchmessern im Resonator so reguliert, daß sie am Eingang entsprechend der geringen Anfangsgeschwindigkeit der Elektronen etwas langsamer und im übrigen Teil, wo die Elektronen annähernd Lichtgeschwindigkeit erreicht haben, entsprechend schneller ist. Die Elektronen werden ebenso wie beim Stufenbeschleuniger durch einen Injektor vorbeschleunigt und in Abb. 17 von links her in den Beschleuniger eingeschossen. Da die Elektronen auf diese Weise so mit der Wanderwelle mitlaufen, daß sie sich immer in einer konstanten Phase positiver Feldstärke befinden, werden sie kontinuierlich beschleunigt.

Nach dem Prinzip der Wanderwellenbeschleunigung wurden zunächst von der Stanford-Gruppe außer einem Versuchsbeschleuniger für 1,5 MeV (GINZTON, HANSEN und KENNEDY 1948) Beschleuniger für 6 MeV (BECKER und CASWELL 1951), 40 MeV (POST und SHIREN 1951 und 1955) und 600 MeV (CHODOROW, GINZTON u. Mitarb. 1955) gebaut.

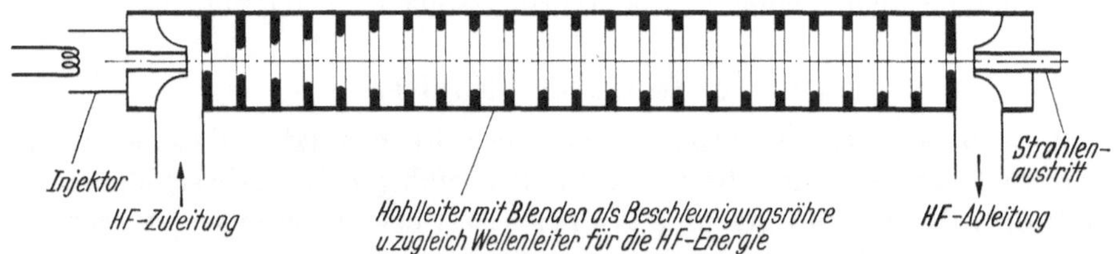

Abb. 17. Wirkungsweise eines Wanderwellenbeschleunigers

In der Zwischenzeit sind weitere nach dem Wanderwellenprinzip arbeitende *Linearbeschleuniger* auch an anderen Stellen erstellt worden. Eine Reihe von ihnen wurde besonders für strahlentherapeutische Zwecke entwickelt. Von diesen soll im folgenden vor allem die Rede sein:

In *England* bemühten sich vor allem NEWBERY (1949), FRY (1952 und 1953) und HOWARD-FLANDERS (1954) mit Unterstützung des Medical Research Council und in Zusammenarbeit mit der Metropolitan Vickers (MILLER 1953 und 1954) und den Firmen Mullard und Associated Electrical Industries um die Entwicklung medizinischer Linearbeschleuniger. Diese Entwicklung führte zur industriellen Herstellung von zwei Grundtypen, und zwar eines Linearbeschleunigers für 4 und eines für 8 bis 10 MeV.

Der kleinere *Linearbeschleuniger für 4 MeV* besitzt eine Länge von nicht viel mehr als 1 m und erzielt in 1 m Abstand vom Brennfleck eine Dosisleistung von etwa 350 R/min. Er wird von der Industrie für medizinische Zwecke auf einem portalförmigen Jochstativ und unter dem Namen „Orthotron" auf einem schwenkbaren Säulenstativ mit ausladendem Arm montiert gebaut (Ausführung ähnlich Abb. 18).

In England wurde auch ein 6 MeV-Linearbeschleuniger entwickelt, der mit einer Hochfrequenz von 9250 MHz (3 cm Wellenlänge) erregt wird. Bei diesem Linearbeschleuniger ist das Beschleunigungsrohr nur 1 m lang (Abb. 19). Die Dosisleistung kann von 50 bis 200 rad/min in einem Meter Abstand vom Brennfleck eingestellt werden. Das schwenkbare Säulenstativ besitzt eine Ausladung von etwa 1,50 m.

Eine andere Lösung wird in letzter Zeit sowohl in den USA (z.B. Varian Ass., Palo Alto und High-Voltage Eng. Co., Burlington) als auch in England (Mullard, Manor Royal) bevorzugt benutzt. Sie besteht darin, daß das Beschleunigungsrohr horizontal in die meist schwenkbare Apparatur eingebaut und daß der Elektronenstrahl magnetisch um 90° in Richtung auf die Drehachse abgelenkt wird (vgl. Abb. 20). Diese Apparaturen sind zur Beschleunigung von Elektronen auf Energien von etwa 3 bis 10 MeV geeignet und können sowohl für die Elektronentherapie als auch für die Therapie mit ultraharten Röntgenstrahlen benutzt werden. Die bei Röntgenstrahlung in 1 m Fokusabstand erreichbare Dosisleistung liegt mit etwa 400 R/min sehr hoch.

Mit allen diesen Apparaturen können mehr oder weniger leicht beliebige Einstellungen auf den Patienten vorgenommen werden. Von der Möglichkeit, mit ihnen auch

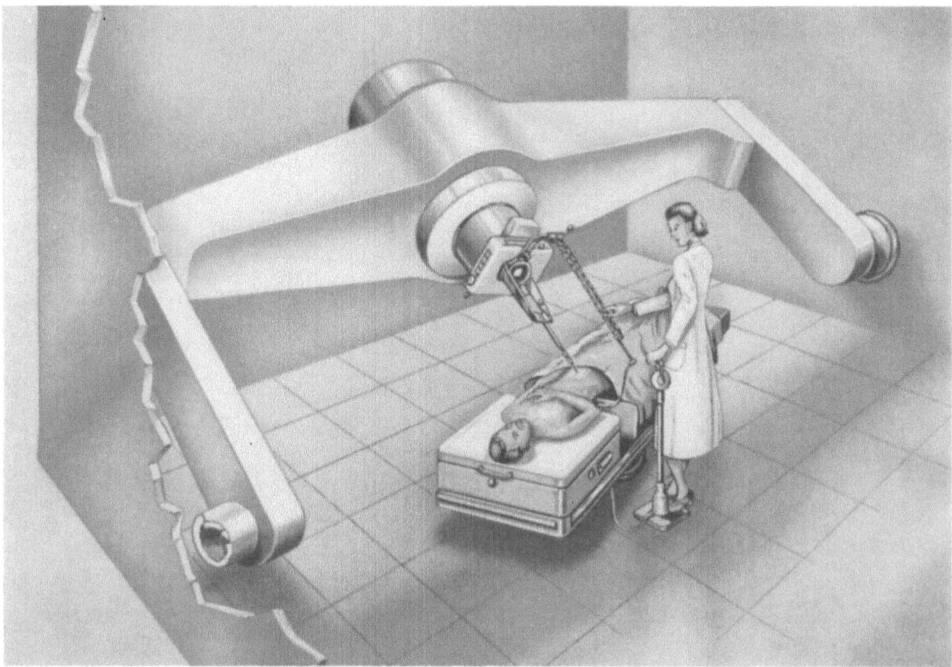

Abb. 18. Medizinischer Linearbeschleuniger für 4,3 MeV auf einem Portalstativ montiert (Philips-Mullard, Baujahr etwa 1950)

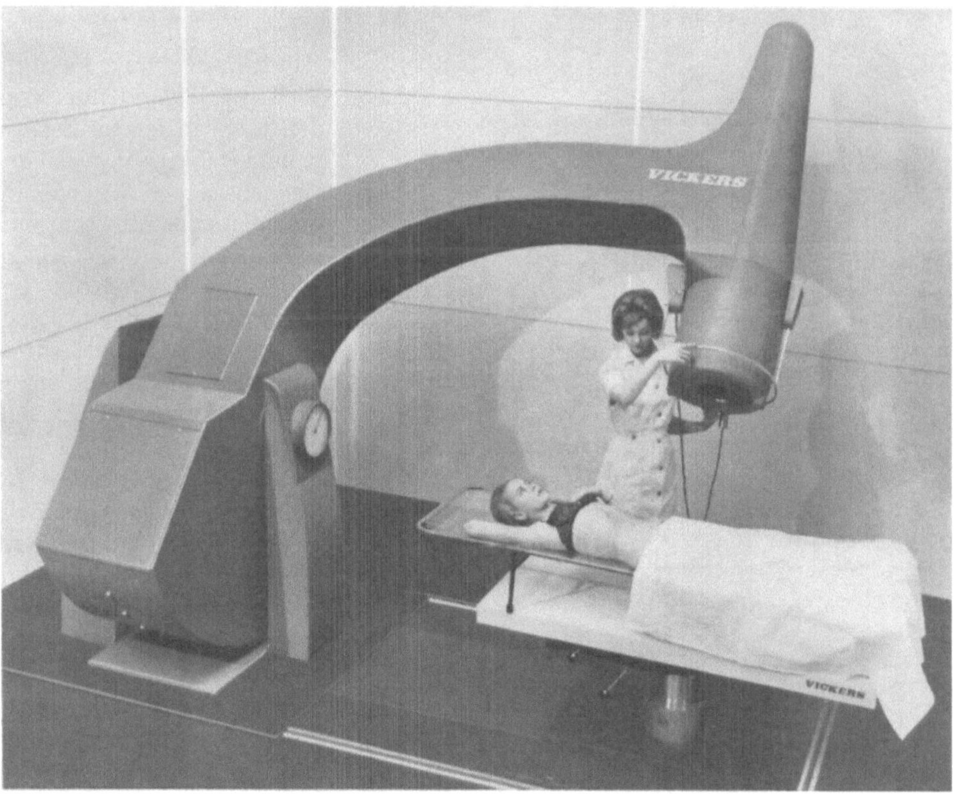

Abb. 19. Medizinischer Linearbeschleuniger für 6 MeV (Vickers Research Limited, Baujahr etwa 1960)

7*

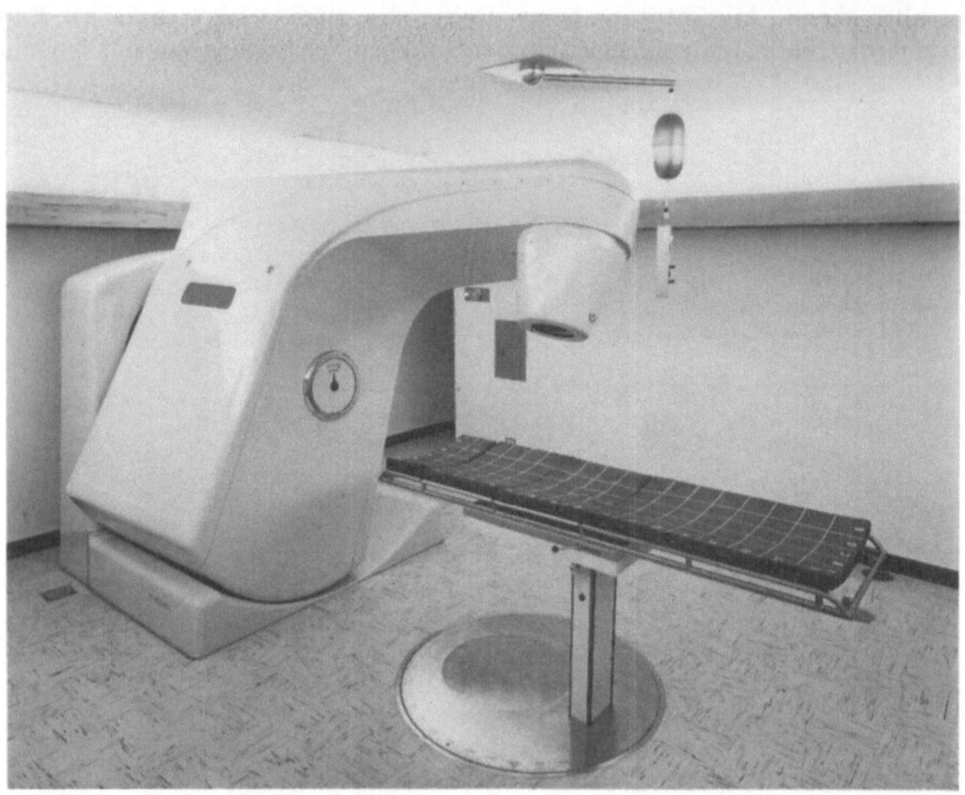

Abb. 20. 4 bis 8 MeV-Linearbeschleuniger mit horizontalliegendem Beschleunigungsrohr der Varian Assoc. Palo Alto, Kalifornien

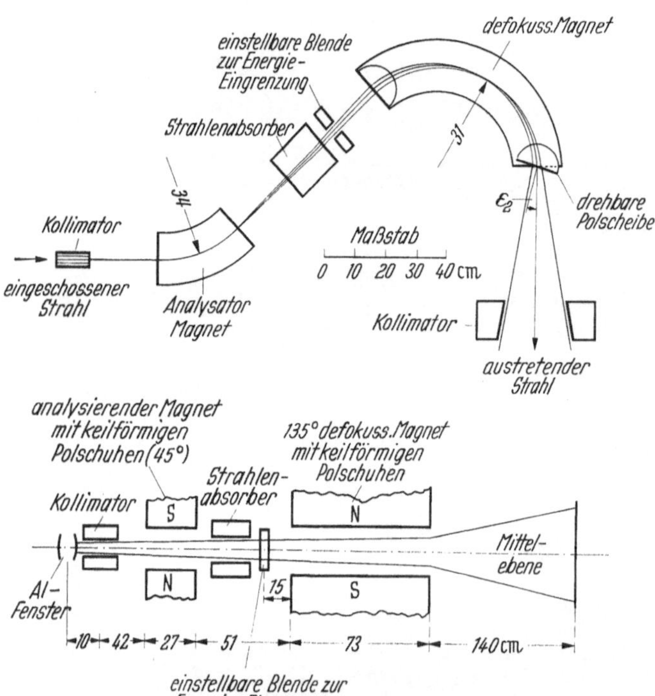

Abb. 21. 45 MeV Linearbeschleuniger des Michael Reese Hospitals Chicago mit Magnetablenkvorrichtung für den Elektronenstrahl. (nach UHLMANN 1958)

Pendelbestrahlung auszuführen, wird in England nur wenig, in den USA in letzter Zeit zunehmend Gebrauch gemacht. Die Betriebssicherheit dieser Linearbeschleuniger soll recht gut sein, wenngleich ihr Unterhalt vor allem der begrenzten Lebensdauer der teuren Magnetrons wegen und in Anbetracht der erforderlichen Wartung der Hochfrequenzanlage ziemlich aufwendig ist.

Beim Vergleich der Linearbeschleuniger mit den Co 60-Fernbestrahlungsapparaturen (MEREDITH 1958) werden deren größere Dosisleistung, der kleinere Brennfleck und daher geringere Halbschatten als Vorteile genannt. Dem kann allerdings entgegengehalten werden, daß die mit Co 60 ohne weiteres erzielbare Dosisleistung von 100 bis 200 R/min sowie das Verhältnis Oberflächendosis zu Tiefendosis — besonders bei der Anwendung von Bewegungsbestrahlung (WACHSMANN und AZUMA 1962) — für praktische Zwecke in der Regel ausreichend ist und daß der Einfluß des Halbschattens vielfach überschätzt wird (GSCHEIDLEN u. Mitarb. 1960). Auch sollte man — wenn man schon die aufwendigen Elektronenbeschleuniger vorzieht — höhere Energien wählen, bei denen noch bessere Tiefendosen erzielbar und die Durchführung von Elektronentherapie bis zu ausreichenden Tiefen möglich sind.

Für diese hohen Energien sind — wenn auch nicht industriell, so doch versuchsweise — Linearbeschleuniger gebaut worden. So beschreibt ROTBLAT (1955) einen im St. Bartholomew's Hospital in London aufgestellten zweistufigen Linearbeschleuniger für 15 MeV, dessen einzelne Stufen je einem 8 MeV-Beschleuniger entsprechen. Auch dieser Linearbeschleuniger besitzt eine 90^0-Ablenkung des Elektronenstrahls und einen um 120^0 schwenkbaren Strahlkopf. Die Dosisleistung der gefilterten Strahlung beträgt etwa 1000 R/min in 1 m Abstand vom Brennfleck. Eine andere Firma bietet dagegen Linearbeschleuniger für Energien an, die von 12 bis 35 MeV regelbar sind und unter Verwendung von zwei getrennten „Bestrahlungsköpfen" für Elektronen- oder Röntgenstrahlentherapie verwendet werden können. Die Länge der Beschleunigungsröhre dieser Apparaturen beträgt 3 bzw. 5 m und die Leistung des Elektronenstrahles 0,5 bzw. 2,5 kW!

Der 45 MeV-Linearbeschleuniger des Michael Reese Hospitals in Chicago (Abb. 21) ist nach dem Vorbild des Stanford-Beschleunigers gebaut (POST und SHIREN 1955). Er besitzt eine Wanderwellenbeschleunigungsröhre von 3 m Länge, die von einem Mikrowellengenerator für 3000 MHz (10,5 cm) mit Hilfe von 18 MW-Klystrons erregt wird. Das Besondere dieses Linearbeschleunigers besteht darin, daß der aus dem fest montierten horizontalen Beschleunigungsrohr austretende Elektronenstrahl durch ein aufwendiges, mehrfaches Magnetsystem so umgelenkt wird, daß mit Strahleneinfallsrichtungen gearbeitet werden kann, die gegenüber dem Patienten in weiten Grenzen veränderlich sind.

Die Eindringtiefe der mit diesen Linearbeschleunigern erzeugten Elektronen ist so groß, daß mit ihnen auch unmittelbar Elektronentherapie tiefliegendere Herde betrieben werden kann (z. B. DOLPHIN, GALE und BRADSHAW 1959). Dies ist der Grund dafür, daß in den USA SKAGGS (1955) und UHLMANN (1956 und 1958) Beschleuniger von 35 bis 60 MeV benutzen.

Außerdem wurde neuerdings in *Stanford* auch ein kleinerer Linearbeschleuniger für 4 bis 5 MeV für medizinische Zwecke gebaut, der angenähert das gleiche leistet wie die gleich großen englischen Apparaturen (WEISSBLUTH u. Mitarb. 1959).

Schließlich sei erwähnt, daß auch in Frankreich von der Fa. Massiot, Paris, versuchsweise Linearbeschleuniger für 4 MeV gebaut wurden, von denen je einer im Institut Curie, Paris, und im Radiotherapiezentrum von Lorraine aufgestellt wurde (VASTEL 1953; COLIEZ 1956; ROUSSEL und SCHOUMACHER 1956). Die Länge der Röhre, die mit 10 cm-Wellen aus einem Magnetron erregt wird, beträgt hier 2,2 m. Die Elektronen, die wahlweise für die Elektronentherapie oder zur Erzeugung ultraharter Röntgenstrahlen verwendet werden können, sind durch ein Magnetsystem um 90^0 ablenkbar. Die Dosisleistung der Röntgenstrahlung beträgt 20 R/min in 1 m Abstand.

Außer den erwähnten Lösungen, die im Zusammenhang mit der medizinischen Anwendung besonders interessant sind, wurden vor allem für die *kernphysikalische Forschung* weitere Linearbeschleuniger, auch für sehr viel höhere Energien, gebaut. Ihre Energie reicht bis über *1000 MeV* hinauf, was jedoch noch immer keine grundsätzliche Grenze darstellt (vgl. z. B. SMITH 1959).

Zusammenfassend sei gesagt, daß die Linearbeschleuniger ohne Zweifel eine der *interessantesten Apparatetypen* zur Erzeugung schneller Elektronen und ultraharter Röntgenstrahlen für strahlentherapeutische Zwecke darstellen. Die Frage, ob sie in der praktischen Anwendung den anderen Beschleunigern wie z. B. dem Bandgenerator, dem

Betatron oder den Fernbestrahlungsapparaturen mit radioaktiven Isotopen überlegen sind, wird sich niemals eindeutig beantworten lassen, da jeder Apparatetyp seine Vor- und Nachteile und seine Grenzen hat.

III. Kreisbeschleuniger

1. Induktionsbeschleuniger (Betatron)

a) Allgemeines

Das *Betatron*, in Deutschland gelegentlich auch Elektronenschleuder und in der Schweiz Strahlentransformator genannt, ist ein Apparat zur Beschleunigung von Elektronen auf hohe kinetische Energie durch ein induktiv erzeugtes elektrisches Feld. Die Grundidee dieses Apparates findet sich zum ersten Male in einer Patentschrift von SLEPIAN (1922). Die erste betriebsfähige Ausführung des Betatrons stammt von KERST (1940, 1941), nachdem WIDERÖE (1928) und STEENBECK (1933, 1935) wichtige Vorarbeit geleistet hatten.

Wie alle Teilchenbeschleuniger verdankt auch das Betatron seine Entstehung den Anforderungen der experimentellen *Kernphysik*, die zum Studium von Kernprozessen hohe Photonen- und Elektronenenergien benötigte. Inzwischen hat sich jedoch das Anwendungsgebiet der energiereichen Strahlen immer mehr in die nichtphysikalischen Bereiche hinein erweitert. So spielt das Betatron heute eine bedeutsame Rolle in der zerstörungsfreien *Werkstoffprüfung* und in der *Strahlentherapie*; denn es ist, verglichen mit anderen Teilchenbeschleunigertypen, ein verhältnismäßig einfacher Apparat und besitzt in dem für die genannten Anwendungen wichtigen Energiebereich von etwa 10 bis 50 MeV große Leistungsfähigkeit.

Die ersten *Patientenbehandlungen* mit dem Betatron erfolgten 1948 gleichzeitig in Göttingen (BODE, PAUL und SCHUBERT 1950) und in Chicago (QUASTLER u. Mitarb. 1949), in Deutschland mit der Elektronenstrahlung eines von GUND (1946) konstruierten 6 MeV-Betatrons und in den USA mit der ultraharten Röntgenstrahlung eines 22 MeV-Apparates, der nach dem Vorbild des 20 MeV-Betatrons von KERST (1942) gebaut war. Heute gründet sich die medizinische Anwendung beider Strahlenarten des Betatrons, der Elektronenstrahlung und der ultraharten Röntgenstrahlung, auf ein breites Erfahrungsmaterial; in zahlreichen experimentellen biologischen Arbeiten wurde die Wirkung der Betatronstrahlungen auf die lebende Zelle untersucht und mit der klassischen Röntgenstrahlung verglichen. Ein ausgedehntes Schrifttum befaßt sich mit der Strahlenmeßtechnik und mit anwendungstechnischen Fragen bei der Betatronbestrahlung. Die klinischen Erfahrungen mit der Betatrontherapie erstrecken sich allein in Deutschland auf ein Krankengut von mehreren tausend Patienten, davon allerdings nur ein kleiner Anteil mit Beobachtungszeiten von mehr als 5 Jahren.

b) Wirkungsweise

Das Betatron ist ein Vielfachbeschleuniger, arbeitet aber als einziger unter allen bisher bekannten Typen ohne Hochfrequenzbeschleunigung. Das zur Beschleunigung notwendige elektrische Feld wird bei ihm überhaupt nicht zwischen spannungführenden Elektroden, sondern elektrodenlos als elektrisches Wirbelfeld erzeugt, und zwar nach dem Induktionsgesetz durch einen zeitlich veränderlichen magnetischen Fluß. Damit ähnelt das Betatron in der Wirkungsweise und auch im konstruktiven Aufbau einem *Transformator*: durch Wechselstromerregung in der Primärwicklung eines Elektromagneten entsteht der magnetische Fluß und durch dessen zeitliche Änderung die Windungsspannung. Diese liefert beim Transformator, mit der Sekundärwindungszahl multipliziert, die Sekundärspannung. Beim Betatron, das gar keine Sekundärwicklung besitzt, wird die Windungsspannung jedoch direkt als Umlaufspannung auf der Elektronenbahn zur Beschleunigung ausgenutzt.

Die Umlaufspannung eines Betatronmagneten ist meist kleiner als 100 V und hat immer nur während einer halben Wechselspannungsperiode, bei Netzfrequenz also 10^{-2} sec lang, das richtige Vorzeichen für die Beschleunigung der Elektronen. Andererseits setzen aber die Elektronen der beschleunigenden Kraft nur geringe Trägheit entgegen und erreichen rasch annähernd Lichtgeschwindigkeit, so daß sie in 10^{-2} sec etwa 10^6mal umlaufen können. Ihre Endenergie ist dann ebenso groß, als wären sie durch eine Spannung beschleunigt worden, die 10^6mal so groß ist wie die mittlere Umlaufspannung. Eine solche Spannung würde beim Hochspannungstransformator durch die vielen hintereinandergeschalteten Sekundärwindungen als hohes Spannungspotential an der Wicklung erscheinen, während beim Betatron nicht die *potentielle*, sondern die *kinetische Energie* der Elektronen aufsummiert wird und im Prinzip nirgends eine höhere Spannung als ein geringes Vielfaches der Windungsspannung zur Erregung des Magneten aufgebracht werden muß.

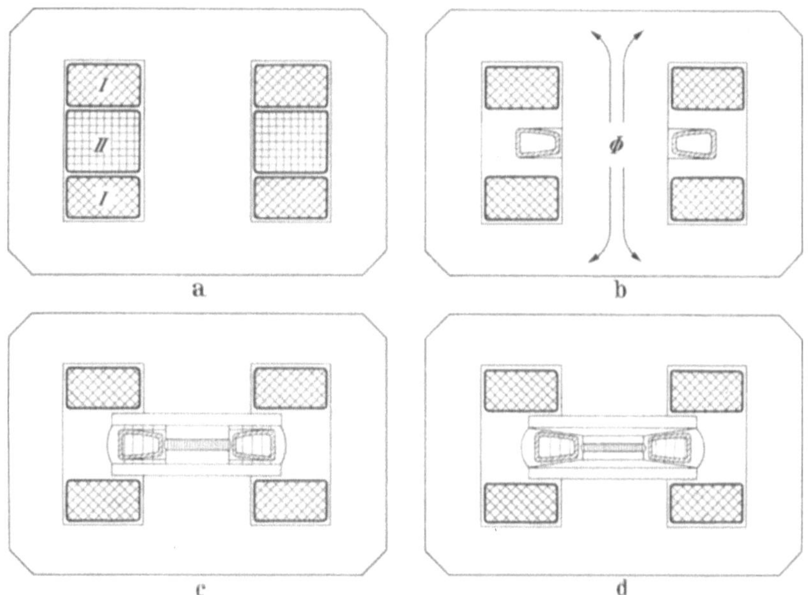

Abb. 22a—d. Grundprinzip des Betatrons. a Transformator mit Primär (I)- und Sekundärwicklung (II). b Ringförmige Hochvakuumröhre anstelle der Sekundärwicklung. c Magnet mit Beschleunigungs- und Führungsspolen. d Stabilisierung durch das magnetische Führungsfeld

Der Unterschied zwischen einem Transformator und einem Betatron wird in Abb. 22 verdeutlicht: Abb. 22a zeigt einen Transformator mit einem Mantelkern, der eine Primär- (I) und eine Sekundärwicklung (II) trägt. In Abb. 22b ist die Sekundärwicklung durch eine ringförmige Hochvakuumröhre ersetzt. In dieser Röhre ist Raum für die geschlossene Kreisbahn, auf der die Elektronen durch die Umlaufspannung des magnetischen Wechselflusses Φ *beschleunigt* werden können, solange der Fluß Φ ansteigt.

Nun kann ein Betatron allerdings so wie in Abb. 22b dargestellt noch nicht funktionieren. Ähnlich wie der elektrische Strom im Draht der Sekundärwicklung des Transformators müssen auch die in der Beschleunigungsröhre umlaufenden Elektronen auf ihrer Bahn *geführt* werden. Andernfalls würden sie in tangentialer Richtung auf die Wand der Röhre fliegen, ohne auch nur einen einzigen Umlauf auszuführen. Für eine kreisförmige Elektronenbahn braucht man eine Kraft in radialer Richtung zur Kompensation der Zentrifugalkraft. Am besten ist dafür die Lorentz-Kraft eines Magnetfeldes geeignet, welches die Bahnebene der Elektronen senkrecht durchsetzt.

SLEPIAN (1922) hatte als Führungsfeld *ein zeitlich konstantes Magnetfeld* vorgeschlagen, das nur an den Rändern des Beschleunigungsraumes wirkt. Er stellte sich vor, daß die Elektronen, die infolge ihrer Zentrifugalkraft an den äußeren Rand des ringförmigen Beschleunigungsraumes geschleudert werden, dort eine nach innen gerichtete Lorentz-Kraft vorfinden, die sie wieder nach innen reflektiert. Ebenso sollte am Innenrand des Beschleunigungsraumes ein entgegengesetzt gerichtetes Feld verhindern, daß die Elektronen nach innen hereinlaufen. Diese Randfelder sollten also wie unsichtbare Wände wirken, die allerdings bei sehr hohen Zentrifugalkräften, also für sehr schnelle Elektronen, schließlich durchlässig werden.

Durch die Arbeit von WIDERÖE (1928) wurde klar, daß die erforderliche Führungskraft auf bequeme Weise von dem *gleichen Magneten* geliefert werden kann, der auch der Beschleunigung der Elektronen dient. Zu diesem Zweck wird der Kern des Betatronmagneten in zwei rotationssymmetrische Pole aufgetrennt, zwischen denen die ringförmige Beschleunigungsröhre sitzt, so daß die magnetischen Feldlinien die Bahnebene senkrecht durchdringen: Der Teil des Magnetfeldes, der die Röhre durchsetzt, dient als *Führungsfeld*, während der von der Elektronenbahn umschlossene Teil den *Beschleunigungsfluß* liefert.

Der Krümmungsradius der Elektronenbahn würde in einem zeitlich konstanten Magnetfeld mit zunehmender Elektronengeschwindigkeit anwachsen. Soll die Elektronenbahn innerhalb des Ringraumes der Röhre bleiben, dann muß das Führungsfeld während der Beschleunigungszeit mit der wachsenden Zentrifugalkraft der Elektronen zugleich ansteigen. WIDERÖE (1928) hat gezeigt, daß der Bahnradius der Elektronen unverändert bleibt, wenn das ansteigende Führungsfeld und der von ihm umschlossene, ebenfalls ansteigende Beschleunigungsfluß in einem bestimmten konstanten Verhältnis zueinander stehen (sog. „*1:2-Bedingung*"). Man kann also das ganze Feld nach derselben Zeitfunktion durch eine gemeinsame Primärwicklung erregen, wie in Abb. 22c dargestellt. Dabei muß der Luftspalt zwischen den Polen, entsprechend dem von WIDERÖE geforderten Verhältnis, im zentralen Teil wesentlich enger sein als in der Führungsfeldzone.

Darüber hinaus muß im Führungsfeld für die *Stabilität* der Elektronenbahn gesorgt werden: Die Elektronen legen auf ihrer Kreisbahn in der Regel eine Gesamtstrecke von über 1000 km zurück. Dabei sind sie mancherlei Störungen ausgesetzt, geringen Richtungsabweichungen schon beim Start, Ablenkung durch Zusammenstöße mit Molekülen aus dem Gasrest in der Beschleunigungsröhre und den abstoßenden Coulomb-Kräften der übrigen Elektronen auf der Bahn. Diesen Einflüssen müssen stabilisierende Kräfte entgegenwirken, die in der Umgebung der Elektronenbahn von allen Seiten her auf die Bahn gerichtet sind. Nur auf der Kreisbahn selbst herrscht Kräftegleichgewicht. Radiale oder achsiale Abweichungen führen unter der Wirkung dieser Stabilisierungskräfte zu Pendelbewegungen der Elektronen um ihre Gleichgewichtslage.

Die von SLEPIAN vorgeschlagene Anordnung mit dem nur am Rand des Beschleunigungsraumes wirksamen Magnetfeld erfüllt diese Forderung zwar für die radiale Kraftkomponente, verletzt sie aber für die achsiale Komponente: alle Elektronen würden in achsialer Richtung nach oben oder unten auf die Wände der Beschleunigungsröhre fallen und verlorengehen. Das gleiche gilt auch für die historische, etwa der Abb. 22c entsprechende Anordnung von WIDERÖE.

Die Lösung des Stabilisierungsproblems ist STEENBECK (1935) zu verdanken. Er erkannte, daß das Führungsfeld die geforderten Stabilisierungskräfte als radiale und achsiale Komponenten seiner Lorentz-Kraft zu erzeugen vermag, also derselben Kraft, die auch die Führung der Elektronen auf der Kreisbahn entgegen ihrer Zentrifugalkraft ermöglicht. Voraussetzung ist, daß außer dem Abstand der Magnetpole auch die Neigung der Polflächen in der Umgebung der Bahn richtig gewählt wird: Wie Abb. 22d zeigt, besitzt ein radial nach außen abnehmendes Führungsfeld infolge der Ausbauchung seiner Feldlinien radiale Feldkomponenten und daher achsiale Komponenten der Lorentz-Kraft oberhalb und unterhalb der Bahnebene mit dem richtigen Vorzeichen für die *achsiale* Stabilisierung. Das Führungsfeld darf andererseits nach außen nicht so stark abfallen wie die Zentrifugalkraft der Elektronen, die dem Radius umgekehrt proportional ist, damit als *radiale* Stabilisierungskraft bei Vergrößerung der Bahn ein Überschuß der Lorentz-Kraft, bei Verkleinerung der Bahn ein Überschuß der Zentrifugalkraft bleibt. Den richtigen radialen Verlauf des Führungsfeldes, das nach außen schwächer als umgekehrt proportional mit dem Radius abfallen muß, erzielt man durch die Formgebung der Führungspolflächen, und zwar durch ein schwach nach außen geöffnetes Profil (Abb. 22d).

Da die Stabilisierungskräfte im Steenbeckschen Führungsfeld Komponenten der Lorentz-Kraft des Führungsfeldes sind, nehmen sie auch zugleich mit dem ansteigenden Magnetfeld zu. Sie erfüllen dadurch weitere wichtige Forderungen: Die Amplituden der radialen und achsialen *Schwingungen* der Elektronen um ihre Gleichgewichtsbahn werden mit wachsender Stabilisierungskraft kleiner. Außerdem verringern alle Elektronen, die wegen abweichender Startbedingungen ihre Gleichgewichtslage nicht genau auf dem zeitlich konstanten „*Sollkreis*" haben, mit zunehmendem Magnetfeld ihren Abstand von diesem Kreis.

Damit erfüllt der Magnet eines Betatrons eine ganze Reihe von Funktionen, die alle für die Betriebsfähigkeit unentbehrlich sind: er erzeugt das elektrische Feld für die Elektronenbeschleunigung, führt die Elektronen auf einer Kreisbahn, stabilisiert diese Bahn gegen radiale und achsiale Abweichungen und gegen die Coulombschen Raumladungskräfte, dämpft die radialen und achsialen Pendelbewegungen und sammelt alle Elektronen auf eine enge Zone in der Umgebung des Sollkreises. Andere Maßnahmen als lediglich die richtige *Profilierung der Magnetpole* im zentralen Kern und in der Führungsfeldzone sind dafür nicht erforderlich. Es ist nur nötig, den Magneten mit Wechselstrom zu erregen und die Elektronen in jeder Periode im geeigneten Zeitpunkt und unter günstigen Startbedingungen in die Beschleunigungsbahn hineinzubringen und nach Beschleunigung auf eine genügend hohe Energie, spätestens bei Erreichen des Magnetfeldscheitelwertes, wieder aus der Kreisbahn herauszuführen, um sie innerhalb oder außerhalb der Röhre nutzbar zu machen.

Um die Elektronen in der Beschleunigungsröhre zu starten und in genügender Zahl in die Beschleunigungsbahn einzuführen, braucht man nach KERST (1941) einen *Injektor*. Dieser liegt entweder am inneren oder am äußeren Rand des Führungsfeldes, damit er den umlaufenden Elektronen in der Mitte der Führungsfeldzone nicht im Wege steht. Er besteht im wesentlichen aus einer Glühkathode und einer geschlitzten Anode, die die von der Kathode emittierten Elektronen auf eine geeignete Anfangsenergie vorbeschleunigt und als gut gebündelten Elektronenstrahl tangential gerichtet in das Führungsfeld einschießt (Abb. 23a).

Das ansteigende Führungsfeld erreicht kurz nach seinem Nulldurchgang diejenige Flußdichte, die für die Führung der vom Injektor angebotenen Elektronen erforderlich ist. In diesem Augenblick ist das Führungsfeld für die Elektronen kurze Zeit aufnahmefähig, in der Regel nur eine oder wenige Mikrosekunden lang (Abb. 23b). Unmittelbar danach hat die Beschleunigung der eingefangenen Elektronen begonnen. Das Führungsfeld ist dann zum Einfangen weiterer Elektronen schon zu stark (Abb. 23c). Der vom Injektor gelieferte Elektronenstrahl wird also nur einmal in jeder Wechselstromperiode kurzzeitig gebraucht. Damit er während der übrigen Zeit nicht stört und nicht unnötig Leistung verbraucht, betreibt man den Injektor *pulsierend*, z.B. durch Tasten der Anodenspannung oder kurzzeitiges Aufheben der Sperrspannung an einer Wehnelt-Elektrode, und synchronisiert die Injektorsteuerung durch das Magnetfeld.

Die Beschleunigungszeit reicht vom Einschießzeitpunkt kurz nach dem Nulldurchgang des Führungsfeldes bis spätestens zu dessen Scheitelpunkt, dauert also bei Erregung des Magnetfeldes mit sinusförmigem Wechselstrom längstens eine Viertelperiode. Dabei ziehen sich die Elektronen infolge der wachsenden Stabilisierungskräfte des Führungsfeldes immer enger auf den Sollkreis zusammen (Abb. 23d). Am Ende der Beschleunigungszeit müssen die Elektronen aus diesem Kreis *herausgeführt* werden. Das geschieht durch Störung des während der Beschleunigung konstanten Verhältnisses zwischen Beschleunigungsfluß und Führungsfeld. Bei einigen der ersten Betatrone (z. B. KOLLATH u. SCHUMANN 1947) wurde diese Störung durch die magnetische Sättigung entweder im Eisen des Magnetkerns oder der Führungspole erreicht. Diese Sättigung wird aber immer erst wirksam, wenn das Magnetfeld seinen höchstmöglichen Wert erreicht. Eine willkürliche Unterbrechung des Beschleunigungsvorganges zu einem früheren Zeitpunkt und damit die Regelung der Elektronenenergie war mit dieser Methode nicht möglich. Daher wird heute bei allen Betatronen die Störung der Beschleunigungsbahn mit einem künstlich erzeugten magnetischen Zusatzfeld herbeigeführt.

Zu diesem Zweck ist im Magnetfeld des Betatrons, konzentrisch zur Beschleunigungsbahn, meist am Innenrand der Beschleunigungsröhre, eine „Störspule" angeordnet, die den Kern des Magneten umschließt. Wird über diese Spule ein kurzer, kräftiger Stromstoß geleitet, so erzeugt dieser ein Magnetfeld, welches sich zum Beschleunigungsfluß addiert, die Elektronen also zusätzlich beschleunigt. Das Führungsfeld in der Umgebung

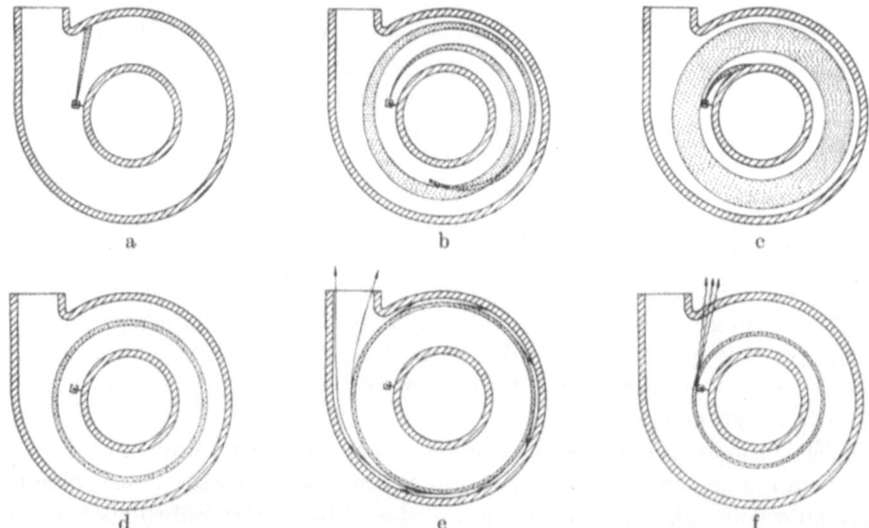

Abb. 23a—f. Prinzip des Einfang- und Beschleunigungsvorganges im Betatron. a Eingeschossener Elektronenstrahl vor dem Einfang. b Während des Einfangprozesses. c Nach dem Einfang der Elektronen. d Während der Beschleunigung. e Expansion des Sollkreises zur Herausführung der Elektronen. f Kontraktion des Sollkreises zur Erzeugung von Röntgenstrahlung

der Elektronenbahn wird von der Störspule nicht umschlossen, nimmt also an der Feldverstärkung nicht teil, sondern wird im Gegenteil durch den Rückschluß des magnetischen Störflusses noch geschwächt. So steht die verstärkte Zentrifugalkraft einer geschwächten Führungskraft gegenüber und treibt dadurch die Elektronen auf einer Spiralbahn nach außen, bis sie am Rande des Führungsfeldes am ganzen Umfang ihre Bahn in tangentialer Richtung verlassen und zum Teil durch ein dünnes Fenster in der Röhrenwand *nach außen treten* können (Abb. 23e).

Man kann die Richtung des Stromstoßes in der Störspule auch umkehren, so daß er den Beschleunigungsfluß schwächt (GUND u. BERGER 1953). Dann treibt die überschüssige Lorentz-Kraft des Führungsfeldes die Elektronen nach innen, bis sie auf ein Hindernis stoßen, beispielsweise an den äußersten Teil der Injektoranode, der aus einem Metall hoher Ordnungszahl besteht. Dort werden sie abgebremst und erzeugen *ultraharte Röntgenstrahlung* (Abb. 23f).

Bei einigen Betatronen (z.B. KERST 1942) liegt die Störspule ober- und unterhalb der Beschleunigungsröhre auf dem gleichen Radius wie der Sollkreis. Bei dieser Anordnung bewirkt der Stromstoß durch die Störspule eine Verzerrung des Führungsfeldes, so daß die Elektronen ihre radiale Stabilität verlieren, die Beschleunigungsbahn sehr schnell verlassen und extrem kurze Strahlenimpulse erzeugen. Der Vorteil dieser Technik liegt in dem bedeutend geringeren Energieaufwand zur Erzeugung der Störstromstöße, ihr Nachteil darin, daß sie breite Führungsfeldzonen nicht zu durchbrechen vermag.

Die Antikathode kann auch am Außenrand des Führungsfeldes aufgestellt werden. Die Röntgenstrahlung wird dann durch Bahnexpansion (ähnlich Abb. 23e) erzeugt, wobei die Elektronen auf die als Antikathode ausgebildete Innenkante der Injektoranode treffen. Die Außenlage des Injektors ist allerdings für die ungehinderte Herausführung der Elektronen aus dem Betatron nicht günstig. Auch dieses Problem wurde mit verschiedenen Methoden, zuerst von SKAGGS (1946), befriedigend gelöst, in der Regel durch Störung der Rotationssymmetrie des Führungsfeldes (CRITTENDEN u. PARKINS 1946; KERST u. KOCH 1947; WIDERÖE 1948) und Erzeugung eiförmiger Bahnen, deren Spitze den Rand des Führungsfeldes erreicht, ohne daß der übrige Teil der Bahn mit dem Injektor kollidiert. Mit diesem oder anderen (z. B. GUND u. REICH 1949) Kunstgriffen kann man die Elektronen auch *gebündelt* an einer Stelle des Umfangs herausführen, statt sie wie in Abb. 23e in alle Richtungen der Bahnebene abzustrahlen.

Die ultraharte Röntgenstrahlung und die Elektronenstrahlung des Betatrons sind, wie bei anderen Teilchenbeschleunigern dieses Energiebereichs auch, in einem schlanken Strahlenkegel konzentriert. Bei der ultraharten Röntgenstrahlung wird die maximale Strahlenintensität in der Richtung ausgesendet, in der die Elektronen auf die Antikathode treffen, beim Betatron also tangential zu dem Bahnkreis, auf dem die Antikathode liegt. Der Winkel zwischen dieser Richtung und der, bei der die Strahlenintensität auf die Hälfte des Maximalwertes abgefallen ist (Halbwertswinkel), beträgt, mit der Elektronenenergie multipliziert, etwa $\pm 110^0 \cdot$ MeV, also etwa $\pm 3^0$ bei 36 MeV und etwa $\pm 6^0$ bei 18 MeV. Wird eine konstante Dosisleistung über einen größeren Feldquerschnitt gewünscht, so schaltet man ein kalottenförmiges *Ausgleichsfilter* in den Strahlengang, das die Intensität in der Feldmitte bis auf den Wert am Feldrand schwächt. Der dadurch bedingte Verlust an Dosisleistung ist um so größer, je größer der Felddurchmesser, je kürzer der Fokusabstand und je höher die Elektronenenergie ist. Ähnliche Verhältnisse gelten für die Elektronenbestrahlung, wenn deren Winkelverteilung durch *Streufilter* verbreitert werden soll.

c) Spezielle Bauarten

Die *industrielle Entwicklung* führte beim Betatron, schneller als bei anderen Beschleunigertypen, zu leistungsfähigen und technisch ausgereiften Konstruktionen, die auch auf die Bedürfnisse der Radiologie besonders abgestimmt worden sind. Einige Firmen, so die Allis Chalmers Manufacturing Co. in Milwaukee (USA), die Brown Boveri Cie. in Baden (Schweiz) und die Siemens-Reiniger-Werke AG in Erlangen (Deutschland), bauen serienmäßig Betatrone mit Elektronenenergien zwischen 15 und 50 MeV und mit Röntgendosisleistungen von etwa 100 R/min und Elektronendosisleistungen von etwa 1000 R/min in den für die Bestrahlung in Frage kommenden Fokusabständen.

Das *18 MeV-Betatron der Siemens-Reiniger-Werke* von GUND, BERGER und SCHITTENHELM (1953) wird in je einer Variante für die industrielle Radiographie und für die Strahlentherapie gebaut. Diese Apparatur fällt im Vergleich zu anderen Teilchenbeschleunigern vor allem durch ihre sehr kleinen Abmessungen und durch ihr geringes Strahlergewicht von nur 0,4 t auf. Es entspricht infolgedessen in seiner Beweglichkeit und Handhabung den sonst nur bei der Tiefentherapie mit harten Röntgen- und Gammastrahlen gewohnten Geräten. Abb. 24 zeigt das Siemens-Betatron, welches höhen- und seitenverstellbar und drehbar an einem Stativturm aufgehängt ist und mit Hilfe eines auskuppelbaren Hebelsystems auch Bewegungsbestrahlung ermöglicht. Der Magnet des Siemens-Betatrons enthält im Kern hoch gesättigte Spezialeisenteile (Kobalt-Eisen-Legierungen mit Scheitelinduktionen bis 23000 Gauß), wodurch der Sollkreisradius auf 10 cm festgesetzt und alle Eisenquerschnitte erheblich reduziert werden konnten. Die für ein Betatron nicht sehr hohe Elektronenenergie und der Betrieb dieses Betatrons mit nur 50 Perioden je Sekunde erfordern einen ungewöhnlichen hohen Elektronenstrom je Beschleunigungsperiode. Das Betatron hat deshalb eine breite Führungsfeldzone zum Einfang einer großen Raumladung, welche sich allerdings kurz nach dem Einsammeln der Elektronen auf dem Sollkreis durch magnetische Sättigung einschnürt, damit die Eisenquerschnitte mit nicht zu hohen Magnetflüssen belastet werden. Außerdem wird

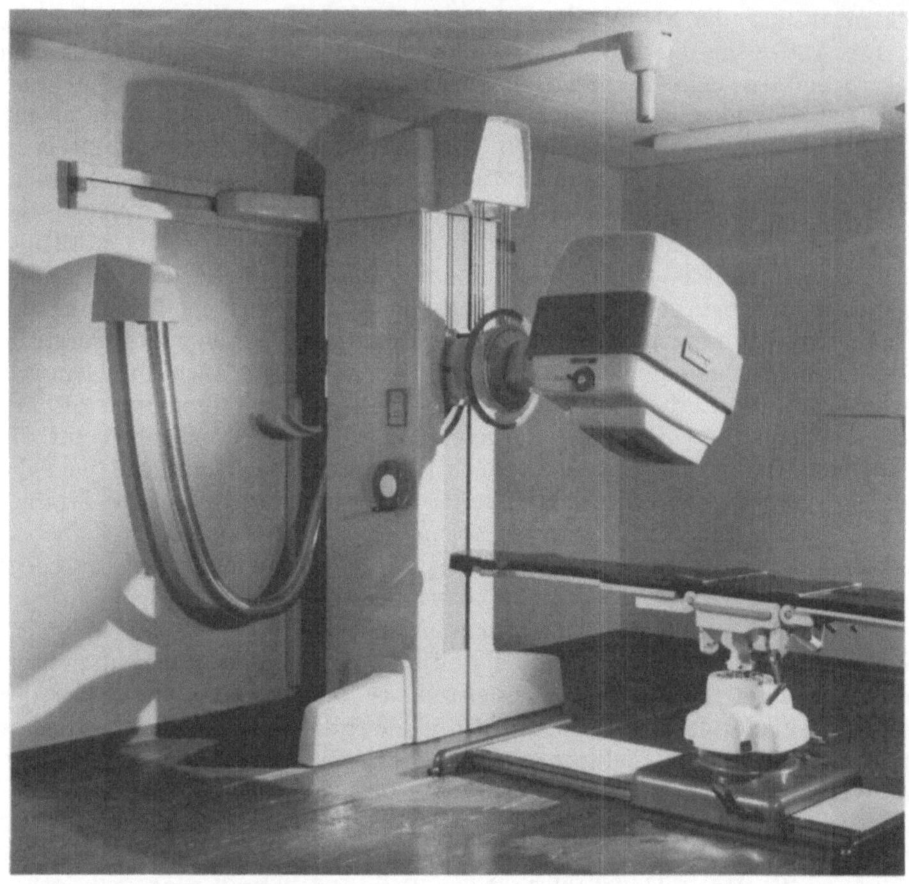

Abb. 24. 18 MeV-Betatron der Siemens-Reiniger-Werke (Werkbild SRW)

beim Siemens-Betatron zum Einfangen der Elektronen während der Injektionszeit ein magnetischer Zusatzimpuls angewendet, der bei rasch ansteigendem Magnetfluß die Zone des Führungsfeldes zeitlich konstant hält und dadurch die Elektronen von dem innen liegenden Injektor auf einer Spiralbahn nach außen treibt und so die ganze Führungsfeld-Zone mit wenig schwingenden Elektronen bei extrem hoher Raumladungsdichte gleichmäßig auffüllt. Das Siemens-Betatron liefert mit der gleichen Röhre (aus Magnesiumsilikat-Keramik) sowohl ultraharte Röntgenstrahlung als auch Elektronenstrahlung, wobei jedoch die Elektronenstrahlung nicht gebündelt herausgeführt wird, sondern am ganzen Umfang der Röhre abgestrahlt und durch ein Fenster in der Röhre ausgeblendet wird.

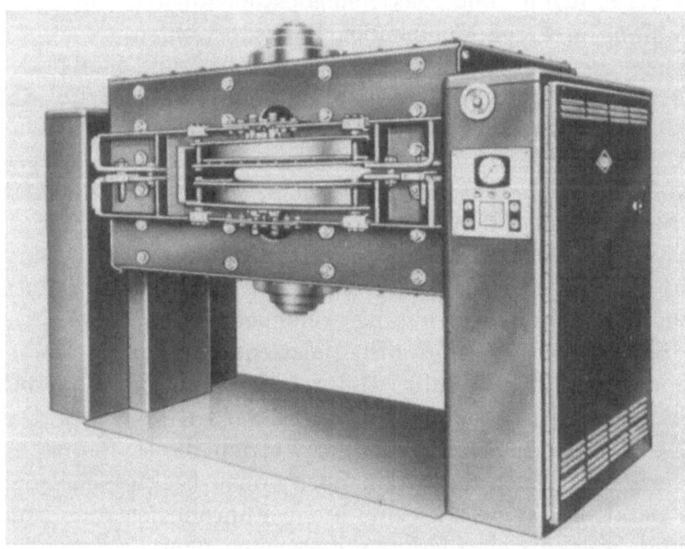

Abb. 25. 25 MeV-Betatron der Allis Chalmers Man. Co. im Memorial Hospital, New York (Werkbild)

Das *Allis-Chalmers-Betatron* (Scag 1949) mit 24 MeV Elektronenenergie ist eine verbesserte Neukonstruktion des 20 MeV-Betatrons von Kerst (1942a und b). Es ist in den USA weit verbreitet, allerdings vorwiegend in nichtmedizinischen Betrieben. Die für die medizinische Anwendung bestimmte Abart dieser Apparatur (Abb. 25) besitzt ein kräftiges Portalstativ, an dem der 4 t schwere, mantelförmige Magnet drehbar aufgehängt ist. Die Röhren des Betatrons sind aus Hartporzellan angefertigt und liefern wahlweise ultraharte Röntgenstrahlung und mit Hilfe eines das Magnetfeld abschirmenden Eisenkanals nach Skaggs (1946) einen gut gebündelten Elektronenstrahl (Yanagisawa

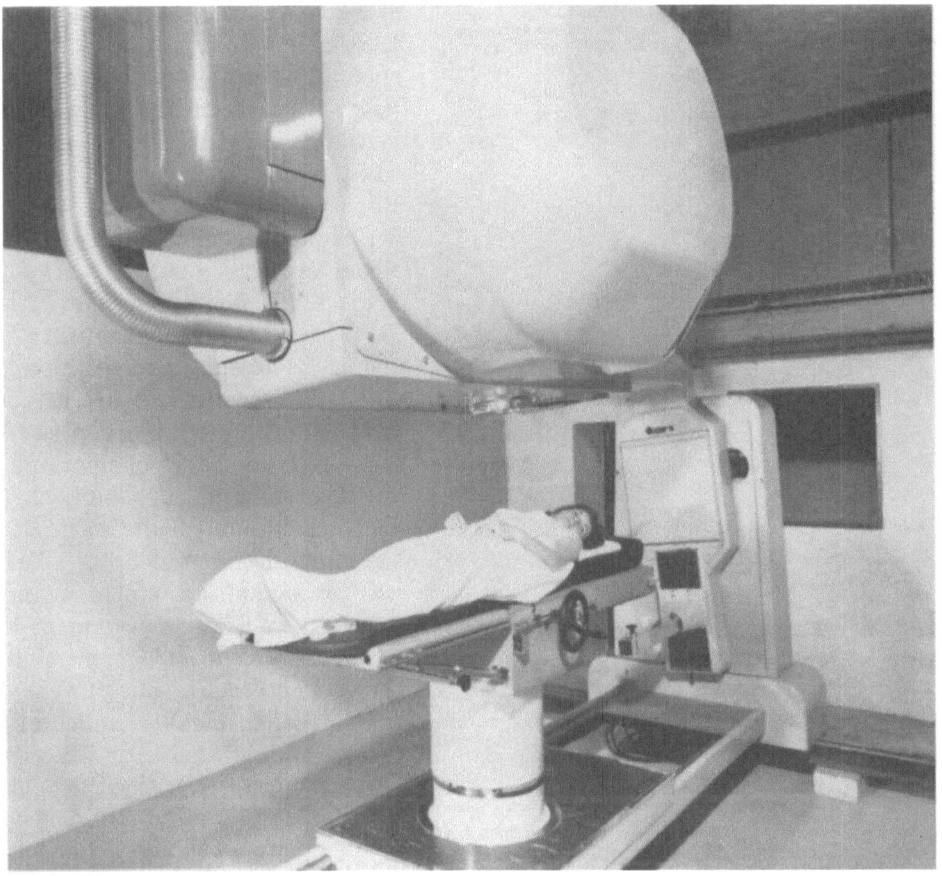

Abb. 26. 35 MeV-Betatron („Asklepitron") der Brown-Boveri-Cie. (Werkbild)

1950; Rogers und Scag 1954). Die hohe Dosisleistung verdankt dieses Betatron hauptsächlich seiner hohen Betriebsfrequenz von 180 Perioden je Sekunde. Diese Frequenz wird aus dem 60 Hz-Drehstromnetz durch einen übersättigten Dreiphasen-Transformator gewonnen, in dessen Sekundärwicklung die Grundfrequenz durch Serienschaltung der drei Phasen unterdrückt und die dritte harmonische ausgesiebt wird.

Das *Brown-Boveri-Betatron*, welches in seiner neuesten Ausführung den Namen „Asklepitron" trägt, wurde von Wideröe (1951, 1956) entwickelt. Es erzeugt wahlweise ultraharte Röntgenstrahlung oder Elektronenstrahlung bis zu einer Energie von 36 MeV. Der Magnet hat sechs statt der üblichen zwei Schenkel, was die für die Funktion des Betatrons sehr kritische Genauigkeit der Rotationssymmetrie des Führungsfeldes verbessert. Die Magnetflüsse in jedem der sechs Schenkel lassen sich durch besondere, auf diesen Schenkeln angebrachte Justierwicklungen korrigieren. Der ganze, 6 t schwere Magnet wird durch einen kräftigen Luftstrom gekühlt. Die Röhre des Brown-Boveri-Betatrons ist aus Glas gefertigt und enthält zwei Injektoren, so daß in jeder Wechselstromperiode zweimal ein Elektronenstrahl eingeschossen und dadurch zwei Beschleunigungsvorgänge in entgegengesetztem Umlaufsinn und ebenso zwei Röntgenstrahlenimpulse in entgegengesetzten Richtungen geliefert werden. Man kann infolgedessen das Betatron in der Wand zwischen zwei Bestrahlungsräumen aufstellen und Bestrahlungsbetrieb an zwei Arbeitsplätzen gleichzeitig durchführen (WIDERÖE und SCHINZ 1952). Abb. 26 zeigt das Brown-Boveri-Betatron in einer höhenverstellbaren und drehbaren Konstruktion an einem Portalstativ. Die hohe Dosisleistung dieses Betatrons ist zum Teil auf die hohe Elektronenenergie zurückzuführen (die Dosisleistung in einem bestimmten Fokusabstand steigt etwa mit der dritten Potenz der Elektronenenergie), zum anderen Teil auch auf eine besondere Elektronen-Einfangtechnik, bei welcher ebenfalls ein magnetischer Zusatzimpuls, wenn auch mit etwas anderer Wirkungsweise als beim Siemens-Betatron, angewendet wird. Das Brown-Boveri-Betatron wird mit 50 Perioden je Sekunde an einem normalen Wechselstromnetz betrieben.

Das *42 MeV-Betatron der Siemens-Reiniger-Werke* (SCHITTENHELM u. Mitarb. 1964) ist eine Konstruktion, die für eine universell anwendbare Elektronentherapie entwickelt worden ist. Es liefert außer der Elektronenstrahlung mit variabler Energie für Oberflächen- und Tiefentherapie auch ultraharte Röntgenstrahlung. Der Strahler dieses Betatrons ist freitragend an einem Wandstativ montiert und läßt sich um eine Pendelachse drehen, in Richtungen außerhalb dieser Pendelachse ausschwenken und radial in Richtung des Pendelradius verstellen (Abb. 27). Alle drei Bewegungen des Strahlers und die Bewegung der Blenden zur Veränderung der Bestrahlungsfelder sind motorisch angetrieben.

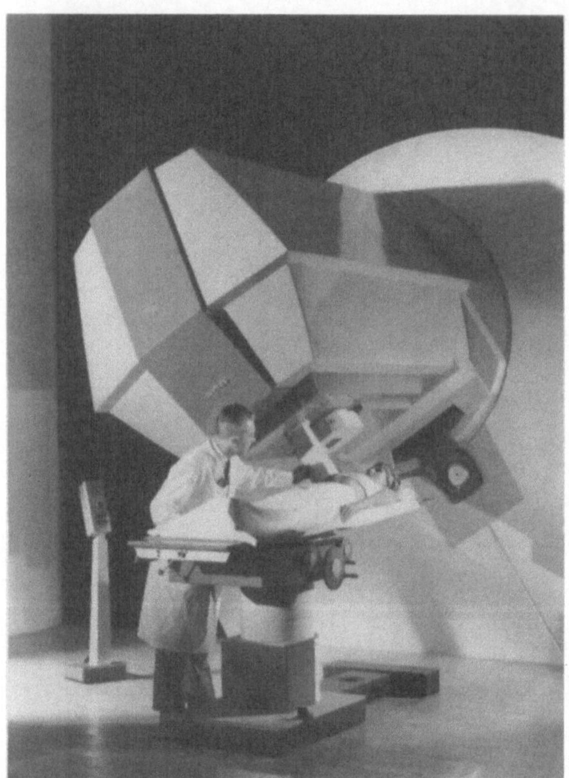

Abb. 27. 42 MeV-Betatron der Siemens-Reiniger-Werke AG. (Werkbild)

Das Elektronen-Strahlenbündel und das Röntgen-Strahlenbündel treten an verschiedenen Stellen des Strahlers aus, ihre Achsen stehen jedoch beide senkrecht zur Pendelachse. Diese Anordnung ist besonders gut geeignet für die Durchführung von Pendelbestrahlungen mit ultraharter Röntgen- oder Elektronenstrahlung. Das 42 MeV-Betatron hat, im Gegensatz zu dem 18 MeV-Betatron, einen Außeninjektor. Die Röhre ist nicht abgeschmolzen, sondern wird mit einer lageunabhängigen und wartungsfreien Ionen-Getter-Pumpe betrieben. Beim Auswechseln einzelner Teile, z.B. des Injektors, braucht die Röhre nicht aus dem Strahler herausgenommen werden. Im übrigen ähnelt das 42 MeV-Betatron in seiner Wirkungsweise dem 18 MeV-Betatron.

Außer den vier beschriebenen Betatrontypen serienmäßiger Herstellung gibt es noch Betatrone, die in geringeren Stückzahlen oder als *Einzelkonstruktionen* gebaut wurden und für die radiologische Anwendung deshalb geringere Bedeutung haben.

Das von GUND (1946) gebaute *6 MeV-Betatron* wird mit 500 Perioden je Sekunde betrieben und liefert einen gebündelten Elektronenstrahl mit bemerkenswert hoher Dosisleistung (GUND und REICH 1949). Die Dosisleistung der Röntgenstrahlung ist bei dieser Energie für den praktischen Gebrauch zu klein. Mit diesem Betatron wurden in Deutschland zahlreiche strahlenphysikalische, biologische und medizinische Untersuchungen ausgeführt. Es hat heute jedoch nur noch historische Bedeutung. Das 35 MeV-Betatron der Siemens-Reiniger-Werke (BERGER u. GROH 1959) ist vorwiegend für experimentalphysikalische Forschungen, insbesondere in der Kernphysik, bestimmt. Es zeichnet sich durch eine sehr hohe Konstanz der Elektronenenergie und der Dosisleistung aus, Eigenschaften, die durch Umbau einiger Allis-Chalmers- (SPICER u. PENFOLD 1955) und Brown-Boveri-Betatrone (JAMNIK 1957) in Hochschulinstituten ebenfalls erzielt werden konnten, für die radiologische Anwendung jedoch weniger wichtig sind.

Technisch interessant ist die von BIERMANN (1949) entwickelte und später von HENTZE (1955, 1957) für sehr kleine Energien noch vervollkommnete Konstruktion von Betatronen, bei denen das Magnetfeld nicht durch ein Eisenjoch, sondern durch Luftspulen erzeugt wird. Derartige „*eisenlose*" *Betatrone* sind klein und haben vor allem sehr geringes Gewicht. Sie ließen sich bisher jedoch nur für Elektronenenergien von wenigen MeV verwirklichen und liefern auch nur sehr kleine durchschnittliche Dosisleistungen. Leider ist auch der elektrische Aufwand, insbesondere zur Speicherung der für den Aufbau des Magnetfeldes erforderlichen elektrischen Energie, recht beträchtlich.

Die übrigen bisher gebauten Betatrone, so z. B. einige interessante Konstruktionen der General Electric Co. in USA (WESTENDORP 1945; KERST 1950; DIETZE u. CALL 1953), sowie *Sonderkonstruktionen* aus verschiedenen Forschungsinstituten mit meistens nur geringer Dosisleistung, hatten auf die Entwicklung des Betatrons für die medizinische Radiologie keinen merklichen Einfluß.

2. Synchronbeschleuniger

a) Allgemeines

Bei Strahlenenergien über 100 MeV werden der wirtschaftliche Aufwand und das Apparategewicht beim Betatron unverhältnismäßig groß: der Magnetfluß zur Beschleunigung der Elektronen wächst quadratisch mit der maximalen Elektronenenergie und das Gewicht des Betatrons infolgedessen etwa mit der dritten Potenz der Maximalenergie. Bei hohen Elektronenenergien ist es daher zweckmäßig, den Magnetfluß durch eine weniger aufwendige Anordnung zur Erzeugung des elektrischen Beschleunigungsfeldes zu ersetzen. Man verwendet dazu ein hochfrequentes elektrisches Feld, das zwischen den Elektroden eines in die Beschleunigungsröhre eingebauten Resonators erzeugt wird, und hat dann darauf zu achten, daß das hochfrequente Beschleunigungsfeld *synchron* mit der Umlauffrequenz der Elektronen erregt wird. Einen Elektronenbeschleuniger mit einer solchen Anordnung und dem vom Betatron her unverändert übernommenen magnetischen Führungsfeld nennt man *(Elektronen-) Synchrotron*. Einen anderen Beschleunigertyp, bei dem der Bahnradius in einem zeitlich konstanten und homogenen Magnetfeld während der Beschleunigung, ähnlich wie beim Zyklotron, zunimmt, nennt man *Elektronen-Zyklotron* oder *Mikrotron*. Das Wirkungsprinzip des Synchronbeschleunigers wurde unabhängig voneinander von MCMILLAN (1945) und VEKSLER (1945) angegeben. Das erste Elektronensynchrotron bauten ELDER, GUREWITSCH, LANGMUIR und POLLOCK (1947), das erste Elektronenzyklotron HENDERSON und REDHEAD (1949).

Beide *Synchronbeschleunigertypen* sind in dem Energiebereich von 10 bis 50 MeV, in welchem das Betatron seine höchste Leistungsfähigkeit hat, kaum eine ernste Konkurrenz für das Betatron. Der hochfrequenztechnische Aufwand beim Synchrotron rechtfertigt sich erst bei Energien, bei denen die Einsparung großer Magnetteile wirtschaftlich ins Gewicht fällt. Es gibt Synchrotrone für Elektronen bis 6 GeV und für Protonen bis 30 GeV (1 GeV = 1000 MeV). Für die Radiologie hat das Synchrotron bisher nur wenig Bedeutung erlangt. Sie dürfte jedoch zunehmen, falls in der Radiologie höhere Strahlenenergien als 50 MeV gefordert werden sollten. Abb. 28 zeigt das im Royal Marsden-Hospital in London aufgestellte 30 MeV-Synchrotron.

b) Wirkungsweise des Synchrotrons

Wenn die Elektronengeschwindigkeit unabhängig ist von der Elektronenenergie (das ist bei Elektroenergien oberhalb weniger MeV mit guter Nährung der Fall), so kann man Elektronen auf einer Kreisbahn bei konstantem Radius mit einer Hochfrequenzspannung konstanter Frequenz beschleunigen. In diesem Fall muß das magnetische Führungsfeld entsprechend der Energiezunahme der Elektronen zeitlich ansteigen. Das von VEKSLER und MCMILLAN (1945) angegebene Prinzip der *Phasenstabilisierung* sorgt dafür, daß die Beschleunigung der Elektronen und der Anstieg des magnetischen Führungsfeldes richtig aufeinander abgestimmt sind, und daß die Elektronen im Zustand des Synchronismus

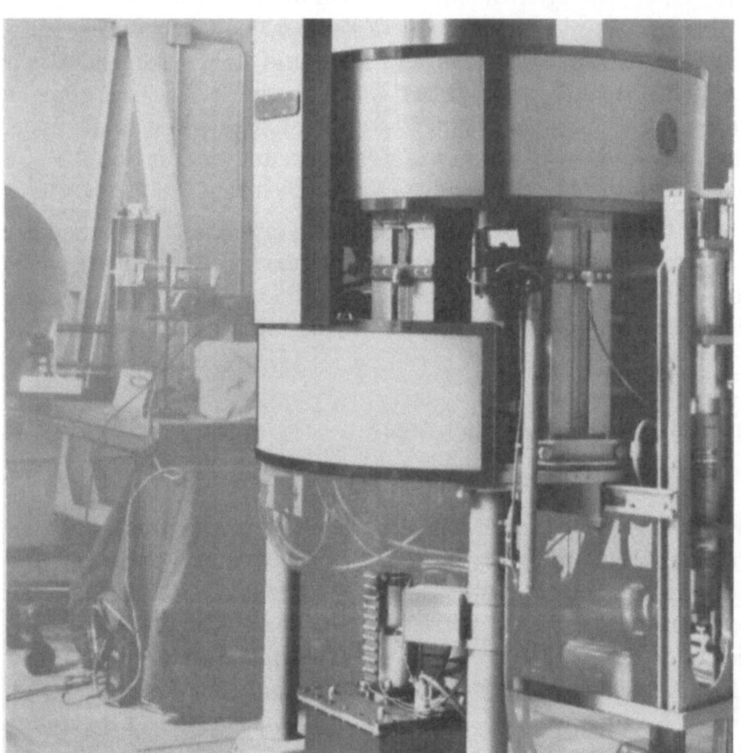

Abb. 28. 30 MeV-Synchrotron im Royal Marsden Hospital, London

stabil verbleiben. Zu diesem Zweck wird beim Elektronensynchrotron für die Beschleunigung der Teil der Hochfrequenzperiode ausgenutzt, in dem die Spannung an der Beschleunigungsstrecke abnimmt. Elektronen, die die Beschleunigungsstrecke zu spät durchlaufen, finden dann eine zu geringe Beschleunigungsspannung vor und gehen entsprechend ihrer verminderten Energie in eine Kreisbahn mit kleinerem Radius über. Dadurch verringert sich ihre Umlaufzeit, so daß sie in den folgenden Durchgängen die Beschleunigungsstrecke entsprechend früher passieren und mit höherer Spannung nachbeschleunigt werden. Auf diese Weise stellt sich von selbst innerhalb der Hochfrequenzperiode der Beschleunigungsstrecke diejenige Phasenlage als stabil ein, in der die synchron umlaufenden Elektronen gerade die dem Magnetfeldanstieg entsprechende Energiezunahme erfahren. Die Phasenlage, mit der die Elektronen die Beschleunigungsstrecke tatsächlich passieren, pendelt um diese stabile Phasenlage herum. Diese Pendelbewegungen um die stabile Phasenlage, verbunden mit der periodischen Zu- und Abnahme des Bahnradius, nennt man *Phasenschwingungen*. Die räumlichen Schwingungen der Elektronenbahnen um ihren jeweiligen Gleichgewichtskreis im magnetischen Führungsfeld, die im Betatron in gleicher Weise auftreten wie im Synchrotron, nennt man dagegen *Betatronschwingungen*. Die Frequenz der Betatronschwingungen, die annähernd in der Größenordnung der Umlauffrequenz liegt, ist wesentlich höher als die Frequenz der Phasenschwingungen.

Das Beschleunigungsprinzip mit *konstantem Bahnradius* und *konstanter Frequenz* der Beschleunigungsspannung setzt voraus, daß die Elektronengeschwindigkeit konstant, d.h. praktisch gleich der Lichtgeschwindigkeit ist. Es versagt also, solange die Elektronen noch nicht Energien von mindestens 1 MeV erreicht haben. Für dieses Anlaufgebiet kann man die Frequenz der Beschleunigungsspannung modulieren oder eine genügend breite Führungsfeldzone vorsehen für eine entsprechende Änderung des Bahnradius.

Beide Lösungen sind bei Protonenbeschleunigern üblich, für Elektronenbeschleuniger jedoch viel zu aufwendig.

Man verfährt beim Elektronensynchrotron statt dessen meistens so, daß man die Elektronen auf 1 bis 2 MeV *nach dem Betatronprinzip vorbeschleunigt ("Beta-Synchrotron")*. Zu diesem Zweck ist im Zentrum des ringförmigen Führungsfeldmagneten ein Magnetkern angeordnet, dessen Fluß mit dem Führungsfeld zugleich ansteigt und der das vom Betatron her bekannte elektrische Wirbelfeld liefert. Dieser Kern hat jedoch nur einen geringen Querschnitt und sättigt sich ab, sobald die Elektronen annähernd Lichtgeschwindigkeit erreichen. Erst dann wird die Hochfrequenzbeschleunigung eingeschaltet und übernimmt anstelle des ansteigenden Magnetflusses die weitere Beschleunigung. Im Augenblick dieses Überganges sind die Durchgänge der Elektronen durch die Beschleunigungsstrecke noch auf alle Phasenlagen der Hochfrequenzperiode verteilt, auch auf die labilen Phasen. Die Folge sind zunächst starke Phasenschwingungen. Diese Schwingungen werden aber gedämpft in dem Maße, wie die Beschleunigungsspannung im Verlauf vieler Umläufe (das sind aber nur wenige Mikrosekunden) auf ihren vollen Wert ansteigt. Auf diese Weise gelingt es, den gesamten Vorrat an umlaufenden Elektronen in der stabilen Phase des Synchronismus einzufangen (BLEWETT 1946, POLLOCK 1946).

Elektronensynchrotrone sehr hoher Maximalenergie arbeiten meistens nicht mit Betatronvorbeschleunigung, sondern haben einen Injektor für Vorbeschleunigungsspannungen in der Größenordnung Megavolt, also einen *Direktbeschleuniger* oder *Linearbeschleuniger*, wie in den Abschnitten I und II dieses Beitrages beschrieben, oder ein Elektronenzyklotron, entsprechend Absatz c dieses Abschnitts. Im übrigen verläuft der Einschließ- und Einfangvorgang der Elektronen ähnlich wie beim Betatron.

Die Beschleunigung der Elektronen im Synchrotron läßt sich zu jedem Zeitpunkt des Beschleunigungsvorganges leicht unterbrechen, indem man die Beschleunigungsspannung abschaltet. Das weiter ansteigende magnetische Führungsfeld treibt dann die Elektronenbahn nach innen, z.B. auf eine Antikathode.

c) Wirkungsweise des Elektronenzyklotrons (Mikrotrons)

Beim Zyklotron für schwere Teilchen ist die Masse der Teilchen und infolgedessen auch die Umlaufzeit der Teilchen auf einer Kreisbahn im homogenen Magnetfeld annähernd konstant. Beim Elektronenzyklotron nimmt dagegen die Umlaufzeit im homogenen Magnetfeld nach jedem Durchgang durch die Beschleunigungsstrecke infolge der *Zunahme der Elektronenmasse* (bei Beschleunigung um 511 keV jeweils um den Betrag der Ruhemasse) um eine konstante Zeitdifferenz zu. Man muß die Hochfrequenz der Beschleunigungsstrecke im Elektronenzyklotron so wählen, daß die Dauer einer Periode mit dieser Zeitdifferenz übereinstimmt. Für diesen Fall gilt auch beim Elektronenzyklotron, ähnlich wie beim Synchrotron, das Prinzip der Phasenstabilität. Die Elektronenbahnen im Elektronenzyklotron sind Kreise, deren Durchmesser mit jedem Umlauf um einen konstanten Differenzbetrag zunehmen, und die sich alle an einem Punkt — dort wo die Beschleunigungsstrecke aufgestellt ist — berühren (Abb. 29).

Beim Elektronenzyklotron benötigt man wegen der sehr kurzen Umlaufzeiten entsprechend hohe Frequenzen. Man arbeitet im *Mikrowellenbereich*, meistens mit etwa 3000 MHz. Um die Elektronen jeweils um die Elektronenruhemasse, im Mittel also um 500 keV je Umlauf beschleunigen zu können, benötigt man außerdem sehr hohe Scheitelspannungen, mindestens 600 bis 700 kV. Die Beschleunigungsstrecke ist deshalb als *Hohlraumresonator* für Mikrowellen ausgebildet und wird über einen Rechteckleiter von einem Magnetron oder Klystron erregt. Die benötigte Blindleistung im Resonator ist sehr hoch (etwa 10^9 VA), und selbst die Verlustleistung beträgt annähernd 1 MW. Eine derart hohe Leistung läßt sich nur während sehr kurzer Zeiten aufbringen. Infolgedessen kann ein Elektronenzyklotron nur im intermittierenden Betrieb arbeiten. Üblich sind mit

Rücksicht auf die Mikrowellengeneratoren 2 Mikrosekunden Betriebsdauer und 2 bis 20 Millisekunden Pause wie beim Linearbeschleuniger.

Der Hohlraumresonator ist bei älteren Elektronenzyklotronen so ausgebildet, daß er zugleich als *Injektor* dient und bei jedem Elektronendurchlauf einen neuen Elektronenstrahl durch Feldemission in die Beschleunigungsstrecke einschließt. Es gibt jedoch auch Elektronenzyklotrone mit getrenntem Injektor, der neben dem Hohlraumresonator, um einen halben Umlauf vorversetzt, angeordnet ist.

Die Elektronenstrahlung läßt sich auch aus dem Elektronenzyklotron verhältnismäßig leicht *herausführen:* Die Elektronenbahnen sind auf der dem Hohlraum-Resonator gegenüberliegenden Seite durch konstante Zwischenräume voneinander getrennt. Stellt

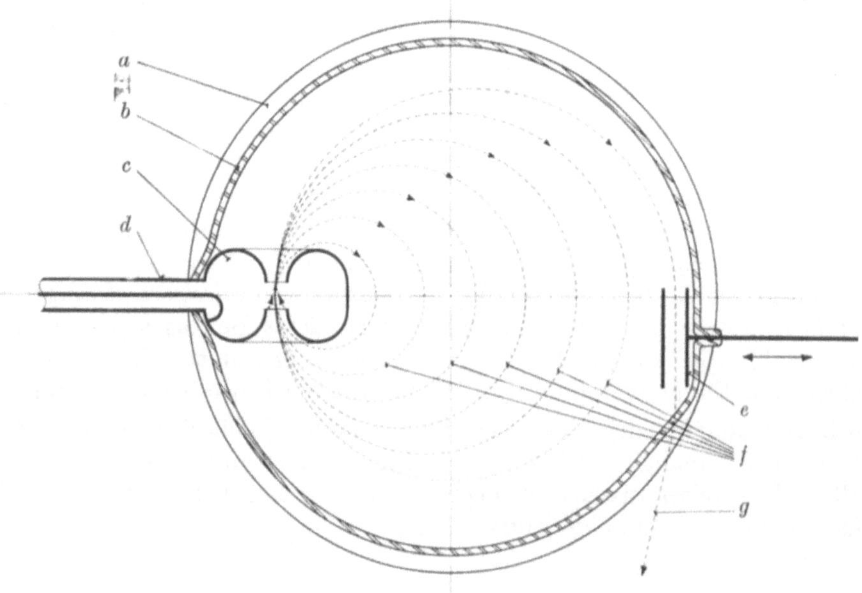

Abb. 29. Grundprinzip des Elektronenzyklotrons. *a* Magnetpol; *b* Beschleunigungsröhre; *c* Hohlraumresonator, zugleich Injektor und Beschleunigungsstrecke; *d* Hohlleiter zur Zuführung der Hochfrequenzenergie; *e* verschiebbarer Ablenkkanal zur Herausführung der Elektronen; *f* Elektronenbahnen; *g* austretender Elektronenstrahl

man einen elektrostatischen Ablenkkanal oder ein das Magnetfeld abschirmendes Rohr tangential in die Richtung einer dieser Bahnen, so laufen die Elektronen durch diese Anordnung nach außen heraus, ohne daß dadurch die Bahn im vorletzten Umlauf merklich gestört wird. Durch eine Querverschiebung dieser Anordnung in radialer Richtung können weiter innen oder außen liegende Bahnen erfaßt und dadurch die Energie der austretenden Elektronen in Stufen von etwa 0,5 MeV variiert werden.

3. Beschleuniger mit starker Fokussierung

Betatron und Synchrotron unterscheiden sich im wesentlichen durch das Beschleunigungsprinzip. Beide verwenden jedoch dasselbe magnetische Führungsfeld nach Steenbeck (1935). *Das Steenbecksche Fokussierungsprinzip* hat aber den Nachteil, daß jede Verstärkung der radialen Stabilisierung mit einer Schwächung der achsialen Stabilisierung verbunden ist (und umgekehrt). Es ist also nicht möglich, im Steenbeckschen Führungsfeld über eine bestimmte, von Bahnradius und Magnetfeldstärke abhängige Raumladungsdichte hinauszukommen.

Christofilos (unveröffentlicht, 1950) und Courant, Livingston und Snyder (1952) haben demgegenüber ein neues *Fokussierungsprinzip mit alternierendem Gradienten ("AG-Fokussierung")* angegeben, bei dem das Magnetfeld nicht wie im Steenbeckschen Magnetfeld rotationssymmetrisch ist, sondern einen Feldgradienten hat, der sich periodisch auf dem Umfang ändert. Ein solches Magnetfeld ist auf seinem Umfang unterteilt in viele Sektoren, bei denen jeweils einer mit einem *nach außen abnehmenden* und einer mit einem *nach außen zunehmenden Magnetfeld* abwechseln. Infolgedessen ändert sich die Stabilisierungskraft auf dem Umfang der Bahn periodisch in dem Sinne, daß abwechselnd radial fokussierende und defokussierende bzw. achsial defokussierende und fokussierende Bereiche aufeinander folgen. Dies ergibt unter bestimmten Bedingungen im ganzen sowohl radial wie achsial eine starke fokussierende Wirkung, die sich dazu ausnutzen läßt, entweder

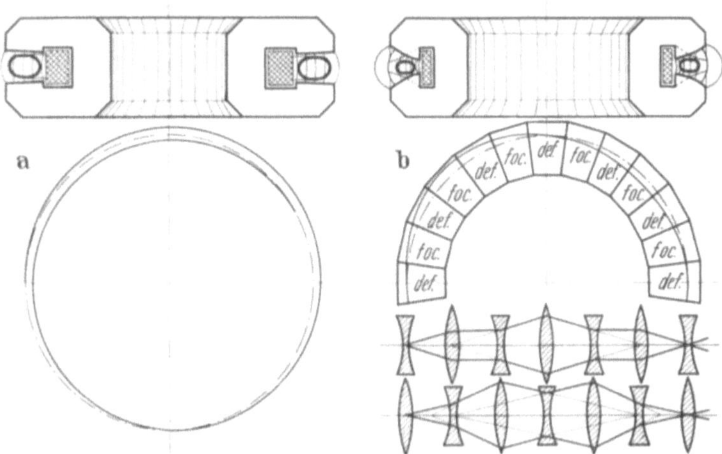

Abb. 30a u. b. Querschnitt durch Magnet und Röhre und Bahnebene eines Synchrotrons. a Mit normaler (Steenbeckscher) Fokussierung; b mit starker (AG-) Fokussierung

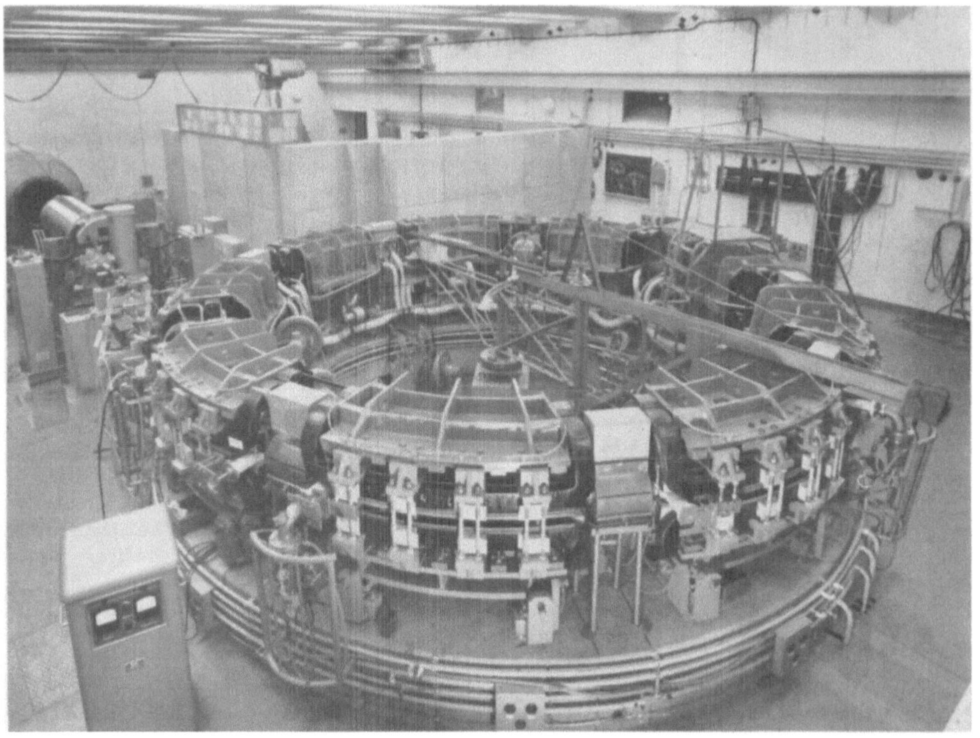

Abb. 31. 500 MeV-Synchrotron mit starker Fokussierung im Physikalischen Institut der Universität Bonn (Werkbild BBC)

die Raumladungsdichte im Führungsfeld und damit die Strahlenausbeute des Beschleunigers zu erhöhen oder auch die Periodenlänge und die Amplitude der Betatronschwingungen zu verringern und dadurch die Abmessungen des Magneten und der Beschleunigungsröhre zu reduzieren.

8*

Zur Erläuterung des Prinzips der AG-Fokussierung ist in Abb. 30 als optisches Analogon der durch die abwechselnd fokussierenden und defokussierenden Magnetfeld-Sektoren auf die Elektronenbewegung ausgeübten Stabilisierungswirkung die Wirkung einer abwechselnden Folge von gleich starken Sammel- und Zerstreuungslinsen auf ein Lichtstrahlenbündel dargestellt. Auch diese ergibt bei nicht zu großen Abständen der Linsen und trotz gleicher oder sogar noch etwas überwiegender Brechkraft der Zerstreuungslinsen insgesamt eine Sammellinsenwirkung. Sie ist anschaulich dadurch zu erklären, daß die Lichtstrahlen im Bereich der Sammellinsen im Durchschnitt weiter von der optischen Achse entfernt sind als im Bereich der Zerstreuungslinsen und daher im Durchschnitt stärker zur Achse hin als von der Achse weg gebrochen werden.

Das Prinzip der AG-Fokussierung wurde zum ersten Male am Synchrotron der Cornell-Universität mit Erfolg verwirklicht (McDANIEL u. Mitarb. 1956). Ein weiteres Synchrotron mit AG-Fokussierung zeigt Abb. 31.

Eine interessante Variante des Prinzips der starken Fokussierung stammt von SYMON, KERST u. Mitarb. (1956). Danach wird die sehr steile radiale Veränderung des Feldes (nach außen ab- oder zunehmend) dazu benutzt, Bahnen sehr unterschiedlicher Energie zugleich in einer radial verhältnismäßig schmalen Zone des Führungsfeldes zusammenzuhalten. Damit läßt sich das zeitlich veränderliche Führungsfeld eines Betatrons oder Synchrotrons durch ein zeitlich konstantes Magnetfeld ersetzen, bei dem die Elektronen dauernd am äußeren Rand eingeschossen und nach der Beschleunigung am inneren Rand des Führungsfeldes wieder entnommen werden (bzw. umgekehrt von innen nach außen). Mit einem solchen *„Fixed Field Alternating Gradient"-(FFAG-)Beschleuniger* müßte sich die Strahlenausbeute eines Betatrons oder Synchrotrons um Größenordnungen steigern lassen. Einige Synchrotrone nach diesem Prinzip, das leider sehr schwierige Magnetfeldberechnungen voraussetzt, sind als Versuchsmuster in Betrieb.

Literatur

ADAMS, G. D., C. S. KERST and C. S. ROBINSON: Performance of 300 Mev betatron. Phys. Rev. 79, 208 (1950).

AITKEN, D. K., F. F. HEYMANN, R. E. JENNINGS and P. I. P. KALMUS: The design and construction of or 29 MeV microtron. Proc. phys. Soc. (Lond.) 77, 769—785 (1961).

—, and R. E. JENNINGS: 39 MeV microtron. Nature (Lond.) 181, 1726 (1958).

ALLEBONE, T. E., A. BEETLESTONE and G. S. INNES: D. C. Generator using continously evacuated rectifiers. Brit. J. Radiol. 7, 83—96 (1934).

BALDINGER, E.: In: Handbuch der Physik, Bd. XLIV: Instrumentelle Hilfsmittel der Kernphysik. I. 1—57. Berlin-Göttingen-Heidelberg: Springer 1959.

BATCHELOR, A., D. K. BEWLEY, R. MORRISON and J. A. STEVENSON: Electron therapy at 8 MeV. Brit. J. Radiol. 32, 332—338 (1959).

BEAMS, J. W., L. B. SNODDY and H. TROTTER: The acceleration of electrons to high energies. Phys. Rev. 45, 849 (1934).

BEATTIE, J. W., K. C. TSIEN, J. OVADIA and J. S. LAUGHLIN: Production and properties of high energy electrons for therapy. Amer. J. Roentgenol. 88, 235—250 (1962).

BECKER, G. E., and D. A. CASWELL: Operation of a six MeV-linear electron accelerator. Rev. sci. Instrum. 22, 402—405 (1951).

BECKER, J., u. G. WEITZEL: Neue Formen der Bewegungsbestrahlung beim 15 MeV-Betatron der Siemens-Reiniger-Werke. Strahlentherapie 101, 180—190 (1956).

BEER, O., W. JENTSCHKE, K. A. STEFFEN u. H. O. WÜSTER: Deutsches Elektronen-Synchrotron (DESY) in Hamburg. Atomwirtschaft 4, 307—312 (1959).

BERGER, H.: Möglichkeiten für die Erzeugung ultraharter Strahlen. Radiologe 1, 238—245 (1961).

—, u. F. GROH: Betatrons für die Forschung. Atomwirtschaft 4, 316, 349 (1959).

BIERMANN, A.: A new type of betatron without an iron yoke. Nature (Lond.) 163, 649—651 (1949).

BJERGE, T., K. J. BROSTRØM, J. KOCH and T. LAURITSEN: A high tension apparatus for nuclear research. Kgl. danske Vid. Selsk. biol. Medd. 18, Nr. 1 (1940).

BLEWETT, J. P.: The transition from betatron to synchrotron operation. Phys. Rev. 70, 798 (1946).

BODE, H. G., W. PAUL u. G. SCHUBERT: Elektronentherapie menschlicher Hautkarzinome mit einem Betatron von 6 Millionen Elektronen-Volt. Strahlentherapie 81, 251—266 (1950).

BOHM, D., and L. FOLDY: The theory of the synchrotron. Phys. Rev. 70, 249—258 (1946).

BOSLEY, W., J. D. CRAGGS, D. H. McEWAN and J. F. SMEE: A 20 MeV betatron. J. Inst. electr. Engr. 95, 352—358 (1948).

BOUWERS, A., u. A. KUNTKE: Ein Generator für 3 Millionen Volt Gleichspannung. Z. techn. Physik 18, 209—219 (1937).

BRASCH, A.: Die Erzeugung sehr durchdringender Röntgen- und Kathodenstrahlen. Strahlentherapie 44, 505—520 (1932).

BUECHNER, W. W., R. J. VAN DE GRAAFF, A. SPERDUTO, L. R. McINTOSH u. E. A. BURRILL: Electrostatic accelerator for electrons. Rev. sci. Instrum. 18, 754—766 (1947).

BUSCH, G.: Van-de-Graaff-Beschleuniger für die Forschung. Atomwirtschaft 4, 303—306 (1959).

CHISHNJAK, N. A., W. T. TOLOK, W. W. TSCHETSCHKIN u. N. I. NASAROW: Über die Möglichkeit der Beschleunigung großer Impulsströme in linearen Elektronenbeschleunigern. Atomenergie 11, 34—40 (1961) [Russisch].

CHODOROW, M., E. L. GINZTON, W. W. HANSEN, R. L. KYHL, R. B. NEAL and W. K. H. PANOFSKY: Stanford high-energy linear electron accelerator (Mark III). Rev. sci. Instrum. 26, 134—204 (1955).

CLARK, R. E. D., and F. T. FARMER: A new type of high-voltage machine. Nature (Lond.) 174, 1065—1066 (1954).

COCKCROFT, J. D., and E. T. S. WALTON: Experiments with high velocity positive ions. (I). Further developments in the method of obtaining high velocity positive ions. Proc. Soc. (Lond.), Ser. A 136, 619—630 (1932).

COHEN, B. L.: Cyclotrons and synchrocyclotrons. In: Handbuch der Physik, Bd. XLIV. Instrumentelle Hilfsmittel der Kernphysik, I, S.105—168. Berlin-Göttingen-Heidelberg: Springer 1959.

COLIEZ, R.: L'accélérateur linéaire de 4 millions d'électrons-volts. J. Radiol. Électrol. 37, 186—187 (1956).

COURANT, E. D., M. S. LIVINGSTON and H. S. SNYDER: The strong-focusing synchrotron — a new high energy accelerator. Phys. Rev. 88, 1190—1196 (1952).

CRAGGS, J. D., and J. M. MEEK: High voltage laboratory technique, p. 34. London: Butterworths Scientific Publ. 1954.

CRITTENDEN, E. C., and W. E. PARKINS: Methods for betatron or synchrotron beam removal. J. appl. Phys. 17, 444—447 (1946).

DÄNZER, H.: Theorie des Betatron. In Naturforschung und Medizin in Deutschland 1939 bis 1946, Bd. 14, S. 61—80. Weinheim: Chemie 1953.

DEMOS, P. T., A. F. KIP and J. C. SLATER: The M. I. T. linear electron accelerator. J. appl. Phys. 23, 53—65 (1952).

DIETZE, T. W., and L. L. CALL: The General Electric industrial betatron. Nondestr. Testing 11, Nr 5, 9—14 (1953).

DOLPHIN, G. W., N. H. GALE and A. L. BRADSHAW: Investigations of high energy electron beams for use in therapy. Brit. J. Radiol. 32, 13—17 (1959).

DRESSEL, R. W.: Electron current pulse monitor for linear accelerators. Nuclear Instr. and Methods 24, 61—65 (1963).

EHRENBERG, H., u. W. PAUL: Das 500 MeV-Elektronen-Synchrotron in Bonn. Atomwirtschaft 4, 300—303 (1959).

ELDER, F. R., A. M. GUREWITSCH, R. V. LANGMUIR and H. C. POLLOCK: 70 MeV synchrotron. J. appl. Phys. 18, 810 (1947).

FAWCETT, S. L., and E. C. CRITTENDEN: Ejection of the electron beam from the betatron. Rev. sci. Instrum. 21, 935—936 (1950).

FELICI, N. J.: Leistungsfähige elektrostatische Maschinen. J. Phys. Radium (Paris) 8, 1—7 (1947).

FRIEDMAN, M., J. DRESNER and G. J. HINE: Supervoltage (2000 kilovolt roentgen rays) irradiation with a resonant transformer generator. Amer. J. Roentgenol. 73, 410—424 (1955).

FRY, D. W.: The linear electron accelerator. Ingenieur 64, 0.51—0.59 (1952).

— Der lineare Elektronenbeschleuniger. Philips techn. Rdsch. 14, 193—205 (1953).

—, and J. DAIN: The design and operation of a 30 MeV synchrotron. Instit. Electr. Engin. 97, 305—319 (1950).

GELLER, K. N.: System for energy control and absolute calibration of a 23 MeV betatron. Nuclear Instr. and Methods 17, 161—168 (1962).

GINZTON, E. L., W. W. HANSEN and W. R. KENNEDY: A linear electron accelerator. Rev. sci. Instrum. 19, 89—108 (1948).

GRAAFF, R. J. VAN DE: Zit. nach R. G. HERB, van de Graaff Generators. In Handbuch der Physik, Bd. XLIV. Instrumentelle Hilfsmittel der Kernphysik, I, S. 64—98. Berlin-Göttingen-Heidelberg: Springer 1959.

GREEN, G. K.: The proton synchrotron. In Handbuch der Physik, Bd. XLIV. Instrumentelle Hilfsmittel der Kernphysik, I, S. 218—339. Berlin-Göttingen-Heidelberg: Springer 1959.

GREENE, D.: Beam stability of a 20 MeV betatron. Brit. J. Radiol. 34, 129—132 (1961).

—, and K. A. NELSON: Performance of linear accelerator in clinical service. Brit. J. Radiol. 33, 336—338 (1960).

GREGG, E. C.: A flux-forced field-biased betatron. Rev. sci. Instrum. 22, 176—182 (1951).

GREINACHER, H.: Über einen Gleichrichter zur Erzeugung konstanter Gleichspannung. Elektrotechn. u. Masch.-Bau 1914, Nr 23. — Verh. dtsch. phys. Ges. 16, 320—326 (1914).

GSCHEIDLEN, W., F. MALSCH u. R. SCHITTENHELM: Der Halbschatten bei der Kobalt-Fernbestrahlung. Strahlentherapie 111, 621—625 (1960).

GUND, K.: Eine Elektronenschleuder für 6 MeV. Nachr. Akad. Wiss. Göttingen, math.-phys. Kl. 1, 9—16 (1946).

—, u. H. BERGER: Die 15 MeV-Elektronenschleuder für medizinische Anwendung der Siemens-Reiniger-Werke. Strahlentherapie 92, 489—505 (1953).

—, and W. PAUL: Experiments with a 6 MeV betatron. Nucleonics 7, Nr 1, 36—45 (1950).

—, u. H. REICH: Herausführung des Elektronenstrahls aus der Elektronenschleuder. Z. Physik 126, 383—398 (1949).

—, u. R. SCHITTENHELM: Die physikalischen Eigenschaften der Strahlenbündel der 15 MeV-

Elektronenschleuder der Siemens-Reiniger-Werke. Strahlentherapie **92**, 506—531 (1953).

HAIMSON, J.: A new design 6 MeV linear accelerator system for supervoltage radiotherapy. Brit. J. Radiol. **36**, 650—659 (1963).

HAMMER, C. L., and A. J. BUREAU: Method for the prompt destruction of the electron beam in a synchrotron I, II. Rev. sci. Instrum. **26**, 594—598, 598—600 (1955).

HARE, H. F., S. W. LIPPINCOTT jr., D. SAWYER, J. G. TRUMP, E. W. WEBSTER, K. A. WRIGHT, S. B. W. EVANS and R. C. GRANKE: Physical and clinical aspects of supervoltage rotational therapy. Radiology **57**, 157—168 (1951).

— M. I. SMEDAL, D. JOHNSTON, N. COTE, J. G. TRUMP, K. A. WRIGHT, R. GRANDE and R. A. BEIQUE: Observations on rotational therapy with two million volt roentgen rays. J. Amer. med. Ass. **154**, 890 (1954).

— J. G. TRUMP and E. W. WEBSTER: Rotational scanning of breast malignancies with supervoltage radiation. Amer. J. Roentgenol. **68**, 435—447 (1952).

HARIGEL, G., H. KULENKAMPFF, M. SCHEER u. J. SEYERLEIN: Zur Erzeugung von Röntgen-Bremsstrahlung an der Innenantikathode eines Betatrons. Naturwissenschaften **45**, 508—509 (1958).

HEMARDINQUER, P.: 200000 Volt durch kleine elektrostatische Generatoren. Électricité **34**, 254 (1950).

HENDERSON, C., F. F. HEYMANN and R. E. JENNINGS: Phase stability of the microtron. Proc. phys. Soc. **66**, 41—49 (1953a).

— — — The design and operation of a 4,5 MeV microtron. Proc. physiol. Soc. **66**, 654—664 (1953b).

HENDERSON, W. J., and P. A. REDHEAD: The electron cyclotron. Nucleonics **5**, 60—67 (1949).

HENTZE, G.: Untersuchungen an Elektronenschleudern mit einer Betriebsfrequenz von 2,5 und 8 kHz. Exp. Techn. d. Phys. **3**, 73—83 (1955).

— Entwicklung von eisenarmen Elektronenschleudern mit einer Betriebsfrequenz von 2,5 kHz und 8,0 kHz. Ann. Physik **19**, 55—81 (1957).

HERB, R. G.: Van de Graaff Generators. In Handbuch der Physik, Bd. XLIV. Instrumentelle Hilfsmittel der Kernphysik, I, S. 64—98. Berlin-Göttingen-Heidelberg: Springer 1959.

HERCHENBACH, W.: Hochspannungserzeugung durch Ladungstransport auf rotierenden Isolatorflächen. Z. angew. Physik **7**, 32—43 (1955).

HINTEREGGER, H.: Eine allgemeine Theorie des Betatrons. S.-B. Öst. Akad. Wiss., math.-nat. Kl., Abt. IIa **156**, 299—334 (1948).

HOWARD-FLANDERS, P.: The development of the linear accelerator as a clinical instrument. Acta radiol. (Stockh.) Suppl. **116**, 649—655 (1954).

HSIEH, C. L.: 45-MeV medical linear electron accelerator. Electr. Engng. **74**, 790—795 (1955).

HSIEH, C. L., and E. M. UHLMANN: Experimental evaluation of the physical characteristics of a 45-MeV medical linear electron accelerator. Radiology **67**, 263—272 (1956).

HUGHES, D. J.: Reactor techniques. In Handbuch der Physik, Bd. XLIV. Instrumentelle Hilfsmittel der Kernphysik, I, S. 390—446. Berlin-Göttingen-Heidelberg: Springer 1959.

JAHN, H., u. H. KOPFERMANN: Zur Theorie der Radialschwingungen der Elektronen in einer Elektronenschleuder. Ann. Physik **6**, 305—320 (1949).

JAMNIK, D.: Energy control of a 31 MeV betatron. Nucl. Instrum. **1**, 324—328 (1957).

JANNER, K., S. MAGUN u. E. SCHOPPER: Hochspannungsgenerator nach VAN DE GRAAFF mit flüssigem Ladungstransportmittel. Z. angew. Physik **7**, 446—450 (1955).

JASSINSKY, W. W.: Beschleunigung der Elektronen im magnetischen Wechselstromfeld. Arch. Elektrotechn. **30**, 590—603 (1936).

KAISER, H. F.: Europeen electron induction accelerators. J. appl. Phys. **18**, 1—18 (1947).

— D. L. MOCK, G. E. BERG, D. K. STEVENS and W. E. HARRIS: The nasal research laboratory betatron. Nucleonics **3**, 46—62 (1948).

KERST, D. W.: Acceleration of electrons by magnetic induction. Phys. Rev. **58**, 841 (1940).

— A new induction accelerator generating 20 MeV. Phys. Rev. **61**, 93—94 (1942a).

— A 20 million electron-volt betatron or induction accelerator. Rev. sci. Instrum. **13**, 387—394 (1942b).

— The betatron. Radiology **40**, 115—119 (1943).

— The betatron. In Handbuch der Physik, Bd. XLIV: Instrumentelle Hilfsmittel der Kernphysik I, 193—217. Berlin-Göttingen-Heidelberg: Springer 1959.

— Note on the electron capture process. Nuclear Instr. and Methods **24**, 122 (1963).

— G. D. ADAMS, H. W. KOCH and C. S. ROBINSON: Operation of a 300 MeV betatron. Phys. Rev. **78**, 297 (1950).

—, and H. W. KOCH: Note on the methods of displacing the high energy beam in a betatron. Rev. sci. Instrum. **18**, 681 (1947).

—, u. R. SERBER: Electronic orbits in the induction accelerator. Phys. Rev. **60**, 53—58 (1941).

KNOWLTON, J. A., G. R. MAHN and J. W. RANFTL: The resonant transformer: a source of high-energy electrons. Nucleonics **11**, 64—66 (1953).

KOLLATH, R.: Teilchenbeschleuniger. In: Die Wissenschaft, Bd. 109. Braunschweig: Vieweg u. Sohn 1955.

—, u. G. SCHUMANN: Untersuchungen an einem 15 MeV-Betatron. Z. Naturforsch. **2a**, 634 bis 642 (1947).

KOPFERMANN, H.: Die Elektronenschleuder. Ergebn. exakt. Naturwiss. **22**, 13—72 (1949).

—, u. W. PAUL: Experimentelle Untersuchungen an einer Elektronenschleuder für 6 MeV. Nachr. Akad. Wiss. Göttingen, math.-phys. Kl. 1, 17—18 (1946).

LANGENDORFF, H. u. M.: Die Erzielung eines spezifischen Kathodenstrahleneffektes durch hohe Röntgendosen. Strahlentherapie 41, 135—141 (1931).

LEHR, G.: Teilchenbeschleuniger-Systematik und Übersicht. Atomwirtschaft 4, 277—288 (1959).

LIVINGSTON, M. S.: High energy accelerators. New York: Interscience Publ. 1954.

LUKASIK, S. J., and K. C. ROGERS: The capture of electrons into stable betatron orbits. Nuclear Instr. and Methods 24, 365—376 (1963).

MCDANIEL, D. CORSON, J. DE WIRE and D. LUCKEY: Cornell alternating gradient synchrotron. I Magnet. II Operation. Bull. Amer. Phys. Soc. 1, 59—60 (1956).

MCMILLAN, E. M.: The synchrotron — a proposed high energy particle accelerator. Phys. Rev. 68, 143—144 (1945).

— On the origin of the synchrotron. Phys. Rev. 70, 534 (1946).

MEHLHORN, H.: Hochspannungsanlage für 3 Millionen Volt konstante Gleichspannung. Siemens-Z. 18, 417—422 (1938).

MEREDITH, W. J.: The linear accelerator optimum machine for radiotherapy? Medicamundi 4, 16—23 (1958).

MILLER, C. W.: Travelling-wave linear accelerator for X-ray therapy. Nature (Lond.) 171, 297 bis 298 (1953).

— The design of linear accelerators for X-ray therapy. Atomics 5, 254—259 (1954).

MITCHELL, R. G.: Cascade generator. Wireless Engr. 22, 474—483 (1945).

MORAND, M., A. RASKIN et L. WINAND: Réalisation éprouvée d'un générateur électrique pour recherches nucléaires, à trés haute tension et à courand de poussières. C. R. Acad. Sci. (Paris) 234, 2450—2452 (1952).

NEWBERY, G. R.: The microwave linearelectron accelerator. Brit. J. Radiol. 22, 473—486 (1949).

NITSCHKE, A.: Eine besonders leistungsstarke Röntgentherapieanlage für 1,2 MV. Elektrotechn. Z. 61, 441—444 (1940).

NYGARD, J. C., M. G. KELLIHER and L. S. SKAGGS: New linear electron accelerators for radiotherapy. IRE Convention Record Part 9, 109—118 (1955).

ODELL, R. C.: The betatron today. Allis-Chalmers Electr. Rev. 1950, H. 4, 29—34.

PAUL, W.: Experimentelle Arbeiten über das Betatron. In: Naturforschung und Medizin in Deutschland 1939—1946, Bd. 14, S. 49—60. Weinheim: Verlag Chemie 1953.

PETERLIN, A.: The 31 MeV betatron. J. Stefan Inst. Rep., 53—59 (1955).

POLLOCK, H. C.: Combination of betatron and synchrotron for electron acceleration. Phys. Rev. 69, 125 (1946).

POST, R. F., and N. S. SHIREN: Performance of a high energy linear electron accelerator. Phys. Rev. 81, 655 (1951).

— — The Stanford mark II linear accelerator. Rev. sci. Instrum. 26, 205—209 (1955).

QUASTLER, H., G. D. ADAMS, G. M. ALMY, S. M. DANCOFF, A. C. HANSON, D. W. KERST, H. W. KOCH, L. H. LANZL, J. S. LANGHLIN, D. E. RIESEN, C. S. ROBINSON, V. T. AUSTIN, T. G. KERLEY, E. F. LANZL, G. Y. MCCLURE, E. A. THOMPSON and L. S. SKAGGS: Techniques for application of betatron to medical therapy. Amer. J. Roentgenol. 61, 591—625 (1949).

RAJCHMAN, J. A., and W. H. CHERRY: The electron mechanics of induction acceleration. J. Franklin Inst. 243, 261—285, 345—364 (1947).

REDHEAD, P. A., H. LE CAINE and W. J. HENDERSON: The electron cyclotron. Canad. J. Res. 28, 73 (1950).

REICH, H.: Planung, Bau und Erprobung eines Mikrotrons. Z. angew. Phys. 12, 481—493 (1960).

ROGERS, T. H., and D. T. SCAG: A sealed-off betatron donut for electron beam extraction. Cathode Press 11, Nr 1, 2—5, 20—23 (1954).

ROTBLAT, J.: The 15 MeV linear accelerator at St. Bartholomew's Hospital. Nature (Lond.) 175, 745—747 (1955).

ROUSSEL, J., et P. SCHOUMACHER: Installation d'un accélérateur linéaire de 4 MeV au centre de radiothérapie de Lorraine. J. Radiol. Électrol. 37, 676—680 (1956).

SCAG, D. T.: The 24 million Volt betatron. Cathode Press 7, Nr 1, 14—17, 30—32 (1949).

SCHENKEL, M.: Eine neue Schaltung für die Erzeugung hoher Gleichspannungen. Elektrotechn. Z. 40, 333—334 (1919).

SCHINZ, H. R., u. R. WIDERÖE: Die 31 MeV-Betatronanlage der Radiotherapeutischen Klinik im Kantonspital Zürich. Acta radiol. (Stockh.) 37, 374—387 (1952).

SCHITTENHELM, R., W. DERNDINGER, W. GSCHEIDLEN, F. GROH, H. HAUBOLD, F. PETERSILKA, PH. SCHIPPER, O. STEINMETZ u. R. WEISS: Ein Betatron für die Elektronentiefentherapie. Strahlentherapie 1965 (im Druck).

SCHULTZ, H. L., R. BEHRINGER, C. L. CLARK, J. A. LOCKWOOD, R. L. MCCARTHY, C. G. MONTGOMERY, P. J. RICE and W. W. WATSON: Cavity accelerator for electrons. Phys. Rev. 72, 346—347 (1947).

— Preliminary studies of operation of the Yale linear electron accelerator. Phys. Rev. 73, 1259 (1048a).

— Two cavity operations of Yale linear electron accelerator. Phys. Rev. 74, 1243 (1948b).

—, u. W. G. WADEY: The Yale linear electron accelerator. Rev. sic. Instrum. 22, 383—388 (1951).

SEIDL, M.: Bündelungserscheinungen bei der Elektroneninjektion in das Betatron. Czechoslov. J. Physics 11, 390—405 (1961).

SEMPERT, M.: New developments in high energy electron team therapy with the 35 MeV Brown Boveri betatron. Radiology 74, 105—106 (1960).

SKAGGS, L. S., G. M. ALMY, D. W. KERST and L. H. LANZL: Removal of the electron beam from the betatron. Phys. Rev. 70, 95 (1946).

— J. S. LAUGHLIN and L. H. LANZL: Technique of producing an external beam of electrons from the betatron. Phys. Rev. 73, 1223 (1948).

SKAGGS, L. S., J. C. NYGARD and L. H. LANZL: Design and initial operation of a 50 MeV microwave linear accelerator for electron beam therapy. Radiology **64**, 117 (1955).

SLATER, J. C.: The design of linear accelerators. Rev. mod. Physics **20**, 473—518 (1948).

SLEPIAN, J.: X-ray tube. US Patentschrift 1 645 304 (1922).

SLOAN, D. H., E. O. LAWRENCE and W. M. COATES: The production of heavy high speed ions without the use of high voltages. Phys. Rev. **38**, 2021 (1931).

SMITH, L.: Linear accelerators. In Handbuch der Physik, Bd. XLIV. Instrumentelle Hilfsmittel der Kernphysik, I, S. 341—388. Berlin-Göttingen-Heidelberg: Springer 1959.

SPICER, B. M., and A. S. PENFOLD: Energy stability of the 22 MeV betatron at the University of Illinois. Rev. sci. Instrum. **26**, 952—953 (1955).

STEENBECK, M.: Deutsche Patentschriften 656 378 (1933) und 698 867 (1935).

— Beschleunigung von Elektronen durch elektrische Wirbelfelder. Naturwissenschaften **31**, 234—235 (1943).

SYMON, K. R., D. W. KERST, L. W. JONES, L. J. LASLETT and K. M. TERWILLIGER: Fixed-field alternating-gradient particle accelerators. Phys. Rev. **103**, 1837—1859 (1956).

THIBAUD, J.: Production d'ions positifs de vitesse élevée par accélérations multiples. C. R. Acad. Sci. (Paris) **194**, 360—362 (1932).

TRUMP, J. G., C. R. MOSTER and R.-W. CLOUD: Efficient deep tumor irradiation with Roentgen rays of several million volts. Amer. J. Roentgenol. **57**, 703—710 (1947).

— K. A. WRIGHT, W. W. EVANS, H. F. HARE and S. W. LIPPINCOTT: Two million volt roentgen therapy using rotation. Amer. J. Roentgenol. **66**, 613—623 (1951).

TSIEN, K. C., and R. ROBBINS: A comparison of a cobalt-60-teletherapy unit and a 2-MeV van de Graaff X-ray generator on the basis of physical measurement. Radiology **70**, 486—502 (1958).

TUVE, M. A., L. R. HAFSTAD and O. DAHL: High voltage technique for nuclear physics studies. Phys. Rev. **48**, 315—337 (1935).

UHLMANN, E. M.: Ein 45-Millionen-Volt-Linearbeschleuniger als Elektronenquelle für die Behandlung tiefliegender Karzinome. Strahlentherapie **106**, 319—334 (1958).

— CH. L. HSIEH and C. L. LOOTENS: The linear electron accelerator as a source of fast electrons for cancer therapy. Radiology **66**, 859—870 (1956).

VASTEL, J.: Sur un accélérateur linéaire d'électrons pour 3 à 4 MeV. C. R. Acad. Sci. (Paris) **236**, 1343—1346 (1953).

VEKSLER, V.: A new method of acceleration of relativistic particles. J. Phys. USSR. **9**, 153 (1945).

WACHSMANN, F., u. J. AZUMA: Die Belastung der Oberfläche bei Rotationsbestrahlung mit Strahlungen von 100 kV bis 100 MeV. Strahlentherapie **119**, 405—418 (1962).

WALDNER, O. A., A. A. GLASKOW u. A. I. FINOGENOW: Ein Linearbeschleuniger für Elektronen bis 5 MeV (Modell U-12). Exp. Vorrichtungen u. Tech. Exp. H. 3, 29—32 (1963).

WALTON, E. T. S.: The production of high speed electrons by indirect means. Proc. Cambridge philos. Soc. **25**, 469—481 (1929).

WEISSBLUTH, M., C. J. KARZMARK, R. E. STEELE and A. H. SELBY: The Stanford medical linear accelerator. Radiology **72**, 242—253 (1959).

WESTENDORP, W. F.: Use of direct current in induction accelerators. J. appl. Phys. **16**, 657—660 (1945).

—, and E. E. CHARLTON: A 100 million volt induction accelerator. J. appl. Phys. **16**, 581—593 (1945).

WIDERÖE, R.: Über ein neues Prinzip zur Herstellung hoher Spannungen. Arch. Elektrotechn. **21**, 387—406 (1928).

— A new method for displacing the electron beam in a betatron. Rev. sci. Instrum. **19**, 401—402 (1948).

— Der 31-MeV-Strahlentransformator (Betatron). Brown Boveri Mitt. **38**, 301 —310 (1951).

— Das Betatron. Z. angew. Physik **5**, 187—200 (1953).

— Das „Asklepitron", ein neues 31 MeV-Tiefentherapie-Betatron. Strahlentherapie, Sonderbd. **35**, 266—275 (1956).

—, u. H. R. SCHINZ: Das 31-MeV-Betatron (Strahlentransformator) in der strahlentherapeutischen Klinik des Kantonspitals Zürich. Strahlentherapie **89**, 321—336 (1952).

WILSON, R. R.: Electron synchrotrons. In Handbuch der Physik von S. FLÜGGE. Bd. XLIV: Instrumentelle Hilfsmittel der Kernphysik I, 170—192. Berlin-Göttingen-Heidelberg: Springer 1959.

WOODYARD, J. R. A.: Comparison of the high frequency accelerator and betatron as a source of high energy electrons. Phys. Rev. **69**, 50 (1946).

WOOTTON, P.: Notes on the isodose curves from a 2 MeV van de Graaff machine. Amer. J. Roentgenol. **76**, 929—933 (1956).

YANAGISAWA, S.: The X-ray tube for the 24 Mev betatron. Cathode Press 7, Nr 2, 22—25 (1950).

C. Geräte für die Anwendung ionisierender Strahlen

Von

K. Bischoff und **W. Gellinek**

Mit 345 Abbildungen

Vorbemerkung. Die Abhandlung der Gerätetechnik in einem Handbuch der medizinischen Radiologie macht es notwendig, Darstellungsform und Auswahl des Stoffes so auszurichten, daß für den ärztlichen Leser ein möglichst großer Informationswert resultiert, und daß auch für seine Erhaltung über längere Zeit ausreichende Gewähr gegeben ist.

Der Beitrag soll vor allem dem Zweck dienen, den Arzt bequem und genügend umfassend über alle Gesichtspunkte zu orientieren, die für die Beurteilung und den Gebrauch der radiologischen Geräte wichtig sind, d.h. auch über diejenigen technischen Fragen, welche die Brauchbarkeit der Geräte bestimmen. Der Beitrag soll außerdem die Vielgestaltigkeit des gegenwärtigen Standes dieser Spezialtechnik zeigen, die heute in der Welt unmittelbar etwa 100 Fabriken beschäftigt mit Belegschaftszahlen von im Mittel vielleicht 100, maximal aber einigen Tausend Menschen.

Bei dem schnellen Wechsel der Bauformen, der auch in der radiologischen Gerätetechnik festzustellen ist, kann aber eine solche Übersicht des derzeitigen technischen Standes, abgesehen von ihrem historischen Interesse, nur dann ihren Informationswert längere Zeit behalten, wenn sie beispielhaft die Fülle der bestehenden Möglichkeiten übersehen und vergleichen läßt und dadurch dem Arzt eine sichere Meinungsbildung über sein technisches Gerät erleichtert.

Die historische Entwicklung selbst muß dabei leider weitgehend unberücksichtigt bleiben. Soweit sie mit den radiologischen Verfahren unmittelbar zusammenhängt, wird sie ohnehin in den Beiträgen mitbehandelt, die für diese Verfahren vorgesehen sind. Soweit sie aber die reine Technik betrifft, kann sie in diesem medizinischen Handbuch wegen ihres Umfangs nur andeutungsweise Ausdruck finden. Allein die Patentliteratur, die wohl die vollständigste Quelle dafür ist, ist heute kaum noch übersehbar. Wir begnügen uns deshalb hier mit ganz wenigen Hinweisen und Bildbeispielen, um den weiten Weg von der behelfsmäßigen Vorrichtung zum modernen, serienmäßig gefertigten Gerät wenigstens an einigen Stellen sichtbar zu machen. Auch die beigegebene Literaturzusammenstellung mußte bezüglich der Originalarbeiten sehr unvollständig bleiben und sich im wesentlichen auf die sozusagen klassischen Veröffentlichungen beschränken. Um eine vertiefte Information zu ermöglichen, wurden darüber hinaus bevorzugt solche Veröffentlichungen angeführt, die selbst genügend Quellenangaben enthalten.

Im Hinblick auf den genannten Hauptzweck des Beitrages wurde eine Darstellungsform gewählt, bei der Aufgabenstellungen, Lösungsmöglichkeiten, Gesichtspunkte und Begründungen möglichst allgemeingültig formuliert und die konkreten Ausführungsformen jeweils nur als erläuternde Beispiele benutzt werden. Aus Gründen der Übersichtlichkeit und Konzentration wurde den Ausführungen über die speziellen Gerätearten der Diagnostik und Therapie ein Abschnitt vorangestellt, in dem die für alle gemeinsamen Gesichtspunkte im Zusammenhang diskutiert werden (z.B. Sicherheitsfragen u.ä.).

Bei der Auswahl des Bildmaterials für den jetzigen technischen Stand (zusammengestellt 1959—1962), das in dankenswerter Weise von fast allen derzeitigen Herstellerfirmen der Welt zur Verfügung gestellt wurde, mußte angesichts der enormen Fülle eine starke Auswahl getroffen werden. Wir haben uns dabei bemüht, jeweils neben den verbreitetsten

Fabrikaten aus verschiedenen Ursprungsländern auch einige weniger bekannte Fabrikate zu zeigen, insbesondere soweit sie bemerkenswerte konstruktive Abweichungen aufweisen.

Die Sammlung und Sichtung des Bildmaterials sowie der Literatur besorgte Herr Dipl.-Phys. H. Schuon. Wertvolle Unterlagen lieferten außerdem die Herren Goering, Graf, Dr. Karner, Kunz, Dr. Malsch, Dr. Präg, Dr. Reiss, Dr. Schittenhelm und Ullrich, sämtlich Mitarbeiter bei SRW, Erlangen. Ihnen allen sei auch hier gedankt.

I. Allgemeine Gesichtspunkte und Anforderungen, Bauprinzipien, Ausführungsarten und Vorschriften

1. Was ist ein Anwendungsgerät?

In der medizinischen Röntgentechnik hat der deutsche Sprachgebrauch den Ausdruck *Gerät* stets in einem prägnanteren Sinne verwendet, als es sonst in der Technik üblich ist. Man hat darunter alle die Teile der Röntgenanlage verstanden, welche der medizinischen Anwendung der Röntgenstrahlen dienen, also insbesondere die Lagerungstische für den Patienten und die Stative zur Einstellung der Strahlenquellen. Im Gegensatz dazu bezeichnete man bisher als „Röntgenapparate" alle die Einrichtungen, die für die Hochspannungsversorgung, -regulierung und -schaltung der Röntgenröhren benötigt werden. Im wesentlichen stellen also die Röntgengeräte die mechanischen Lagerungs- und Einstellvorrichtungen dar und die Apparate die elektrischen Teile der Röntgenanlage. Heute ist dieses Kriterium für die Unterscheidung nicht mehr zutreffend, denn auch die „Geräte" machen in ganz erheblichem Maße von elektrischen Antriebs- und Steuerungsmitteln Gebrauch. Deshalb ist es zweckmäßig, den gemeinten Unterschied deutlicher schon in den Bezeichnungen zum Ausdruck zu bringen und von „Röntgen(-Anwendungs)-Geräten" im Gegensatz zu „Röntgenstrahlen-Generatoren" zu sprechen. In den neuen deutschen Bezeichnungsnormen (DIN 6814) werden voraussichtlich diese Begriffe festgelegt werden.

Unter „Röntgen(-Anwendungs)-Geräten" sind demnach alle die Teile einer Röntgenanlage zu verstehen, welche bei der medizinischen Anwendung der Röntgenstrahlen die notwendige Zuordnung von Strahlenquelle, Patient und gegebenenfalls Beobachtungs- bzw. Aufnahmevorrichtung ermöglichen. Sie dienen dazu, die Untersuchung bzw. Behandlung mit Röntgenstrahlen in den verschiedenen Stellungen und Lagerungen und an den verschiedenen Körperteilen des Patienten aus verschiedenen Richtungen vornehmen zu können sowie die notwendigen Einstellungen bequem wechseln und definiert reproduzieren zu können. Im weiteren Sinn gehören dazu auch die sog. „Röntgen-Zusatzgeräte", d.h. alle diejenigen elektrischen oder mechanischen Vorrichtungen, die an den Geräten angebracht werden können, um die Ausübung bestimmter Röntgenverfahren zu ermöglichen, die Einstellmöglichkeiten zu verbessern und schließlich qualitativ günstigere Untersuchungs- bzw. Behandlungsergebnisse zu erzielen. Von „Röntgengerätezubehör" spricht man im besonderen bei solchen Teilen, die im Gebrauch nicht einem bestimmten Röntgengerät zugeordnet sind, sondern fallweise an mehreren Geräten benützt werden.

2. Die Entwicklung des Röntgengerätebaues als Ergebnis einer engen Zusammenarbeit von Arzt und Ingenieur

(Abb. 1—4)

Die Röntgenstrahlen-Generatoren sind nur in ihren Leistungsansprüchen und bezüglich ihrer Bedienungsnotwendigkeiten medizinisch bestimmt und ausgerichtet, dagegen ist ihre Entwicklung und Durchbildung im wesentlichen immer Angelegenheit der Technik gewesen. Demgegenüber sind die Anwendungsgeräte in all ihren speziellen Eigenschaften so unmittelbar durch ihren medizinischen Zweck und die vom Arzt geforderte Arbeitsweise bestimmt, daß es verständlich ist, daß hierbei der Röntgenologe nicht nur auf die Aufgabenstellungen, sondern oft auch auf die Ausführung bis ins Detail Einfluß genommen hat. In den Anfängen der medizinischen Röntgentechnik war es sogar vielfach so, daß der

Röntgenologe nicht nur die Grundidee und den Entwurf eines Gerätes selbst lieferte, sondern es auch in eigener Regie in einer Werkstatt anfertigen ließ. Das war damals auch gar nicht so schwierig, weil es sich meist noch um relativ einfache Tische, Stative und Vorrichtungen handelte, die in Holzbauweise in irgendeiner Tischlerei hergestellt werden konnten. Ein „Serienbau" gleichartiger Geräte war damals immer gebunden an das Vorhandensein einer „Schule" des betreffenden Röntgenologen, und auch dafür reichte meist noch die Leistungsfähigkeit kleinerer Werkstätten oder Betriebe aus.

Wenn demgegenüber heute ganz bestimmte Typen und Klassen von Geräten sich herausgebildet haben und bei ihrer industriellen Serienherstellung die typenmäßige Festlegung der Eigenschaften nach Bedarfs- und wirtschaftlichen Gesichtspunkten von den Lieferfirmen erfolgt, so ist auch heute noch eine ganz ausgesprochene unmittelbare Einflußnahme des Röntgenologen dabei festzustellen. Insbesondere ist das natürlich auch heute unumgänglich bei Spezialgeräten für ganz neue oder noch nicht zur Routine gewordene diagnostische bzw. therapeutische Verfahren.

Nur wird heute ein Röntgenologe, der im Zusammenhang mit der Durchbildung neuer

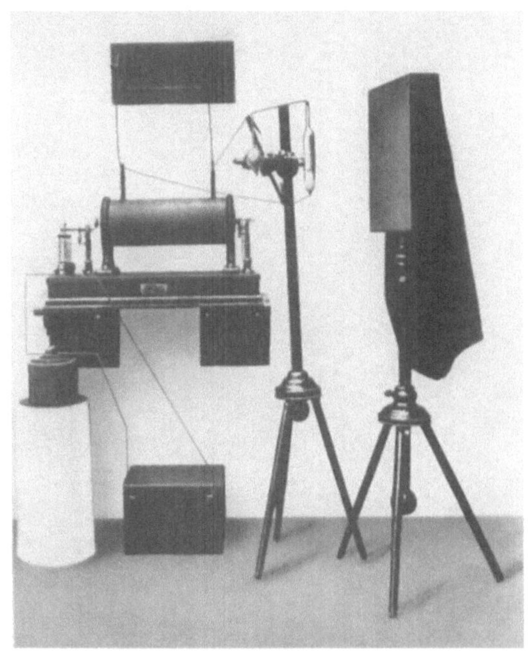

Abb. 1—3. Röntgeneinrichtungen für Durchleuchtung und Aufnahmen aus der Zeit um 1900

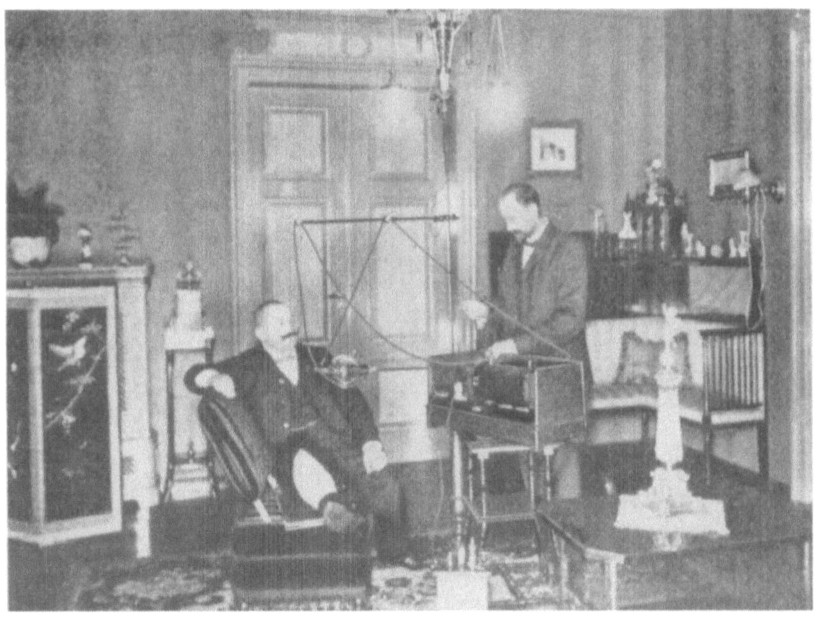

Abb. 2

Untersuchungs- oder Behandlungsverfahren an der Verwirklichung neuer konstruktiver Forderungen bzw. Ideen interessiert ist, in den seltensten Fällen noch an den Eigenbau eines entsprechenden Gerätes denken können. Der hohe Grad der Technisierung im Gerätebau stellt allein schon an die fabrikatorischen Möglichkeiten erhebliche Anforderungen. Aber auch im Konstruktiven ist heute der Fortschritt im Gerätebau im allgemeinen das Ergebnis einer gegenseitigen Beeinflussung und Zusammenfassung vieler Ideen. Er setzt also im allgemeinen ein Zusammenwirken von Medizin und Technik in

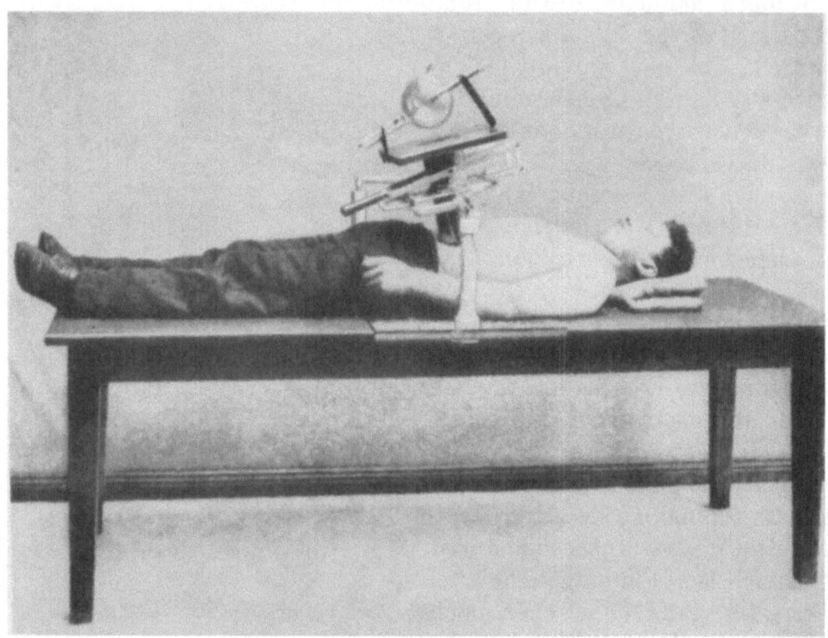

Abb. 3

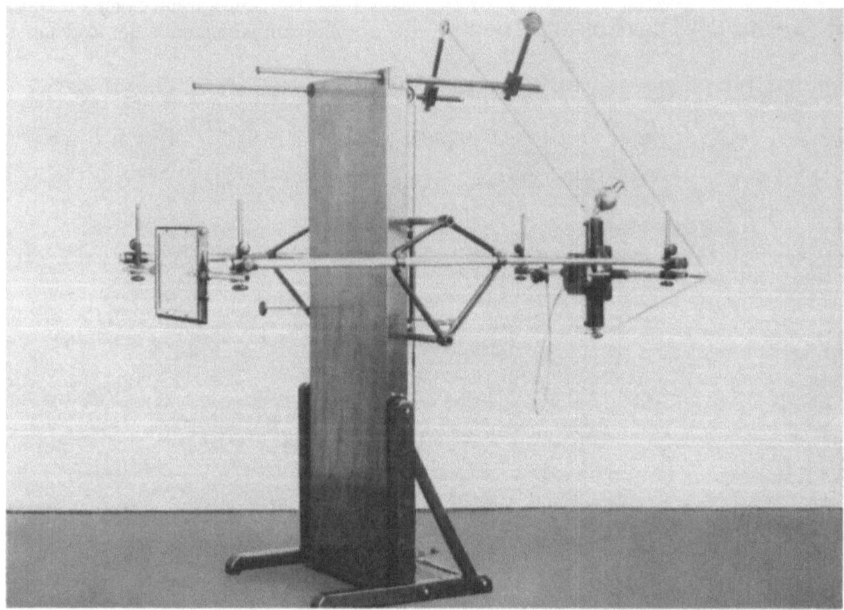

Abb. 4. Diagnostikgerät aus dem Jahre 1927

einem weit höheren Maße voraus als in früheren Zeiten, und soweit es die Technik betrifft, ist heute auch nicht mehr der einzelne Konstrukteur entscheidend, sondern fast immer ist ein größeres Team von Konstrukteuren und Laboratoriums-Ingenieuren notwendig, um wirklich fortschrittliche Erzeugnisse zu schaffen. Trotz diesem bei allen hochentwickelten Techniken zu beobachtenden Trend zur Gruppenleistung (Teamwork), ist natürlich im Röntgengerätebau der Anstoß durch den Arzt immer noch ein entscheidendes Moment für die Entwicklung auf dem Gerätegebiet. Allerdings kommen heute auch viele Impulse für den Formenwechsel der Geräte aus der Technik selbst. Bei neuen physikalisch-technischen Möglichkeiten, wie etwa der Isotopenanwendung, dem Betatron oder der Röntgenbildverstärkung und neuerdings dem Fernsehen geht der Anstoß zur Änderung der radiologischen Verfahren und der entsprechenden Geräteentwicklung naturgemäß meist von der Technik aus. Aber auch bei solchen Impulsen sollte möglichst früh die aktive ärztliche Einflußnahme und Steuerung einsetzen. Über Wert und Unwert bereits eingeführter technischer Neuerungen entscheidet zwar letzthin die rein passive ärztliche Resonanz. Aber deren korrigierende Wirkung kommt natürlich zu spät zur Wirkung, um zu verhindern, daß die Entwicklung unter Umständen Jahre hindurch in eine unzweckmäßige Richtung läuft. Ganz besonders wichtig wird eine rechtzeitige ärztliche Korrektur der Technik überall da, wo sie unmittelbar die Arbeitsweise und das Verhalten des Arztes zum Patienten verbessern will, d.h. ihre Änderung anstrebt.

3. Die Forderungen an den Röntgengerätebau im Hinblick auf den Patienten und den Arzt

(Abb. 5—8)

Die Forderungen nach möglichst schonender Beanspruchung des Patienten einerseits und weitestgehender Bedienungserleichterung für Arzt und Assistenz andererseits sind die entscheidenden Gesichtspunkte für den Röntgengerätebau, die letzthin auch den technischen Aufwand bestimmen. Auch die Vielfalt der Gerätetypen für denselben Anwendungszweck ist sehr stark mitbedingt durch die wirtschaftliche Notwendigkeit, diesen Aufwand dem jeweiligen Ausmaß der genannten Forderungen anzupassen.

Im ganzen ist beim Röntgengerätebau ebenso wie auf fast allen Gebieten die Tendenz zu einer fortschreitenden Technisierung der Arbeitsverfahren festzustellen, und diese Tendenz hat hier eine ganz besondere Berechtigung, da sie die Arbeitsenlastung besonders hochwertiger Kräfte zum Ziel hat. Der dafür notwendige zunehmende technische Aufwand ist wirtschaftlich gerechtfertigt, soweit die mit ihm erzielte Arbeitseinsparung in einem angemessenen Verhältnis steht. Bisweilen sieht man aber schon vom rein ärztlichen Standpunkt aus in dem wachsenden Ausmaß der technischen Apparatur etwas Beunruhigendes und Bedenkliches. Man fragt, ob nicht die Technisierung der Untersuchungs- und Behandlungsverfahren den Patienten zu sehr zum Objekt der Technik macht und die unmittelbare ärztliche Einflußnahme auf den Patienten zurücktreten läßt oder sogar behindert. Bedenken dieser Art werden gerade jetzt wieder laut, wo sich die Anwendung der Fernsehverfahren für die Röntgenuntersuchung mehr und mehr durchsetzt und sich damit Möglichkeiten zu einer noch weitergehenden Technisierung des Untersuchungsablaufes anbieten.

Dazu läßt sich folgendes sagen: Es ist natürlich berechtigt, auf einem Arbeitsgebiet, das so stark auf einer durch langjährige Übung und Schulung erworbenen Erfahrung basiert, wie die medizinische Diagnostik, vor einem allzu schnellen und radikalen Wechsel der Arbeitsgewohnheiten zu warnen. Zumindest muß unbedingt dafür gesorgt sein, daß der Anschluß an die bisherigen Erfahrungen dabei nicht in Frage gestellt wird.

Man wird aber auf längere Sicht die rein technische Verbesserung des Untersuchungsablaufes im Sinne einer weitergehenden Arbeitsentlastung des Untersuchers und einer bequemen Sicherstellung seines Strahlenschutzes fraglos überall da akzeptieren, wo der dafür notwendige Aufwand wirtschaftlich berechtigt erscheint. Durch zweckmäßige konstruktive Ausnützung der neuen Möglichkeiten muß natürlich sichergestellt sein, daß die Patientenbetreuung bei der Untersuchung nicht etwa erschwert, sondern erleichtert wird und daß der Fortfall mechanischer Untersuchungsarbeit auch wirklich zu einer besseren Konzentration auf die Beobachtung und die medizinische Untersuchungsarbeit ausnützbar wird.

Im besonderen Hinblick auf die geänderten Bedingungen bei Anwendung des Röntgenfernsehens erscheint eine Überprüfung der Grundforderungen an den Geräteaufbau notwendig. Vor allem muß klargestellt werden, welche bisher üblichen Konstruktionsmerkmale sich vorwiegend aus Notwendigkeiten ergaben, die durch das Röntgenfernsehen gegenstandslos werden und wieweit die Grundforderungen oder wünschenswerte Zusatzforderungen sich dabei jetzt besser erfüllen lassen.

Vom Standpunkt der größtmöglichen Schonung des Patienten könnte es zunächst wünschenswert erscheinen, die Röntgengeräte so zu bauen, daß der Patient im Zuge der Untersuchung bzw. Behandlung überhaupt keine Lageänderung auszuführen braucht. Das bedeutet, daß die bei der Untersuchung bzw. Behandlung notwendigen Veränderungen des Strahlenganges relativ zum Patienten ausschließlich durch Verstellung der Strahlenquelle bzw. in der Diagnostik zusätzlich noch der Beobachtungsbzw. Aufnahmeeinrichtung ausgeführt werden.

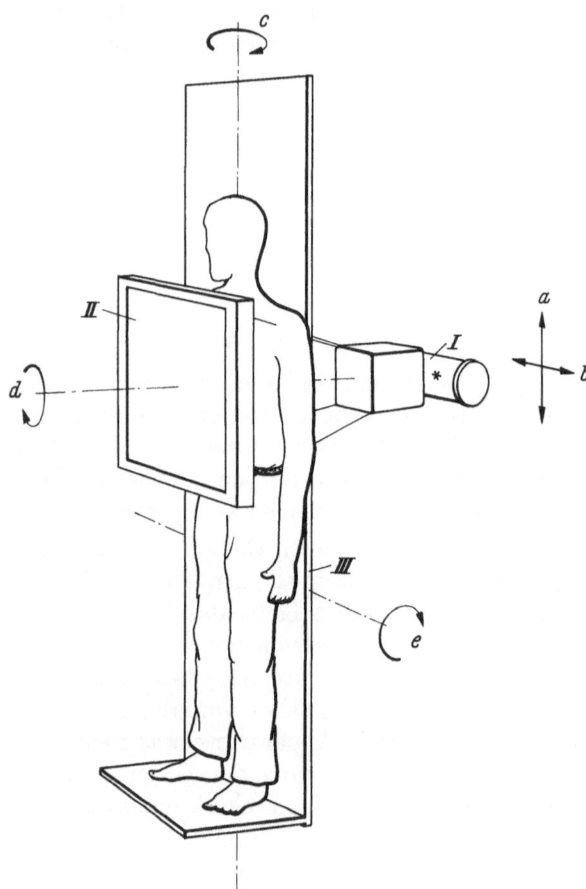

Abb. 5. Die wichtigsten Einstellnotwendigkeiten der Zuordnungskomponenten I, II, III

Wenn es nur notwendig wäre, zwischen den drei (Diagnostik) bzw. zwei (Therapie) Zuordnungskomponenten[1] eine Reihe bestimmter *Relativlagen* zu ermöglichen, oder anders ausgedrückt, den Röntgenstrahlengang nur in seiner *Relativ*lage zum Patienten bzw. zu bestimmten Teilen des Patienten einstellbar zu machen und in bestimmter Weise verändern zu können, dann könnte man tatsächlich für den Patienten in allen Fällen eine feste Standardlagerung vorsehen. Tatsächlich ist das aber nicht ausreichend, denn einmal zwingen allein schon die anatomischen Verhältnisse am menschlichen Körper dazu, den Patienten in ganz verschiedene Stellungen zu bringen, um die unerwünschte Mitbestrahlung von Körperteilen zu vermeiden. Außerdem aber ist es für die Untersuchung bestimmter Körperorgane unvermeidlich, den Patienten selbst in ganz bestimmte räumliche Lagen zu bringen, um im Körperinneren bestimmte Druck- und Füllungszustände zu erreichen.

Abb. 5 zeigt die wichtigsten Einstellnotwendigkeiten der Zuordnungskomponenten I, II und III.

1. Das Teilsystem I/II (Röhre-Bildträger) behält seine *Relativ*zuordnung ständig bei, abgesehen vom Abstand.

2. Das Teilsystem I/II ist *relativ* zu III (Objektträger) nach den rechtwinkligen Koordinaten *a* und *b* verschieblich und kann außerdem *relativ* zu III um die Achse *c* gedreht werden.

[1] Im folgenden wollen wir der Kürze wegen die Strahlenquelle, die Lagerungsteile für den Patienten und die Beobachtungs- bzw. Aufnahmeeinrichtung (Leuchtschirm, Kassettenträger, Zielgerät, Bildverstärker eventuell mit Kinokamera oder Fernsehkamera usw.) mit dem Sammelbegriff *Zuordnungskomponenten* bezeichnen; denn sowohl bei der Therapie als auch bei der Diagnostik ist es Aufgabe der Geräte, für diese drei (bzw. zwei) Komponenten nach Richtung, Lage und gegenseitigem Abstand vielfältige Variationen der Zuordnung zu ermöglichen.

3. Die Komponente III kann um die Achse d (Hauptstrahl) geschwenkt werden.

4. Das Gesamtsystem I/II/III ist um die zu c senkrechte Achse e schwenkbar.

Ein System, welches *nur* die Bedingungen 1. und 2. erfüllt (wobei es gleichgültig ist, wie die *Relativ*verstellungen nach 2. erzielt werden und was bei diesen Relativbewegungen als feststehend gewählt wird), gestattet bereits, das Objekt in seinen verschiedenen Teilbereichen unter verschiedenen Winkeln zu durchstrahlen, allerdings nur bei *einer* bestimmten räumlichen Lage der Hauptachse c des Objektes.

Die Hinzunahme der Schwenkung des Objektträgers III um die Achse d gestattet demgegenüber die Erzielung der verschiedenen Relativlagen des Strahlenganges bei *bestimmten* räumlichen Schräglagen des Objektes.

Jedoch erst die weitere Schwenkbarkeit des Gesamtsystems um die im Raum feststehende Achse e gestattet die Erzielung der verschiedenen Relativlagen des Strahlenganges bei *allen* räumlichen Schräglagen der Objekthauptachse c.

Das heißt im allgemeinen Fall müssen die Röntgengeräte nicht nur bestimmte Relativlagen der Zuordnungskomponenten einzustellen gestatten, sondern sie müssen dies auch erlauben bei jeweils bestimmt wählbaren räumlichen Lagen des Patienten. Abgesehen von Spezialgeräten für bestimmte Sonderanwendungen ist es deshalb grundsätzlich gar nicht möglich, mit einer festen Standardlagerung des Patienten auszukommen. An einem internistischen Universalgerät z.B. muß man ihn zumindest um eine horizontal liegende Achse kippen können. Diese Kippung ist sogar nicht nur um 90°, sondern um mehr als 90° notwendig. Außerdem ist eine Drehung um seine Längsachse zumindest bei stehender Untersuchung notwendig.

Wenn man also am Röntgengerät Kipp- und Drehbewegungen des Patienten nicht vermeiden kann, erscheint es naheliegend, ihm auch noch gewisse andere Einstellbewegungen zuzumuten, z.B. Höhen- und Querverschiebungen. Tatsächlich braucht der Patient diese Einstellbewegungen nicht selbst auszuführen, wenn man seine Lagerungsplatte entsprechend bewegt. Wenn man aber eine solche zusätzliche Höhen- und Querverschiebbarkeit dieser Lagerungsplatte für die Einstellung des Untersuchungsfeldes vorsieht, dann erleichtert man damit sogar die Lagerung des Patienten überhaupt, er braucht auf der Lagerungsplatte nicht mehr soviel hin- und hergeschoben zu werden. Es spricht dann aber auch kein wichtiger Grund dagegen, die an sich erwünschte Einstellbarkeit der Patientenlagerungsplatte soweit auszudehnen, daß entsprechend die Einstellbarkeit der anderen Zuordnungskomponenten eingeschränkt werden kann.

Bei den Kipptischen für internistische Untersuchungen, für die im besonderen Maß diese Überlegungen bedeutungsvoll sind, hat man bisher im allgemeinen diese Konsequenz noch nicht gezogen. Man hat zwar die Einstellbarkeit der Patientenlagerung immer weiter gesteigert und bedienungsmäßig vervollkommnet, aber überwiegend noch dem System Röntgenröhre-Zielgerät seine bisher übliche Beweglichkeit unverändert gelassen und sie bedienungsmäßig sogar verbessert. Eine Einschränkung der Beweglichkeit des Systems Röhre-Zielgerät ist bisher nur bei wenigen Konstruktionen vorgesehen. Voraussichtlich wird man aber von dieser Möglichkeit immer mehr Gebrauch machen, vor allem deswegen, weil dieses System Röhre-Zielgerät immer mehr mit zusätzlichen Teilen belastet werden muß (Bildverstärker, Kinokamera, Fernsehkamera).

Aus demselben Grunde, der eine feste Standardlagerung des Patienten bei einem universell brauchbaren Gerät verbietet, wird allerdings ein *völliger* Verzicht auf Beweglichkeit des Systems Röhre-Zielgerät auch nicht in Frage kommen, selbst wenn man die Einstellbeweglichkeit der Patientenlagerung sehr stark erweitert. Denn bei einem Gerät mit feststehendem Strahlengang entfallen eben wichtige räumliche Einstellmöglichkeiten, auf die man bei einem internistischen Universalgerät normalerweise nicht verzichten kann.

Wir fassen zusammen: Während bei den älteren Konstruktionen die Einstellbeweglichkeit der Patientenlagerung vorwiegend auf das unvermeidliche Minimum beschränkt blieb und die notwendigen Einstellvariationen im wesentlichen durch eine ausreichende

Systembeweglichkeit erreicht wurden, geht die Entwicklung seit einigen Jahren den umgekehrten Weg: nämlich Erweiterung der Einstellbeweglichkeit der Patientenlagerung und dafür Einschränkung der Beweglichkeit des Systems Röhre-Zielgerät.

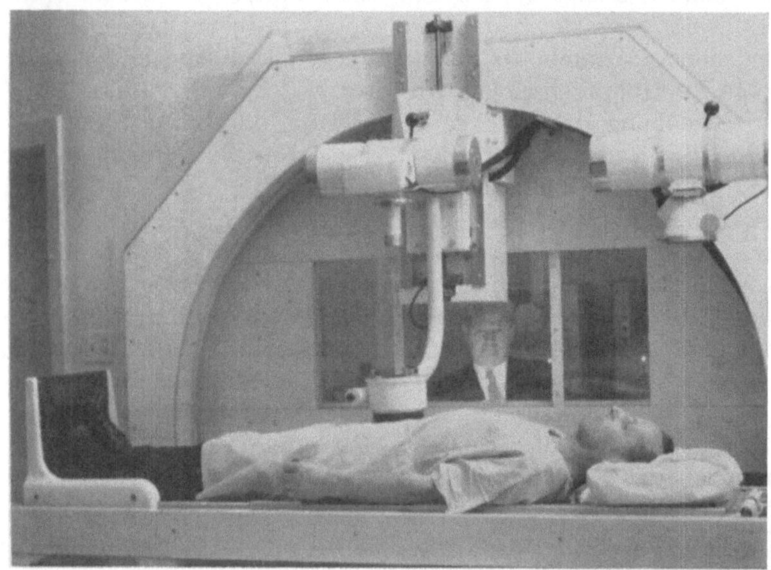

Abb. 6. Ringgerät mit Separatsteuerung, Beobachtungsplatz hinter Bleiglasfenster. Anlage b. Prof. Jutras, Montreal, (Philips)

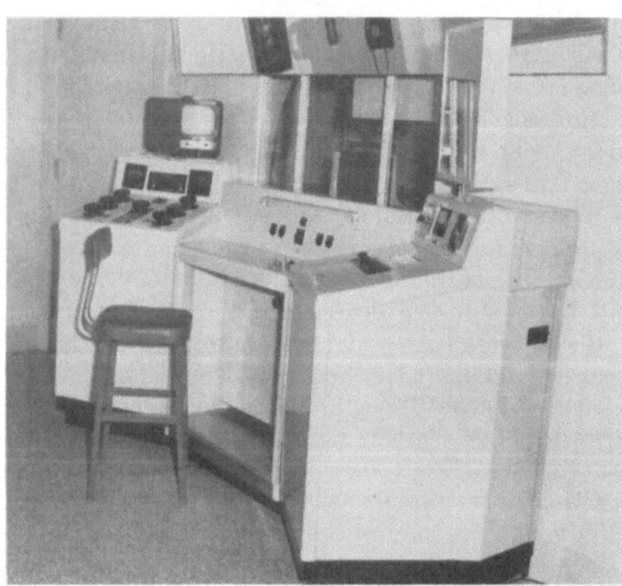

Abb. 7. Anlage nach Abb. 6. Platz des untersuchenden Arztes. Links Röntgenschalttisch, Mitte Fernbetätigung des Gerätes einschließlich Kompression. Auf dem Schalttisch Sichtgerät der Röntgenfernseheinrichtung

Das Röntgenfernsehen, um dessen Einführung ärztlicherseits vor allem Janker und Morgan schon sehr frühzeitig bemüht waren, gibt dieser Tendenz eine noch erhöhte Bedeutung.

Seine Anwendung ist nicht unbedingt an eine grundsätzliche Umgestaltung der Geräte gebunden. Seine wichtigsten Vorteile (helles Bild mit einstellbaren Kontrasten, Fortfall bzw. Einschränkung der Verdunkelungsnotwendigkeit und Adaptation, Lage und Richtung des Sichtbildes beliebig wählbar) lassen sich bei der internistischen Untersuchung auch an Geräten mit üblichen Einstellmöglichkeiten ausnützen. Die Beibehaltung der gewohnten Anordnung erleichtert dabei sogar den Übergang zur Fernsehuntersuchung, weil der Untersucher seine Arbeitsgewohnheiten nicht wesentlich zu ändern braucht.

Andererseits bietet das Röntgenfernsehen — bei entsprechender Ausbildung der Geräte — neue Möglichkeiten, um die Untersuchung zunächst einmal für den Untersucher viel bequemer zu gestalten. Weil das Fernsehsichtbild in seiner Lage nicht starr zum Gerät zugeordnet ist, entfällt die Notwendigkeit, den Beobachtungsplatz des Untersuchers nach der Beobachtbarkeit des Leuchtschirm- oder RBV-Bildes auszurichten. Man kann ihn hier jetzt ausschließlich nach der guten Sicht- und Zugriffsmöglichkeit zum Patienten wählen, und es läßt sich dann auch einrichten, daß der Untersucher bei der eigentlichen Untersuchung bequem sitzen kann. Das bedeutet für ihn eine sehr angenehme Arbeitserleichterung und damit auch eine bessere Konzentrationsmöglichkeit auf die Untersuchung selbst.

Zusätzlich aber gestattet das Röntgenfernsehen eine sehr wünschenswerte Erweiterung der Einstellmöglichkeiten von Gerät und Patient. Denn die bisherige starre Zuordnung des Beobachters zum Leuchtschirm oder Röntgenbildverstärker und damit zum Gerät hat die Anwendung an sich durchaus erwünschter Einstellungen so stark erschwert, daß die normale Untersuchungstechnik eben deshalb i.a. darauf verzichten mußte. Das gilt vor allem für die Querdurchleuchtung des horizontal oder geneigt liegenden Patienten. Bei besonderer Ausbildung der Geräte, die erst beim Röntgenfernsehen möglich wurde, lassen sich jetzt diese und weitere Untersuchungswünsche ohne grundsätzliche Schwierigkeiten für Patient und Untersucher erfüllen.

Bei der Umgestaltung der Geräte für diese abgeänderte Untersuchungsform mit erweiterten Einstellmöglichkeiten handelt es sich vor allem darum, sie für eine vom Gerät getrennte Einstellbetätigung geeignet zu machen. Der dafür häufig benutzte Ausdruck „Fernsteuerung" (Télé-Commandé) sollte übrigens besser durch „Separatsteuerung" ersetzt werden. Denn es ist ja für diese Arbeitsweise nur wesentlich, daß die Geräteverstellung (bzw. die Betätigung der dafür notwendigen Schalter) nicht unmittelbar am Gerät selbst vorgenommen werden muß, sondern vom Untersucherplatz aus erfolgen kann, der seinerseits vom Gerät durch eine Strahlenschutzwand getrennt sein kann. Der Untersucherplatz selbst braucht aber keineswegs „gerätefern" zu sein. Es ist vielmehr auch hier zweckmäßig, ihn möglichst geräte- bzw. patientennah anzuordnen, damit der Untersucher eine bequeme Zugriffsmöglichkeit zum Patienten behält.

Schon die beiden zuerst bekanntgewordenen Sonderkonstruktionen internistischer Fernsehgeräte (JUTRAS, Montreal/Philips und CHÉRIGIÉ, Paris/Massiot) die wir in den Abb. 6 bis 8b zeigen, sind solche Separatsteuergeräte. Beide Anordnungen nützen zwar noch nicht die Möglichkeit zu einer Erweiterung der Geräteeinstellungen aus. Aber beide zeigen — trotz unterschiedlicher Anordnung des Untersuchungsplatzes — schon recht eindrucksvoll, wie mit der Separatsteuerung der Geräte der Untersucher von jeglicher mechanischer Arbeit entlastet und dabei auch ein völliger Schutz gegen Streustrahlung für ihn erreicht werden kann. Bei beiden Anordnungen behält der untersuchende Arzt den ungehinderten optischen und akustischen Kontakt mit dem Patienten. Der mechanische Kontakt mit dem Patienten (z.B. Palpation) ist hier allerdings ganz geopfert worden und in beiden Fällen ist ausschließlich eine ferngesteuerte Kompression vorgesehen.

Die Notwendigkeit einer bei der Untersuchung feinfühligen Palpation ist bisher wohl etwas überbewertet worden. Die Erfahrungen an diesen Geräten, an denen nun schon seit etwa 1958 routinemäßige Untersuchungen vorgenommen werden, haben zumindest gezeigt, daß man auch mit einer ausschließlichen ferngesteuerten Kompression auskommen kann. Trotzdem wird der völlige Verzicht auf eine Palpation bzw. Zugriffsmöglichkeit zum Patienten während der Untersuchung wohl nicht allgemein akzeptiert werden. Die Separatsteuerung der Geräte zwingt aber auch gar nicht zu diesem völligen Verzicht, und ihre Vorteile lassen sich ungemindert auch dann ausnützen, wenn man die Anordnung so trifft, daß der untersuchende Arzt die Zugriffsmöglichkeit behält. Die Fortentwicklung der Separatsteuergeräte wird wohl sicher in dieser Richtung gehen.

Sie wird vor allem die jetzt viel besseren Möglichkeiten zur Erweiterung der Geräteeinstellungen immer mehr ausnützen, die an diesen Prototypen noch nicht vorgesehen ist. Man hat sich zwar an die durch die bisherigen technischen Schwierigkeiten erzwungene Begrenzung der Einstellmöglichkeiten gewöhnt. Aber schon einige ältere Konstruktionen mit erweiterten Einstellmöglichkeiten (z.B. das bekannte Pohl-Gerät) haben das erhebliche medizinische Interesse daran immer wieder deutlich erkennen lassen. Wenn nun mit dem Fernsehen und mit der Separatsteuerung sich die bisherigen Schwierigkeiten für die Erweiterung der Einstellmöglichkeiten in einer *für die Anwendung* bequemen Form lösen lassen, so wird man gern den erhöhten technischen Aufwand dafür in Kauf nehmen im Interesse einer verbesserten Untersuchung.

Ärztlicherseits begegnet man, wie schon gesagt — ganz unabhängig von wirtschaftlichen Überlegungen —, auch noch allgemeineren Ressentiments gegen eine allzu starke

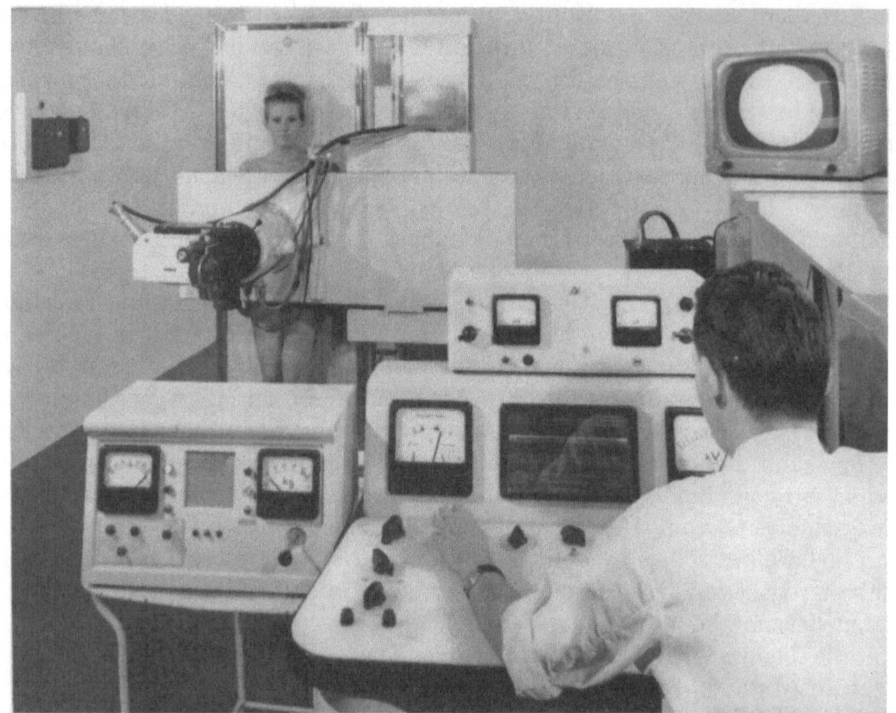

a

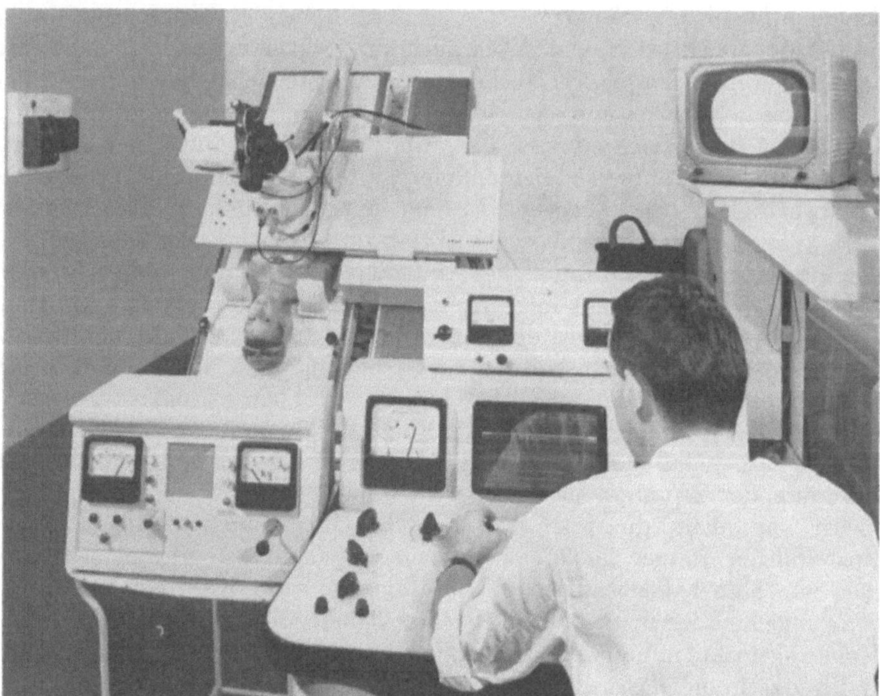

b

Abb. 8a u. b. Röntgenfernsehuntersuchung an einem fernsteuerbaren Kippgerät (Dr. Chérigié). Der Beob-
achtungs- und Bedienungsstand befindet sich hier halbschräg an der Frontseite des Gerätes. Links vom
Schalttisch das Steuergerät für den Kipptisch mit Instrument für die Anzeige des Kompressionsdruckes.
Das Zielgerät mit Röntgenbildverstärker und Vidicon-Kamera sowie Kinokamera ist oberhalb der Tischplatte
angeordnet; Kompression vom Zielgerät aus. (Massiot, Frankreich)

Technisierung der Röntgenuntersuchung. Man glaubt, daß ein großer technischer Apparat bei der Untersuchung dem rein ärztlichen Kontakt zwischen Untersucher und Patient abträglich sei und dem Patienten das Gefühl gäbe, einer „Untersuchungsmaschine" gegenüberzustehen und nicht mehr dem untersuchenden Arzt. Tatsächlich aber ist diese Gefahr doch nicht in der „Maschine" an sich begründet, sondern in der Art und Weise ihres Einsatzes. Speziell das Fernsehen und die Separatsteuerung gestatten gerade — bei zweckmäßiger Ausbildung der Geräte — eine Untersuchungsweise, bei der der Untersucher sich weit besser der eigentlichen Untersuchungstätigkeit widmen kann, weil er sie nicht mehr im verdunkelten Raum, sondern bei voller Sicht auf den Patienten ausübt, und weil er von der mechanischen Einstellbarkeit, die ihn bisher dabei stark in Anspruch nahm, jetzt völlig entlastet ist. Die Erweiterung der Einstellmöglichkeiten, insbesondere auch die Querdurchleuchtung bei liegendem oder geneigtem Patienten setzt die „Separatsteuerung" voraus, wenn die Gerätebedienung nicht zu umständlich werden soll. Direktgesteuerte Geräte nach Art etwa des Pohl-Gerätes sind durch das Hinzukommen des Röntgenbildverstärkers und der Kino- und Fernsehzusätze sowie der großformatigen Zielgeräte heute praktisch unmöglich geworden. Die stärkere Technisierung der Geräte ist also unvermeidlich, um die Vorteile des Röntgenfernsehens auch in Richtung erweiterter Untersuchungsmöglichkeiten auszunützen, und bei zweckmäßiger Gestaltung der Geräte wird sie nicht nur der Bequemlichkeit des Untersuchers dienen, sondern vor allem auch die medizinische Untersuchung von vielen mechanischen Nebenarbeiten befreien, die jetzt immer noch den Untersucher und das Hilfspersonal belasten und die Konzentration auf die eigentliche Untersuchung beeinträchtigen.

4. Prinzipien der Führungen und Zuordnungen
(Abb. 9)

Die größtmögliche Freiheit in der Zuordnung von Strahlenquelle, Patientenlagerung und gegebenenfalls Beobachtungs- bzw. Aufnahmevorrichtung ist dann gegeben, wenn diese drei Komponenten je für sich im Raum alle beliebigen Lagen einnehmen können. Diese völlige Orientierungsfreiheit bedingt aber andererseits die Notwendigkeit, sämtliche Komponenten ihrer jeweils beabsichtigten Zuordnung entsprechend für sich einzustellen. Das ist nicht nur unbequem, sondern es erfordert wegen der sich ergebenden Gefahren (Mißlingen der Aufnahmen, Fehlbestrahlungen, unbeabsichtigte Mitbestrahlung anderer Körperteile des Patienten und eventuell sogar Mitbestrahlung des Beobachters) eine besondere Sorgfalt beim Einstellen und eine Kontrolle dieser Einstellungen durch besondere Hilfsvorrichtungen. Im allgemeinen wendet man deshalb eine völlig freie Zuordnung heute nur noch dort an, wo im Hinblick auf die Einfachheit und Transportabilität der Aufwand für zwangsläufige Zuordnungen sich verbieten, oder aber, wo wegen der Eigenart der bestimmten Aufnahme- oder Bestrahlungstechnik durch die Anwendung von Führungen bzw. Zwangszuordnungen diese Techniken erschwert oder unmöglich würden. Das liegt z. B. vor bei den Zahnaufnahmen und einer Reihe von Bestrahlungsverfahren, insbesondere in der Körperhöhlen- und Hauttherapie.

Sonst aber ist die Entwicklung der Anwendungsgeräte gerade durch die Absicht bestimmt, die Bewegungs- und Zuordnungsmöglichkeiten bei den verschiedenen Anwendungszwecken auf das hierfür jeweils notwendige und zweckmäßige Maß einzuschränken, um dadurch die Einstellbequemlichkeit und -sicherheit entsprechend zu erhöhen.

Man kann nun zunächst hinsichtlich des Grades der Freizügigkeit zwei Gruppen unterscheiden, von denen die erste eine Einstellung der drei Komponenten (Röhre, Schirm, Patientenlagerung) je für sich durch bestimmte Führungen und Begrenzungen nur längs ganz bestimmter Kurven oder Geraden in bestimmten Bereichen zuläßt, ohne aber ihre Einzeleinstellungen für bestimmte Zuordnungen zwangsläufig zu kuppeln. Demgegenüber ist die zweite Gruppe dadurch gekennzeichnet, daß zusätzlich zu den Führungen für die Einzelkomponenten noch Kupplungen für bestimmte zwangsläufige Zuordnungen der Einzelkomponenten sorgen.

Innerhalb der ersten Gruppe kann man weiter unterscheiden zwischen a) geradlinigen Führungen, b) Kurvenführungen, insbesondere auf Kreisbahnen und c) Drehführungen (Schwenkführungen).

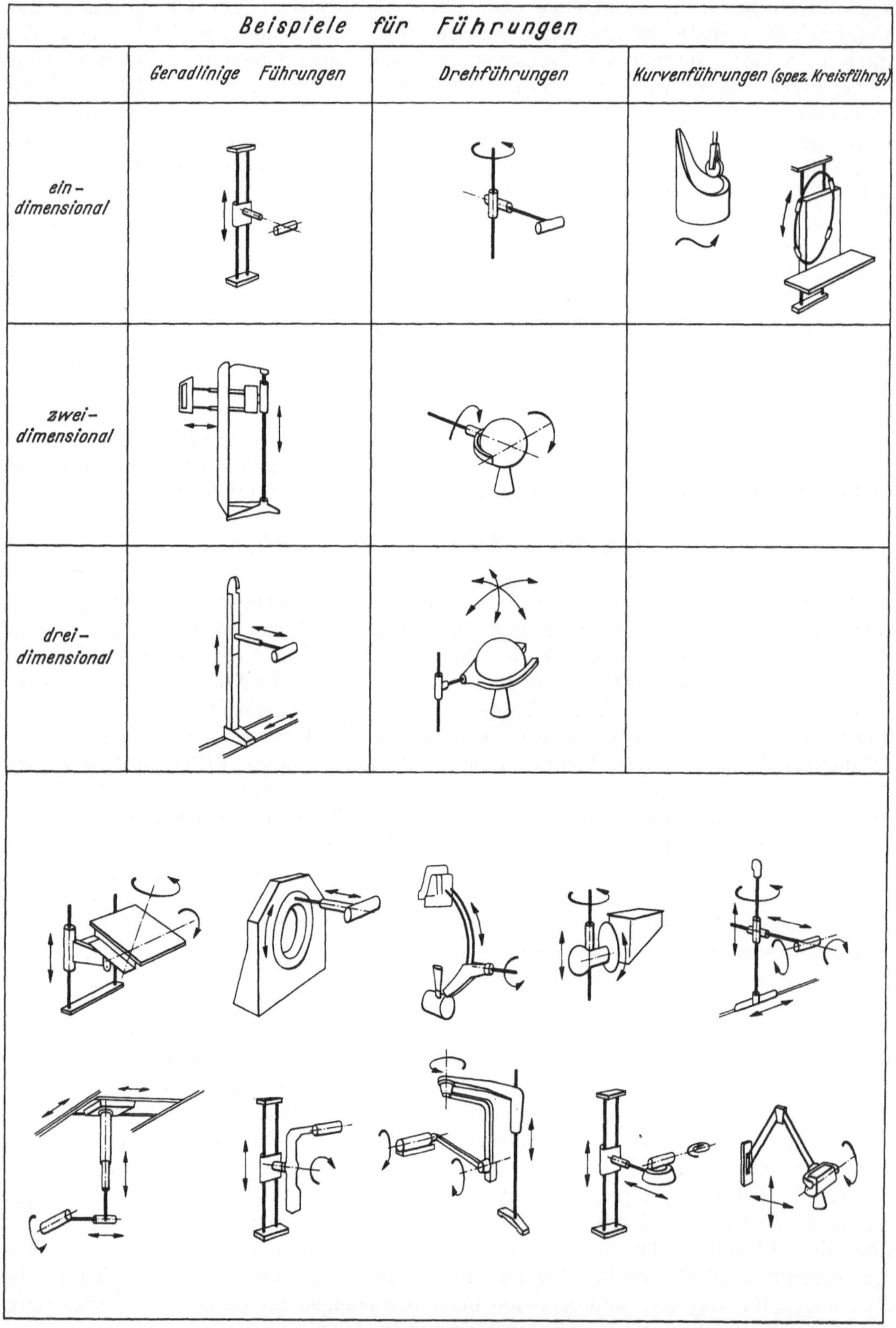

Beispiele für Führungen			
	Geradlinige Führungen	*Drehführungen*	*Kurvenführungen (spez. Kreisführg.)*
ein-dimensional			
zwei-dimensional			
drei-dimensional			

Abb. 9. Beispiele für Führungen

Für jede der drei Komponenten werden solche Führungen meist nicht nur einfach, sondern mehrfach und gemischt angewandt, um für sie — je nach Notwendigkeit — Einstellungen längs einer Linie, innerhalb einer Fläche oder innerhalb eines ganzen Raumgebietes zu ermöglichen.

Zum Beispiel ergibt die gemeinsame Anwendung von drei im Raum aufeinander senkrecht stehenden Geradeführungen eine *Einstellung nach rechtwinkligen Koordinaten.* Vielfach sieht man auch nur die Führung längs zweier zueinander senkrechter Geraden vor, also nur die einebenige Form der Führung. Führungen längs Kurven, insbesondere auf Kreisbahnen werden meist dort angewendet, wo eine Einstellung nach *Polarkoordinaten* erwünscht ist, wie es z. B. für die Bestrahlung von Herden in der Tiefentherapie besonders zweckmäßig ist, wo man den gleichen Herd nacheinander aus verschiedenen Richtungen, aber mit gleichem Abstand bestrahlen muß. Man kann für diesen Zweck auch Drehführungen anwenden. Letztere werden im übrigen gern auch dort vorgesehen, wo man die Einstellung, z. B. der Strahlenquelle, innerhalb eines Raumgebietes ermöglichen will. Die Kombination einer Drehführung mit zwei geradlinigen Führungen ist nämlich oft konstruktiv einfacher als eine Führung nach drei „rechtwinkligen Koordinaten". Eine Kombination zweier Drehführungen um zwei sich schneidende Achsen braucht man z. B., um die Strahlenquelle in jeder räumlichen Strahlungsrichtung einstellen zu können. Die wichtigsten in der Röntgentechnik vorkommenden einfachen bzw. mehrfachen und gemischten Führungen sind in der Abb. 9 zusammengefaßt.

Bei der zweiten Gruppe treten zu den genannten Führungen der Einzelkomponenten noch Kupplungen zwischen den Einzelkomponenten hinzu. Bevorzugt werden in der Röntgentechnik solche Kupplungen zwischen den Einstellungen der drei Komponenten benötigt, welche eine geradlinige Zuordnung von Strahlenquelle, Patient (d. h. den zu bestrahlenden oder zu untersuchenden Körperteil desselben) und Beobachtungsvorrichtung bewirken, wobei die Kupplung den Zweck hat, diese geradlinige Zuordnung bei den verschiedenen Einstellrichtungen zwangsläufig herbeizuführen. So einfach diese Zuordnungsart an sich ist, so wird sie doch kompliziert durch die Mannigfaltigkeit der verschiedenen Lage- und Richtungsbedingungen, unter denen sie erhalten bleiben muß. Außerdem aber besteht für diese Zuordnung immer noch die erschwerende Nebenbedingung, daß der Nutzstrahlenkegel der Strahlenquelle für alle Einstellungen in die Richtung der Verbindungsgeraden der drei bzw. zwei Komponenten gelenkt werden muß. Dadurch ist auch die Tatsache begründet, daß man praktisch alle möglichen Methoden der Zwangszuordnung in der Röntgentechnik anwendet, wobei es Sache des Konstrukteurs ist, jeweils die zweckmäßigste Lösung vorzusehen.

5. Ausführungsmöglichkeiten der Führungen und Zuordnungen
(Abb. 10—23)

Die im Gerätebau benutzten Führungen und Zuordnungen richten sich in ihrer Ausführung natürlich nach dem jeweiligen speziellen Zweck. Da die Gewichte der durch sie zu lenkenden Teile zwischen einigen Tonnen (z. B. bei Hochvoltgeräten, Betatron, Linearbeschleuniger usw.) und einigen Gramm (z. B. in den Blendenantrieben) schwanken, kommen hierbei alle Abstufungen zwischen Großgerätebau und Feinmechanik vor. In fast allen Fällen, also auch da, wo es sich um größere Gewichte und Abmessungen handelt, sind die Genauigkeitsanforderungen bei den Anwendungsgeräten sehr hoch, weil ihre Einstellungen fast immer sehr genau vorgenommen und reproduziert werden müssen. Man denke z. B. an Schädeluntersuchungsgeräte oder Schichtbildgeräte. Die Notwendigkeit für eine hohe Präzision der Führungen ist vor allem bedingt durch den relativ großen Abstand (unter Umständen 2 m und mehr), in dem die Strahlenquelle zum Objekt bzw. zur Aufnahmevorrichtung ausgerichtet werden muß und durch den großen Bereich, innerhalb dessen dieser Abstand unter Umständen veränderlich sein muß.

Andererseits müssen die Führungen und Kupplungen aber auch besonders leichtgängig sein. Denn die Verstellarbeit muß ja ständig vom Arzt geleistet werden, soweit sie nicht motorisch erfolgt, und die Verstellungen sollen sehr feinfühlig ausführbar sein; das wieder stellt bei motorischer Betätigung hohe Anforderungen an die Ausführung der Führungen. Der unter Umständen schwerkranke und empfindliche Patient soll durch die Einstellungen möglichst nicht in Mitleidenschaft gezogen werden, eine Forderung, die besonders wichtig wird bei den zur Kompression des Patienten notwendigen Einstellbewegungen und ihren Führungen. Wir werden unter I 6. noch gesondert auf diese für den Anwendungsgerätebau wichtige Frage zurückkommen..

Da große Genauigkeit und Leichtgängigkeit bei *Gleitführungen* schwer zu vereinigen sind, wendet man diese nur noch relativ selten im Gerätebau an, im wesentlichen nur

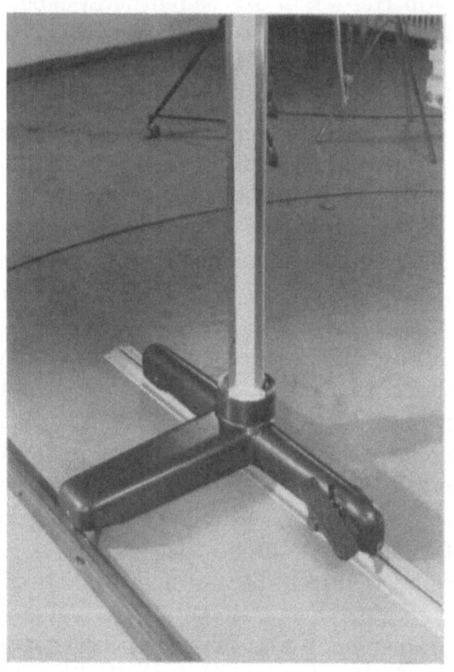 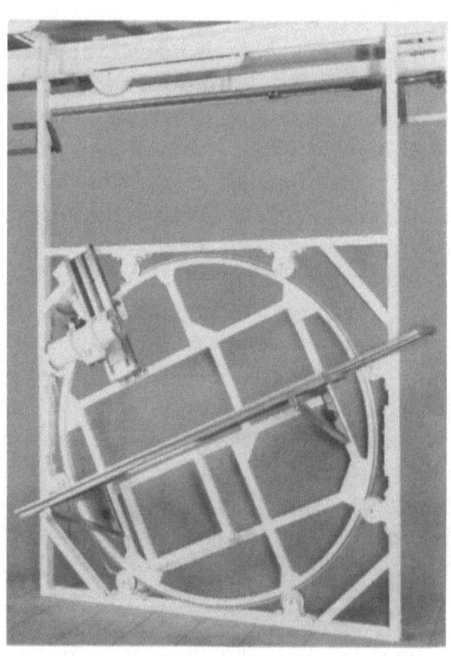

Abb. 10   Abb. 11

Abb. 10. Rollenführung eines Stativs längs Bodenschienen

Abb. 11. Rollenführung eines Zahnkranzes an einem Kinoringgerät nach Prof. Janker. Röhrenverstellung mit Spindelführung

noch bei einfachen Geräten mit relativ geringen Lasten. Man bevorzugt vielmehr *Kugeloder Walzenlagerungen* sowohl bei den Geradeführungen wie auch bei den Kurvenführungen und den Drehführungen.

a) Gleit- und Rollenführungen

Für die *Gleit-* und *Rollenführungen* sind in der Abb. 9 eine Reihe von Ausführungsbeispielen dargestellt, aus denen die große Verschiedenheit ihrer Ausführungen zu erkennen ist. Diese Mannigfaltigkeit ist ja nicht nur durch den großen Bereich der zu führenden Massen und durch die Ausbildung als Gleit- oder Rollenführung bedingt, sondern sie vervielfacht sich auch noch durch die verschiedenen Möglichkeiten, die Leitglieder in Massiv-, Rohr-, Profil-, Schienen-, Muffen-, Kolben-, Gerad- oder Bogenausführung anwenden zu können. Es kann hier nur andeutungsweise die Fülle der tatsächlich im Gerätebau angewendeten Ausführungen gezeigt werden. Es sei nur noch darauf hingewiesen, daß der weitgehende Übergang zur Rollen- oder Kugellagerung auch die lästige Notwendigkeit, häufig zu schmieren, eingeschränkt hat, weil bei diesen Lagern eine einmalige Fettfüllung über Jahre hinaus genügt. Dagegen erfordern die Leitglieder selbst (Schienen, Profilrohre usw.) an den Eingriffstellen der Kugel- oder Walzenlager die Erhaltung eines dünnen Ölfilms schon deshalb, weil hier i. a. keine korrosionsverhindernde Lackierung angewendet werden kann. Es müssen deshalb diese Führungsteile soweit wie möglich durch Abdeckungen gegen Verschmutzung geschützt werden. Andererseits erfordert die Aufrechterhaltung dieser schützenden Öl- oder Fettschicht eine gewisse regelmäßige Wartung.

b) Seilführungen

Diese Führungsart, die als solche keine große Genauigkeit der Führung ergibt, wird im Röntgengerätebau deswegen meist nur in Verbindung mit Gleit- oder Rollenführungen angewendet, und zwar vor allem für die Führung der zum Gewichts- bzw. Massenausgleich benötigten Gewichte. Der Vorteil der Seilführungen liegt vor allem darin, daß man unter Verwendung von Umlenk- oder Leitrollen in bequemster Weise Kraftwirkungen übertragen sowie Richtung und Lage der anzubringenden Gegenkräfte den konstruktiven Bedürfnissen leicht anpassen kann; ein Vorteil, der gerade für die Ausbildung der Gewichts- und Massenausgleiche besonders wertvoll ist.

Hinzu kommt, daß die Verwendung von Seilführungen eine besonders einfache Möglichkeit gibt, *Übersetzungen* durchzuführen, d. h. eine Kraft p, die auf einem Weg s wirken soll, zu ersetzen durch eine Kraft p', die auf einem Weg s' wirkt, derart, daß $p \times s = p' \times s'$ wird. Insbesondere kann man mit solchen Seilführungen und unter Verwendung von spiralförmig abgestuften Umlenkrollen auch veränderliche Übersetzungsverhältnisse herstellen. Gerade von dieser Möglichkeit wird beim Gewichtsausgleich (s. unter C I 6) häufig Gebrauch gemacht.

Die Seilführungen werden im Bau von Anwendungsgeräten heute fast durchwegs mit Stahlseilen ausgeführt, wobei aus Sicherheitsgründen die Beanspruchungen nennenswert unter den üblicherweise zulässigen Werten gehalten werden (vgl. unter C I 11). Wesentlich für die Betriebssicherheit dieser Seilführungen ist die Ausführung ihrer Endbefestigungen und die Einhaltung von Mindestradien für die Umlenkrollen, ebenso wie die gute Fettung der Seile und ihrer Führungsflächen.

c) Hebelführungen

Diese werden im Gerätebau vor allem überall da verwendet, wo man Übersetzungen benötigt, wo aber gleichzeitig eine höhere Präzision der Führung gefordert wird, als sie mit Seilführungen erreicht werden kann.

d) Zahnstangen- und Spindelführungen

Da, wo verhältnismäßig große Übersetzungen und gleichzeitig eine sehr hohe Präzision der Führung erforderlich ist, werden Zahnstangen- oder Spindelführungen angewendet. Insbesondere sieht man diese Führungen dort vor, wo verhältnismäßig große Lasten zu bewegen sind und die vorzunehmenden Verstellungen sehr genau erfolgen müssen. Soweit es sich um Handbetätigung handelt, besteht dabei der Nachteil, daß die Verstellungen wegen der großen Übersetzungen nur relativ langsam erfolgen können. Insbesondere trifft dies auf die Spindelführungen zu, die deshalb auch in den allermeisten Fällen in Verbindung mit motorischen Antrieben vorgesehen werden. Wegen der meist selbstsperrenden Wirkung der Spindeltriebe kann bei ihnen auf eine zusätzliche Fixierung nach erfolgter Einstellung verzichtet werden, und es brauchen bei ihnen i. a. auch keine Gewichtsausgleiche vorgesehen zu werden, um für Senkrecht- oder Schrägführungen ein Stillstehen der Last in jeder Stellung zu bewirken. Das gilt wegen der relativ großen Eigenreibung auch für Zahnstangenantriebe, sofern es sich um Lasten beschränkter Größe handelt. Bei größeren Lasten sieht man aber auch bei Spindelantrieb oft noch zusätzlich einen Gewichtsausgleich vor und braucht dann den Antrieb nur so stark auszulegen, daß er die Reibungs- und Beschleunigungsarbeit aufzubringen in der Lage ist, nicht aber die reine Hubarbeit zu leisten braucht. Bei den Zahnstangenantrieben, die häufig für Handbetrieb vorgesehen werden, ist dies besonders vorteilhaft. Man kann sie dann nämlich so ausführen, daß der Zahnantrieb als solcher ausschaltbar ist und nur für die Zwecke der Feineinstellung eingerückt wird, während die Grobverstellungen dann ohne Zahntrieb relativ schnell ausführbar sind. Während man die Zahnstangen immer in Verbindung mit Führungen benutzt, werden Zahnketten nicht unmittelbar als Führungen, wohl aber vielfach als Mittel zum Umsetzen einer Drehbewegung in eine Längsbewegung auch im Röntgengerätebau verwendet und in diesem Sinne treten sie auch vielfach an die Stelle von Seilen.

e) Kurventriebe

Das unter C I 5 a über Gleit- und Rollenführungen Gesagte gilt sowohl für Geradführungen als auch für Kurvenführungen, von denen am häufigsten und in mannigfaltigen Ausführungsvarianten die Kreisführungen vorkommen. Ausgesprochene Kurventriebe, d.h. Führungen längs irgendwelcher vorgegebener Kurven, kommen im Röntgengerätebau auch vor, beispielsweise um bei Röntgenschichtbildgeräten bestimmte kurvenförmige Verwischungen zu erzielen oder um bei einem Streustrahlenrasterantrieb den geradlinigen Rasterablauf zeitlich nach einer ganz bestimmten Funktion zu steuern. Auch für die Umlegebewegung der Tische werden bisweilen solche Kurventriebe vorgesehen.

f) Gelenke

Jede Dreh- oder Schwenkführung um eine Achse kann auch als Gelenk bezeichnet werden. Hier wollen wir nur auf die speziellen Gelenke hinweisen, die im Röntgengerätebau notwendig sind, um irgendwelche Richtungsverstellungen, z.B. des Zentralstrahles der Strahlenquelle oder von Betätigungsgriffen, zu ermöglichen. Soweit diese Richtungsverstellungen nur innerhalb einer Ebene notwendig sind, genügt dazu die Drehung um eine Achse. Soweit eine Verstellung nach allen räumlichen Richtungen notwendig ist, benötigt man eine Drehmöglichkeit um mindestens zwei im Raum sich kreuzende Achsen. Konstruktiv am elegantesten ist im letzteren Fall die Anwendung eines sog. Kugelgelenkes, die aber praktisch nur gelegentlich für Betätigungsgriffe u.a. vorkommt. Für die Strahlenquellen selbst, bei denen zweckmäßigerweise die Richtungsverstellung durch eine Schwenkung um den Brennfleck herbeigeführt werden muß, läßt sich ein Kugelgelenk normalerweise nicht anwenden (vgl. jedoch Abb. 21); man wählt hierfür im allgemeinen eine sog. kardanische Aufhängung, wobei die Ausführungsformen nach dem Grad und Ausmaß der Schwenkmöglichkeiten variieren. Man unterscheidet Zapfen- und Gabelhalterungen und benutzt speziell bei den sog. Röhrenhauben auch eine Drehlagerung der ganzen Haube, wobei diese gewissermaßen selbst die Achse für ein Gleit- oder Kugellager bildet.

g) Mechanische Zuordnungen und Kupplungen

Von den speziellen Mitteln der Zuordnung bzw. Kupplung der Komponentenbewegungen sind die *mechanischen* im Gerätebau bisher weitaus überwiegend. In der einfachsten Form werden die zu kuppelnden Komponenten (Strahlenquelle, Patientenauflage und Beobachtungs- bzw. Aufnahmevorrichtung) durch Kupplungsstangen so miteinander verbunden, daß sie bei den verschiedenen Einstellungen jeweils die gewünschte Zuordnung nach Lage und Richtung (der Strahlenquelle) ergeben. Besonders markante Beispiele hierfür sind z.B. die Zuordnung der Röntgenröhre nach Lage und Strahlenrichtung zur Aufnahmekassette an den sog. Buckytischen, ebenso wie die Zuordnung von Röhre und Aufnahmevorrichtung bei den sog. Schichtbildeinrichtungen. Bei letzterem muß diese Zuordnung erhalten bleiben, während die Einstellung der Strahlenrichtung sich im Verlauf der Aufnahme ständig ändert. Auch bei der sog. Bewegungsbestrahlung wird die notwendige Zuordnung der Strahlenrichtung zum Objekt in den meisten Fällen mit rein mechanischen Mitteln herbeigeführt. Aber in vielen Fällen läßt sich hier die notwendige Zuordnung nicht mehr in einfacher Weise durch Kupplungsstangen erzwingen, weil die

Übertragungskräfte zu groß werden; und man muß vor allem die Zuordnung so treffen, daß durch das Kupplungsgestänge nur noch die unvermeidlichen Reibungs- und Beschleunigungskräfte übertragen werden müssen, während die Komponentengewichte je für sich sorgfältig ausgeglichen sind. Auch schon bei den wesentlich beschränkteren Einstellnotwendigkeiten, wie sie z. B. bei Schirmbildmassenuntersuchungsgeräten vorkommen, bei denen nur eine gemeinsame Höhenverstellung von Strahlenquelle und Aufnahmevorrichtung erforderlich ist, wird die Zuordnung erschwert durch die Forderung, daß der Patientenzutritt nicht durch Kupplungsgestänge behindert wird. Man hilft sich hier beispielsweise so, daß man entweder das Kupplungsgestänge oberhalb des

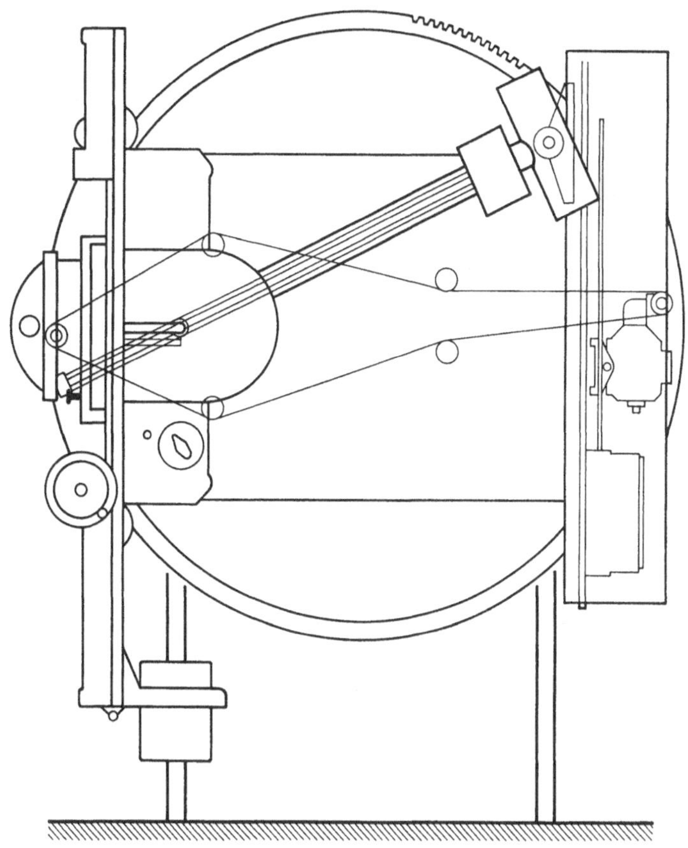

Abb. 12. Rollenführung und Zahnradantrieb an einem Schichtgerät. Hebelführung für die Kupplung von Röntgenröhre und Aufnahmekassette

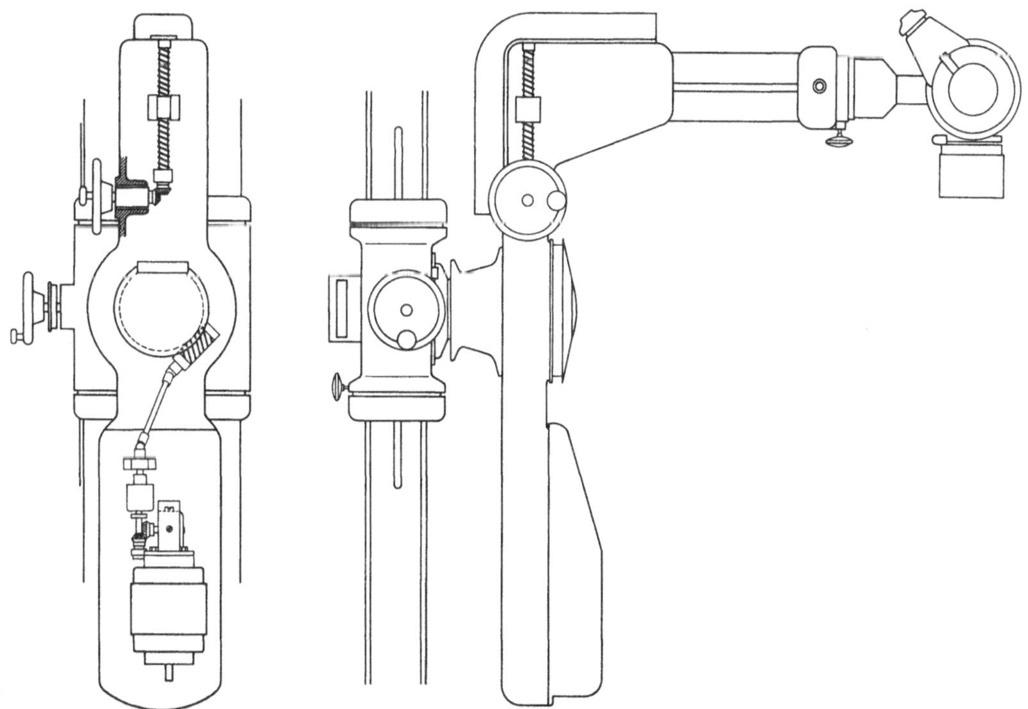

Abb. 13. Verschiedene Drehspindel- und Zahnstangenführungen, sowie Schnecken- und Konusgetriebe an einem Pendelgerät

Patienten als starre Verbindung anordnet oder aber durch eine am Fußboden entlang gelegte Verbindungswelle bzw. Seiltrieb für die entsprechende Verstellbewegung von Strahlenquelle und Aufnahmevorrichtung sorgt.

h) Hydraulische Zuordnungen und Kupplungen

Auch hydraulische Zuordnungen und Kupplungen sind häufig vorgeschlagen und gelegentlich ausgeführt worden. Zum Beispiel ist vorgeschlagen worden, bei einem

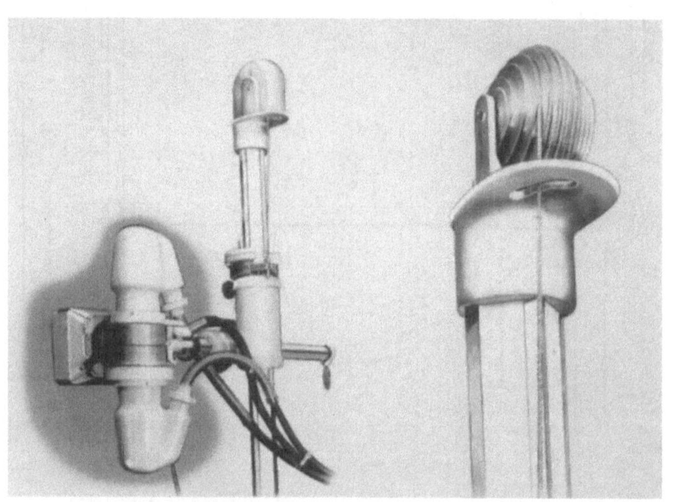

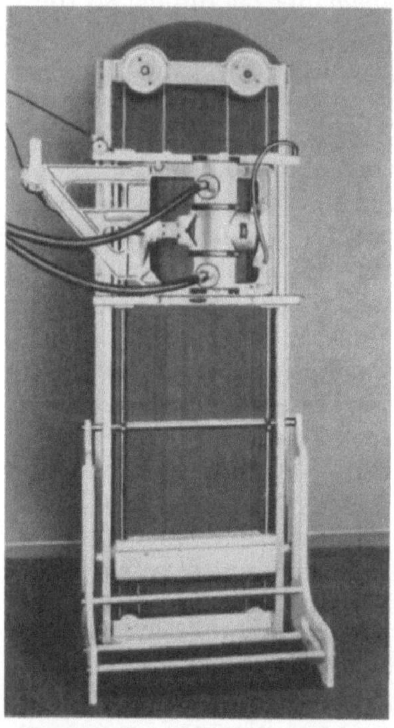

Abb. 14. Seil- und Profilrohrführung mit Kugellagern bei einem Gewichtsausgleich. Spiralförmig abgestufte Seilrolle

Abb. 15. Gegengewichtsausgleich eines Röhrenwagens mit vier Seilrollen

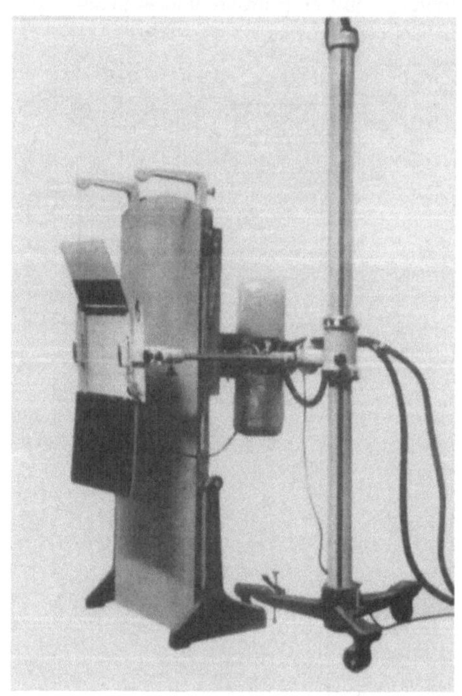

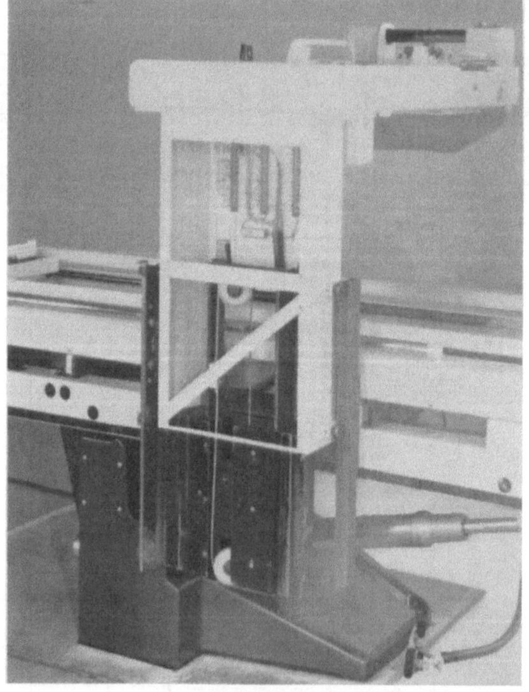

Abb. 16

Abb. 17

Abb. 16. An Seilen aufgehängter Leuchtschirm

Abb. 17. Seilführung für den Gewichtsausgleich eines Kippgerätes

Schichtbildgerät die gegenläufige Kupplung der Strahlenquelle und der Aufnahmevorrichtung, die z.B. aus einer sperrigen und schweren Spiegelkamera-Anordnung bestehen kann, durch eine hydraulische Verbindung der beiden Verstellungen zu bewirken. Die Anwendung der Hydraulik (für die fast immer Öl als Übertragungsmittel benutzt wird) hat hier noch den speziellen Vorteil, daß sie in einfacher Weise für eine Übersetzung ausgenützt werden kann,

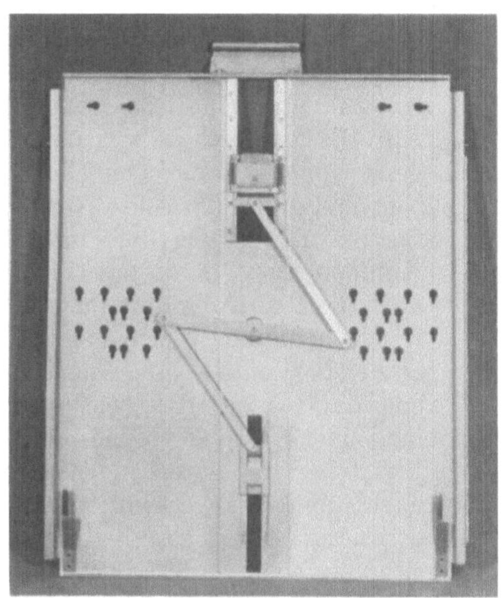

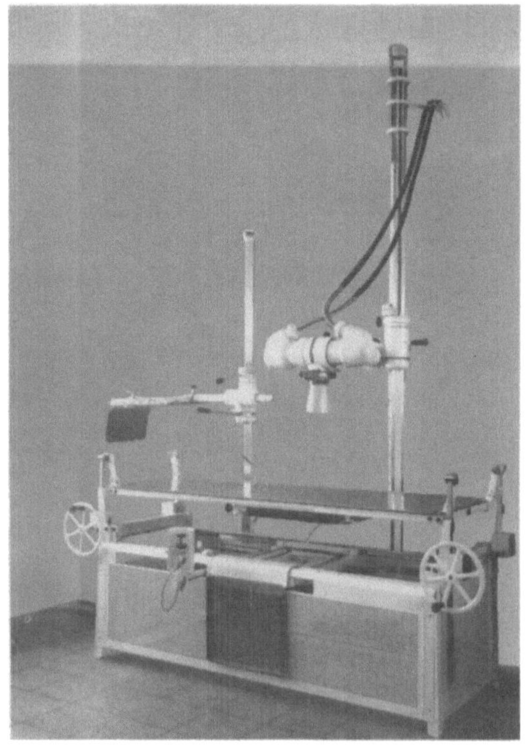

Abb. 18   Abb. 19

Abb. 18. Hebelführungen für Kassettenzentrierung

Abb. 19. Höhen- und Neigungsverstellung eines Lagerungstisches mittels Zahnstangentrieben

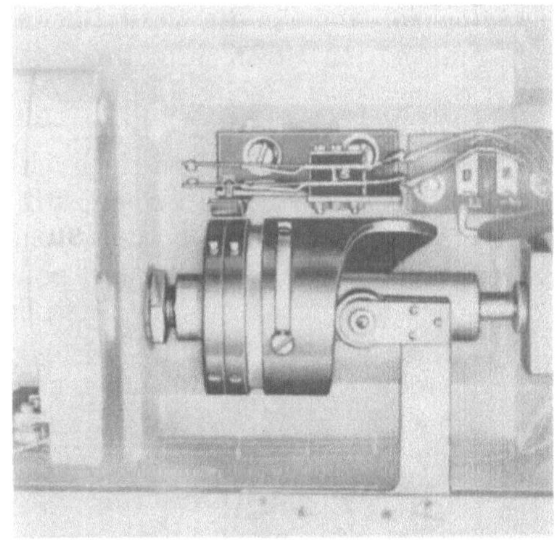

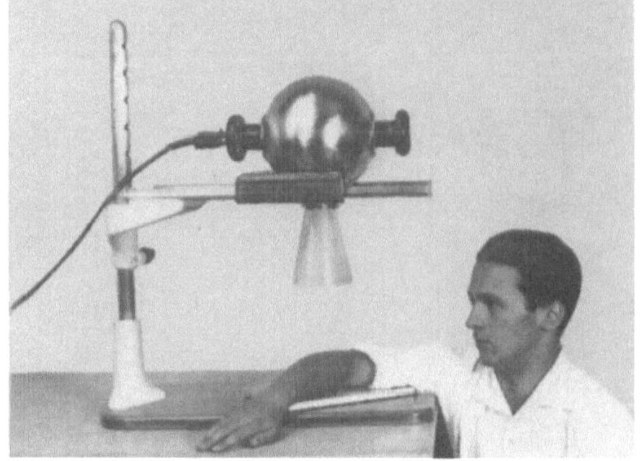

Abb. 20   Abb. 21

Abb. 20. Kurventrommel zur Steuerung einer Rasterbewegung

Abb. 21. Kugelförmiger Röntgenapparat bildet zusammen mit seiner Halterung ein „Kugelgelenk" zur Verstellung der Strahlenrichtung

indem man den beiden zu verbindenden Antriebskolben verschiedene Querschnitte gibt oder aber einen veränderlichen Nebenschluß zum Arbeitskolben vorsieht. Während die Hydraulik als Mittel zur Kupplung zweier Einstellbewegungen bisher zwar in der

Patentliteratur bekannt ist, aber in der Praxis kaum angewendet wird, hat sie als Zwischentrieb für den Antrieb der Verstellbewegungen der einzelnen Komponenten bereits weitgehende Verwendung gefunden (s. unter C I 7 b).

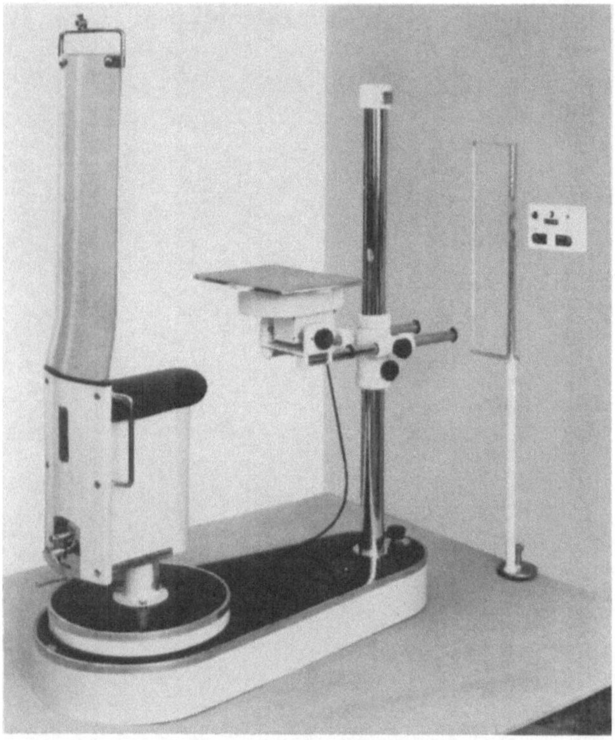

i) Elektrische Zuordnungen und Kupplungen

Auch hierbei gibt es, wie bei den hydraulischen Kupplungen, eine ganze Reihe von Patentvorschlägen, jedoch bisher nur wenige praktische Anwendungen im Röntgengerätebau. Es erscheint an sich naheliegend, angesichts der weitgehenden Verwendung elektrischer Antriebe für die Verstellung der einzelnen Komponenten (s. unter C I 7 b), auch die Kupplung derselben elektrisch vorzusehen, indem man durch an sich bekannte Nachlaufsteuerungen dafür sorgt, daß bei Verstellung einer Komponente die anderen jeweils in die entsprechenden Lagen nachlaufen. Man erkennt aber bei genauerer Überlegung, daß der Schaltaufwand doch recht erheblich wird, selbst wenn für alle notwendigen Verstellungen motorische Antriebe vorhanden wären. Gerade das letztere aber ist bis heute noch nicht allgemein der Fall. Zum Beispiel sind für die Verstellbewegungen der Strahlenrichtung der Strahlenquelle solche elektrische Antriebe bisher nur selten vorgesehen worden (z. B. bei Hochvoltanlagen usw.). Bei den Diagnostikgeräten, bei denen die automatische Komponentenzuordnung am häufigsten gebraucht wird, liegt bisher z. B. für die motorische Richtungsverstellung der Röhrenhauben kein dringendes Bedürfnis vor; die Anwendung elektrischer Kupplungen würde eine ganz erhebliche Ausweitung des bisher üblichen Aufwandes bedeuten. Trotzdem muß man wohl gerade den elektrischen

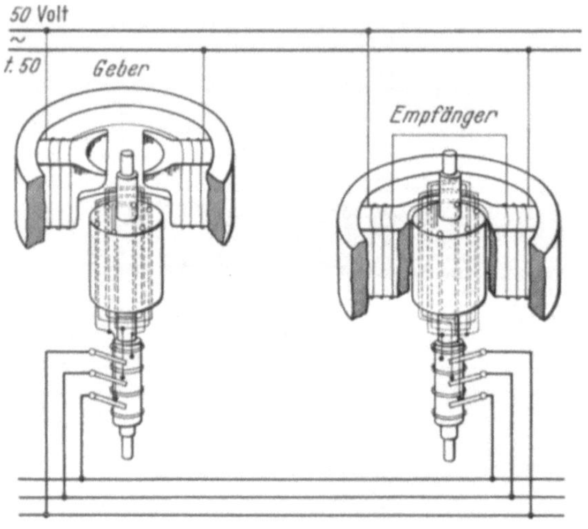

Abb. 22a. „Elektrische Welle" zur Herbeiführung des Gleichlaufs von Patientendrehpodest und Kassettenträger bei einem Transversalschichtgerät

Abb. 22b. Schaltschema der „Elektrischen Welle"

Kupplungen, je größer die Geräte und die zu bewegenden Massen, und je komplizierter die notwendigen Verstellbewegungen werden, eine größere Bedeutung für die Zukunft prognostizieren. Die Möglichkeit, durch elektrische Nachlaufsteuerungen oder elektrische Wellen alle Einstellungen von einem Modellgerät aus zu steuern, dürfte dann manche Bedienungsvorteile bringen.

Für Sonderzwecke, z.B. wenn es sich darum handelt, den Gleichlauf zweier Drehbewegungen zu erzielen, wie etwa der Patienten- und Kassettendrehbewegung eines Transversalschichtgerätes, hat man bereits elektrische Kupplungen (sog. „elektrische Wellen") erfolgreich angewandt (s. Abb. 22a und b).

Es sind auch bereits elektrische Zuordnungsmittel lediglich zu dem Zweck vorgeschlagen worden, daß mit ihnen bestimmte Einstellungen der getrennt beweglichen Komponenten (z.B. Kassettenwagen und Röntgenröhre an einem Buckytisch mit Deckenhalterung der Röhre) in ihrer gegenseitigen Lage bequem erkennbar gemacht werden. Doch dürften für diesen beschränkten Zweck die im folgenden beschriebenen optischen Zuordnungsmittel i.a. vorzuziehen sein.

k) Optische Mittel der Zuordnung (Abb. 23)

Optische Mittel der Zuordnung werden bisher ausschließlich im Sinne einer Erleichterung bzw. Kontrolle der Einzeleinstellungen angewandt und nicht zur Herbeiführung einer zwangsläufigen Kupplung. Vor allem sind hier zu erwähnen die sog. Lichtvisiere, welche die Einstellung der Strahlungsrichtung und auch der Größe der Bestrahlungsfelder zum Patienten ermöglichen. Durch sie wird das den Patienten bzw. die Beobachtungs- oder Aufnahmevorrichtung treffende unsichtbare Röntgenstrahlenbündel der Form, Größe und Lage nach optisch nachgebildet, und man hat dadurch beim Einstellen eine unmittelbare Kontrolle, ob die gewünschten Einstellungen zweckentsprechend sind (vgl. unter Diagnostikzubehör). Derartige Lichtvisiere bilden heute sowohl in der Diagnostik als auch in der Therapie noch immer das am meisten angewendete Mittel für die Erzielung einer richtigen Zuordnung.

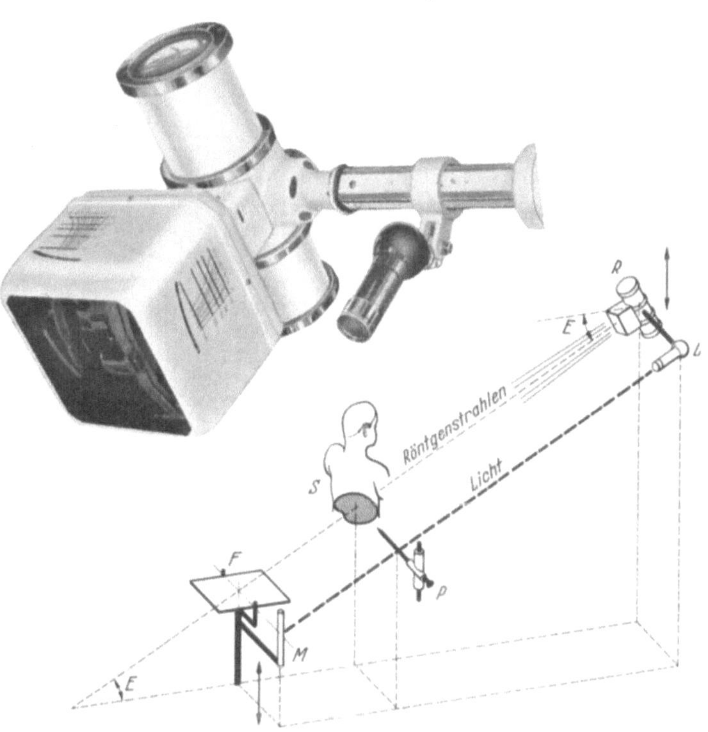

Abb. 23. Peileinrichtung bei einem Transversal-Planigraphen

6. Mittel zur Erleichterung der Einstellbewegungen
(Abb. 24—28)

a) Kugel- und Rollenlagerung

Zur Herabsetzung der *Reibungsarbeit* bei den Bewegungen hat man, wie gesagt, heute im Röntgengerätebau fast allgemein die Gleitführungen durch Rollen- oder Kugellagerungen ersetzt. So finden z.B. an einem bestimmten modernen Umlegegerät nicht weniger als 114 Kugel- und Rollenlager verschiedenster Größe Verwendung, eine Zahl, die für sich schon erkennen läßt, welchen Aufwand man treiben muß, um eine ausreichende Führungsgenauigkeit mit einer genügenden Leichtgängigkeit zu verbinden. Gerade auch hierin drückt sich der Wertunterschied von funktionsgleichen Geräten aus und, obwohl er äußerlich nicht sichtbar in Erscheinung tritt, ist er doch ganz entscheidend für die körperliche Anstrengung des Röntgenarztes bei seiner laufenden Arbeit.

b) Gewichtsausgleich

Zur Vermeidung bzw. Verringerung der *Hubarbeit* bei den Bewegungen entgegen der Schwerkraft werden sog. Gewichtsausgleiche angewandt, die in ihrer vollkommensten Form für alle Geräteeinstellungen die auf die einzelnen Teile wirkenden Schwerkraftskomponenten restlos aufheben oder aber bei einfacherer Ausführung sie wenigstens in allen Stellungen auf ein erträgliches Maß beschränken sollen. Gewichtsausgleiche verwendet man heute im Röntgengerätebau für alle zu bewegenden Gewichte. Lediglich bei den einfacheren Geräten schränkt man ihre Anwendung auf die Bewegung der größeren Gewichte ein und nur bei ganz einfachen Kleingeräten verzichtet man ganz darauf.

Die einfachste und häufigste Ausführungsform benützt *Gegengewichte* meist aus Blei oder Eisen, die mittels Seilen oder Ketten über Umlenkrollen mit den auszugleichenden Teilen

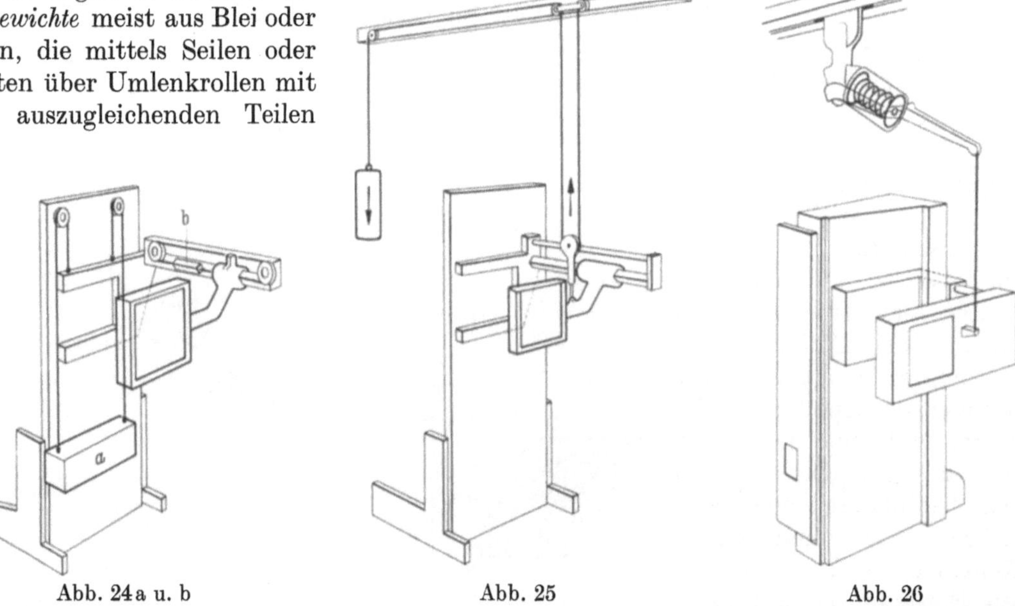

<table>
<tr><td align="center">Abb. 24a u. b</td><td align="center">Abb. 25</td><td align="center">Abb. 26</td></tr>
</table>

Abb. 24a u. b. Gewichtsausgleich mit Gegengewichten bei einem Kipptisch. a Gegengewicht zum Ausgleich des Zielgerätewagens bei stehendem Gerät. b Gegengewicht zum Ausgleich des Zielgerätes bei umgelegtem Gerät

Abb. 25. Gewichtsausgleich (ausschließlich für das Zielgerät ohne Wagen), bei dem durch die Seilrollenführung erreicht wird, daß das Gegengewicht bei jeder Tischlage einen Zug nach oben auf das Zielgerät ausübt

Abb. 26. Federgewichtsausgleich ausschließlich für das Zielgerät eines Kipptisches

verbunden sind. Sehr oft ordnet man dabei diese Gegengewichte im Inneren der hohlen Stativsäulen an oder legt sie hinter irgendwelche Verkleidungen. In den Fällen, wo die auszugleichende Schwerkraftskomponente der Last in den verschiedenen Gerätestellungen sich ändert, muß dafür gesorgt werden, daß auch die vom Gewichtsausgleich erzeugte Gegenkraft sich entsprechend ändert. Unmittelbar ergibt sich das, wenn die Gegengewichtsführung jeweils dieselbe Schräglage wie die Lastführung annimmt. Wenn aber die Bewegungsrichtungen des Gegengewichtes und der auszugleichenden Lasten bei den verschiedenen Einstellungen verschiedene Winkel miteinander bilden, muß man durch entsprechende Änderung der Übersetzung dafür sorgen, daß stets $p \times s = p' \times s'$ bleibt (wobei p das Gewicht der Last, s der Weg der Last und p' das Gegengewicht und s' der entsprechende Weg dieses Gegengewichtes bei einer bestimmten Verstellung ist).

Statt durch Gegengewichte kann man den Gewichtsausgleich für die verschiedenen Stellungen auch durch die Kraft von Federn herstellen. In jedem Fall — also nicht nur für die verschiedenen Schräglagen der Lastrichtung — muß hierbei wegen der mit verschiedener Ausdehnung oder Torsion sich ändernden Federkraft durch Änderung der Übersetzung (bzw. des wirksamen Hebelarmes) für die jeweilige Gleichheit der wirksamen Lasten und Gegenkraftskomponenten gesorgt werden. Als federnde Elemente benutzt man im Gerätebau meist Schraubenfedern, aber auch Blatt- und Torsionsfedern. Mit ersteren erzeugt man in einer bestimmten Richtung wirkende Gegenkräfte. Blatt- und Torsionsfedern wendet man gern in der Form an, daß die notwendigen Gegendrehmomente unmittelbar von ihnen erzeugt werden. Für die zweckmäßige Dimensionierung der Federn muß aber oft zwischen dem Lastangriff und dem Gegenkraftsangriff noch eine Übersetzung eingeschaltet werden, bei deren Anwendung man den Federhub (bzw. den Torsionswinkel) dann unabhängig von dem notwendigen Lastweg wählen kann.

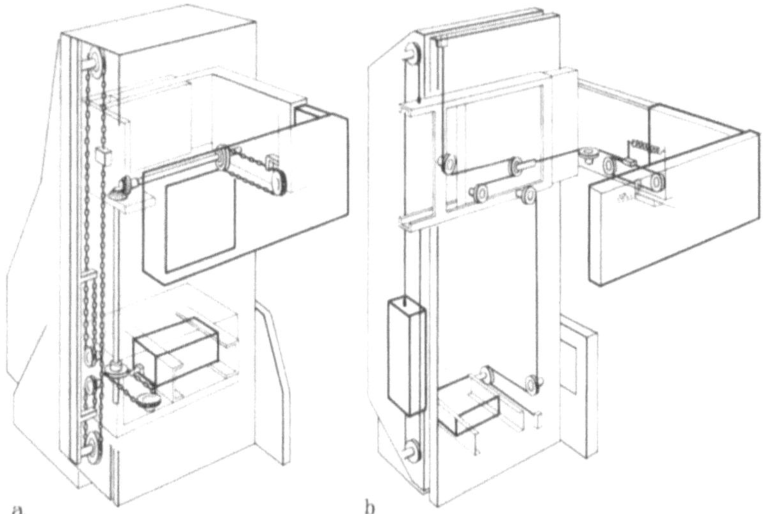

Abb. 27a u. b. Verschiedene Möglichkeiten des Gewichtsausgleiches für Wagen und Zielgerät eines Kipptisches. a Mit einem gemeinsamen Gegengewicht. b Mit zwei gesonderten Gegengewichten

Der wesentliche Vorteil der *Federgewichtsausgleiche* gegenüber den Gegengewichtsausgleichen liegt darin, daß mit ihnen die Massenbeschleunigungskräfte wesentlich herabgesetzt werden können (s. unter c).

Es ist auch vorgeschlagen worden, statt durch Federspannung einen Gewichtsausgleich durch das Gegendrehmoment eines erregten Elektromotors zu erzeugen. Praktisch ausgenützt ist diese Möglichkeit bisher im Röntgengerätebau wohl noch nicht, obwohl auch hier, ähnlich wie beim Federgewichtsausgleich, bei passender Auslegung die Massenbeschleunigungsarbeit niedriger gehalten werden könnte als beim Gegengewichtsausgleich.

c) Vermeidung
großer Beschleunigungskräfte

Die *Massenbeschleunigungsarbeit* hat neben der Reibungsarbeit und der

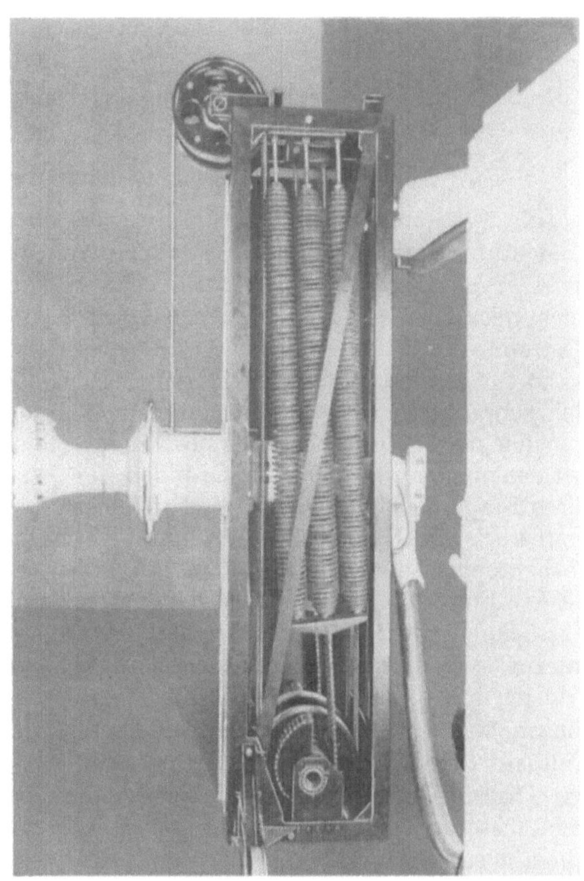

Abb. 28. Federgewichtsausgleich bei einem sehr schweren Gerät. Beachte die spiralige Form der Aufwickeltrommel für die Zugkette unten!

Hubarbeit — sofern kein motorischer Antrieb für die Bewegung vorgesehen ist — den wesentlichen Anteil an der bei der Anwendung der Geräte laufend vom Arzt zu leistenden körperlichen Arbeit. Ihre Verminderung durch vermehrte Anwendung von *Feder*gewichtsausgleichen ist deshalb trotz ihres höheren Aufwandes i. a. berechtigt.

Beim Gegengewichtsausgleich muß man stets außer der Beschleunigungsarbeit für die Last mit der Masse m, die notwendig ist, um sie auf eine bestimmte Geschwindigkeit v zu beschleunigen, noch einmal dieselbe Beschleunigungsarbeit für das Gegengewicht aufbringen, und zwar auch dann, wenn das Gegengewicht bei Anwendung von Übersetzung nur eine geringere Masse m besitzt. Denn wegen der obigen Gleichgewichtsbeziehung $(p \times s = p' \times s')$ muß stets m auf eine im Verhältnis $m : m'$ größere Geschwindigkeit v' gebracht werden, so daß die Beschleunigungsarbeit für das Gegengewicht tatsächlich in allen Fällen gleich derjenigen für die beschleunigte Last ist. Beim Federgewichtsausgleich kann aber die Beschleunigungsarbeit für die Federn und ihre zu bewegenden Teile wesentlich niedriger gehalten werden, so daß durch ihn die Gesamtbeschleunigungsarbeit im wesentlichen nur für die Beschleunigung der Last selbst benötigt wird, also praktisch halb so groß ist wie bei Gewichtsausgleich. Zum Beispiel muß bei der Magenuntersuchung der Untersucher laufend die Beschleunigungsarbeit für das Zielgerät leisten; es ergibt sich eine wesentliche Erleichterung, wenn er bei Anwendung eines Federgewichtsausgleichs z. B. nur 50 kg beschleunigen muß statt 100 kg bei Gewichtsausgleich. Soweit man für häufig zu bewegende große Massen nicht zum motorischen Antrieb übergeht, wird man diesen Vorteil des Federgewichtsausgleichs gern ausnützen. Dabei wendet man ihn häufig auch gemeinsam mit Gewichtsausgleichen an, z. B. für Zusatzeinrichtungen, die an gewichtsausgeglichenen Umlegegeräten angebracht werden.

7. Ausführungsarten der Einstellbetätigung
(Abb. 29—35)
a) Vor- und Nachteile manueller bzw. motorischer Betätigung

Die Forderung, die körperliche Arbeit des Röntgenologen soweit wie möglich zu erleichtern, ist nicht nur eine Frage der Bequemlichkeit, sondern i. a. auch eine wirtschaftliche Frage, insofern, als dadurch recht wesentlich die Frequenz der möglichen Untersuchungen, d. h. also auch die Ausnützung des betreffenden Untersuchungsarbeitsplatzes bestimmt wird. Bei genügendem Arbeitsanfall für ein bestimmtes Gerät wird der Aufwand für eine motorische Betätigung wirtschaftlich immer gerechtfertigt sein. Tatsächlich schränkt man auch im modernen Röntgengerätebau die manuelle Betätigung zugunsten des motorischen Antriebs immer mehr ein, wenigstens bei den Geräteklassen, bei denen sich dies nicht aus Gründen des Anschaffungspreises verbietet. Immerhin ist diese Frage nicht nur vom wirtschaftlichen Standpunkt zu entscheiden, vielmehr glaubt man auch heute noch für bestimmte Einstellungen die Handbetätigung deshalb nicht entbehren zu können, weil sie feinfühliger ist. Dieser Grund spielt heute jedoch nur noch bei den Einstellungen eine Rolle, die mit der Kompression des Patienten zusammenhängen. Tatsächlich dürfte die unmittelbare Handbetätigung der Kompression, z. B. bei der internistischen Untersuchung auch solange gar nicht zu entbehren sein, wie sie im Dunkeln erfolgen muß. Eine motorische Kompression wird erst diskutabel, sobald die Verdunklungsnotwendigkeit bei der Untersuchung entfällt, wie es beim Röntgenfernsehen der Fall ist. Der Röntgenbildverstärkerbetrieb ohne Fernsehen ermöglicht zwar auch schon die Tageslichtdurchleuchtung, aber bei ihm bringt eine motorische Kompression noch keine besonderen Vorteile, weil hier der Arzt doch unmittelbar am Gerät und in Patiententennähe stehen muß.

Für alle Heb- und Senkbewegungen von Patientenlagerung, Strahlenquellen und Aufnahme- bzw. Beobachtungsvorrichtungen sowie für alle Umlegeverstellungen haben sich in der Spitzenklasse die motorischen Antriebe ganz allgemein durchgesetzt.

Beim motorischen Antrieb sind gegenüber dem manuellen Antrieb noch einige zusätzliche Notwendigkeiten zu beachten: beim manuellen Antrieb einer Bewegung fühlt man unmittelbar jeden der Bewegung entgegengerichteten Widerstand und jede

Änderung derselben. Beim motorischen Antrieb entfällt dieses unmittelbare Gefühl und deshalb müssen durch besondere Maßnahmen die für den Patienten bzw. das Gerät und seinen Antrieb sich daraus ergebenden Gefahrenmomente eingeschränkt bzw. beseitigt werden. Zunächst muß durch elektrische Anschläge (s. unter C I 8) dafür gesorgt werden, daß bestimmte Endstellungen nicht überfahren werden können. Soweit diese Endstellungen aber nicht im Raum festliegen, sondern sich jeweils durch das Zusammenwirken verschiedener Bewegungen erst ergeben, müssen diese Anschläge selbst beweglich sein und die Funktion von „Fühlern" erfüllen. Zum Beispiel wendet man solche „Fühler" vielfach bei Umlegegeräten mit verschiebbaren Tischplatten an, und sie dienen hier dazu, Einklemmungen oder auch Beschädigungen des Gerätes zu verhindern, indem sie bei Berührung die eingeschaltete Bewegung unterbrechen. Besonders notwendig sind solche Schutzeinrichtungen bei denjenigen motorischen Antrieben, die für Kompressionsbewegungen bestimmt sind. Hier kann man nicht die erste Berührung mit dem Körper zum Unterbrechen der Bewegung benützen, da ja bestimmte Kompressionsdrucke mit dem Antrieb herbeigeführt werden sollen. Es muß jedoch das unbeabsichtigte Überschreiten bestimmter Kompressionsdrucke mit Sicherheit verhindert werden. Doch auch das ist verhältnismäßig einfach, indem man den Kompressionstubus über Federn mit dem motorisch angetriebenen Zielgeräterahmen verbindet und die Formänderung dieser Federn für eine Abschaltung des Kompressionsantriebs bei einem bestimmten Druck benützt. Man kann auch diese Formänderung zu einer Anzeige des jeweiligen Kompressionsdruckes benützen (etwa über Potentiometerverstellungen, um so den Druck an einem Strommesser anzuzeigen).

Es ist vorgeschlagen worden, die Kompression selbst unmittelbar von Hand mit einem relativ leichten „Fühler" vorzunehmen, das schwere Zielgerät jedoch durch eine elektrische Nachlaufsteuerung jeweils motorisch bis an den Fühler nachzuziehen.

Ein anderer Vorschlag geht dahin, bei unmittelbar motorischer Steuerung einer Last den Berührungsdruck der Last auf den Steuerschalter zu übertragen, so daß auch bei motorischer (oder z.B. hydraulischer) Lastverstellung die Kraftwirkung, die damit z.B. auf den Patienten ausgeübt wird, vom Untersucher unmittelbar „gefühlt" wird.

Bei allen elektro-motorischen Antrieben, besonders aber bei denen, durch die der Patient in seiner Beweglichkeit gehindert wird, muß stets dafür gesorgt werden, daß auch bei aussetzender Stromversorgung des Antriebs der Patient nicht am Gerät festgehalten wird und daß auch keine ungewollten Geräteverstellungen zustande kommen, durch die der Patient gefährdet werden könnte. Es darf also einerseits nicht etwa durch selbsthemmende Getriebeteile das Verlassen des Gerätes unmöglich werden. Die Schaltungen müssen alle so sein, daß Blockierungen beim Stromausfall sich lösen, oder es müssen eventuell zusätzliche mechanische Entkupplungsmöglichkeiten vorgesehen sein. Andererseits dürfen durch den Wegfall der Stromversorgung belastete Teile nicht von selbst in Bewegung geraten.

b) Motorische und magnetische Antriebe

Im Röntgengerätebau werden ganz überwiegend *elektromotorische* Antriebe verwendet. Im beschränkten Umfang gibt es daneben noch elektromagnetische (z.B. für Rasterbewegung, Blendenverstellung, Strahlenverschlüsse usw.) und Federantriebe (z.B. für die Kassettenverschiebung in Zielgeräten und Stereoeinrichtungen, ebenso wie für den Bewegungsantrieb einfacher Schichtbildgeräte).

Häufig werden bei den elektromotorischen Antrieben Einphasenkollektormotore mit Hauptstromcharakteristik verwendet, d.h. solche, die ein möglichst großes Anlaufdrehmoment entwickeln. Wo das Anlaufdrehmoment nicht entscheidend ist und auch keine Drehzahlregelung nötig ist bzw. ein Wechsel zwischen festen Drehzahlen durch Übersetzungsänderung oder Polumschaltung genügt, wendet man im Hinblick auf die geringere Wartungsnotwendigkeit gern auch kollektorlose Einphaseninduktionsmotore an. Sofern Drehstromanschluß vorhanden, benützt man auch gern Dreiphaseninduktionsmotore, wenn keine Drehzahlregelung und kein besonders hohes Anlaufmoment notwendig sind. Zur genügend schnellen und definierten Beendigung der Bewegung müssen die Antriebsmotore oft noch mit Bremsluftmagneten ausgerüstet werden, wenn nämlich die verwendeten Zwischentriebe selbst keine genügend schnelle Abbremsung sicherstellen.

Zwischen dem Antriebsmotor und der geradlinig oder drehend zu bewegenden Last werden sowohl mechanische wie hydraulische und auch pneumatische Zwischentriebe verschiedenster Ausführung verwendet, wobei die Wahl dieser Zwischentriebe wesentlich durch die Anforderungen hinsichtlich „Feinfühligkeit" der Bewegungssteuerung bedingt ist. „Feinfühlig" nennen wir dabei eine Bewegungssteuerung, die ohne störende Verzögerungen die gewünschten Geschwindigkeiten einstellen läßt, vor allem auch einen hinreichend schnellen Start und Stop gestattet. Eine genaue Abgrenzung des zweckmäßigsten Einsatzes von Mechanik, Hydraulik und Pneumatik für die einzelnen Anwendungszwecke hat sich jedoch — wie auch auf anderen Gebieten der Technik — hier noch nicht ergeben; die Auswahl erfolgt deshalb in jedem einzelnen Fall nach konstruktiven und ökonomischen Gesichtspunkten.

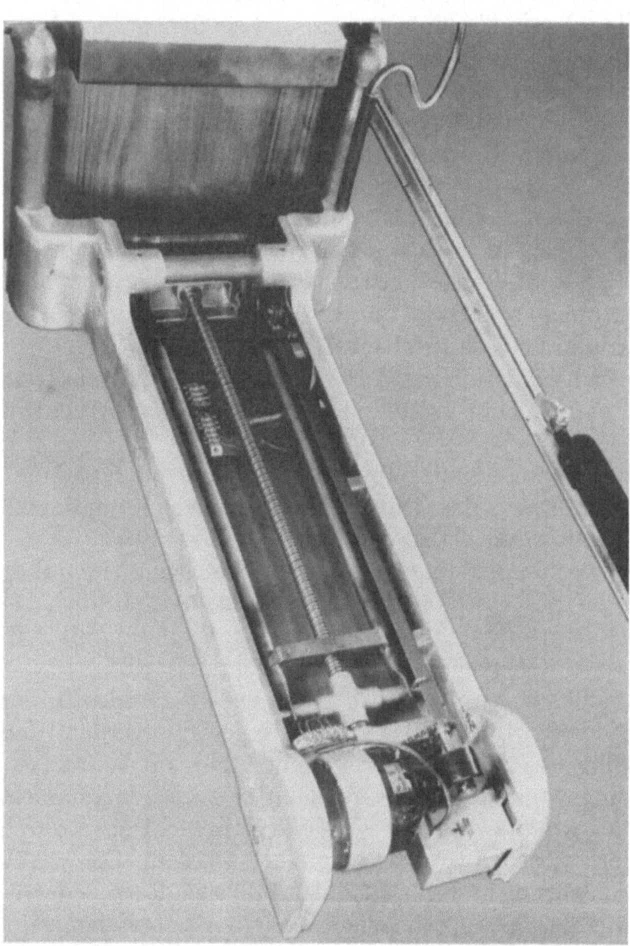

Abb. 29. Spindeltrieb zur Betätigung der Tischumlegung im Fuß eines älteren Diagnostikgerätes

α) *Elektromotorische Antriebe mit mechanischen Zwischentrieben*

Sie stellen zur Zeit noch die bei weitem häufigste Antriebsform dar und werden in den mannigfaltigsten Variationen für geradlinige und kurvenförmige Lastbewegungen ebenso wie für Dreh- und Schwenkbewegungen benutzt. Gleichgültig, ob es sich bei dem mechanischen Zwischentrieb um einen Zahnrad-, Zahnstangen-, Spindel-, Ketten-, Seil-, Keilriemen-, Reibrad-, Kegelrad- oder Hebeltrieb handelt, er hat hierbei stets nur den Zweck, die vom Elektromotor gelieferte schnelle Drehbewegung in die gewünschte langsamere Drehbewegung oder geradlinige Bewegung der Last umzusetzen; allenfalls erfolgt an ihm auch noch eine Verstellung der Übersetzung. Die eigentliche Steuerung dagegen, soweit sie die Abhängigkeit der Bewegungsgeschwindigkeit vom Widerstand beeinflußt, also das, was die „Feinfühligkeit" oder mehr oder weniger große „Weichheit" des Antriebs bestimmt, muß im Fall des mechanischen Zwischentriebes ausschließlich durch die Bemessung und die elektrische Regelung des Antriebsmotors erreicht werden. Für den Anlauf und den Bremsablauf sowie für die Änderung der Bewegungsrichtung müssen im Röntgengerätebau zum Teil recht hohe Forderungen gestellt werden, um die Bewegungen für den Patienten, aber auch für den Strahlenerzeuger erträglich bzw. ungefährlich zu machen. Stöße, d.h. sehr schnelle Geschwindigkeitsänderungen müssen vermieden werden. Es ist deshalb bei den rein mechanischen Zwischentrieben unter Umständen ein erheblicher Aufwand im elektrischen Teil der Antriebsmotore zu leisten. Eine sorgfältige Anpassung der Motorcharakteristik und eine ebenso sorgfältige Abstimmung seiner elektrischen Steuer- und Regelglieder sind notwendig. Noch schwieriger wird diese elektrische Steuerung, wenn zu den Anforderungen an die „Weichheit" von Anlauf und Abbremsung noch die Forderung einer genau einzuhaltenden Ablaufgeschwindigkeit tritt, wie es bei manchen Geräten für diagnostische oder therapeutische Bewegungsverfahren notwendig ist. Synchronmotore können wegen ihrer schlechten Anlaufcharakteristik hier meist nicht verwendet werden.

Aus dieser Andeutung der Schwierigkeiten und den Bildbeispielen möge man erkennen, daß die rein elektro-mechanischen Antriebe doch recht aufwendig werden können bei den hohen, hier vorliegenden Steuerungsanforderungen. Für den Übergang zu hydraulischen bzw. pneumatischen Zwischentrieben kann also durchaus ein Bedürfnis vorliegen insofern, als diese Zwischentriebe gegenüber den rein mechanischen gewisse Steuerungsmöglichkeiten ergeben, die sich rein elektrisch an der Antriebssteuerung, unter Umständen nur mit größerem Aufwand, erreichen lassen.

β) Elektromotorische Antriebe mit hydraulischen Zwischentrieben

Hierbei dient als Kraftübertragungsmittel statt eines festen mechanischen Bauteils (Zahnrad, Kette, Spindel, Hebel usw.) eine Flüssigkeit (im Röntgengerätebau fast ausschließlich Öl). Die Verschiebung der Ölsäule erfolgt innerhalb von Rohrsystemen durch Pumpen, und zwar vorzugsweise elektromotorisch angetriebene Zahnrad- oder Kapselpumpen mit *möglichst geringem bzw. gut definiertem Nebenfluß* des Öles. Die Umsetzung der Ölbewegung in Bewegung des anzutreibenden Bauteils erfolgt in

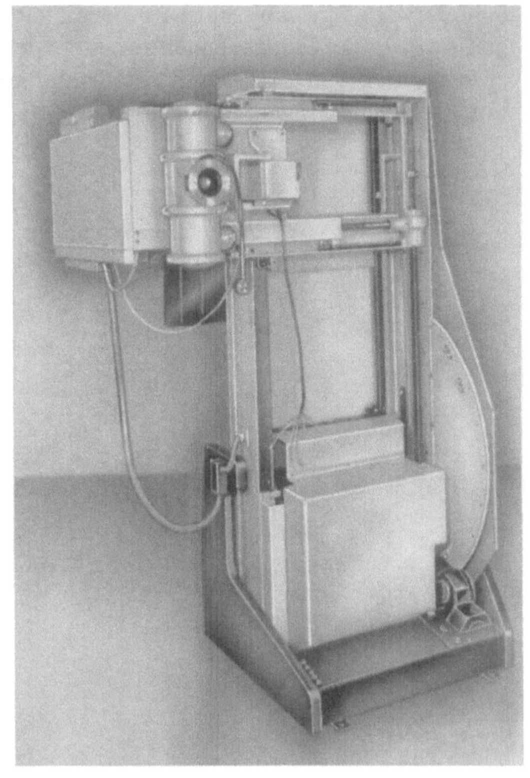

Abb. 30. Elektromotorischer Umlegeantrieb bei einem modernen Diagnostikgerät mit Zahnradzwischentrieb

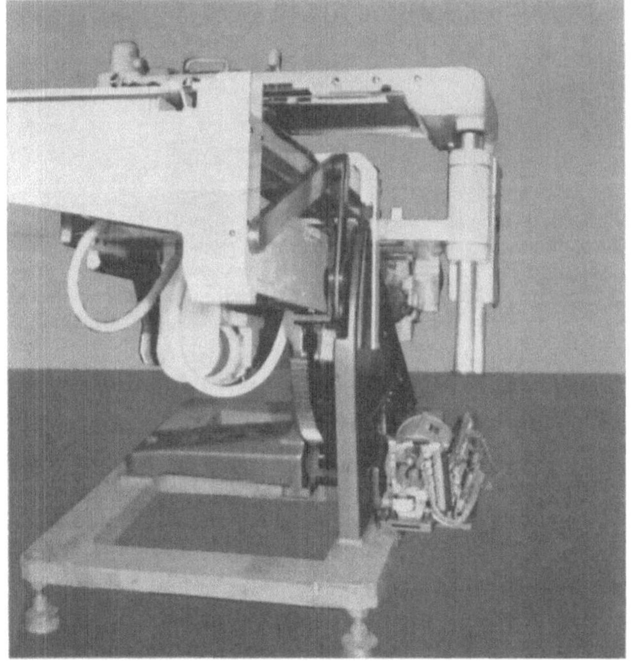

Abb. 31. Zahnstangenantrieb (für Röhrenbewegung) und Zahnkranzantrieb (für Drehung des Gesamtsystems) und Hebelführung (für Kopplung der Röhren- und Bildträgerbewegung) an einem Kippgerät

10*

Zylinderkolben, wobei die Anforderungen an die Dichtheit der Kolbenführung sehr hoch sind, weil eine Geräteverschmutzung durch heraustretendes Öl unbedingt vermieden werden muß. Letzteres gilt natürlich auch für den ganzen Ölkreislauf mit all seinen zum Teil beweglichen Ölleitungen, Kupplungen usw.; die einwandfreie Lösung dieser Anforderung bildet überhaupt die wichtigste Voraussetzung für den Einsatz der Hydraulik im Gerätebau.

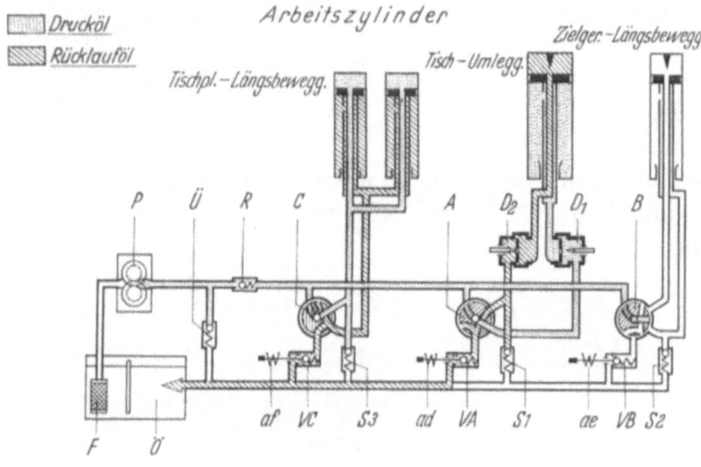

Abb. 32. Seilführung für die Bleischieber einer Doppelschlitzblende

Abb. 33. Prinzipschema des hydraulischen Antriebs der verschiedenen Verstellbewegungen eines modernen Kippgerätes A, B, C Drehschieber; ad, ae, af Schaltmagnete; D_1, D_2 Drosselventile; F Ölfilter; $Ö$ Ölbehälter; P Ölpumpe; R Rückschlagventil; S_1, S_2, S_3 Sicherheitsventile; VA, VB, VC Verriegelungsventile; $Ü$ Überdruckventil

Die Vorteile der hydraulischen Triebe liegen, wie schon angedeutet, einmal in ihrer bequemen kontinuierlichen Steuerbarkeit durch Schieber und Ventile, so daß der elektrische Steuerungsaufwand für den Antriebsmotor weitgehend verringert werden kann, zum anderen in der Möglichkeit, die Kraftwirkung mittels Ölleitungen auf größere Entfernungen und mit beliebiger Richtungsänderung übertragen zu können, wobei die Ölleitungen meist nur kleine Querschnitte zu besitzen brauchen und auch flexibel ausgeführt werden können. Als unmittelbare Folge davon ergibt sich der Vorteil, mit einem gemeinsamen Antrieb mehrere verschiedene Lastverschiebungen vornehmen sowie die Regelorgane zentral bzw. an einer konstruktiv günstigen Stelle anordnen zu können. Außerdem kann man hier das eigentliche Antriebsorgan (Motor und Pumpe) gerätefern aufstellen und damit einen besonders geräuscharmen Lauf des Gerätes selbst erreichen. Schließlich ist ein weiterer angenehmer Vorteil des hydraulischen Triebes, daß er im allgemeinen keine besonderen Arretierungen benötigt, weil bei geschlossenen Schiebern oder Ventilen die stehende Ölsäule keine ungewollten Lastverschiebungen zuläßt.

Im einzelnen zeigt Abb. 33 schematisch eine Ausführungsform eines hydraulischen Antriebes, wie sie an einem modernen Umlegegerät für die Tischumlegung, die Tischplattenverschiebung (Heben und Senken des Patienten) und die Bewegung des Zielgerätes parallel zum Patienten benützt wird. Es handelt sich hier um eine Hydraulik mit geschlossenem Ölkreis. In den Arbeitszylindern werden die Kolben doppelt beaufschlagt, d.h. zur Richtungsänderung der Kolbenbewegung kann das Drucköl auf jede der beiden Kolbenseiten geleitet werden. Um in dem geschlossenen Ölkreis, auf dessen Druckseite die Pumpe einen Betriebsdruck von z.B. 50—60 atü aufrechterhält, gefährliche Überdrücke z.B. infolge Ölerwärmung zu vermeiden, ist auf der Ausgangsseite der Pumpe ein geschlossener Ölbehälter mit Luftpuffer vorgesehen, und zusätzlich sind in jedem der Arbeitskreise parallel zu den Drehschiebern Sicherheitsventile angeordnet, um bei lokalen Erwärmungen in den einzelnen Arbeitskreisen eine Druckausgleichsverbindung zum Ölbehälter freizugeben, wenn der zugehörige Drehschieber geschlossen ist und in dem Kreis ein Überdruck auftritt. Rückschlagventile und Verriegelungsventile sorgen dafür, daß bei aussetzendem Pumpenantrieb unter dem Einfluß der Lasten keine rückläufige Ölbewegung eintreten kann, daß also die Lasten in ihren Stellungen arretiert bleiben.

Durch die Ausbildung der Drehschieber und ihrer Bewegungen kann in einfacher Weise für Beginn und Ende der Bewegung ein zweckmäßiger Verlauf der Beschleunigungen erreicht werden und ebenso können in den einzelnen Arbeitszylindern selbst einfache Steuerglieder für den Öldurchlauf eine ausreichende Endlagendämpfung herbeiführen.

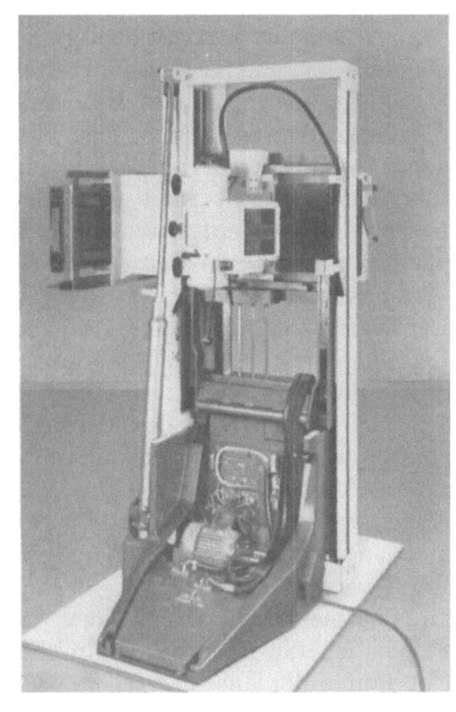

Abb. 34. Elektrisch-hydraulischer Antrieb an einem modernen Kippgerät

γ) Elektromotorische Antriebe mit pneumatischen Zwischentrieben

Sie sind bisher im Gerätebau nur für leichte Lastbewegungen benützt worden, wie z. B. für den Kassetteneinschub an Zielgeräten. Hohe Geschwindigkeiten bei kleiner Last und der Wunsch nach einer besonders hohen Elastizität des Antriebes legen hier die Anwendung der Pneumatik besonders nahe. Der Aufwand ist allerdings durch die besondere Drucklufterzeugung nicht ganz gering und setzt einer allgemeineren Anwendung dieser Antriebsart Grenzen.

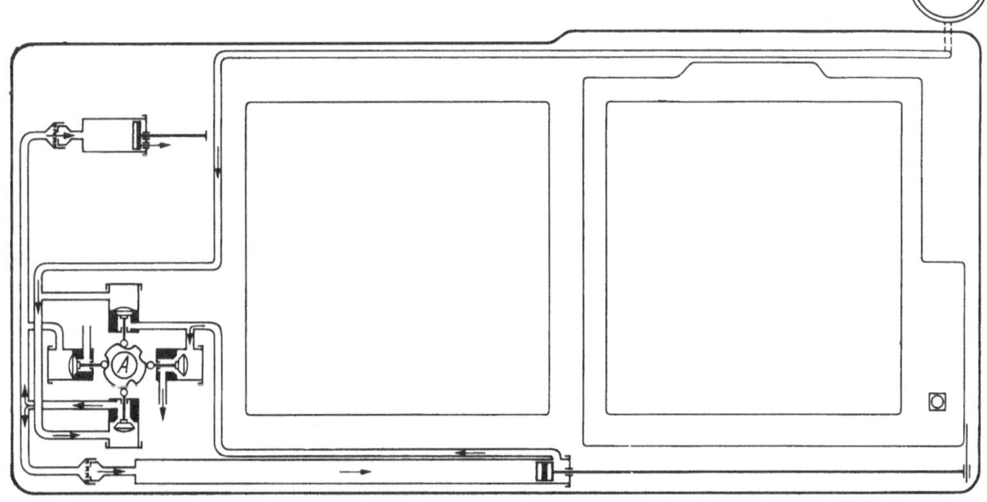

Abb. 35. Prinzip für den pneumatischen Antrieb des Kassetteneinschubs eines Zielgerätes

8. Begrenzungen der Einstellbewegungen

Um die Einhaltung der konstruktiv bedingten Grenzen für die Einstellbewegungen sicherzustellen und Schäden am Gerät zu vermeiden, aber auch um bestimmte häufig vorkommende Zwischenstellungen sicher reproduzieren zu können, sind besondere

Anschläge notwendig, soweit nicht, wie bei den hydraulischen Trieben, diese selbst die Anschlagsfunktionen mit übernehmen (C I 7 b β). Sie müssen nicht nur die in der Ruhelage auftretenden statischen Beanspruchungen, die im allgemeinen relativ gering sind, aufnehmen können, sondern auch den bei den Einstellbewegungen auftretenden, meist viel höheren dynamischen Massenkräften gewachsen sein. Im einfachsten Fall wirken diese Anschläge als ein starres Hindernis für die Bewegungen. Die starre Ausführung der Anschläge ist aber nur da möglich, wo entweder die aufzufangenden Massen oder aber deren Geschwindigkeiten sehr gering sind, weil sich in diesem Fall die volle Bewegungsenergie dem ganzen Gerät und seiner Verankerung als Stoß überträgt. Dabei kann unter Umständen das Gerät beschädigt werden, zumindest aber wird der auf dem Gerät liegende oder an ihm fixierte Patient durch die Erschütterung in Mitleidenschaft gezogen. Im allgemeinen besteht deshalb die Notwendigkeit, die Anschläge als Puffer auszubilden. Der Puffer hat dabei die Aufgabe, die Bewegungsenergie möglichst vollkommen in Reibungsenergie bzw. Wärme umzusetzen, so daß nur noch ein unbedeutender Teil als Stoß auf das Gerät übertragen wird. Soweit es sich um motorisch angetriebene Bewegungen handelt, wird man den Antrieb selbst durch Zuordnung von elektrischen Sicherheitskontakten in bzw. unmittelbar vor den Anschlagstellungen abschalten. Um mit Sicherheit ein Rückpendeln zu vermeiden, läßt man aber bisweilen auch den Antrieb noch nach Erreichen des Anschlages weiterwirken, wobei eine Rutschkupplung zwischen dem Antrieb und dem angetriebenen Teil vorgesehen wird (z. B. für die Einfahrbewegung von Kassetten). Dort, wo es sich um sehr große Bewegungsenergie handelt, wird man auch den Antrieb für eine elektrische Abbremsung in den Anschlagstellungen mit benützen. In diesem Fall bilden die eigentlichen Anschläge nur noch eine zusätzliche Sicherung gegen das Überfahren der Anschlagstellen.

Wenn die Anschläge nur der Fixierung von Zwischenstellungen dienen, müssen sie so ausgeführt werden, daß sie wahlweise auch „überfahren", d.h. außer Wirkung gesetzt werden können.

a) Mechanische Anschläge

Mechanische Pufferanschläge kommen als Feder-, Gummi- und Luftpuffer vor. Wegen der großen Streubreite der abzufangenden Bewegungsenergien ist auf ihre zweckmäßige Dimensionierung Wert zu legen.

Die Anschläge für die Fixierung von Zwischenstellungen müssen im allgemeinen zweiseitig wirken und wahlweise auch unwirksam gemacht werden können. Solche Wechselanschläge kommen in mannigfaltiger Form besonders für die Fixierung der Kassettenlage, z. B. an Zielgeräten, vor. Hier sind zwar die Massen an sich nicht besonders groß, aber die Einfahrgeschwindigkeiten sind beträchtlich, und es ist gar nicht so einfach, die genaue Fixierung der jeweiligen Stellung bei ausreichender Stoßfreiheit mit mechanischen Anschlägen zu erreichen. Wichtig ist hier auch der bequeme und schnell auszuführende und übersichtliche Wechsel zwischen den verschiedenen bestimmten Anschlaglagen.

b) Magnetische Anschläge

Gerade diese vielseitigen Anforderungen hat man neuerdings durch die Anwendung magnetischer Anschläge besser zu erfüllen versucht. Man benützt dabei die Haftwirkung eines erregten Elektromagneten an einem Stahlband oder einer Stahlschiene zur Fixierung in einer bestimmten Stellung. Neben der bequem und übersichtlich anzuwendenden Ein- und Ausschaltung solcher magnetischer Anschläge hat man hier auch die Möglichkeit, auf elektrischem Wege eine bequem justierbare Bremsung zu erzielen. Als End- oder Sicherheitsanschläge haben solche magnetischen Anschläge kaum Bedeutung. Aber als Wechselanschläge werden sie in Zukunft sicher noch häufiger angewandt werden.

9. Bequemlichkeit und Zugängigkeit der Betätigungs- und Feststellgriffe
(Abb. 36—39b)

Der mechanische Arbeitsaufwand des Arztes bei der Diagnostik bzw. bei der richtigen Patientenlagerung und Einstellung in der Therapie ist ganz wesentlich mitbedingt durch die zweckmäßige Anordnung der Betätigungs- und Feststellgriffe am Gerät und ihre griffgerechte Ausführung. Bereits kleine Unzweckmäßigkeiten hierbei können die Bedienung in hohem Ausmaße unbequem und ermüdend gestalten, wenn sie den Arzt zum unnötigen Haltungswechsel oder zu einer unbequemen Körperhaltung zwingen, wenn die Griffe selbst unbequem sind oder an nicht gut zugänglichen Stellen sitzen. Noch schlimmer aber ist es, wenn der Arzt oder die Assistenz um das ganze Gerät herumlaufen müssen, nur um irgendeinen notwendigen Arretierungsgriff zu betätigen. Konstruktiv lassen sich nun gerade die Arretierungen selbst häufig nur an bestimmten

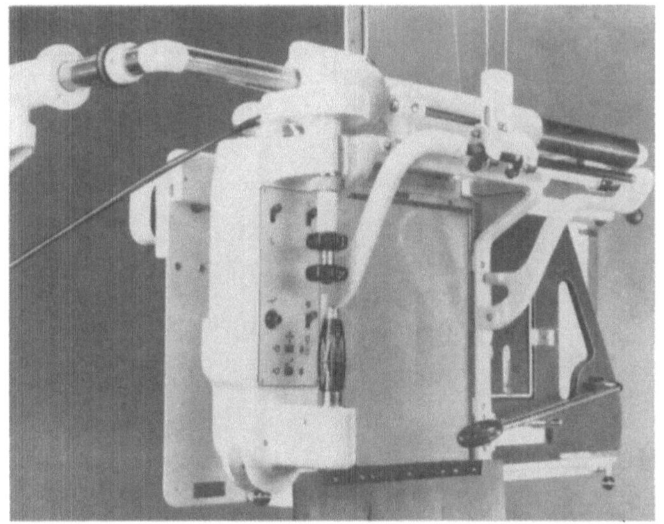

Abb. 36. Anordnung der Bedienungsgriffe an einem älteren Zielgerät

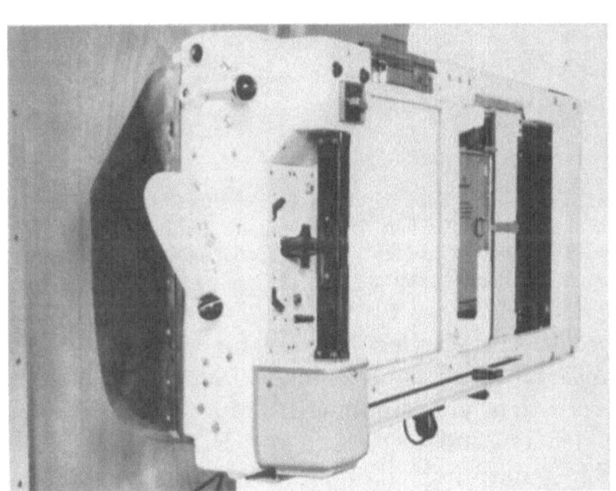

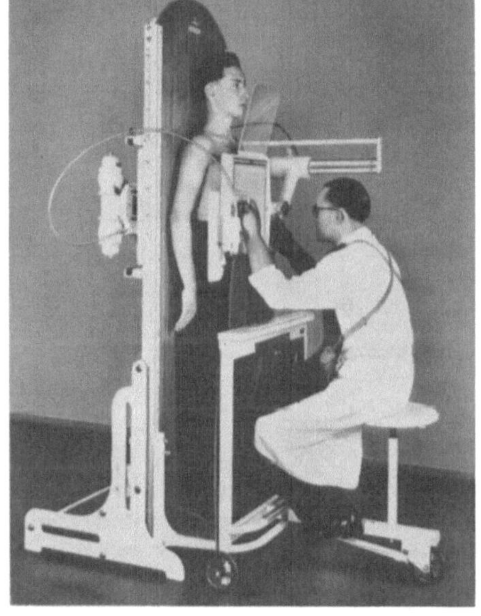

Abb. 37   Abb. 38

Abb. 37. Anordnung der Bedienungsgriffe an einem modernen Zielgerät

Abb. 38. Fernverstellung der Schlitzblende mit Bowdenzug an einem einfachen Kipptisch

Stellen des Gerätes anbringen, die für die Bedienung unerwünscht liegen. Bei häufig zu bedienenden Griffen hat man deshalb durch Gestänge, verlängerte Achsen, Bowdenzüge usw. auf mechanischem Wege eine Fernbetätigung vorgesehen. Aber diese mechanischen Fernbetätigungsmöglichkeiten sind, besonders, wenn sie auf große Entfernung wirken müssen, mit erheblichen Reibungen behaftet. Sie sind außerdem oft recht sperrig und machen die Konstruktion unruhig und unschön; man denke nur an die herumhängenden Bowdenzüge älterer Geräte. In neuerer Zeit wendet man deshalb immer mehr die elektrische Fernbetätigung an, z.B. in Gestalt von elektromagnetischen Arretierungen oder motorischen Fernverstellungen von Blenden. Gerade die Einführung der elektromagnetischen Arretierung hat ganz wesentlich zur Erleichterung der Gerätebedienung beigetragen, weil damit oft die gesamte Geräteeinstellung von einer festen und in der Zuordnung zum Patienten günstigen Stelle aus erfolgen kann.

In diesem Zusammenhang wird auch, insbesondere für die Untersuchungsgeräte, die folgende Frage wichtig: Wieweit sollen die Geräte durch die Art ihrer Ausführung ein assistenzfreies Arbeiten ermöglichen?

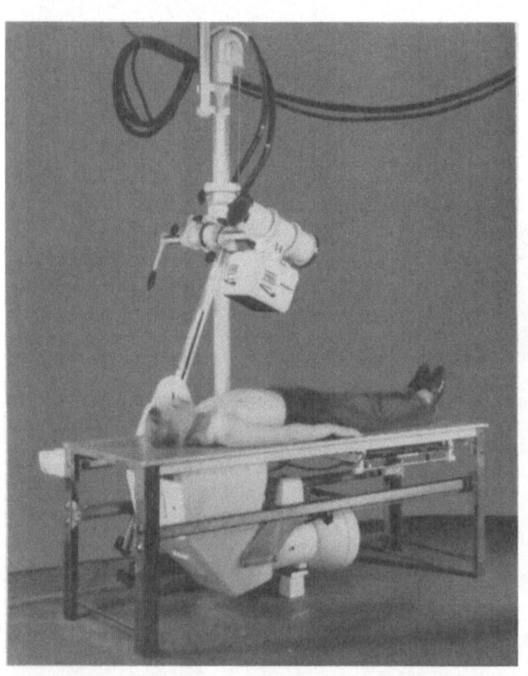
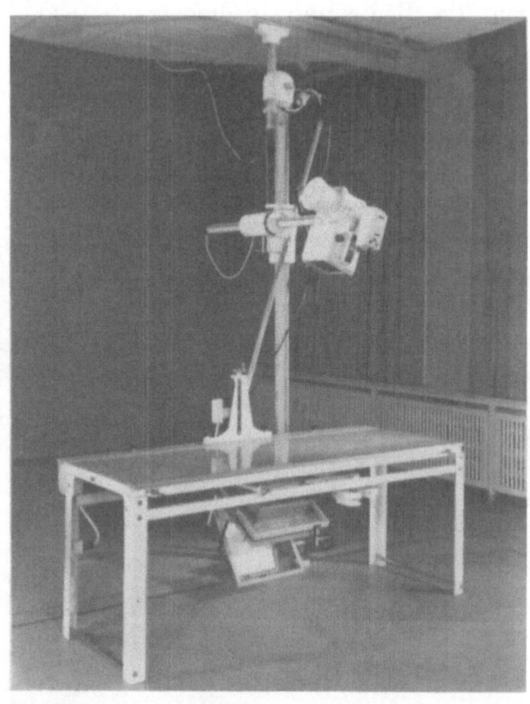

a   b

Abb. 39 a u. b. Gegenüberstellung eines Säulenstativs an einem Buckytisch. a Ältere Ausführung mit mechanischen Feststellgriffen. b Neuere Ausführung mit elektromagnetischen Arretierungen. Bei b sämtliche Arretierungen für die Röhreneinstellung ebenso wie der Kassetteneinschub an der Vorderseite des Tisches, bei a zum Teil auch auf der Rückseite

Hierfür ist nicht nur die ökonomische Absicht der Einsparung an Hilfspersonal maßgebend, sondern auch die Überlegung, daß die Unabhängigkeit von einer Assistenz die Untersuchung ruhiger und zügiger verlaufen läßt, zumindest dadurch, daß die Verständigungsnotwendigkeit entfällt oder sich nur auf einen Teil der Hilfereichungen zu beziehen braucht. Voraussetzung ist dabei natürlich, daß die dann vom Arzt selbst auszuführenden Arbeiten wirklich äußerst bequem gemacht sind und ihn nicht etwa unnötig von der eigentlichen Untersuchung ablenken.

Im allgemeinen sind z.B. an den Diagnostikumlegegeräten nur folgende Einstellungen für die unmittelbare Betätigung durch den Arzt vorgesehen: die Einstellung des Untersuchungsfeldes, die Blendenverstellung, die Kompression, das Raumlicht, die Durchleuchtungs-, Ein- und Ausschaltung, der Kassetteneinschub und die Aufnahmeauslösung. Es ist jedoch auch der Wunsch aufgetaucht, daß der Arzt unmittelbar am Zielgerät die Durchleuchtungsspannung und die Aufnahmespannung selbst wählen kann, weil hierbei immer wieder Verständigungsfehler mit der Assistenz am Schalttisch vorkommen. Bei modernen Röntgenanlagen mit Belichtungsautomatik braucht nur noch die Aufnahmespannung jeweils frei gewählt zu werden, während alle anderen Einstellungen vor dem Untersuchungsbeginn am Schalttisch festgelegt werden können bzw. sich durch den Automaten selbsttätig ergeben. Es würde hierdurch gerade bei Magenuntersuchungen die unangenehme Notwendigkeit entfallen, daß während der ganzen Untersuchung am Schalttisch eine Assistenz warten muß, lediglich um die erst während der Untersuchung vom Arzt zu bestimmenden Aufnahmespannungen einzustellen. Es kann sich in Zukunft durchaus als zweckmäßig erweisen, dem Arzt auch die Wahlmöglichkeit von Aufnahme- und Durchleuchtungsspannung am Gerät zu geben. Beim Übergang zur Röntgenfernsehuntersuchung läßt sich, wie wir schon unter C I 3 gesehen haben, diesem Wunsch besonders einfach Rechnung tragen, indem der Apparateschalttisch unmittelbar am Beobachtungsplatz des Arztes aufgestellt wird, so daß dieser neben der Fernsteuerung des Gerätes auch die elektrischen Einstellungen selbst vornehmen kann. Hierbei ist ihm die zusätzliche Einstellarbeit leichter zumutbar, weil er von allen körperlich anstrengenden mechanischen Einstellungen entlastet ist.

Allerdings muß bei all diesen Tendenzen immer sehr sorgfältig abgewogen werden, ob wirklich dadurch der Arbeitsablauf verbessert wird. In diesem Sinne kann die zweckmäßige Grenze der Arbeitsteilung für große Institute z.B. anders liegen als für solche mit geringerer Aufnahmefrequenz.

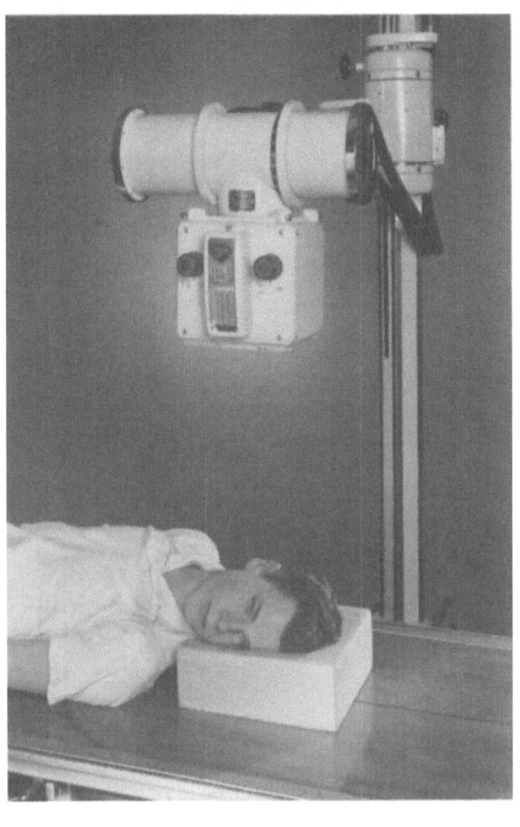

Abb. 40
Schaumstoffunterlage bei einer Schädelaufnahme

10. Hilfsmittel für Lagerung, Fixierung, Kontrolle der Lagerung des Patienten und die Verständigung von Arzt, Assistenz und Patient
(Abb. 40—44)

Über diese Hilfsmittel wird auch in Teil II in den Absätzen über spezielles Zubehör zu berichten sein. Hier sollen nur einige allgemeine Gesichtspunkte herausgestellt werden. Die richtige, bequeme und sichere Lagerung des Patienten am Gerät ist bei der Untersuchung und bei der Behandlung für den beabsichtigten Erfolg genauso wichtig wie die richtige Einstellung der Strahlenquelle zum Patienten. Soweit es sich dabei um Unterlagen bzw. Stützen für den Patienten handelt, sollen sie sich der Form des Patienten anpassen, also in gewissem Ausmaß nachgiebig sein, jedoch andererseits ihm einen genügend festen Halt geben, und demzufolge muß ihre Elastizität begrenzt sein. Während früher hierfür meist besonders geformte Holzklötze, Sandkissen oder lederbespannte Polsterungen verwendet wurden, haben sich im letzten Jahrzehnt die Kunststoffe, und zwar besonders in verschiedenen Formen als Schaumstoffkörper, in großem Umfang eingeführt, sowohl als großflächige Unterlagen für den Patienten (in diesem Fall mit abwaschbaren, glatten Oberflächen), wie auch in mannigfaltigen Formen als Stützunterlagen für bestimmte Körperteile.

Besonders in der Therapie, wo der Patient bei den längere Zeit dauernden Bestrahlungen seine Lage möglichst unverändert beibehalten muß, wird es wichtig, auch eine laufende Kontrollmöglichkeit für diese Lagerung zu haben. Diese ist erschwert durch den

Umstand, daß gerade in der Therapie weder der Arzt noch die Assistenz während der Bestrahlung sich in unmittelbarer Nähe des Patienten aufhalten können, sondern normalerweise dabei in einen strahlengeschützten Nebenraum gehen müssen. Durch Bleiglasfenster und Sprechgitter diese ständige Verbindung zwischen Patienten und Assistenz

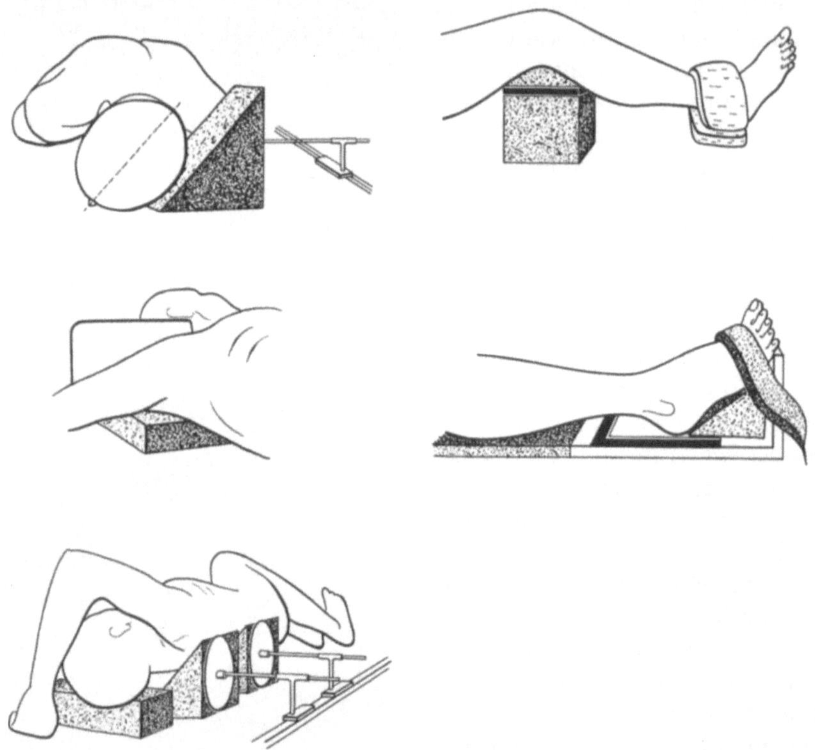

Abb. 41. Einige Schaumstoffunterlagen für bestimmte Lagerungszwecke

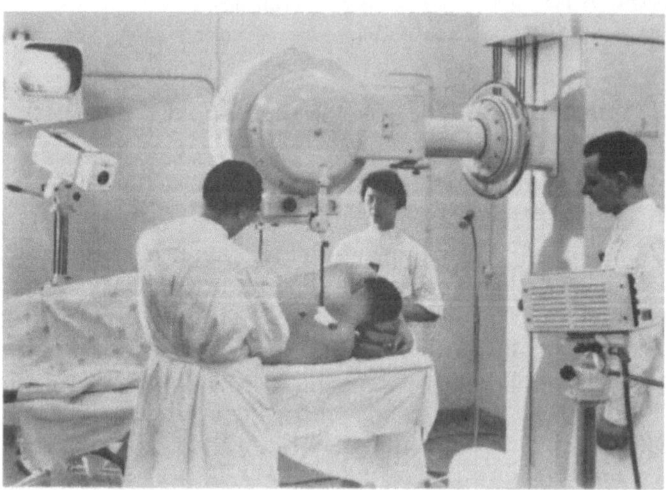

Abb. 42a. Optische Kontrolle der Patientenlagerung an einem Kobaltgerät mittels Fernsehen

bzw. Arzt aufrechtzuerhalten, genügt nur unvollkommen, weil kleine aber unter Umständen schon gefährliche Lagenveränderungen des Patienten unbemerkt bleiben können, insbesondere da diese Fenster nur die Sicht aus einer ganz bestimmten Richtung freigeben. Man hat deshalb in der Tiefentherapie (z.B. bei Betatron) technische Fernsehanlagen für diese rein optische Lagekontrolle eingesetzt. Man hat bereits auch laufende Einstellkontrollen unmittelbar mit Röntgenstrahlen durch Bildwandler und Fernseheinrich-

tung benützt. Es ist anzunehmen, daß diese Möglichkeiten in Zukunft wachsende Bedeutung bekommen, weil von ihnen letzten Endes der Bestrahlungserfolg in ganz entscheidendem Maße abhängt.

Hier sei auch noch eingefügt, daß es ebenfalls wichtig erscheint, Assistenz und Patient während der Bestrahlung in ständigem akustischem Kontakt zu halten, teils zur Beruhi-

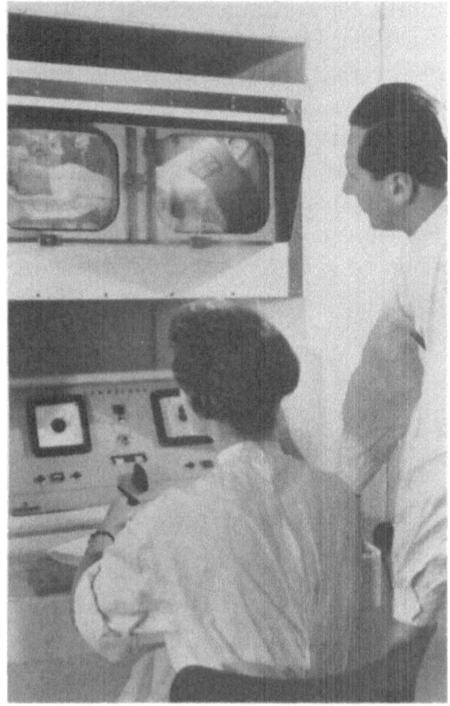

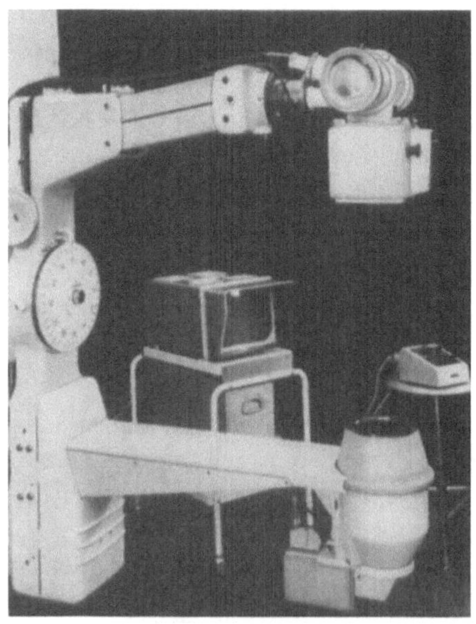

Abb. 42 b   Abb. 43

Abb. 42 b. Sichtgeräte für die optische Fernsehkontrolle über dem Schalttisch

Abb. 43. Pendelbestrahlungsgerät mit angebauter Bildverstärker-Fernsehkamera zur Röntgenfernsehkontrolle der Patienteneinstellung. Das Sichtgerät findet dabei normalerweise Aufstellung in der Nähe des Schalttisches im Bedienungsraum

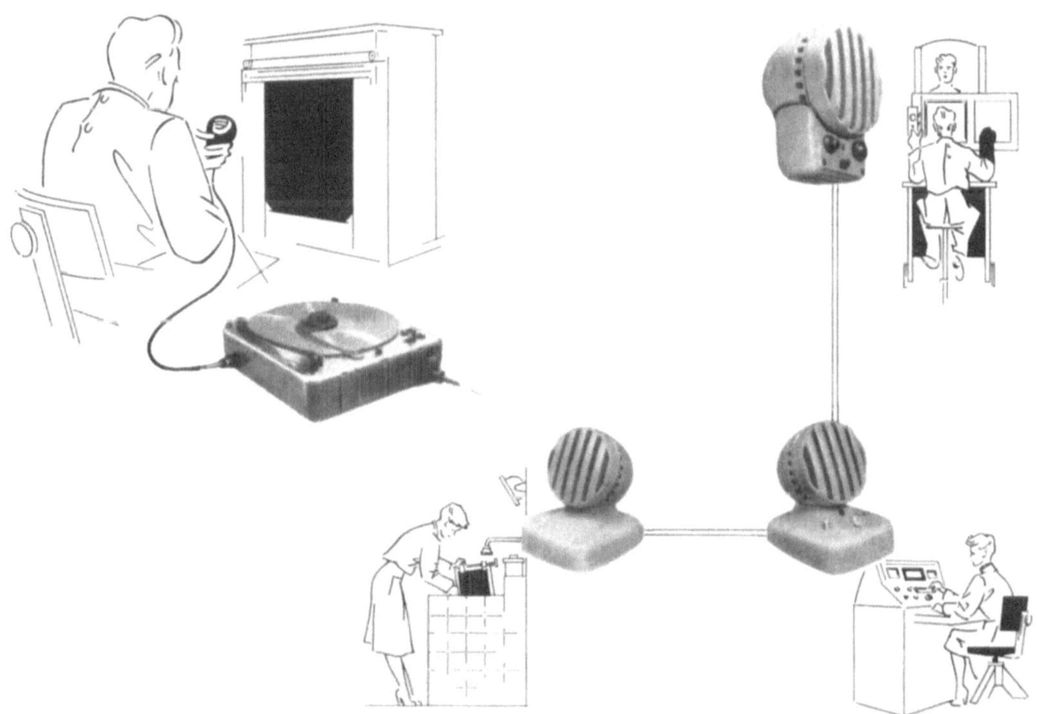

Abb. 44. Schema einer Wechselsprechanlage zur akustischen Verbindung des Arztes am Gerät, der Assistenz am Schalttisch und in der Dunkelkammer

gung des Patienten, aber auch um ihm bestimmte Verhaltungsmaßregeln während der Bestrahlung übermitteln zu können. Besonders bei der Anwendung energiereicher Strahlen (Betatron, Kobaltbomben usw.) ist dieser akustische Kontakt durch Sprechgitter kaum noch im gewünschten Maße aufrechtzuerhalten, deshalb setzt man hier neuerdings Gegensprechanlagen ein. Solche Gegensprechanlagen sind seit längerer Zeit auch in der Diagnostik üblich geworden, um die Verständigung zwischen dem Arzt und der Assistenz am Schalttisch oder in der Dunkelkammer bei länger dauernden Magenuntersuchungen aufrechtzuerhalten. Sie haben sich hier recht gut bewährt, und zwar nicht nur für die Übermittlung von Schaltanweisungen oder anderen Befehlen, sondern auch für die Befunddurchsage während der Durchleuchtungsuntersuchung. Hierbei wird oft auch von der Möglichkeit der unmittelbaren Diktataufzeichnung auf Band oder Platte Gebrauch gemacht.

11. Der Schutz von Patient, Arzt und Helfer
(Abb. 45—52)

Bei der Untersuchungs- und Behandlungstätigkeit an den Geräten ergeben sich sowohl für den Patienten als auch für den Arzt eine Reihe von Gefahrenmomenten, die eine gewissenhafte konstruktive Berücksichtigung notwendig machen.

a) Schutz gegen mechanische Schäden

Die mannigfaltigen und zum Teil recht schwierigen Lagerungen und Einstellungen sowie die hierfür notwendigen Einstellbewegungen am Gerät bzw. an Geräteteilen bilden die Ursache für eine Reihe von rein mechanischen Gefahren, die dadurch vermehrt werden, daß es sich bei den Patienten oft um alte, gebrechliche Personen oder um Kinder oder Verletzte und Bewegungsbehinderte handelt.

Zunächst müssen die Geräte in allen ihren Teilen eine genügende Festigkeit besitzen und Verletzungen durch etwa herabfallende Lasten oder Bruch ausschließen. Hier ist vor allem auch an die Seilaufhängungen zu denken und an ihre auch dem Verschleiß Rechnung tragende Dimensionierung. Wegen der nicht absolut auszuschließenden Drahtbrüche sind hierbei, soweit größere Lasten eine ernstere Gefährdung herbeiführen können, automatische Fallsicherungen anzuwenden. Diese müssen beim Reißen der Seile ein sicheres Festklemmen der Last in den Führungen bewirken. Hierfür sind i.a. die sog. Verkanntscheiben gebräuchlich.

Eine andere Gefahrenquelle bilden die Einklemmungsmöglichkeiten vor allem an den beweglichen Getriebeteilen. Durch Abdeckungen, genügende Verrundungen usw. muß dafür gesorgt werden, daß ein Einklemmen von Körperpartien oder auch Bekleidungsteilen sicher vermieden wird. Wo größere Geräteteile (z.B. Tischplatten) in bestimmten notwendigen Betriebsstellungen ein Einklemmen, z.B. der Füße, herbeiführen können, hilft man sich durch vorgezogene „Fühl"-Kontakte, die ein Abschalten des betreffenden Antriebes im Fall der Berührung bewirken. Aber auch unzweckmäßig angeordnete Bedienungs- oder Feststellgriffe an beweglichen Geräteteilen, können Anlaß zu Quetschungen sein; man muß deshalb sehr sorgfältig auf ihre richtige Anordnung achten.

Eine restlose Ausschaltung aller möglichen mechanischen Gefahren (Gerätebeleuchtung) durch konstruktive Sicherheitsmaßnahmen ist allerdings unmöglich. Ein bestimmtes Maß von Achtsamkeit bei der Bedienung muß wie bei jedem technischen Gerät auch hier gefordert werden. Durch hastiges und gefühlloses Arbeiten können bei den hier in Frage kommenden Massen so große Massenkräfte auftreten, daß dadurch Patient und Arzt, aber auch die Geräte selbst gefährdet werden.

Auf gewisse, bei den verschiedenen motorischen Antriebsarten zusätzlich auftretende Gefahren mechanischer Art ist bereits hingewiesen; dort sind die notwendigen besonderen Schutzmaßnahmen angegeben worden.

b) Schutz gegen elektrische Schäden

Die elektrischen Gefahren beim Arbeiten an den Röntgengeräten, die früher besonders im Hinblick auf die Hochspannungzuführung zu den Röntgenröhren sehr groß waren, spielen heute bei Einhaltung der entsprechenden Bauvorschriften nur noch eine untergeordnete Rolle. Um so wichtiger ist die Einhaltung dieser Vorschriften beim Bau und bei der Installation und ihre dauernde Sicherstellung im Betrieb geworden. Denn wegen der ständigen engen Berührung von Patient, Arzt und Helfer mit dem Gerät und wegen der hier immer gegebenen Verschmutzungsmöglichkeit mit irgendwelchen Flüssigkeiten, ist die elektrische Gefahrlosigkeit in besonderem Maße an die peinlich sorgfältige Einhaltung dieser elektrischen Vorschriften gebunden.

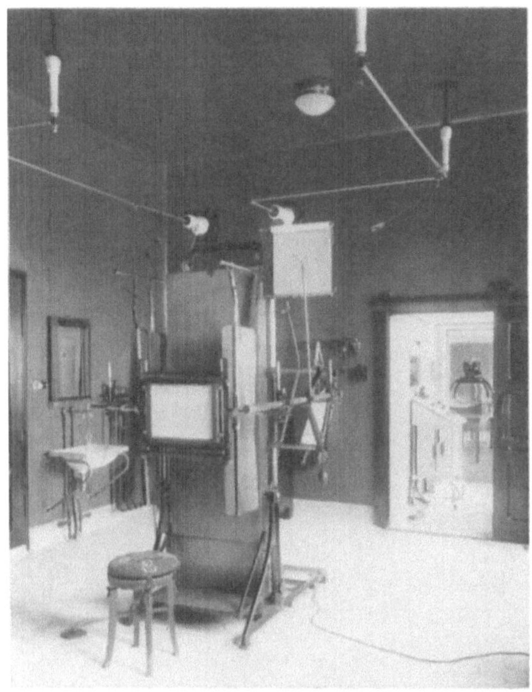

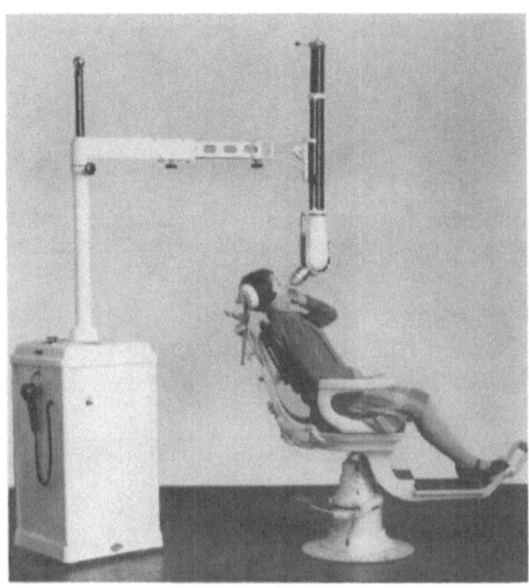

Abb. 45   Abb. 46

Abb. 45. Altes Untersuchungsgerät *ohne* Hochspannungsschutz (1928).

Abb. 46. Älterer Dentalröntgenapparat, bei dem bereits in Reichweite Hochspannungsschutz besteht

Vor allem die ordnungsgemäße Schutzerdung sämtlicher Metallteile der Geräte ist entscheidend für die Sicherung gegen elektrische Schäden. Denn sowohl der Hochspannungsschutz als auch der ebenso wichtige Schutz gegen Niederspannungsschäden ist letzten Endes auf die metallische Abschirmung abgestellt, und diese verliert bei nicht solider Erdung (oder gleichwertigen Maßnahmen) ihre Schutzwirkung, weil dann die abschirmenden Metallteile in gewissen Störungsfällen selbst Spannung gegen Erde annehmen können.

c) Schutz gegen Strahlenschäden

Auch hierzu ist zu sagen, daß die einschlägigen Vorschriften (s. unter C I 12) heute so umfassend und präzisiert sind, daß bei ihrer baumäßigen Einhaltung für Patient, Arzt und Helfer eine Strahlengefahr nur noch bei regelwidriger Arbeitsweise auftreten kann. Im Gegensatz zu den elektrischen Schutzvorschriften müssen die Bauvorschriften für den Strahlenschutz grundsätzlich das strahlenschutzmäßig richtige Verhalten des Arztes bei seiner Arbeit voraussetzen. Das richtige Verhalten des Arztes wird dabei durch die Unfallverhütungsvorschriften gefordert und im einzelnen bestimmt. Die Bauvorschriften können nur unter dieser Voraussetzung eine genügende Strahlensicherheit beim Arbeiten an den Geräten gewährleisten.

Während der Schutz gegen direkte Röntgenstrahlen außerhalb des Nutzstrahlenkegels heute durch den strahlengeschützten Aufbau der Strahlenquelle (Röhrenhüllen bzw.

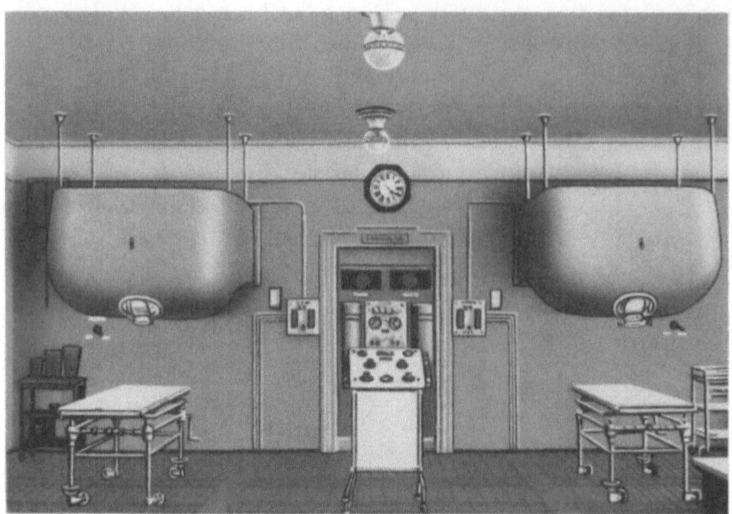

Abb. 47. Eine der ältesten Formen einer vollkommen hochspannungsgeschützten Anordnung eines Bestrahlungsraumes (1919)

Einkesselgehäuse) in Verbindung mit den verstellbaren Primärblenden oder Bestrahlungstubussen gewährleistet wird, muß der Schutz gegen die vom Patienten oder von strahlengetroffenen Geräteteilen, Zimmerwänden usw. ausgehende Sekundär- und Tertiärstrahlung für die Arbeit an den Geräten anderweitig sichergestellt werden.

Man kann entweder den Patienten und die Strahlenquelle gemeinsam in einer sog. *Strahlenschutzkabine* unterbringen und dadurch Strahlen-,,Sicherheit" außerhalb der Kabine erreichen. Diese Bauweise wird z.B. gern bei Geräten für Reihenuntersuchungen angewendet, weil sich damit die hier notwendige hohe Strahlensicherheit für das Bedienungspersonal mit verhältnismäßig geringem

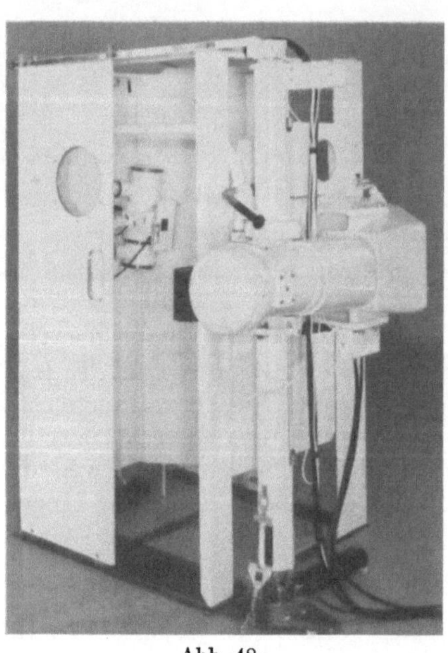

Abb. 48

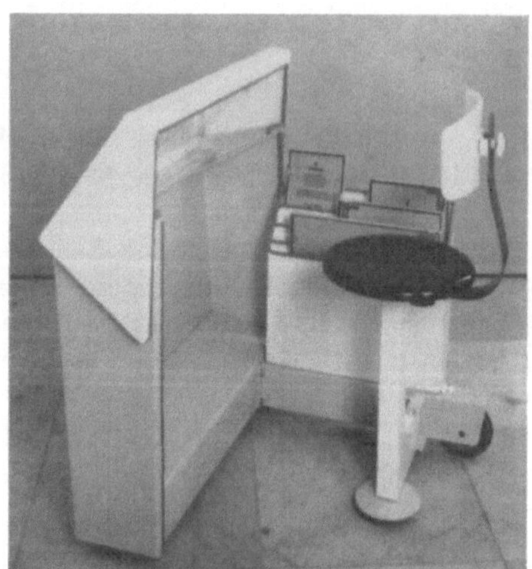

Abb. 49

Abb. 48. Schirmbildgerät mit Patientenkabine (Türen geöffnet). Voller Strahlenschutz für das Bedienungspersonal

Abb. 49. Strahlenschutzkanzel mit Kassettenbehälter

Materialaufwand und ohne besondere Vorschriften für das Verhalten des Personals bei der Gerätebedienung erreichen läßt. Diese Bauweise ist aber eigentlich nur anwendbar bei solchen Untersuchungsmethoden, bei denen der Patient stets dieselbe Untersuchungsstellung einnimmt. Sie versagt bei allen Geräten für mannigfaltige Lagerungen und Einstellungen des Patienten.

In diesem Fall geht man den umgekehrten Weg, indem man für das Bedienungspersonal einen *strahlengeschützten Bedienungsraum* vorsieht. Am Gerät braucht dann nur noch nach der Richtung, in der sich der Arzt bei der Durchleuchtung aufhalten muß, ein Schutz gegen direkte und Streustrahlung angebracht zu werden. Den Strahlenschutz gegenüber den Nachbarräumen bilden dann die Wände des Untersuchungsraumes.

Diese Schutzart ist übrigens auch die übliche in der Tiefentherapie, wo außerdem die Notwendigkeit eines zusätzlichen partiellen Schutzes für Arzt und Helfer im allgemeinen entfällt, weil sie sich ja während der Bestrahlung nicht patientennah aufzuhalten brauchen.

Bei den sog. Diagnostik-Kipptischen, die der Durchleuchtung am stehenden und liegenden Patienten dienen, muß der Streustrahlenschutz für Arzt und Helfer auch bei der Untersuchung am liegenden Patienten gewährleistet sein. Die Schutzkleidung, die der Arzt tragen muß, wird sehr schwer und unbequem, wenn sie in diesem Fall auch einen ausreichenden Schutz seiner unteren Extremitäten bieten soll. Deshalb werden solche Kippgeräte heute immer vollkommener mit einer seitlichen Streustrahlenschutzverkleidung unterhalb und oberhalb der Lagerungsplatte ausgerüstet und dieser Streustrahlenschutz wird in der Höhe des liegenden Patienten noch zusätzlich durch Bleigummibahnen vervollständigt, die an dem Zielgerät herabhängen. Da aber eine lückenlose Sicherstellung des Streustrahlenschutzes gerade in diesem besonders gefährdeten Bereich nicht gewährleistet ist (wegen der Durchgriffsnotwendigkeit zum Patienten), kann auch heute auf eine zusätzlich vom Arzt zu tragende Schutzkleidung nicht verzichtet werden. Aber es ergeben sich doch gewisse Erleichterungen hierfür, wenn die Geräte selbst einen großen Teil des Schutzes übernehmen.

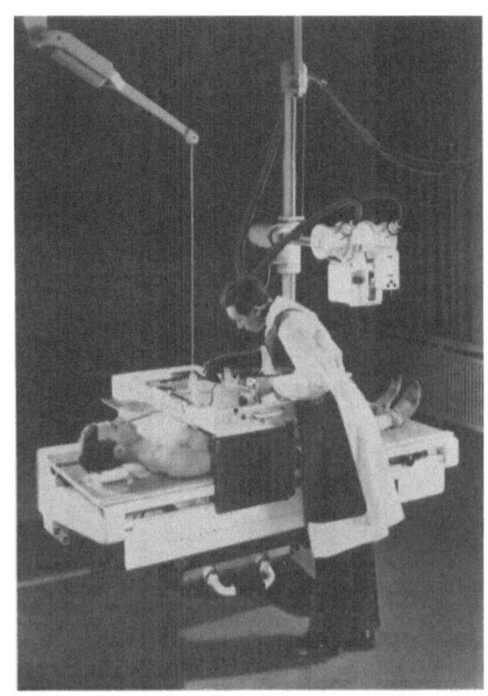

Abb. 50. Strahlenschutz an einem Kippgerät. Die zum Durchgreifen geschlitzten Bleigummilappen können bei senkrechtem Gerät an die Unterseite des Zielgerätes geschoben werden

Mit der Anwendung höherer Spannungen in der Diagnostik sind alle Strahlenschutzmaßnahmen noch schwieriger, aber auch wichtiger geworden, und diese erhöhten Schwierigkeiten wirken sich in einer größeren Unbequemlichkeit bei der Gerätebedienung aus. Aus diesem Grund hat man bisher bei der Durchleuchtung, die ja die größte Strahlengefährdung für den Arzt ergibt, von einer Steigerung der Röhrenspannung über etwa 100 kV abgesehen. Tatsächlich bestimmt die Rücksicht auf den Strahlenschutz des Arztes bei der Durchleuchtung die Konstruktion der internistischen Kippgeräte stärker als man zunächst vermutet.

Beim Übergang zur Fernsehdurchleuchtung bleiben die Anforderungen für den Strahlenschutz des Arztes praktisch unverändert, soweit es sich z.B. um Kipptische handelt, deren Einstellung er von Hand oder über Steuerschalter unmittelbar *am Gerät selbst vornimmt*.

Die Möglichkeit, mit der Fernsehdurchleuchtung eine Fern- bzw. Separatsteuerung des Gerätes zu verbinden, bringt gerade für den Strahlenschutz des Arztes eine wesentliche Erleichterung. Bei einem separatgesteuerten Gerät kann nämlich der Beobachtungsplatz des Arztes hinter eine Strahlenschutzwand verlegt werden, so daß er ohne lästige

Schutzkleidung untersuchen kann. Bei Anordnung des strahlengeschützten Beobachtungsplatzes in unmittelbarer Nähe des Gerätes kann dabei auch ein bequemer Zugriff zum Patienten über Durchlässe in der Schutzwand ermöglicht werden.

Der Vollständigkeit halber sei hier auf die Einrichtungen hingewiesen, die dazu dienen, den *Patienten* vor der Anwendung unzulässig hoher Strahlenmengen bei der Untersuchung zu schützen. Es sind dies Meßeinrichtungen, die unmittelbar die dem Patienten bei der Untersuchung zugeführte Dosis (Oberflächendosis oder Oberflächendosis × Einfallsfläche oder am besten die Volumendosis) messen und damit Überschreitungen der zulässigen Strahlenbelastung erkennbar machen. Da die Durchleuchtungszeit bei der großen Variationsbreite von Feldgröße, Objektdicke, benützter Strahlenhärte usw. ein völlig unzureichendes Maß für die Strahlenbelastung des Patienten bei der Untersuchung darstellt, werden derartige *Dosis-Monitoren* wohl bald als notwendiger Bestandteil der Untersuchungseinrichtungen zu gelten haben.

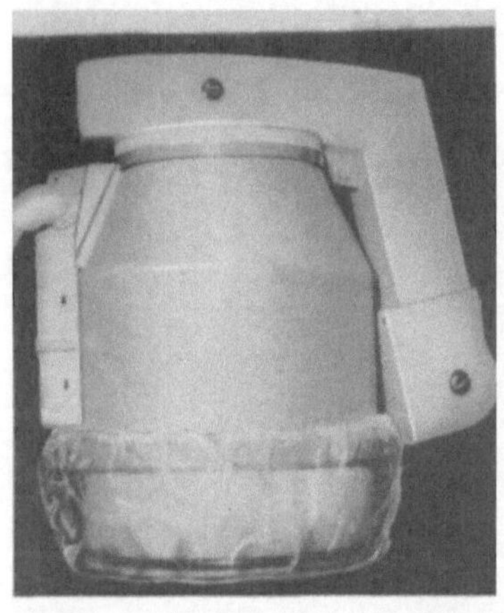

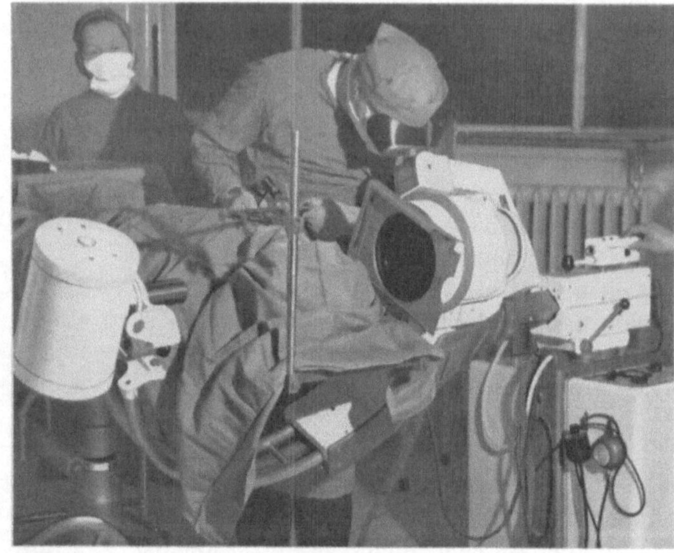

Abb. 51   Abb. 52

Abb. 51. Abwaschbare Plastikschutzhülle an einer Bildverstärkerhaube eines Chirurgiegerätes

Abb. 52. Sterile Abdeckung des Operationsfeldes beim Arbeiten mit dem Chirurgie-BV-Gerät

d) Schutz gegen Infektion

Als medizinische Geräte müssen die Röntgengeräte natürlich auch auf die Infektionsgefahren Rücksicht nehmen. Sie müssen selbstverständlich zunächst einmal den allgemeinen Anforderungen an Hygiene insofern genügen, als schon rein konstruktiv für eine bequeme Sauberhaltung und Abwaschbarkeit gesorgt wird. Insbesondere müssen ihre Lackierungen glatt und sehr fest sein, ihre Formgebung muß möglichst alle die Sauberhaltung erschwerenden Oberflächenkanten und Unterbrechungen vermeiden, und schließlich ist es zweckmäßig, durch helle Farbgebung Verunreinigungen leichter erkennbar zu machen. Alle Polsterungen sollen mit abwaschbaren Stoffen ausgerüstet sein.

Bei den Reihenuntersuchungsgeräten wird man an den Auf- bzw. Anlagestellen des unbekleideten Körpers an der Stützwand bequem wechselbare Papierbeilagen, etwa in Rollenform, anbringen u.ä.

Für den Schutz des Arztes gegen Infektion durch den Patienten sind bei Geräten für Lungendurchleuchtung besondere Hustenschutzschilde oberhalb des Leuchtschirmes notwendig.

Manche Geräteteile (z.B. Bestrahlungstubusse für Nahbestrahlung und Körperhöhlenbestrahlung) müssen sogar sterilisierbar ausgeführt werden.

12. Sicherheitsvorschriften, -regeln und -normen

Die bereits erwähnten Notwendigkeiten für den Schutz von Patient, Arzt und Helfer sind bisher keineswegs vollständig und umfassend in entsprechenden Sicherheitsvorschriften festgelegt, obwohl ihre Berücksichtigung als unbedingt notwendig angesehen werden muß und auch im allgemeinen erfolgt.

In Deutschland sind die für den Bau von Röntgengeräten maßgebenden Sondervorschriften zum Teil in den Unfallverhütungsvorschriften der Berufsgenossenschaften, zum Teil in den Vorschriften des Verbandes Deutscher Elektrotechniker (VDE) und schließlich in den Vorschriften und Normen des „Fachnormenausschusses Radiologie im Deutschen Normenausschuß in Arbeitsgemeinschaft mit der Deutschen Röntgengesellschaft (FNR)" niedergelegt.

Die *Unfallverhütungsvorschriften* (UVV) sind dabei in erster Linie Vorschriften für den Arzt und sein Personal und ihr richtiges Verhalten bei der Anwendung der Röntgenstrahlen, sie enthalten aber auch Bestimmungen, die Konsequenzen für den Bau der Röntgenanlagen haben, insbesondere enthalten sie „die Mindestanforderungen an die Beschaffenheit medizinischer Röntgenanlagen".

Die *VDE-Vorschriften* sind Bau- und Errichtungsvorschriften für den Hersteller bzw. den, der die Anlagen aufstellt. Inhaltlich betreffen sie ausschließlich die elektrische Sicherheit.

Die *FNR-Normen bzw. Vorschriften* sind ebenfalls in erster Linie Röntgen-Bauvorschriften, aber auch Vorschriften für den Anwender insofern, als durch sie die primäre Verantwortung für die Einhaltung der Vorschriften auch hinsichtlich der technischen Ausrüstung dem anwendenden Arzt nicht abgenommen werden kann. Sachlich betreffen sie vor allem den Strahlenschutz.

Spezielle Vorschriften für die Sicherheit gegen mechanische Schäden bei Röntgenarbeiten bestehen ebensowenig wie spezielle Vorschriften für die Infektionssicherheit im Röntgenbetrieb, abgesehen von einigen Hinweisen in den Unfallverhütungsvorschriften und in den FNR-Normen.

Durch Gesetz ist in der Bundesrepublik Deutschland nur die Rechtsverbindlichkeit der UVV festgelegt. Insofern aber, als die Rechtsprechung allgemein die Nichteinhaltung aller anerkannten Regeln der Technik als „Kunstfehler" bzw. Fahrlässigkeit wertet, haben auch die VDE-Vorschriften und die FNR-Normen praktisch Gesetzeswirkung.

Es sei darauf hingewiesen, daß neu hinzukommende oder verschärfte Vorschriften im allgemeinen nur für Neuerrichtung von Anlagen gelten und keine Rückwirkung auf die Weiterbenutzung älterer Anlagen haben. Wenn nicht, wie z. B. beim Hochspannungsschutz, auch für diese ausdrücklich die Umstellung auf die neuen Vorschriften vorgeschrieben wird, gelten für sie nur die oben schon erwähnten „Mindestanforderungen" der UVV.

Zur Zeit gültige und im Entwurf befindliche Deutsche Normen und Vorschriften für die medizinische Radiologie[1],
soweit sie das Thema dieses Beitrages betreffen

(Stand Frühjahr 1962)

DIN 6804 4. 33	Vorschriften für den Strahlenschutz in medizinischen Radiumbetrieben.
DIN 6804 (7. 57)	Entwurf Strahlenschutz beim Arbeiten mit geschlossenen radioaktiven Präparaten in medizinischen Betrieben, Regeln.
DIN 6811 1. 62	Medizinische Röntgeneinrichtungen bis 300 kV Strahlenschutzregeln für die Herstellung.

---

[1] Entnommen aus DIN-Normen-Verzeichnis und VDE-Vorschriften der Radiologie und Elektromedizin. Beuth-Vertrieb GmbH. April 1962.

DIN 6812 1. 62	Medizinische Röntgenanlagen bis 300 kV, Strahlenschutzregeln für die Errichtung.
DIN 6813 3. 62	Röntgen-Schutzkleidung, -Schutzkanzeln und -Schutzwände, Regeln für die Herstellung.
DIN 6814 10. 56	Röntgentechnik, Begriffe (Neuentwürfe für Blatt 1, 2 u. 6. 2. 62).
DIN 6815 1. 62	Regeln für Strahlenschutzprüfungen an medizinischen Röntgenanlagen bis 300 kV.
Graf, Schaal u. Ernst	Erläuterungen zu den Strahlenschutznormen für med. Röntgeneinrichtungen und -anlagen, DIN 6811, 6812, 6813 und 6815 (in Vorbereitung).
DIN 6816 (2. 62)	Entwurf Filmdosimetrie zur Strahlenschutzüberwachung.
DIN 6846 (3. 62)	Entwurf Medizinische γ-Bestrahlungsanlagen, Strahlenschutzregeln für die Herstellung und Errichtung.
DIN 6849 (4. 62)	Entwurf Warnzeichen für ionisierende Strahlung.
VDE 0107 (12. 62)	Vorschrift für die Errichtung, Ausrüstung und Instandhaltung elektrischer Anlagen und Betriebsmittel in medizinisch genutzten Räumen.
VDE 0120 12. 53	Vorschrift für den Hochspannungsschutz in medizinischen Röntgenanlagen.
VDE 0750	Vorschriften für elektromedizinische Geräte.
Teil 1 7. 57	Allgemeine Vorschriften.
Teil 12 (12. 62)	Sondervorschriften für medizinische Röntgeneinrichtungen.

Unfallverhütungsvorschriften

Zahnärztliche Praxen, Ausgabe 1961.

Anwendung von Röntgenstrahlen in medizinischen (ärztlichen, zahnärztlichen und tierärztlichen) Betrieben, Ausgabe 1953.

Medizinische Anwendung von Röntgenstrahlen, Neuausgabe-Entwurf 1961.

Richtlinien für die Verhütung von Berufskrankheiten und Unfällen bei der Anwendung und Lagerung radioaktiver Stoffe in medizinischen Betrieben. Ausgabe 1956.

Richtlinien zur Verhütung von Gefahren durch elektrostatische Aufladungen, Ausgabe 1960.

Im Ausland bestehen meist ähnliche Vorschriften und Richtlinien.

International anerkannte Regeln für die Röntgentechnik bestehen bisher nur für den Strahlenschutz (in erster Linie die Empfehlungen der ICRP) und für die EWG-Länder die etwas strenger gefaßten Euratom-Richtlinien.

Zur Frage der Verantwortlichkeit für die Sicherheit im Röntgenbetrieb sei hier noch folgendes festgestellt, weil bisweilen darüber Unklarheiten bestehen:

Wie jeder Betriebsleiter, ist auch der Inhaber oder verantwortliche Leiter eines Röntgenbetriebes *primär* für alle Schäden verantwortlich, die in seinem Betrieb vorkommen. Dabei bezieht sich diese Verantwortlichkeit für die behandelten Patienten und das beschäftigte Personal nicht nur auf Schäden, die im Zusammenhang mit der Anwendung der Röntgenstrahlen (etwa durch medizinische Kunstfehler) entstehen, sondern auch auf Schäden, die durch Mängel und Fehler des gesamten Betriebes und der darin befindlichen Einrichtungen verursacht sind. Soweit es die Einrichtungen, also z.B. die Röntgengeräte betrifft, kann der Leiter des Röntgenbetriebes diese Verantwortung zwar auf die Lieferfirma ausdehnen, aber im allgemeinen nur soweit, wie es die vorschriftsmäßige Ausführung, Lieferung und Aufstellung seiner Anlage betrifft. Für ihren ordnungsgemäßen und betriebssicheren jeweiligen Zustand ist er jedoch unmittelbar verantwortlich insofern, als er die Abstellung gefährlicher Mängel veranlassen muß.

Von dieser unmittelbaren Verantwortlichkeit des Betriebsleiters muß man im Hinblick auf alle Gefahrenmomente ausgehen, weil das rechtzeitige Erkennen von Mängeln in seinem Betrieb zu seiner natürlichen Aufsichtspflicht gehört, und weil diese zwar an eine andere sachverständige Person übertragen werden kann, aber doch völlig unabhängig von den für die Lieferfirmen maßgebenden Bau- und Errichtungsvorschriften besteht. Ganz ähnliche Gesichtspunkte für die Verantwortlichkeit gelten z.B. auch bei Schäden, die durch den vorschriftswidrigen Zustand etwa einer Werkzeugmaschine entstehen, oder bei Schäden infolge von Mängeln an einem Auto (z.B. schadhaft gewordener Bremsbelag). Hier ist auch unmittelbar der Betriebsleiter der Fabrik, in der diese Maschine benützt wird, verantwortlich und nicht der Hersteller der Maschine, bzw. der Wagenhalter und nicht der Hersteller des Wagens; denn nur er bzw. die ihm unterstellten Personen können das Auftreten von Mängeln bei der Benützung früh genug feststellen.

Um sich gegen das Auftreten von Einrichtungsschäden zu sichern, gibt es nur ein wirksames Mittel, nämlich eine sorgfältige und regelmäßige Wartung. Schon vom rein wirtschaftlichen Standpunkt aus ist der Aufwand dafür ebenso berechtigt wie z.B. beim Auto, weil dadurch der Gebrauchswert der Anlage länger gesichert, vor allem aber weil Betriebsstörungen und Ausfallzeiten dadurch vermieden werden. Selbstverständlich wird aber auch das Gefahrenmoment, soweit es aus einer Schadhaftigkeit der Einrichtung resultiert, durch regelmäßige Wartung entscheidend vermindert. Weil bei radiologischen Einrichtungen die Wartung nicht nur Gewissenhaftigkeit, sondern auch erhebliches technisches Verständnis erfordert, ist es vielfach üblich geworden, Wartungsverträge mit den Lieferfirmen abzuschließen. Es muß aber darauf hingewiesen

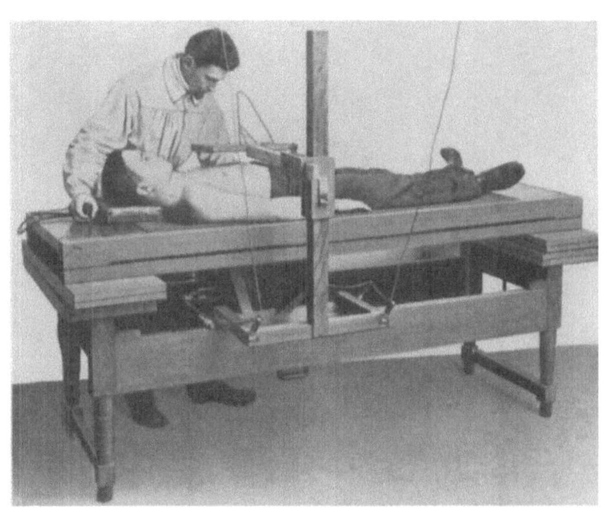

Abb. 53. Trochoskop aus dem Jahre 1907 in Holzbauweise

werden, daß damit die primäre Verantwortlichkeit des Betriebsleiters bzw. seines Stellvertreters nicht ausgeschaltet wird. Er muß für die Abstellung von Schäden sorgen, die z.B. zwischen zwei Wartungsterminen sichtbar werden. Allerdings wird an einer regelmäßig gewarteten Anlage dieser Fall normalerweise gar nicht eintreten.

13. Baustoffe und Bauweisen
(Abb. 53—58)

Daß der Röntgengerätebau seit Jahrzehnten vom Holz als Baustoff völlig abgekommen und zu rein metallischen Konstruktionen übergegangen ist, hat seinen Grund vor allem in den immer höheren Anforderungen an Stabilität und Präzision, aber auch in der wachsenden Kompliziertheit der Verstell- und Bewegungsvorrichtungen, für die Holzkonstruktionen überhaupt nicht mehr in Frage kommen. Selbst bei den Lagerungsplatten für den Patienten, die im Hinblick auf die notwendige Strahlendurchlässigkeit bis in die letzte Zeit hinein noch in Holz ausgeführt wurden, geht man immer mehr zu Kunststoffplatten über, weil diese bei gleicher Stabilität strahlendurchlässiger sind und außerdem den Vorteil der Homogenität besitzen.

Im übrigen kommen als nichtmetallische Baustoffe Hilfsstoffe für Verkleidungszwecke in Frage; auch hier handelt es sich fast durchweg um Kunststoffe (z.B. für Polsterungen von Halterungsteilen für den Patienten).

Eisen bzw. Stahl findet in der mannigfaltigsten Form als Profileisen, Blech, Rohr, Rundmaterial und als Guß für Formteile Verwendung. Für den Röntgengerätebau typisch ist vor allem die ausgedehnte Verwendung der Leichtmetalle und ihrer Legierungen (Elektron), besonders für Gußteile, geworden. Ihr Einsatz ist hier deshalb so

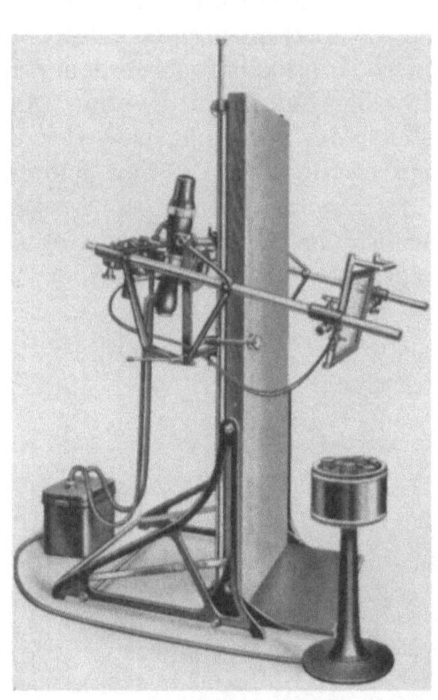

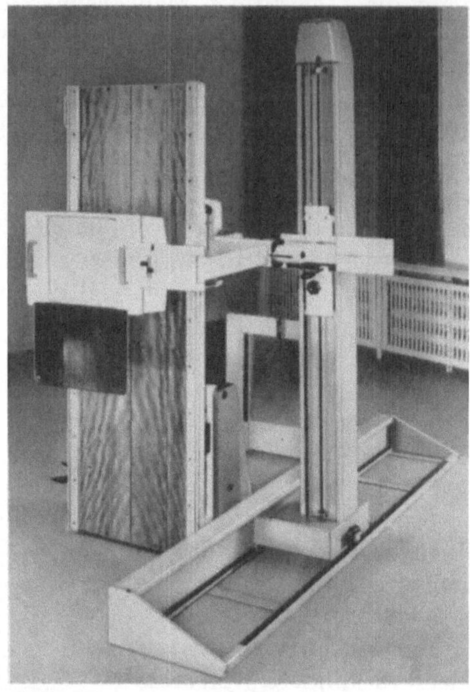

Abb. 54   Abb. 55

Abb. 54. Ältere Bauweise eines einfachen Kipptisches. Lagerungsplatte aus Holz, Stahlrohrführungen, Gußeisenfuß usw.

Abb. 55. Moderne Blechbauweise

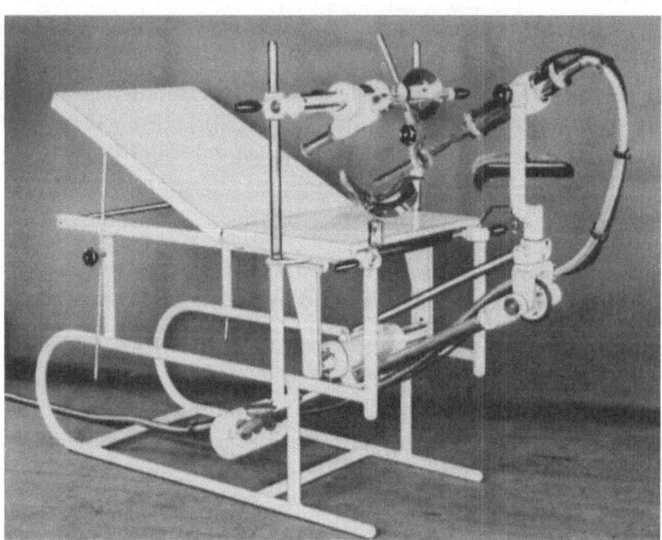

Abb. 56. Gynäkologisches Bestrahlungsgerät in Stahlrohrbauweise

vorteilhaft, weil jede Gewichtsverringerung der zu bewegenden Geräteteile die Reibungsund Massenbeschleunigungsarbeit herabsetzt, also die mechanische Arbeitsleistung des Arztes erleichtert.

Die allgemeine Absicht, hohe Festigkeit mit möglichst geringem Baugewicht zu erreichen, wird außer durch die Baustoffwahl wesentlich durch die Bauweisen angestrebt;

die Konstruktionen werden immer sorgfältiger in dieser Richtung durchentwickelt. Hatte früher der Übergang zur weitgehenden Anwendung von Leichtmetall-Guß-Körpern einen ganz erheblichen Fortschritt gebracht, so kann man heute noch eine andere Tendenz erkennen, nämlich für gewisse Standardgeräte im vermehrten Umfang Blech-

konstruktionen anzuwenden. Die Bleche werden dabei nicht nur für Verkleidungszwecke benützt, sondern man fügt sie unter geeigneter Profilierung zum Teil auch als tragende und versteifende Bauelemente in die Konstruktionen ein und kann auf diese Weise eine für viele Zwecke ausreichende Stabilität bei geringem Gewicht und bei verringerten Gesamtkosten erreichen. Diese Tendenz zur „Blechbauweise" ist vergleichbar etwa dem Übergang von der Rahmenkonstruktion zum selbsttragenden Chassis im Fahrzeugbau.

Eine andere Möglichkeit einer leichten, aber stabilen Bauweise, stellt bekanntlich die Auflösung der Voll- oder Massivträger in ein Netzwerk von Profil- oder Rohrstücken dar, wie sie z.B. im Brücken- oder Kranbau in größtem Umfang angewandt wird. Im Röntgen-

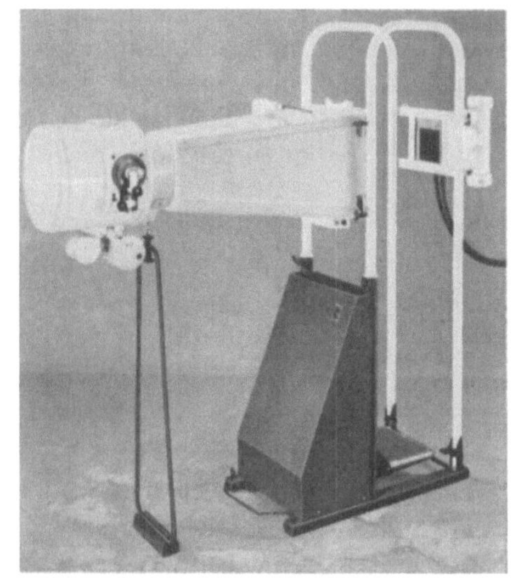

Abb. 57. Schirmbildgerät in Stahlrohrbauweise

gerätebau bedient man sich dieser Bauweise bisher nur verhältnismäßig wenig und meist nur für bestimmte Teilkonstruktionen, z.B. Röhrenträger bei Schirmbildgeräten, Auslegerarme usw. Sie ist nicht gut zu vereinbaren mit dem Wunsch nach glattem und ruhigem äußerem Aussehen, und im allgemeinen wird sie für die hier in Frage kommenden Lasten auch recht aufwendig. Bekannte Beispiele für die zweckmäßige Anwendung dieser Bauweise sind z.B. das in Abb. 110 dargestellte Pohlsche Universalgerät und die modernen BV-Operationsgeräte.

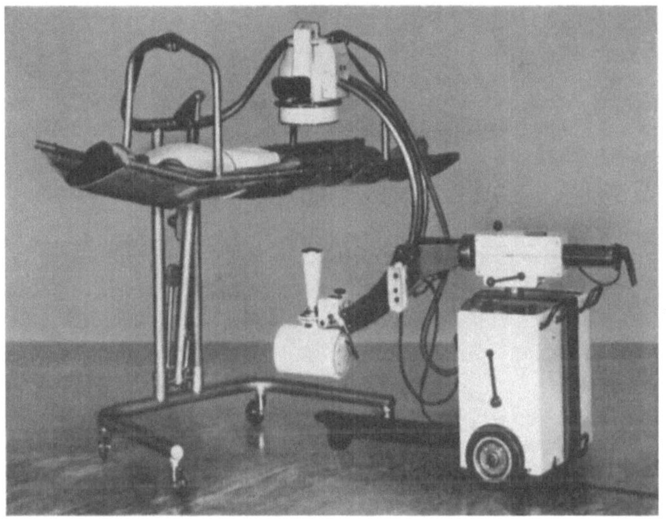

Abb. 58. Chirurgisches Bildverstärkergerät in Verbindung mit Hebevorrichtung für Unfallverletzte (Lifter) in Stahlrohrbauweise

14. Montagearten (Fußboden, Wand, Decke)
(Abb. 59—62)

In den Anfängen des Röntgengerätebaues wurden die noch sehr einfachen Untersuchungs- und Behandlungstische und die zugehörigen Röhrenstative ganz selbstverständlich und allgemein für eine Aufstellung auf dem *Fußboden* vorgesehen. Diese Aufstellungsart galt zunächst auch dann noch als die einfachste und natürlichste, als die Geräte mit weiterem Zubehör ausgestattet wurden. Der Übergang zur *Wand-* und dann auch zur *Deckenmontage* ergab sich erst dann als vorteilhaft bzw. notwendig, als in der Tiefentherapie bei wachsenden Röhrenspannungen der Hochspannungsschutz und der Strahlenschutz dazu zwangen, die Strahlenquellen definierter von Patient und Arzt zu trennen.

Die sog. Therapiewandgeräte und „Kanonen" gestatteten durch ihre Wandmontage einen vollkommenen Hochspannungsschutz im Behandlungsraum lange, bevor es mit der Einführung flexibler Hochspannungskabel wieder möglich wurde, die Strahlenquellen als hochspannungs- und strahlensichere Hauben unmittelbar am Patienten-Lagerungsgerät anzubringen. Die Decke konnte man für die Halterung irgendwelcher Geräteteile so lange nicht heranziehen, als man sie für die offenen Hochspannungszuführungen zu den Röntgenröhren freihalten mußte.

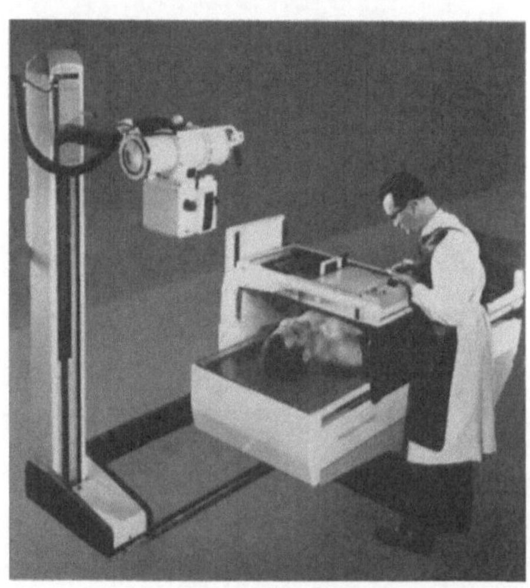

Abb. 59. Modernes Kippgerät mit Obertischröhre in deckenfreier Aufstellung

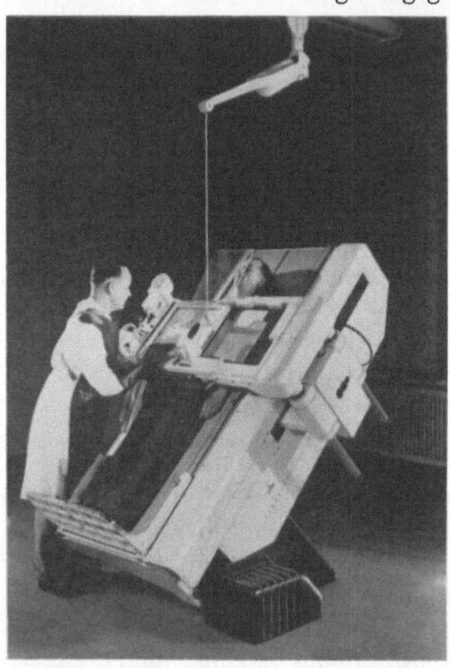

Abb. 60. Modernes Kippgerät mit Deckenaufhängung des Federgewichtsausgleichs für das Zielgerät

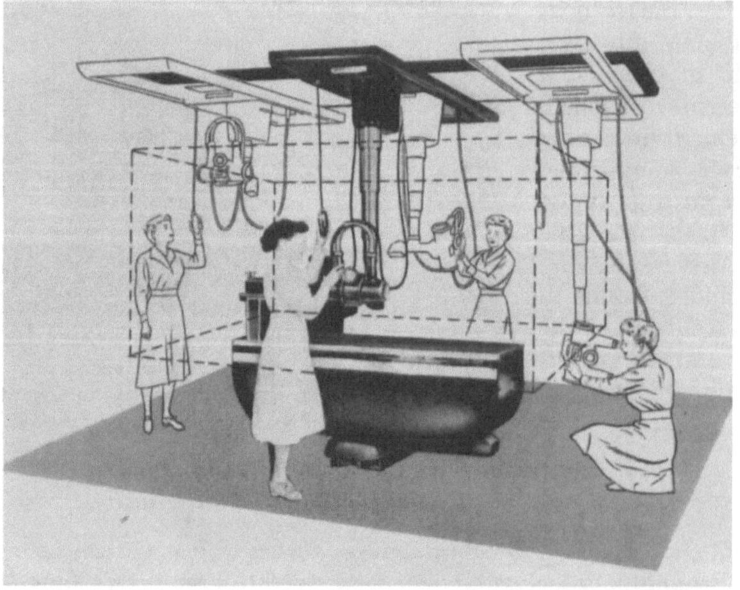

Abb. 61. Kippgerät mit Deckenhängegerät für Obertischröhre

Seit Einführung der hochspannungssicheren Bauweisen bildet der Wunsch nach möglichst guter Zugänglichkeit zum gelagerten Patienten und einer möglichst weitgehenden Bodenfreiheit erneut den Anlaß, die Wand sowie die Decke für die Befestigung der Geräte oder von Teilen derselben zu benutzen. In der Therapie trat verhältnismäßig bald zur Wandmontage auch die Deckenmontage der Strahlenquellen, und in der Diagnostik waren es zunächst besonders die sog. Gewichtsausgleiche, für deren Halterung man die Decke benutzte. Kleinere Strahlenquellen (z. B. für die Zahndiagnostik) werden vielfach an verstellbaren Wandarmen aufgehängt.

Die Ansichten über die Zweckmäßigkeit der Wand- und Deckenmontagen sind bis in die jetzige Zeit einem starken regionalen und zeitlichen Wechsel unterworfen, denn es spricht vieles dafür, die Geräte möglichst ausschließlich am Fußboden zu montieren bzw. zu verankern. Vor allem ist es die Einfachheit der Aufstellung, die bei Fußbodenmontage meist ohne irgendwelche bauliche Veränderungen möglich ist. Wandmontagen, vor allem aber Deckenmontagen, erfordern bei Neubauten eine sorgfältige bauliche Einplanung und bei nachträglicher Anwendung verursachen sie fast immer erhebliche bauliche Veränderungen. Man denke hier nur an die modernen Deckenheizungen, die schallsicheren Deckenausführungen, die übliche Verlegung der elektrischen Speiseleitungen und sonstiger Rohre innerhalb von Zwischendecken; schließlich kommt noch die heute übliche geringe Deckenhöhe hinzu — besonders in Privathäusern —, die für Deckenmontagen oft gar keinen Platz läßt. Trotz dieser baulichen Schwierigkeiten ist in den letzten Jahren verstärkt die Tendenz festzustellen, wenigstens für gewisse diagnostische Zwecke (vor allem für die chirurgischen Aufnahmetechniken), die Strahlenquelle an einer verstellbaren Deckenhalterung zu befestigen und damit den Fußboden frei zu bekommen von Führungsschienen für die Röhrenstative (vgl. hierzu auch C II 1 α a).

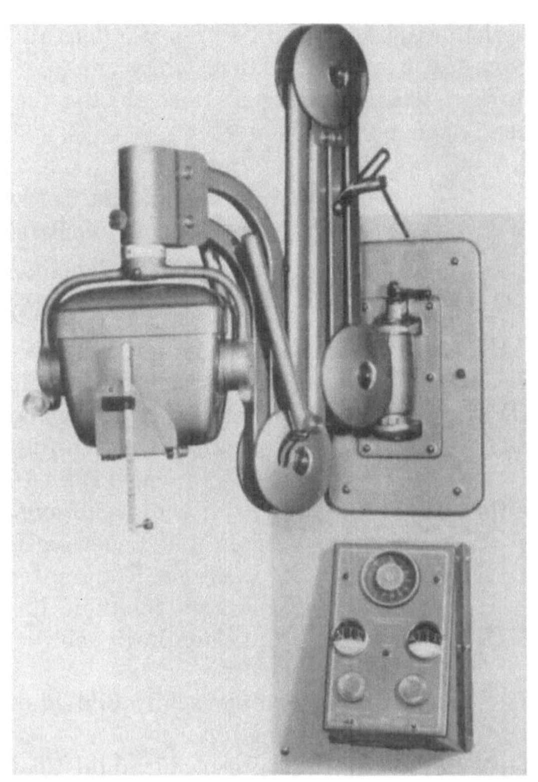

Abb. 62
Wandbefestigung eines Nahbestrahlungsapparates

15. Konstruktions- und Abmessungsnormen

Wie auf allen Gebieten der Technik, kann und soll auch im Röntgengerätebau eine Normung sich immer nur auf Dinge beziehen, deren Normung die Fortentwicklung nicht behindert, und für die ein wirtschaftliches Normungsbedürfnis besteht. Hier wollen wir nicht sprechen von den Bauteilen (wie Schrauben, Passungen usw.), deren Normung für die gesamte Technik sich längst durchgesetzt hat, und die natürlich auch im Röntgengerätebau im weitesten Umfang benutzt werden, sondern nur von den speziell für den Röntgengerätebau geschaffenen oder noch zu schaffenden Normen. Das Bedürfnis für solche spezielle Röntgennormen ist in erster Linie durch den Wunsch bedingt, Austauschmöglichkeiten für wichtige Bauteile zwischen Fabrikaten verschiedener Firmen zu schaffen. Ein markantes Beispiel hierfür ist z. B. die Normung der Aufnahmekassetten-Abmessungen. Denn gerade die Verwendbarkeit der Kassetten an den verschiedensten Geräten (z. B. Zielgeräten) hängt von der Einhaltung gewisser Toleranzen ihrer Außenmaße ab. Bei der an sich schon großen Zahl der unvermeidlichen Aufnahmeformate ist es unwirtschaftlich, für die verschiedenen Gerätefabrikate nun auch jeweils noch einen besonderen Kassettensatz bereithalten zu müssen. Wenn bei diesem Beispiel das

Normungsbedürfnis besonders von seiten des Anwenders vorliegt, so ist andererseits in vielen Fällen der Normungswunsch auch durch wirtschaftliche Vorteile für den Hersteller bedingt. Man denke nur an die gemeinsame Belieferung wichtiger Bauteile durch eine Firma. Das Interesse an der Normung ist also auch in der Röntgentechnik sowohl beim Hersteller als auch beim Bezieher vorhanden. Wenn demgegenüber der Außenstehende sich gelegentlich wundern mag, daß manche Dinge, die ihm unbedingt normungswichtig erscheinen, noch nicht genormt sind, so liegt das an der Schwierigkeit und der Langwierigkeit des Normungsvorgangs, weil dabei im einzelnen oft erhebliche wirtschaftliche Interessengegensätze ausgeglichen werden müssen. Jede kleinste Maßänderung bei laufender Serienfertigung hat unter Umständen außerordentlich viele und große wirtschaftliche Konsequenzen. Eine kurze Übersicht über die in Deutschland bereits bestehenden bzw. im Entstehen begriffenen Normen, die für den Röntgengerätebau wichtig sind, wird in der folgenden Tabelle gegeben.

Zur Zeit gültige und im Entwurf befindliche Deutsche Normen
für die medizinische Radiologie[1],

soweit sie das Thema dieses Artikels betreffen

(Stand Frühjahr 1960)

DIN   6831 (1957) Blattfilme, photographische Papiere und Verstärkerfolien — für medizinische Röntgenaufnahmen. Maße.

DIN   6832 (1956) Kassetten für Röntgenaufnahmen. Hauptmaße.

DIN   6836 (1956) (Vornorm) Röntgenröhren-Schutzgehäuse. Halterungen für medizinische Röntgengeräte. Anschlußmaße.

DIN   6837 (1958) Medizinische Röntgeneinrichtungen. T-Nuten an Untersuchungsgeräten und Lagerungstischen.

DIN   6839 (1959) Medizinische Röntgentechnik. Diagnostikeinrichtungen. Betätigungsregeln und Symbole für die Bedienungsteile.

DIN   6842 (1959) Dunkeladaptationsbrillen für Röntgendurchleuchtung. Filtereigenschaften.

DIN 19005 (1957) Röntgenschirmbild-Photographie. Aufnahmen, Bildformate, Auswertung.

DIN 19006 (1957) Röntgenschirmbild-Photographie und -Kinematographie. Rohfilm. Maße, Lieferart.

16. Konstruktive Rücksichtnahme auf die notwendige Wartung

Wenn bei dem einfachen Aufbau der früheren Anwendungsgeräte eine eigentliche Wartung kaum notwendig war bzw. sich diese im wesentlichen auf die Sauberhaltung beschränken konnte, ist mit wachsender Verfeinerung und Komplizierung ihrer Funktionen auch die regelmäßige Pflege und Wartung zu einer selbstverständlichen Voraussetzung für eine einwandfreie Betriebsbereitschaft geworden. Zweckmäßigerweise nehmen die modernen Konstruktionen selbst darauf Rücksicht, vor allem durch gute Zugänglichkeit und gegebenenfalls Auswechselbarkeit der Teile. Insbesondere ist dabei an Schmierstellen von Achsen und Führungen zu denken, aber auch an stark beanspruchte Kleinbauteile, wie etwa Anschläge, Puffer, Federn usw., die gelegentlich kontrolliert und ausgewechselt werden müssen, oder solche, die regelmäßig gesäubert werden müssen, wie komplizierte Getriebeteile. Bei dem unter Umständen erheblichen elektrischen Steuerungsteil der modernen Geräte mit Schaltern, Relais usw. wird auch deren Einbau zweckmäßigerweise so vorgesehen, daß eine Kontrolle der Kontakte und eine Auswechslung abgenützter Teile bequem möglich ist. Angesichts der immer bewußter angestrebten

---

[1] Zum Teil entnommen aus: DIN-Normen-Verzeichnis und VDE-Vorschriften der Radiologie und Elektromedizin. Beuth-Vertrieb GmbH.

äußerlichen Geschlossenheit und glatten Formgebung der Gerätekonstruktionen erfordert diese Zugänglichkeit eine besondere Rücksichtnahme bei der Konstruktion. Selbstverständlich erfordert auch die rein äußerliche Sauberhaltung, die ja gerade für medizinische Geräte so wichtig ist, ganz besondere Aufmerksamkeit bereits bei der Gerätekonstruktion durch Anwendung gut abwaschbarer Lackierungen, glatter Formgebung, Vermeidung von schwer zu reinigenden Rillen, Hohlecken und -kanten ebenso wie durch Vermeidung für die Säuberung schlecht geeigneter Baustoffe.

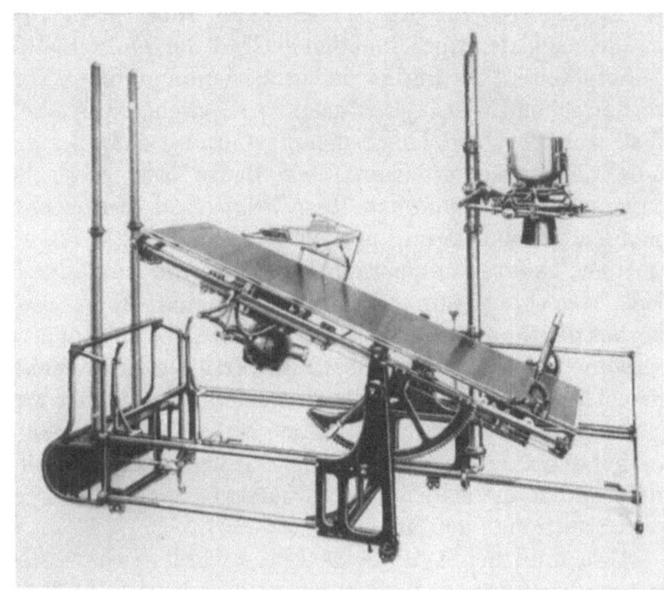

a

17. Ästhetische Gesichtspunkte
(Abb. 63a und b)

In der Röntgentechnik wird heute eine ästhetisch befriedigende Form- und Farbgebung keineswegs etwa nur aus Werberücksichten als wichtig anzusehen sein. Man hat immer mehr erkannt, daß sie auch hinsichtlich ihrer Wirkung auf den Patienten beachtenswert ist. Der Patient darf nicht durch den Anblick einer verwirrenden Maschinerie unnötig geängstigt und erschreckt werden. Deshalb soll durch Verkleidungen und ruhige und klare Formgebung die beunruhigende Vorstellung einer unverständlichen Kompliziertheit gemildert werden, es muß der Eindruck einer für ihn nützlichen und zweckmäßigen Einrichtung betont werden. Ebenfalls aus der Absicht heraus, den Patienten zu beruhigen und seine Stimmung im angenehmen Sinn zu beeinflussen, verwendet man heute auch für die Röntgengeräte mit Vorliebe freundliche und helle Farbtöne, wobei man oft sogar eine gewisse Mehrfarbigkeit anwendet, wie sie sich ja auch für die Zimmeranstriche jetzt immer mehr einbürgert.

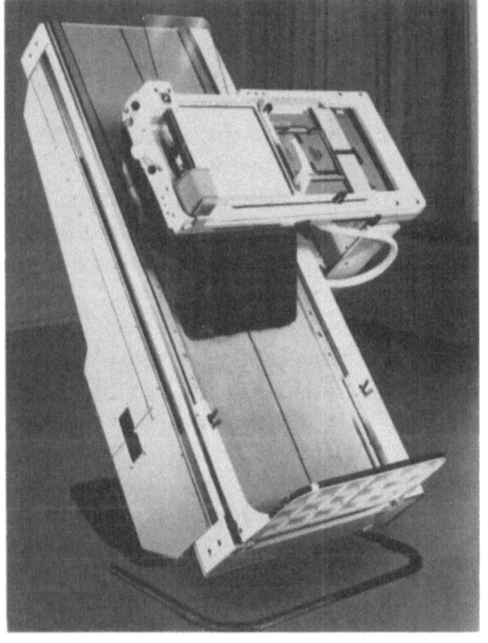

b

Abb. 63a u. b. Die Gegenüberstellung eines alten und modernen Kippgerätes zeigt die heutige klare und ruhige Formgebung gegenüber der früheren verwirrenden Kompliziertheit. Helle Farben statt dunkler!

18. Wirtschaftliche Gesichtspunkte („Universalgeräte", ortsbewegliche Geräte)
(Abb. 64 und 65)

Als Überleitung zu dem folgenden Teil II, in dem die speziellen Arten der Anwendungsgeräte nach ihrem heutigen Stand beschrieben werden, sollen noch einige wirtschaftliche Gesichtspunkte diskutiert werden.

Eine sowohl für den Anwender als auch für den Hersteller besonders wichtige Frage ist die nach dem zweckmäßigen Grad der Universalität der Anwendungsgeräte. In den Anfangszeiten der industriellen Serienherstellung war verständlicherweise die Absicht vorherrschend, den Geräten einen möglichst universellen Anwendungsbereich zu geben. Weil zunächst die Untersuchungs- und Behandlungsverfahren längst nicht so differenziert und verfeinert waren wie heute, war diese Absicht ohne allzu viele Einschränkungen als vollkommen berechtigt und durchführbar anzusehen. Mit der zunehmenden Spezialisierung und Verfeinerung der Verfahren mußten immer mehr „Zusätze" an den Geräten angebracht werden, um mit der Verfahrenstechnik Schritt zu halten. Man ging zum „Baukastenprinzip" über, das durch planmäßige konstruktive Berücksichtigung der „Zusätze" bei der Grundkonstruktion zwar eine weitgehende Anpassung an zusätzliche Spezialbedürfnisse ermöglicht, aber doch für jeden Spezialfall gewisse Bedienungsnachteile einschließt. Natürlich werden solche Baukastengeräte allein schon durch die Rücksichtnahme auf die Zusatztechniken auch in ihrem Grundaufbau aufwendiger. Das übertriebene Streben nach Universalität im Hinblick auf möglichst viele und selbst schwierige Spezialverfahren hat oft genug zu nicht mehr zweckmäßigen Konstruktionen geführt.

Man muß heute die obige Frage wohl so beantworten: In der Spitzenklasse, bei der sowohl hinsichtlich Bedienungserleichterung als auch bezüglich Verfeinerung der Verfahrenstechnik die höchsten Ansprüche gestellt werden, sind der Universalität der Geräte bestimmte Grenzen gesetzt. Eine Aufteilung des gesamten Arbeitsanfalls auf eine Reihe verschiedener Spezialgeräte ist hier i.a. einer Aufteilung auf mehrere gleichartige Universalgeräte vorzuziehen. Hier wird das Ausmaß des Arbeitsanfalles die Anschaffung von Spezialgeräten für die einzelnen Techniken wirtschaftlich gestatten.

Andererseits ist es auch bei Kliniken mit großem Arbeitsanfall nachteilig, durch ausschließliche Anwendung von Spezialgeräten gezwungen zu werden, für zusammengehörende Untersuchungen am selben Patienten die Geräte wechseln zu müssen. Dadurch würde die Untersuchung bewegungsbehinderter Personen sehr erschwert werden. Es müssen also auch hier hochwertige Geräte mit genügender Untersuchungs-Universalität zur Verfügung stehen.

Vor allem da, wo das Ausmaß des gesamten Arbeitsanfalls nicht groß genug ist, um eine Aufteilung auf mehrere Geräte zu rechtfertigen, bleiben die Geräte mit universeller Anwendbarkeit auch heute sehr wichtig, wobei dann die Ansprüche im Hinblick auf die Spezialtechniken und die Bequemlichkeit ihrer Ausübung i.a. auch reduziert werden dürfen.

Unabhängig vom Arbeitsanfall ist eine besonders große Universalität auch bei der Gruppe von Geräten notwendig, die transportabel eingesetzt werden müssen, wie z.B. für den Katastrophendienst oder für militärische Zwecke sowie bei Geräten für die Entwicklungsländer.

Damit kommen wir zu einer weiteren Frage: Wieweit ist der transportable bzw. fahrbare Einsatz von Röntgeneinrichtungen und -geräten überhaupt zweckmäßig? Wir denken dabei nicht an die Anwendungen, bei denen die Zweckmäßigkeit bzw. Notwendigkeit der Beweglichkeit offensichtlich ist (Feldröntgengeräte, transportable Schirmbildeinrichtungen für Reihenuntersuchungen usw.), sondern an die Transportabilität innerhalb der Krankenhäuser. Hier hat man es vor allem mit zwei Anwendungsfällen zu tun, nämlich mit der Röntgenanwendung bei der Operation und unmittelbar im Krankenzimmer. Im Operationsraum wird heute die Röntgenanwendung und das hierfür notwendige Gerät oft noch als ein „notwendiges Übel" behandelt, man setzt hier daher häufig nur fahrbare Kleingeräte ein. Diese kann man zwar leicht wieder beiseite schieben, wenn sie nicht gebraucht werden, jedoch sind mit ihnen andererseits die notwendigen Untersuchungstechniken nur recht behelfsmäßig durchführbar. Man hat deshalb bisweilen leistungsfähigere Röntgenanlagen als feste Bestandteile der Operationseinrichtung eingeplant. Dabei besteht jedoch immer die große Schwierigkeit, für die Röntgenröhre und ihre Kabelzuführung eine ausreichend bewegliche Anordnung zu finden, welche bei der Operation nicht stört und auch hinsichtlich Asepsis unbedenklich ist. Zu allgemein anerkannten Bauformen ist man hierbei noch nicht gekommen.

Ein deutlicher Wandel ist neuerdings mit der Einführung des Röntgenbildverstärkers eingetreten. Bisher konnte im Operationssaal die *Röntgendurchleuchtung* nur behelfsmäßig angewandt werden, weil bei der Operation eine Raumverdunklung nicht oder nur mit großen Bedenken möglich ist und weil eine ausreichende Adaptationsmöglichkeit bei Kryptoskopbenützung zumindest für den Chirurgen selbst nicht besteht.

Das ist auch der Grund, weshalb man bisher die Röntgenuntersuchung im Operationssaal bevorzugt mit Aufnahmen ausführte, obwohl gerade hier die Röntgendurchleuchtung wegen ihrer sofortigen Befundgabe weit vorteilhafter ist. Beim Röntgenbildverstärker entfällt nun diese Verdunklungs- und Adaptationsnotwendigkeit; damit wird eine einwandfreie Operationsdurchleuchtung überhaupt erst möglich. Die Ergänzung des Röntgenbildverstärkers mit einer Fernsehkamera, wie sie sich jetzt einführt, gestattet darüber hinaus dem Chirurgen die bequeme Betrachtung des Durchleuchtungsbildes ohne Unterbrechung der Operation.

Solche Untersuchungseinrichtungen mit Bildverstärker und Fernsehzusätzen lassen sich bei guter Einstellbeweglichkeit auch fahrbar bauen. Denn dabei braucht i. a. der Röntgengene-

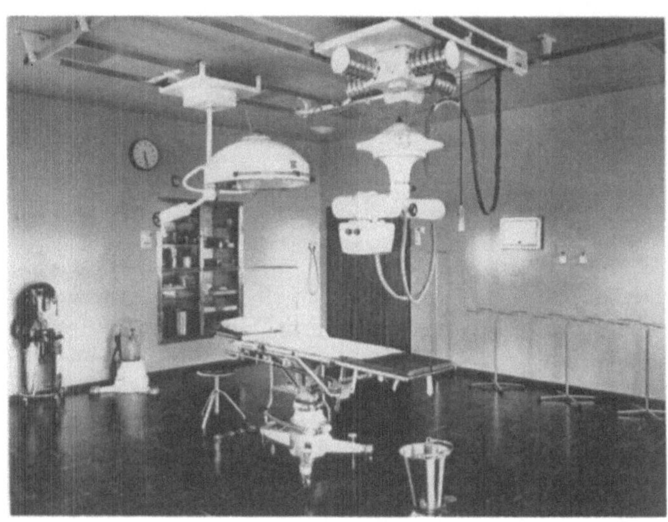

Abb. 64
Deckenhängegerät für Röntgenaufnahmen in einem Operationsraum

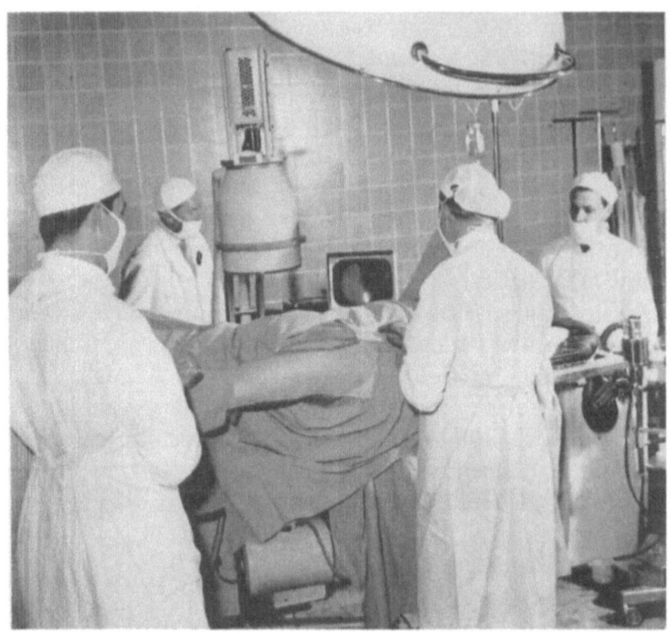

Abb. 65. Operationsdurchleuchtung mit Bildverstärker-Vidicon-Fernseheinrichtung in der Chirurgischen Universitätsklinik Erlangen

rator nicht für große Aufnahmeleistung vorgesehen zu werden. Als Belegaufnahmen genügen meist Photographien des Bildverstärkerbildes, und sofern die Anforderungen an die Belichtungszeit nicht besonders hoch sind, lassen sich an solchen Einrichtungen auch Direktaufnahmen mit genügend hoher Auflösung herstellen.

Die Fahrbarkeit derartiger Einrichtungen erlaubt auch ihre Mitbenützung im Krankenzimmer. Doch hat man hier meist keine genügende Möglichkeit, die Einstellbeweglichkeit der Geräte voll auszunützen; deshalb beschränkt man sich am Krankenbett auch heute noch oft auf Röntgenaufnahme-Einrichtungen. Die dafür vorzugsweise verwendeten, fahrbaren Apparate mit verstellbaren Röhrenträgern werden heute vielfach mit Drehanodenröhren ausgerüstet und für Leistungen von 100—200 mA bei 100—125 kV gebaut. Die Röntgenaufnahmeuntersuchung im Krankenzimmer wird ihren behelfsmäßigen Charakter wohl nie ganz verlieren. Andererseits kann man auch auf sie nicht ganz verzichten; man hat deshalb den dafür notwendigen Einrichtungen in letzter Zeit wieder erhöhte Aufmerksamkeit geschenkt.

Nun noch einige allgemeine Bemerkungen zum Thema Wirtschaftlichkeit eines Röntgenbetriebes.

Sie wird natürlich wesentlich durch Art und Ausmaß der Geräteausstattung mitbestimmt.

Der Investitionswert der gesamten radiologischen Einrichtung (Generatoren und Geräte) fällt dabei nicht so stark ins Gewicht, wie man es zunächst annehmen möchte, wenn man nur seine absolute Höhe betrachtet und dabei feststellt, wie stark sie gegenüber früher im Zuge der fortschreitenden Technisierung anwächst. Bei großen modernen Krankenhäusern macht der Einrichtungswert der radiologischen Abteilungen (Diagnostik und Therapie) tatsächlich nur wenige Prozent des Gesamtanlagewertes aus (Gebäude und sonstige Krankenhauseinrichtung einschließlich z.B. Wäschereien, Küchen usw.). An den laufenden Gesamtkosten haben die Kosten für die gesamte radiologische Krankenversorgung (einschließlich Einrichtungsamortisation usw.) sogar einen noch kleineren prozentualen Anteil, wie es die interessanten Feststellungen van den Boogerts zeigen. Angesichts des wesentlichen Anteils der radiologischen Krankenversorgung an der Gesamtversorgung erscheint dieser Kostenanteil durchaus angemessen.

Die Auswahl der radiologischen Geräteausstattung muß selbstverständlich in jedem Fall nach Art und Ausmaß auch unter wirtschaftlichen Gesichtspunkten erfolgen. Dabei kommt es in erster Linie darauf an, Zahl und Art der Geräte dem zu erwartenden Arbeitsanfall zweckmäßig anzupassen, auch bezüglich ihrer richtigen Verteilung auf die einzelnen Untersuchungs- und Behandlungsverfahren. Soweit es dabei um die Entscheidung zwischen einem mehr oder weniger großen Aufwand für das *einzelne* Gerät geht, muß man sich jeweils klar machen, ob der in Frage stehende Mehraufwand der qualitativen Leistungsverbesserung dient oder einer Arbeitserleichterung bei der Bedienung der Geräte.

Im ersteren Fall kann es z.B. für manchen Anwendungszweck medizinisch ausreichen und deshalb wirtschaftlich sein, sich für das einfachere Gerät zu entscheiden. Im anderen Fall handelt es sich um eine rein wirtschaftliche Entscheidung, die nur davon abhängt, ob der zu erwartende Arbeitsanfall den höheren Aufwand für eine bessere Bedienbarkeit bzw. verfahrensmäßige Erleichterung lohnt. Unter der Voraussetzung eines ausreichenden Arbeitsanfalls wird sich auf die Dauer jeder Aufwand bezahlt machen, wenn er sowohl die Geräteausnützbarkeit erhöht als auch personelle Einsparungen bringt.

II. Die speziellen Arten der Anwendungsgeräte

Die Vielfalt und Verschiedenartigkeit der medizinischen Anwendungsgeräte ergibt sich aus der folgenden Übersicht, welche nur die für ihren Einsatz wichtigsten Merkmale erfaßt und die zusätzliche Variationsbreite nach konstruktiven Unterschieden, Preisklassen, Fabrikaten und den vielen Sonderforderungen nicht beinhaltet. Diese Vielfalt der Unterscheidungsmerkmale ist so groß, daß sie nicht einmal eine hinreichend prägnante Kurzbezeichnung der Gerätearten zuläßt. Man hilft sich im allgemeinen so, daß man nur das *jeweils* meist interessierende Merkmal in die Bezeichnung nimmt (etwa „Zahnärztliches Gerät", „Schirmbildgerät" oder „Kipptisch") und nach Bedarf zusätzliche Erläuterungen anfügt.

Die für den Einsatz *wichtigsten* Unterscheidungsmerkmale, zusammengefaßt nach Gruppen, für die sich jeweils besondere Gerätearten eingeführt haben, sind

1. Der medizinische Einsatzbereich
1.1. *für die Untersuchung (Diagnostik)*
1.1.1. in der Internistik
1.1.2. am Schädel
1.1.3. an der Wirbelsäule
1.1.4. in der Neurologie
1.1.5. in der Urologie
1.1.6. in der Zahnheilkunde
1.1.7. in der Chirurgie
1.1.8. für die Lokalisation bei chirurgischen Eingriffen
1.1.9. für die Lokalisation bei der Strahlenbehandlung
1.2. *für die Strahlenbehandlung*
1.2.1. zur Grenzstrahlentherapie
1.2.2. zur Oberflächen- und Halbtiefentherapie
1.2.3 zur Tiefentherapie
1.2.4. zur Körperhöhlentherapie

2. Die spezifischen Untersuchungs- bzw. Behandlungsverfahren
2.1. *in der Diagnostik*
2.1.1. Geräte nur für Aufnahmetechnik (Durchleuchtung nur zum Einstellen der Aufnahmen gegebenenfalls vorgesehen) mit
2.1.1.1. Direktaufnahmen
2.1.1.2. Schirmbildaufnahmen
2.1.1.3. Schichtaufnahmen
2.1.1.4. Stereoaufnahmen
2.1.1.5. Kymogrammen
2.1.1.6. Schnellserienaufnahmen
2.1.1.7. Kinoaufnahmen
2.1.2. Geräte auch für Durchleuchtungsuntersuchung
2.1.2.1. mit Röntgenleuchtschirm
2.1.2.2. mit Röntgenbildverstärker
2.1.2.3. mit Röntgenfernsehen
2.2. *in der Therapie*
2.2.1. nur für Stehfeldbestrahlung
2.2.2. auch für Bewegungsbestrahlung
2.2.2.1. mit Rotations- bzw. Pendelbestrahlung
2.2.2.2. mit Konvergenzbestrahlung

3. Der örtliche Verwendungsbereich
3.1. *Ortsfest eingesetzte Geräte mit Befestigung*
3.1.1. am Boden
3.1.2. an der Wand
3.1.3. an der Decke
3.1.4. an Boden und Decke
3.1.5. an Boden und Wand
3.2. *Ortsveränderlich eingesetzte Geräte*
3.2.1. transportable Geräte
3.2.2. fahrbare Geräte

4. Die mechanische Anordnung
4.1. *Stative,* nur zur verstellbaren Halterung des Strahlers
4.2. *Tische* bzw. *Stützwandgeräte* zur (verstellbaren) Lagerung des Patienten und gegebenenfalls zusätzlich zur (verstellbaren) Halterung des Strahlers sowie des Röntgenbildsystems

4.2.1. nur für horizontale Patientenlage
4.2.2. nur für vertikale Patientenlage
4.2.3. Kipptische für beliebige räumliche Patientenlage

5. Die Art der Geräteeinstellbetätigung
5.1. *mit Handeinstellung*
5.2. *mit (teilweiser oder vollständiger) motorischer Einstellung*
5.2.1. Steuerschalter für die motorische Einstellung unmittelbar am Gerät angebracht
5.2.2. Steuerschalter für die motorische Einstellung getrennt vom Gerät (z.B. auf besonderem Steuerpult) angebracht (Separat-[Fern-]Steuerung)

Es ist verständlich, daß die Wirtschaftlichkeit der Geräteherstellung entscheidend davon abhängt, daß sich für diese Vielfalt der Anforderungen und der Einsatzarten allmählich eine angemessene Typisierung der Geräte herausbildet — zumindest in den Schwerpunkten des Bedarfs. Der folgende Überblick über den derzeitigen Stand wird trotz seiner Unvollständigkeit erkennen lassen, daß der radiologische Gerätebau noch immer einem starken Einwicklungswandel unterworfen ist und deshalb nur für bestimmte Teilgebiete Ansätze zu einer solchen wirtschaftlichen Typenbildung zeigt.

1. Geräte für die Anwendung der Röntgenstrahlen in der Diagnostik

Die diagnostische Anwendung der Röntgenstrahlen in der Medizin stand bald nach ihrer Entdeckung im Vordergrund des Interesses, und sie ist bis heute nach Umfang und Bedeutung ihr wichtigstes Anwendungsgebiet geblieben. Innerhalb der Medizin ist heute die Röntgendiagnostik wohl als das meist angewandte Untersuchungsverfahren anzusehen, zumindest ist sie in allen Sparten der Medizin heute unentbehrlich, sowohl für die Forschung als auch vor allem für die ärztliche Praxis. Der jetzige Umfang der Röntgengerätetechnik in der ganzen Welt basiert in erster Linie auf dieser überragenden Bedeutung der Röntgendiagnostik für die Medizin. Dabei ergibt sich die Vielfalt und Vielgestaltigkeit der benötigten Geräte hier nicht nur aus der Unterschiedlichkeit der medizinischen Anwendungsarten, der physikalisch-technischen Untersuchungsverfahren und aus den mannigfaltigen konstruktiven Möglichkeiten. Sie resultiert zum Teil auch daraus, daß bei den einzelnen medizinischen Disziplinen oft nur ganz bestimmte, beschränkte Anwendungsformen erforderlich sind, und daß dafür Spezialkonstruktionen wirtschaftlich lohnend werden, wenn eine genügend große Einsatzbreite gesichert ist. Ein typisches Beispiel dafür ist die Zahnmedizin, die hinsichtlich der Zahl der benützten Geräte an der Spitze aller Anwendungszweige der Röntgenstrahlen liegt.

a) Geräte für die diagnostischen Standarduntersuchungsverfahren

Unter den diagnostischen Geräten bilden die für die Standarduntersuchungsverfahren bestimmten die Gruppe mit der bei weitem größten Anwendungsbreite und der am weitesten fortgeschrittenen Typisierung ihrer Anforderungen und Eigenschaften. Obgleich auch die Standarduntersuchungsverfahren in ihrer Technik noch keineswegs erstarrt sind, sondern laufend verbessert werden und deshalb die Standardgeräte technisch immer noch weiter entwickelt und vervollkommnet werden, so liegen doch ihre grundsätzlichen Eigenschaften lange fest, und es haben sich gewisse Grundformen dafür herausgebildet, die — wenigstens in der Einfach- und Mittelklasse — trotz mancher Varianten im Detail die Typenbildung deutlich erkennen lassen. In der Spitzenklasse tauchen auch heute immer noch neue Ausführungsformen auf, die teils von neuen Konstruktionsideen ausgehen, teils durch bestimmte Erweiterungen der Ansprüche (z.B. Schwenkbereich der Umlegetische) bedingt sind. Immerhin ist hier eine weitergehendere Konsolidierung der Ansprüche und Bauformen eingetreten als bei der Mehrzahl der Geräte für die Spezialuntersuchungsverfahren.

Nach Art und Weite ihres Anwendungsbereiches lassen sich die Standardgeräte aufteilen in solche, die

α) nur oder vorzugsweise für die Untersuchung des stehenden oder sitzenden Patienten,

β) nur für die Untersuchungen des liegenden Patienten,

γ) für die Untersuchung in allen möglichen Patientenlagen bestimmt sind, wobei die Einstellbarkeit dieser verschiedenen Lagen entweder nur vor der Untersuchung oder auch während der Untersuchung möglich sein kann.

Die Standardgeräte der letzteren Art bilden den Grundbestandteil der sog. *diagnostischen Universalgeräte*. Bei diesen muß zu der Einstellbarkeit der wichtigsten Patientenlagen noch die Einstellbarkeit mannigfaltiger Strahlen-Relativrichtungen, eine ausreichende Veränderbarkeit des Brennfleck- und Kassettenabstandes sowie die Einsatzmöglichkeit spezieller verfahrensbedingter Zusätze hinzukommen.

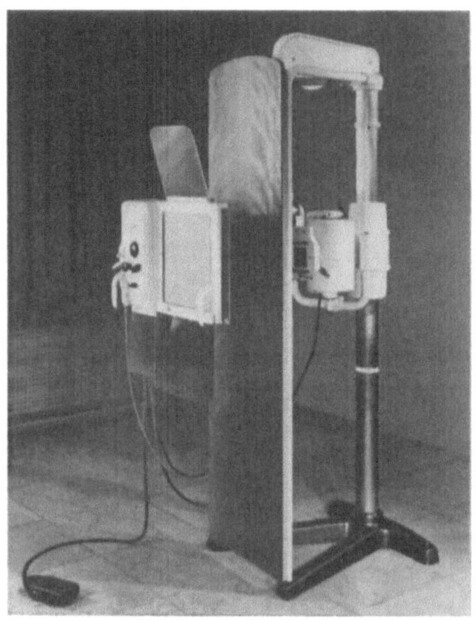

Abb. 66. Einfaches Diagnostikstandgerät. (Siemens-Reiniger „Helioskop")

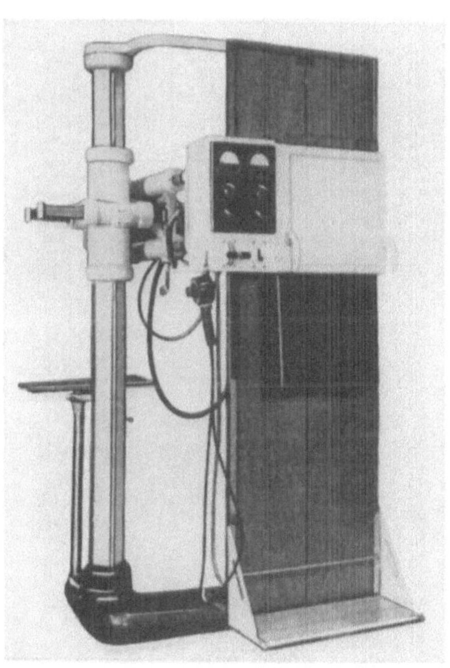

Abb. 67. Einfaches Diagnostikstandgerät. (Fritz Hofmann „Kombix")

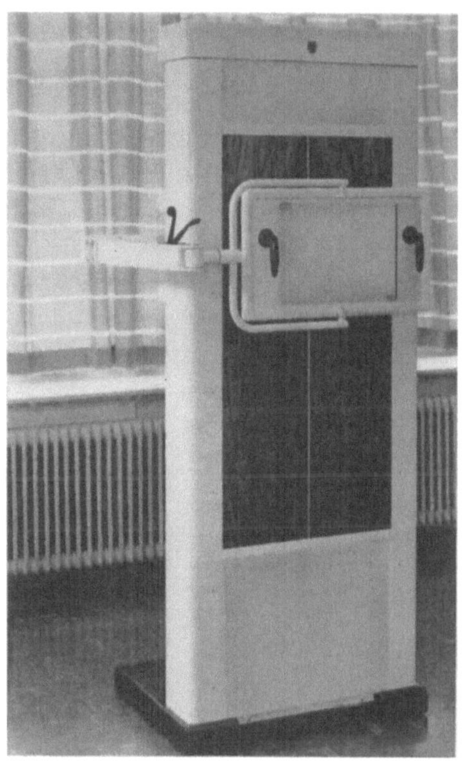

Abb. 68. Durchleuchtungsstand. (Philips, Eindhoven, „Vertical Fluoroskop")

α) Geräte für Untersuchungen am stehenden oder sitzenden Patienten (Abb. 66—75)

Die Untersuchung am stehenden oder sitzenden Patienten ist für so viele Befunde zweckmäßig und ausreichend, daß Geräte zu ihrer ausschließlichen Anwendung nicht nur als Ergänzungsgeräte in größeren Röntgenanlagen üblich geworden sind, sondern daß

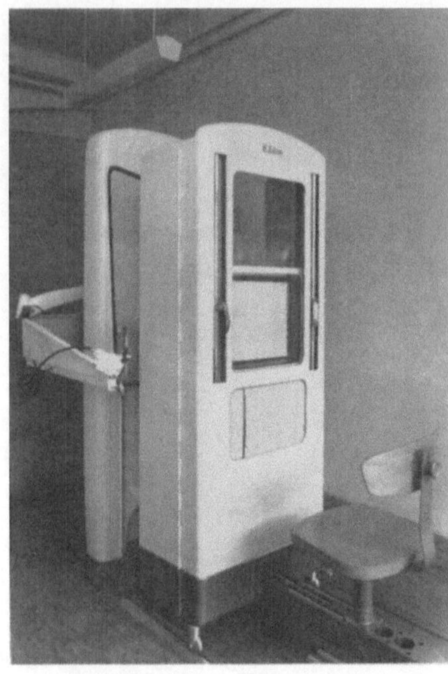 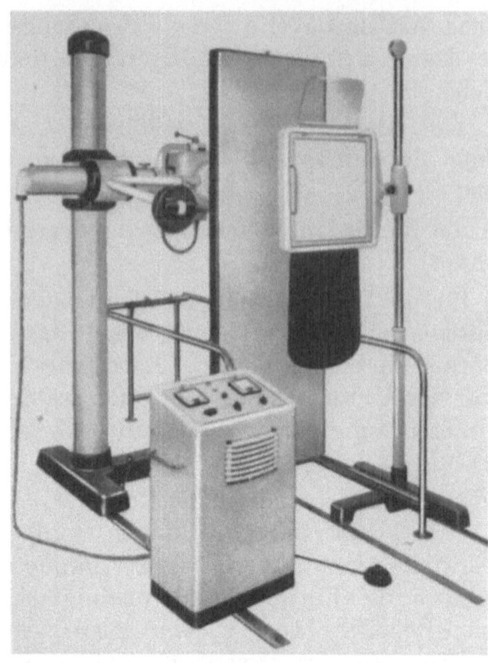

Abb. 69   Abb. 70

Abb. 69. Durchleuchtungsstand (Kabinenform) mit höhenverstellbarem Röhrenleuchtschirmsystem. (Elin, Österreich, Elinoskop 3)

Abb. 70. Einfaches Diagnostikgerät mit umlegbarer Stützwand. (Ocem-Trophy, Vincennes „Omnix 60")

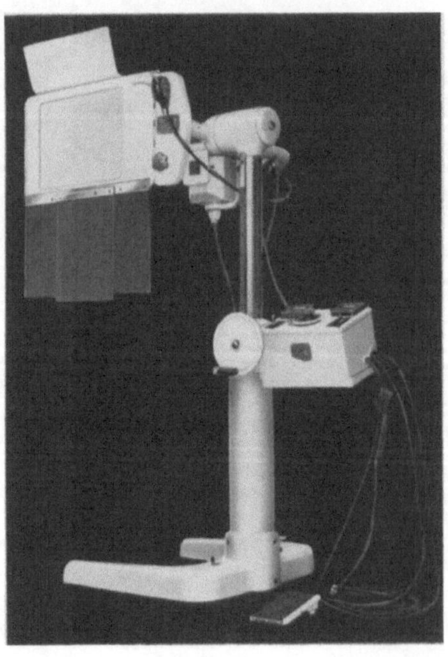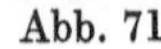 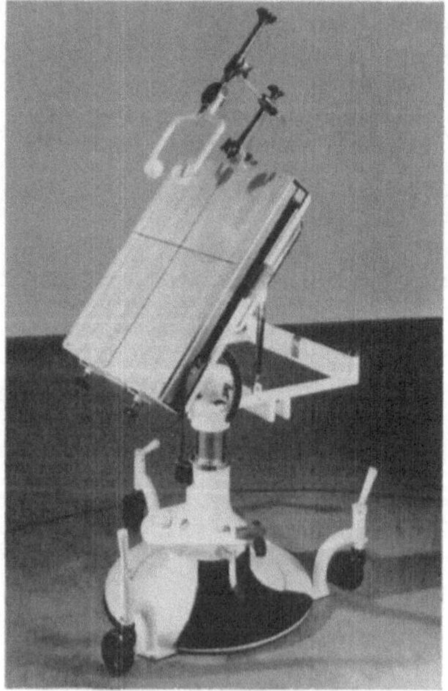

Abb. 71   Abb. 72

Abb. 71. Durchleuchtungsstand mit Schwenkbügel ohne Stützwand. (Toshiba, Tokyo „PK-40-6")

Abb. 72. Universal Bucky-Rastergerät. (Philips-Eindhoven)

sie oft sogar als Alleingerät eingesetzt werden, wobei dann allerdings der Untersuchungsbereich beschränkt bleibt.

Im letzteren Fall werden sie meist mit Einkesselapparaten zu sog. „Units" kombiniert,
d.h. Einheiten, die bei geringem Platzbedarf keiner großen elektrischen Installation

bedürfen und deshalb leicht z. B. in Sprech-
zimmern aufgestellt werden können. Obwohl
diese Units in erster Linie für die Untersuchung
am stehenden oder sitzenden Patienten gebaut
sind, wird bei ihnen oft noch eine mehr oder
weniger behelfsmäßige Untersuchungsmöglich-
keit am liegenden Patienten vorgesehen. Hierfür wird z. B. die Strahlenquelle herausschwenk-
bar angeordnet; es können dann an einem
herangeschobenen Tisch oder Bett Aufnahmen
im Liegen ausgeführt werden. Manche dieser
Units gestatten das Umlegen der Patientenstützwand und bilden damit bereits einen
Übergang zu den Kippgeräten (s. unter γ).

Im allgemeinen dienen diese Units vorzugsweise der Durchleuchtung. Für Aufnahmen
brauchen sie nicht den höchsten Ansprüchen

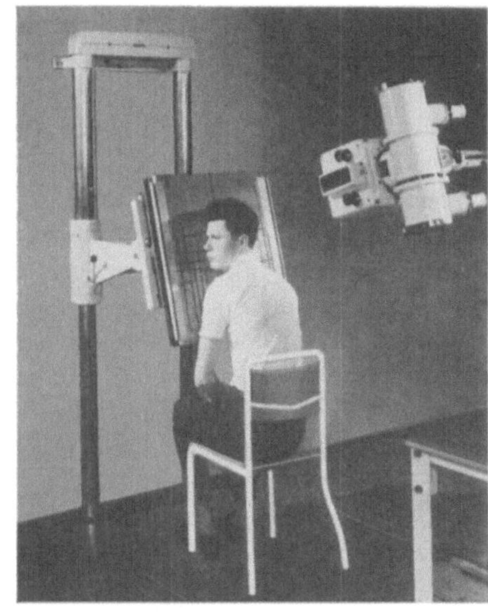

Abb. 73
Bucky-Wandstativ. (Siemens-Reiniger, Erlangen)

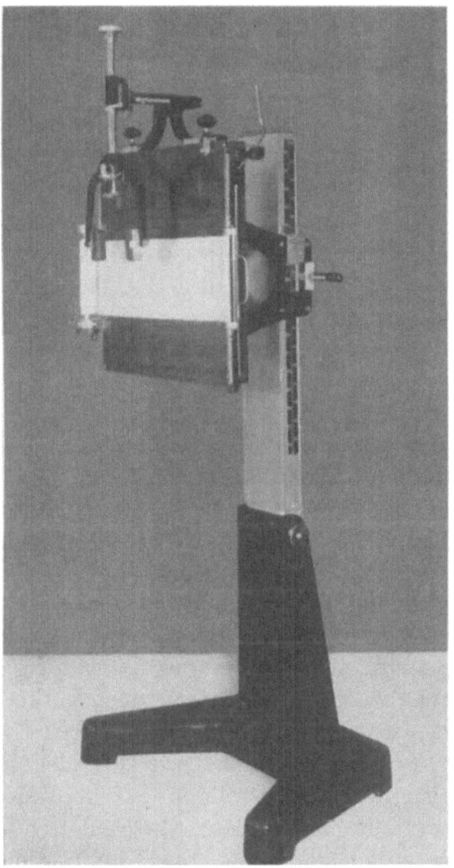

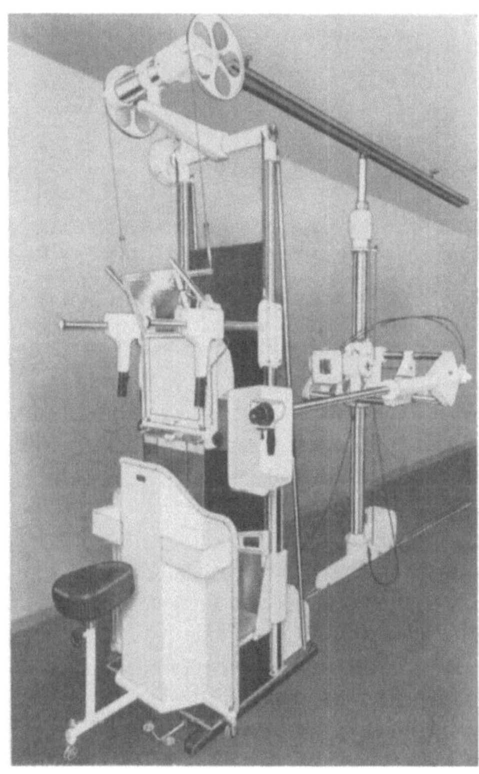

Abb. 74. Vertical Bucky Stand. (Marconi, St. Albans)

Abb. 75. „Forsell-Stativ“ FOS 5. (Elema-Schönander, Schweden)

zu genügen, weshalb sie meist nur mit schwächeren Strahlenquellen kombiniert werden;
zur Streustrahlenreduzierung werden hier im allgemeinen unbewegte Feinraster verwendet.

Im Gegensatz dazu wird die andere Gruppe von Geräten für Untersuchungen am
stehenden Patienten normalerweise in größeren Röntgenanlagen eingesetzt und dort für
bestimmte Aufnahmearten mit hohen Qualitätsansprüchen benützt (z. B. Lungen- und

Herz-Fernaufnahmen, Wirbelsäulenaufnahmen usw.). Hier kommen als Strahlenquellen praktisch nur hochbelastbare Röntgenröhren, d.h. Drehanodenröhren in Frage und zur Streustrahlenverminderung werden hier meist bewegte Buckyraster benützt. Als sog. „Bucky-Wandgeräte" stellen sie im wesentlichen Geräte mit höhenverstellbarem Buckyraster dar. Heute verwendet man neben Wandmontagen Säulenstative, an denen das Buckyraster höhenverstellbar und vielfach auch um eine horizontale Achse schwenkbar angebracht ist, um am selben Gerät z.B. auch Schädelaufnahmen oder gewisse chirurgische Aufnahmen anfertigen zu können. Besonders hochwertige Ausführungen gestatten noch eine seitliche Verschiebung des Buckyrasters und der Kassette, um die genaue Patienteneinstellung bei seitlich herausgeschobenem Raster von der Rückseite

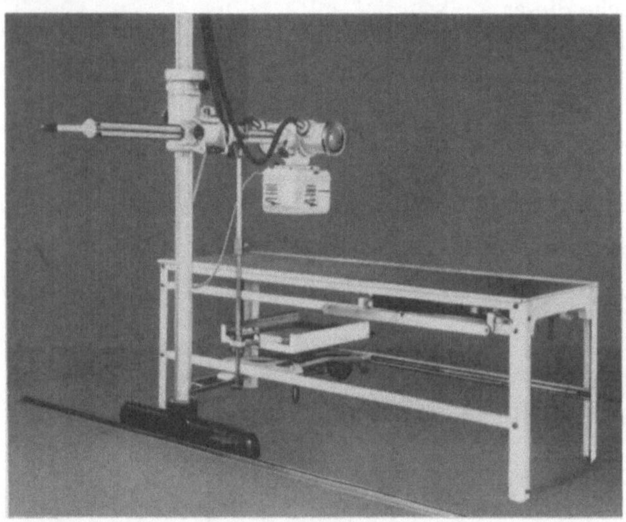

her kontrollieren zu können. Im übrigen benützt man zur Ausblendung dieser Fernaufnahmen Lichtvisierblenden.

Eine Sonderstellung unter den Geräten für Untersuchungen am stehenden Patienten nehmen die sog. Forssell-Stative ein. Sie sind eine Spezialität der sog. „Schwedischen Schule", die bei der Magenuntersuchung den Zielbetrieb (s. unter γ) nicht anwendet und die ausschließlichen Untersuchungen am stehenden Patienten eben an diesen Forssell-Stativen ausführt, während eine zusätzliche Untersuchung am liegenden Patienten an gesonderten Trochoskopen erfolgt. An diesen Trochoskopen sind meist noch in

Abb. 76. Buckytisch mit einem mechanisch mit dem Röhrenstativ gekoppelten Vergrößerungszusatz. (Siemens-Reiniger, Erlangen)

beschränktem Ausmaß Schräglagen einstellbar (s. unter β). Auf eine kontinuierliche Lageveränderung des Patienten von der Senkrechten über die Horizontale bis zu größeren Kopf-Tieflagen *während* der Untersuchung verzichtet diese Schule vollkommen. Das Forssell-Stativ besteht aus einem Säulenstativ mit höhen- und querverstellbarer Röntgenröhre und einem getrennten, auf Schienen fahrbarem Stützwandstativ für den Patienten, an dem der Leuchtschirm höhen- und schrägverstellbar angeordnet ist. Bei der Durchleuchtung wird das Röhrenstativ bis auf den üblichen Durchleuchtungsabstand an das Patientenstativ herangefahren, und der Arzt kann dann mittels eines vorgezogenen Bedienungsarmes den Röhrenwagen in die richtige Höhen- und Seitenstellung dirigieren. Um den Leuchtschirm in der für die Beobachtung angenehmen Höhe einstellen zu können, wird hier oft für den Patienten ein Heb- und Senkpodest benützt, mit dem das betreffende Körpergebiet in die richtige Höhenlage gebracht wird. Im Anschluß an die Durchleuchtung kann dann bei unveränderter Patienten- und Leuchtschirmeinstellung das Röhrenstativ auf den gewünschten Aufnahmeabstand (2—3 m) gebracht werden. Durch den Fortfall der Zieltechnik und der dafür benötigten schweren Zielgeräte ist die Handhabung des Leuchtschirmes bei der Untersuchung für den Arzt relativ bequem (vgl. unter γ).

β) Geräte für Untersuchungen am liegenden Patienten (Abb. 76—86)

Auch bei dieser Gruppe von Standardgeräten gibt es solche, die in Zusammenarbeit mit Strahlenquellen geringer Leistungsfähigkeit (besonders Einkesselapparate) für Durchleuchtung und Aufnahmen mit geringen Qualitätsansprüchen eingesetzt werden. Meist handelt es sich dabei um einfache Tische, die in Verbindung mit fahrbaren Säulenstativen für die Halterung der Einkesselapparate benützt werden. Je nachdem, ob diese Säulenstative nur die Strahlenquelle an einem Auslegearm tragen oder ob sie an einem gemeinsamen Schwenkarm außer der Strahlenquelle den Leuchtschirm bzw. eine Kassetteneinschubvorrichtung aufweisen, kann man diese einfachen Anordnungen nur für Obertischaufnahmen oder sowohl für Obertisch- als auch für Untertischaufnahmen bzw. Untertischdurchleuchtungen verwenden.

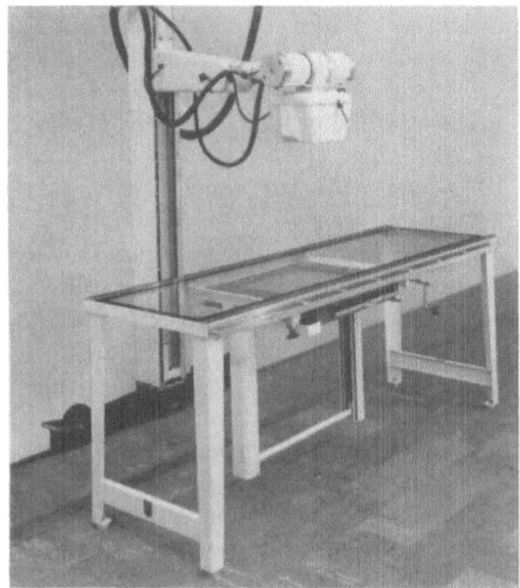

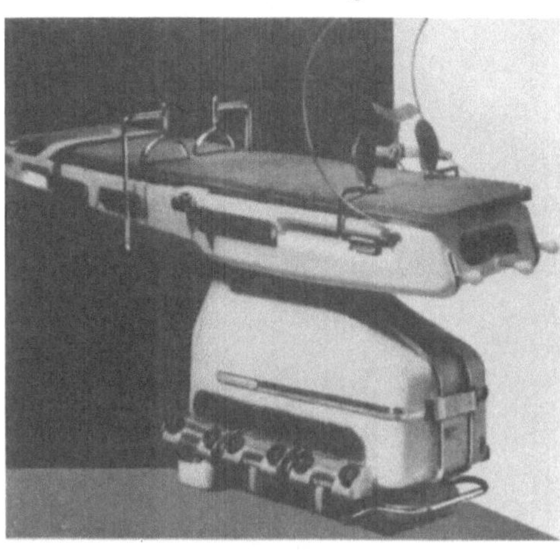

Abb. 77   Abb. 78

Abb. 77. Bucky-Untersuchungsgerät mit durchsichtiger Tischplatte. (Philips, Niederlande)

Abb. 78. Kombinierter Operations- und Aufnahmetisch, dreigliedrige Tischplatte, Buckyblende im Hauptteil eingebaut. (Ocem-Trophy, Vincennes „Ocematic")

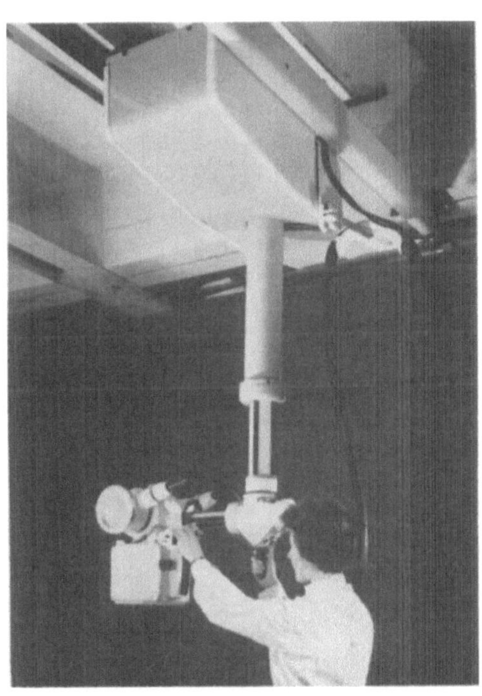

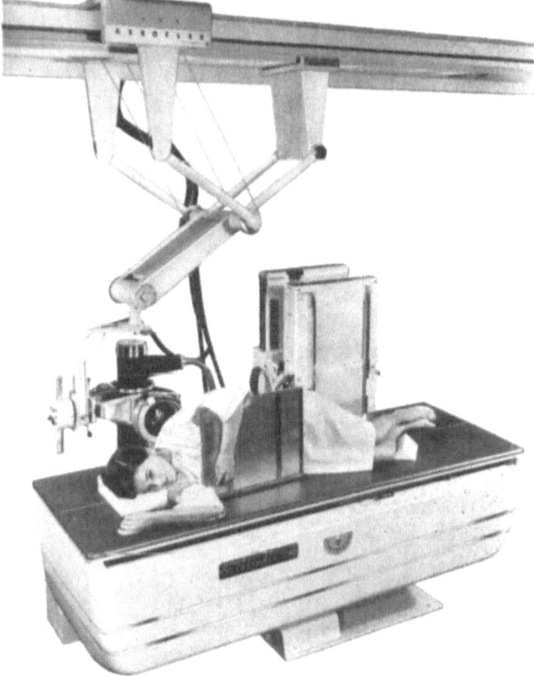

Abb. 79   Abb. 80

Abb. 79. Deckenhängegerät; längsverfahrbar, Haube an Querarm verschiebbar, Arretierung mit magnetischen Bremsen. (Gorla-Siama, Maîland)

Abb. 80. Deckenhängegerät, längs- uud querverfahrbar, Höhenverstellung mit Hebelsystem, sämtliche Verstellungen von Hand, Höhenverstellung mit Unterstützungsantrieb, magnetische Arretierungen. (Westinghouse „Aeroflex")

Die zweite, sehr wichtige Gruppe der Standardgeräte für Untersuchungen am liegenden Patienten dient der Anfertigung *hochwertiger* Aufnahmen, insbesondere von Aufnahmen mit Buckyraster; daher auch die Bezeichnung dieser Geräte als *Buckytische*. Der Grundbestandteil dieser Art Geräte ist ein Lagerungstisch mit einem unter ihm in Längsrichtung bewegbaren Buckyraster mit Kassettenhalterung. Die Röntgenröhre wird dabei meist von einem an einer Längsseite fahrbar angeordneten Säulenstativ getragen und zwar so, daß sie sowohl in der Höhe als auch quer zur Längsausdehnung des Tisches verstellt werden kann und mit dem ganzen Stativ in der Längsrichtung verschiebbar ist. Die Röhre ist dabei so verstellbar angeordnet, daß ihr Zentralstrahl in allen Stellungen auf die Kassettenmitte ausgerichtet werden kann; vielfach ist sogar ein Lenkstab mit dem Kassettenwagen verbunden, so daß diese Richtungszuordnung automatisch erfolgt. Wenn man diesem Leitstab oder „Lenker", der die Röhre mit dem Kassettenwagen verbindet, eine in ihrer Höhe zum Lagerungstisch einstellbare Drehachse gibt und wenn man außerdem für das Röhrenstativ einen elektromotorischen oder Federantrieb in der Tischlängsrichtung vorsieht, dann wird aus dem normalen Buckytisch ein Gerät für Schichtaufnahmen am liegenden Patienten (s. unter II 1 b γ).

Statt der Röhrenhalterung an einem fahrbaren Säulenstativ werden hier oft sog. *Deckenhängegeräte* benützt. Diese vor allem in USA viel benützten Geräte werden seit einigen Jahren auch von europäischen Herstellerfirmen in mannigfaltigen Ausführungsvarianten gebaut. Meist wird die Höhenverstellung der Röhre dabei durch teleskopartig ausziehbare Rohre erreicht. Teilweise werden auch Aufhängungen mit Rollbändern oder Seilen be-

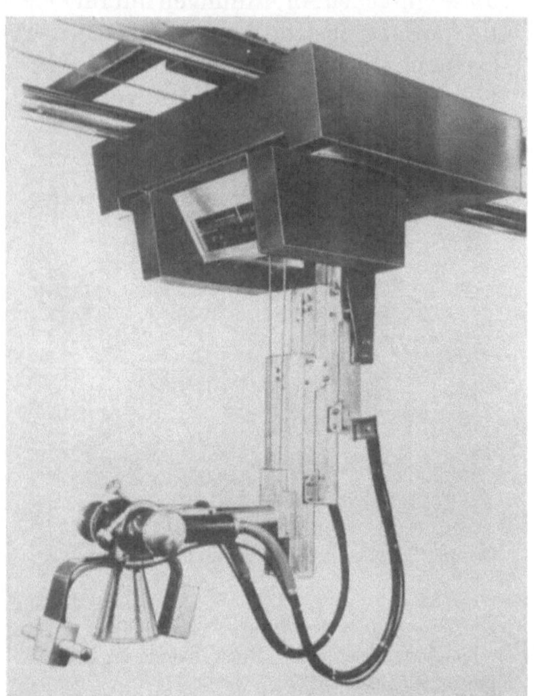

Abb. 81. Deckenhängegerät, längs- und querverfahrbar, Höhenverstellung mit Teleskopschlitten, Gewichtsausgleich über Federn. Motorische Verstellung. (Profexray)

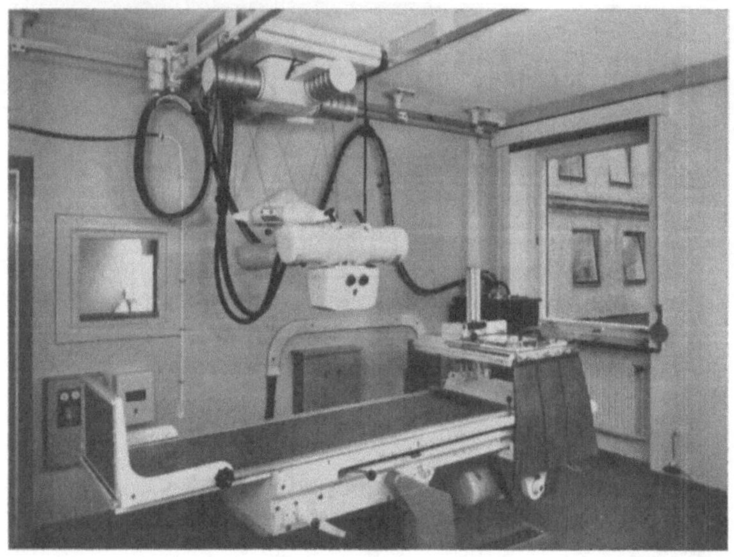

Abb. 82. Deckenhängegerät, längs- und querverfahrbar, mit Röhrenaufhängung an 8 Seilen, motorischer Antrieb. (Dansk Röntgen, Aarhus)

nützt, wobei eine ausreichende Stabilität gegen seitliche Erschütterungen durch eine genügende Breite der Aufhängungsbasis erreicht wird. Auch Scherensysteme werden dafür angewandt. Die Einstellung in seitlicher Richtung wird teils durch Verfahrbarkeit des Deckenhängegerätes an einem ein- oder zweidimensionalen Deckenschienensystem, teils durch Querausleger erreicht, die selbst auch schwenkbar sein können. Die einzelnen Bewegungen werden dabei vielfach motorisch bewirkt, doch beschränkt man die motorischen Antriebe heute wieder, weil die Handverstellung oft als bequemer empfunden wird

und im allgemeinen auch ein schnelleres Arbeiten gestattet. Trotz des Vorteils der Bodenfreiheit ist der Nachteil der Deckengeräte für Schrägeinstellungen des Strahlenganges nicht zu übersehen, da sich nämlich eine mechanisch-automatische Röhrenzentrierung dabei nicht ohne weiteres erreichen läßt, d.h. auch die Erweiterung für Schichtaufnahmen ist dabei nicht gut möglich.

Neuerdings rüstet man diese Buckytische vielfach mit einer relativ zum Fußgestell in Längs- und Querrichtung bewegbaren Tischplatte aus, wodurch man die richtige Einstellung des Krankheitsherdes ohne die lästige Verschiebung des Patienten auf der Tischplatte bequem ausführen kann und die Kassetten- sowie die Röhrenhalterung dann keine Längs- und Querbeweglichkeit erfordern.

Da das Einstellen des Krankheitsherdes besonders bei schrägem Strahleneinfall von oben auch mit Lichtvisierblenden manchmal nicht ganz einfach ist, wird an solchen Buckytischen gelegentlich auch unterhalb der Tischplatte ein Leuchtschirm angeordnet, der über einen Spiegel von der Seite her zu beobachten ist und mit dem dann eine Einstellungskontrolle mit Röntgenstrahlen vor der Aufnahme erfolgen kann; allerdings ist diese Spiegelbeobachtung dabei nicht gerade bequem.

Eine besonders elegante Neukonstruktion eines derartigen Flachblendentisches mit Längs- und Querbewegbarkeit der Tischplatte läßt sich sehr bequem zu einem sog. *Katheterisierungstisch* ausbauen, d.h. zu einer Anordnung für Untertischdurchleuchtung, wie sie insbesondere für die Herzkatheterisierung benötigt wird. Um hierfür eine Untersuchung im unverdunkelten Raum möglich zu machen, wird dabei oft statt eines Leuchtschirmes ein Bildverstärker für die Durchleuchtung benützt. (Etwas ältere Ausführungen von solchen Trochoskopen sind in den Abbildungen dargestellt.)

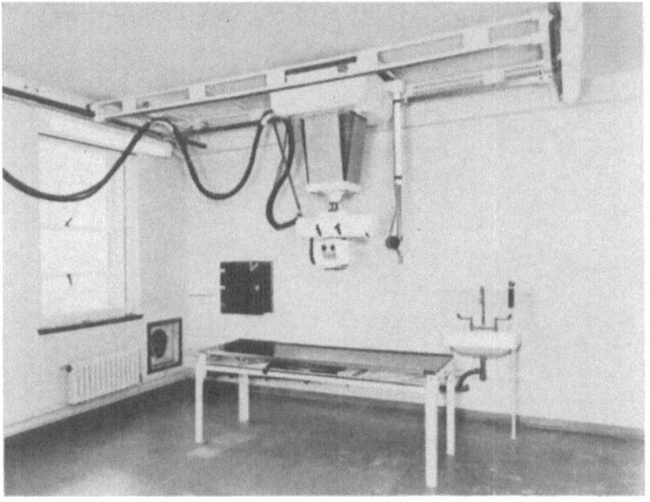

Abb. 83. Deckenhängegerät, längs- und querverfahrbar, mit Röhrenaufhängung an 4 Bändern, motorischer Antrieb. (Dansk Röntgen, Aarhus)

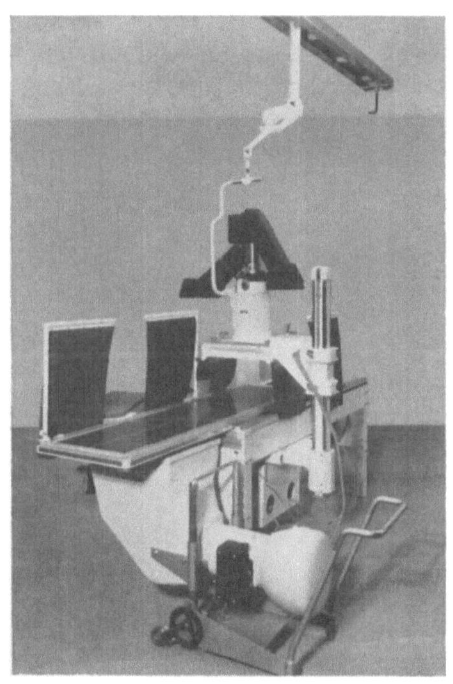

Abb. 84. Untersuchungsgerät für Funktionsdiagnostik mit Bildverstärker für Trochoskopie und Winkelodelca für Obertischaufnahmen, längsverschiebliche Tischplatte. (C.H.F. Müller, Hamburg)

In jünster Zeit hat man diese „*Trochoskope*" bzw. Katheterisierungstische mit Fernseh-Einrichtungen ausgestattet. Obwohl in diesem Fall der Arzt — ähnlich wie im Fall der Operationsdurchleuchtung (vgl. C I 18 und C II) — seinen Platz in unmittelbarer

Kontaktnähe mit dem Patienten beibehalten muß, bringt hier das Fernsehen zusätzlich zur Bildverstärkung den großen Vorteil, daß er seine Stellung ausschließlich nach den Katheterisierungsnotwendigkeiten wählen kann und daß die Sicht auf das Durchleuchtungsbild die Katheterisierung nicht stört.

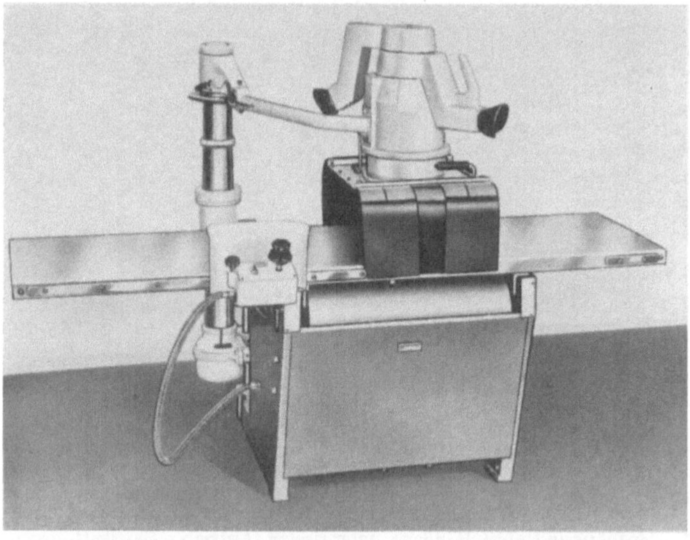

Abb. 85. Katheterisierungstisch mit längs- und querverschieblicher Tischplatte. (Elema-Schönander, Stockholm „Koordinat")

γ) *Kippgeräte* (Abb. 87—122)

Die sog. Kipptische bilden unter den Standardgeräten wohl die wichtigste Gruppe, weil sie wegen ihres vielseitigen Anwendungsbereiches heute als Grundbestandteil jeder gesamtdiagnostischen Einrichtung gelten können und in kleineren Röntgenbetrieben oft als einzig vorhandene *Universalgeräte* benützt werden. Es haben sich hier verschiedene Klassen herausgebildet, die sich sowohl in der bedienungsmäßigen Ausstattung wie auch in ihrem Anwendungsumfang unterscheiden. Alle gestatten Aufnahmen, meist auch Durchleuchtungen am stehenden und horizontal gelagerten Patienten. Die Unterschiede im Anwendungsumfang beziehen sich vor allem auf die folgenden Kennzeichen:

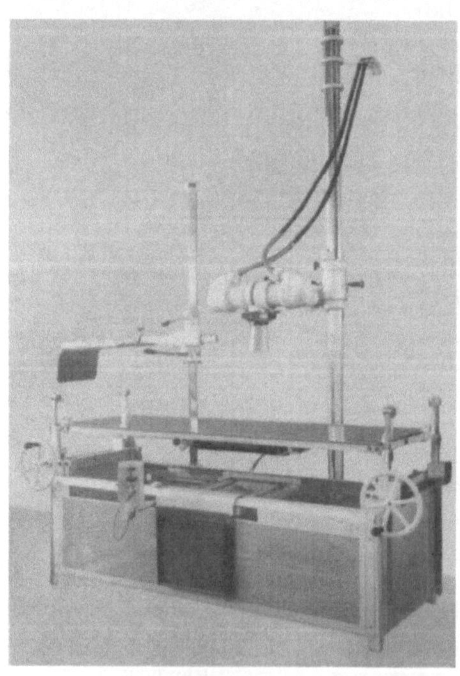

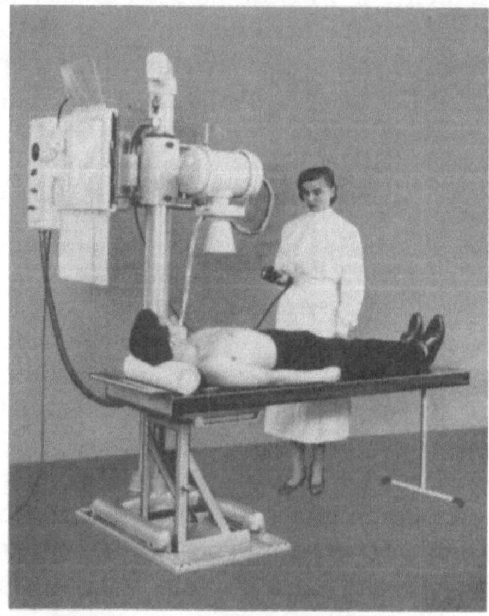

Abb. 86   Abb. 87

Abb. 86. Buckytisch für Untersuchungen im Liegen mit Möglichkeit verschiedener Tischneigungen. (Elema-Schönander, Stockholm)

Abb. 87. Einfaches handumlegbares Gerät. (Koch & Sterzel, Deutschland „Viaskop")

1. Es sind entweder nur die beiden genannten Hauptlagen einstellbar oder aber auch Zwischenneigungen.

2. Der maximale Kippwinkel der Tischplatte beträgt nur 90⁰ oder mehr als 90⁰, wobei man im Grenzfall sogar auf Schwenkungen bis zu 180⁰ geht.

3. Die Einstellung erfolgt von Hand oder motorisch und gestattet im letzteren Fall eine Lageänderung des Patienten auch unmittelbar während der Untersuchung.

Neuderdings muß man bei den Geräten mit motorischem Antrieb noch unterscheiden zwischen:

a) Geräten mit Einstellbedienung unmittelbar am Gerät, wie sie zur Zeit noch der Normalfall ist;

b) Geräten für Separatsteuerung von einem getrennten Beobachtungsplatz aus, wie sie für Geräte mit ausschließlicher Fernsehdurchleuchtung in Zukunft wahrscheinlich bedeutungsvoll werden (vgl. C I 3).

4. Die Strahlenrichtung relativ zum Patienten bzw. zur Lagerungsplatte ist entweder fest oder vertauschbar, d.h. insbesondere bei liegendem Patienten ist entweder nur Untertischuntersuchung möglich oder es kann auch mit einer Strahlenrichtung von oben nach unten gearbeitet werden.

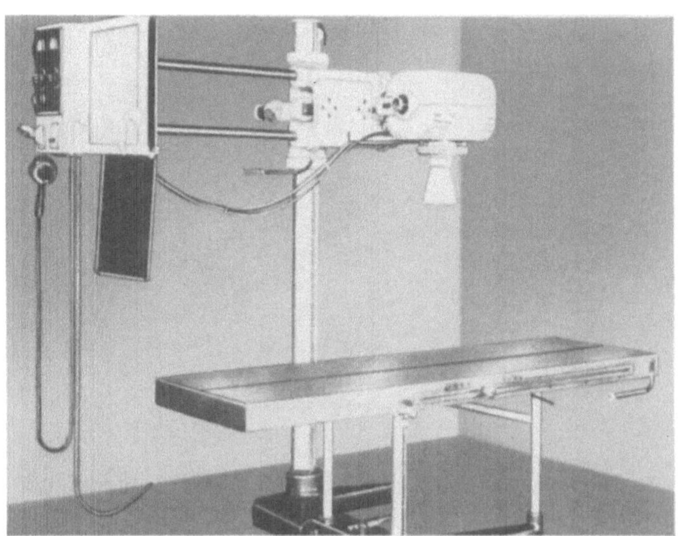

Abb. 88. Einfaches handumlegbares Gerät. (Fritz Hofmann, Deutschland „Kombiskop III")

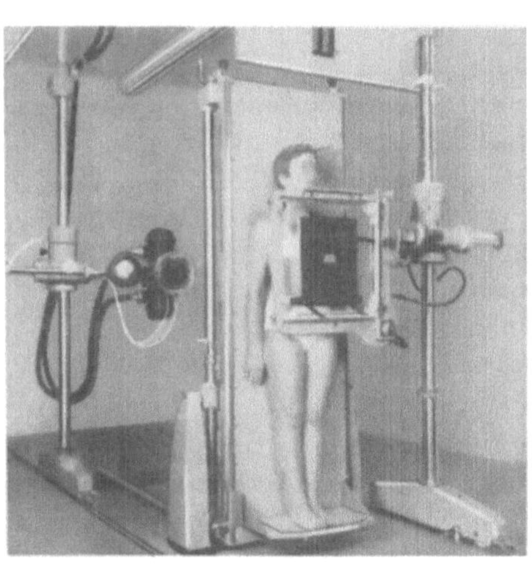

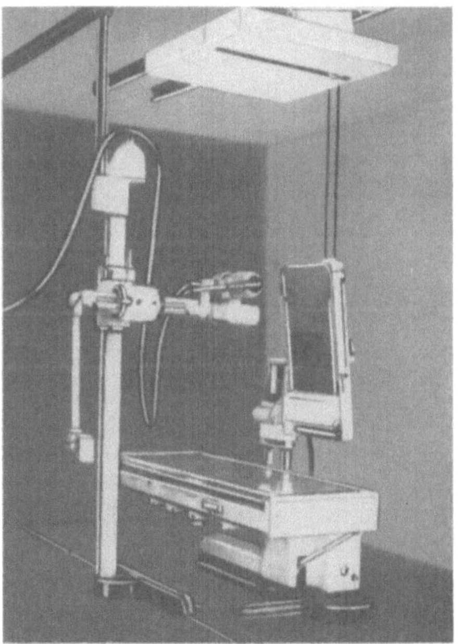

Abb. 89   Abb. 90

Abb. 89. Handumlegbares Gerät mit getrennten decken- und bodengeführten Säulen für Leuchtschirm- und Röhrenhalterung. Schichtaufnahmen horizontal und vertikal möglich. (CGR, Paris „Savios")

Abb. 90. Motorisch umlegbarer einseitig gelagerter Kipptisch mit Doppelholmhalterung des abklappbaren Zielgerätes (Gewichtsausgleich von der Decke), Buckyblende im Tisch eingebaut. Röhre an Boden-Deckenstativ. (Chenaille, Frankreich „Raysix")

5. Es ist nur eine Strahlenrichtung senkrecht zum Patienten vorgesehen oder aber es sind auch Schrägrichtungen einstellbar, wie sie besonders bei Untersuchungen am liegenden Patienten notwendig werden.

6. Die Richtungsänderung der Strahlen relativ zum Patienten bzw. zur Lagerungsplatte ist nur innerhalb von Ebenen möglich, die senkrecht zur Lagerungsplatte und in deren Längsausdehnung liegen, oder aber es sind auch Schrägeinstellungen in Ebenen senkrecht zur Patienten-Längsachse möglich.

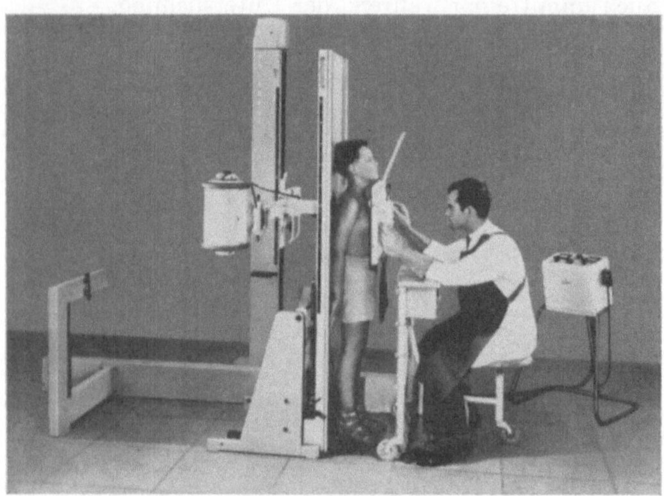

Abb. 91. Einfaches Kippgerät mit Einkessel-Röntgengenerator, Handumlegung. (Siemens-Reiniger-Werke, Deutschland „Polyskop")

Daneben gibt es eine Reihe anderer unterscheidender Merkmale, die sich auf die Arbeitsweise und die Bequemlichkeit der Handhabung beziehen. Wir nennen hier nur einige besonders wichtige Punkte:

7. Tischhöhe bei horizontaler Lagerung.

8. Längs- und Querverschiebbarkeit der Tischplatte.

9. Beidseitige oder einseitige Leuchtschirmhalterung, Links- oder Rechtszugänglichkeit, Kassetteneinschub links oder rechts.

10. Ein- oder Zweiröhrenbetrieb.

11. Art der Zielaufnahmetechnik an dem Gerät.

12. Kassetten- und Leuchtschirmformate.

13. Zusätzliche Hilfsgeräteausstattung und Art ihrer Anbringung am Gerät.

14. Grenzen des Strahlenschutzes bezüglich Ausdehnung und maximaler Röhrenbetriebsspannung.

Diese keineswegs vollständige Liste der Unterscheidungsmerkmale zeigt deutlich die große Variationsbreite bei diesen Kippgeräten, denn es kommen die rein konstruktiven Ausführungsunterschiede hinzu, die zum Teil sehr erheblich den Geräteaufbau beeinflussen. Im einzelnen sei zu den angeführten Punkten folgendes bemerkt:

Zu 1. und 2. Die Beschränkung auf die senkrechte und waagrechte Hauptlage des Patienten wird heute nur noch in der Einfachklasse bzw. bei transportablen Untersuchungsgeräten als ausreichend angesehen. Im allgemeinen fordert man die Einstellbarkeit sämtlicher Zwischen-

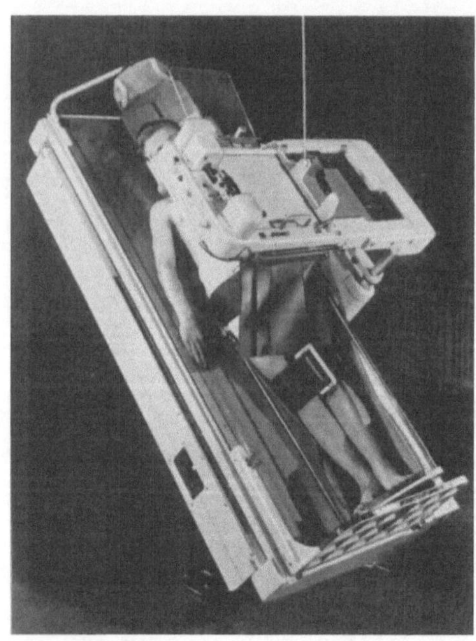

Abb. 92. Kippgerät für Kopftieflage bis 45⁰ mit angebauter Patientendrehmulde und längsverschieblicher Tischplatte. (Siemens-Reiniger, Deutschland „Sireskop")

neigungen, und zwar nicht nur zwischen 0 und 90⁰, sondern meist zwischen 0 und etwa 105⁰ (Kopftieflage). Bei hochwertigen Geräten ist im letzten Jahrzehnt die Anwendung noch größerer Kippwinkel von 135⁰, ja sogar von 180⁰ üblich geworden. Maßgebend für diese gesteigerten Anforderungen war der Wunsch, ohne Umlagerung bei der Untersuchung den Patienten von der senkrechten Stellung bis zu einer Kopftieflage von etwa 45⁰ und mehr überführen zu können, wie es z.B. für die Durchführung von Myelographien erwünscht ist. Es mag dahingestellt bleiben, ob für das Überschreiten der 45⁰-Kopftieflage dabei ein echtes medizinisches Bedürfnis maßgebend ist.

Bei manchen Konstruktionen ergibt sich die 180⁰-Kippbarkeit ohne zusätzlichen Aufwand. Bei solchen „90—90⁰"-Geräten ergeben die beiden senkrechten Geräteeinstellungen eine seitenverschiedene Zuordnung des Arztes zum Patienten und zum Zielgerät. Da nur für eine der Vertikalstellungen die Anordnung der Bedienungsgriffe zweckmäßig getroffen werden kann, ist der Vorteil der 2. Vertikalstellung etwas fragwürdig.

Zu 3. Nicht nur der Wunsch nach erleichterter Handhabung, sondern auch der diagnostische Vorteil einer Untersuchung unmittelbar während der Lageänderung des Patienten war seit je Anlaß, gerade die Tischumlegung (als erste aller Geräteverstellungen) zu motorisieren. Bei hochwertigen Geräten sieht man heute vielfach verschieden einstellbare Umlegegeschwindigkeiten vor, um sich den jeweiligen Untersuchungserfordernissen besser anpassen zu können. Selbstausschaltung der Antriebe in den Hauptlagen (waagerecht und senkrecht) ist dabei selbstverständlich und entspricht den bei den einfacheren Geräten mit Handumlegung in diesen Hauptlagen vorhandenen Rastungen.

Zu 4. und 5. Bei vielen Kipptischen ist die Röntgenröhre in festem Abstand hinter der Patienten-Lagerungsplatte an einem Wagen angebracht, der eine Längs- und Querbeweglichkeit relativ zur Lagerungsplatte in bestimmten Grenzen zuläßt. Die Längsbeweglichkeit sollte dabei mindestens so groß sein, daß am erwachsenen Patienten der Bereich vom Hals bis zur Hüfte in einem Zuge überstrichen werden kann (etwa 50 cm). Der Röhrenwagen trägt auf der gegenüberliegenden Tischseite die Halterung für den Leuchtschirm bzw.

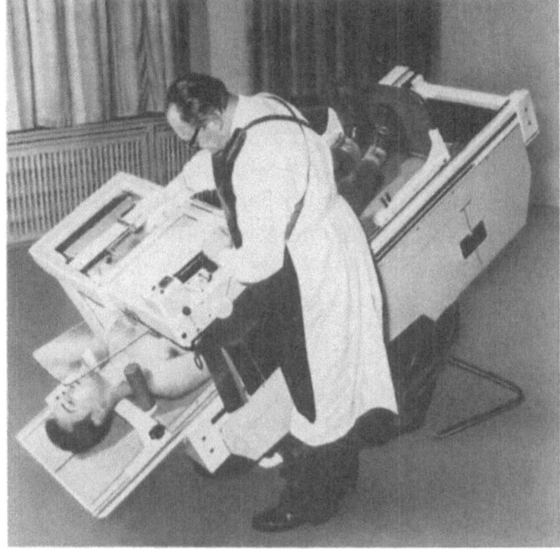

a

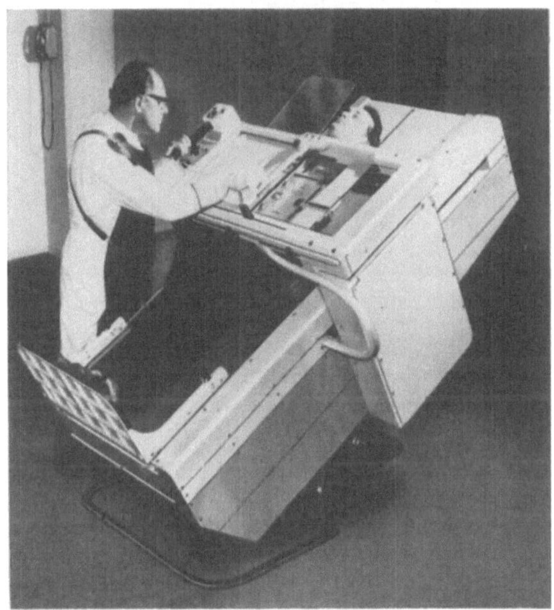

b

Abb. 93 a u. b. Kippgerät mit elektrohydraulischen Antrieben und längs- und querverschieblicher Tischplatte in Schräg- und Kopftieflage. (Siemens-Reiniger-Werke, Deutschland „Isoskop")

für das Zielgerät und zwar so, daß der Abstand des Leuchtschirmes von der Tischplatte mindestens auf einen maximalen Wert von 50 cm und andererseits auf einen minimalen Wert von 20 cm gebracht werden kann, um unterschiedliche Patientendicken auszugleichen und auch bei dünnen Patienten noch Kompression zu ermöglichen. Die Feststellvorrichtungen für die Abstandsänderung des Leuchtschirmes vom Patienten bzw. von der Patientenstützwand werden dabei oft so ausgeführt, daß sie zum Zweck des bequemeren Komprimierens auf einseitige Sperrung geschaltet werden können.

Wenn die Führungen für den Röhren- und Leuchtschirmwagen fest an der Tischplatte angebracht sind, dann ist eine Vertauschung der Strahlenrichtung relativ zur Tischplatte nicht möglich. Insbesondere kann dann beim liegenden Patienten nur mit einer Strahlenrichtung von unten nach oben gearbeitet werden (Untertischeinstellung, Trochoskopie), sofern die Durchleuchtung über Leuchtschirm oder BV erfolgt. Hierbei ist dann auch nur ein beschränkter Aufnahmeabstand anwendbar (etwa 70 cm). Es besteht der Wunsch, den Anwendungsbereich des Gerätes in der Richtung zu erweitern, daß an ihm wenigstens in der waagerechten Hauptlage, besser aber in beiden Hauptlagen des Patienten auch Aufnahmen in großem Abstand möglich sind.

Das läßt sich ohne weiteres bei derjenigen Gruppe von Umlegegeräten ermöglichen, bei denen der Röhren- und Leuchtschirmwagen nicht an der Tischplatte selbst,

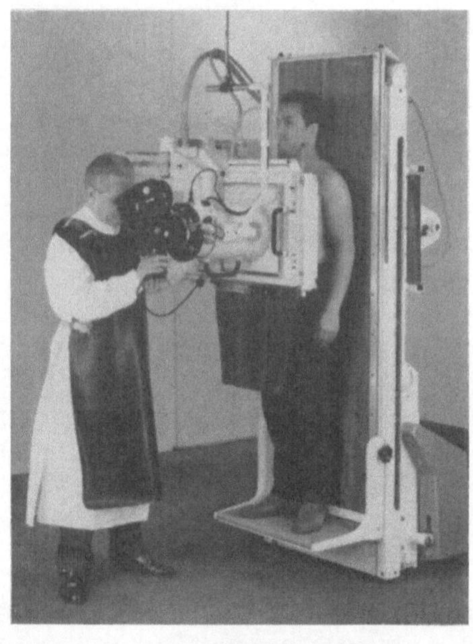 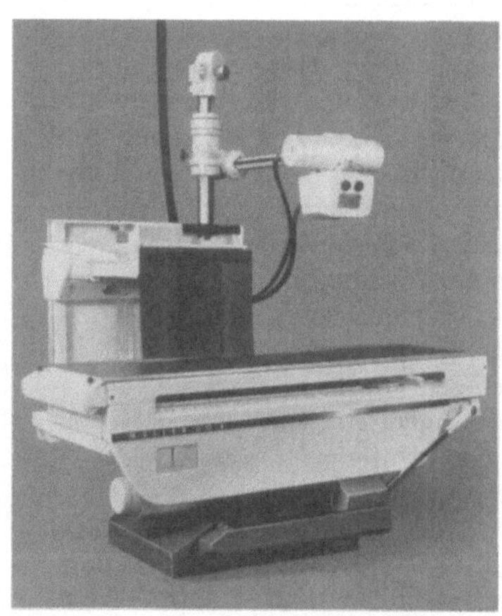

Abb. 94   Abb. 95

Abb. 94. Kippgerät mit motorischem Antrieb, Zielgerät-Röhrenwagen linksseitig am Tisch aufgehängt, 30°
Kopftieflage mit Röntgenbildverstärker und Kinokamera. (C H. F. Müller, Deutschland „UG 2")

Abb. 95. Kippgerät mit motorischem Antrieb, rechtsseitig am Tisch aufgehängter Zielgerät-Röhrenwagen,
längsverschiebliche Tischplatte. Röhre für Fern- und Obertisch-Aufnahmen an Bodenstativ verfahrbar.
(C. H. F. Müller, Deutschland „UG 4")

sondern getrennt davon an einer am Boden oder an einer Decken- bzw. Wandführung fahrbaren Säule angebracht ist. Es muß dabei allerdings die Leuchtschirm- bzw. Zielgerätehalterung zur Tragsäule hin abklappbar gemacht werden, damit die beidseitige Umfassung der Tischplatte durch die Röhren-Leuchtschirmhalterung während der Umstellung aufgehoben werden kann. Damit läßt sich eine Umstellung des Gerätes unter Verwendung der gleichen Röhre auch für Obertischaufnahmen am liegenden Patienten und für Fernaufnahmen am stehenden Patienten durchführen.

So angenehm diese Umstellmöglichkeit der Geräte mit besonderer Säulenhalterung des Röhren-Leuchtschirmwagens ist und insbesondere für einfachere Ausführungen ohne motorischen Antrieb gern ausgenützt wird, so wendet man diesen Aufbau in der Spitzenklasse doch weniger häufig an, weil die Wagenführung an der Tischplatte mit geringerem Aufwand für alle Stellungen eine stabilere Zuordnung der Röhre zum Patienten gestattet. Für die Durchführung der Obertischeinstellung bzw. Fernaufnahmeeinstellung bei stehendem Patienten sieht man dann lieber ein zusätzliches Stativ mit getrennter Röntgenröhre vor, das auf einer seitlich vom Kipptisch angebrachten Schiene aus dem Schwenkbereich des Tisches entfernt werden kann, sofern es nicht gebraucht wird.

Um eine zusätzliche Röntgenröhre für die Obertisch- und Fernaufnahmen zu sparen, wird bei manchen dieser Kippgeräte mit Röhren- und Leuchtschirmwagen an der Tischplatte für die Halterung der dann einzigen Röntgenröhre noch ein zusätzliches Säulenstativ (wie oben) vorgesehen. Für die Obertisch- und Fernaufnahmen wird dann die Röntgenröhre vom Röhren-Leuchtschirmwagen gelöst und — jetzt nur noch vom Röhrenstativ getragen — in die gewünschten Stellungen gebracht. Diese billigere Ein-röhrenlösung ist bedienungsmäßig umständlicher als die Zweiröhrenausführung. Beide Ausführungen erfordern im übrigen für die Obertischaufnahmen einen zusätzlichen Kassetteneinlegerahmen mit Buckyblenden, der unter der Tischplatte verschiebbar angeordnet wird. Daß man durch solche Zusatz-

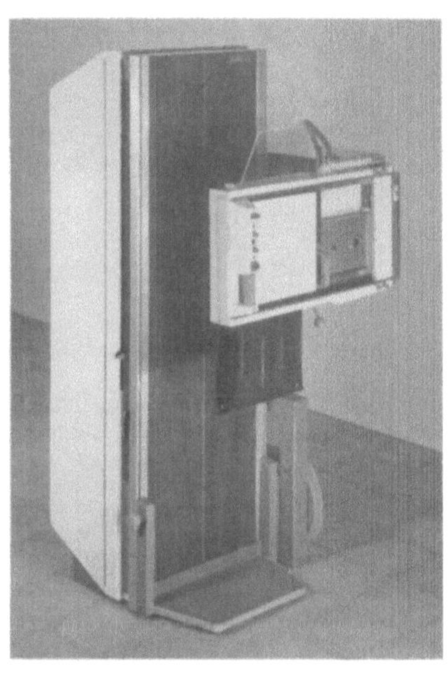

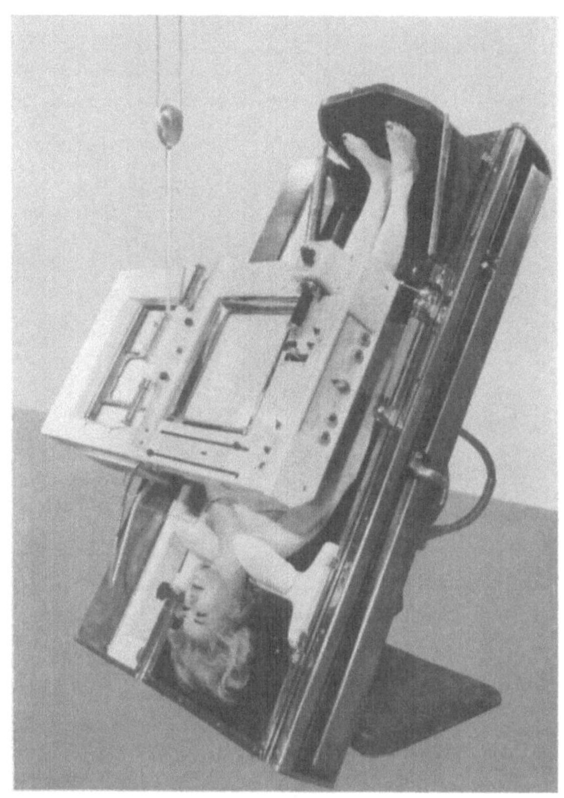

Abb. 96   Abb. 97

Abb. 96. Motorisch angetriebenes Kippgerät mit abklappbarem Zielgerät (C. H. F. Müller, Deutschland „UG 5")

Abb. 97. Motorisch angetriebener Kipptisch für bis zu 90° Kopftieflage (Umlegemechanismus Hebelgestänge mit 2 Drehpunkten!). Zielgerät Deckengewichtsausgleich, seitlich so verfahrbar, daß Tischplatte frei zugäng-lich, längsverschiebliche Tischplatte. Das Gerät ist für Fernsehdurchleuchtung auch ferngesteuert benützbar. (Massiot, Frankreich „Caducée")

stative die Kippgeräte auch für Fernaufnahmen und Obertischaufnahmen geeignet macht, hat natürlich den Zweck, dadurch besondere Fernaufnahmegeräte bzw. Buckytische ein-zusparen oder doch wenigstens eine vollwertige Ausweichmöglichkeit für diese Arten von Aufnahmen zusätzlich zu erhalten.

Hinzu kommt, daß die Vertauschbarkeit der Strahlenrichtung relativ zum Patienten am selben Gerät eine bequeme und genaue Feldeinstellung mit Durchleuchtung für Auf-nahmen aus der umgekehrten Strahlenrichtung möglich macht. Zum Beispiel kann man die Einstellung der Obertischaufnahmen bequem und genau mit einer Untertischdurch-leuchtung ausführen, und das ist weit angenehmer als eine Obertischdurchleuchtung mit Spiegelbetrachtung des Leuchtschirmbildes unter der Tischplatte zum selben Zweck.

Wenn man diesen Aufwand treibt, dann wird man für die Aufnahmen am liegenden Patienten möglichst auch alle Schrägrichtungen des Strahlenganges wie an einem Bucky-tisch einstellbar machen. Man geht häufig sogar so weit, daß man durch Zusatzgestänge auch Körperschichtaufnahmen an diesen Umlegetischen ausführbar macht. Eine derartige Ausbaumöglichkeit sollte man aber nur dann ausnutzen, wenn die Aufnahmefrequenz am Gerät eine solche Ausweitung des Anwendungsbereiches sinnvoll erscheinen läßt.

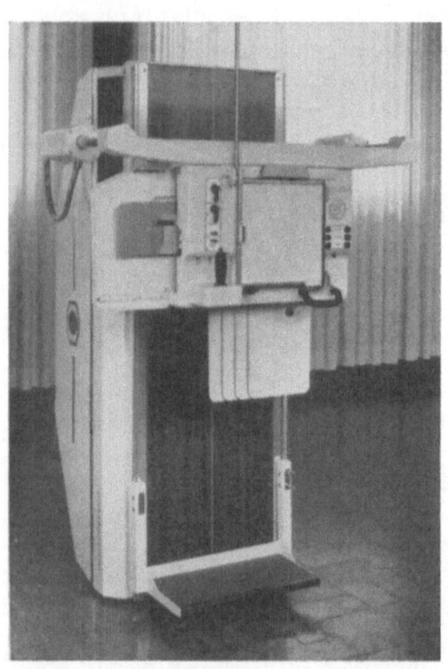

Abb. 98. Motorisch angetriebenes Kippgerät mit beidseitiger Aufhängung des Zielgerätes. (Koch & Sterzel, Deutschland „Ultraskop Z 30")

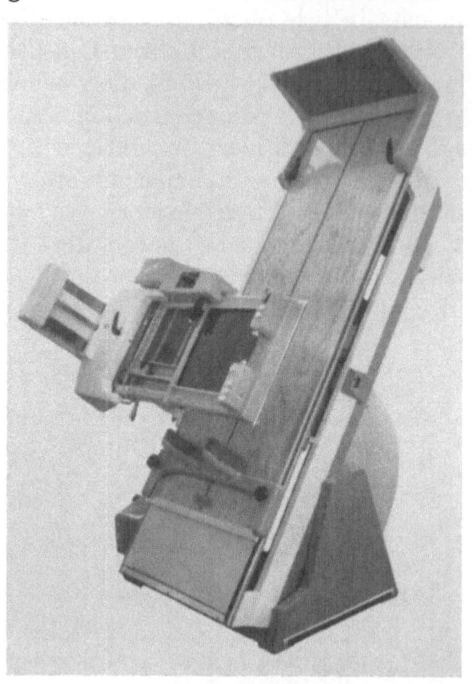

Abb. 99. Motorisches Kippgerät für maximal 90° Kopftieflage. Turmführung des Zielgerätes (abklappbar). (Barazzetti, Italien „Giubileo 90/90")

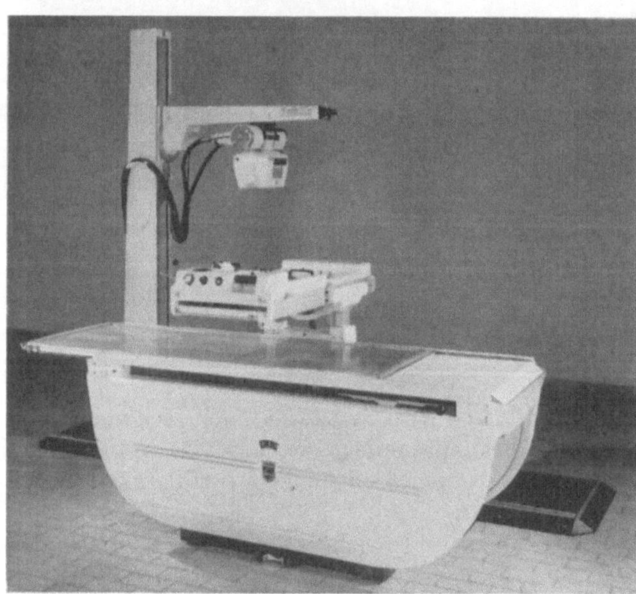

Abb. 100. Motorisch angetriebenes Kippgerät mit maximal 90° Kopftieflage. Tischplatte längsverschieblich. Holmhalterung für Zielgerät versenkt. (Philips, Niederlande „Symmetrix")

Zu 6. Die meist vorliegende Beschränkung der Strahlenrichtung auf die zur Tischplatte Senkrechte bzw. auf Schrägrichtungen, die in Ebenen senkrecht zur Tischplatte und in ihrer Längsrichtung liegen, ist nur insofern anwendungsmäßig gerechtfertigt, als veränderbare Strahlenrichtungen in Ebenen senkrecht zur Patientenachse durch die Stellung bzw. Lagerung des Patienten am Gerät im allgemeinen bequem genug hergestellt werden können. Am stehenden Patienten z. B. macht es keine großen Schwierigkeiten, den Patienten in die gewünschten Schrägstellungen zum Strahlengang und damit zum Leuchtschirm bzw. zur Kassette zu bringen, wie man sie z. B. bei der Magenuntersuchung braucht.

Bereits hierfür tritt immer wieder der Wunsch nach Anwendung einer Drehmulde für den Patienten auf, in der der Patient fest steht und vom Arzt selbst in die gewünschte Schrägstellung gebracht werden kann. Man kann dann auch für die Schräg- und Waagrechtlagen des Patienten beliebige Schrägstrahlenrichtungen bequem einstellen. Wegen dieser Möglichkeiten ist seinerzeit z. B. das bekannte Pohlsche Omniskop als Spezialmagengerät recht beliebt geworden, obwohl es manche Einschränkungen und Mängel (z. B. Stabilität) besaß und den gegenwärtigen Anforderungen kaum noch gerecht wird. Neuerdings hat man auch an normalen Umlegetischen gelegentlich eine Patientendrehmulde angebracht, und es ist eine Reihe von Neukonstruktionen mit dieser Zielsetzung geschaffen worden, aber sie sind bisher nicht stärker in die Praxis eingedrungen, weil sie bei relativ umständlichem Aufbau nicht die gewünschte Untersuchungserleichterung brachten bzw. sogar deswegen schwerer bedienbar sind.

Man hat in den letzten Jahren die vielseitige Richtungseinstellung zum Patienten auf dem Wege zu erreichen versucht, daß man bei räumlich festliegendem Strahlengang den Patienten in die verschiedenen Relativlagen und -richtungen zum Strahlengang gebracht hat, also ein Gerät gebaut hat, bei dem ausschließlich Patientenverlagerung angewandt wird. Obwohl sich bei dieser interessanten Konstruktion die relative Strahlenrichtung zum Patienten in sehr vielseitiger Weise einstellen läßt, bedeutet der völlige Verzicht auf eine räumliche Lageänderung des Strahlenganges gleichzeitig auch den Verzicht auf die Einstellmöglichkeit bestimmter wichtiger Strahlenrichtungen

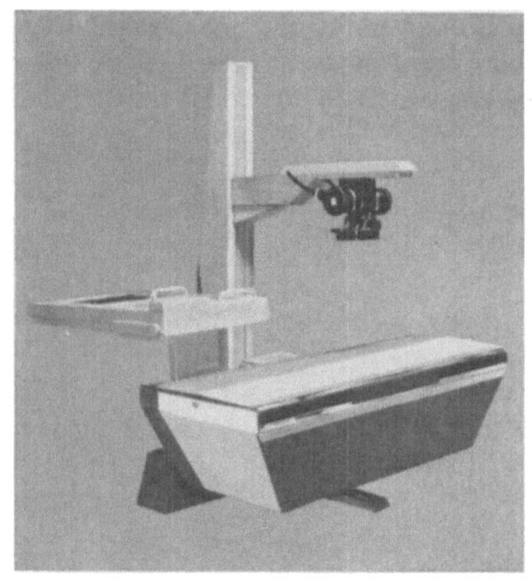

Abb. 101

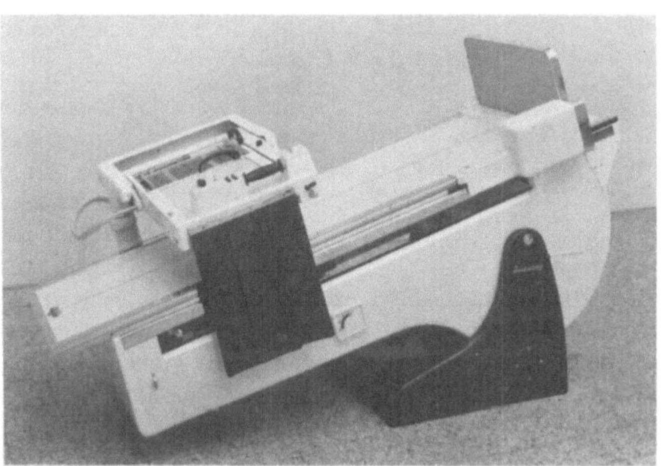

Abb. 102

Abb. 101. Motorisch angetriebenes Kippgerät mit maximal 90° Kopftieflage. (CGR, Paris, Frankreich „Champagne")

Abb. 102. Motorisch angetriebenes Kippgerät mit längsbewegbarer Tischplatte. (Rangoni-Puricelli, Italien, „Duoskop")

Abb. 103. Motorisch angetriebenes Kippgerät. Zielgerät-Röhrenwagen an Säule gelagert. Deckengewichtsausgleich, Zielgerät abklappbar. (Toshiba, Japan „KXO-15-1 A")

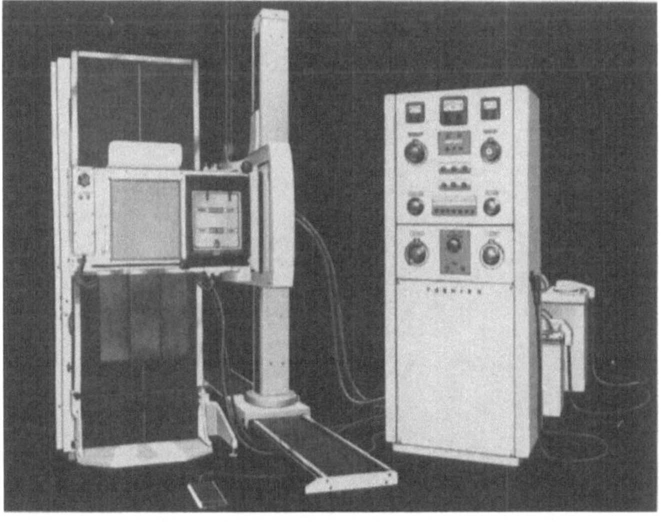

Abb. 103

bei bestimmten räumlichen Patientenlagerungen (vgl. C I 3). Insbesondere läßt sich bei dem horizontal vorgesehenen Strahlengang eine sagittale Strahlenrichtung am unverkantet liegenden Patienten nicht einstellen, d. h. man muß bei der Magenuntersuchung auf diese klassische Einstellung verzichten. Deshalb dürfte die Bedeutung dieser Art Umlegegeräte wohl mehr bei Spezialanwendungen etwa für Kinozwecke u. ä. liegen, weil man für Routineuntersuchungen auf diese Einstellungen nicht wird verzichten können.

Zu 7. Die Einhaltung einer für die waagerechte Patientenlagerung und -untersuchung bequemen Tischhöhe (etwa 80 cm) ist heute eine selbstverständliche Forderung an moderne Kippgeräte. Bei der gleichzeitig geforderten großen Kopftieflage von z. B. 45°, läßt sich jedoch diese Forderung nur durch besondere Maßnahmen erreichen. Zum Beispiel kann man für die Tischkippung statt einer zwei verschiedene Kippachsen vorsehen, von denen jede nur während eines Teiles der Kippung im Eingriff mit der kippenden Tischplatte steht. Oder aber man sorgt dafür, daß die Tischplatte während des Kippens sich automatisch relativ zur Kippachse in ihrer Längsrichtung so verschiebt, daß ein Aufstoßen ihres bodennahen Endes vermieden wird. Man kann auch die Kippachse während der Schwenkung in ihrer Höhenlage verändern. Auch Kettentriebe mit Kurvenführungen sind dafür ausgeführt worden. Schließlich gestattet die Tischhalterung an einer senkrecht stehenden Ringführung die Erzielung beliebiger Tischneigungen bei einer bequemen Tischhöhe in Horizontallage.

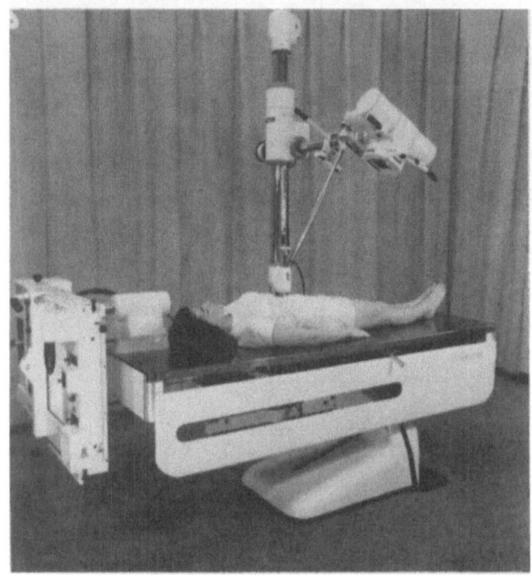

Abb. 104. Motorisch angetriebener Kipptisch mit maximal 15° Kopftieflage. Deckengewichtsausgleich für Zielgerät, das am Tischende um horizontale Achse geschwenkt werden kann. Schichtzusatz mit Röhre an Säulenstativ. (Balteau, Belgien „Promotion")

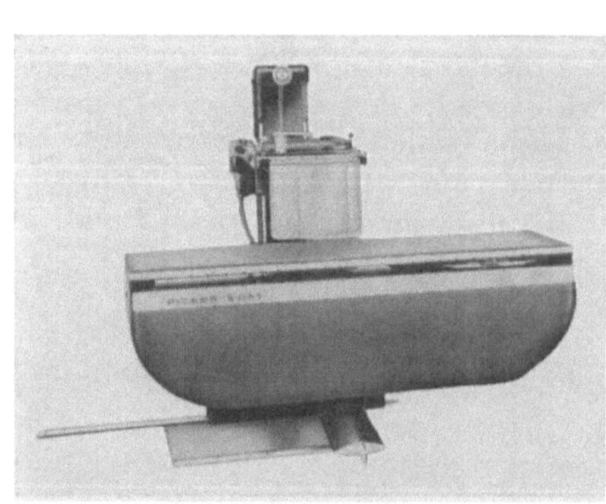

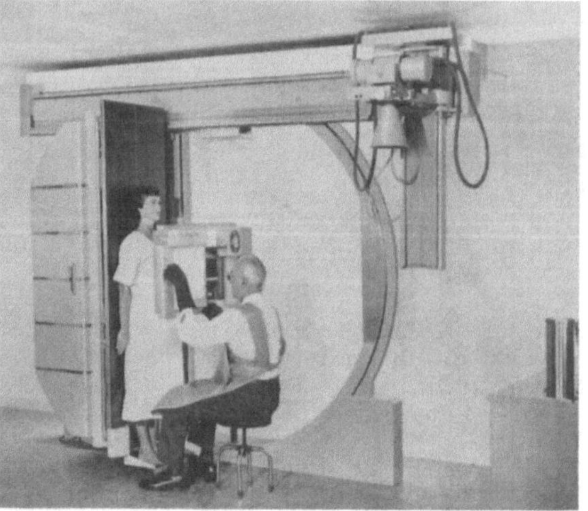

Abb. 105   Abb. 106

Abb. 105. Älteres 90°/90°-Kippgerät mit an Turm geführtem abklappbaren Zielgerät. Geschlossene Strahlenschutzblechwanne für Untertischröhre. (Picker, Amerika, Constellation II)

Abb. 106. Motorisch angetriebenes Kippgerät mit Tischaufhängung an einer Ringführung für maximal 90° Kopftieflage, Zielgerät über ganze Tischlänge verfahrbar. (General Electric, USA „Imperial")

Zu 8. Zusätzlich zu der unter 7. genannten Tischplattenverschiebung, die mit der Tischkippung gekuppelt ist, wird bei modernen Kippgeräten immer häufiger eine weitere Längsverschieblichkeit vorgesehen, um eine bequeme Verlagerung des auf der Tischplatte liegenden Patienten zu ermöglichen, ohne ihn selbst auf der Tischplatte verschieben zu müssen. Für den stehenden Patienten wird an dieser verschiebbaren Tischplatte eine Fußbank befestigt; der Patient kann dann mit dem meist vorgesehenen motorischen Tischplattenantrieb bequem in seiner Höhenlage verändert werden. Wenn auch die Lageänderung des Strahlenganges relativ zum Patienten im allgemeinen durch Bewegung des Röhrenwagens erfolgt, so bietet doch eine motorisch angetriebene Tischplatte für die Höhengrobeinstellung des Untersuchungsbereiches eine ganz wesentliche Arbeitserleichterung.

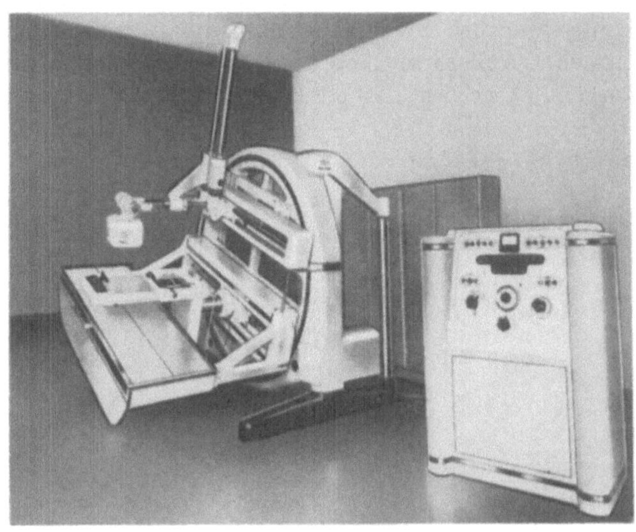

Abb. 107. Motorisch angetriebenes Kippgerät mit Ringführung. An dem Ring eine Führung für das Zielgerätröhrensystem und eine gesonderte für ein Zweisäulenstativ für Obertischröhre. (Frontini, Italien „Pantoclino 180")

Neuerdings wird an hochwertigen Geräten zusätzlich eine Verschiebbarkeit der Patientenlagerungsplatte quer zur Längsachse vorgesehen. Obwohl die fast immer

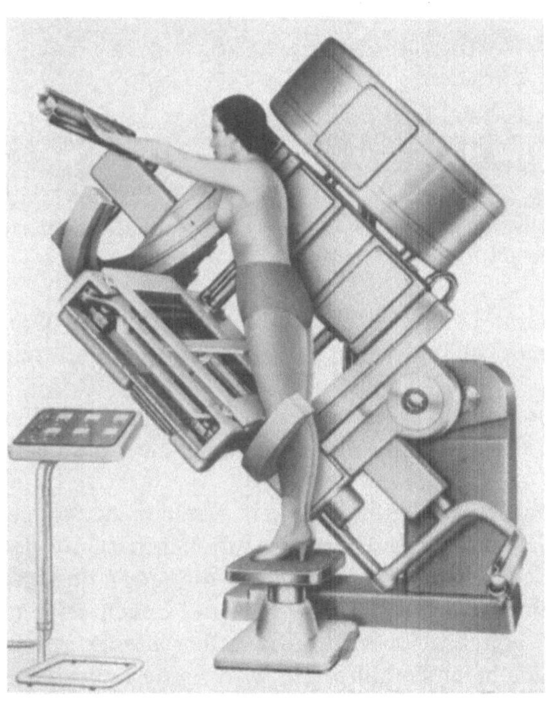

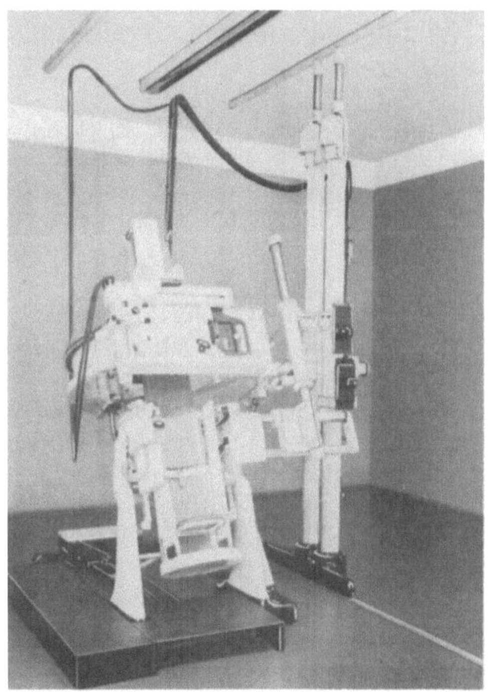

Abb. 108   Abb. 109

Abb. 108. Kombiniertes Kipp- und Schichtgerät mit zweidimensionaler Verwischung. (Chirana, Tschechoslowakei „Unitom")

Abb. 109. Ältere Versuchsausführung eines Kippgerätes mit Ringführung des Systems Zielgerät-Röhre. (Siemens-Reiniger-Werke, Deutschland)

vorhandene Querverschiebbarkeit des Systems Röhre-Zielgerät die gleiche Relativquer-
verlagerung des Strahlenganges zum Patienten gestattet, bietet die zusätzliche Querverschiebbarkeit des Patiententisches die bedienungsmäßige Annehmlichkeit, daß der
Beobachter bei ihrer Anwendung seine Haltung bzw. Blickrichtung nicht zu ändern
braucht. Außerdem kann diese Querverschiebbarkeit von System und Tischplatte dazu
ausgenützt werden, daß bei Horizontallage des Tisches der Patient bequem auf dem Tisch

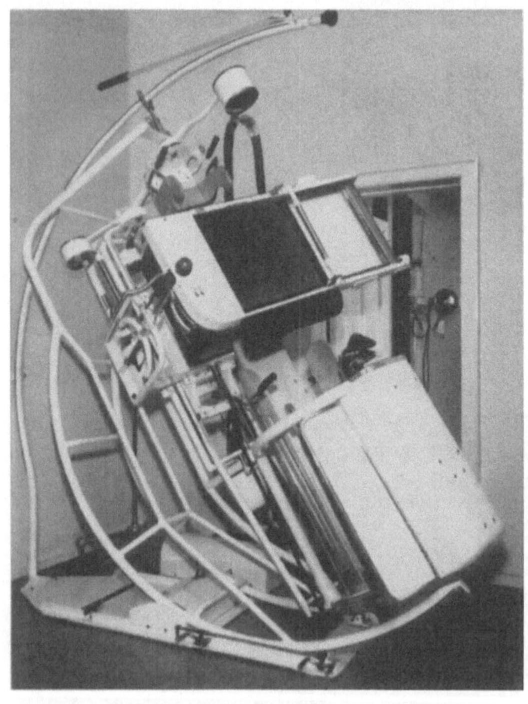 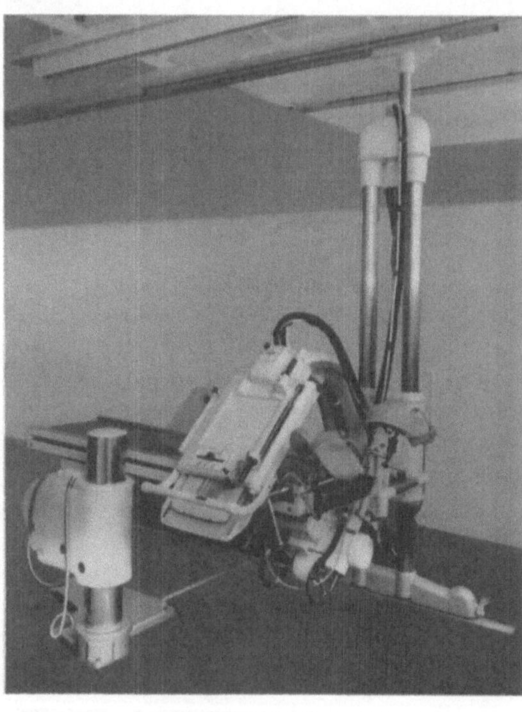

Abb. 110   Abb. 111

Abb. 110. Motorisch angetriebenes Kippgerät mit besonders vielseitig einstellbaren Strahlenrichtungen in
Rohrbauweise. (Pohl, Deutschland „Omniskop“)

Abb. 111. Motorisch angetriebenes Kippgerät mit Schwenkbügelhalterung des Systems Zielgerät-Röhre, bei
dem dieses in einer Ringführung um den Patienten herum verstellbar ist. (Koch & Sterzel, Deutschland,
„Statoskop U“)

gelagert werden kann, ohne durch das Zielgerät behindert zu werden. Wenn diese Möglichkeit nicht vorgesehen ist, hilft man sich zum selben Zweck vielfach dadurch, daß man
das Zielgerät abklappbar macht.

Zu 9. Für die Arbeitsweise am Gerät ist auch der Patientenzutritt wichtig: Soll er
von rechts oder von links erfolgen, auf welcher Seite des Leuchtschirmes soll der Kassetteneinschub erfolgen?

Obwohl auch in neuerer Zeit hierfür noch keine Einheitlichkeit erreicht ist, so besteht doch eine gewisse Tendenz in der Richtung, daß der Patienteneintritt in das
aufgerichtete Gerät von links (von der Leuchtschirmseite aus) als bedienungsgünstiger
angesehen wird, und demzufolge der Verbindungsrahmen zur Röhren- und Leuchtschirmhalterung auf der rechten Seite des Tisches angebracht wird. Die früher häufig vorge-
sehene beidseitige Verbindung zur Röhren-Leuchtschirmhalterung wird heute kaum noch
bzw. nur noch bei ganz einfachen Geräten akzeptiert. Es scheint sich auch durchzusetzen,
daß am Zielgerät die Bedienungsgriffe für die Blendenverstellung und die Arretierungen
sowie die Hilfsschalter auf der linken Seite des Leuchtschirmhalters und die Bereitschaftsstellung für die Kassette auf der rechten Seite des Leuchtschirmes vorgesehen wird. Bei
dieser Anordnung ergibt sich sowohl am stehenden als auch am liegenden Patienten eine

Arbeitsweise, bei der der Arzt die rechte Hand zum Palpieren und Korrigieren der Patienteneinstellung freibehält.

Zu 10. Während bei den Kippgeräten die Einröhrenausführung häufig für die Fälle angewendet wird, bei denen auch Obertisch- und Fernaufnahmen gefordert werden, geht man heute immer mehr zu der Zweiröhrenausführung über. Um für die verschiebbare Säule mit der zweiten Röhre keine Bodenschiene vorsehen zu müssen, die das Arbeiten am Gerät etwas stört, wendet man heute dafür, besonders im Ausland, oft eine verstell- und verschiebbare Deckenaufhängung an. Diese Deckenmontage bereitet jedoch besonders in niederen Räumen gewisse Schwierigkeiten und wird deshalb wohl nicht zur Normalausführung werden können (vgl. unter β).

Zu 11. und 12. Die sog. Zielaufnahmetechnik, d.h. die Herstellung der Aufnahmen im zeitlich unmittelbaren Anschluß an eine vorangegangene Durchleuchtung ist heute speziell bei Magenuntersuchungen zum Routineverfahren geworden. Lediglich die sog. „Schwedische Schule" wendet statt dessen noch immer eine Technik an, bei der nach vorangegangener Durchleuchtungsuntersuchung in kurzem zeitlichen Abstand eine Reihe „ungezielter" Aufnahmen geschossen wird, wobei also nicht vor jeder einzelnen Aufnahme

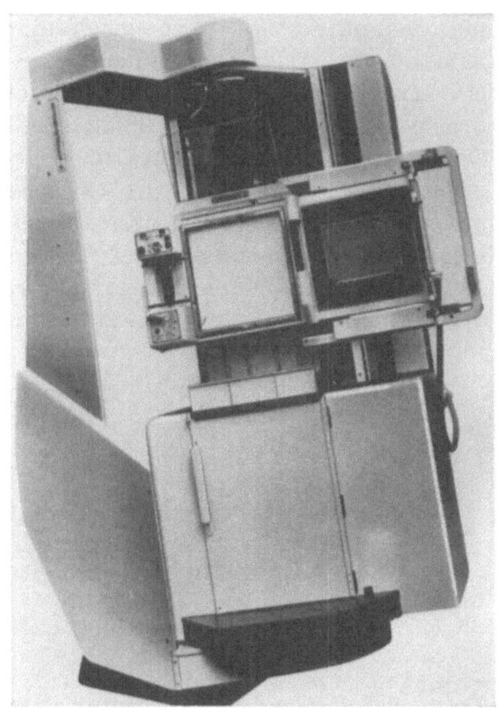

Abb. 112. Neueres Kippgerät mit ähnlichen Einstellmöglichkeiten wie das Gerät Abb. 110, maximal 15⁰ Kopftieflage. (Fritz Hofmann, Deutschland „Metroskop U")

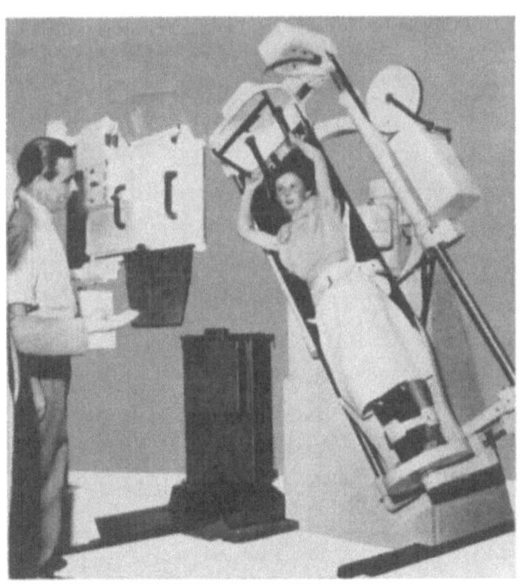

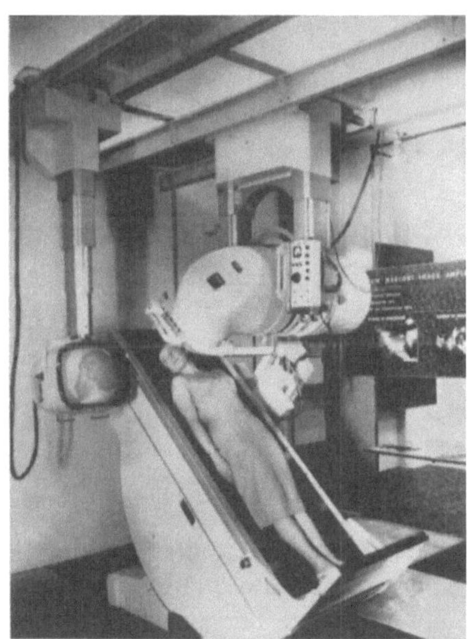

Abb. 113   Abb. 114

Abb. 113. Vielseitig verstellbares Untersuchungsgerät mit horizontal festliegendem Strahlengang, alle Relativverstellungen führt der Patient aus. (C. H. F. Müller, Deutschland „UGX")

Abb. 114. Motorisch angetriebener Kipptisch für Röntgenfernsehuntersuchung (Spezialorthicon mit Spiegeloptik), bei dem das Fernsehsystem an einer mit dem Röhrenlaufwagen gekuppelten Vierkant-Teleskophalterung hängt, die an einem Deckenlaufwagen befestigt ist. (Marconi, England)

die bestimmte Phase durch eine Zieldurchleuchtung ermittelt wird. Wenn auch die Zielaufnahmetechnik bei sparsamem Filmverbrauch die entscheidenden Phasen sicherer zu erfassen gestattet und sich deshalb sonst überall durchgesetzt hat, so spricht für die Schwedische Methode doch zumindest die Tatsache, daß hier die Durchleuchtung mit einfachen Durchleuchtungsschirmen ausgeführt werden kann und das Palpieren dabei leichter ausführbar ist als mit den relativ schweren und voluminösen Zielgeräten. Insbesondere die Ausgestaltung der Zielgeräte für die Durchführung von Übersichtsaufnahmen und Durchleuchtungen im Format 35 × 35 cm oder darüber hat zu erheblichen Abmessungen und Gewichten (etwa 50 kg) geführt. Neuerdings kommt noch die Erhöhung der Aufnahmespannungen auf Werte von 150 kV — eventuell noch darüber — hinsichtlich des notwendigen Strahlenschutzes erschwerend hinzu. Wenn auch bei Anwendung motorischer Antriebe für die Höhenverstellung der Gewichtszuwachs unmittelbar keine Bedienungserschwerung bringt, so bleibt doch die erhebliche Behinderung durch die großen Abmessungen. Es ist anzunehmen, daß in Zukunft zwar sicher nicht auf die Zielaufnahmetechnik verzichtet wird, daß man sich aber vielleicht doch bezüglich der anzuwendenden Übersichtsformate gewisse Beschränkungen auferlegen wird, um dadurch die Abmessungen der Zielgeräte wieder reduzieren zu können.

Zu 13. Im Teil I haben wir gesagt, daß die Erweiterung des Anwendungsbereiches durch zusätzliche Hilfsgeräte ihre

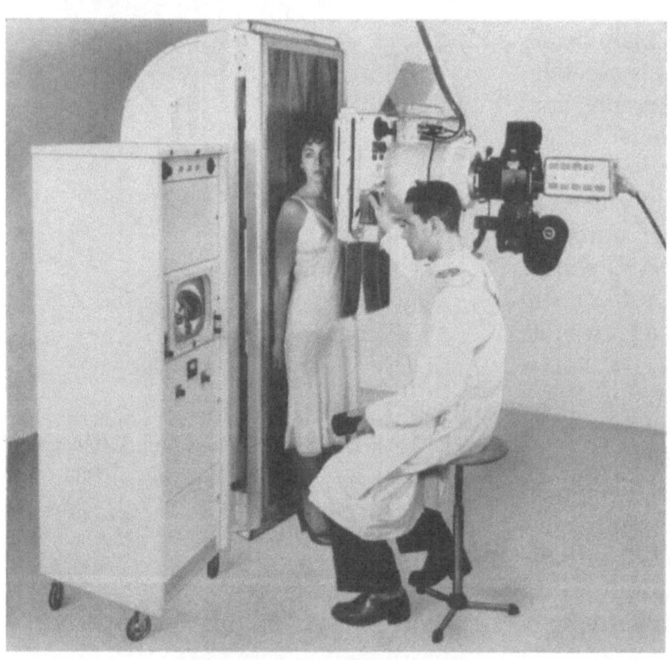

Abb. 115. Kippgerät mit 9″-Bildwandler, Vidicon-Fernseheinrichtung und Kinokamera. (Philips, Niederlande)

praktischen Grenzen hat. In diesem Sinne ist z.B. die Anbringung von Zusatzeinrichtungen für Schichtaufnahmen an den Umlegegeräten keineswegs in allen Fällen als wirklich zweckmäßig anzusehen. Anders ist es mit Zusatzeinrichtungen, die nicht einer Aufweitung des Anwendungsbereiches, sondern einer Verbesserung der Arbeitsweise dienen. Wir nennen in diesem Zusammenhang die Bildverstärker ohne oder mit Kinokameras. Ohne hier im einzelnen auf die Vorteile des Bildverstärker-Betriebes für die Durchleuchtung und die Aufnahme einzugehen, sei gesagt, daß sie heute als so wichtig angesehen werden, daß man die Komplizierung der Geräte durch ihre Anbringung in Kauf nimmt. Man muß ihre Anbringung konstruktiv so lösen, daß im ganzen doch eine Erleichterung der Untersuchung resultiert. Für die Durchleuchtungsanwendung des RBV sind seine erheblichen Abmessungen, insbesondere auch in der Längsausdehnung, störend, weil sie die Stellung des Arztes in bequemer Griffnähe des Patienten behindern. Durch geeignete Spiegelumlenkungen hat man jedoch die Einblicköffnung sowohl für die Untersuchung am stehenden, wie am liegenden Patienten so einstellbar gemacht, daß der Arzt eine bequeme patientennahe Stellung bei der Untersuchung einnehmen kann und das Palpieren und Korrigieren der Patientenstellung möglich bleibt. Die verschiedenen konstruktiven Austauschmöglichkeiten für die wahlweise Verwendung des Leuchtschirmes bzw. Zielgerätes und des Bildverstärkers sind aus den Abbildungen unter C II 1 c zu erkennen.

Die Einführung des RBV an Stelle des Leuchtschirmes hat die Arbeitsweise am Gerät und den Geräteaufbau nur im Hinblick auf die Berücksichtigung seiner gegenüber dem Leuchtschirm größeren Längenabmessungen beeinflußt — solange er nur der unmittelbar visuellen Beobachtung dient.

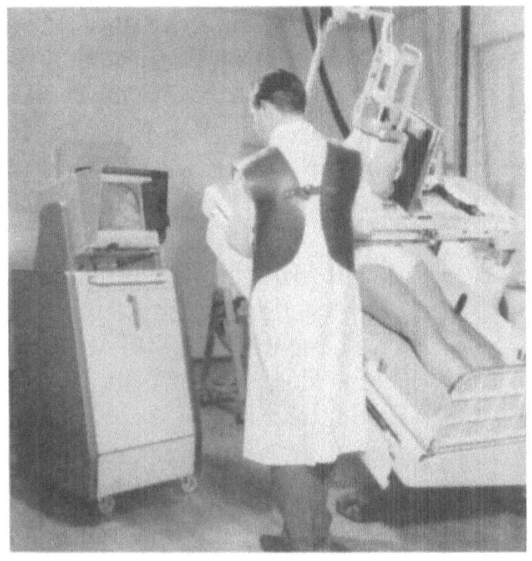

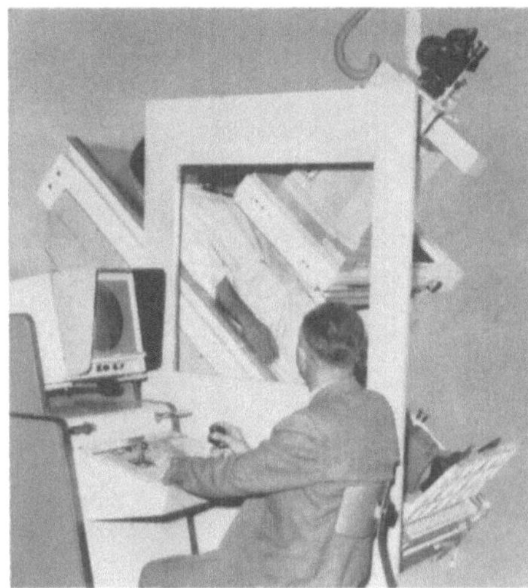

Abb. 116   Abb. 117

Abb. 116. Kippgerät mit 7″-Bildwandler und Vidicon-Fernseheinrichtung, Übergang zur Leuchtschirm-beobachtung möglich. (Siemens-Reiniger-Werke, Deutschland)

Abb. 117. Separatgesteuertes Kippgerät mit Untertischröhre. (Siemens-Reiniger-Werke, Deutschland)

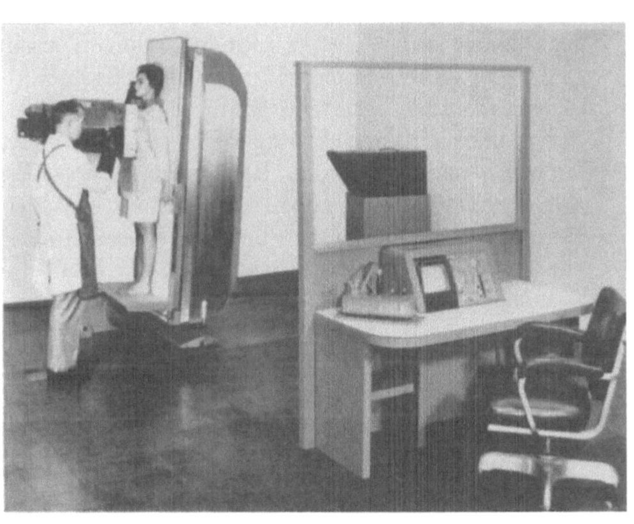

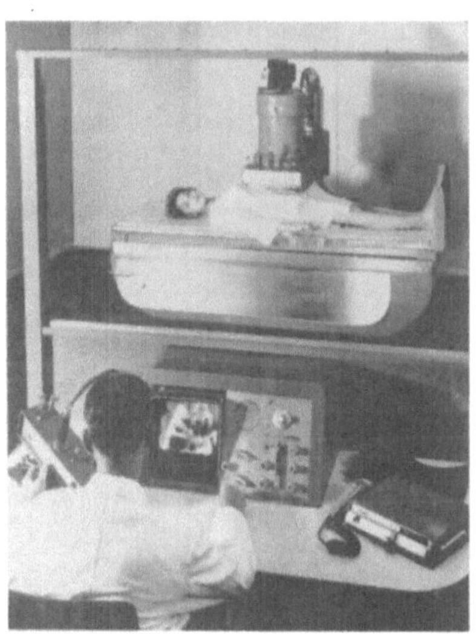

a   b

Abb. 118a u. b. Separatgesteuertes Kippgerät „Satellite Dual" mit Untertischröhre. (Picker X-Ray Corpor., USA)

Beim *Röntgenfernsehen* ist die feste Zuordnung des Beobachters zum Gerät bzw. Patienten nicht mehr *notwendige* Voraussetzung für die Beobachtbarkeit des Durch-leuchtungsbildes. Deshalb gestattet das Röntgenfernsehen eine völlig andersartige Unter-suchungsweise, und es ergeben sich damit für den Beobachter bequemere Möglichkeiten, um Geräteeinstellungen vorzunehmen, auf die man bei der Leuchtschirmbeobachtung gerade wegen dieser Beobachtungsschwierigkeiten im allgemeinen verzichten mußte. Das trifft vor allem für die Schrägdurchleuchtungen in Patientenlängsachse und quer dazu bei horizontal- oder schräggelagertem Patienten zu.

13*

Diese andersartigen bzw. neuen Voraussetzungen für das Arbeiten am Gerät und für die Erweiterung der Einstellmöglichkeiten bei der Durchleuchtung geben Veranlassung, die bisherigen Untersuchungsgewohnheiten darauf hin zu überprüfen, wieweit sie bisher ausschließlich technisch bedingt waren, und zu überlegen, ob der bisher übliche Aufbau der Kippgeräte unter den veränderten Bedingungen noch zweckmäßig bleibt.

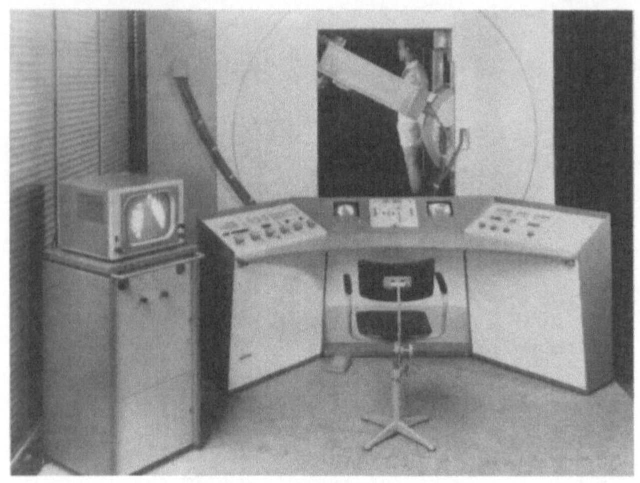

a

Zum Beispiel war die bisher übliche Untertischanordnung der Röntgenröhre bei den Kipptischen durch die Beobachtbarkeit des Leuchtschirmbildes bedingt, da am liegenden Patienten praktisch das Leuchtschirmbild nur am oberhalb des Tisches angeordneten Leuchtschirm zu beobachten ist. Diese Strahlenrichtung ist nicht etwa aus Projektionsgründen grundsätzlich vorteilhaft. Das geht schon daraus hervor, daß man für die entsprechenden Aufnahmen am liegenden Patienten oft auch die umgekehrte Strahlenrichtung bevorzugt hat. Es wurde in diesem Falle eine zusätzliche Obertischröhre und ein Kassettenträger unterhalb des Tisches vorgesehen. Diese Strahlenrichtung hat zumindest den Vorteil, daß man dabei einen größeren Brennfleck-Bildebenenabstand benützen kann als bei Verwendung einer Untertischröhre. Das ist besonders wichtig, wenn man das Röntgenbild *vergrößert* auf das Bildsystem geben will, um dessen Auflösungsbegrenzung (z.B. durch die Fernsehrasterung) für die Objektdarstellung im Sichtbild auszuschalten bzw. zu vermindern.

Aus diesem Grunde sind bereits mehrere Kipptische für ausschließliche Fernsehdurchleuchtung bekanntgeworden, bei denen die Strahlenrichtung gegenüber der bisher üblichen umgekehrt ist, bei denen also die Röntgenröhre über dem Tisch und die Fernseheinrichtung unter dem Tisch angeordnet ist.

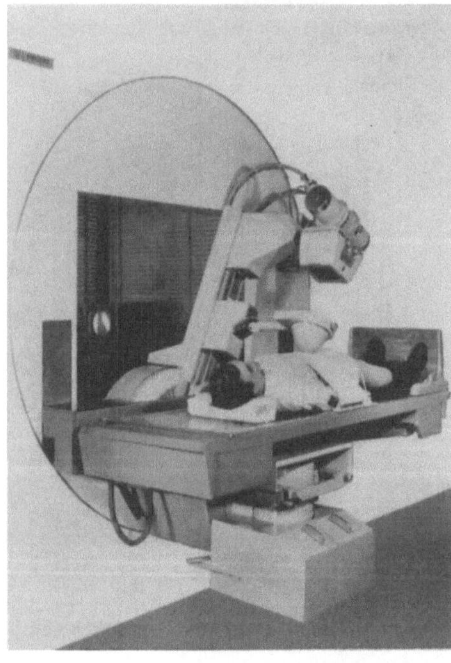

b

Abb. 119a u. b. Separatgesteuertes Kippgerät mit Obertischröhre (auch für Schrägdurchleuchtung in Patientenlängsachse). a Bedienungstisch. b Untersuchungstisch. (Philips, Niederlande)

Man kann weiter feststellen, daß der bisher übliche Verzicht auf Schrägdurchleuchtung in Patientenlängsachse und quer dazu bei horizontal- bzw. schräggelagerten Patienten nicht etwa seinen Grund darin hat, daß solche Schrägdurchleuchtungen am liegenden Patienten für die Untersuchung uninteressant wären. Die bisher übliche Beschränkung der Querdurchleuchtung ausschließlich auf den stehenden Patienten ist auch nicht unbedingt begründet in dem größeren gerätemäßigen Aufwand, den ihre Anwendung bei liegendem oder stehendem Patienten erfordern würde.

Immer wieder hat man auch in der Vergangenheit versucht, diese Möglichkeiten an Kipptischen zu bieten, und z.B. das sog. Pohlgerät ist gerade deshalb seinerzeit so beliebt geworden. Aber schon mit dem einfachen Leuchtschirm war bei solchen Geräten mit erweiterten Einstellmöglichkeiten die Unbequemlichkeit für den Beobachter recht störend. Der Ersatz des Leuchtschirmes durch einen RBV läßt sich bei ihnen praktisch kaum durchführen, ganz abgesehen davon, daß bei ihnen die Verwendung großformatiger Zielgeräte sehr schwierig wird. Beim Röntgenfernsehen ist dagegen die Ermöglichung dieser zusätzlichen Einstellungen völlig unabhängig von Beobachtungsschwierigkeiten und ausschließlich eine Frage des konstruktiven Aufwandes. Deshalb ist sie bei einigen Neukonstruktionen vorgesehen, meist allerdings nur für Schrägaufnahmen in Patientenlängsachse.

Übrigens entfällt bei Kippgeräten für ausschließliche Fernsehdurchleuchtung auch gänzlich die Rücksichtnahme auf die Größe des Beobachters. Um bei stehenden Patienten eine einigermaßen bequeme Leuchtschirmbeobachtung der verschiedenen Körperpartien zu ermöglichen, mußte konstruktiv dafür gesorgt werden, daß dabei der Strahlengang in eine

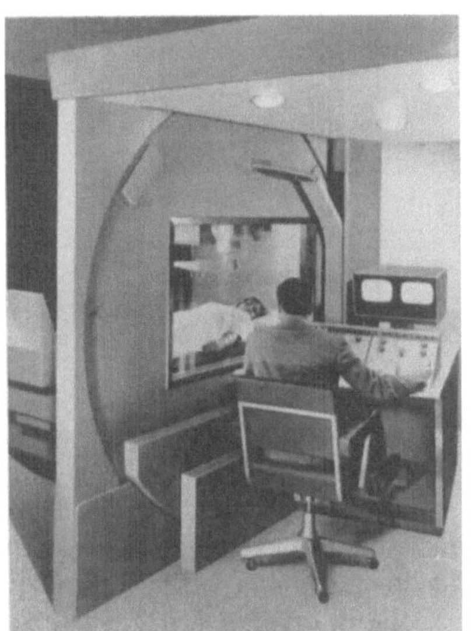 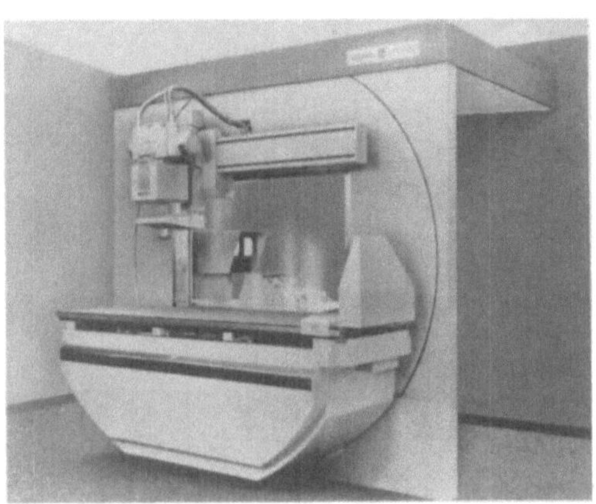

a b

Abb. 120a u. b. Separatgesteuertes Kippgerät „Teletrol" mit Obertischröhre (in Tischlängsachse verschiebbar). (G. E. C., USA)

für große und kleine Beobachter erreichbare Augenhöhe gebracht werden konnte. Man mußte deshalb sowohl den Strahlengang als auch den Patienten höhenverstellbar anordnen, während beim Röntgenfernsehen dazu nur noch eine der Komponenten verstellbar zu sein braucht.

Daß mit der Einführung des Röntgenfernsehens an den Kipptischen auch eine völlig andersartige Untersuchungsweise möglich wird, wenn man die Geräte zur Separatsteuerung (remote control, télécommandé) ausbildet, haben wir schon unter C I 3 erläutert. Die neue Arbeitsweise am Gerät bietet für den Untersucher so viele Vorteile (weitestgehende Entlastung von mechanischen Einstellbetätigungen, Untersucher vorwiegend sitzend bei der Untersuchung), daß schon jetzt ihre wachsende Bedeutung erkennbar ist. Dabei ist es offenbar wesentlich, die Separatsteuerung *vollständig* auf alle notwendigen Patienteneinstellungen zu erstrecken (also z.B. auch auf die Patientendrehung um seine Längsachse), weil sonst der Untersuchungsablauf gegenüber der bisher üblichen Arbeitsweise erschwert ist. Es erscheint außerdem hierbei besonders wichtig, die Betätigung der Gerätesteuerung bei allen Gerätestellungen sinnrichtig zu gestalten, weil sie sonst den Beobachter zu sehr von der Untersuchung ablenkt. In beider Hinsicht sind die bisherigen Konstruktionen verbesserungsbedürftig, und viele Einwände gegen die Separatsteuerung beziehen sich tatsächlich nur auf Mängel dieser Art. Es ist jedoch anzunehmen, daß im

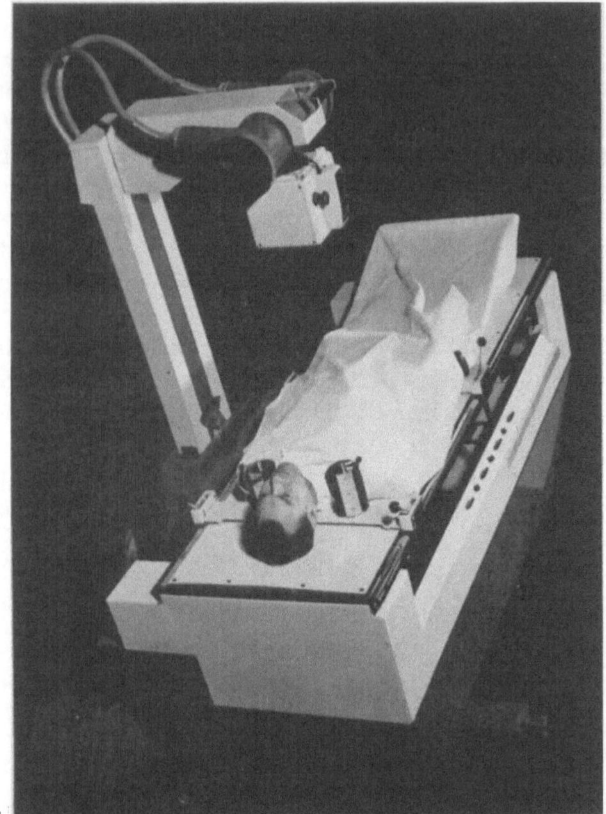

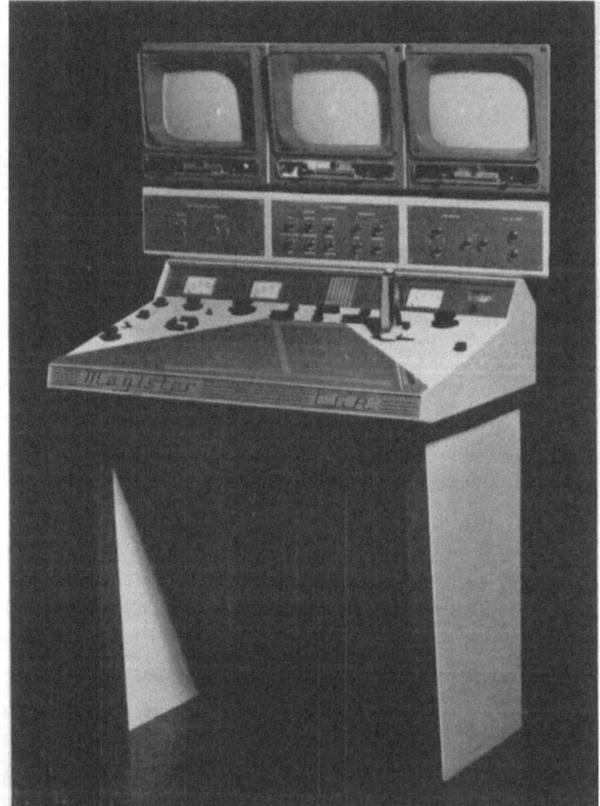

Abb. 121a u. b. Separatgesteuertes Kippgerät „Magister" mit Obertischröhre (auch für Schrägdurchleuchtung und -aufnahme in Patientenlängsachse!). a Untersuchungstisch. b Bedienungs- und Beobachtungspult. (C. G. R., Frankreich)

weiteren die volle Bedeutung dieser Entwicklungstendenz immer weniger umstritten sein wird.

Zu 14. Die Notwendigkeit, an den Kippgeräten den Strahlenschutz für den Arzt zu berücksichtigen, ist durch den an Geräten für internistische Untersuchungen notwendigen gemischten Durchleuchtungsaufnahmebetrieb bedingt. Die Anforderungen hierfür sind in den letzten Jahren wesentlich gestiegen, sowohl im Sinn einer Vervollkommnung bzw. weiteren Ausdehnung des Schutzes für den Arzt als auch deshalb, weil die Erhöhung des Aufnahmespannungsbereiches dies notwendig macht. Da eine Heraufsetzung der Durchleuchtungsspannung den Aufwand für den Strahlenschutz wesentlich erhöht hätte, hat man i. a. bisher den Durchleuchtungsspannungsbereich ungeändert gelassen.

Das Röntgenfernsehen wird voraussichtlich auch für die Durchleuchtung eine Verlagerung des Spannungsbereiches nach oben im Gefolge haben. Bei ihm kann man den Kontrastverlust, der bei hohen Spannungen sonst stört, durch Kontrastverstärkung ausgleichen.

Bei den für ausschließliche Fernsehdurchleuchtung vorgesehenen Kipptischen, insbesondere den für Separatsteuerung eingerichteten, ist auch der Strahlenschutz des Untersuchers wieder leichter zu erreichen als bei denen für Leuchtschirm- oder RBV-Durchleuchtung. Bei letzteren muß man mit Rücksicht auf die Zugänglichkeit des Bildsystems in den verschiedenen Gerätestellungen den Strahlenschutz für den Untersucher weitgehend an den beweglichen Teilen des Gerätes anbringen. Bei den Fernsehgeräten mit

Separatsteuerung dagegen ist das nicht mehr notwendig, man kann bei ihnen den Beobachtungsplatz so wählen und ausgestalten, daß ein vollkommener Schutz des Untersuchers bei allen Geräteeinstellungen erreicht wird, ohne am Gerät selbst Strahlenschutzmittel vorzusehen. Auch für Zureichungen und Zugriffe zum Patienten kann hier ohne weiteres der Strahlenschutz des Beobachters bzw. der Hilfspersonen durch Vorkehrungen erreicht werden, die nicht am Gerät selbst angebracht werden müssen.

δ) Fahrbare Standardgeräte (Abb. 123—132)

Fahrbare Geräte, die im Untersuchungsraum frei beweglich sind und auch in andere Räume gefahren werden können, werden in vielen Varianten benützt. In erster Linie handelt es sich dabei um Aufnahmegeräte für einfache Ansprüche, die demzufolge im allgemeinen nur mit Strahlenquellen geringerer Leistung ausgerüstet werden (Einkesselapparate, meist mit Stehanodenröhren). Sie werden häufig in Verbindung mit einfachen Wandkassettenhaltern oder auch ganz einfachen Lagerungstischen für Aufnahmen im Stehen oder Liegen verwendet. Besonders wichtig ist ihr Einsatz für Aufnahmen am Krankenbett bzw. auf der Tragbahre und ihre Verwendung im Operationsraum.

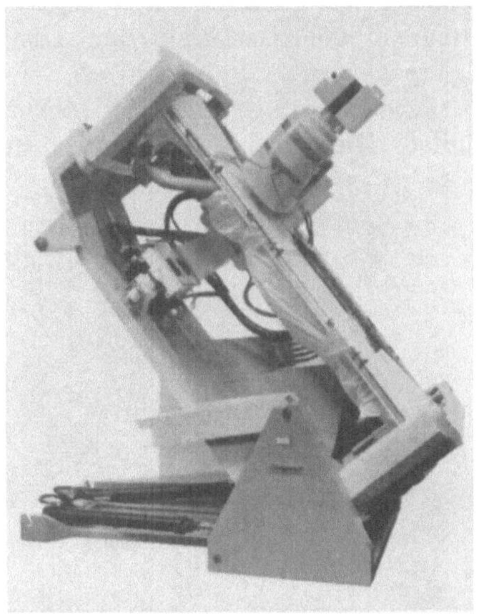

Abb. 122. Separatgesteuertes Kippgerät „Dirigon" mit hydraulischem Antrieb der vielseitigen Patienten- und Systemeinstellungen. (Generay Milano, Italien)

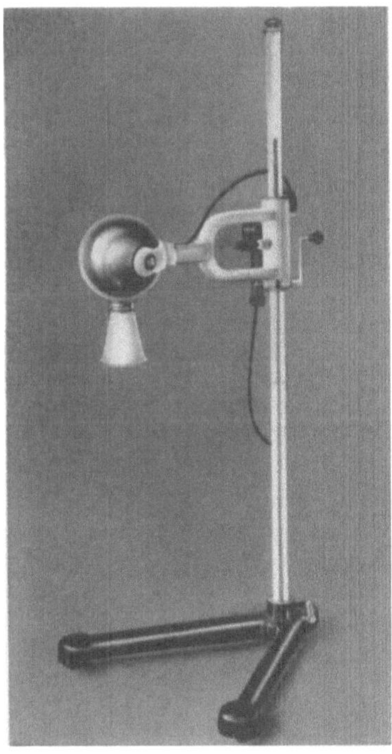

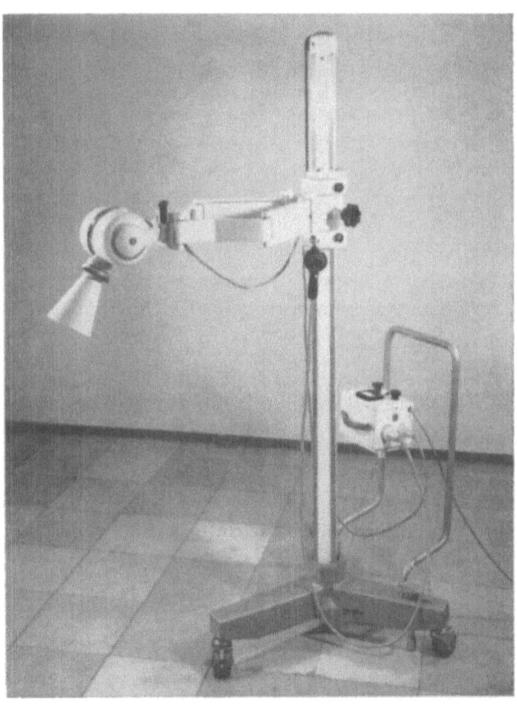

Abb. 123   Abb. 124

Abb. 123. Fahrbares Säulenstativ mit Kurbelhöhenverstellung. (Siemens-Reiniger-Werke, Deutschland, „Kurbelstativ mit Siemens-Röntgenkugel")

Abb. 124. Fahrbares Säulenstativ für Kleinapparat mit Scherenarm. (C. H. F. Müller, Deutschland „DS 4 mit DA 20")

Meist haben sie nur eine Höhenverstellung für den Strahlenerzeuger oder zusätzlich eine Schwenk- oder Verschiebemöglichkeit des Tragarmes, an dem der Strahlenerzeuger befestigt ist; im übrigen erfolgt die Einstellung des Aufnahmefeldes durch entsprechendes Verschieben des ganzen Gerätes relativ zum Patienten und die Aufnahmekassette muß unabhängig vom Gerät auf dem Lagerungstisch in der richtigen Stellung zum Patienten fixiert werden.

Eine andere Gruppe von fahrbaren Geräten ist zusätzlich für Durchleuchtung geeignet. Hier wird der Leuchtschirm meist in fester Zuordnung zur Strahlenquelle an

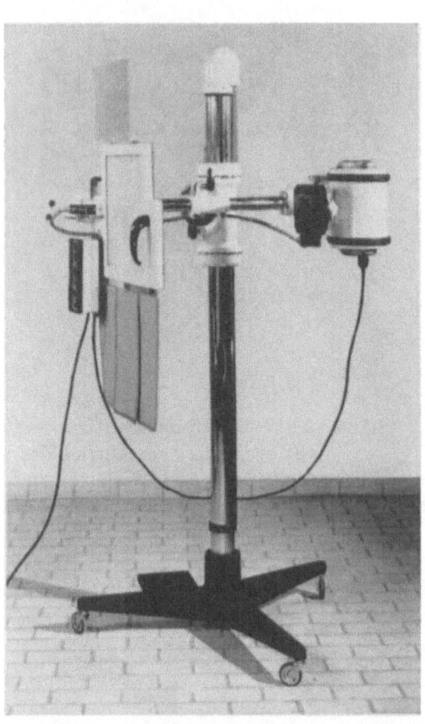
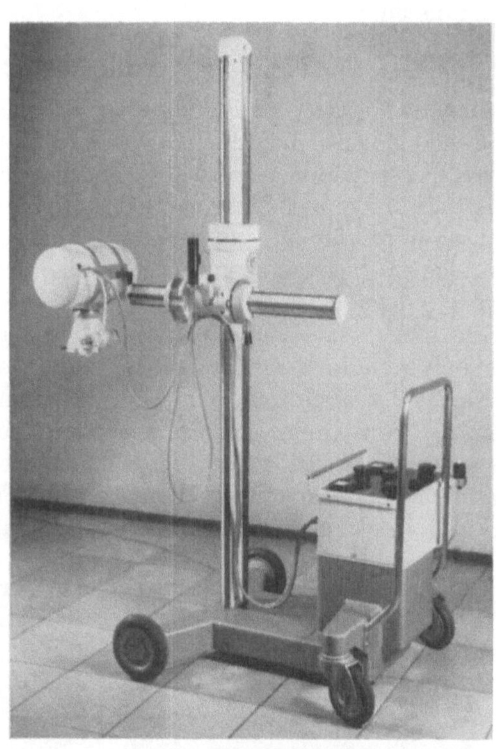

Abb. 125   Abb. 126

Abb. 125. Fahrbares Säulenstativ mit Schwenkbügel und Federgewichtsausgleich. (Philips, Niederlande, „Unipractix")

Abb. 126. Fahrbare Röntgeneinheit mit elektromotorischer Höhenverstellung. (C. H. F. Müller, Deutschland, „Müller DF 30")

einem höhenverstellbaren gemeinsamen Tragarm angeordnet, wobei dieser oft noch um eine horizontale Achse drehbar ist, so daß auch Schrägrichtungen des Strahlenganges — insbesondere die Strahlenrichtung von unten nach oben — einstellbar sind. Wegen der großen Strahlengefahr wird man die Durchleuchtung mit frei tragbaren Kryptoskopen heute auch bei solchen fahrbaren Einfachstgeräten ablehnen müssen.

b) Diagnostische Spezialgeräte für technische und medizinische Sonderverfahren

Die diagnostischen Sonderverfahren technischer und medizinischer Art geben Anlaß für eine große Zahl von Spezialgeräten.

Von den technischen Sonderverfahren seien an erster Stelle diejenigen genannt, welche der Aufgabe dienen, das normale Röntgenüberlagerungsbild durch solche Darstellungsformen zu ersetzen, die eine möglichst eindeutige Klarstellung der räumlichen Verhältnisse im Körperinneren gestatten. Der grundsätzliche Mangel der normalen Röntgenabbildung besteht darin, daß sie ein Schattenbild aller im untersuchten Körperteil

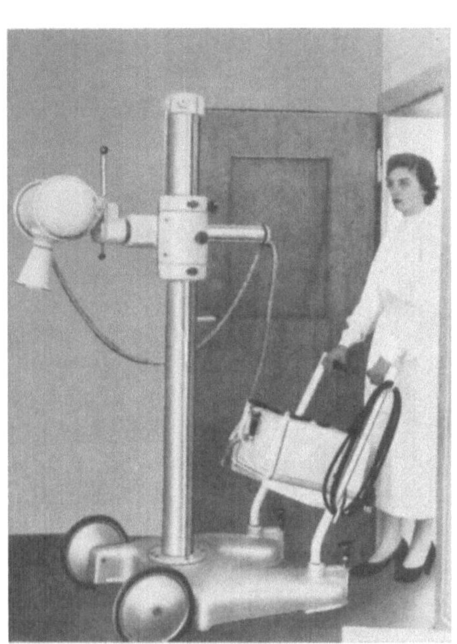

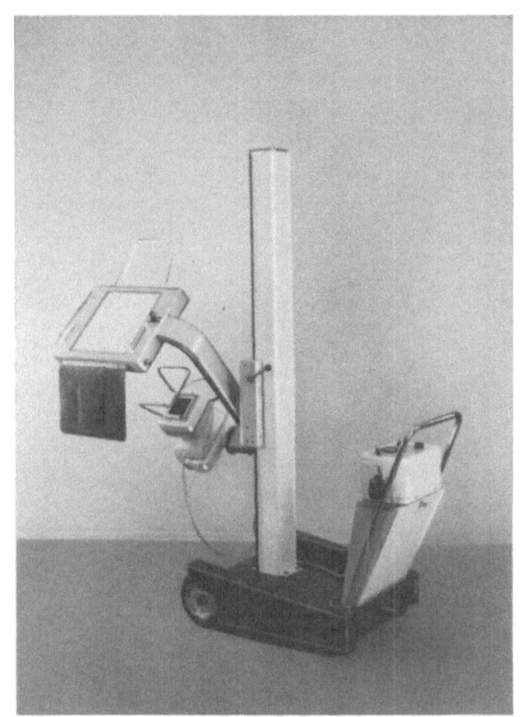

Abb. 127   Abb. 128

Abb. 127. Fahrbares Säulenstativ mit verschieblichem Querarm. (Koch & Sterzel, Deutschland „Diax Fahr-
stativ")

Abb. 128. Fahrbares Schwenkbügelstativ in Blechbauweise. (Siemens-Reiniger-Werke, Deutschland)

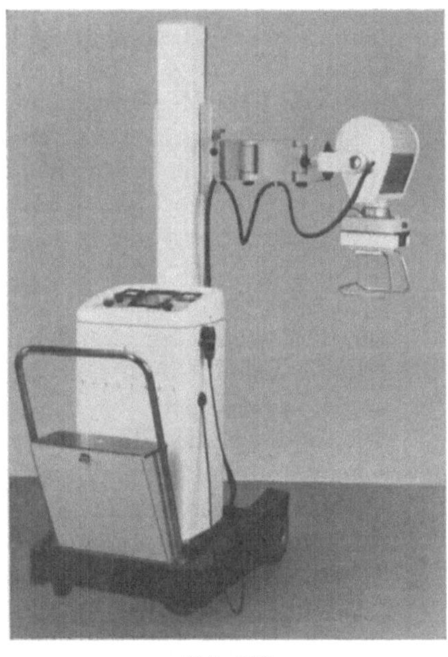

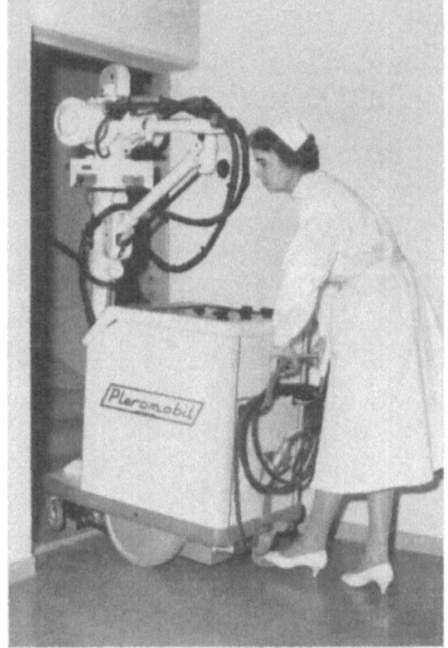

Abb. 129   Abb. 130

Abb. 129. Fahrbares Säulenstativ mit Gelenkarm für Halterung eines Einkessel-Röntgengenerators mit
Drehanodenröhre. (Siemens-Reiniger-Werke, Deutschland „Nanomobil")

Abb. 130. Fahrbare Röntgeneinheit, Säulenstativ mit Parallelogrammausleger für Röntgenröhre und elektro-
motorischem Antrieb. Bei explosionssicherer Ausführung wird durch einen am Säulenkopf befindlichen
Ventilator Luft angesaugt und in dem Schalttisch damit ein leichter Überdruck gegenüber Umgebung erzeugt.
(Elema, Stockholm „Pleromobil")

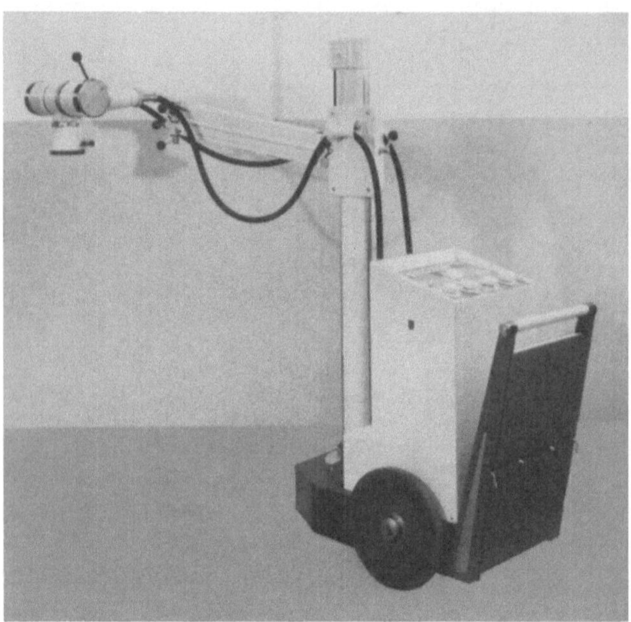

Abb. 131. Fahrbare Röntgeneinheit mit schwenkbarem Parallelogrammausleger für Röhrenhaube. (Philips, Niederlande „DMX")

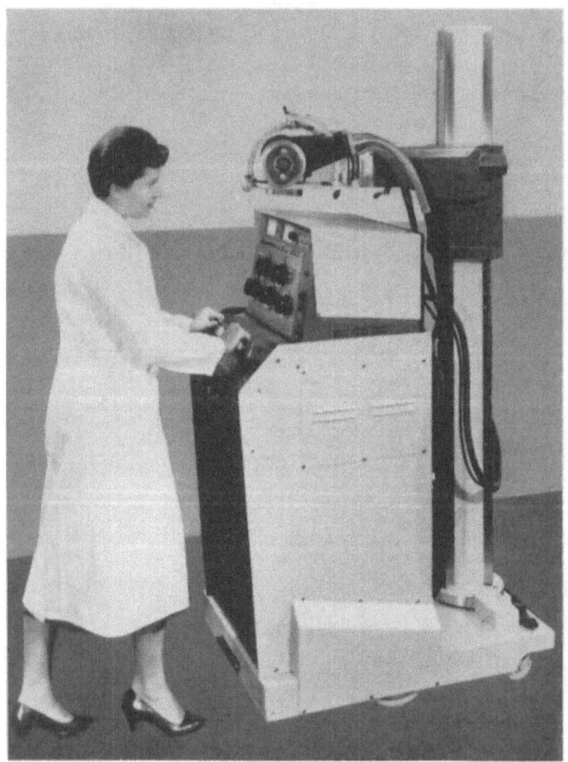

Abb. 132. Fahrbare Röntgeneinheit mit Säulenhalterung des teleskopartig ausziehbaren Querarmes für die Röntgenröhre. (Westinghouse, USA „Newport 200")

hintereinanderliegenden Körperschichten darstellt, dessen Informationsinhalt an sich unendlich vieldeutig ist, und das nur unter Zuhilfenahme einer ausreichenden Erfahrung eine richtige Vorstellung vermitteln kann. Die hauptsächlichsten Möglichkeiten zur Beseitigung dieser Vieldeutigkeit des Röntgensummationsbildes sind:

1. die *Beobachtung des Röntgenbildes bei derart bewegtem Objekt,* daß sich laufend andere Projektionen ergeben (insbesondere Drehung des Objekts). Dieser durch Bewegung vermittelte räumliche Eindruck läßt sich am einfachsten bei der Durchleuchtung erzielen. Im allgemeinen wird dieser Effekt jedoch nicht oft so ausgenützt, wie man es erwarten könnte, und bei den modernen diagnostischen Geräten sind besondere Mittel zu seiner Herbeiführung bisher nur selten vorgesehen (Drehmulden). Zum Teil mag sich das aus der geringen Helligkeit und Qualität des Leuchtschirmbildes erklären. Es zeigt sich jedoch schon jetzt, daß im Zusammenhang mit der Bildverstärkung und insbesondere dem Röntgenfernsehen mehr Wert auf diese Möglichkeit einer Durchleuchtung bei bewegtem Objekt gelegt wird und daß deshalb die entsprechenden Wünsche für ihre gerätemäßige Erleichterung verstärkt auftreten. Bei der Kinematographie bedient man sich dieses besonderen Vorteils seit jeher ganz bewußt, d.h. man benützt die kinematographische Darstellung nicht nur dazu, um zeitliche Änderungen im Körperinneren darzustellen, sondern auch, um durch künstlich herbeigeführte Bewegung des Objektes die räumliche Vorstellung eindeutiger zu machen.

2. das *Röntgenschichtverfahren* (vgl. Bd. III),

3. das *Röntgenstereoverfahren* (vgl. Bd. III).

Die beiden letzten Verfahren erfordern Sondergeräte bzw. Spezialausbildungen der Geräte, über die im folgenden berichtet wird.

α) Schichtbildgeräte (Abb. 133—151)

Das Röntgenschichtbildverfahren, dessen Grundidee wohl auf CAROL MAYER, Posen (1913), zurückgeht, und das dann vor allem von BOCAGE (1921), VALLEBONA (1930), BARTELINK (1931), ZIEDSES DES PLANTES (1931), GROSSMANN (1935) u.v.a. genauer begründet und weiter entwickelt wurde, dient ebenso wie die „Röntgendurchleuchtung bei bewegtem Objekt" dazu, durch eine Relativbewegung des Strahlen-

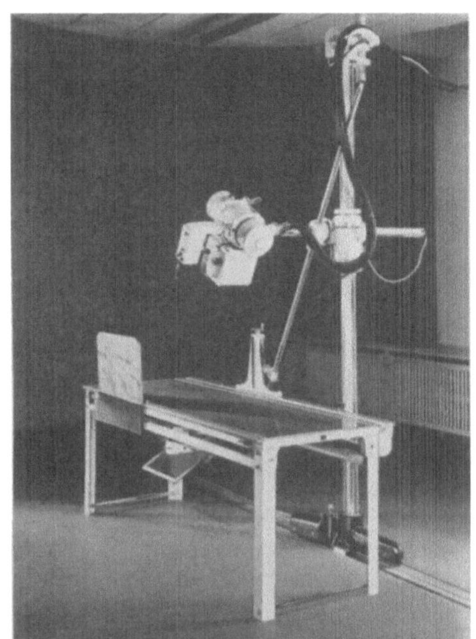

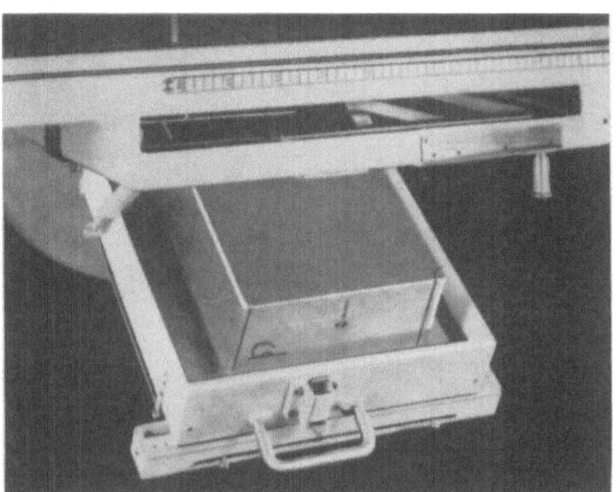

a   b

Abb. 133a u. b. Flachblendentisch mit Motorschichtzusatz (a) und Simultankassettenanordnung (b). (Siemens-Reiniger-Werke, Deutschland „Horizontal-Planigraph")

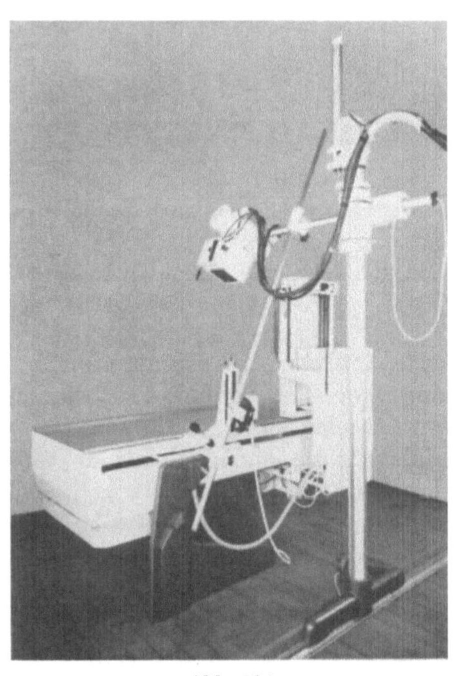

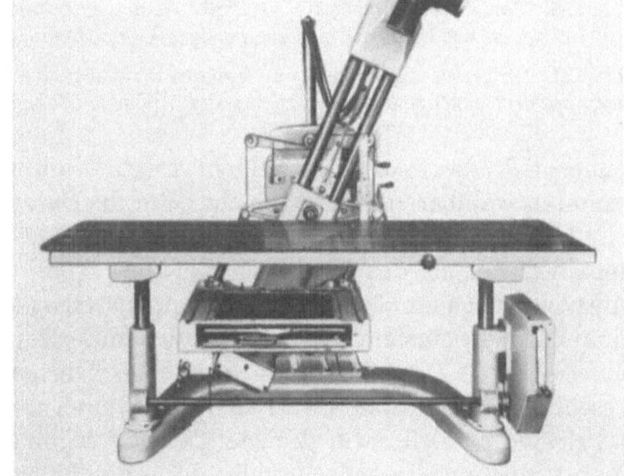

Abb. 134   Abb. 135

Abb. 134. Längsschichtzusatz mit motorischem Antrieb am Stativfuß an einem Kippgerät, Röhre und Kassettenträger bewegen sich linear parallel zueinander. (Siemens-Reiniger-Werke, Deutschland)

Abb. 135. Gerät für Längsschichtung in Horizontallage. (Toshiba, Japan)

ganges zum Objekt eine Trennung der im normalen Röntgenbild überlagerten Abbildungen der verschiedenen Körperschichten zu erreichen. Während bei der Beobachtung des *bewegten* Objektes bei der Durchleuchtung eine solche Trennung in der Weise zustande kommt, daß im Bild die in verschiedener Tiefe liegenden Objektteile durch die Verschiedenartigkeit ihrer Bewegungsbilder getrennt sichtbar werden, erfolgt beim Schichtverfahren die Trennung der einzelnen Körperschichten im Bild dadurch, daß jeweils nur *eine* bestimmte Körperschicht scharf abgebildet wird, während die Überlagerungsbilder der davor- und dahinterliegenden Körperschichten durch geeignete Bewegungen von Objekt und Bildträger relativ zum Strahlengang in der Bildebene mehr oder weniger verwischt werden. Während also die Bewegungsdurchleuchtung keine Abbildungsbevorzugung einer bestimmten Schicht anstrebt, sondern die räumliche Anordnung der einzelnen Schichten sich dabei aus den kontinuierlichen Projektionsänderungen er-

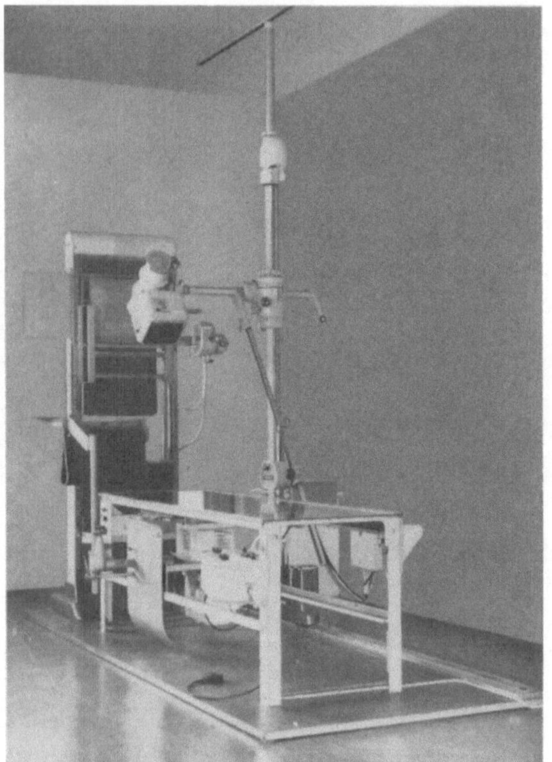

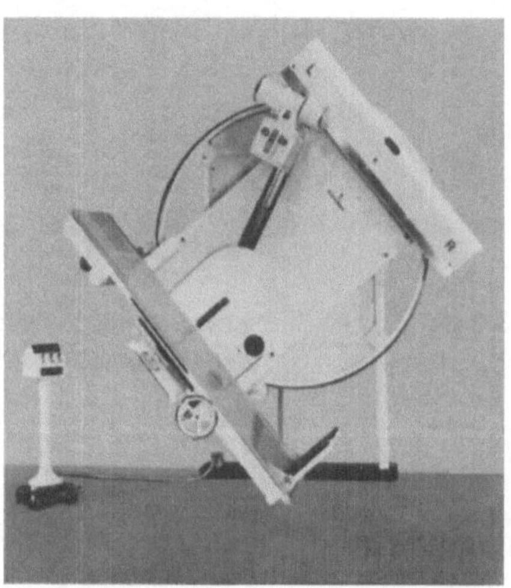

Abb. 136   Abb. 137

Abb. 136. Schichtarbeitsplatz für vertikales und horizontales Längsschichten. Röhre und Kassettenträger bewegen sich linear parallel zueinander. (Gorla-Siama, Italien „Radiostratografo Universale M")

Abb. 137. Motorisch angetriebenes umlegbares Längsschichtgerät mit Ringaufhängung. Röhre und Kassettenträger bewegen sich linear parallel zueinander. (Siemens-Reiniger-Werke, Deutschland „Universal-Planigraph")

kennen läßt, bezweckt das Schichtverfahren die scharfe Abbildung jeweils nur einer bestimmten wählbaren Körperschicht. Für die Darstellung räumlicher Befunde braucht man beim Schichtverfahren demnach immer eine Reihe von Einzelaufnahmen. Insofern ist es umständlicher als das Verfahren der Bewegungsdurchleuchtung und auch als das anschließend noch zu besprechende Röntgenstereoverfahren. Dafür hat es den Vorteil, daß seine Befunde hinsichtlich der räumlichen Zerlegung besonders eindeutig sind, allerdings nur soweit die Detailkontraste ausreichen. Übrigens ist das Schichtverfahren an sich kein ausschließliches Aufnahmeverfahren; es ist auch als Durchleuchtungsverfahren ausführbar, und es sind speziell dafür geeignete Geräte schon lange bekannt. Nur hat sich die Schichtbilduntersuchung in der Durchleuchtung nicht eingeführt, weil man die Aufnahmen als Beleg dadurch nicht entbehrlich machen kann. Außerdem erscheinen die vor oder hinter der darzustellenden Schicht liegenden Schichten dabei nur dann als verwischt, wenn die Zeit der Bewegungsperiode etwa der Speicherzeit des Auges entspricht, oder wenn Bildspeicherung angewandt wird (z. B. mittels nachleuchtendem Bildschirm oder elektronischen

Verfahren). Bei den modernen Schichtbildgeräten ist die Durchleuchtung deshalb i. a. nur für die Feldeinstellung und gegebenenfalls zur Ermittlung der zweckmäßigen Schichttiefeneinstellung für die Aufnahme vorgesehen.

Für die Erzielung der Röntgenschichtbilder müssen während der Aufnahme von den drei Abbildungselementen (Brennfleck, Objektpunkt und Projektion dieses Objektpunktes auf den Bildträger) jeweils zwei bestimmte Relativbewegungen zur dritten feststehenden Komponente ausführen. Und zwar gilt dabei ganz allgemein folgende Abbildungsregel: *Eine scharfe Abbildung in der Bildebene ergibt sich nur für diejenigen Objektpunkte, für die in jedem Moment der Aufnahme die Relativgeschwindigkeiten der beiden bewegten Abbildungselemente einander parallel sind und sich ihrem Betrag nach verhalten wie ihre Abstände von*

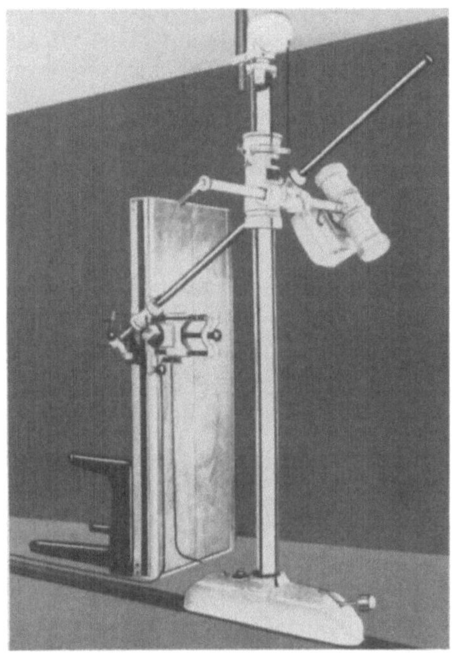

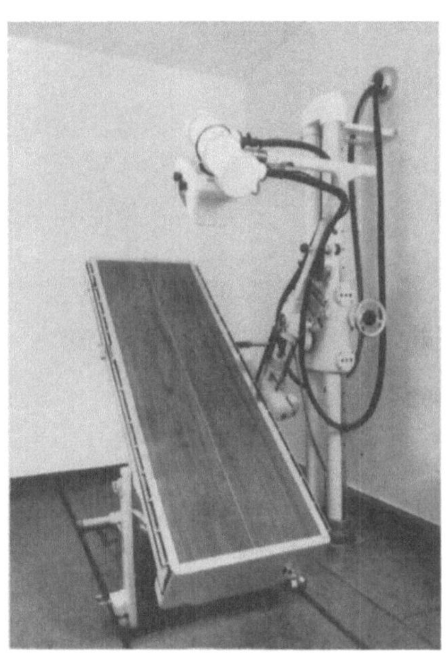

Abb. 138   Abb. 139

Abb. 138. Längsschichtgerät mit umlegbarem Buckytisch. Motorantrieb im Stativfuß dient bei horizontalem Schichten zum Verfahren des Stativs, bei vertikalem Schichten zum Verschieben des Röhrenwagens (Federgewichtsausgleich). (Fritz Hofmann, Deutschland)

Abb. 139. Umlegbares Längsschichtgerät mit Pendelaufhängung der Röhre. Kassettenwagen linear, Röhre bogenförmig bewegt. (Dansk Roentgen Teknik, Dänemark „Danatom")

dem ruhenden Abbildungselement. Damit die Schärfebevorzugung der Abbildung für alle Objektpunkte einer bestimmten Schicht*ebene oder -fläche* erreicht wird, muß noch die Nebenbedingung erfüllt sein, daß der Bildträger nur solche Bewegungen ausführt, bei denen *alle* Punkte der Bildebene während der Aufnahme die Parallelität ihrer Bewegungen zueinander beibehalten, d. h. die Bildebene muß als Ganzes entweder eine translatorische Bewegung oder aber eine ebene Drehbewegung ausführen.

Welcher Art die zur Verwischung benützten Relativbewegungen sind und welche der drei Komponenten man als feststehend vorsieht, ist für das Zustandekommen einer bevorzugten Scharfabbildung der gewählten Schichtfläche zunächst unwesentlich, sofern die obigen Bedingungen erfüllt sind.

Die Bewegungsform ist entscheidend für Art und Vollständigkeit der Bildverwischung der nicht abzubildenden Körperschichten. Bei der konstruktiv einfachsten Bewegungsform, die für alle außerhalb der darzustellenden Schichtebene liegenden Objektpunkte *geradlinige* Verwischungsbilder liefert, kommt keine diffuse Bildauslöschung für diese Objektpunkte zustande, sondern dem Bild der scharf dargestellten Körperschicht ist ein streifenförmiger Untergrund überlagert. Durch ihn kann das eigentliche Schichtbild lokal so verändert werden, daß Fehldeutungen möglich werden oder zumindest seine Deutung erschwert wird. Die Unvollkommenheit einer solchen Verwischung stört besonders dann, wenn der darzustellende Körper selbst eine Vorzugsorientierung in der Verwischungsrichtung besitzt. Eine entsprechende Schwierigkeit tritt bei kreis- oder ellipsenförmigen Verwischungsbewegungen auf. Hier ergeben sich kreis- bzw. ellipsenförmige Verwischungsbilder der davor- und dahinterliegenden Körperschichten, die ebenfalls zu Mißdeutungen Anlaß geben können. Man muß deshalb bei der Schichtdarstellung kreisförmiger Details eine kreisförmige Verwischungsbewegung tunlichst vermeiden und bei geradlinigen Verwischungsbewegungen die Verwischungsrichtung möglichst senkrecht zur Hauptausdehnung der darzustellenden Objektdetails legen. Um für die nicht

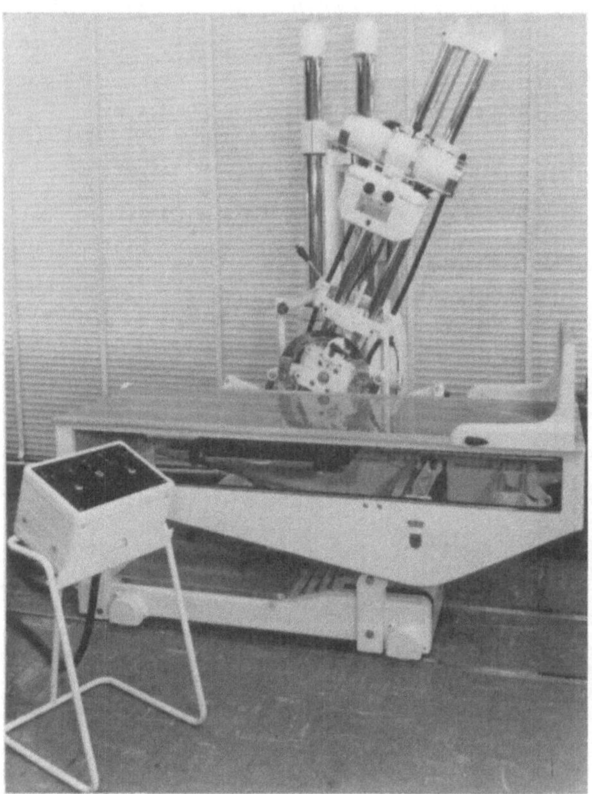

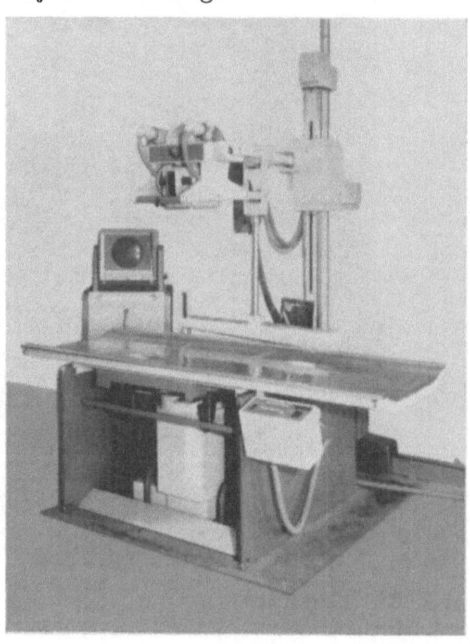

Abb. 140   Abb. 141

Abb. 140. Umlegbares Längsschichtgerät mit Pendelaufhängung von Röhre und Kassettenträger an Doppelsäule. Röhre und Kassettenträger führen bogenförmige Bewegung aus. (Philips, Niederlande „MT 2")

Abb. 141. Schichtgerät für horizontale Patientenlage „Multiplanigraph" mit ein- und zweidimensionaler Verwischung und Feldeinstellung mit Röntgenfernseheinrichtung. (Siemens-Reiniger-Werke, Deutschland)

in der Abbildungsebene liegenden Objektpunkte eine möglichst diffuse Bildlöschung zu erreichen, wäre es vorteilhaft, Verwischungsbewegungen anzuwenden, die für jeden Objektpunkt eine möglichst homogen belegte Verwischungsfläche ergeben. Eigentlich müßte man also, ähnlich wie beim Fernsehen, raster- oder spiralförmige Verwischungsbewegungen anwenden. Wegen der großen zu bewegenden Massen und im Hinblick auf die klein zu haltende Verwischungszeit (Aufnahmezeit) sind jedoch dem Streben nach Homogenität der Verwischung sehr enge praktische Grenzen gesetzt. Auf eine wirklich homogene, flächenhafte Verwischung muß man in der medizinischen Diagnostik i.a. verzichten. Man kann nur solche Verwischungsbewegungen anwenden, die mit einem vernünftigen mechanischen Aufwand noch erträgliche Aufnahmezeiten ergeben. Es kommen demnach neben der einfachen geradlinigen Verwischungsbewegung nur Kreis-, Ellipsen-, Cycloiden-, Spiral- und Sinuskurvenbewegungen in Frage, und von ihnen werden nur die geradlinige, die Kreis- und die Ellipsenbewegung in ganz überwiegendem Maße praktisch angewandt. Zur Zeit gibt es nur ein serienmäßig hergestelltes Gerät, bei dem zusätzlich noch Hypocycloidenbewegungen vorgesehen sind. Tatsächlich muß man wohl sagen, daß der zusätzliche diagnostische Gewinn beim Übergang zu den komplizierteren Verwischungsbewegungen in einem gewissen Mißverhältnis zu dem dafür notwendigen Mehraufwand steht. Für eine Reihe von Anwendungen wird dieser Gewinn auch noch deshalb besonders fragwürdig, weil die komplizierteren Bewegungsformen längere Verwischungs- und Aufnahmezeiten notwendig machen. Soweit besonders kurze Aufnahmezeiten wichtig sind, kommt nur die kreisförmige Verwischungsbewegung in Frage.

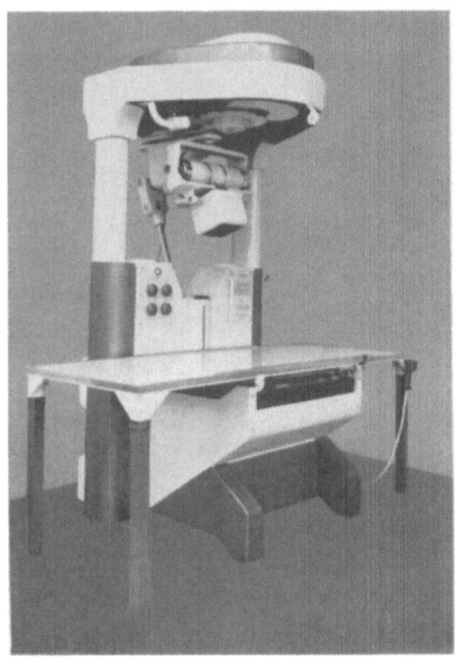

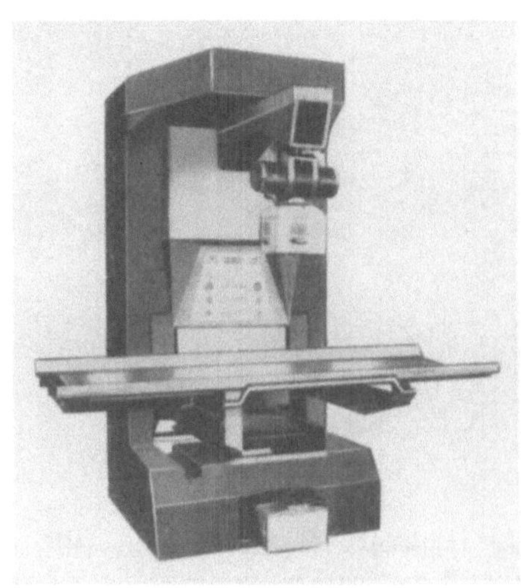

Abb. 142   Abb. 143

Abb. 142. Schichtgerät für zweidimensionale Verwischung. In horizontaler Patientenlage Kreisverwischung (8—45°) und Linearverwischung (15—35°) in Tischlängs- und -querrichtung möglich. (Zuder, Italien „Pluristrator")

Abb. 143. Schichtgerät für zweidimensionale Verwischung bei horizontaler Patientenlage. Tischplatte querverschieblich. (Barazzetti, Italien „Polystrat")

Nach der Orientierung der Schichtebene relativ zur Körperoberfläche unterscheidet man die sog. Längsschichtung und die Querschichtung. Die dafür benötigten Geräte sind in ihrem Aufbau deshalb unterschiedlich, weil die große Längsausdehnung des Patienten für die Querschichtung andere Anordnungen erforderlich macht als für die Längsschichtung.

Bei *Geräten für Körperlängsschichten* läßt man i.a. die Lage des Patienten während der Aufnahme unverändert und man sieht eine gegenläufige Bewegung von Brennfleck und Bildebene innerhalb von zwei Flächen (Ebenen- und Kugelkalotten) zu beiden Seiten des Patienten vor. Überwiegend werden hier geradlinige und bogenförmige Bewegungen von Röhre und Bildträger angewandt, wobei im letzteren Fall das Zentrum der Kreisbogen in der Körperschnittebene liegt. Daneben werden hier neuerdings in wachsendem Maße auch kreis- und ellipsenförmige Verwischungsbewegungen benützt, d.h. sowohl die Röntgenröhre als auch der Kassettenträger führen diese Bewegungen gegenläufig aus in Ebenen parallel zur Schichtebene.

Sowohl bei den geradlinigen und bogenförmigen Bewegungen als auch bei den Kreis- und Ellipsenbewegungen wird die richtige Zuordnung der Röhren- und der Bildträgerbewegung i.a. durch Verbindungsgestänge erzwungen, wobei diese Gestänge so angeordnet sein müssen, daß die Lagerung des Patienten zwischen Röhre und Bildebenenträger möglich bleibt. Obwohl es an sich möglich wäre, die notwendige Kupplung beider Bewegungen auch auf elektrischem oder etwa hydraulischem Wege zu erreichen, ist man i.a. bei der rein mechanischen Gestängekupplung geblieben, weil auf diesem Wege die notwendige hohe Präzision am einfachsten erreicht wird. Jede Ungenauigkeit dieser Kupplung wirkt sich ja unmittelbar im Sinne einer größeren Abbildungsunschärfe aus bzw. einer größeren Dicke der genügend scharf dargestellten Kör-

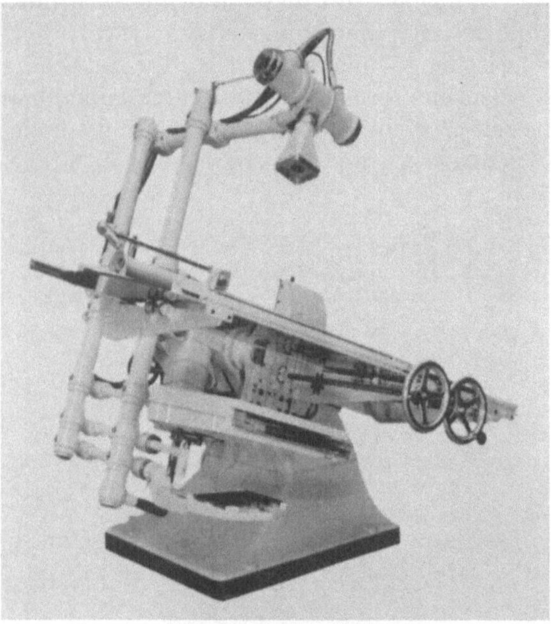

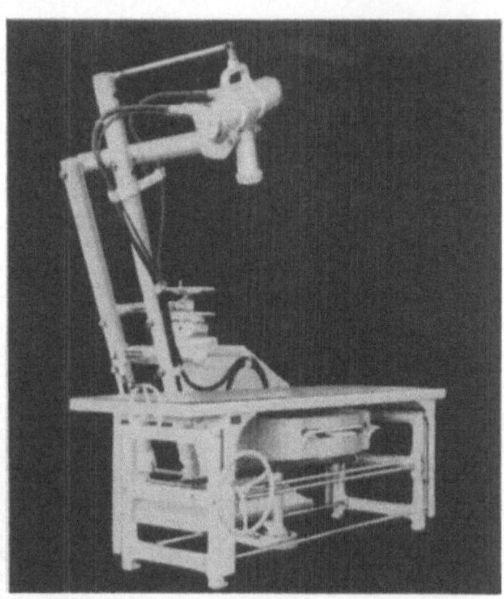

Abb. 144   Abb. 145

Abb. 144. Umlegbares Schichtgerät mit zweidimensionaler Verwischung (linear, kreisförmig, elliptisch, hypocycloidal). Röhre und Kassettenträger durch Parallelogrammführung auf Kugelflächen beweglich (Massiot, Frankreich „Polytom")

Abb. 145. Schichtgerät mit zweidimensionaler Verwischung für liegenden Patienten. Parallelogrammlenkung. (Toshiba, Japan „Layergraph")

perschicht. Ebenso sind Ungleichmäßigkeiten im Ablauf der Bewegungen für die Schichtdarstellung schädlich, weil sie ein mehr oder weniger starkes Hervortreten eines Überlagerungsbildes zur Folge haben.

Als Antrieb für die Bewegung von Röntgenröhre und Bildebenenträger hat man, früher noch mehr als jetzt, Federantriebe verwendet, die von Hand gespannt werden. Neben der Unbequemlichkeit des Spannens besteht dabei der Nachteil, daß sie sich nicht bequem genug für mehrere mittlere Ablaufgeschwindigkeiten einrichten lassen. Man geht deshalb mehr und mehr zu den motorischen Antrieben über und sieht bei ihnen fast immer einen betriebsmäßigen Wechsel der Geschwindigkeit vor. Für die cyclischen Bewegungsformen kommt nur der motorische Antrieb in Frage. Die Ablaufzeiten der Verwischungsbewegungen, die praktisch mit den Aufnahmezeiten identisch sind, bewegen sich zwischen mehreren Sekunden und Bruchteilen von Sekunden. Für kürzeste Aufnahmezeiten ($^1/_2$ sec und weniger) kommen ausschließlich cyclische Bewegungen, insbesondere Kreisbewegungen in Frage. Gerade in letzter Zeit ist hierfür eine Reihe von Neukonstruktionen bekanntgeworden.

Bei den Schichtaufnahmen ist das Interesse für eine Anfertigung bei verschiedenen Patientenlagen nicht im selben Maße wichtig wie etwa bei den internistischen Untersuchungsgeräten. Es gibt deshalb sehr viele Konstruktionen, die die Schichtung entweder nur bei stehendem Patienten oder nur bei liegendem Patienten gestatten. Dabei bevorzugt man immer mehr die liegende Patientenanordnung, weil sie für die Mehrzahl der Anwendungsfälle (z.B. chirurgische Fälle) vorteilhaft im Hinblick auf die notwendigen langen Belichtungszeiten ist. Trotzdem sind die Schichtbildgeräte für höchste Ansprüche auch für einen Wechsel der Patientenlage eingerichtet, weil dies für die verschiedenartigen Schichtaufnahmen Einstellvorteile bringt.

Man kann das Schichtbildverfahren auch durch Zusätze sowohl an Flachblendentischen wie an Umlegetischen ermöglichen. Die Zusätze bestehen dabei in einem geeigneten Kupplungsgestänge zwischen der Röntgenröhre und dem Kassettenträger sowie einem geeigneten Antriebsorgan. Obwohl diese sog. Schichtzusätze eine sehr große Verbreitung haben, eignen sie sich sämtlich nur für die allereinfachste, geradlinige Verwischung. Außerdem behindern sie die normale Verwendung der Geräte bzw. machen Umstellungen notwendig. Deshalb wird man

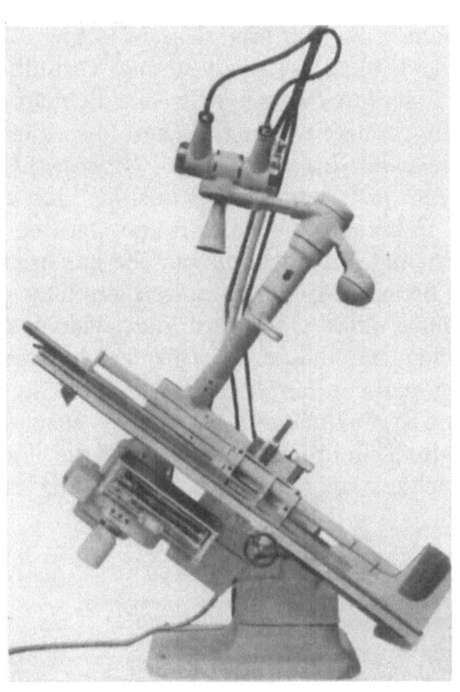

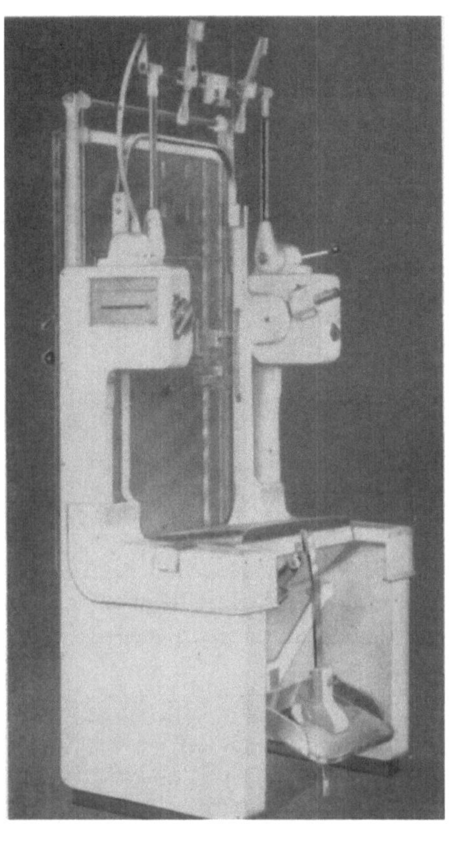

Abb. 146   Abb. 147

Abb. 146. Umlegbares Schichtgerät für kreisförmige Verwischung (1953). (Philips, Niederlande „Cyclotome")

Abb. 147. Schichtgerät für Längsschichtung am sitzenden Patienten. Feststehender Zentralstrahl, der Patientensitz wird bei der Aufnahme gekippt, gleichzeitig führt hinter der Rückenlehne die Kassette eine dem Kippwinkel zugeordnete Längsverschiebung aus. (Zuder, Italien „Telestrator")

für die Ausübung des Schichtverfahrens besser Spezialgeräte vorziehen, sofern der Aufnahmeanfall dies wirtschaftlich rechtfertigt. In manchen Anwendungsfällen wird man sogar umgekehrt eine Mitverwendung solcher Spezialschichtgeräte für die Normaluntersuchung vorsehen, also sie z.B. als Buckytische oder aber als Lungenuntersuchungsgeräte einsetzen.

Eine wichtige Ergänzung erfuhr das Schichtaufnahmeverfahren in den letzten Jahren durch die Schaffung sog. *Simultanaufnahmekassetten*. An sich ist das Prinzip der Simultanschichtaufnahmen bereits 1932 von ZIEDSES DES PLANTES angegeben. Damit können bei einer einzigen Belichtung bis zu etwa sieben Aufnahmen in verschiedenen Körpertiefen gleichzeitig hergestellt werden. Bei den Schichtbilduntersuchungen kommt man nur ganz selten mit einer einzigen Schichtaufnahme aus, um den Befund klarzustellen; man braucht vielmehr meist eine ganze Reihe von Aufnahmen verschieden tief liegender Schichten, um z.B. von einer Kaverne nicht nur einen einzigen Querschnitt abzubilden, sondern ihre gesamte Tiefenausdehnung sichtbar zu machen. Die Anwendung der Simultankassette bringt dabei vor allem eine wesentliche Zeitersparnis bei der Untersuchung und damit auch eine größere Bequemlichkeit für den Patienten. Bezüglich der benötigten Dosis kommt allerdings eine Ersparnis bei Simultanaufnahmen nur dadurch zustande, daß man die Röhrenspannung bei diesen Simultanaufnahmen i. a. höher wählt als es bei entsprechenden Einzelaufnahmen üblich ist. Bezogen auf gleiche Aufnahmespannung benötigen die Simultanaufnahmen etwa die gleiche Strahlenmenge wie die entsprechende Anzahl Einzelaufnahmen zusammen.

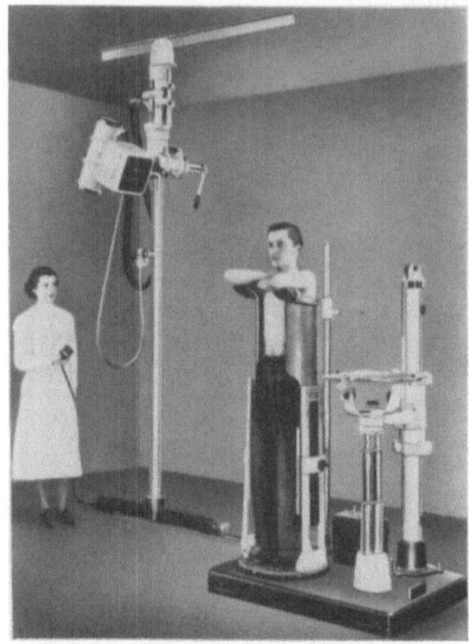

Abb. 148. Transversalschichtgerät mit gekuppelter Patienten- und Kassettendrehscheibe. (Siemens-Reiniger-Werke, Deutschland)

Die Schichtaufnahme mit möglichst geringer Dicke der scharf dargestellten Schicht (also großem Verwischungswinkel) ist nicht immer vorteilhaft. Neuerdings werden für viele Zwecke Schichtaufnahmen mit größeren Schichtdicken (also kleinen Verwischungswinkeln) bevorzugt *(Zonographie)*.

Die *Geräte für Transversalschichtung* sind erst im letzten Jahrzehnt zu den älteren Geräten für Längsschichtung hinzugekommen. Sie haben zwar nicht die Bedeutung der letzteren erreicht, geschweige denn, diese etwa verdrängt, jedoch sind die mit ihnen erzielbaren Körperquerschnittsaufnahmen für manche Untersuchungszwecke so anschaulich und wertvoll, daß man sie zumindest zur Ergänzung gern heranzieht. Insbesondere für die Festlegung der Bestrahlungspläne in der Tiefentherapie haben sich die Transversal-Schichtaufnahmen wegen ihrer Übersichtlichkeit als besonders nützlich erwiesen.

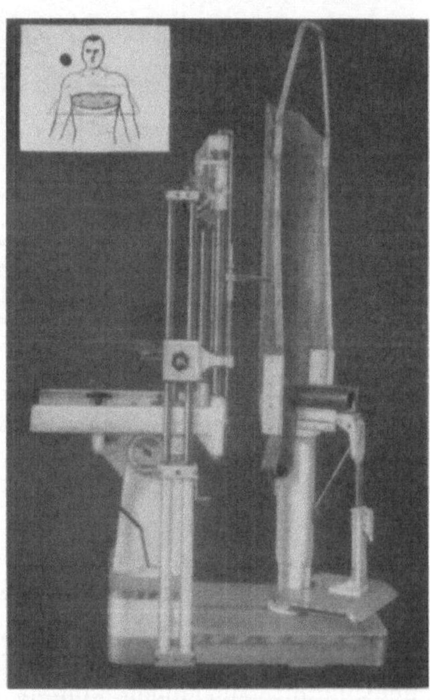

a

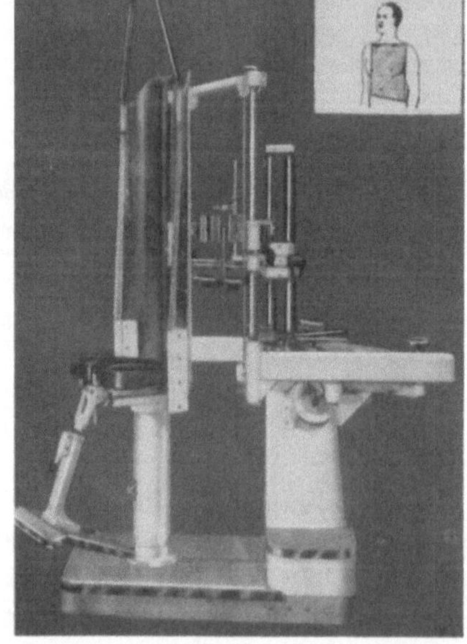

b

Abb. 149a u. b. Gerät für Transversal- und Längsschichtung am stehenden bzw. sitzenden Patienten mit feststehendem Strahlengang. (Zuder, Italien „Pantix-Strator")

Beim Transversalschichten kann man wegen der großen Längsausdehnung des Patienten den Bildträger nicht so anordnen, daß er in der Mittellage der Aufnahmebewegung senkrecht unterhalb der Schichtebene zu liegen kommt. Es würde sich dabei ein viel zu großer Abstand zwischen Bildträger und Körperschichtebene ergeben. Aus diesem Grund bleibt nur die Möglichkeit, den Bildträger schräg-seitlich vom Patienten unterhalb der darzustellenden Körperschichtebene anzuordnen. Man muß deshalb die Röntgenröhre schräg seitlich vom Patienten oberhalb der Körperschnittebene anordnen. Der Röntgenstrahlengang durchsetzt also den Körper in schräger Richtung. Um bei diesem schrägen Strahlengang den Patienten zwischen den Bildträger und die Röntgenröhre anordnen zu können, verzichtet man hier i. a. auf eine Röhrenbewegung bei der Aufnahme und läßt statt dessen bei stillstehender Röhre den Filmträger und den Patienten um zwei parallel liegende Achsen rotieren. Wesentlich ist dabei, daß der Röhrenbrennfleck in der von den beiden Drehachsen gebildeten Ebene liegt. Die hierbei scharf dargestellte Körperschicht ist parallel zu der Bildebene und ihre Höhenlage ist bestimmt durch den Schnittpunkt der Verbindungslinie Brennfleck-Bildebenenzentrum mit der Drehachse für den Patienten.

Die Schräganordnung des Strahlenganges bei diesen Transversalschichtgeräten bringt unter anderem den Nachteil, daß die geometrische

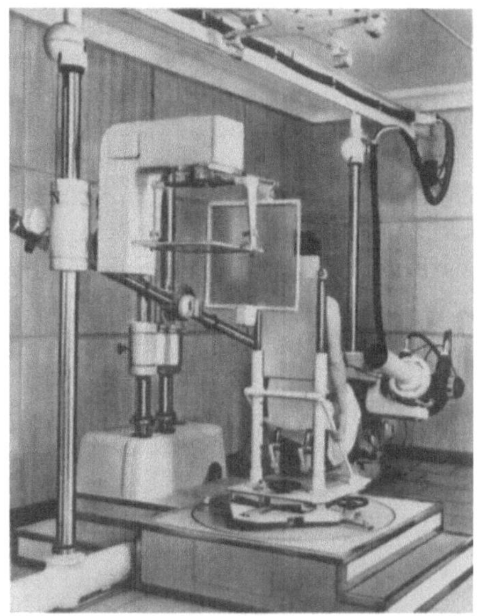

Abb. 150

Abb. 150. Universales Schichtgerät für Längs- und Querschichtung im Stehen bzw. Sitzen. (CGR, Frankreich „Pantomix")

Abb. 151a—c. Stereodurchleuchtungsanordnungen. a Blickrichtung des Beobachters auf den Leuchtschirm, entgegengesetzt zur Röntgenstrahlenrichtung („umgestülpte" Perspektive). b Blickrichtung des Beobachters auf den Leuchtschirm, gleich der Röntgenstrahlenrichtung bei der Wiegelmann-Anordnung („richtige" Perspektive). c Anordnung mit Röntgenbildverstärker

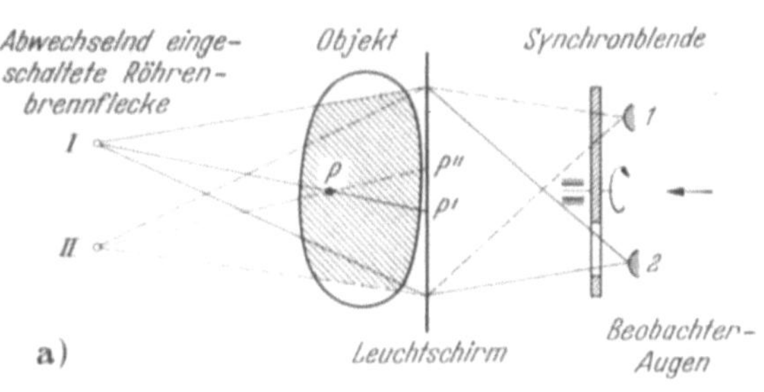

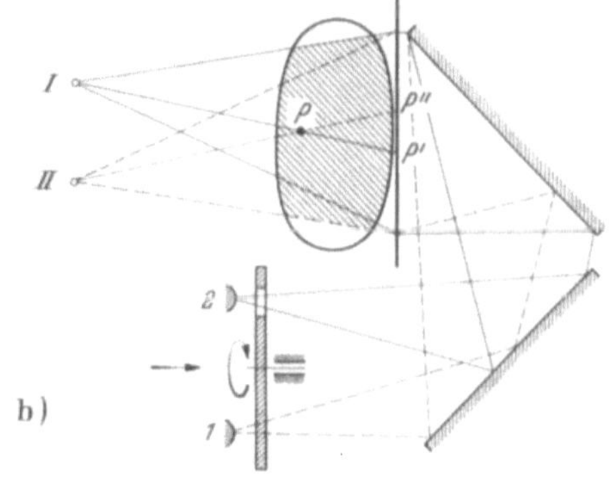

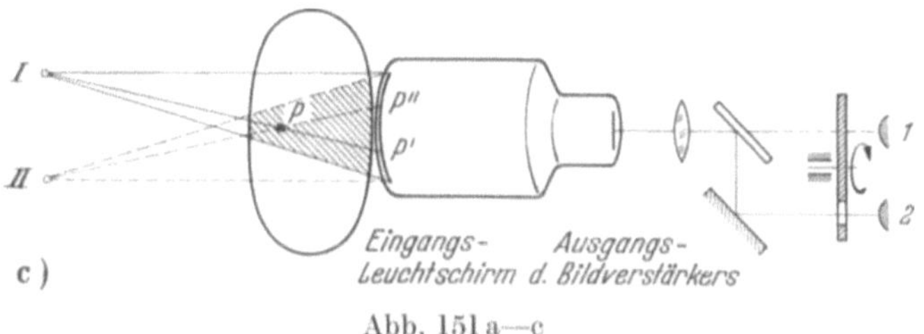

Abb. 151a—c

Unschärfe nicht über das ganze Querschnittsbild konstant ist; vor allem aber bringt die Notwendigkeit der Patientendrehung manche Unbequemlichkeiten und Einschränkungen, z.B. kann deshalb die Aufnahmezeit nicht sehr weit herabgesetzt werden, weil sich sonst unangenehme Drehgeschwindigkeiten für den Patienten ergeben. Es sind praktisch nur Aufnahmen am stehenden oder sitzenden Patienten möglich. Außerdem scheiden bei der Transversalschichtung Simultanaufnahmen wegen des schrägen Strahleneinfalls praktisch aus. Alle diese Einschränkungen haben dazu beigetragen, daß die Anwendung dieses Verfahrens gegenüber dem Längsschichtverfahren erheblich zurückgeblieben ist.

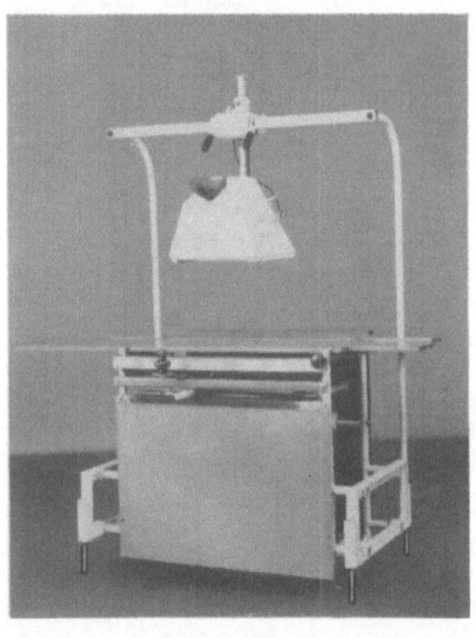 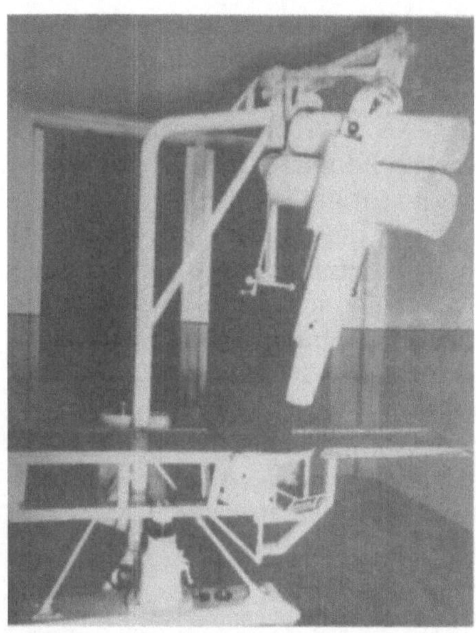

Abb. 152   Abb. 153

Abb. 152. Stereoskopisches Durchleuchtungsgerät für Fremdkörperoperationen. Unter dem Tisch ein Ein-kessel-Röntgengenerator mit zwei umgekehrt gepolt parallelgeschalteten Röntgenröhren. Oberhalb des Tisches Cryptoskop mit Synchronblende vor der Augenmakse. (Siemens-Reiniger-Werke, Deutschland)

Abb. 153. Stereoskopisches Durchleuchtungsgerät. Oberhalb des Tisches die beiden Röntgengeneratoren, unterhalb der Leuchtschirm mit der Spiegelumlenkung. Der Beobachter schaut durch eine „Schwing"-Brille von *oben* auf das gespiegelte Durchleuchtungsbild. (Wiegelmann, Deutschland)

β) Stereogeräte (Abb. 151—159)

Wir sagten eingangs, daß das Stereoverfahren in der Röntgendiagnostik ebenso wie das Schichtbildverfahren dem Zweck dient, die Vieldeutigkeit des normalen Röntgen-überlagerungsbildes zu vermeiden und ein sicheres Unterscheiden zwischen vorn und hinten und gegebenenfalls sogar eine Tiefenmessung zu ermöglichen. Im Gegensatz zum Schicht-bildverfahren wird hier die Unterscheidung der verschiedenen Schichtebenen nicht durch bevorzugte Scharfabbildung einer bestimmten Schichtebene erreicht, sondern man will hier unmittelbar einen Raumeindruck vermitteln. Während dasselbe bei der oben er-wähnten „Bewegungsdurchleuchtung" durch das kontinuierliche Nacheinander verschie-dener Projektionsrichtungen erfolgt, wird für das Stereoverfahren die gleichzeitige Betrachtung zweier, aus verschiedenen Projektionsrichtungen angefertigter Röntgenauf-nahmen desselben Gegenstandes benützt. Es wird dabei von der Eigenschaft des beidäugigen Sehens Gebrauch gemacht, daß unter gewissen Bedingungen ein vollständiger Raumein-druck zustande kommt, wenn jedem der beiden Augen vom selben Gegenstand ein Bild aus verschiedenen Projektionsrichtungen zugeleitet wird. Im einzelnen sei hier auf Bd. III verwiesen; wir halten dabei fest, daß das Zustandekommen eines räumlichen Bildeindruckes physiologisch an das Vorhandensein ausreichender Schärfe und Kontrast sowie aus-reichender Helligkeit der beiden Teilbilder gebunden ist. Das hat beim Röntgenstereoverfahren zur Folge, daß bei der Durchleuchtung, soweit sie mit normalen Leuchtschirmen ausgeführt wird, nur eine sehr unzulängliche Röntgenstereoskopie möglich ist. Denn ausreichende Bildhelligkeit kann bei dicken Objekten nur mit Strahlenbelastungen des Patienten erreicht werden, die für ihn nur sehr kurzzeitig zulässig sind. Außerdem sind die Kontrastbedingungen im normalen Durchleuchtungsbild i. a. zu ungünstig, um einen guten Stereoeffekt zu erreichen. Die Röntgenstereodurchleuchtung hat deshalb keine große praktische Bedeutung erlangt, obwohl sie — besonders in Kriegszeiten für Geschoß- lokalisationen u. ä. — immer wieder versucht worden ist. Erst im Zusammenhang mit der

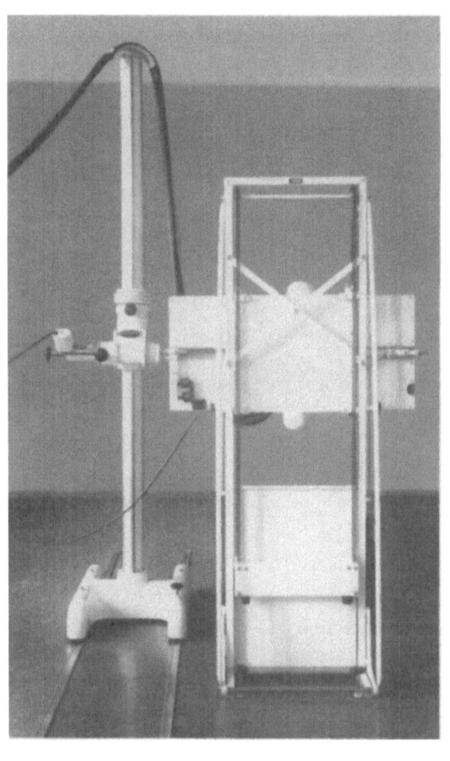 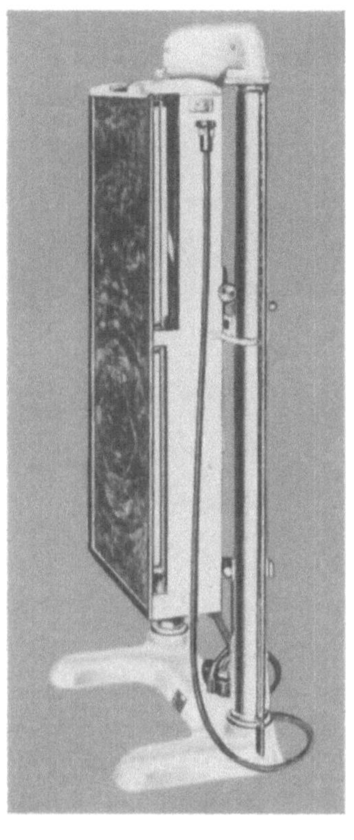

Abb. 154   Abb. 155

Abb. 154. Stereoanordnung für Aufnahmen am stehenden Patienten. Röhren- und Kassettenbewegung horizontal. Elektrisch ausgelöster Federantrieb. (Siemens-Reiniger-Werke, Deutschland)

Abb. 155. Kassettenwechsler für Stereoaufnahmen in senkrechter Anordnung. (Keleket, USA „Cassette Changer")

Bildverstärkung und mit dem Röntgenfernsehen wird sie wahrscheinlich wieder akut werden. Bisher war jedoch dabei das begrenzte Format der Bildwandler hinderlich, denn bei dem Stereoverfahren kann von diesem Format nur ein Teil für die räumliche Darstellung ausgenützt werden.

Die grundsätzlichen Anordnungen für die *Stereodurchleuchtung* ohne und mit Bild- verstärker sind in den Abb. 151a—c schematisch dargestellt. Üblicherweise ist dabei die Zuordnung des Beobachters zum Röntgenstrahlengang dieselbe wie bei der normalen Durchleuchtung, nämlich so, daß der Beobachter den Leuchtschirm von der entgegen- gesetzten Seite anschaut wie die Röntgenröhre. Bei der Stereoskopie in dieser Anordnung erhält der Beobachter unmittelbar den Raumeindruck, der sich ergibt, wenn seine Augen an der Stelle der Röhrenbrennflecke sich befänden. Soweit dadurch für ihn vorn und hinten vertauscht erscheint, kann man das durch Vertauschen der Teilbildzuordnung an sich auch bei dieser Anordnung in Ordnung bringen. Es bleibt jedoch dabei der Nachteil, daß die perspektivische Verzerrung damit nicht umgekehrt werden kann und deshalb der Betrachter z.B. bei einem Drahtwürfel zwar die ihm zugewandte Seite als vornliegend sieht, aber in einer solchen Verkürzung, daß er den Würfel als Trapez deutet. Deshalb wurde bei der Wiegelmannschen Stereoskopieanordnung über Spiegel die Betrachtung auf die Seite der Strahlenquelle verlegt (Abb. 153).

Beim *Stereoaufnahmeverfahren* werden von dem Objekt aus zwei um einen bestimmten Winkel verschiedenen Richtungen Röntgenaufnahmen hergestellt; diese beiden korrespondierenden Aufnahmen werden dann gleichzeitig in einer stereoskopischen Betrachtungseinrichtung angesehen. Diese Betrachtungseinrichtung muß so gebaut sein, daß sie das eine Röntgenteilbild ausschließlich dem einen Auge des Betrachters und das andere Röntgenteilbild seinem anderen Auge zuführt. Dabei muß normalerweise angestrebt werden,

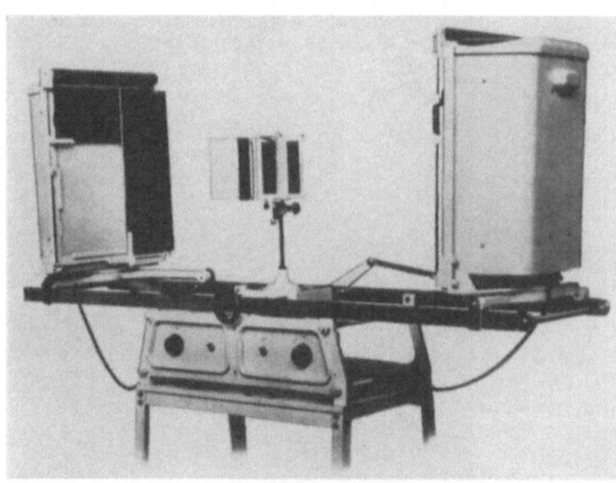

Abb. 156   Abb. 157

Abb. 156. Kassettenwechsler für Stereoaufnahmen in waagrechter Anordnung. (Westinghouse, USA „Cassette Changer")

Abb. 157. Stereobetrachtungseinrichtung. (A. E. Dean, England „Precision Stereoscope SV 2")

daß die beiden Augen die zugehörigen Röntgenteilbilder des Gegenstandes unter ähnlichen Winkelverhältnissen sehen, wie die Röntgenröhre den Gegenstand von ihren beiden Aufnahmestellungen aus sieht.

Die zur Herstellung der Röntgenstereoaufnahmen bestimmten Geräte müssen folgende Eigenschaften besitzen:

1. Die Röntgenröhre muß so verschiebbar an ihnen angeordnet sein, daß ihr Brennfleck definiert und schnell genug nacheinander die für die beiden Teilaufnahmen notwendigen Aufnahmestellungen einnehmen kann. Im allgemeinen sieht man einen Brennfleckabstand zwischen den beiden Teilaufnahmen vor, der nicht allzusehr vom Augenabstand verschieden ist, um bei der Betrachtung der Aufnahmen einen möglichst natürlichen Raumeindruck zu erhalten, d.h. man wählt ihn zwischen etwa 70 und 100 mm. Statt einer verschiebbar angeordneten Röntgenröhre können auch zwei im festen, gegenseitigen Abstand angeordnete Röhren verwendet werden, die dann hochspannungsseitig umgeschaltet werden, oder man kann eine Spezialröhre mit zwei in festem Abstand liegenden Brennflecken benützen. Letztere Möglichkeit ist bisher allerdings nur selten benützt worden. Die erstere bietet gegenüber einer mechanischen Verschiebung ein und derselben Röhre den Vorteil, daß die beiden Teilaufnahmen in schnellerer Folge ausgeführt werden können. Jedoch ergeben sich hierbei aus konstruktiven Gründen unerwünscht große Brennfleckabstände (stereoskopische Basis $\neq$ Augenabstand). Deshalb wird heute in der Röntgenstereographie überwiegend die Röhrenverschiebung angewandt.

2. Gleichzeitig mit der Brennfleckverschiebung muß der Wechsel (oder eine Teilverschiebung) der Aufnahmekassette erfolgen, d.h. es muß ein entsprechender Verschieberahmen an dem Gerät vorgesehen sein, und es muß für eine automatische Verschiebung dieses Rahmens nach Belichtung der ersten Teilaufnahme gesorgt werden. Meist wird diese Verschiebung durch eine Feder bewirkt, deren Auslösung am Schluß der ersten Teilaufnahme erfolgt.

Es sind andere Stereoaufnahmeanordnungen vorgeschlagen worden, bei denen ein Blei-Lamellen-Raster benützt wird. Mit Hilfe dieses Rasters können auf demselben Film (ohne Verschiebung desselben) zwei streifenförmig zerlegte Teilbilder erzeugt werden. In der ersten Brennfleckstellung wird durch das Raster hindurch die Filmbelichtung des ersten Teilbildes vorgenommen und anschließend das Raster um $^1/_2$ Teilung verschoben, so daß bei Belichtung aus der zweiten Brennfleckstellung das zweite Teilbild auf die freigebliebenen Lücken des ersten Teilbildes zu liegen kommt. Eine Variante dieses *Rasterstereoverfahrens* benützt gleichfalls ein Bleilamellenraster, das jedoch bei geeigneter Teilung in einem dazu passend gewählten Abstand vom Film fest angeordnet wird. Man kann bei diesem Verfahren die Belichtung der beiden Teilbilder gleichzeitig vornehmen, sofern man eine Röntgenröhre mit zwei Brennflecken oder zwei parallel geschaltete Röhren benützt. Die Betrachtung derartiger Rasterstereobilder muß über entsprechende optische Raster erfolgen, wobei im ersten Fall eine schnelle periodische Verschiebung dieser Raster notwendig ist. Praktisch haben sich diese Stereorasterverfahren bisher nicht eingeführt, weil die Rasterung auch bei enger Teilung stört, vor allem aber, weil bei diesem Verfahren

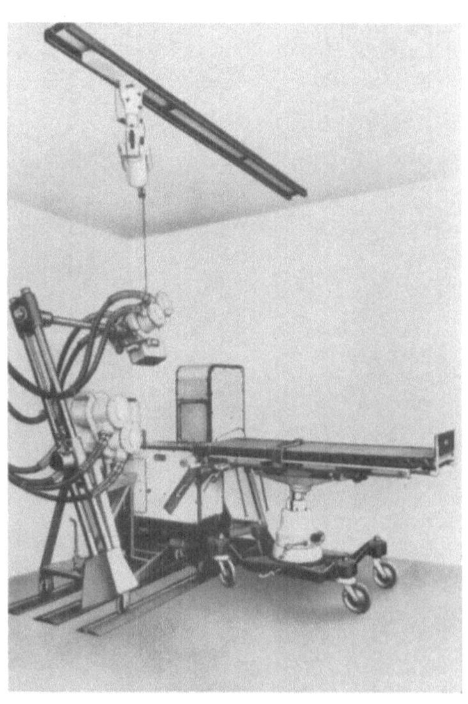

Abb. 158. Stereoeinrichtung für Schnellserien aus zwei Richtungen (LINDBLOM/FERNSTRÖM). (Elema-Schönander, Schweden „Stereoeinrichtung")

nicht der ganze im Strahlengang liegende Objektraum stereoskopisch erfaßt wird, sondern eben wegen dieser Rasterung nur die Hälfte des von Strahlung durchsetzten Raumes.

An sich können die konstruktiven Voraussetzungen für das Stereoverfahren sowohl an Flachblendentischen als auch an Geräten für Untersuchungen im Stehen und schließlich auch an Umlegetischen geschaffen werden. Die Abbildungen zeigen einige Ausführungsformen. Interessant ist, daß in Amerika, wo das Stereoverfahren relativ viel angewandt wird, die stereoskopische Basis, d.h. die Brennfleckverschiebung meist in die Richtung der Körperlängsachse gelegt wird, was für die konstruktive Ausführung vorteilhaft ist, aber eine ungewöhnliche Art der Betrachtung ergibt. In Europa ist es üblich, die stereoskopische Basis senkrecht zur Körperlängsachse zu legen.

Im ganzen muß man wohl sagen, daß das Stereo*aufnahme*verfahren für die Routinediagnostik heute gegenüber früher an praktischer Bedeutung verloren hat, was sich darin dokumentiert, daß auf diesem Gebiet kaum Neukonstruktionen bekannt geworden sind. Trotz der großen Vorteile der stereoskopischen Darstellung des Röntgenbildes, die auch in den letzten 20 Jahren immer wieder überzeugend demonstriert worden sind (z.B. HASSELWANDER und KOEHNLE), scheinen die technischen Unbequemlichkeiten und die individuellen Betrachtungsschwierigkeiten einer allgemeineren Verbreitung dieser Methode im Wege zu stehen.

In neuerer Zeit scheint jedoch das Verfahren speziell im Zusammenhang mit der Angiographie wieder an Interesse zu gewinnen. Das ist wohl darin begründet, daß die starken Kontraste, die man bei der Gefäßdarstellung anwenden kann, dabei eine gute Voraussetzung für den Stereoeindruck bilden, und daß andererseits gerade hierbei sich ein Bedürfnis nach sicherer räumlicher Zuordnung ergibt. Da die angiographischen Untersuchungen i. a. Funktionsuntersuchungen sind, also eine schnelle Bildfolge erfordern, muß der Bildwechsel zwischen den zwei stereographischen Aufnahmen dabei innerhalb einer Bildperiode erfolgen. Es kommt also eine Röhrenverschiebung praktisch nicht in Frage, sondern man muß hier mit zwei versetzt angeordneten Röhren arbeiten. Diese

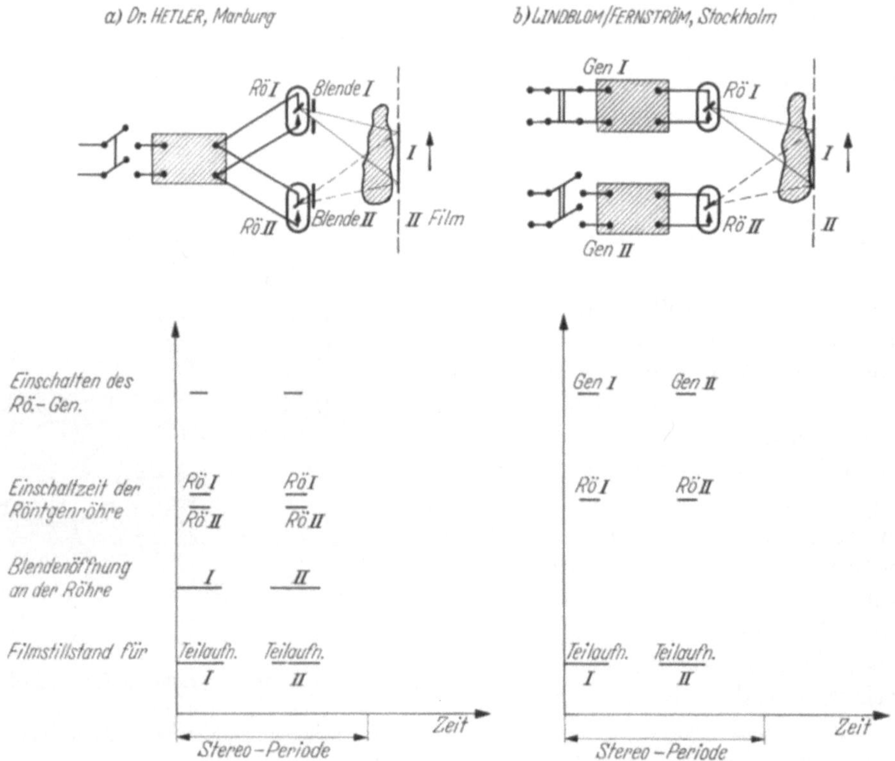

Abb. 159a u. b. Prinzipschemen für Schnellserien-Stereographie

werden dann entweder von zwei getrennten Röntgenapparaten abwechselnd gespeist, wobei die richtige zeitliche Steuerung vom Filmwechslergerät aus erfolgt (Lindblom/ Fernström), oder aber sie werden an *einem* Röntgenapparat parallel betrieben, und durch synchron mit der Bildfolgefrequenz bewegte Bleiblenden wird während der halben Einschaltdauer jeweils nur die Strahlung einer der beiden Röhren freigegeben (Dr. Hettler, Marburg).

In Abb. 159 sind für beide Möglichkeiten die Zeitpläne dargestellt. Die zweite Möglichkeit ist zwar in bezug auf die Röhrenbelastung ungünstig, weil jede der beiden Röhren dabei doppelt solange belastet wird wie im ersten Fall, andererseits ist der anlagenmäßige Aufwand nennenswert geringer, weil hierbei nur ein Röntgenapparat für die Untersuchung benötigt wird.

Eine *zweite Gruppe* von technischen Sonderverfahren und entsprechenden Sondergeräten dient der Aufgabe, die zeitliche Änderung im Röntgenbild aufnahmemäßig zu erfassen. Besondere Geräte werden dann benötigt, wenn es darum geht, Funktionsuntersuchungen nicht nur mittels der Röntgendurchleuchtung, sondern auch aufnahmetechnisch auszuführen, weil die Durchleuchtung entweder qualitativ nicht genügt oder aber wegen der Schnelligkeit der zu untersuchenden Bewegungsvorgänge keine sichere Auswertung gestattet. An sich dienen auch die unter C II 1 a γ besprochenen sog. Zielgeräte dieser Aufgabe, allerdings nur in einem ganz beschränkten Sinn. Mit ihnen will man nicht einen Bewegungsvorgang in seinem kontinuierlichen Ablauf erfassen, sondern man beschränkt sich hier bewußt darauf, von ihm nur ganz bestimmte zeitliche Phasen durch Einzelaufnahmen festzuhalten. Dabei dient die zwischengeschaltete Durchleuchtung (Zielbetrieb) dazu, gerade die besonders interessierenden zeitlichen Phasen für die Aufnahmen auswählen zu können.

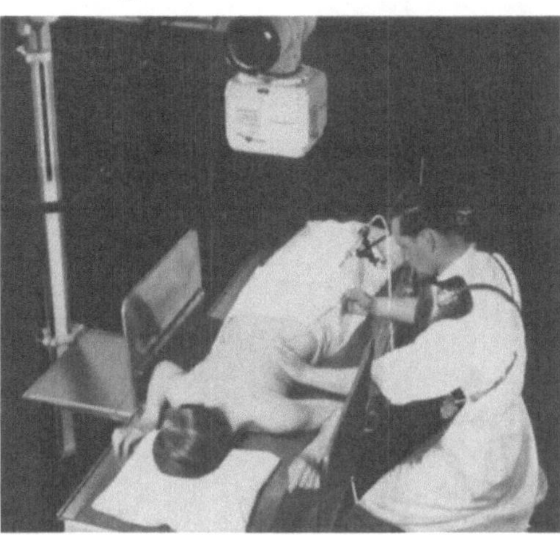

a

Für eine Funktionsuntersuchung ist i.a. darüber hinaus das Studium der Bewegungsabläufe und der dabei auftretenden Geschwindigkeitsänderungen wesentlich; hierfür müssen die Bewegungsabläufe durch relativ schnelle Bildfolgen oder in kontinuierlicher Form zur Darstellung gebracht werden. Im Hinblick auf die unterschiedlichen Mittel unterscheidet man die sog. Schnellseriengeräte für Bildfrequenzen bis etwa 12 Bd/sec, die Kinogeräte für Bildfrequenzen von etwa 25 Bd/sec und mehr und schließlich die sog. Kymographen für kontinuierliche Bewegungsanalysen.

Die Auswertung der Schnellserien- und Kinoaufnahme zur Erkennung der zeitlichen Änderungen kann erfolgen:

1. durch ihre Betrachtung in einer besonderen Projektionseinrichtung mit sehr schnellem Transport und jeweils kurzzeitigem Anhalten des Einzelbildes, wodurch ein kontinuierlicher Eindruck des zeitlichen Ablaufs der Veränderungen bzw. Bewegungen im Bild entsteht. Diese *kinematographische Betrachtungsform* läßt sich praktisch nur für kleine Bildformate anwenden, sie kommt nicht in Frage für die großformatigen Direktröntgenaufnahme-Serien.

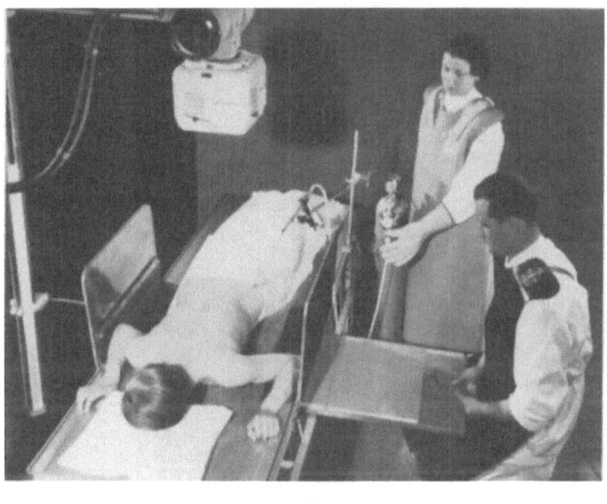

b

Abb. 160a u. b. Kassettenwechsler nach Prof. Pässler für 3 Kassetten maximal 30 × 40 cm, die von Hand in die Buckyblende eingeschoben werden und dabei die Aufnahmen auslösen. (Siemens-Reiniger-Werke, Deutschland)

2. durch direkte Betrachtung und Vergleich der einzelnen Momentbilder, wobei der unmittelbare Eindruck des zeitlichen Ablaufes nicht zustande kommt, dafür aber die zwischen zwei Aufnahmen eingetretenen Veränderungen in all ihren Einzelheiten untersucht werden können.

3. durch eine unmittelbare und ausschließliche Sichtbarmachung der zwischen zwei Momentaufnahmen eingetretenen Bildveränderungen, indem man nach dem Vorschlag von Ziedses des Plantes (1934) die im Zeitpunkt 1 gemachte Aufnahme von der im Zeitpunkt 2 gemachten Aufnahme „subtrahiert". Das kann im einfachsten Fall dadurch geschehen, daß man von der Aufnahme 1 ein Negativ macht und dieses mit dem Positiv der Aufnahme 2 vor einem Lichtschaukasten zur Deckung bringt. Dadurch wird die im Bild eingetretene Veränderung unmittelbar für sich sichtbar, während alle Bildteile, in

denen keine Veränderungen eingetreten sind, grau erscheinen. Wenn auch diese sehr interessante Auswertungsart wegen der Notwendigkeit des Umkopierens in der Anwendung unbequem ist, so ist sie doch für das bessere Erkennen von kontrastarmen Bildveränderungen sehr wertvoll und dürfte wohl noch an Bedeutung gewinnen bei Erleichterung der „Subtraktion" durch Fernsehmethoden.

γ) Geräte für schnelle Aufnahmeserien
(Abb. 160—171)

Diese Geräte dienen dazu, relativ schnelle Bildserien in etwa natürlicher Größe (Direktaufnahmen) oder mit geringer Verkleinerung (Schirmbildverfahren) herzustellen. Im Hinblick auf die Größe der hier in Frage kommenden Filmformate (maximal etwa 35×35 cm) begnügt man sich mit Bildwechselfrequenzen von maximal etwa 12 Bildern pro sec. Meist handelt es sich hierbei um Rollfilmanordnungen, bei denen der *Rollfilm* zwischen Verstärkerfolien schnell hindurchgezogen, zum Stillstand gebracht, während der Belichtung zwischen den angepreßten Folien gehalten und nach Abheben der Folien wieder weitertransportiert wird. Soweit es sich um Schnellserienkassetten für das Schirmbildverfahren handelt, entfällt die Anpressung der Verstärkerfolien.

Bis zu Bildgeschwindigkeiten von etwa 6 Bildern/sec werden mit Erfolg auch sog. *Blattfilmwechsler* eingesetzt, bei denen ein Greifersystem die in einer Vorratskassette gestapelten Blattfilme nacheinander in die Aufnahmestellung zwischen zwei Folien bringt, um sie nach erfolgter Aufnahme in eine Sammelkassette weiterzutransportieren. Gegenüber den Rollfilmanordnungen haben diese Filmwechsler den Vorteil, daß sich

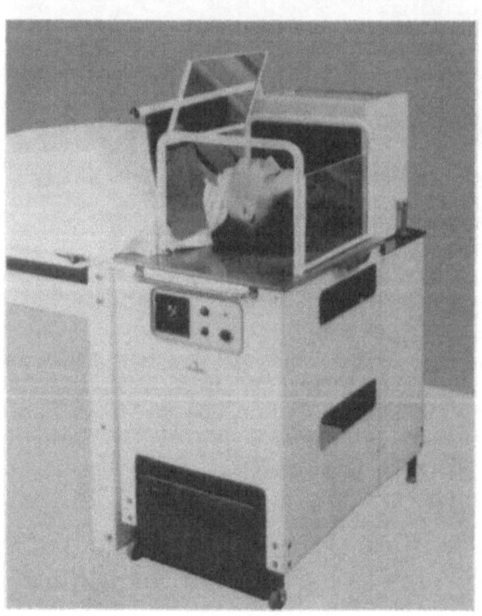

Abb. 161. Kassettenwechsler nach Dr. Wentzlick für 4 Kasstten (maximal 20×96 cm). (Siemens-Reiniger-Werke, Deutschland)

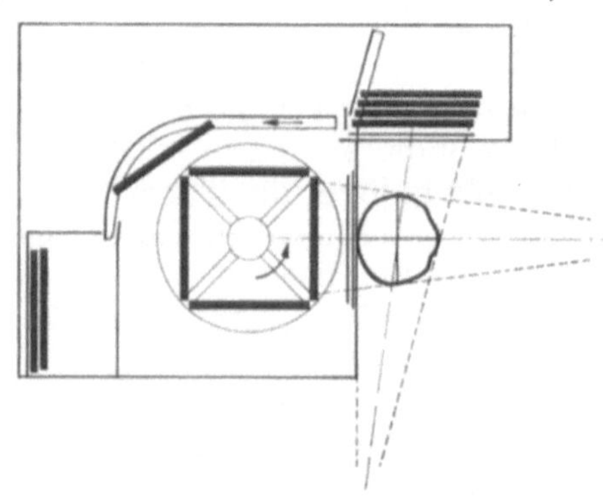

a   b

Abb. 162a u. b. Kassettenwechsler für maximal 8 Kassetten in vertikaler und 4 Kassetten in horizontaler Ebene. Bildfrequenz maximal 1/sec. Format 24×30 cm. (Siemens-Reiniger-Werke, Deutschland)

die einzelnen Filme bequemer, d. h. ohne besondere Vorrichtungen entwickeln lassen, und für die Einzelbetrachtung etwas handlicher sind.

Für noch geringere Bildwechselgeschwindigkeiten, wie sie z. B. für die Schädelangiographie und die Angiographie der Extremitäten ausreichen, gibt es die sog.

Kassettenwechsler, bei denen die einzelnen Filme mit ihren Verstärkerfolien in Einzelkassetten angeordnet sind und durch geeignete Trommel- oder Verschiebeanordnungen nacheinander vor das Bildfeld gebracht werden. Diese Methode ist überall da vorteilhaft,

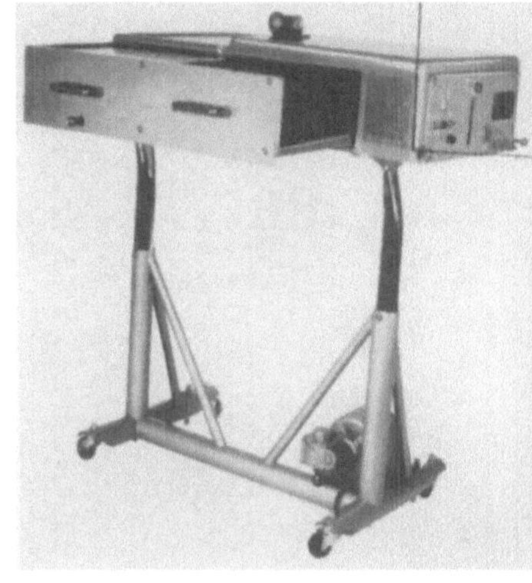

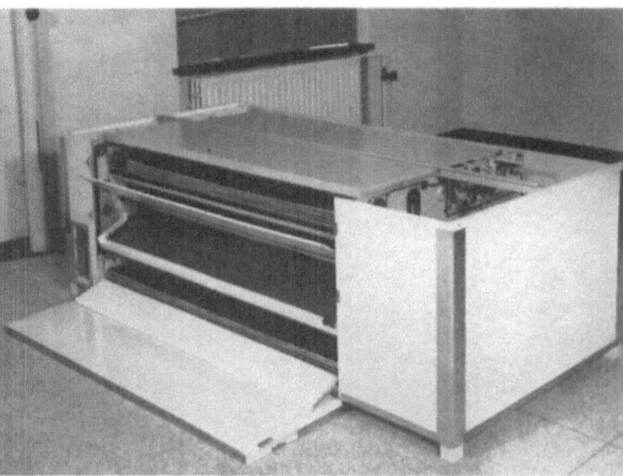

Abb. 163   Abb. 164

Abb. 163. Kassettenwechsler für 12 Kassetten (11 × 14″ oder 10 × 12″). Frequenz 0,5—1 B/s. (The Automatik Seriograph Corp., USA „Seriograph")

Abb. 164. Vollautomatischer Arteriograph. (Smit, Leiden, Niederlande „Art II")

wo die Bildfolgegeschwindigkeiten nicht größer als etwa ein Bild/sec ist, und wo auch die maximal benötigte Aufnahmezahl relativ gering ist (bis 6).

Bei der Angiokardiographie geht man auf maximale Bildgeschwindigkeiten bis etwa 12 Bilder/sec, allerdings begnügt man sich auch hier vielfach mit geringeren Bildgeschwindigkeiten (etwa 6). Da man andererseits den Kontrastmitteldurchlauf mindestens während einer ganzen Durchlaufperiode beobachten muß, ergeben sich bei der Angiokardiographie Untersuchungszeiten bis etwa 15 sec und demzufolge relativ große Gesamtbildzahlen. Um aber den Filmverbrauch, der bei den großen Formaten stark ins Gewicht fällt, zu beschränken, und natürlich auch um die Patientendosis nicht zu hoch werden zu lassen, ändert man meist die Bildwechselfrequenz im Verlaufe der Untersuchung nach einem bestimmten Programm. Beispielsweise wird nur während 2 sec mit einer Frequenz von 12 Bildern/sec, anschließend während 3 sec mit einer Frequenz von 2 Bildern/sec, und während

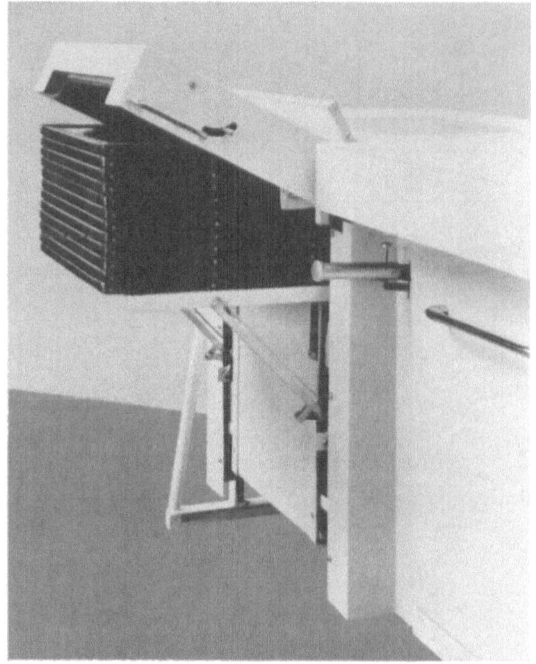

Abb. 165. Kassettenwechsler für 12 Kassetten (12 × 15″), die durch Federkraft in die Bereitschaftslage gehoben werden. (Newton-Victor, England „Sequence Cassette Changer DR 6")

der letzten 4 sec mit einer Frequenz von 6 Bildern/sec gearbeitet. Hierfür benötigt man sog. Programmwähler, welche automatisch den Filmwechsel und die Belichtung nach einem vorwählbaren Programm zu steuern gestatten.

Derartige Schnellseriengeräte gibt es sowohl für Aufnahmeserien, die nur in einer Projektionsrichtung aufgenommen werden, als auch für die gleichzeitige Anfertigung aus zwei Projektionsrichtungen. Gerade in der Angiographie ist es meist schwierig, eine richtige

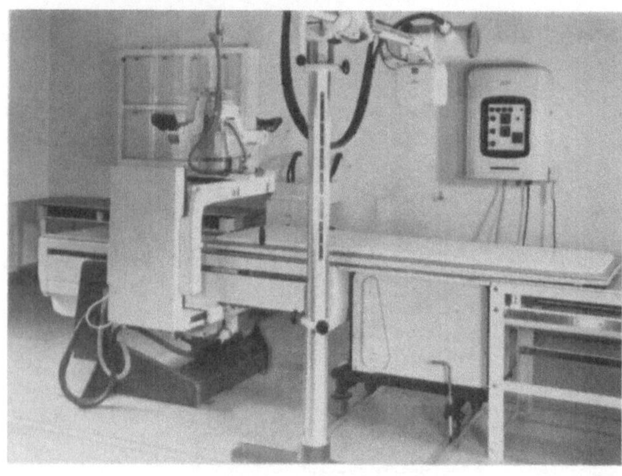
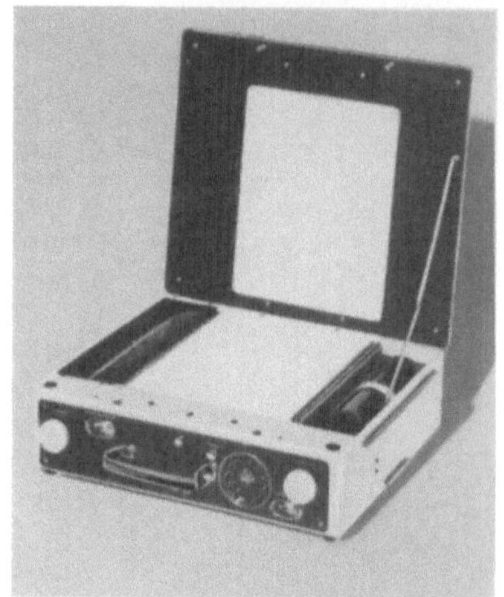

Abb. 166   Abb. 167

Abb. 166. Angiographischer Arbeitsplatz mit Blattfilmwechsler (rechts) und für Katheterisierung an einem Kippgerät mit Bildverstärker. An der Wand Programmwähler. Blattfilmwechsler für Filmformate 24 × 30 cm, 35 × 35 cm, 6 B/s, maximal 30 Blattfilme. (Elema-Schönander, Schweden „AOT-Blattfilmwechsler")

Abb. 167. Rollfilmwechsler für cerebrale Angiographie, maximales Bildformat 24 × 30 cm, Bildwechselzeit 0,8 s, maximal 12 Bilder. (C. H. F. Müller, Deutschland „Angioseriograph nach Dr. Buchtala")

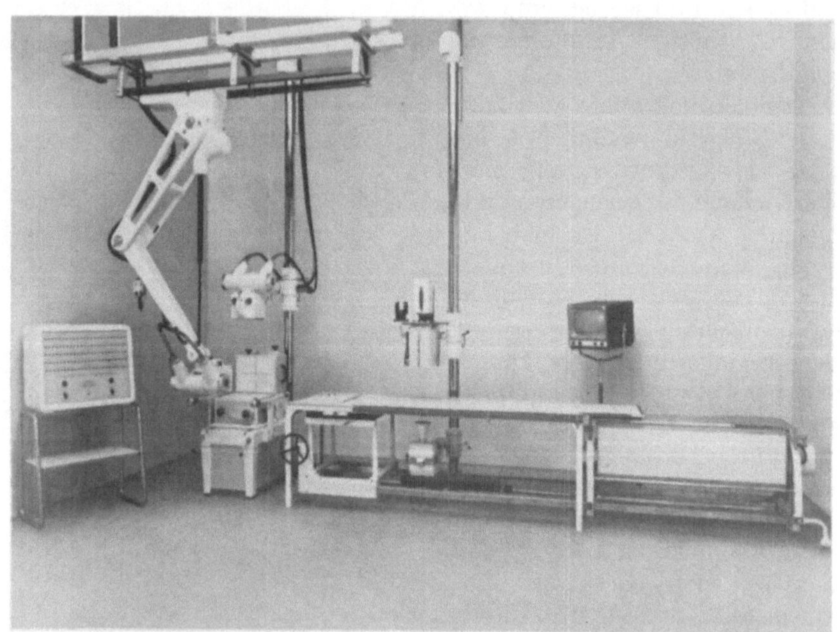

Abb. 168. Arbeitsplatz für Funktionsdiagnostik. Links 2 Ebenen-Rollfilmkassettenanordnung (30 × 30 cm, maximal 8 B/sec), rechts Kassettentrommel für 4 Kassetten (maximal 30 × 120 cm), Mitte: Untertischdurchleuchtung über Bildverstärker-Vidicon-Einrichtung. (Rangoni-Puricelli, Italien „Impiante Roentgenografico")

räumliche Vorstellung zu erhalten, deshalb ist hier die gleichzeitige Darstellung aus zwei zueinander senkrechten Projektionsrichtungen nicht ungewöhnlich. Neuerdings geht man, wie wir unter C II 1 b γ sahen, sogar so weit, daß man außer dieser Zwei-Ebenen-darstellung bisweilen noch zusätzlich eine stereoskopische Darstellung anwendet. Die

räumliche Lagebestimmung an Hand von je zwei aus verschiedenen Projektionsrichtungen aufgenommenen Bildserien ist zwar sehr genau möglich, aber doch recht
mühsam. Demgegenüber vermittelt die
stereoskopische Betrachtung je zweier
Stereoaufnahmen einen unmittelbar an-
schaulichen Raumeindruck, und dadurch
können Irrtümer bei der Befundung in
manchen Fällen leichter ausgeschaltet
werden.

δ) Kinogeräte (Abb. 172—177)

Wenn man noch schnellere Bildfrequenzen anwenden will (25 Bilder/sec
und mehr), was für eine genauere Ana-
lyse schneller Bewegungen notwendig
wird, dann muß man kleinere Bildformate benutzen (35 oder 16 mm Film),
und damit Konzessionen an die Bildqualität, d. h. die Bildauflösung, machen.
Bei der Röntgenkinematographie, um deren Entwicklung sich besonders JANKER
große Verdienste erworben hat, benützt
man also nicht das Direktaufnahmeverfahren, sondern man nimmt das auf
einem Leuchtschirm entstehende Bewegungsbild über eine möglichst lichtstarke Optik verkleinert auf. Heute ist
auch diese Leuchtschirmkinematographie
bereits allgemein abgelöst durch die Kinematographie des in einem Röntgenbildverstärker erzeugten Bildes (vgl. hierzu
das unter C II 1 c Gesagte),

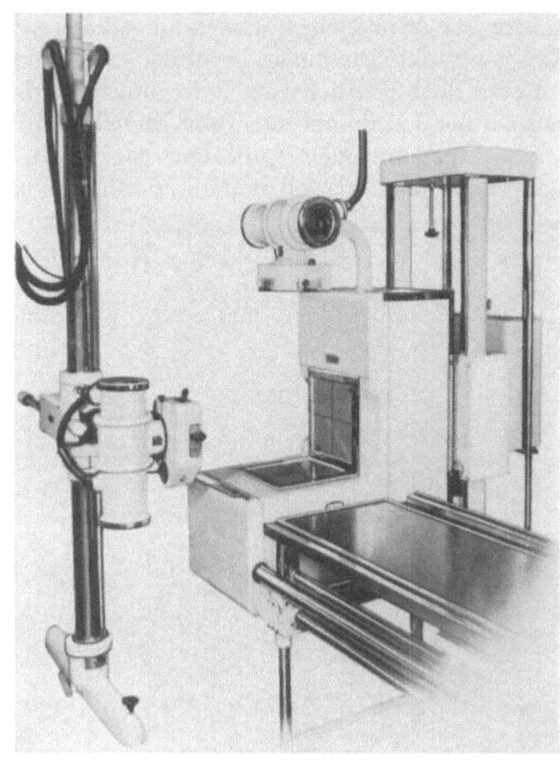

Abb. 169. Rollfilmwechslergerät für 2 Ebenen im Format 30 × 30 cm, Bildfrequenz bis maximal 12 B/sec,
Filmvorrat maximal 25 m. Filmwechsler am Stativ
höhenverstellbar und schwenkbar. (Elema-Schönander,
Schweden „Biplanchanger")

und in Zukunft wird wahr-
scheinlich die Kinematographie des Fernsehsichtbildes
besondere Bedeutung bekommen. Statt die Kinematographie über einen Röntgenbildverstärker vorzunehmen, kann
man auch einen sog. optischen
Bildverstärker vor die Kinokamera schalten, der seinerseits
über eine Spezialspiegeloptik
das auf einem Röntgenleuchtschirm entstehende Röntgenbild (etwa 31 cm Durchmesser)
aufnimmt.

Im Gegensatz zu den früheren Direktkinoverfahren und
zu den Schnellserienverfahren
lassen sich diese modernen

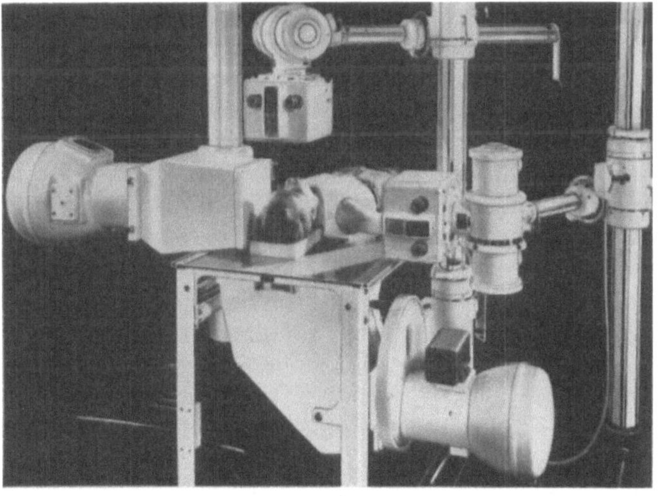

Abb. 170. Schnellserieneinrichtung für Mittelformatschirmbildauf-
nahmen mit 2 Odelcakameras in 2 Ebenen. Bildfrequenz 1—4 B/s.
(Siemens-Reiniger-Werke, Deutschland)

Röntgenkinoverfahren mit Bildverstärkern und eventuell Fernsehen an normalen Untersuchungsgeräten, insbesondere auch an den Umlegegeräten ausüben. Ihr Dosisbedarf ist

sehr gering (beim Fernsehkino nicht größer als bei der Bildverstärker-Durchleuchtung!). Auch die Filmkosten des Röntgenkinoverfahrens sind gering im Vergleich zu denen der Röntgendirektaufnahmen. Der Belegwert eines Kinofilms ist aber trotz geringerer Detailwiedergabe in manchen Anwendungsfällen sogar größer als derjenige einer oder mehrerer Röntgendirektaufnahmen. Denn der medizinische Befund manifestiert sich oft überhaupt nur oder doch deutlicher im Bewegungsbild als im statischen Momentbild. Hinzu kommt, daß bei der Laufbildbetrachtung eines Kinofilms tatsächlich auch eine echte Steigerung der wahrgenommenen Auflösung gegenüber der Einzelbildbetrachtung eintritt. Außerdem kann man speziell beim Fernsehkino noch eine elektrische Kontrastverstärkung

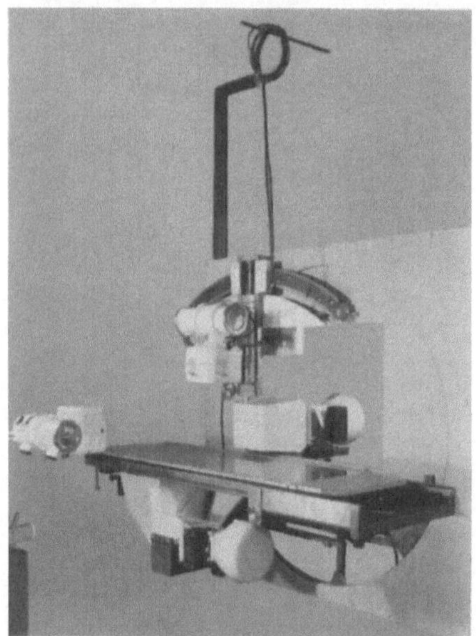

anwenden und damit den Schärfeeindruck des Bildes erhöhen. Ohne Fernseheinrichtung ist eine Kontrastverstärkung nur auf dem Weg über Umkopieren möglich. Das ist nicht nur mühsam, sondern auch insofern unbefriedigend,

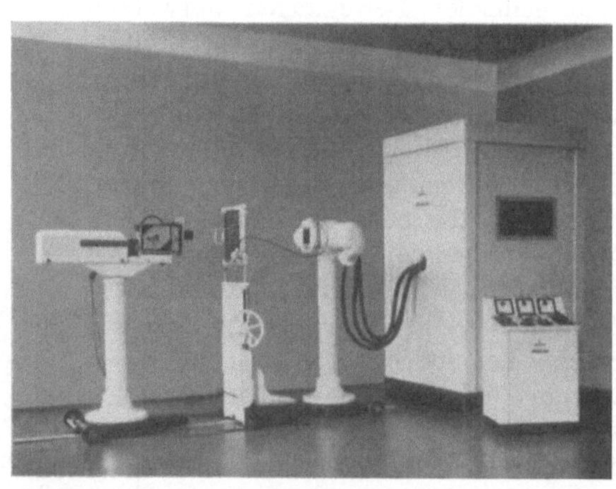

Abb. 171

Abb. 172

Abb. 171. Sonderausführung eines umlegbaren Schnellseriengerätes mit 2 Odelcakameras in 2 Ebenen an einem Tragring. (Siemens-Reiniger-Werke, Deutschland)

Abb. 172. Anordnung für Kinematographie des Leuchtschirmbildes nach Janker (1935) (für stehenden Patienten). (Siemens-Reiniger-Werke, Deutschland)

als dabei eine individuelle Kontrastregelung der Teilserien kaum möglich ist. Die elektrische Kontrastregelung des Fernsehbildes gestattet dagegen eine laufende Nachregelung unter unmittelbarer Sicht (vgl. auch C II 1 c ϰ).

Solange die Röntgenkinematographie ohne Bildverstärkung und Fernsehen ausgeübt werden mußte, kam sie allein schon aus Gründen der Strahlenbelastung des Patienten nur für Forschungs- und Lehrzwecke in Frage. Heute jedoch, wo mit den Bildverstärkungs- und Fernsehmethoden der Dosisbedarf um viel mehr als eine Größenordnung niedriger geworden ist, ist die Strahlenbelastung kein Hindernis mehr für ihren routinemäßigen Einsatz bei der diagnostischen Untersuchung. Insbesondere als Kinematographie des Fernsehsichtbildes benötigt sie nur noch dieselben Dosisbelastungen wie die Fernsehdurchleuchtung und erfordert keine besondere Einrichtungen am Untersuchungsgerät. Denn man kann hier die Anordnung so treffen, daß man das Sichtbild an einem zweiten Monitor kinematographiert, der völlig abseits vom Untersuchungsgerät steht. Die Kinematographie kann so ohne Unterbrechung bzw. Störung der Durchleuchtungsuntersuchung nebenher laufen; sie bedeutet keine zusätzliche Strahlenbelastung des Patienten zu derjenigen, die für die Durchleuchtung an sich notwendig ist.

Diese jetzt möglich gewordene Kinematographie *während* laufender Durchleuchtungsuntersuchung erscheint für den routinemäßigen diagnostischen Einsatz besonders wertvoll. In dieser Form kann sie zu einer unmittelbaren Ergänzung der Durchleuchtungsuntersuchung in dem Sinne werden, daß durch sie eine mehrmalige Beobachtung eines *einmaligen* Funktionsablaufes möglich wird, und zwar unabhängig von der Durchleuchtungsuntersuchung und unter besonders guten Beobachtungsbedingungen auch für mehrere

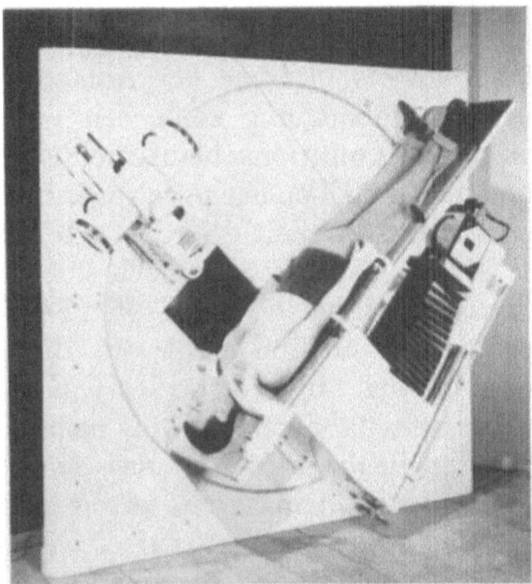

Abb. 173. Ringgerät nach JANKER für Kinematographie des Leuchtschirmbildes in beliebigen Patientenlagen. (Siemens-Reiniger-Werke, Deutschland)

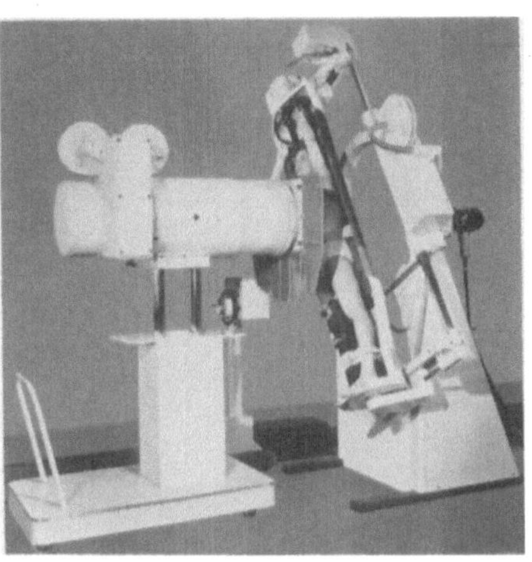

Abb. 174. Anordnung für Röntgenkinematographie mit 11″-Bildverstärker mit Spezialgerät für mannigfache Patienteneinstellungen. (Philips, Niederlande; C.H.F., Müller, Deutschland „UGX")

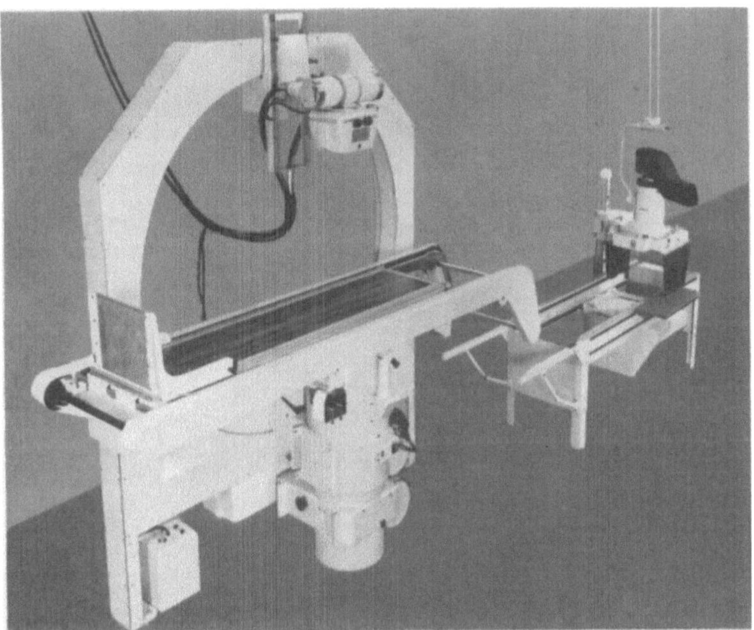

Abb. 175. Ringgerät für Röntgenbildverstärker-Kinematographie (Ringgerät) mit 11″-Bildverstärker. Rechts befindet sich eine Bildverstärker-Katheterisierungs-Einheit, von der aus die Patientenlagerungsplatte auf den Kinostand gefahren wird (1955). (Philips, Niederlande)

Beobachter. Eine solche ungestörte mehrmalige Wiederholbarkeit der Beobachtung eines bestimmten Funktionsablaufes gestattet, insbesondere bei schnell verlaufenden Vorgängen, eine sicherere diagnostische Beurteilung als die einmalige Durchleuchtung. Daneben ist der Kinofilm als dauerhaftes Dokument des Durchleuchtungseindruckes für Funktionsuntersuchungen wertvoll. Trotz der auflösungsmäßigen Beschränkung des Kinofilmes wird hierfür sein Informationswert oft größer sein als eine oder mehrere Direktaufnahmen hoher Auflösung, weil letztere stets nur einzelne Phasen des Funktionsablaufes erfassen.

Neuerdings ist für die Fernsehsichtbild-Kinematographie die *magnetische* statt der photographischen *Speicherung* möglich geworden. Sie bringt den zusätzlichen Vorteil der sofortigen Betrachtungsmöglichkeit. Freilich wird im allgemeinen für eine sofortige Betrachtung der gespeicherten Bildserie *während* des Ablaufes der Durchleuchtungsuntersuchung keine Zeit vorhanden sein, da ja der Funktionsablauf nicht aufzuhalten ist und man ein Übersehen wichtiger Phasen nicht riskieren kann. Zur Zeit erfordert eine solche magnetische Kinobildspeicherung noch einen sehr großen Aufwand, selbst bei ihren billigsten Formen. Auch erreicht man mit ihr nicht die Bildgüte der photographischen Bildverstärker-Kinematographie. Andererseits läßt sich auch die nachteilige Wartezeit bis zur Beobachtbarkeit des photographischen Kinofilmes bei Anwendung automatischer Filmverarbeitungs-Einrichtungen auf ein Maß reduzieren ($^1/_2$—1 Std), das für die praktische Anwendung ausreicht.

Es ist jetzt schon zu übersehen, daß die Röntgenkinematographie — speziell in der Form als Fernsehsichtbildkino — mehr und mehr zu einem wichtigen Routineverfahren werden wird nicht nur als Beleg für den Durchleuchtungsbefund, sondern als Ergänzung der Durchleuchtung (verbesserte und wiederholbare Betrachtung schneller Vorgänge).

ε) Geräte für die Röntgenkymographie (Abb. 178—181)

Solange die Röntgenkinematographie ihres Aufwandes und der mit ihr verbundenen Dosisbelastung wegen für die Routinediagnostik nicht in Frage kam, war das kymographische Verfahren, das vor allem durch die Arbeiten von Pl. Stumpf gefördert wurde, ein guter und preiswerter Ersatz. Sein Aufwand ist sehr gering, sowohl apparativ als auch bezüglich Filmverbrauch. Benötigt wird im wesentlichen nur ein

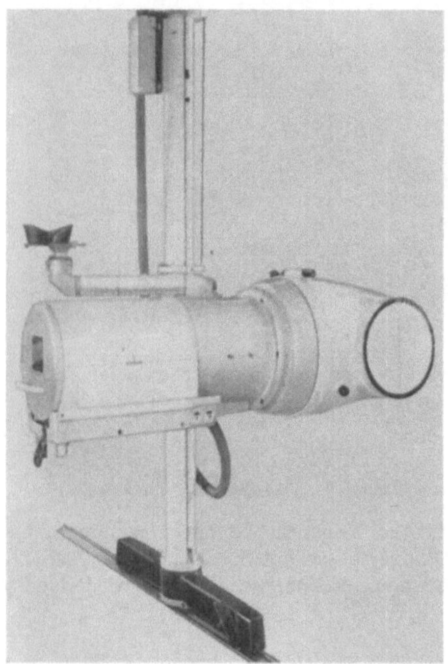

a

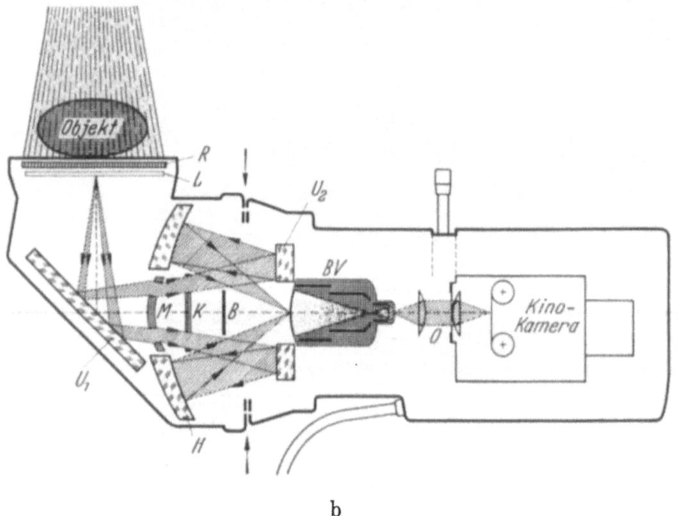

b

Abb. 176a u. b. Röntgenkinoeinheit, bestehend aus Spiegeloptik mit optischem Bildverstärker und Kinokamera (s. Prinzipbild b) an fahrbarem Säulenstativ. Der Leuchtschirmteil mit Umlenkspiegel ist um die horizontale Achse drehbar. (Siemens-Reiniger-Werke, Deutschland; de Oude Delft, Niederlande „Cinelix")

während der Aufnahme vor dem Film mit konstanter Geschwindigkeit bewegter Bleilamellenraster (vgl. Bd. III). Dieser Bleilamellenraster mit seinem Antriebsmechanismus läßt sich bei manchen Ausführungen relativ zum Patienten bzw. der Filmkassette drehen, so daß die Bewegungsrichtung des Rasters geändert werden kann. Außerdem ist i.a. auch die Rastergeschwindigkeit in einem bestimmten Bereich einstellbar, um eine Anpassung an die zu untersuchenden Bewegungsabläufe zu gestatten.

Dem Kinoverfahren ist das kymographische Verfahren durch die Kontinuität der Bewegungsanalyse überlegen; auch die Kurvendarstellung des Bewegungsablaufs, die das kymographische Bild unmittelbar liefert, ist für eine quantitative Auswertung vorteilhaft. Nachteilig ist, daß diese Darstellungsform nicht so sinnfällig und für den ungeübten Beobachter nicht ohne weiteres verständlich ist wie der unmittelbare Bewegungseindruck beim Kinoverfahren. Es kommt hinzu, daß das kymographische Verfahren die Bewegungsdarstellung nur für eine beschränkte Anzahl von Bildpunktserien gleichzeitig liefert, und für diese nur die in der Laufrichtung des Rasters vorhandene Bewegungskomponente erfaßt. Demgegenüber macht die Kinematographie die Bewegung aller Bildpunkte nach Größe und Richtung unmittelbar sichtbar. Für beide Verfahren gilt in gleicher Weise die Einschränkung, daß nur die zur Bildebene parallelen Bewegungskomponenten dargestellt werden können.

Man darf annehmen, daß, je bequemer und hinsichtlich Dosisverbrauch unbedenklicher die Röntgenkinematographie in Zukunft wird, um so mehr die kymographische Untersuchung für die Routinediagnostik zurücktreten wird. Dort allerdings, wo es entscheidend auf eine sehr genaue

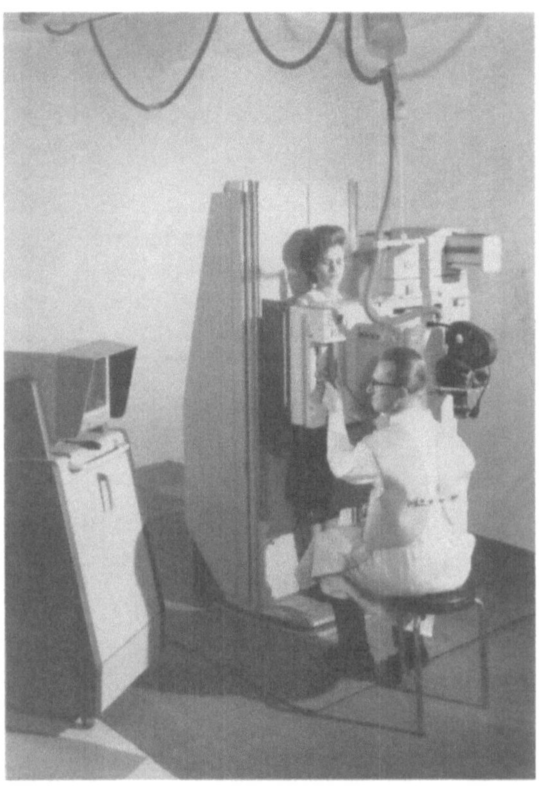

Abb. 177. Röntgenkinoeinrichtung mit 7″-Bildverstärker am Zielgerät eines Kippgerätes (Siemens-Reiniger-Werke, Deutschland „Sireskop mit Bildverstärkerkino")

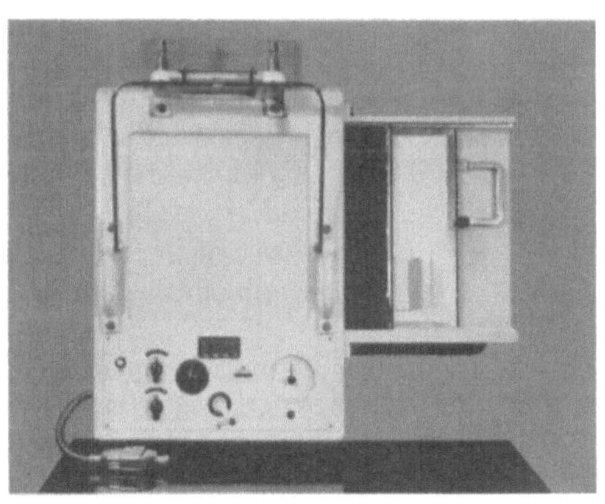

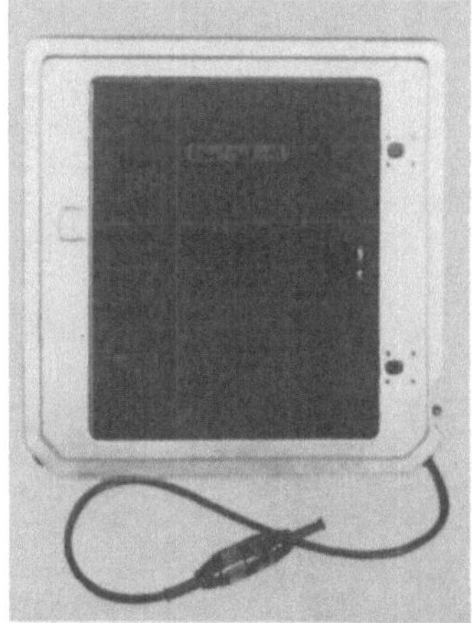

<table>
<tr><td align="center">Abb. 178</td><td align="center">Abb. 179</td></tr>
</table>

Abb. 178. Flächenkymograph nach PL. STUMPF für Filmformate 35 × 35 cm, Rasterablauf für 12 mm Weg 2 sec bis 6 min. Der Kymograph kann an normalen Untersuchungsgeräten (älterer Bauart) an Stelle des Zielgerätes angebracht werden. (Friedr. Janus, Deutschland)

Abb. 179. Kymographiekassette für Filmformat 24 × 30 cm, 0,4 mm breite Schlitze, 12 mm breite Bleistege, Ablaufzeit konstant 2,4 sec, Federantrieb eingebaut. Diese Kymokassette kann in normale Zielgeräte eingesetzt werden. (Friedr. Janus, Deutschland „Kymo-Kassette")

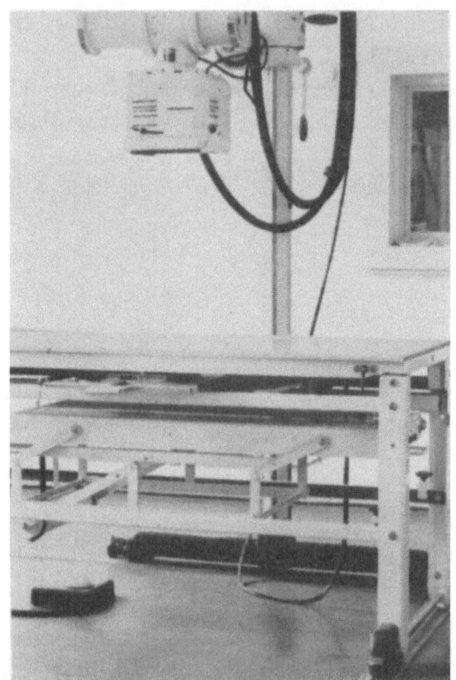

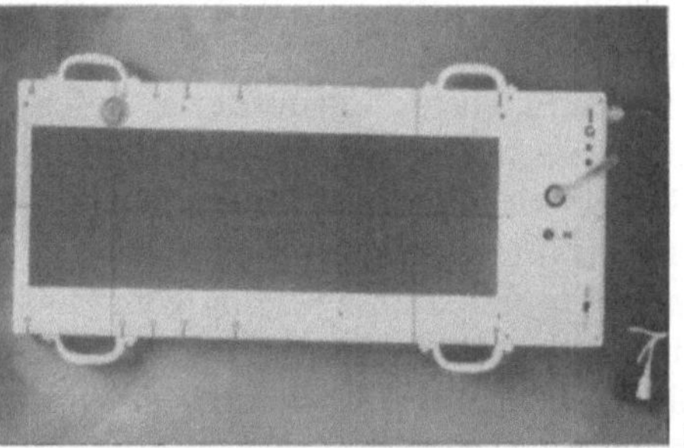

a   b

Abb. 180a u. b. Flächenkymograph für Filmformat 30 × 90 cm mit Rasterablaufzeit 2—45 sec zum Einbau unter Buckytisch für Angiountersuchungen. (Friedr. Janus, Deutschland „Angiokymograph nach Dr. Büchner")

Geschwindigkeitsanalyse bestimmter Objektpunkte ankommt, wird man sie auch in Zukunft nicht entbehren können, und in diesem Sinne ist auch im letzten Jahrzehnt das Kymoverfahren weiter entwickelt worden zur sog. Elektrokymographie, bei der die Aufzeichnung der Bewegungskurven bestimmter Objektpunkte nicht mehr unmittelbar röntgenphotographisch erfolgt, sondern über Ionisationsmeßeinrichtungen und Verstärker durch Registriervorrichtungen (Genaueres hierüber s. Bd. III). Damit läßt sich eine wesentlich verfeinerte Geschwindigkeitsanalyse an bestimmten Körperpunkten durchführen.

ζ) Schirmbildgeräte einschließlich Reihenuntersuchungsgeräte (Abb. 182—198)

Als letzte Gruppe der Spezialgeräte für *technische* Sonderverfahren seien die sog. Schirmbildgeräte behandelt.

Das indirekte oder Schirmbild-Aufnahmeverfahren — obwohl schon seit den ersten Anfängen der Röntgenologie bekannt — hat erst während der letzten 30 Jahre die große Bedeutung erlangt, die ihm heute tatsächlich zukommt. Trotz seines Nachteils bezüglich Bildqualität gegenüber dem Direktaufnahmeverfahren mit Verstärkerfolien und trotz des unter gleichen Bedingungen größeren Dosisbedarfs ist sein Vorteil des wesentlich

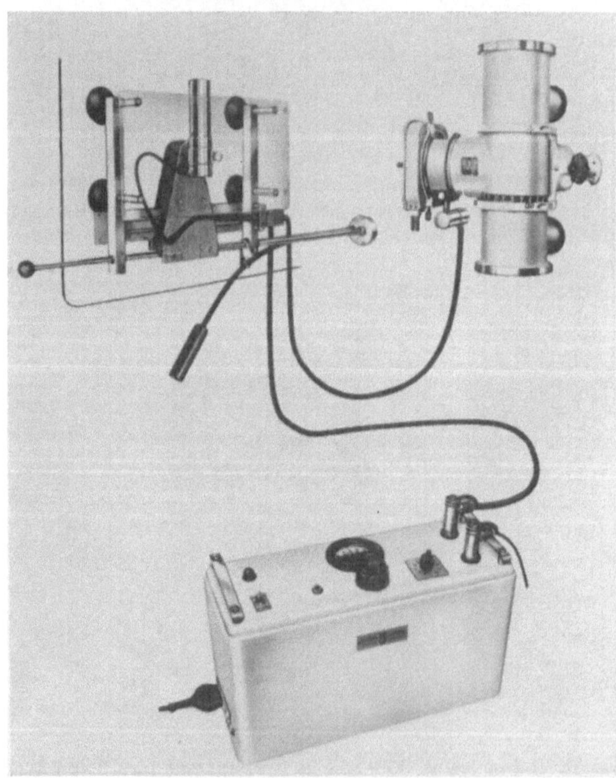

Abb. 181. Elektrokymograph. (Elema-Schönander, Schweden)

geringeren Filmbedarfes ausschlaggebend für wichtige Anwendungen geworden, insbesondere für die Röntgen-Reihenuntersuchungen und für die Röntgenkinematographie.

Als Suchverfahren sind die Röntgenreihenuntersuchungen im großen Stil wirtschaftlich möglich geworden wegen der geringen Aufnahmekosten des Schirmbildverfahrens. Die Röntgenkinematographie mit ihren außerordentlich hohen Bildzahlen ist ebenfalls als Indirektverfahren wirtschaftlich anwendbar geworden, ganz abgesehen davon, daß die gewünschten hohen Bildfrequenzen mechanisch nur mit den kleinen Bildformaten des Indirektverfahrens erreichbar sind.

Entscheidende Voraussetzungen für den erfolgreichen Einsatz des indirekten Aufnahmeverfahrens waren lichtstarke Optiken mit ausreichender Auflösung, weil die erforderlichen Röntgendosen beim Indirektverfahren nur dadurch tragbar werden. Während man zunächst noch vorwiegend mit Linsenoptiken vom Öffnungsverhältnis 1:1,5 bis 1:0,85 arbeitete, wird heute (abgesehen vom Kino) überwiegend die sog. Spiegeloptik eingesetzt, die es mit einem rechnerischen Öffnungsverhältnis von 1:0,7 für die Bildformate von 31×31 mm (Technikformat), 63×63 mm (Mittelformat) und 90×90 mm gibt (vgl. hierzu Bd. II, auch über Leuchtschirm- und Filmfragen). Durch die relativ großen Abmessungen dieser Spiegelkameras mit ihren angesetzten Leuchtschirmtubussen ist die Verwendung am Untersuchungsgerät etwas behindert. Man führt sie deshalb oft als Winkeltubus aus.

Der Film wird überwiegend als Rollfilm in den Kameras verwendet; nur dort, wo keine Reihenuntersuchungen in Frage kommen, sondern ausgesprochene Einzelaufnahmen benötigt werden, verwendet man auch Einzelblattfilmkassetten.

Die wichtigste Anwendung des Indirektverfahrens ist der Einsatz bei Reihenuntersuchungen; hier kommt im wesentlichen die Untersuchung des Lungen-Herz-Raumes in Frage. Die dazu notwendigen Spezialgeräte sind ganz allgemein für die Untersuchung am stehenden Patienten eingerichtet und gestatten bei horizontalem Strahlengang ausschließlich eine vertikale Verstellung des Zentralstrahles relativ zum Patienten. Dabei kann dies entweder durch Hand- oder motorische Bewegung des Schirmbildkamera-Röhrensystems bei feststehendem Patienten erfolgen oder aber umgekehrt bei feststehendem System durch motorische Bewegung des Patienten auf einem Heb- und Senkpodest. In beiden Fällen sind die zu bewegenden Massen annähernd gleich und deshalb besteht kein allzu großer Unterschied bezüglich des Aufwandes.

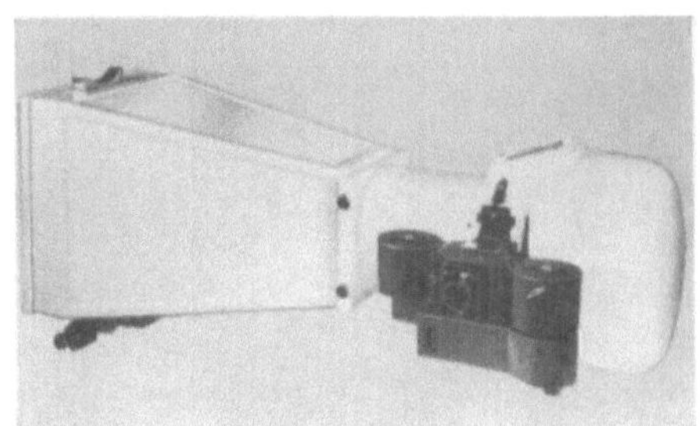

Abb. 182. Schirmbildkamera mit Spiegeloptik und Motorrollfilmkassette, Schirmformat 40×40 cm, Bildformat 62×62 mm, Rollfilm 70 mm. (de Oude Delft, Niederlande „Odelca 70")

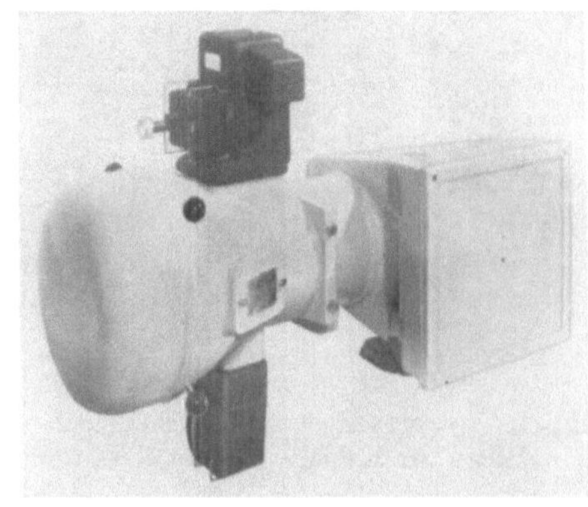

Abb. 183. Schirmbildkamera mit Spiegeloptik für Einzelblattfilm 100×100 mm, Bildformat 90×90 mm, Schirmformat 40×40 cm, Winkeltubus. (de Oude Delft, Niederlande „Odelca 100")

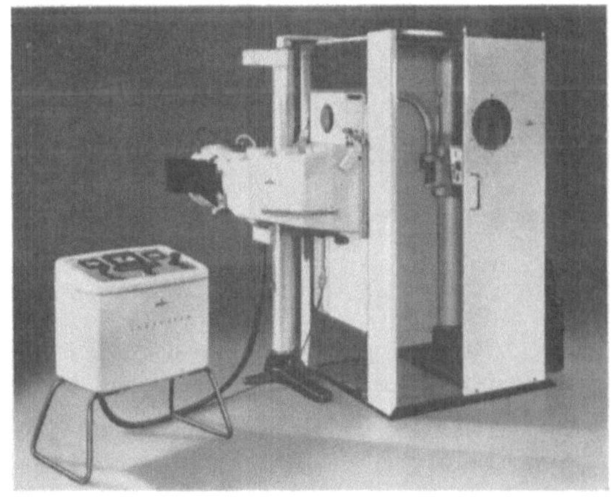

Abb. 184. Schirmbild-Reihenuntersuchungsgerät mit abgewinkeltem Odelca 70-Tubus, Höhenverstellung des Systems Tubus-Röhre mit Unterstützungsmotor. Schiebetüren auf beiden Seiten der Patientenkabine. (Siemens-Reiniger-Werke, Deutschland „Odelca 70 VIII U am Seriophos 4")

15*

Bei diesen Reihenuntersuchungen ist wegen der hohen Benützungsfrequenz der Strahlenschutz für das Bedienungspersonal und die wartenden Patienten ganz besonders wichtig. Am vollkommensten erreicht man ihn durch geschlossene Kabinen für den zu untersuchenden Patienten. Dabei wird der Zu- und Abgang des Patienten meist durch gemeinsam sich schließende Türen auf den beiden Geräteseiten

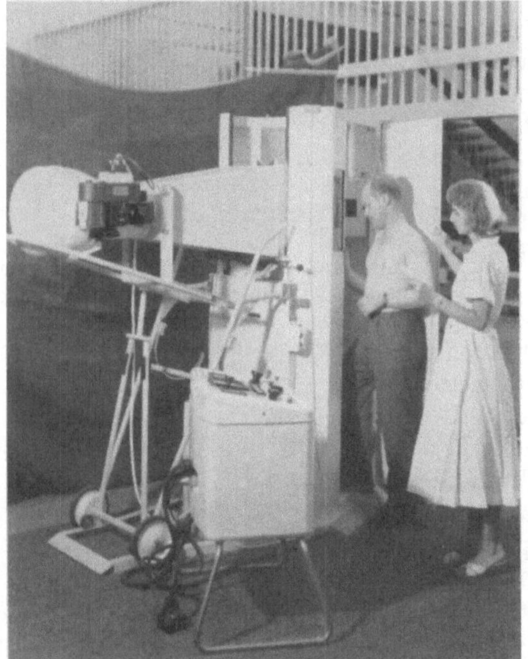

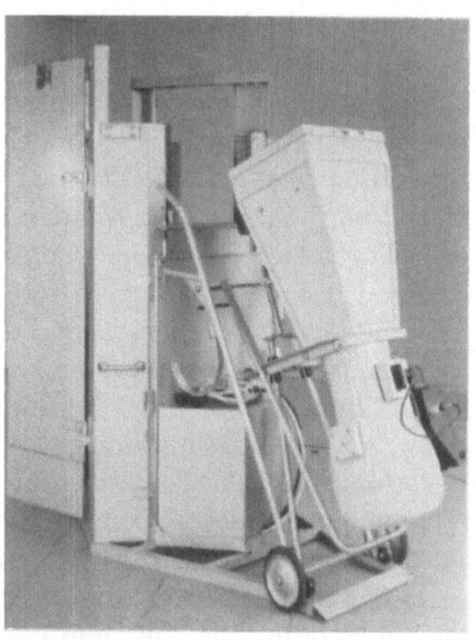

a   b

Abb. 185a u. b. a Reihenuntersuchungsgerät mit Odelca 70, Hebebühne für Patient, Drehtüren auf beiden Seiten der Kabine. b Aufbau des Gerätes. (Siemens-Reiniger-Werke, Deutschland „Seriomat 7")

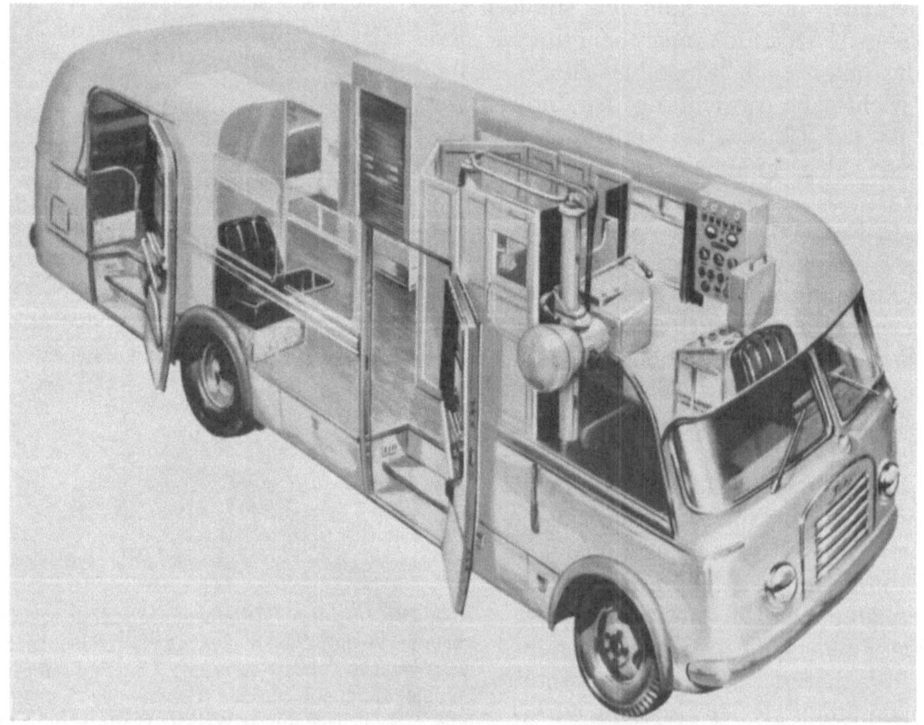

Abb. 186. Omnibus für Schirmbildreihenuntersuchungen. (Siemens-Reiniger-Werke, Deutschland)

vorgesehen; Sicherheitskontakte stellen das Schließen dieser Türen während der Aufnahme sicher. Beim Einsatz der Reihenuntersuchung in Entwicklungsländern ist oft die Verwendung solcher geschlossener Patientenkabinen nicht möglich, weil dort die Untersuchten vielfach Angst vor dem Betreten derartiger Kabinen haben. Hier muß das Bedienungspersonal während der Belichtung hinter eine Strahlenschutzwand treten.

Da, wo derartige Reihenuntersuchungsgeräte in Omnibussen eingebaut verwendet werden — was heute in großem Umfang der Fall ist — ergeben sich zusätzlich vielerlei Nebenanforderungen an die Geräte hinsichtlich ihrer Abmessungen, Erschütterungsfestigkeit usw.

Die Anwendung des Schirmbildverfahrens im normalen Aufnahmebetrieb hat sich heute aus Gründen der Filmeinsparung bereits für eine Reihe anderer Aufnahmearten eingeführt, für die die Aufnahmequalität des Mittelformates ausreicht. Hierfür werden diese Schirmbildtubusse an bestimmte Standardgeräte angebaut, insbesondere an Buckytische. Man hat auch sehr hochwertige Kipptische speziell für die Anwendung der indirekten Aufnahmetechnik im internistischen Untersuchungsbetrieb gebaut. Neuerdings gewinnt die Schirmbildaufnahme als Ersatz der Direktaufnahme auch in der Form der Bildverstärkeraufnahme an Bedeutung. Für alle Zwecke, bei denen die Auflösung der Bildverstärkerröhren genügt, ist diese Aufnahmetechnik vorteilhaft — nicht zuletzt wegen ihres geringen Dosisbedarfs. Da man dafür vorzugsweise 70 mm-Rollfilmkameras einsetzt, lassen sich diese Aufnahmen auch ohne Vergrößerung auswerten.

Über den Einsatz des Indirektverfahrens für Kinozwecke, der heute fast ausnahmslos in Verbindung mit Bildverstärkern erfolgt, vergleiche das unter II 1 b δ Gesagte.

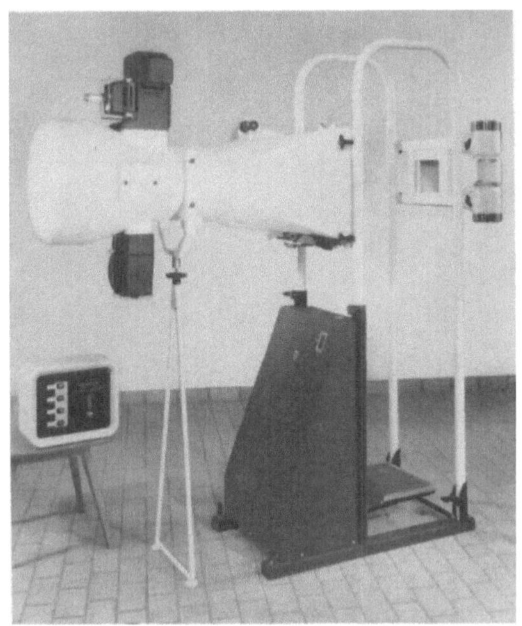

Abb. 187. Schirmbildstand mit Odelca mit motorischer Höhenverstellung des Patienten. (Philips, Niederlande)

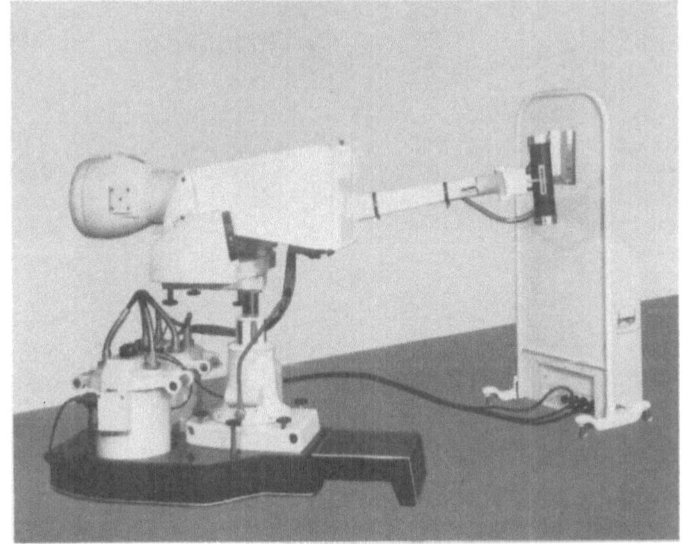

Abb. 188. Schirmbild-Reihenuntersuchungsstand mit Odelca. Hydraulisches Teleskopstativ für Odelca und seitlich angeordnetem Röhrentragarm, Strahlenschutzwand für Bedienung. (Watson, England „Mass Radiography Apparatus")

Bei den vorgenannten Gerätegruppen bedingt die spezielle Art des technischen Verfahrens ihre Spezialbauweise, d.h. man ist auf Spezialgeräte angewiesen, wenn man diese technischen Verfahren überhaupt anwenden will. Bei den folgenden Spezialgeräten ist die spezielle Bauweise ausschließlich dadurch bedingt, daß für bestimmte *medizinische* Anwendungszwecke, die an sich auch mit Standardgeräten erfüllt werden können, die

Sonderbauweise eine bessere Anpassung gestattet, eine größere Bedienungserleichterung bringt und unter Umständen auch die Konstruktion vereinfacht. Ob im Einzelfall der Einsatz eines solchen Spezialgerätes berechtigt ist, ist dabei eine wirtschaftliche Frage; es muß hier der Arbeitsanfall für die vorhandenen Standardgeräte mit dem Arbeitsanfall

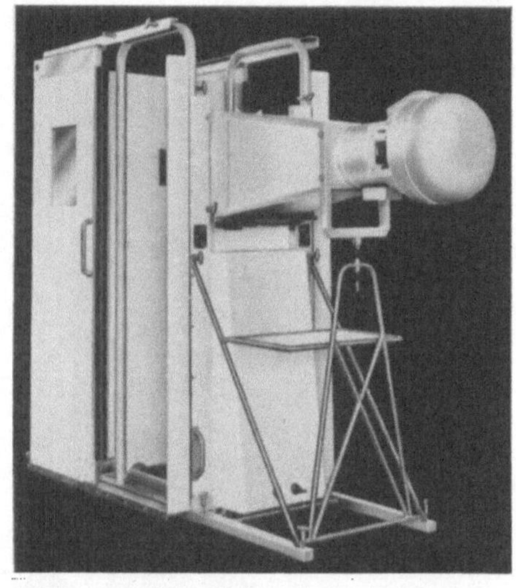

Abb. 189

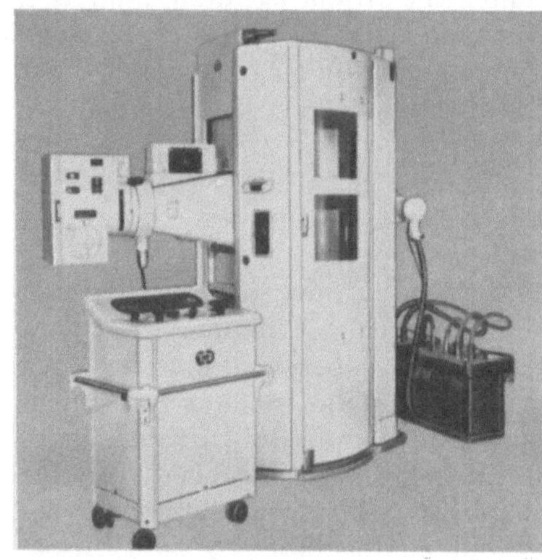

Abb. 190

Abb. 189. Schirmbild-Reihenuntersuchungsgerät mit Odelca und Patientenhebebühne, Schiebetüren auf beiden Kabinenseiten. (Koch & Sterzel, Deutschland „Photix")

Abb. 190. Transportables Schirmbild-Reihenuntersuchungsgerät, Schirmbildkamera mit Linsenoptik 35 mm bzw. 70 mm, Kabine mit gekuppelten Drehtüren. System Röhre und Tubus motorisch höhenverstellbar. (VEB, TuR, Dresden)

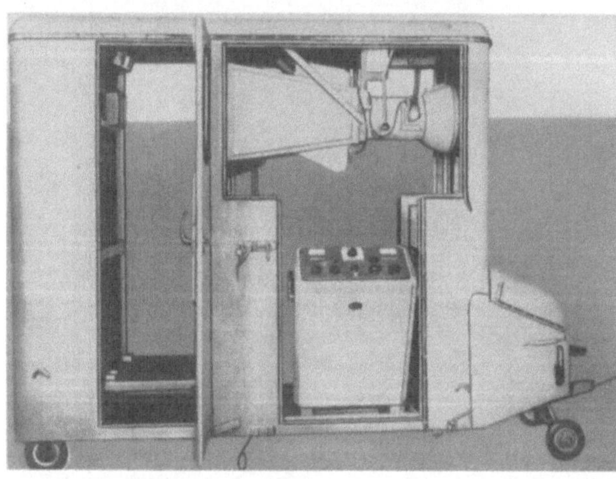

Abb. 191. Mobiles Schirmbildgerät mit Kabine und Patienten-hebebühne, eingebaut in Einachs-Autoanhänger. (CGR, Frankreich; Euraf, Delft, Niederlande „Itinerix")

für ein solches Spezialgerät verglichen und danach entschieden werden, ob es wirtschaftlicher ist, die Zahl der Standardgeräte zu erhöhen oder aber Spezialgeräte zusätzlich zu verwenden. Selbstverständlich ist dabei immer zu berücksichtigen, daß Spezialgeräte für ihren Anwendungszweck die größere Bequemlichkeit für Arzt und Patient ergeben und in vielen Fällen zur qualitativen Leistungssteigerung wesentlich beitragen.

η) Geräte für den Operationsraum (Abb. 65, 199—201 u. 267)

Bereits unter I 18 haben wir die allgemeinen Schwierigkeiten der Röntgenuntersuchung im Operationsraum gekennzeichnet und darauf hingewiesen, daß erst mit dem Röntgenbildverstärker und neuerdings mit dem Röntgenfernsehen hier die Röntgendurchleuchtung richtig anwendbar wird. Wir stellten fest, daß sie gerade für die Operation besonders wertvoll ist, weil sie die Durchführung des Eingriffs unmittelbar und sofort zu überwachen gestattet. Hier sei noch einiges zum Aufbau der dafür notwendigen Geräte gesagt.

Die Spezialgeräte für die Operationsdurchleuchtung mit Bildverstärker und gegebenenfalls Fernsehkamera sollten bei kompendiösem Zusammenbau von Röntgenröhre, Apparat, Bildverstärker und gegebenenfalls Fernsehkamera fahrbar sein, und sie müssen an den üblichen Operationstischen in bequemer Weise die Einstellung aller notwendigen Strahlenrichtungen gestatten. Außerdem muß den Forderungen nach Asepsis zumindest durch Verkleidung mit sterilen Tüchern ohne größere Behinderung der Operation Rechnung

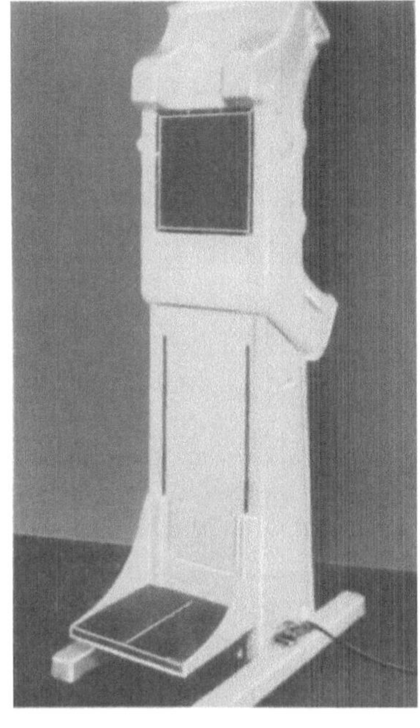

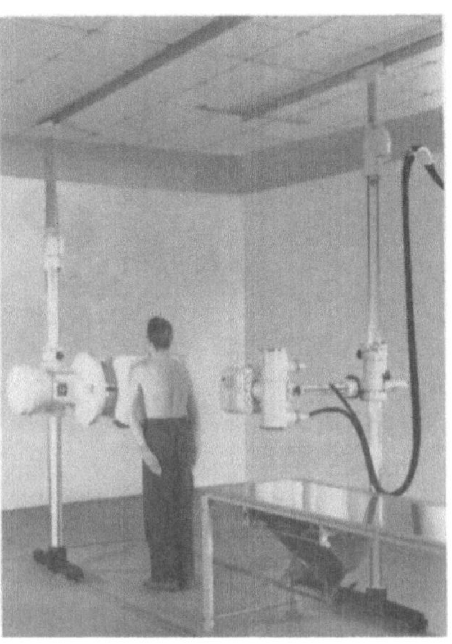

Abb. 192   Abb. 193

Abb. 192. Reihenuntersuchungsgerät mit Packfilmkassette für Direktaufnahmen. Motorisch angetriebene Patientenhebebühne (1938). (Patzer, Hermsdorf, Thüringen)

Abb. 193. Säulenstativ für Winkel-Odelca für Aufnahmen am stehenden Patienten und am liegenden Patienten. (Siemens-Reiniger-Werke, Deutschland)

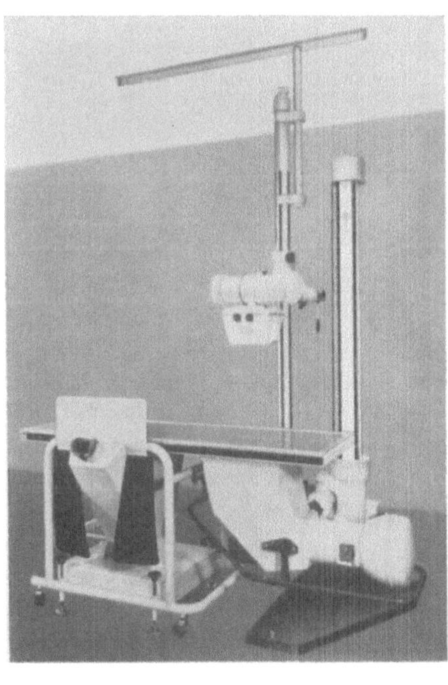

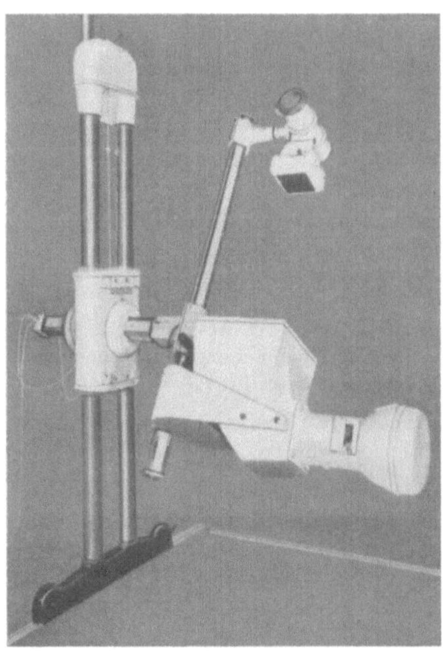

Abb. 194   Abb. 195

Abb. 194. Schirmbildstand mit Winkel-Odelca. (C. H. F. Müller, Deutschland)

Abb. 195. Doppelsäulenstativ mit Schwenkbügel für Odelca-Tubus und Röhre. (Koch & Sterzel, Deutschland)

getragen werden können. Es hat sich dafür ein Aufbau recht gut bewährt, bei dem Röntgenröhre und Bildverstärker an einer Bogenführung gehaltert sind. Diese Bogenhalterung ist in einem Führungsstück so verstellbar, daß die Strahlenrichtung in weiten Grenzen geändert werden kann, wobei die Zuordnung von Brennfleck und Bildverstärker erhalten bleibt. Außerdem ist das Führungsstück um eine Achse drehbar angeordnet. Diese Achse ist um eine senkrechte Achse schwenkbar und in der Höhe verstellbar. Man erhält so eine außerordentlich große Variationsmöglichkeit für die Einstellung des Strahlenganges, und zwar in einer Form, bei der die praktisch wichtigen Einstellungsänderungen jeweils mit einem Minimum an Einzelein-

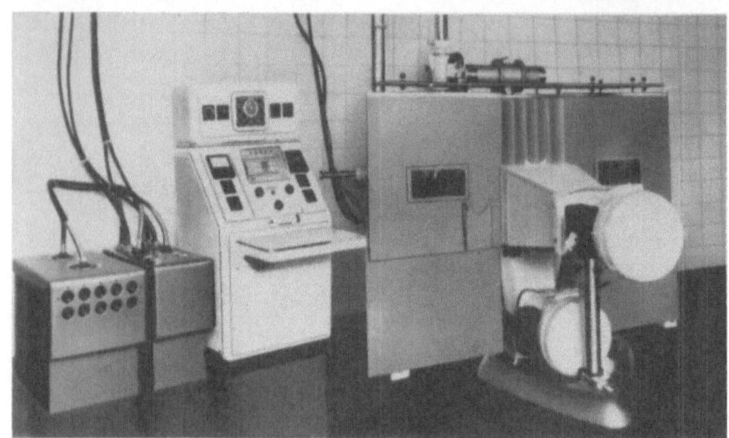

Abb. 196.   Arbeitsplatz für Schirmbild-Angiographie in zwei Ebenen (2 Odelca 70). Gewichtsausgleich, Strahlenschutzwände. (Chirana, Tschechoslowakei „Penetromatic-Kompex")

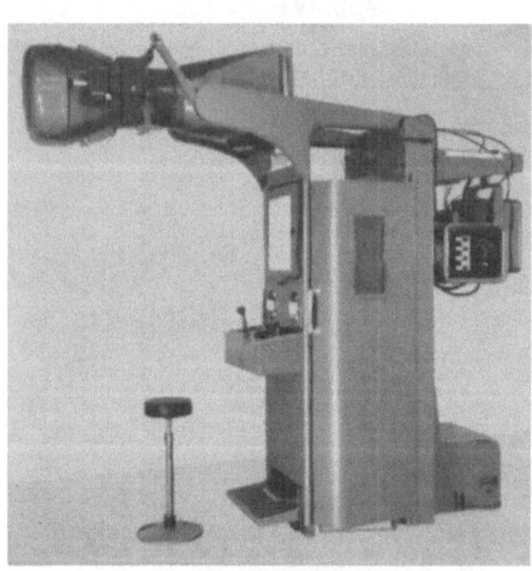

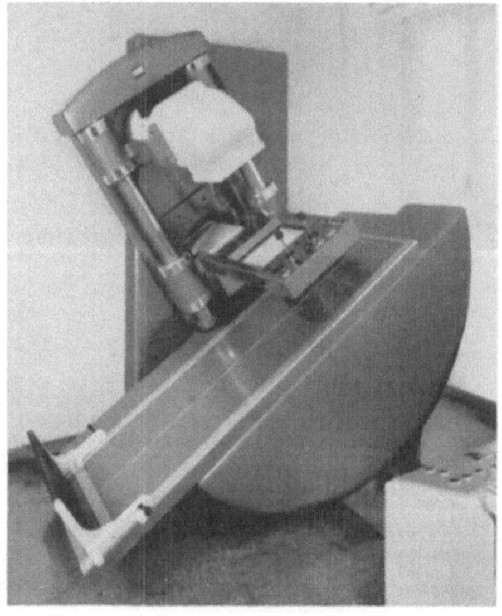

Abb. 197   Abb. 198

Abb. 197.   Spezialgerät für Lungenuntersuchung mit Durchleuchtung, Direkt- und Schirmbildaufnahmen. Einkessel-Röntgengenerator für 160 kV, Leuchtschirm aufklappbar. (Smit, Leiden, Niederlande „Penetrator")

Abb. 198.   Vielseitiges Spezialkippgerät für normale Zieluntersuchungstechnik und Schirmbildaufnahmetechnik (2 Odelca, eine davon Obertisch und eine seitlich im Systemdrehpunkt). (Dr. Güntert, Schweiz)

stellungen erreicht werden. Heute sind derartige Bildverstärker-Durchleuchtungseinrichtungen zu einem unentbehrlichen Bestandteil vieler Operationseinrichtungen geworden.

Wenn die Bildverstärkerdurchleuchtung einen ganz entscheidenden Fortschritt für die Untersuchung im Operationsraum gebracht hat, so gibt erst die Erweiterung durch das Röntgenfernsehen optimale Anwendungsbedingungen.

Die völlig freie Wahl der Blickrichtung beim Röntgenfernsehen, die praktisch beliebige Größe des Fernsehsichtbildes und die freie Wahl von Helligkeit und Kontrast dieses

Sichtbildes ermöglichen es, daß der Operateur während der Operation das Röntgenbild beobachten, und so seinen Eingriff ständig kontrollieren und korrigieren kann. Die genannten Bildverstärker-Durchleuchtungsgeräte werden durch den Anbau einer Fernsehkamera praktisch nicht in ihrer Einstellbeweglichkeit beschränkt. Auch die zweckmäßige Aufstellung der zugehörigen Sichtgeräte (Monitore) mit den notwendigen Verstärkern läßt sich ohne besondere Schwierigkeiten durchführen.

Bisher wendet man dafür kleine fahrbare Tische an, und kann diese stets so aufstellen, daß auch bei komplizierten Operationssituationen eine bequeme Beobachtung für den Operateur und seine Helfer sichergestellt ist. Wenn man derartige fahrbare

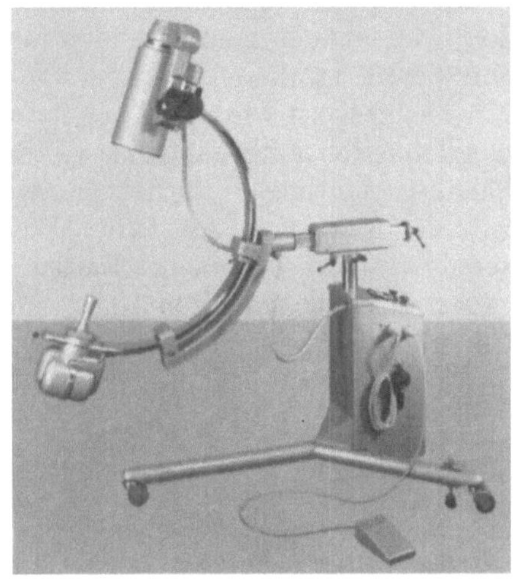

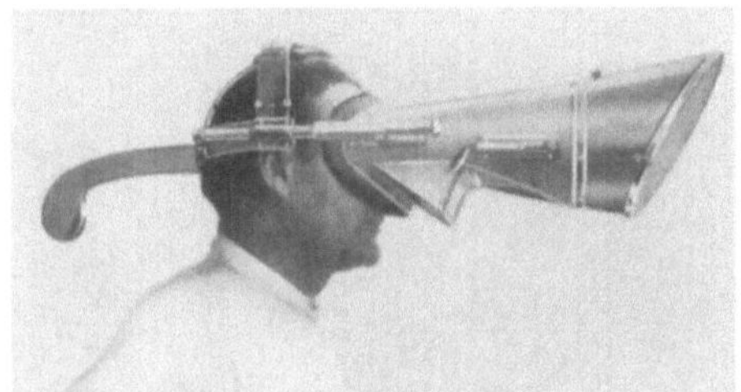

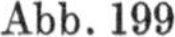

Abb. 199   Abb. 200

Abb. 199. Kryptoskop für Operationsdurchleuchtung mit Blickrichtung auf den schräggestellten Leuchtschirm senkrecht zum Röntgenstrahlengang und Ausblick auf das Operationsfeld. (Patzer, Hermsdorf/Thür.)

Abb. 200. Fahrbares Operationsgerät mit Röntgenbildverstärker. (C. H. F. Müller, Deutschland)

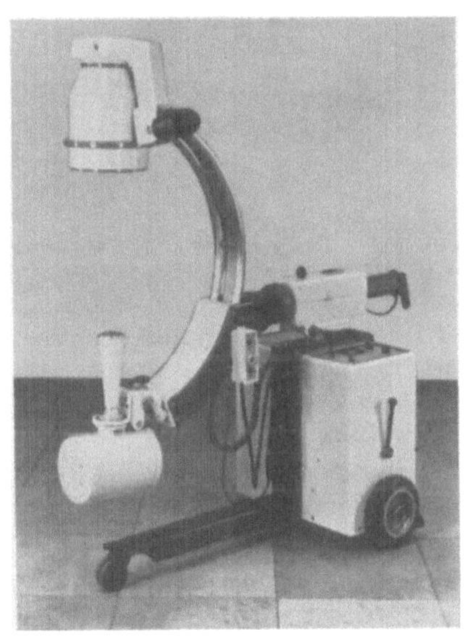

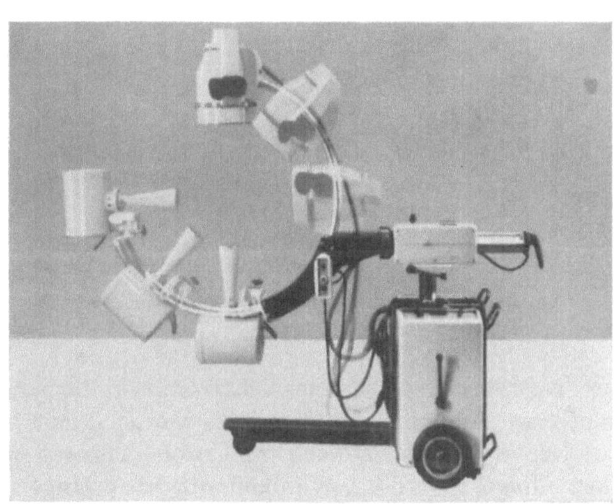

a   b

Abb. 201a u. b. a Fahrbares Operationsgerät mit Röntgenbildverstärker, b verschiedene Verstellmöglichkeiten. (Siemens-Reiniger-Werke, Deutschland)

Gestelle vermeiden will, besteht die Möglichkeit, die Sichtgeräte in passender Lage und Richtung an der Wand oder der Decke zu haltern.

Wir sagten schon, daß die *Aufnahme*technik im Operationssaal bei Vorhandensein der genannten modernen Durchleuchtungseinrichtungen an Bedeutung verliert und im wesentlichen nur noch zur Erstellung von Belegen nötig ist. In sehr vielen Fällen wird es ausreichen, auch diese Belegaufnahmen mit den genannten Durchleuchtungseinrichtungen herzustellen, also das Bildverstärkerbild zu photographieren. Wenn man für die

Aufnahmen eine größere Auflösung fordert, lassen sich auch Direktaufnahmen mit diesen Durchleuchtungseinrichtungen herstellen, allerdings nicht in besonders kurzen Zeiten, weil es sich dabei meist um relativ schwache Röntgengeneratoren handelt (Aufnahmeleistung meist nicht über 100 kV bei etwa 20 mA).

Soweit für die Aufnahmetechnik im Operationssaal höhere Ansprüche gestellt werden, wendet man heute vielfach fahrbare Einheiten an, bei denen eine Drehanodenröhre von einem stärkeren Röntgenapparat (etwa 100—200 mA bei Spannungen bis etwa 125 kV) gespeist wird, und bei denen sie an einem Säulenstativ mit genügenden Einstellmöglichkeiten aufgehängt ist. Dieses Säulenstativ und der Röntgenapparat mit seiner Schalteinrichtung sind normalerweise auf einem bequem fahrbaren Wagen gemeinsam untergebracht. Da das Gewicht solcher Einheiten nicht unbeträchtlich ist, sieht man bei den moder-

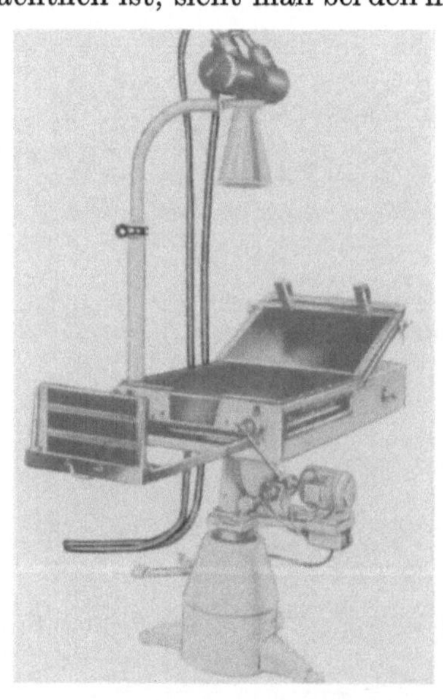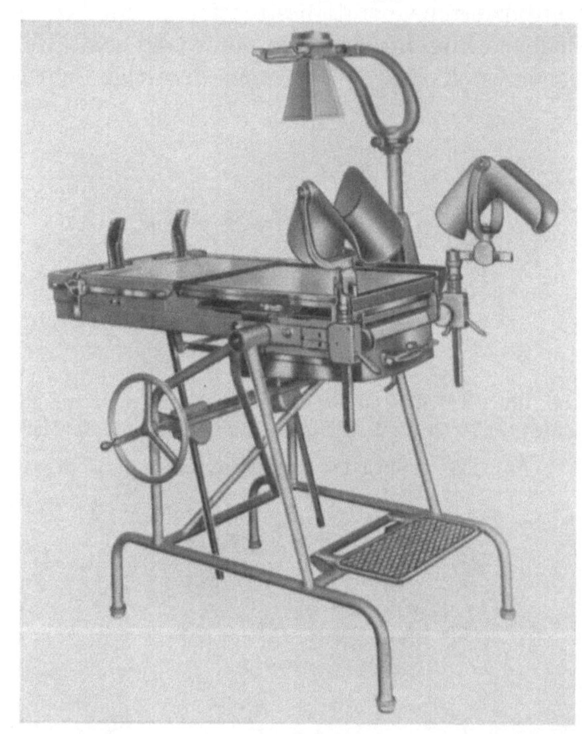

Abb. 202   Abb. 203

Abb. 202. Urologisches Untersuchungsgerät. Hydraulische Tischhebung. Nur Obertisch-Buckyaufnahmen möglich. (Chirana, Prag, Tschechoslowakei „Urese")

Abb. 203. Urologietisch mit eingebauter Buckyblende. Einfache Ausführung mit Handumlegung. (Liebel-Flarsheim, USA „Urological X-Ray Table")

nen Ausführungen oft einen elektromotorischen Antrieb für den Wagen vor. Denn diese fahrbaren Aufnahmeeinrichtungen werden nicht nur in den Operationsräumen benötigt, sondern werden meist auch für Untersuchungen im Krankenzimmer benützt; sie müssen demzufolge in großen Kliniken oft über lange Gänge bewegt werden (Bilder s. unter C II 1 a, Abb. 123—132).

Für alle elektrischen Einrichtungen, die im Operationssaal benützt werden, also auch für die hier genannten fahrbaren Durchleuchtungs- und Aufnahmeeinrichtungen, muß die Explosionsgefahr berücksichtigt werden, die in Operationssälen wegen der Anwendung explosiver Narkosegase nicht restlos auszuschließen ist. Entsprechende Richtlinien bzw. Vorschriften sind in Deutschland zur Zeit in Vorbereitung.

Von einer festen Installation der Röntgenröhren im Operationssaal (etwa durch Einbau in das Gehäuse der Operationsleuchten) ist man wieder abgekommen, weil sie für die Bewegungsfreiheit über dem Operationsfeld recht störend sind. Insbesondere würden Bildverstärker-Durchleuchtungseinrichtungen mit den notwendigen Einstellmöglichkeiten bei fester Deckenaufhängung eine erhebliche Behinderung ergeben.

ϑ) Urologische Untersuchungsgeräte (Abb. 202—207)

Die Röntgenuntersuchung in der Urologie erfordert Spezialgeräte, die die hierbei typischen Patientenstellungen und Strahlenrichtungen bequem ausführbar machen und in ausreichendem Maße auf die Verschmutzungsgefahr durch Flüssigkeiten Rücksicht nehmen, die hier besonders groß ist. Man kann vielleicht sagen, daß diese Spezialgeräte ein Zwischending zwischen den urologischen Operationstischen und den konventionellen Röntgenkippgeräten sein müssen. Tatsächlich kann man hier unterscheiden zwischen solchen, die für den Röntgeneinsatz abgewandelte Operationstische sind, und solchen, die durch Zusätze und Abänderungen aus normalen Umlegegeräten entwickelt wurden.

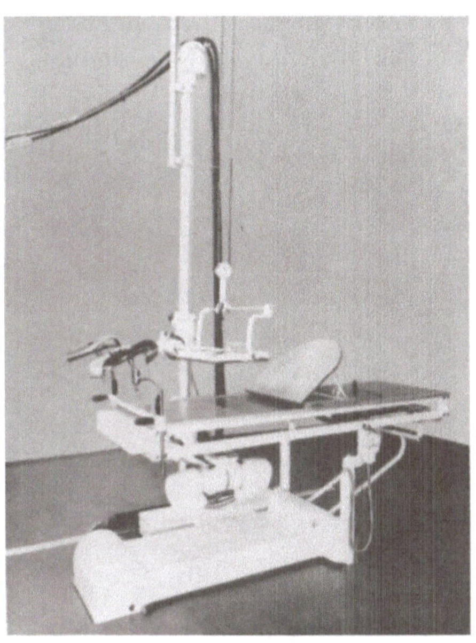
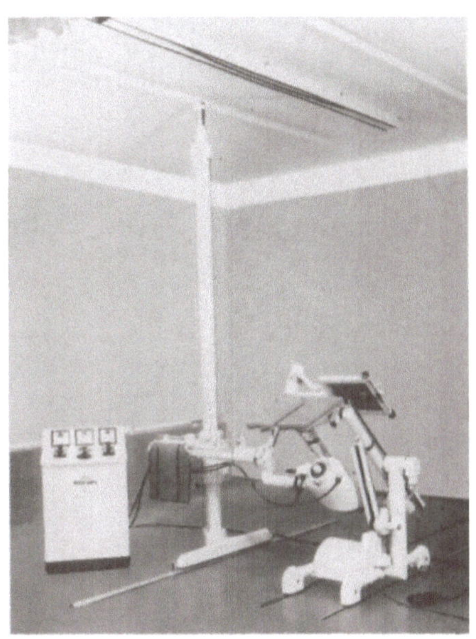

Abb. 204   Abb. 205

Abb. 204. Für urologische Untersuchungen abgewandeltes Kippgerät älterer Bauart mit Durchleuchtung von unten und Aufnahmen von oben. (Siemens-Reiniger-Werke, Deutschland)

Abb. 205. Urologisches Untersuchungsgerät mit Schwenkbügelanordnung von Einkesselgenerator und Leuchtschirm bzw. Kassettenträger (ältere Ausführung). (Siemens-Reiniger-Werke, Deutschland)

Im einzelnen sollten diese Geräte vor allem folgende Untersuchungen gestatten, und zwar möglichst ohne dabei den Patienten umlagern zu müssen:

1. Cystoskopische Untersuchungen an Blase und Harnleiter.

2. Einführung von Sonden und Kathetern in den Harnleiter und die retrograde Füllung der Nieren.

3. Harnleiteruntersuchung.

4. Kontrolle des Füllungszustandes der Nieren mit Hilfe der Durchleuchtung von unten nach oben.

5. Aufnahmen und gezielte Serienaufnahmen (Format bis zu 35 × 43 cm).

6. Obertischaufnahmen von Teilen und vom gesamten Uro-Genitaltrakt mit Buckyblende.

Für diese Untersuchungen, bei denen der Patient vorwiegend in der sog. Steinschnittlage am Tischende liegt (Beinstützen) und der Arzt vor ihm sitzt, soll die Tischhöhe verstellbar, der Tisch von der Senkrechten oder etwa 45°-Stellung über die Horizontale bis zur Beckenhochlagerung kippbar sein. Gelegentlich wird auch noch eine seitliche Schräglagerung des Patienten mittels Drehmulde gewünscht. Man benötigt recht komplizierte Geräte, um für alle diese Patientenlagen Untertischdurchleuchtungen und Zielaufnahmen (Punkt 4. und 5.) zu ermöglichen. Die meisten der heute verwendeten Urologiegeräte verzichten jedoch auf die Durchleuchtungs- und Zielserienmöglichkeiten und gestatten ausschließlich Obertischaufnahmen oder allenfalls noch zusätzliche Durchleuchtung mit einfachen Leuchtschirmen.

Die Abwaschbarkeit und die Anbringung von Beinstützen und Auffangvorrichtungen für Unrat und Spülflüssigkeiten sind weitere wichtige Forderungen an diese Geräte.

Schließlich macht die urologische Untersuchungstechnik auch von der Kymographie, dem Stereo- und dem Schichtverfahren Gebrauch. Diese Verfahren werden meist nicht an den speziellen Untersuchungstischen ausgeführt, d.h. diese sind fast nie für diese Sonder-techniken eingerichtet. In den letzten Jahren fängt man auch in der Urologie an, sich mehr und mehr des Bildverstärkers für die Durchleuchtung zu bedienen. Wie bei der Operationsuntersuchung ist es auch

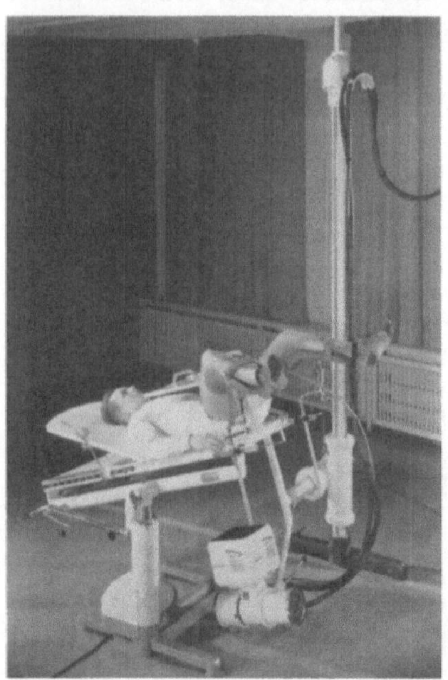

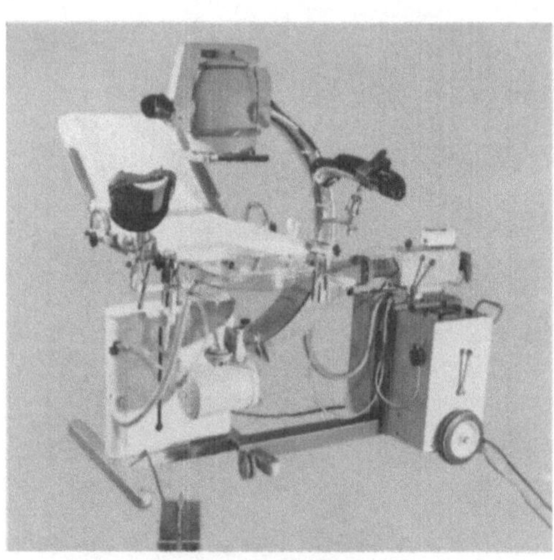

Abb. 206   Abb. 207

Abb. 206. Urologischer Untersuchungstisch nach Prof. Dr. Griessmann mit Schwenkbügel für Röhre-Leuchtschirm und eingebaute Buckyblende für Obertischaufnahmen. (Siemens-Reiniger-Werke, Deutschland)

Abb. 207. Urologentisch nach Prof. Boeminghaus mit Bildverstärker-Operationsgerät. (Siemens-Reiniger-Werke, Deutschland)

hier wahrscheinlich, daß die BV-Durchleuchtung allmählich wichtiger wird als die Auf-nahmen, und daß man als Befundbeleg einen BV-Kinofilm einer Direktröntgenaufnahme vorzieht, oder ihn als wichtige Ergänzung ansehen wird.

ι) Schädeluntersuchungsgeräte (Abb. 208—213)

Die Röntgenuntersuchung am Schädel ist dadurch gekennzeichnet, daß eine große Anzahl verschiedener Strahlenrichtungen relativ zum Schädel bei bestimmter Lagerung des Schädels besonders genau und bequem reproduzierbar eingestellt werden muß, um ganz bestimmte Bildprojektionen zu erhalten. Es sind also einmal genaue Fixiervorrich-tungen für den Schädel selbst notwendig, und es müssen die verschiedenen Winkel-einstellungen des Strahlenganges relativ zum Film und Patienten bequem und genau einstellbar gemacht werden. Über lange Jahre hinaus hat sich für diesen Zweck ein ganz bestimmter Gerätetyp fast unverändert als besonders vorteilhaft bewährt, nämlich das sog. Lysholmsche Schädelgerät.

Es sind für denselben Zweck auch einige andere Spezialgeräte geschaffen worden, die ihrem Aufbau nach für einen breiteren Anwendungsbereich gedacht sind und zum Teil auf manche Besonderheiten eines speziellen Schädelgerätes verzichten.

Zu den ursprünglichen Forderungen, denen das Lysholmsche Schädelgerät genügt, sind im Laufe der Jahre eine Reihe von Zusatzforderungen hinzugekommen, vor allem der Wunsch, hierbei auch die Stereo- und die Schichttechnik ausführbar zu machen. Wurde letztere zunächst nur in der Form mit geradliniger Längsverwischung angewandt, so haben sich jedoch gerade für die Schädeluntersuchung mit den hier vorkommenden komplizierten Knochenkonturen die Vorteile andersartiger Verwischungen (Kreis, Oval, Hypocycloide) deutlicher gezeigt als für andere diagnostische Aufgaben. Man hat deshalb in neuester Zeit Schädelgeräte mit verfeinerten Schichtmöglichkeiten gebaut. Im letzten Jahrzehnt sind auch bei der Schädeldiagnostik die Funktionsuntersuchungsverfahren weiterentwickelt worden; das hat für diese Spezialgeräte die Notwendigkeit ergeben, sie auch für die Serienaufnahmetechnik verwendbar zu machen. Allerdings benötigt man hier keine allzu großen Aufnahmegeschwindigkeiten und begnügt sich im allgemeinen mit einer Bildfrequenz von 1—2 Bildern/sec.

Es sei hier auch auf die orthogonalen Aufnahmeverfahren hingewiesen, die meist in der Form der sog. Spaltblendenmethode ausgeführt werden. Dabei bewegt sich während der Aufnahme die schlitzförmig ausgeblendete Röntgenröhre mit konstanter Geschwindigkeit über das Aufnahmeformat längs oder quer und manchmal läuft dabei noch der Schlitz einer Bleiabdeckung konform über die Kassette. Der Vorteil dieser orthodiagraphischen Aufnahmen liegt in ihrer (wenigstens in einer Hauptrichtung)

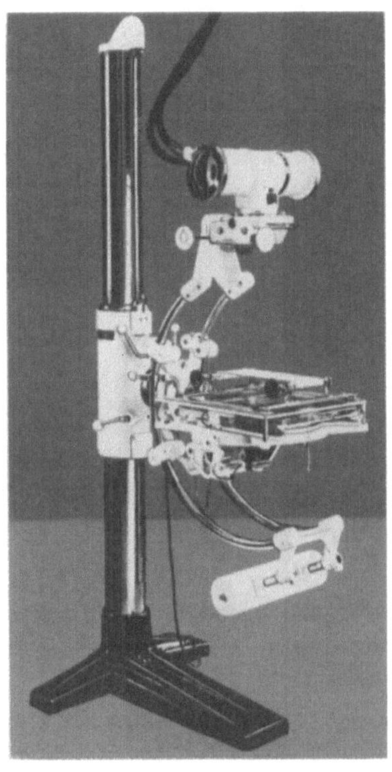

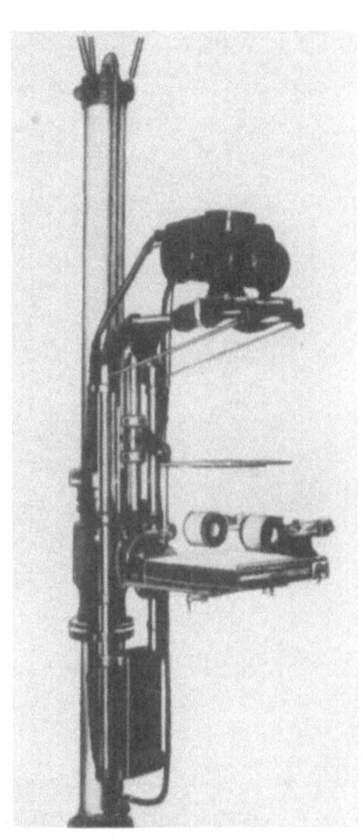

Abb. 208   Abb. 209

Abb. 208. Schädelaufnahmegerät nach Lysholm. (Elema-Schönander, Schweden „CRT 4")

Abb. 209. Schädelaufnahmegerät. (Franklin, USA „Radiographic Head Stand A")

orthogonalen Projektion, die für alle Körperebenen eine größenrichtige Darstellung ergibt. Günstig ist bei diesem Verfahren die weitgehende Vermeidung von Streustrahlen, die eine Folge der extrem engen Ausblendung ist. Der Nachteil des Verfahrens, der auch für seine geringe Anwendung entscheidend ist, liegt in seinem wesentlich größeren Zeit- und Energiebedarf gegenüber den normalen Aufnahmen (vgl. auch C II 1 c λ).

Bei der Schädeluntersuchung ist der Wunsch nach Durchführbarkeit bei bequemster Lage und ohne Umlagerungsnotwendigkeit des Patienten besonders wichtig. Der technische Aufwand für diese Geräte ist in sehr starkem Maß davon abhängig, wieweit man diesem Gesichtspunkt Rechnung trägt. Denn die Mannigfaltigkeit der notwendigen Einstellungen und die dafür geforderte Einstellpräzision macht eine ungewöhnlich große und exakte Einstellbeweglichkeit der Strahlenquelle und des Kassettenträgers notwendig. Ein in letzter Zeit bekanntgewordenes Spitzengerät zeichnet sich gerade darin vor den üblichen Schädelgeräten aus. Sein relativ hoher Aufwand erscheint dadurch besonders gerechtfertigt, daß es nicht nur ein hochwertiges Schädelgerät darstellt, sondern zugleich auch ein hochwertiges Gerät für alle chirurgischen Aufnahmen ist. Die Wirtschaftlichkeit solcher relativ teuren Spezialgeräte hängt, wie schon gesagt, ganz wesentlich davon ab, daß ihr Anwendungsbereich nicht zu eng begrenzt bleibt.

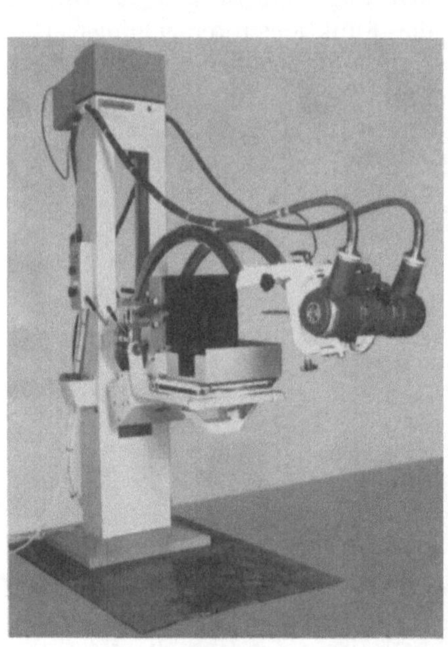

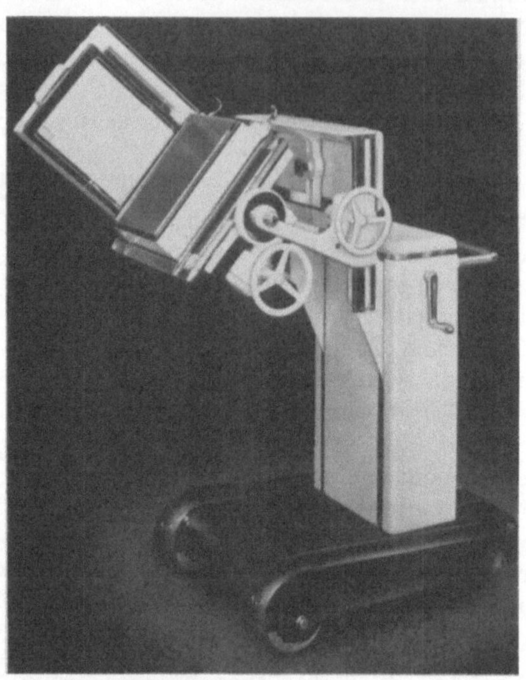

Abb. 210   Abb. 211

Abb. 210. Schädelaufnahmegerät mit Schichtmöglichkeit. (Barazzetti, Italien „Craniotome")

Abb. 211. Schädelaufnahmegerät. (Rangoni-Puricelli, Italien „Craniograph")

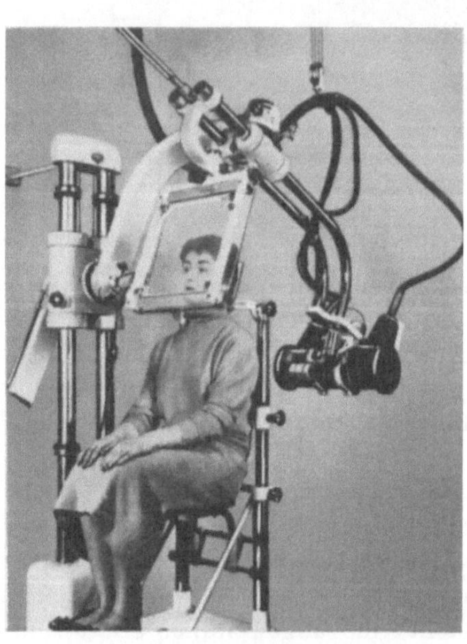

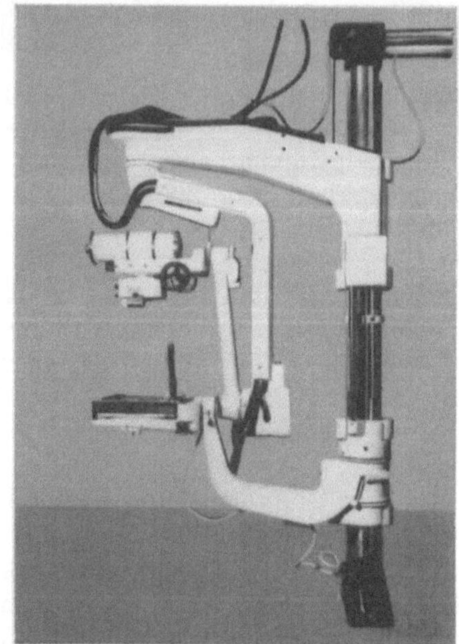

Abb. 212   Abb. 213

Abb. 212. Schädelaufnahmegerät. (Compagnie Générale de Radiologie, Paris, Frankreich „Craniograph")

Abb. 213. Universalschädelgerät mit sehr vielseitigen Einstellmöglichkeiten, auch für viele andere komplizierte Aufnahmeeinstellungen geeignet. (Elema-Schönander, Schweden „Mimer")

x) Zahnärztliche Röntgendiagnostikgeräte (Abb. 214—219)

Nach der Menge der Anwendungen ist die Zahnmedizin wohl das größte Anwendungsgebiet der Röntgenuntersuchung überhaupt. In fast jeder zahnärztlichen Praxis gehört das Röntgengerät heute zur Grundausstattung. Diese große Einsatzbreite wird begünstigt

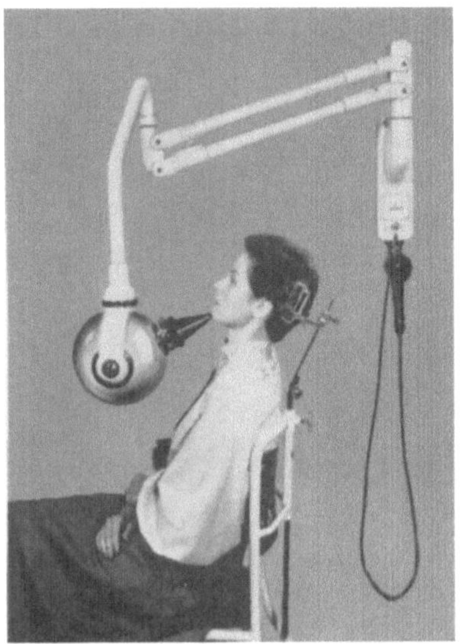

Abb. 214. Zahnärztlicher Kleinapparat an Wandarm. (Siemens-Reiniger-Werke, Deutschland „Siemens-Röntgenkugel")

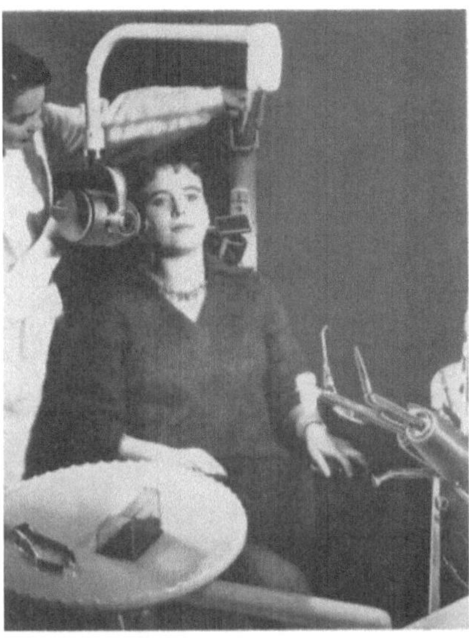

Abb. 215. Zahnärztlicher Kleinapparat an fahrbarem Säulenstativ. (Siemens-Reiniger-Werke, Deutschland „Siemens Heliodent")

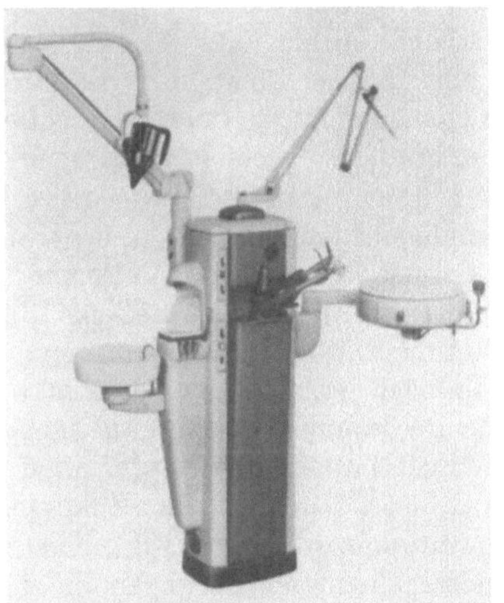

Abb. 216. Röntgenkleinapparat an einem zahnärztlichen Operationsgerät. (Siemens-Reiniger-Werke, Deutschland „Siemens Heliodent an Sirona")

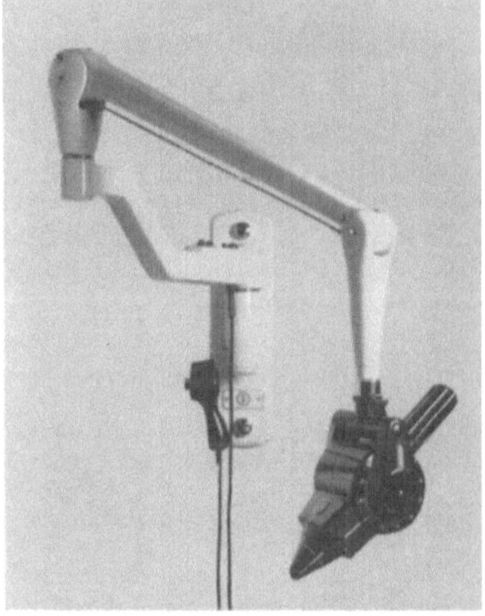

Abb. 217. Zahnärztlicher Kleinapparat an Wandarm. (C. H. F. Müller „Müller Oralix")

durch die Tatsache, daß für die Zahnmedizin nur sehr leistungsschwache Röntgenapparate bzw. -geräte (40—60 kV bei 5—10 mA) benötigt werden. Die Dental-Röntgenuntersuchung war deshalb der Schrittmacher für die kleinen Röntgen-Einkesselapparate und heute verwendet man hier Kleinapparate, die komplett weniger als 5 kg wiegen und nur etwa die Abmessungen einer kleinen Konservenbüchse haben.

Bei dieser Handlichkeit der Strahlenquellen können auch die zugehörigen Anwendungsgeräte sehr leicht sein. Sie bestehen meist aus leicht verstellbaren Schwenkarmen, die unmittelbar an den zahnärztlichen Operationsunits angebaut oder als Wandarme an der Wand befestigt sind. Die Halterung an besonderen fahrbaren Säulenstativen, wie sie früher vorherrschend war, tritt demgegenüber mehr und mehr zurück. An Verstellmöglichkeiten benötigt man eine beschränkte Höhenverstellung, eine Einstellung der Strahlenquellen nach allen Raumrichtungen und eine relativ große Schwenkbarkeit des

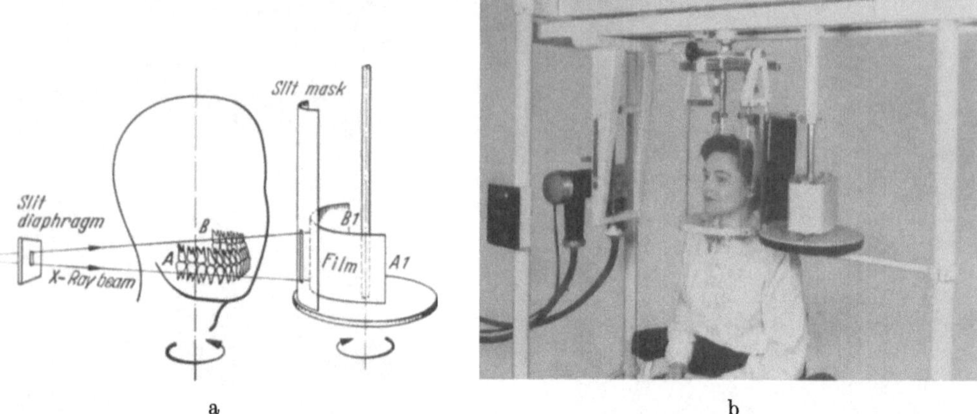

a   b

Abb. 218a u. b. Spezialgerät für Pantomographie. Patient sitzt auf Drehstuhl, der sich gegenläufig synchron mit Filmträger dreht. (Watson, England „Rotagraph")

Tragarmes sowie seine Abstandsveränderung von der Tragsäule in einem erheblichen Ausmaß (etwa 1,50 m). Dabei muß der Tragarm möglichst so geformt sein, daß er bei den Einstellbewegungen weder den Patienten noch den Arzt belästigt. Die verschiedenen Verstellungen müssen sehr leicht vorzunehmen sein; andererseits soll die Strahlenquelle in den eingestellten Lagen und Richtungen ohne Betätigung besonderer Arretierungen genügend festgehalten bleiben. Wichtig ist dabei noch, daß nach erfolgter Einstellung die Strahlenquelle, wenn nicht sofort, so doch sehr schnell zur Ruhe kommen muß, also nicht lang nachschwingt. Daß sich diese widersprechenden Forderungen heute sämtlich befriedigend erfüllen lassen, liegt wesentlich an dem kleinen Gewicht der modernen Strahlenquellen. Soweit es die routinemäßigen Bedürfnisse der Zahnmedizin betrifft, kann man wohl annehmen, daß der jetzt an den Apparaten bzw. Geräten erreichte technische Stand auf lange Zeit als voll befriedigend angesehen werden wird. Darüber hinaus gibt es auch in der Zahnmedizin, zumindest soweit sie in größeren Kliniken betrieben wird, noch weitergehende Forderungen, die sich vor allem auf die Kieferdiagnostik beziehen. Hierfür braucht man etwas stärkere Apparate für mindestens 60 kV bei 10 mA oder besser noch höhere Spannungen.

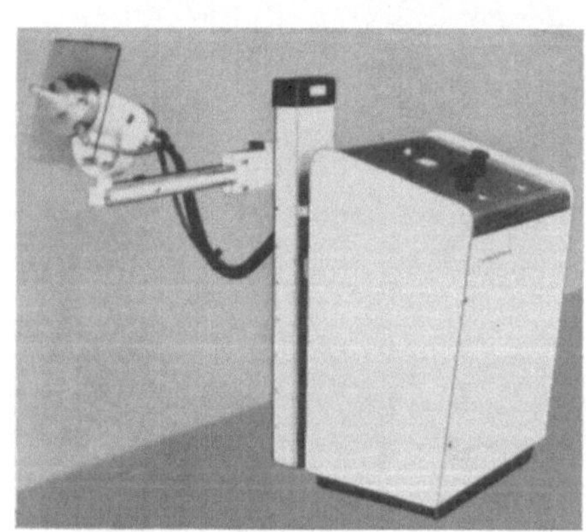

Abb. 219. Gerät zur Anfertigung von Panoramaaufnahmen (Einführen der Röntgenröhrenanode in den Mund des Patienten). (Koch & Sterzel, Deutschland „Panoramix-Apparat")

Bei der üblichen Zahnaufnahmetechnik, wie sie mit den genannten zahnärztlichen Geräten ausgeführt wird, wird der Film im Inneren der Mundhöhle hinter den zu untersuchenden Gebißteil gelegt und die Strahlenquelle von außen darauf gerichtet. Bei dieser Technik kann man jeweils nur einen sehr kleinen Teil des Gebisses aufnehmen, für eine komplette Statusuntersuchung benötigt man deshalb im allgemeinen 10—12 Einzelaufnahmen. Aus Gründen der Strahlenbelastung und der Zeitersparnis ist es jedoch erwünscht, eine solche Statusuntersuchung mit einer oder höchstens zwei Aufnahmen ausführen zu können. Die darauf gerichteten Bemühungen haben im letzten Jahrzehnt zur Durchbildung zweier verschiedener Verfahren geführt. Das erste ist die sog. Pantomographie nach PAATERO, die auf Vorschläge von HECKMANN aus dem Jahre 1939 zurückgeht. Dieses Verfahren ist ein Schichtaufnahmeverfahren, bei dem die Strahlenquelle schlitzförmig ausgeblendet wird und bei dem entweder bei feststehendem Röntgenröhrenbrennfleck der Patient und ein hinter ihm angeordneter Film während der Aufnahme gegenläufig rotieren oder aber bei fixiertem Patienten Röntgenröhre und Film eine Drehbewegung um den Patienten ausführen.

Das andere Verfahren, um den Gesamtstatus mit ein oder maximal zwei Aufnahmen zu erfassen, verlegt den besonders klein ausgeführten Brennfleck (etwa 0,1 mm $\varnothing$) in das Innere der Mundhöhle, wobei durch geeignete Anodenausbildung dafür gesorgt

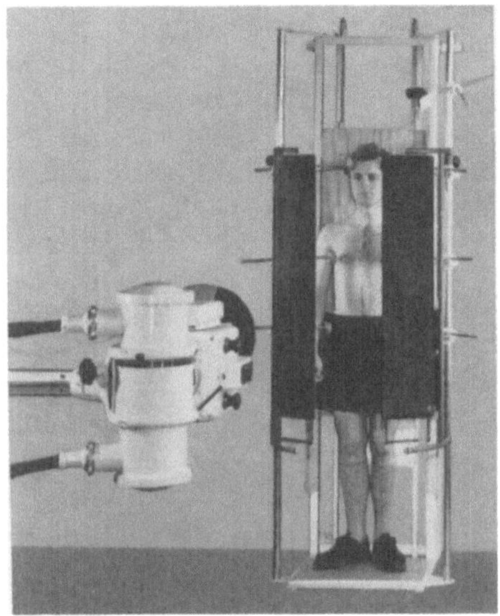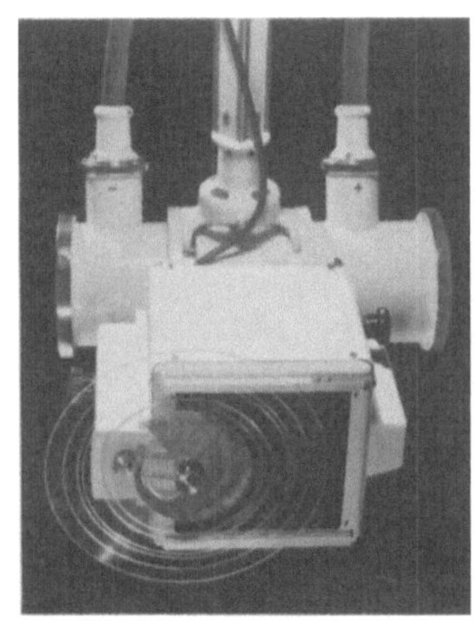

a   b

Abb. 220a u. b. Rotierende Strahlenausgleichsblende

wird, daß das ganze Obergebiß bzw. das ganze Untergebiß oder sogar beide gleichzeitig von Röntgenstrahlen getroffen werden, so daß es auf einem (bzw. zwei) außerhalb des Patienten angebrachten Film gleichzeitig mit einer oder zwei Aufnahmen abgebildet wird. Derartige sog. Panoramaaufnahmen haben gegenüber den Pantomographieaufnahmen den Vorteil, daß es sich hierbei um Zentral-Projektionsaufnahmen von innen nach außen handelt, bei denen also die bildgebende Röntgenstrahlung nur das abzubildende Gebiß selbst durchsetzt und nicht wie bei der Pantomographie den gesamten Schädel.

Auch konstruktiv und in der Einstelltechnik ist dieses zweite Verfahren nennenswert günstiger als das Pantomographieverfahren, dagegen stellt die hier notwendige Spezialröhre mit extrem kleinem Brennfleck und geerdeter Außenanode doch einen nennenswert größeren Aufwand dar als die bei normalen Dentalapparaten verwendeten Röhren.

λ) *Wirbelsäulenaufnahmegeräte* (Abb. 220—222)

Die betonte Beachtung, die man heute den Skelet- und insbesondere den Wirbelsäulenschäden bzw. ihrer Untersuchung widmet, hat in den letzten Jahren zur Schaffung von Spezialgeräten für die Ganzkörperuntersuchung geführt, d.h. von Geräten, die sich zur Anfertigung von Aufnahmen des ganzen Körpers eignen. Dabei möchte man vom stehenden Patienten entweder mit einer einzigen Aufnahme ein größenrichtiges Skeletbild herstellen oder aber nacheinander mehrere Teilaufnahmen so anfertigen können, daß sie sich zu einem größenrichtigen Gesamtbild zusammensetzen lassen.

Die hierzu notwendigen Spezialgeräte stellen im wesentlichen eine Wandhalterung für eine entsprechend lange Spezialkassette mit Spezialstreustrahlenraster dar, an die der Patient sich anlehnt, wobei durch eine Reihe von verstellbaren Pelotten für seine ausreichende Fixierung während der Aufnahme gesorgt wird. Üblicherweise werden diese Aufnahmen mit einem Brennfleck-Filmabstand von mindestens 3 m gemacht, um Bildverzeichnungen möglichst auszuschalten. Die Hauptschwierigkeit bei diesen Aufnahmen besteht darin, daß man für alle Teile des Gesamtbildes einen guten Belichtungsausgleich findet, um im Bereich des Körperstammes die Wirbelsäule und das Becken gut zur Darstellung zu bringen und gleichzeitig im Bereich der Extremitäten Überbelichtungen zu vermeiden. Da im Falle einer Gesamtaufnahme für alle Bildteile die Belichtungszeit und auch die Röhrenbelastung gleich sind, wendet man zum Belichtungsausgleich rotierende Bleiblenden vor dem Strahlenaustrittsfenster der Röntgenröhre an und kann durch geeignete Formgebung dieser Blenden erreichen, daß die aus der Röhre austretende Strahlung nur zu verschieden großen Bruchteilen der Gesamtbelichtungszeit auf die

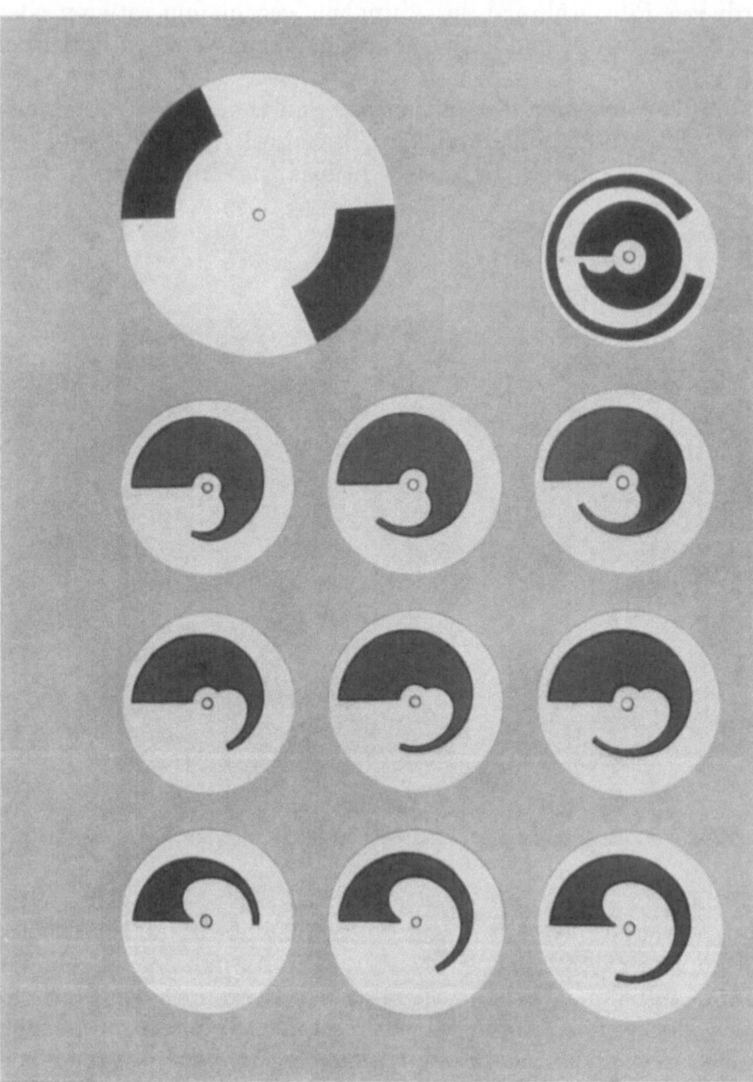

Abb. 220c. Verschiedene Einsatzblenden zum Ausgleich unterschiedlicher Schwärzungsverteilungen. (Siemens-Reiniger-Werke, Deutschland)

verschiedenen Teilbereiche des Patienten und der Kassette gelangt. Zum Beispiel kann man es damit einrichten, daß sich für den Bereich der Beine eine kürzere effektive Belichtungszeit ergibt als für den Bereich des Körperstammes. Die Anwendung einer in den einzelnen Bildbereichen unterschiedlichen Vorfilterung mittels eines passend abgestuften Filters an der Röntgenröhre ist unzweckmäßig, weil man dadurch gleichzeitig eine in den einzelnen Bildbereichen unterschiedliche Strahlenaufhärtung in Kauf nehmen müßte, und zwar gerade im umgekehrten Sinn als erwünscht ist.

Indem man für Patienten verschiedener Größe und Konstitution eine Reihe von verschieden geformten derartigen Bleiblenden vorsieht, kann man sehr gut in der Schwärzung ausgeglichene Ganzkörperaufnahmen erzielen, wie man sie für die Untersuchung des belasteten Skeletes und seiner Fehler braucht.

Gegenüber der Anfertigung mehrerer Teilaufnahmen nacheinander liegt der Vorteil der Ganzkörperaufnahmen in der genauen größenrichtigen Zuordnung der einzelnen Körperteile und in der Gleichzeitigkeit der Belichtung, die Haltungsänderungen leichter

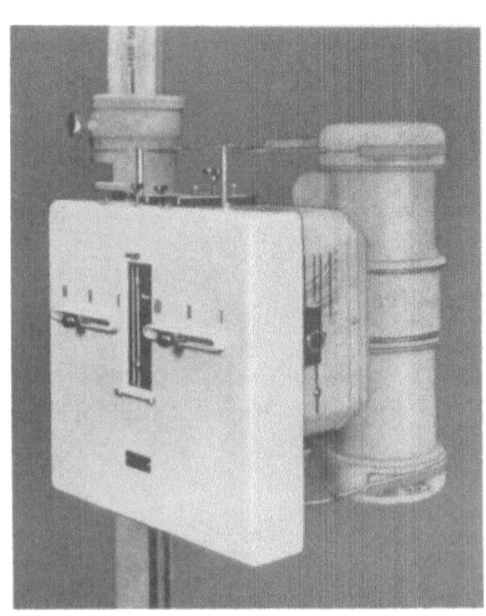

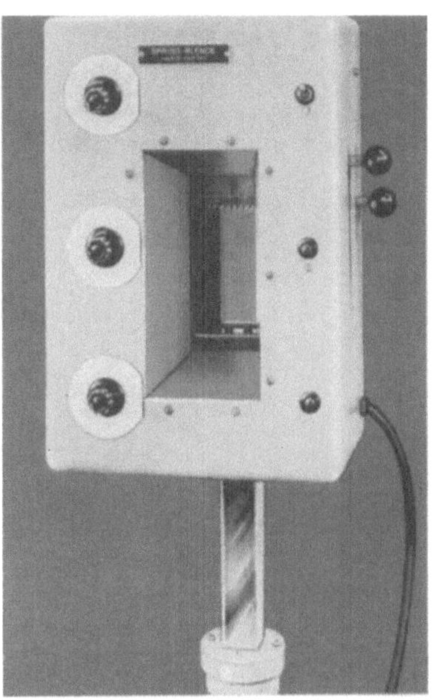

Abb. 221   Abb. 222

Abb. 221. Dreiphasenschwingblende nach Dr. RASPE. Vorsatzblende vor eine normale Tiefenblende. Es werden damit nacheinander 3 Aufnahmen mit verschiedenen Aufnahmedaten von den Teilen der Wirbelsäule ausgeführt auf einem Film 30 × 90 cm oder 20 × 96 cm. Die Übergangsstellen werden durch das schwingende Blendensystem verwischt. (Fritz Hofmann, Deutschland)

Abb. 222. Springblende nach Dr. SELL. 3 Teilaufnahmen, für die 3 getrennte Zeitrelais vorgesehen sind, auf einem Film 20 × 96 cm. (Koch & Sterzel, Deutschland)

ausschließt. Schließlich ist auch die Einsparung der mehrfachen Röhrenbelastungen nicht ganz unwichtig, da es sich hierbei um sehr hohe Belastungen handelt, die zum Verbrauch der Röntgenröhren natürlich wesentlich mehr beitragen als etwa Lungenaufnahmen.

μ) Fremdkörpersuchgeräte (Abb. 223—225)

Eine verhältnismäßig wichtige und besonders in Kriegszeiten (Geschoßlokalisation) häufige diagnostische Spezialaufgabe ist die Fremdkörpersuche mit Röntgenaufnahmen bzw. -durchleuchtungen zum Zwecke einer möglichst genauen Lokalisation des in den Körper eingedrungenen Fremdkörpers in seiner Zuordnung zu markanten Fixpunkten und zwar nach allen drei Dimensionen, insbesondere auch nach seiner Tiefenlage. Da es sich dabei fast immer um eine Diagnose für die Vorbereitung einer Operation handelt und davon oft

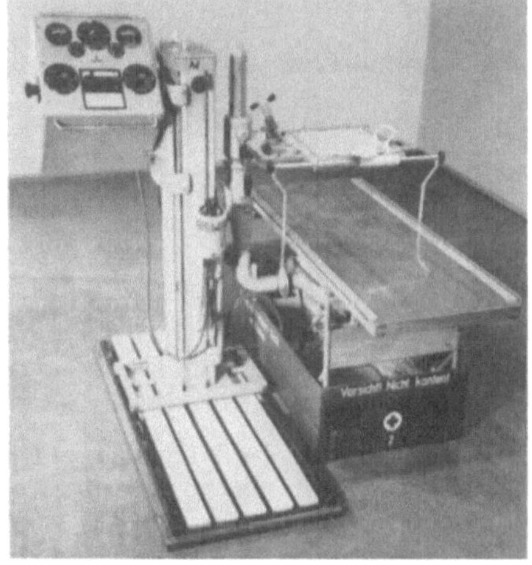

Abb. 223. An einem älteren Feldröntgengerät angebrachter Zusatz zur Fremdkörpersuche. (Siemens-Reiniger-Werke, Deutschland)

genug die richtige Planung eines gefährlichen chirurgischen Eingriffes abhängt, sind die Genauigkeitsanforderungen relativ hoch.

Grundsätzlich ergeben zwei Aufnahmen mit um 90° versetztem Strahlengang die genauesten Röntgenlokalisationen. An vielen Standarduntersuchungsgeräten ist aber die

Ausführung solcher um 90⁰ versetzten Aufnahmen am Körperstamm ohne Umlagerung des liegenden Patienten nicht oder nur umständlich möglich und eine Ausführung am stehenden Patienten kommt vielfach nicht in Frage, weil dabei die Gefahr einer Verlagerung des Fremdkörpers zu groß ist.

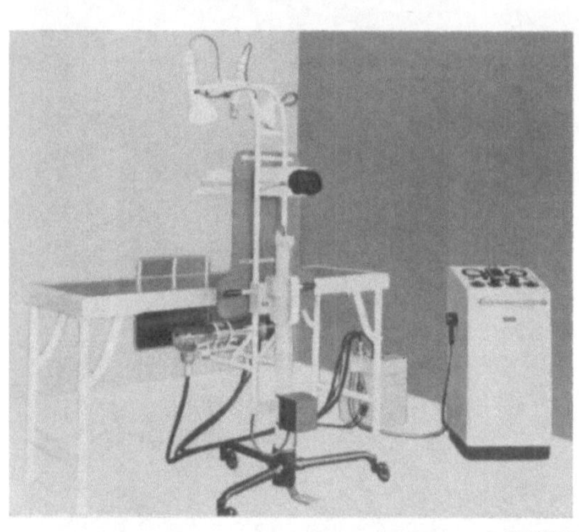

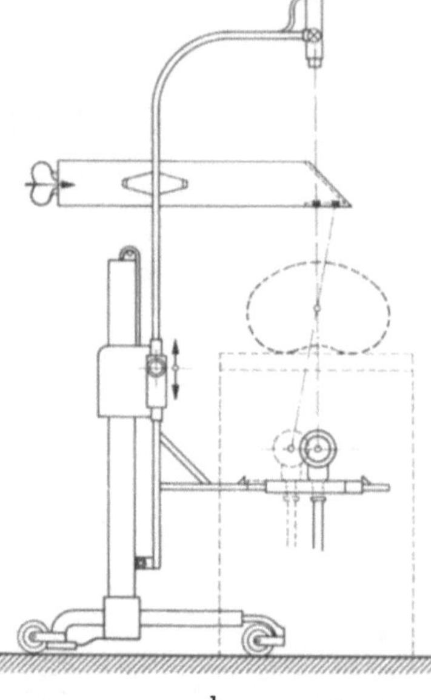

a   b

Abb. 224a u. b. Ansicht (a) und Prinzipbild (b) eines Fremdkörpersuchgerätes aus der Zeit um 1940. (Philips, Niederlande „Boloskop")

Eine andere Möglichkeit ist die Anfertigung stereoskopischer Aufnahmen und ihre Auswertung in einem stereoskopischen Betrachtungsgerät oder die unmittelbare stereoskopische Durchleuchtung während des Eingriffes.

Grundsätzliche Voraussetzung für alle derartigen Röntgenfremdkörperlokalisationen ist stets, daß zwei Aufnahmen bzw. Durchleuchtungseinstellungen des Fremdkörpers vorliegen, deren gegenseitige Richtungs- bzw. Lagezuordnung genau bekannt sein muß, ebenso wie der Brennfleck-Filmabstand, mit dem gearbeitet wird. Die Unterschiede der mannigfaltigen Aufnahme- bzw. Durchleuchtungslokalisationsverfahren, die hier im einzelnen nicht aufgeführt werden sollen, bestehen im wesentlichen in der Anordnung der beiden Beobachtungseinstellungen. Die anfangs erwähnte Anordnung mit um 90⁰ versetztem Strahlengang ist nur eine davon; die meisten dieser Verfahren gehen von einer seitlichen Verschiebung des Strahlenganges um eine bestimmte Entfernung aus, wie sie auch bei der Stereoaufnahme angewandt wird (Abb. 225). Derartige Verschiebungen sind praktisch an allen Standardgeräten ausführbar und

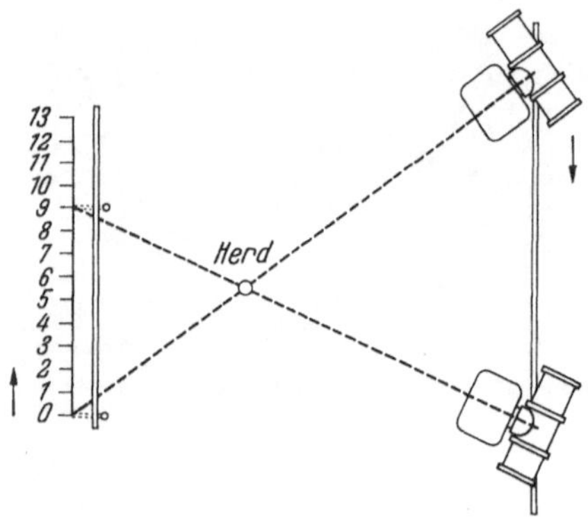

Abb. 225. Schematische Darstellung einer Tiefenbestimmung an einem Schichtgerät

tatsächlich werden derartige Lokalisationen üblicherweise auch an den ganz normalen Umlegegeräten oder Flachblendentischen ausgeführt, wobei nur gewisse Einstellungs- und Meßhilfsvorrichtungen benützt werden. Es sind auch bestimmte Spezialgeräte hierfür gebaut worden, deren Einsatz besonders in Kriegszeiten mit ihrem riesenhaften Anschwellen der Steckschußverletzungen lohnend wird. Mit solchen Spezialgeräten (Abb. 224a und b zeigt ein im letzten Weltkrieg entstandenes Gerät) läßt sich die Fremdkörperlokalisation routinemäßig schnell und sicher durchführen.

Man darf wohl sagen, daß die genannten Verfahren der Fremdkörperlokalisation heute durch die Möglichkeit der unmittelbaren Röntgendurchleuchtung bei der Operation, wie sie mit dem Röntgenfernsehen besteht (η), wesentlich ergänzt bzw. sogar abgelöst werden.

v) Sonstige Spezialgeräte (transportable Röntgengeräte u.ä.) (Abb. 226—228)

Hier wollen wir kurz eine ganz andersartige Gruppe von Spezialgeräten erwähnen, die eigentlich universelle Standardgeräte sind und nur im Hinblick auf ihren transportablen Einsatz eine spezielle Ausführung besitzen. Vor allem gehören hierzu Röntgengeräte für den Katastropheneinsatz sowie für die Verwendung bei Expeditionen usw. und die sog. Feldröntgengeräte.

Die größeren stationären Militärlazarette verwenden im allgemeinen normale Röntgengeräte; aber dort, wo keine stationären Lazarette vorhanden sind, besteht für die medizinische Truppenbetreuung die Notwendigkeit zum Einsatz transportabler Röntgeneinrichtungen. Im Hinblick auf die vielseitigen Untersuchungs-

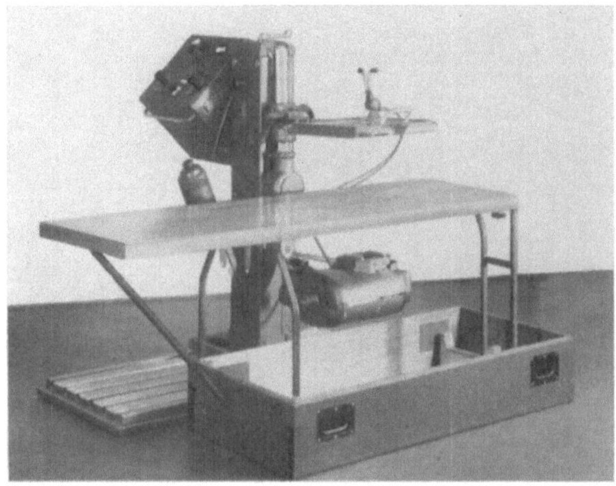

b

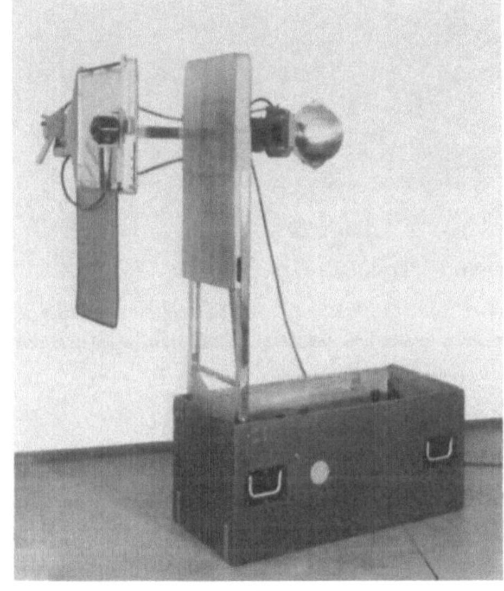

a

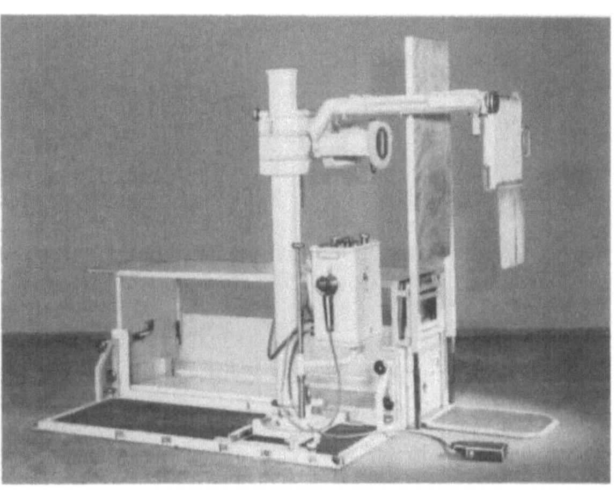

c

Abb. 226 a—c. Drei Typen transportabler Röntgengeräte aus der Zeit vor 1945 mit unterschiedlichem Bereich der Einstellmöglichkeiten und Leistungen. (Siemens-Reiniger-Werke, Deutschland)

bedürfnisse, die sich keineswegs ausschließlich auf Verwundungen beschränken, sondern durchaus auch alle normalen Krankheitsfälle umfassen, müssen diese Einrichtungen bei möglichst guter Transportfähigkeit eine universelle Anwendbarkeit besitzen. Allerdings können und müssen dabei Konzessionen hinsichtlich Bequemlichkeit der Bedienung und hinsichtlich der erreichbaren Aufnahmequalität notgedrungen gemacht werden. Die Abbildungen zeigen einige Feldröntgengeräte, wie sie im letzten Weltkrieg in großem Umfang eingesetzt wurden. Wegen der oft schwierigen Transportmöglichkeiten mußte bei ihnen größter Wert auf gute Zerlegbarkeit gelegt werden. Heute dürfte eine so weitgehende Zerlegbarkeit nicht mehr erforderlich sein, und es sollten auch für den transportablen Einsatz Einrichtungen normaler Bauart mit geringfügigen Änderungen verwendbar sein.

Ähnlich ist die Entwicklung z.B. für den ambulanten Einsatz der Reihenuntersuchungsgeräte. Auch dabei mußte man vor 10—20 Jahren eine ausreichende Transportabilität durch Sonderkonstruktionen mit sehr weitgehender Zerlegbarkeit sicherstellen. Demgegenüber setzt man heute in großen Spezialomnibussen weitgehend normale stationäre Geräte ein bzw. braucht für ihren Transport die Zerlegbarkeit nur im beschränkten Maße vorzusehen.

Über fahrbare Stative für Krankenzimmerbenützung und Verwendung im Operationssaal ist das Wesentliche unter C I 18 und C II 1 b η gesagt.

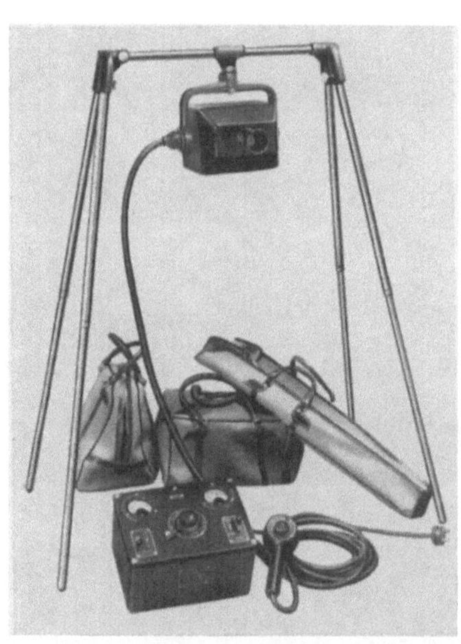
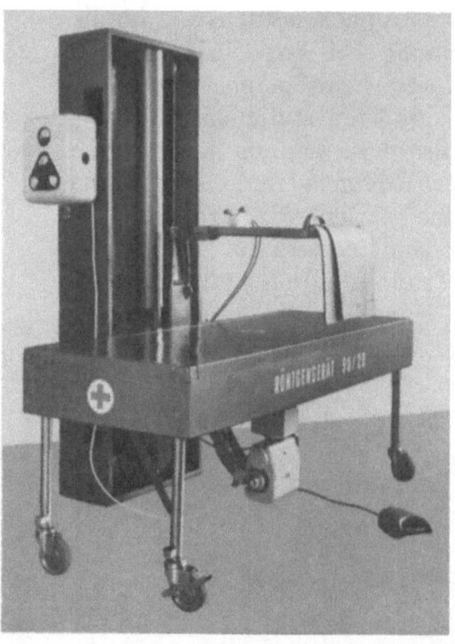

Abb. 227   Abb. 228

Abb. 227. Transportabler Kleinröntgenapparat. (Toshiba, Japan)

Abb. 228. Transportables Röntgengerät für Sanitätseinheiten, bei dem die Transportkiste zugleich als Lagerungstisch bzw. Stativ für das Schwenksystem Röntgengenerator-Leuchtschirm benützt wird. (Elin, Österreich)

c) Zusatzgeräte und Zubehör

Als Zusatzgeräte bzw. Gerätezubehör wollen wir hier alle die Hilfsmittel behandeln, die, obwohl sie keine festen Gerätebestandteile darstellen, doch unmittelbar an den Geräten benützt werden sowohl zur Verbesserung der Bildqualität als auch zur Erleichterung der Einstellungen und Untersuchungen am Gerät. In diesem Sinne zählen wir auch die Bildverstärker und Fernseheinrichtungen, die Sekundärstrahlenblenden, Leuchtschirme, Verstärkerfolien und Kassetten zum Gerätezubehör. Allerdings werden wir bei den Zubehörteilen, die im Hinblick auf ihre verfahrensmäßige Bedeutung noch an anderer Stelle ausführlich behandelt werden, hier nur ihre wichtigsten Gebrauchseigenschaften kennzeichnen und im übrigen die Art ihrer Anwendung am Gerät beschreiben. Die Belichtungsautomatik wird hier nur bezüglich der Anbringung der Meßeinrichtungen (Meßkammern u.ä.) an den Kassettenhalterungen berücksichtigt.

α) Lagerungs- und Kompressionshilfen (Abb. 229—235)

Die Lagerungshilfen bezwecken letzten Endes die Vermeidung von Bewegungsunschärfen insofern, als sie eine so bequeme und sichere Lagerung — gegebenenfalls sogar Fixierung des Patienten — bewirken, daß unwillkürliche Bewegungen verhindert werden. Gepolsterte Stützen für die Extremitäten, verstellbare Pelotten, Schaumgummiunter- und -beilagen, sandgefüllte Kissen u.ä., werden in den verschiedensten Ausführungen, Größen und Formen hierfür benützt.

Die Bandkompressorien und die Kompressionstubusse an den Zielgeräten haben zusätzlich den Zweck, im Untersuchungsbereich den Körper lokal so zu verformen, daß hier die durchstrahlte Körperdicke möglichst gering wird, um die Streustrahlung herabzusetzen; denn diese ist dem bestrahlten Körpervolumen proportional. Im übrigen wird durch die Kompression auch die Filterwirkung des Körpers auf die Primärstrahlung verringert, und schließlich wird dadurch die Zeichenschärfe der filmfernen Körperteile etwas verbessert. Die Form der diagnostischen Kompressionstubusse variiert von rund über oval bis viereckig (mit starken Abrundungen). Obwohl i. a. eine starre Ausführung in Preßmasse üblich ist, werden gelegentlich auch aufblasbare Gummitubusse benützt, die sich besser den Körperformen anpassen.

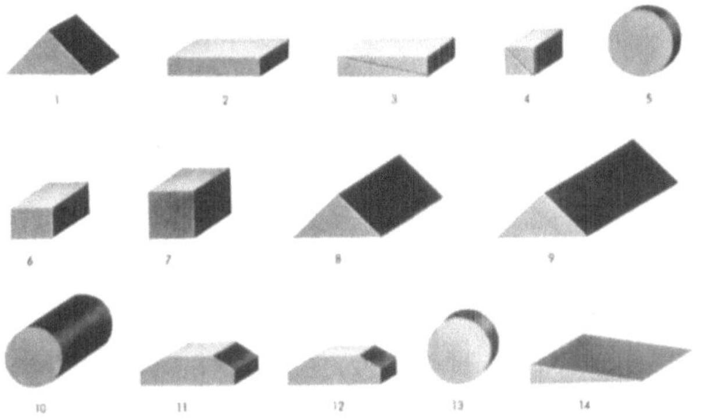

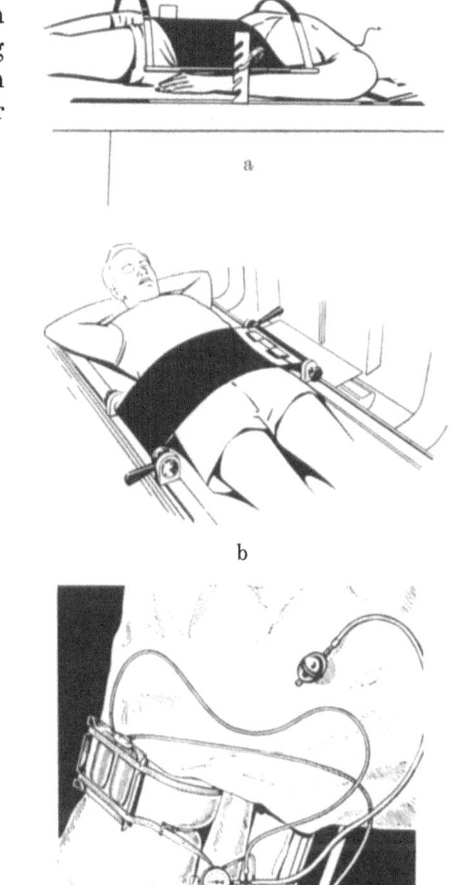

Abb. 229. Verschiedene Schaumstoffbeilagen.
(Siemens-Reiniger-Werke, Deutschland)

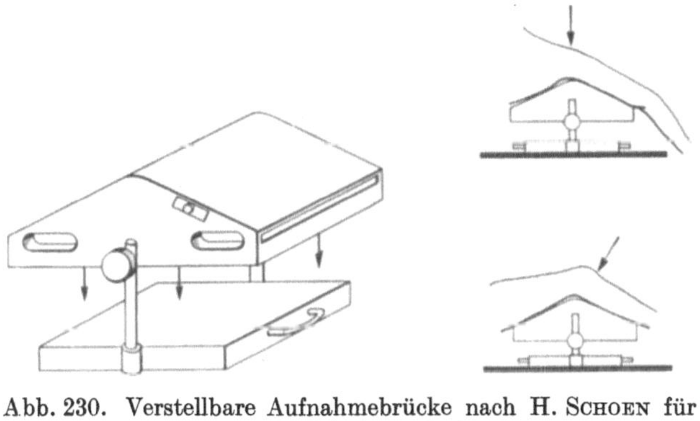

Abb. 230. Verstellbare Aufnahmebrücke nach H. Schoen für
Knie- und Schulteraufnahmen

Abb. 231 a—c. Verschiedene Formen von Kompressorien. a Bogen-, b Gurt-, c Nierenkompressorium. (Siemens-Reiniger-Werke, Deutschland)

β) Primärstrahlenvorderblenden, Lichtvisiere (Abb. 236—238)

Der Einschränkung der im Körper entstehenden, bildzerstörenden diffusen Streustrahlung dient die Ausblendung des Primärstrahlenbündels auf diejenige minimale Größe, die gerade noch für die Darstellung des untersuchten Körperteiles ausreicht. Man verwendet hierfür, besonders bei kleinen Apparaten, zum Teil feste Konusblenden geeigneten Querschnitts, vor allem aber auch verstellbare sog. Schlitz- bzw. Mehrfachschlitzblenden und sog. Irisblenden. Die Schlitzblenden enthalten zwei Paar in ihrem Abstand verstellbare Bleischieber, durch die sich ein rechteckiger Strahlenquerschnitt mit beliebigem Seitenverhältnis einstellen läßt. Bei den sog. Mehrfachschlitzblenden sind mehrere solcher Blendenpaare in mehreren, in bestimmtem Abstand liegenden Ebenen angeordnet; sie werden gemeinsam so verstellt, daß die von ihnen freigegebenen Strahlenquerschnitte denselben Strahlenkegel begrenzen, dessen Spitze der Röhrenbrennfleck ist. Daß man hier den Strahlenkegel in mehreren Ebenen begrenzt, dient dem Zweck, in der Bildebene eine scharfe Feldabgrenzung zu erhalten. Bei einer filmfernen einebenigen Ausblendung ist demgegenüber die Begrenzung in der Bildebene wegen der endlichen Brennfleckgröße und der Streuung noch recht unscharf.

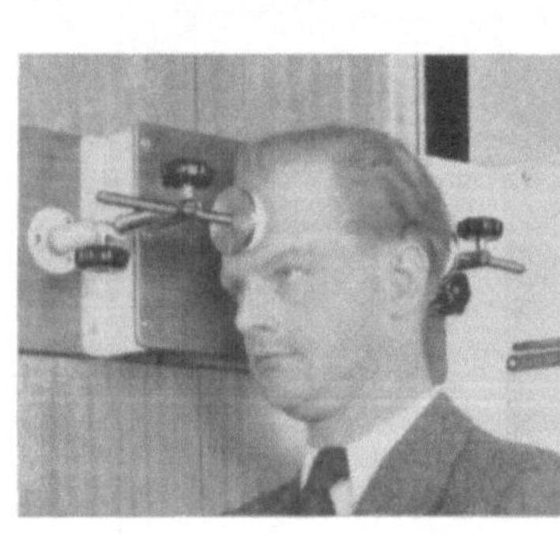

Abb. 232. Verschiebbarer Kompressionstubus an einem Zielgerät. (Siemens-Reiniger-Werke, Deutschland)

Diese verstellbaren Primärstrahlenblenden versieht man vielfach mit einem sog. *Lichtvisier*, d.h. man leitet mittels eines Spiegels ein optisches Strahlenbündel derart durch die Blendenöffnung, daß es — vom Film aus gesehen — vom Röntgenröhrenbrennfleck auszugehen scheint und seiner Form und Größe nach ein Abbild des freigegebenen Röntgenstrahlenbündels darstellt. Bei manchen dieser Lichtvisiere wird die optische Anordnung so getroffen, daß sich die Begrenzung des Röntgenstrahlenbündels beim Auftreffen auf den zu untersuchenden Körper oder die Kassette als strichförmig beleuchtete Umrandung abhebt.

Derartige Primärstrahlenblenden mit Lichtvisier erleichtern das enge Ausblenden des Strahlenbündels auf den benötigten Untersuchungsbereich sehr. Sie sind heute zu unentbehrlichen Einrichtungen geworden, insbesondere wenn das Einstellen des Aufnahmefeldes wegen des großen Aufnahmeabstandes oder wegen des schrägen Strahleneinfalles besonders schwierig wird.

Die Betätigung der verstellbaren Blenden erfolgt entweder von Hand über Gestänge bzw. Bodenzüge oder aber motorisch vom Zielgerät bzw. Leuchtschirm aus. Der

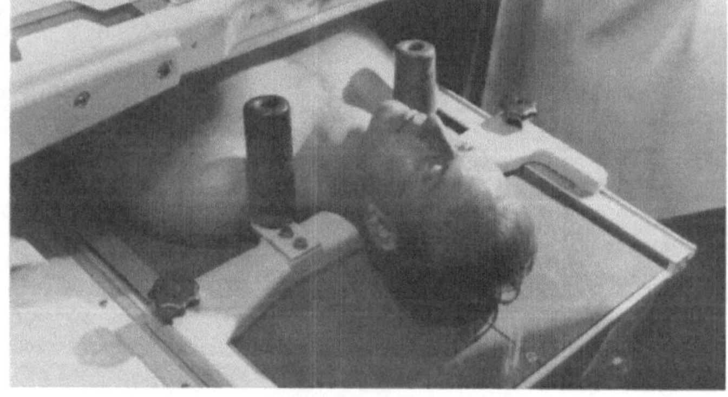
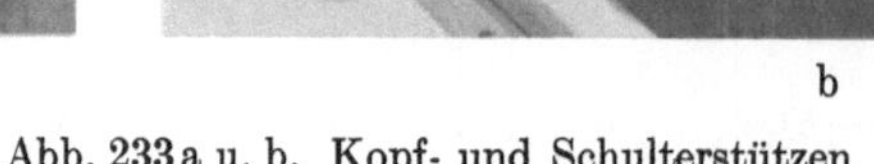

a   b

Abb. 233a u. b. Kopf- und Schulterstützen

motorische Antrieb hat dabei den Vorteil, daß die störenden Gestänge bzw. Bodenzüge entfallen, aber er erfordert in der Bedienung zumindest eine gewisse Umgewöhnung, weil die jeweilige Stellung der Schieber nicht mehr unmittelbar im Gefühl ist.

Speziell für die Durchleuchtung wurden früher auch sog. „Suchblenden" angewandt, d.h. Blenden, die nicht nur die beliebige Ausblendung des rechtwinklig begrenzten Strahlenquerschnittes, sondern zusätzlich eine beliebige Lageverschiebung des ausgeblendeten Strahlenbündels innerhalb des Leuchtschirmformates gestatten. Bei Anwendung dieser Suchblenden braucht man also keine Relativverschiebung des Leuchtschirmes bzw. Zielgerätes zum Patienten auszuführen, solange man nur den eingestellten ganzen Leuchtschirmbereich im einzelnen durchmustern will. Heute, wo zumindest die Höhen-verstellung des Zielge-rätes oder des Patien-ten durch Motoran-trieb so bequem ge-macht ist, sind diese Suchblenden — viel-leicht zu Unrecht — mehr und mehr in Ver-gessenheit geraten.

Neben den verstell-baren Blenden für die Ausblendung recht-winkliger Formate gibt es auch solche für run-de Ausblendung (sog. Irisblenden). Diese run-de Form ist für viele Be-obachtungsfälle gün-stiger, d.h. sie gestat-tet unter Umständen eine flächenmäßig klei-nere Ausblendung (also weniger Streustrahlen). Bei Verwendung des Röntgenbildverstärkers ist sie allein schon im Hinblick auf dessen stets rundes Eingangsfeld empfehlenswert.

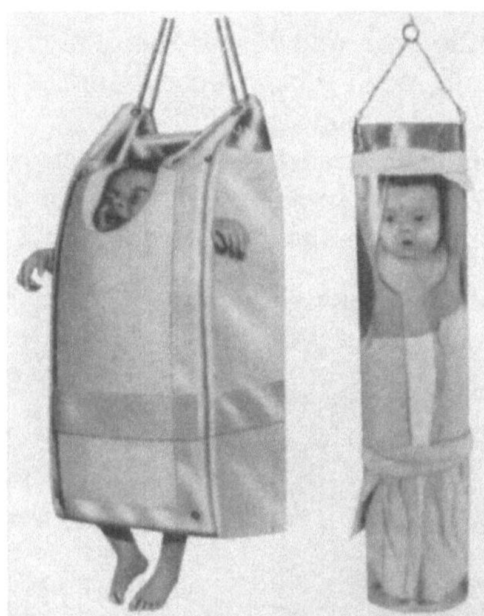
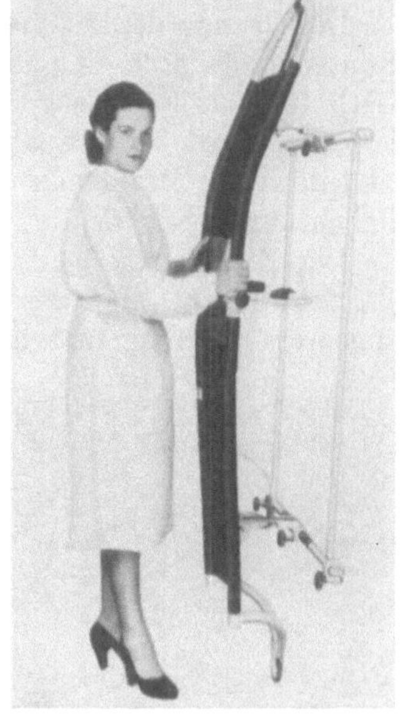

Abb. 234   Abb. 235

Abb. 234. Hilfseinrichtungen für Aufnahmen von Kleinstkindern

Abb. 235. Zusatzgerät zur Hochlagerung in Bauchlage nach Dr. LAUR für ältere Kippgeräte. (Siemens-Reiniger-Werke, Deutschland)

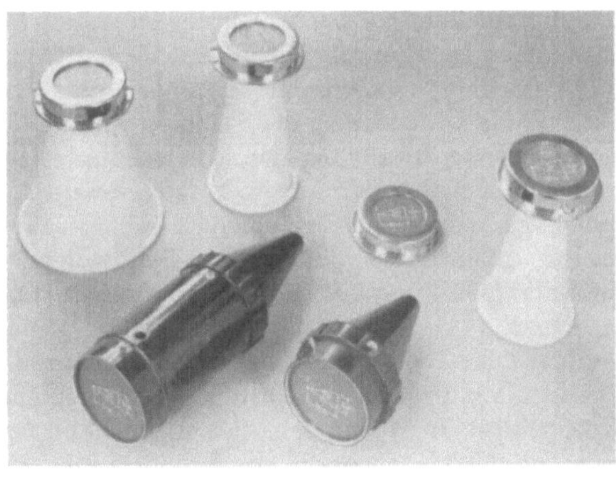
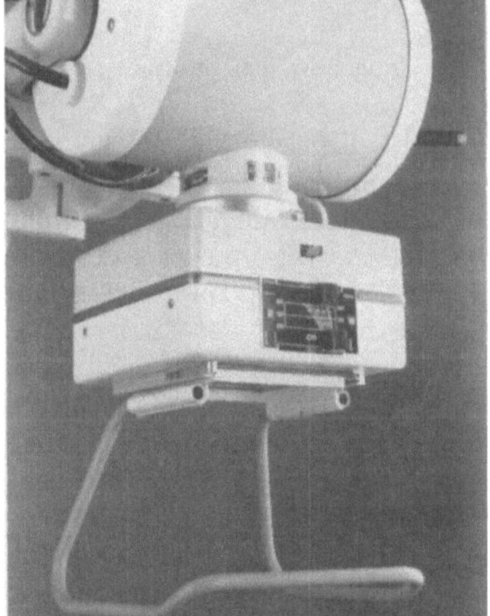

Abb. 236   Abb. 237

Abb. 236. Verschiedene Primärblendentubusse für Kreisfelder. (Siemens-Reiniger-Werke, Deutschland)

Abb. 237. Doppelschlitzblende mit Lichtvisier und Abstandsbügel. (Siemens-Reiniger-Werke, Deutschland)

γ) Streustrahlenraster (Abb. 239—243)

Während man durch Kompression und Primärstrahlenausblendung die Streustrahlung im untersuchten Körper unmittelbar bei ihrer Entstehung einschränkt, indem man das bestrahlte Körpervolumen so klein hält, wie es der Untersuchungszweck gestattet, verringern die sog. Streustrahlenraster den relativen Anteil der aus dem Körper austretenden und den Film treffenden Streustrahlen an der Gesamtstrahlung (Primär- und Sekundär-strahlung).

Der Grundgedanke für die Unterdrückung der Streustrahlung in einem großformatigen Röntgenbild durch eine räumlich unterteilte Bilderzeugung, tritt erstmalig klar in dem DRP 156 625 für die sog. Pasche-Blende aus dem Jahre 1903 auf. Bei dieser mit einer bewegten Loch- oder Spaltblende (vor und hinter dem Objekt) arbeitenden Anordnung ist jedoch die Strahlenausnützung noch sehr schlecht, und es werden deshalb sehr lange Belichtungszeiten für die Aufnahmen benötigt.

Der Erfinder der heute üblichen Streustrahlenraster ist Bucky, der im Jahre 1913 ein Schutzrecht (DRP 284371) darauf anmeldete: durch ein zwischen Film und Objekt angeordnetes röntgenstrahlen-absorbierendes Gitter oder Raster (vorzugsweise aus Blei)

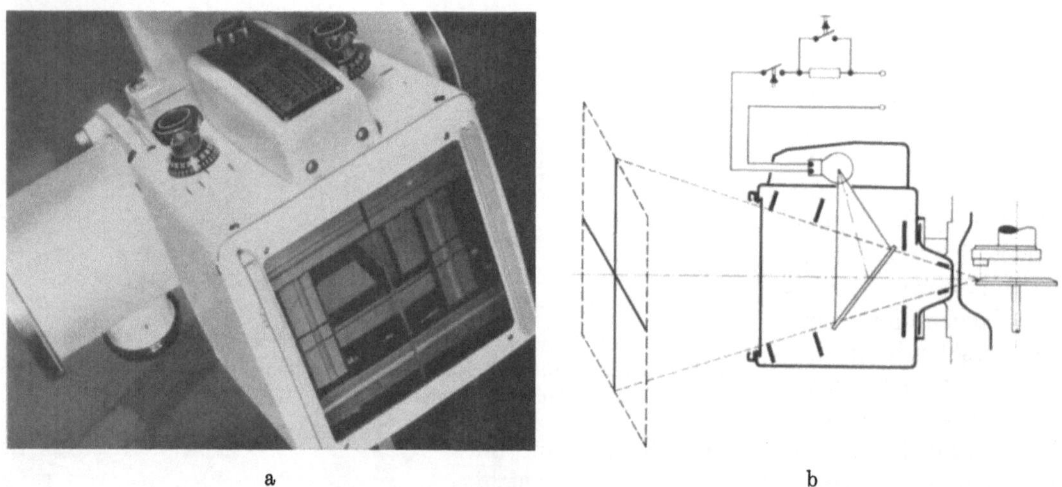

a   b

Abb. 238 a u. b. Tiefenblende mit Vollfeldlichtvisier. (Siemens-Reiniger-Werke, Deutschland)

wird die diffuse, bildzerstörende Streustrahlung aus dem Körper vor ihrem Auftreffen auf den Film weitgehend abgefangen, dagegen die vom Brennfleck ausgehende gerichtete und dadurch bildgebende Primärstrahlung möglichst ungehindert durchgelassen. Im Gegensatz zu der vorgenannten Pasche-Anordnung wird hierbei die Primärstrahlung der Röhre gleichzeitig im ganzen Bildbereich ausgenutzt (abzüglich der „Bedeckung" bzw. „Schattenbreite" des Rasters!), deshalb ergeben sich bei der Anwendung dieser Bucky-Raster wesentlich kürzere Belichtungszeiten. Der Weg von der genialen Idee bis zu ihrer heutigen bestechend einfachen Ausführung war recht mühevoll, und der Benützer eines modernen Feinrasters ahnt kaum, welche Entwicklungsarbeit und technologischen Probleme in so einem „Stück Blech" verborgen sind.

Heute werden diese Streustrahlen- oder Bucky-Raster praktisch nur noch in der Form flacher Fein- oder Feinstraster verwendet mit paralleler Anordnung von Lamellen aus abwechselnd schweratomigem Absorber (meist Blei) und leichtatomigem Füllstoff (Preßspan, Kunststoff oder Aluminium). Die früher ebenfalls angewandten waben-förmigen, spiralförmigen oder radialen Anordnungen der Rasterlamellen hat man nicht zuletzt wegen ihrer technologischen Schwierigkeiten wieder völlig verlassen.

Die Wirkung oder die Güte eines Rasters ist charakterisiert durch folgende Angaben:

1. Wieviel Prozent derjenigen Streustrahlung, die in der aus dem Körper austretenden Gesamtstrahlung enthalten ist, werden im Raster weggefiltert? (Streustrahlendurchlässig-keit Ts).

2. Wieviel Prozent der auftreffenden Primärstrahlung werden von dem Raster absor-biert? (Primärstrahlendurchlässigkeit Tp). Für die letztere nachteilige Rasterwirkung ist einmal die „Bedeckung" oder, wie man auch sagt, die „Schattenbreite" der absorbie-

renden Bleilamellen, aber auch die Filterwirkung der in den Zwischenräumen liegenden Füllstoffe („Schachtmedium") sowie eventuell vorhandener Abdeckschichten maßgebend.

3. Die Feinheit der Rasterteilung in Lamellen pro Zentimeter. Von ihr hängt die störende Sichtbarkeit des Rasters auf der Aufnahme ab.

Alle Eigenschaften stehen miteinander in Zusammenhang und beeinflussen sich gegenseitig. Zweckmäßigerweise faßt man die beiden erstgenannten Eigenschaften zu einem sog. Gütefaktor, den man als „Selektivität" bezeichnet, zusammen. Die Selektivität ist das Verhältnis der Primärstrahlendurchlässigkeit zu der Streustrahlendurchlässigkeit $\sum = \dfrac{T_p}{T_s}$ (zweckmäßig als Bruch z.B. $\dfrac{0,6}{0,06}$ anzugeben). Man kann dann die Blenden ausschließlich durch

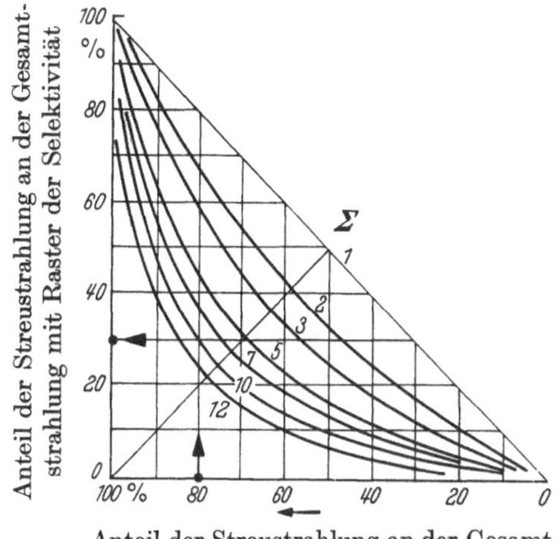

Beispiel: Eine Becken-Übersichtsaufnahme würde ohne Raster 80% Streustrahlung in der Gesamtstrahlung enthalten, das Bild wäre sehr kontrastarm.
Verwendet man einen Raster der Selektivität $\sum = 10$, so geht der Streustrahlenanteil auf 30% zurück. (Man verfolge die Pfeile)

Abb. 239

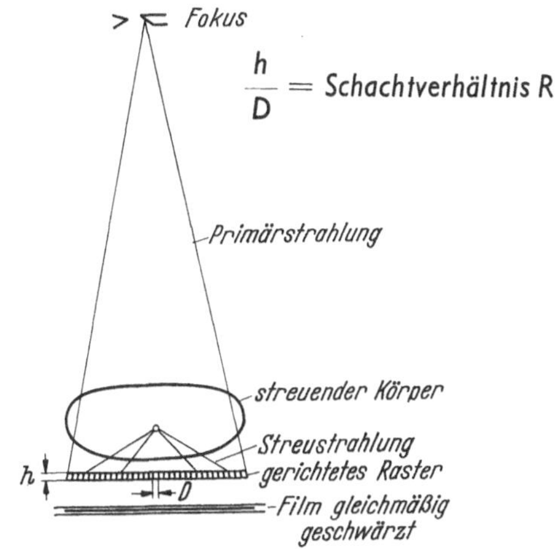

Abb. 240

Abb. 239. Streustrahlenanteil hinter Raster als Funktion des Streustrahlenanteils vor dem Raster bei gegebener Rasterselektivität

Abb. 240. Wirkung eines gerichteten Streustrahlenrasters

Nr.	Type	Schachtverhältnis R	Linienzahl n 1/cm	Bemerkung	Schachtmedium	Absorber	Stärke
1	FFH	12	24	gerichtet	Faserkunststoff	Blei	0,07
2	F 100	10	etwa 40	gerichtet	Aluminium	Blei	0,04
3	FF	7	28	gerichtet	Faserkunststoff	Blei	0,05
4	F	5	21	gerichtet	Faserkunststoff	Blei	0,07
5	P 75	7	etwa 30	ungerichtet	Aluminium	Blei	0,06
6	FFC	2×7	28	gerichtet	Faserkunststoff	Blei	0,05
7	W 5/50	5	50	ungerichtet	Thermoplast	Wolfram	0,06
8	2 W 5/50	2×5	50	ungerichtet	Thermoplast (Dichte 0,9)	60%	0,06

Abb. 241. Konstruktive Merkmale einiger Streustrahlenraster, deren Selektivität Σ und Belichtungsverlängerung V in Abb. 243 dargestellt sind

Angabe dieser Selektivität und der Lamellenzahl pro Zentimeter miteinander vergleichen. Allerdings gehört zu dieser Angabe noch die Angabe der Röhrenspannung und der Meßbedingungen, denn von beiden Größen hängt die Selektivität wesentlich ab.

Nach den ICRU-Empfehlungen wird ein Wasser-Meßphantom von 30×30 cm² Grundfläche und 10—30 cm, vorzugsweise 20 cm, Dicke vorgesehen.

Bei bekannter Selektivität eines Rasters läßt sich die Verringerung des Streustrahlenanteiles an Hand der Abb. 239 ermitteln.

Für die praktische Anwendung ist noch der sog. *Verlängerungsfaktor* V wichtig, welcher angibt, wievielmal die Belichtungsgröße (mAs) bei gleicher Spannung gesteigert werden muß bei Aufnahmen mit Rastern gegenüber rasterlosen Aufnahmen. Auch diese Angabe ist nur eindeutig, wenn die verwendete Röhrenspannung und die bestimmten Aufnahmebedingungen mit genannt werden. Im übrigen ist dieser Verlängerungsfaktor V nicht nur durch den Rasterverlust an Primärstrahlung (2) bedingt, sondern noch mehr durch die Verringerung der den Film treffenden Sekundärstrahlung (1), die ja zur mittleren Bildschwärzung in vollem Maße beiträgt, wenn auch in dem Sinne, daß sie die Bildkontraste nicht erhöht, sondern verringert.

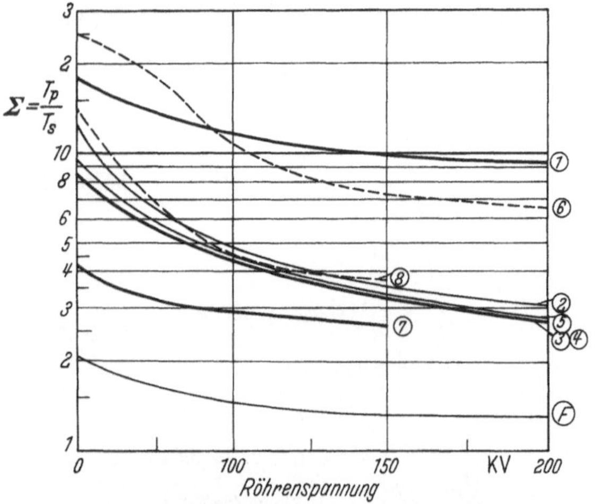

Phantom 20 cm H$_2$O, Feld 30×30 cm², Raster-Nr. wie Tabelle Abb. 241. F = Sn-Pb-Filter

Abb. 242.   Selektivität verschiedener Raster als Funktion der Spannung

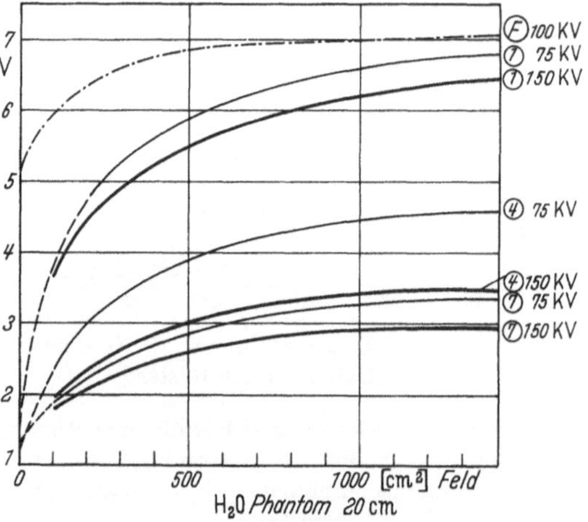

Die Belichtungsverlängerung durch Raster; Nummern wie Abb. 241

Abb. 243. Verlängerungsfaktor verschiedener Raster als Funktion der Feldgröße

Während in der Abb. 240 schematisch Rasteraufbau und -anordnung dargestellt ist, geben die Kurven 242 und 243 die Selektivität bzw. den Verlängerungsfaktor verschiedener, in der Praxis heute angewandter Raster wieder (mit den in der Tabelle Abb. 241 zusammengestellten konstruktiven Daten) und zwar in ihrer Abhängigkeit von der Röhrenspannung.

Bis vor etwa 10 Jahren wurden noch vielfach Sekundärstrahlenraster mit sehr grober Teilung verwendet (Grobraster).

Wegen ihrer störenden Sichtbarkeit im Bild konnten sie ausschließlich als bewegte Raster eingesetzt werden. Heute verwendet man fast durchwegs sog. *Feinraster*, d. h. Raster mit einer Teilung von mehr als 20 Linien/cm. Auch sie werden meist „bewegt" benützt, um die Rasterung im Bild unsichtbar zu machen; bei reduzierten Ansprüchen kann man sie auch in fester Anordnung verwenden, ohne die Lesbarkeit des Bildes allzusehr zu beeinträchtigen. Neuerdings geht man vielfach zu sog. *Feinstrastern* über mit Teilungen bis maximal etwa 50 Linien/cm. Sie sind im besonderen für stehende Verwendung bestimmt. Diese Feinstraster sind übrigens nicht nur fabrikatorisch schwierig in bezug auf die Gleichmäßigkeit der Teilung, sondern bei ihnen wird auch die Bleilamellenstärke unter Umständen schon so gering, daß ihre Selektivität bei hohen Spannungen recht ungünstig wird. Auch die Eigenstrahlung aus dem Raster selbst mindert die Rasterwirksamkeit bei höheren Spannungen und zwar um so mehr, je höher die Linienzahl ist.

Im übrigen hat man im Zusammenhang mit der Steigerung der Diagnostikspannungen auf 150 kV, ja sogar auf 200 kV, besondere *Hartstrahlraster* einführen müssen. Bei diesen

werden statt der sonst üblichen Schachtverhältnisse von $R = 5$ bis $R = 7$, Schachtverhältnisse von $R = 10$ bis $R = 16$ angewandt. Raster mit einem Schachtverhältnis über $R = 5$
müssen gerichtet ausgeführt werden, d. h. ihre Lamellen müssen nach dem Primärstrahlen-
zentrum (Brennfleck) ausgerichtet sein, weil sonst in den seitlichen Bildbereichen eine zu
starke Abschirmung der Primärstrahlung eintritt. Sie können deshalb auch nur für
bestimmte Brennfleckabstände oder eng begrenzte Bereiche derselben verwandt werden.
Demgegenüber sind die Schwierigkeiten bei Rastern mit niedrigem Schachtverhältnis
bedeutend geringer. Bei ihnen verzichtet man vielfach überhaupt auf eine „gerichtete
Ausführung" und verringert meist nur nach den Seiten zu das Schachtverhältnis noch
weiter durch Abschleifen, um den seitlichen Schwärzungsabfall — allerdings unter gleichzeitiger Minderung der streustrahlenabsorbierenden Wirkung — zu verringern.

Aus diesem Grunde wendet man in der Hartstrahltechnik bisweilen auch Kombinationen von kreuzweise angeordneten Rastern niederer Schachtverhältnisse an, sog. „Kreuz-
raster". Ihre Verwendung ist nur bei senkrechtem Nutzstrahlengang möglich, während
die einfachen Raster auch bei schrägem und wechselndem Strahlengang angewandt
werden können, wenn sie nur so angeordnet werden, daß Hauptstrahlrichtung und Lamel-
lenflächen in einer Ebene liegen. Außerdem tritt bei Kreuzrastern etwa die doppelte Ab-
schattung der Primärstrahlung ein wie bei einem entsprechenden Hartstrahl-Linienraster.

Bei hohen Röhrenspannungen hat man zur Streustrahlenunterdrückung statt der
Raster früher manchmal einfache Kupfer-, Zink- bzw. Bleifilter zwischen Patient und
Kassette verwendet. Derartige Filter wirken so, daß sie für die diffuse Sekundärstrahlung
aus dem Körper eine größere Filterwirkung besitzen als für die bildgebende Primärstrahlung,
aber die Selektivität bzw. die Verlängerungszeit ist bei ihnen wesentlich ungünstiger als
bei den Rastern; man ist deshalb heute davon abgekommen.

Auf die verschiedenen technologischen Methoden der Rasterherstellung soll hier nicht
eingegangen werden. Es sei nur erwähnt, daß es sog. Ganzmetallraster gibt, bei denen
der wenig absorbierende „Füllstoff" auch ein Metall ist (Al), und Raster mit nicht-
metallischen Füllstoffen (Papier oder Kunststoff). Sie werden meist in dünnwandige
metallische Schutzhüllen eingebettet. Es sind ferner schon lange Raster bekannt, bei
denen der Absorber nicht als massives Metallblech (meist Pb), sondern in Pulver- oder
Pastenform zum Blendenaufbau verwendet wird.

Neuerdings ist es gelungen, solche Raster mit modernen kunststofftechnischen Verfahren herzustellen. Bei ihnen verwendet man als Absorber Wolframpulver (Typen
W 5/50 und 2 W 5/50 in der Abb. 241).

δ) Rasterantriebe (Abb. 244)

Mit der allgemeinen Anwendung der Feinraster sind zwar die für ihren bewegten
Einsatz notwendigen Rasterantriebe insofern etwas einfacher geworden, als nur noch
kürzere Verwischungswege notwendig sind. Jedoch sind inzwischen auch die Anforderungen hinsichtlich der kürzesten Aufnahmezeiten, bei denen noch ausreichende Verwischung erzielt werden muß, ganz erheblich gestiegen. Die Forderung, auch bei den
heute möglichen kürzesten Aufnahmezeiten von etwa 3 ms völlige Rasterverwischung zu
erzielen, ist nur sehr schwer befriedigend zu erfüllen. Die Momentangeschwindigkeit der
Rasterbewegung muß groß genug sein, um während der kürzesten Aufnahmezeiten
Rasterverschiebungen um mehrere Teilungen zu ergeben. Außerdem gibt es bei pulsieren-
der Röntgenröhrenspannung eine ganze Anzahl von sog. kritischen Geschwindigkeiten,
bei denen Interferenzen auftreten können und dadurch die Rasterung in der Aufnahme
deutlich sichtbar wird.

Die früher relativ oft verwendete kreisförmige Verwischungsbewegung von spiralförmig
oder radial angeordneten Rastern ist schon lange aufgegeben worden zugunsten einer geradlinigen Bewegung von Rastern mit parallelen Lamellen. Die fabrikatorischen und An-
ordnungsschwierigkeiten waren dabei zu groß, obwohl andererseits die Kreisbewegung
relativ einfach ausreichende Verwischungsgeschwindigkeiten anzuwenden gestattet.

Bei der geradlinigen Verwischungsbewegung ist es umgekehrt nicht einfach, für alle Belichtungszeiten eine ausreichend hohe Verwischungsgeschwindigkeit sicherzustellen. Hier wurden bisher folgende Verwischungsbewegungen angewandt:

1. Während der Aufnahme erfolgt nur *eine einsinnige* Bewegung mit etwa konstanter Geschwindigkeit, wobei die jeweilige Geschwindigkeit entsprechend der jeweiligen Belichtungszeit so gewählt wird, daß der konstruktiv zur Verfügung stehende Gesamtweg dabei noch nicht ganz erreicht wird.

2. Während der Aufnahme erfolgt eine einsinnige Bewegung mit abnehmender Geschwindigkeit *(Initialbewegung)*. Die Spitzengeschwindigkeit und der gesamte Geschwindigkeitsverlauf werden dabei so gewählt und für alle Aufnahmezeiten einheitlich angewandt, daß für die kürzesten Aufnahmezeiten einerseits ein ausreichender Verwischungsweg entsteht und für die längsten Aufnahmezeiten der gesamte Verwischungsweg gleich

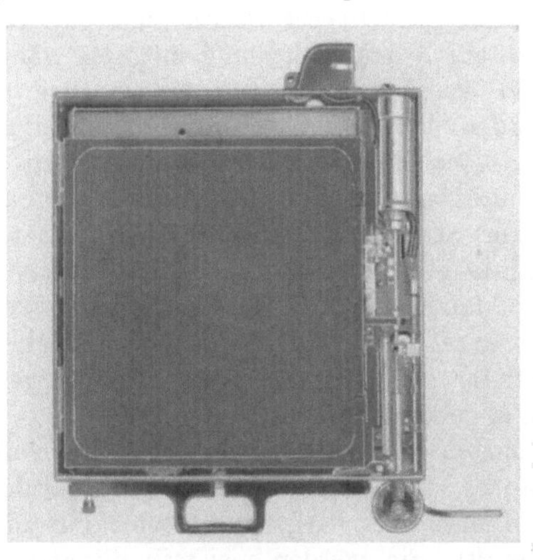

dem konstruktiv zur Verfügung stehenden wird. Der Aufnahmebeginn wird kurz nach dem Blendenstart in die Nähe des Geschwindigkeitsmaximums gelegt, also in eine Zeitphase, in der der Blendenanlauf bereits beendigt ist.

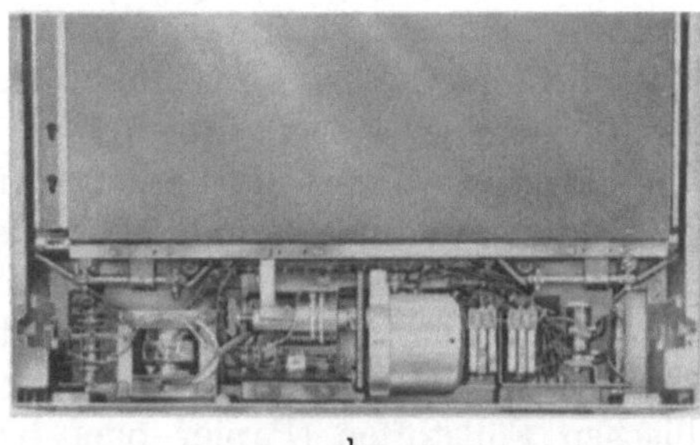

a　　　　　　　　b

Abb. 244a u. b. Rasterantriebe für Buckyblenden. a Federantrieb mit Ölkolbendämpfung, rechts unten Aufzughebel mit Einstellung der Ablaufzeit. b Motorischer Antrieb über Zylinderkurventrieb für hin- und hergehende Bewegung variabler Geschwindigkeit. (Siemens-Reiniger-Werke, Deutschland)

3. Es wird eine *hin- und hergehende Rasterbewegung* vorgesehen, entweder mit etwa sinusförmiger Geschwindigkeitsverteilung oder einer solchen, bei der der Rücklauf schneller erfolgt als der Hinlauf und beim Hinlauf die Maximalgeschwindigkeit relativ schnell erreicht wird, um dann langsam auf Null abzuklingen bis zum Beginn des Rücklaufs. Wie bei 2. wird der Aufnahmebeginn in die Nähe des Hinlauf-Geschwindigkeitsmaximums gelegt. Die Gesamtperiodendauer dieser hin- und hergehenden Bewegung (reciprocating) beträgt meist etwa 1 sec, so daß für Aufnahmen unter 1 sec nur mit einer einsinnigen Bewegung gearbeitet wird wie bei 2. und sie sich erst für größere Aufnahmezeiten aus mehreren Hin- und Hergängen zusammensetzt.

4. Synchronschwingraster. Hierbei führt der Raster eine hin- und hergehende Schwingung aus mit einer Amplitude von mehreren Rasterteilungen und zwar mit einer Resonanzfrequenz zur Netzfrequenz bzw. zur Frequenz der Röhrenspannung. Der Antrieb kann dabei etwa über einen Kurbeltrieb von einem Synchronmotor aus erfolgen oder aber, was ebenfalls erprobt ist, durch magnetische Wechselerregung des auf Netzresonanz mechanisch abgestimmten Rastersystems.

Von diesen Möglichkeiten, zu denen noch eine Reihe von Varianten hinzukommt, ist die unter 3. genannte die heute am meisten angewandte. Früher war lange Zeit die unter 1. genannte fast ausschließlich üblich. Wir müssen hier darauf verzichten, im einzelnen Vor- und Nachteile der verschiedenen Bewegungsformen zu diskutieren und stellen nur fest, daß es heute mit den besten Rasterantrieben nach 3. gelingt, ausreichende Rasterverwischung bei Drehstrombetrieb (6- und 12-Pulsschaltung) bis herab zu Belichtungszeiten von etwa 3 ms zu erzielen, allerdings nur mit Feinstrastern von mindestens etwa 30 Linien/cm.

Während beim Antrieb 1 die Ablaufgeschwindigkeit jeweils entsprechend der Aufnahmebelichtungszeit eingestellt werden muß, entfällt bei den Antrieben 2—4 diese Einstellnotwendigkeit. Rasterantriebe der 4. Art haben sich bisher nicht eingeführt, weil sie für Drehstromapparate ungünstiger sind.

ε) *Kassetten und Kassettenhalterungen, Zielgeräte* (Abb. 245—255)

Anders als in der optischen Photographie dient die Röntgenkassette nicht nur als lichtdichter Transportbehälter für den Film, sondern sie muß darüber hinaus die Verstärkerfolien aufnehmen und deren über die ganze Fläche gleichmäßig guten optischen Kontakt mit dem Film sicherstellen. Da beim Arbeiten mit Verstärkerfolien die in ihnen in optisches Licht umgesetzte Röntgenenergie rund 95 % der gesamten die Kassette treffenden Röntgenstrahlung ausmacht, handelt es sich hierbei im wesentlichen um eine Kontaktphotographie des optischen Folienbildes. Demzufolge ist die

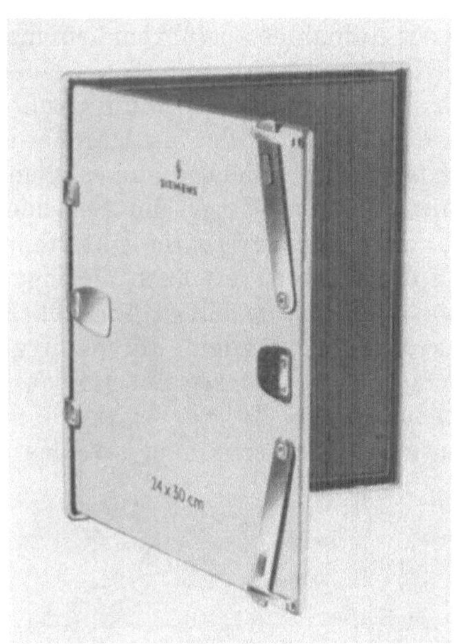
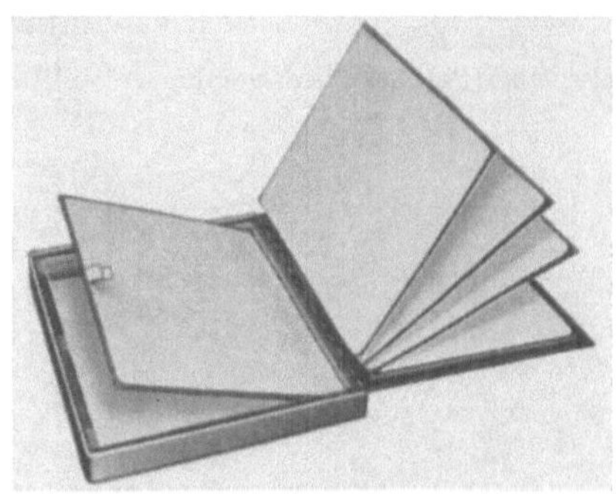

Abb. 245   Abb. 246

Abb. 245. Kassette. (Siemens-Reiniger-Werke, Deutschland)

Abb. 246. Simultankassette. (Auer, Deutschland)

gleichmäßige Güte dieses optischen Kontaktes entscheidend für die Schärfe des Röntgenbildes auf dem Film; der Qualitätsunterschied der Kassetten liegt daher im wesentlichen in ihrer Eignung für eine dauerhafte Herstellung dieses Kontaktes. Wenn für kleine Formate keine besonderen Schwierigkeiten in dieser Hinsicht bestehen, so wachsen sie doch bei den großen Formaten ganz erheblich an.

Um das Filmeinlegen zu erleichtern und Verwechslungen und Beschädigungen der wertvollen Verstärkerfolien zu vermeiden, klebt man diese meist in die Kassetten ein. Bei den in neuerer Zeit angebotenen *biegsamen Kassetten* aus Kunststoff sind die gleichfalls aus Kunststoff hergestellten Verstärkerfolien unmittelbar mit den Kassettenwänden verbunden.

Zum Schutz des Filmes gegen Röntgenstrahlen-Rückstreuungen aus der Kassettenunterlage werden die Kassetten auf ihrer brennfleckfernen Seite vielfach mit Bleischichten belegt. Nur bei Kassetten, die in Zielgeräten verwendet werden, verzichtet man bewußt darauf, weil man hier unmittelbar während der Aufnahme auf dem dahinter befindlichen Leuchtschirm durch die Kassette hindurch eine Kontrollmöglichkeit für die richtige Aufnahmeeinstellung behalten will. Außerdem erleichtert das geringe Gewicht das schnellere Einfahren.

Die für die Simultanschichtaufnahmen neuerdings eingeführten Spezialausführungen der Kassetten zeigen die Abb. 246 und 247.

Zur Halterung der Kassetten an den Geräten benützt man meist Einsatzrahmen bzw. Einschubbleche, welche eine bequeme und meist automatisch auf den Zentralstrahl zentrierte Fixierung der verschiedenen Kassettenformate gestatten. Vielfach werden derartige Einsatzrahmen mit den Antriebsmechanismen für die bewegten Raster konstruktiv vereinigt.

Auch an den *Zielgeräten* verwendet man oft solche Einsatzrahmen, um den schnellen, bequemen und sicheren Wechsel der verschiedenen Formate bei jeweils richtiger Zentrierung zu ermöglichen. Da hier außerdem ein schneller Übergang von der Durchleuchtung zur Aufnahme ausführbar sein muß, ordnet man diese Kassetteneinsatzrahmen auf einem seitlich verschiebbaren Wagen an und kann damit die Kassetten unmittelbar vor der Aufnahme aus einer Bereitschaftsstellung in die Aufnahmestellung vor den Leuchtschirm bringen. Wegen der Verschiedenartigkeit der Filmformate bzw. ihrer Unterteilung führt man die Einsatzrahmen oft auch als sog. Wechselrahmen aus, in die die Kassetten außerhalb des Zielgerätes eingelegt werden, um dann zusammen mit diesen speziellen Wechselrahmen in das Zielgerät eingesetzt zu werden. Heute verzichtet man überwiegend auf solche Wechselrahmen, weil das Hantieren

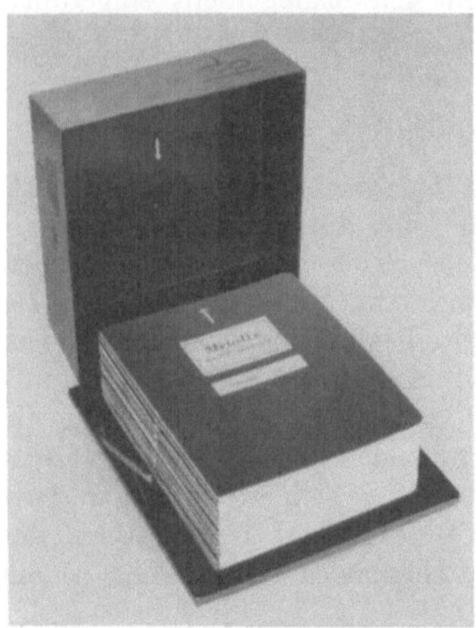

Abb. 247
Simultankassette. (Philips, Niederlande)

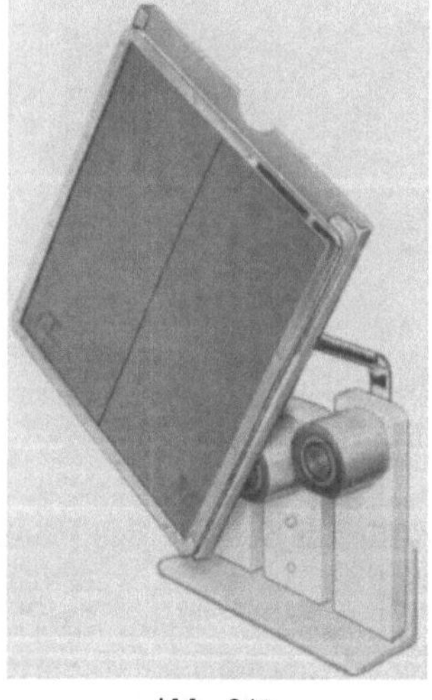

Abb. 248

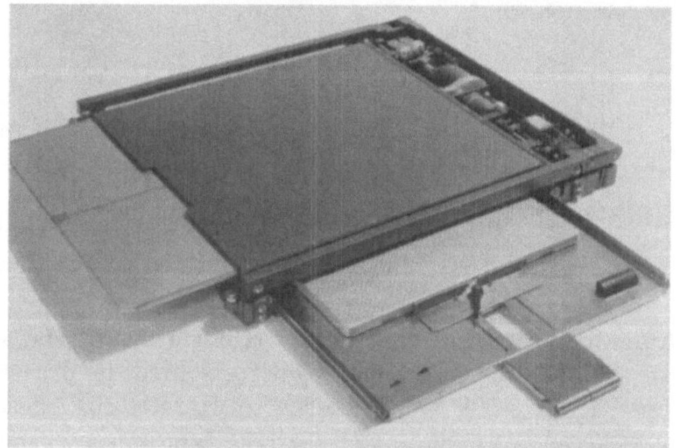

Abb. 249

Abb. 248. Magnetkassettenhalter für Kassettenhalterung in senkrechter Lage. (Siemens-Reiniger-Werke, Deutschland)

Abb. 249. Kassetteneinschubblech mit automatischer Zentrierung in einer Buckyblende. (Siemens-Reiniger-Werke, Deutschland)

mit ihnen als lästig empfunden wird. Der Einschubrahmen am Zielgerät erhält statt dessen eine entsprechend große Zahl von bequem und übersichtlich wechselbaren zentrierten Einstellungen für die verschiedenen einzulegenden Kassetten. Gerade im letzten Jahrzehnt haben die Zielgerätekonstruktionen eine erhebliche Entwicklung durchgemacht.

Für die an modernen Zielgeräten heute gebotenen Wechselmöglichkeiten der anwendbaren Filmformate bzw. ihre möglichen Unterteilungen sind in den Abb. 253b Beispiele gegeben. Man kann feststellen, daß die Zielgeräte europäischer Fabrikation im allgemeinen eine viel größere Unterteilungsmannigfaltigkeit bieten als etwa die amerikanischen. Offensichtlich hängt das damit zusammen, daß in Europa im allgemeinen die Sparsamkeit im Filmverbrauch als weit wichtiger angesehen wird als in USA. Erkauft wird dieser Vorteil allerdings durch die aufwendigeren Kon-struktionen der Zielgeräte. Die Anwendung ver-schiedenartiger Kassettenwechselrahmen bzw. die Vielzahl von Umschaltmöglichkeiten für die An-schlagsysteme des Kassetteneinschubs dienen letzten Endes nur dieser Sparsamkeit. Eine zu-sätzliche Erschwerung für eine vernünftige Ver-einheitlichung kommt durch die beiden neben-einander bestehenden Filmformatnormen hinzu, das Zollsystem und das Zentimetersystem.

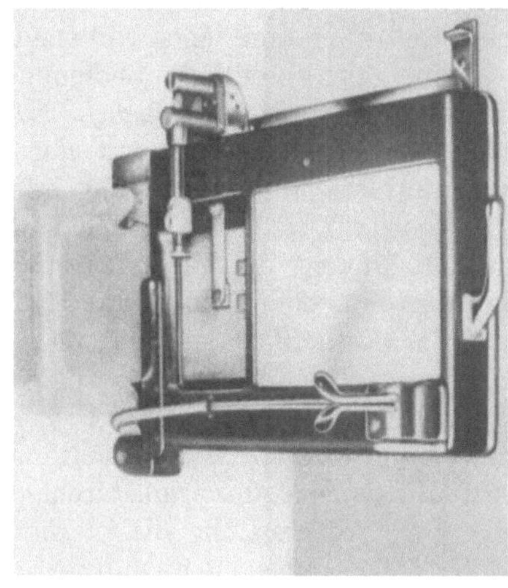

Abb. 250. Zielgerät mit Kassettenvorschub von Hand (8 × 10″). (Franklin, Philadelphia, USA „Serialograph")

Das Einfahren des Kassettenrahmens aus der Bereitschaftsstellung in die Aufnahmestellung ge-schieht auch heute noch überwiegend von Hand; mit dem Einschieben sind meist automatisch die entsprechenden Umschaltungen (Abschalten der Durchleuchtung, Einschalten des Blendenantriebs, Einschalten der Aufnahme) verbunden. Um jedoch den schnellen Übergang von der Durchleuchtung zur Aufnahme (Gesamtverzugszeit meist 0,8—1 sec) genügend definiert und unabhängig vom Tempera-ment des Untersuchers auszuführen, wird bei hochwertigen Geräten heute vielfach moto-rischer Antrieb vorgesehen, sei es unmittelbar elektromotorisch oder auch unter Zwischen-schaltung eines pneumatischen Triebes. Die Schwierigkeit liegt dabei in der Vereinigung einer ausreichenden Einschubgeschwindigkeit mit möglichster Stoßfreiheit, um Bildver-

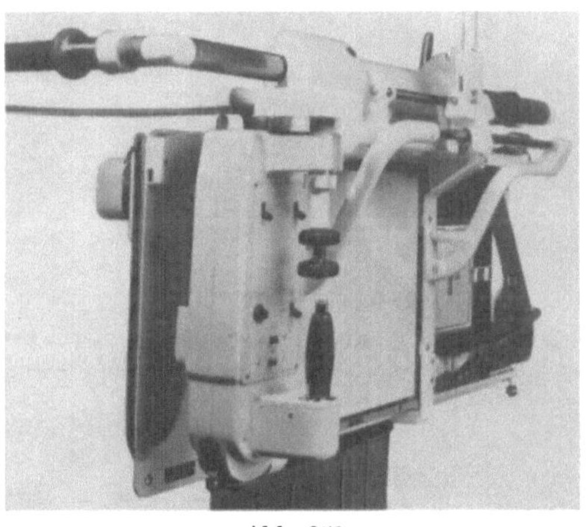

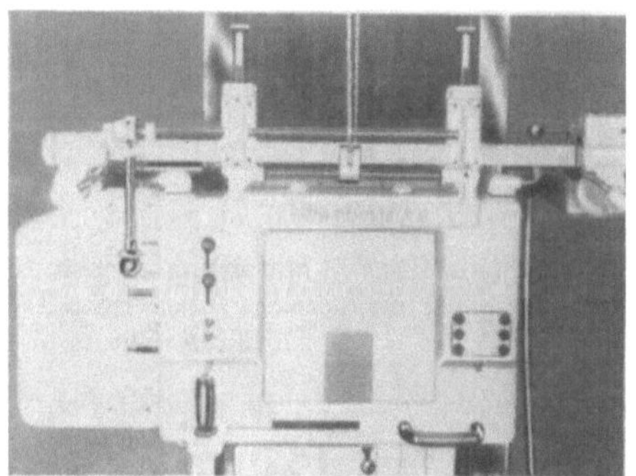

Abb. 251 Abb. 252

Abb. 251. Älteres Zielgerät mit Handeinschub von Einsatz-Kassettenrahmen. (Siemens-Reiniger-Werke, Deutschland)

Abb. 252. Zielgerät mit Druckknopfformatwähler. Seitlicher Handeinschub der Kassetten (Spezialkassetten mit Flansch). (Koch & Sterzel, Deutschland „Ultra-Zielgerät D")

wacklung auszuschalten. Günstig ist dabei allerdings, daß es sich bei den Zielaufnahmen um Kurzzeitaufnahmen handelt und zwar praktisch immer unter Kompression, die eine gute zusätzliche Dämpfung des Zielgerätes darstellt. Über die Ausbildung und Anbrin-gung der Kompressionstubusse an den Zielgeräten s. unter C II 1 c α).

Auf die Notwendigkeit der geeigneten Anbringung der Meßorgane für Belichtungsautomatik sowohl an Zielgeräten als auch an sonstigen Kassettenhaltern sei hier nur summarisch hingewiesen. Wegen der immer allgemeineren Einführung der Belichtungsautomatik ist ihre konstruktive Berücksichtigung an den Kassettenhalterungen heute zu einer selbstverständlichen Notwendigkeit geworden.

Eine ganz wesentliche Bedienungserleichterung beim Zielbetrieb bringt die neuerdings eingeführte *Einblendautomatik*. Durch Kupplung der motorisch betätigten Feldeinblendung an der Röhre mit der im Zielgerät jeweils eingelegten Kassette bzw. ihrer vorgewählten Filmunterteilung erfolgt damit automatisch die richtige Zuordnung der Feldeinblendung. Der Untersucher braucht die Blende von Hand nur zu bedienen bei der Einstellung des Durchleuchtungsfeldes, bzw. um bei der Aufnahme das Feld noch innerhalb des jeweils benützten Filmformates auszublenden. Besonders wichtig wird diese automatische Feldeinblendung für die RBV- und Fernseh-Durchleuchtung, weil hier die richtige Aufnahmeausblendung mit Durchleuchtungskontrolle durch die Formatbegrenzung dieser Einrichtung erschwert ist. Neben der reinen Bedienungserleichterung bringt diese Automatik natürlich auch einen wesentlichen Schutz des Patienten gegen versehentliche Fehleinblendungen und unnötige Strahlenbelastung.

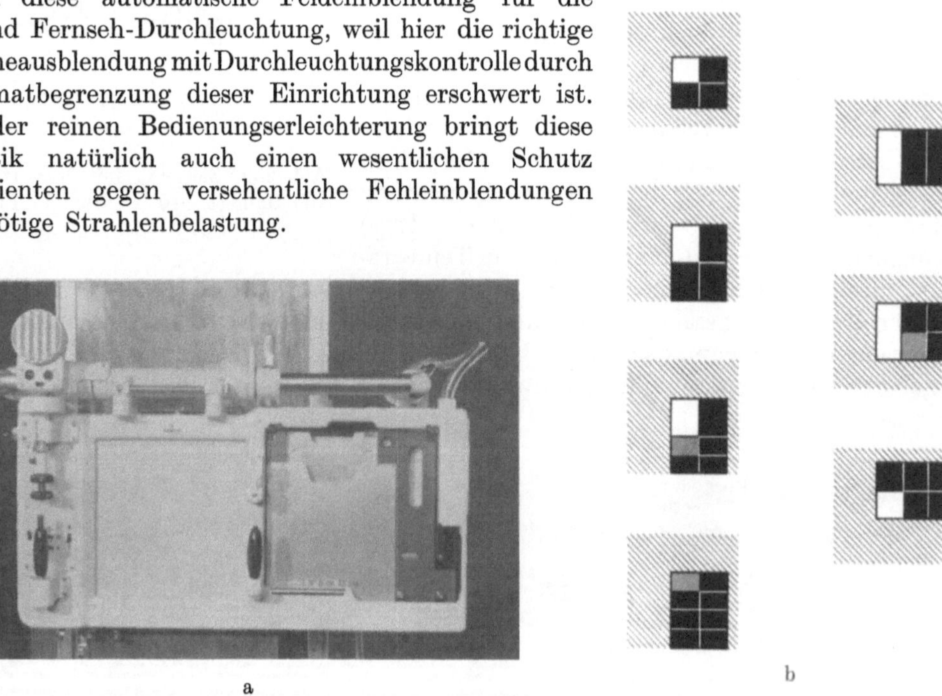

Abb. 253a u. b. a Zielgerät mit pneumatischem Kassettenvorschub, Frontladung mit Einsatzrahmen, bewegte Buckyblende, elektromagnetische Arretierungen. (Siemens-Reiniger-Werke, Deutschland „Explorator-Super"). b Filmformate und Filmunterteilungsmöglichkeiten

ζ) *Verstärkerfolien* (Abb. 256)

Die Verstärkerfolien haben den Zweck, hinter dem Aufnahmeobjekt innerhalb der Aufnahmekassette das Röntgenstrahlenrelief in ein optisches Bild umzuwandeln, welches den Film im unmittelbaren Kontakt belichtet. Die direkte Röntgenbelichtung des Filmes macht bei Folienaufnahmen im Mittel nur etwa 5 % der Gesamtbelichtung aus. Es tritt also durch die Lichtumsetzung in den Folien eine erhebliche Verstärkung der Belichtung ein. Im Bereich von 60—150 kV braucht man für eine Folienaufnahme je nach Film- und Folientype nur etwa den 10.—40. Teil der Belichtung (mAs) gegenüber einer Aufnahme ohne Folien. Der Verstärkungs- bzw. Belichtungsfaktor von 10—40 bezieht sich dabei auf sog. folienlose Filme wie z.B. Agfa Sino oder Schleusner Doneo; er setzt die Benützung eines doppelseitig begossenen Röntgenfilms voraus, den man in optischem Kontakt mit zwei Verstärkerfolien (Vorder- und Rückfolie) in der Kassette belichtet.

Wegen der in der Vorderfolie und im Film eintretenden merklichen Schwächung der Röntgenstrahlen müssen beide Folien einer solchen Kombination voneinander verschiedene Verstärkungsfaktoren haben, wenn die beiden Filmseiten gleich belichtet bzw. geschwärzt werden sollen. Der Verstärkungsfaktor ist für einen bestimmten Leuchtstoff eine Funktion der Leuchtschichtdicke, andererseits nimmt die von der Folie hervorgerufene Bildunschärfe mit wachsender Schichtdicke zu und damit auch der Bildkontrast ab. Es ist deshalb zweckmäßig, die beiden Folien einer Kombination in ihrer Schichtdicke so abzustimmen, daß sich für beide Filmseiten etwa gleiche Schwärzungen ergeben. Das läßt sich allerdings nur für eine bestimmte Strahlenhärte erreichen. Meist benützt man zur Erzielung annähernd gleicher Schwärzung auf beiden Filmseiten als Rückfolie eine solche mit dickerer Leuchtschicht als die der Vorderfolie. Ein versehentliches Vertauschen verursacht dabei stets einen erheblichen Zeichenschärfe- und Verstärkungsverlust.

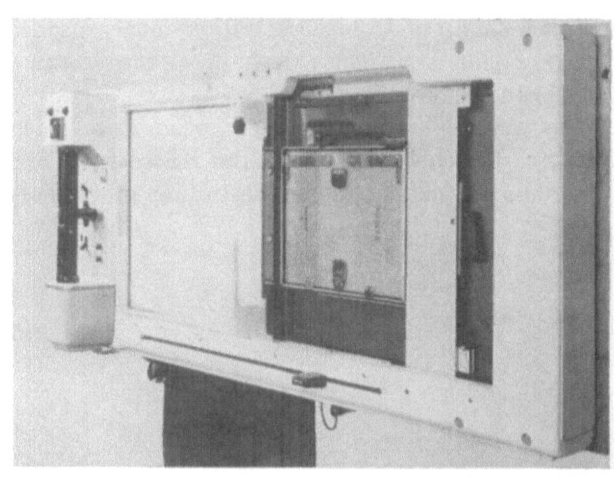

Abb. 254. Zielgerät mit Kassetteneinfahrt von Hand oder motorisch, Frontladung ohne Rahmen mit normalen Kassetten. (Siemens-Reiniger-Werke, Deutschland „Explorator für Isoskop“)

Als Leuchtstoff wird bei den Verstärkerfolien heute im allgemeinen Calciumwolframat benützt. Silberaktiviertes Zinksulfid und Bleibariumsulfat kommen heute nur noch selten zur Anwendung.

Den prinzipiellen Aufbau einer Verstärkerfolie zeigt Abbildung 256a. Ebenso wie die Korngröße des Leuchtstoffes sollte die Leuchtschichtdicke im Hinblick auf die von der Folie verursachte Bildunschärfe möglichst klein sein. Andererseits kann man sie nicht beliebig klein wählen, wenn sie einen bestimmten Verstärkungsfaktor ergeben sollen. Abb. 256b zeigt die Abhängigkeit des Verstärkungsfaktors von der spezifischen Belegung und damit von der Schichtdicke. Um trotz endlicher Schichtdicke eine ausreichende Bildschärfe

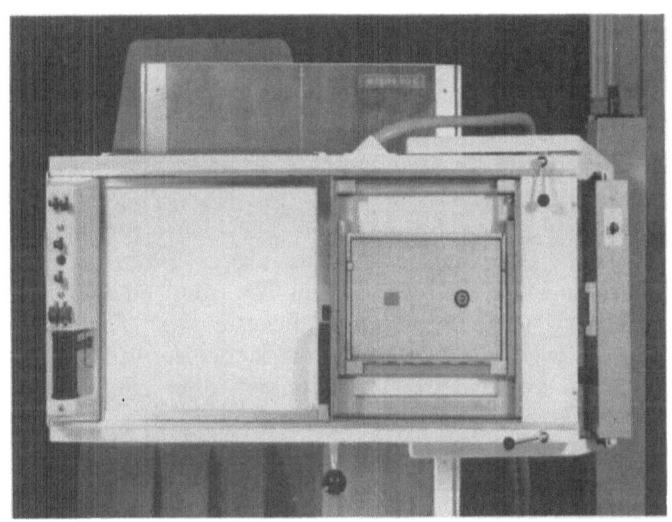

Abb. 255. Zielgerät UG 5. (C. H. F. Müller, Deutschland)

sicherzustellen, färbt man zum Teil die Leuchtschichten mit einem das Folienlicht absorbierenden Farbstoff ein. An sich wird das Folien-*Streulicht* schon wegen seines längeren Weges in der Schicht bis zum Film stärker geschwächt als das senkrecht von der Folie auf den Film ausgestrahlte Licht. Dieser Effekt wird durch die Anfärbung der Schicht noch beträchtlich verstärkt und man kann damit eine erhebliche Verringerung der Folienunschärfe erreichen. Ähnlich schärfeverbessernd wirkt die Anwendung eines lichtabsorbierenden, also nicht reflektierenden Folienhintergrundes, weil dadurch die inneren Reflektionen des Streulichtes in der Schicht vermindert werden. Der Verstärkungsfaktor wird allerdings sowohl durch die Anfärbung wie durch Anwendung eines

17*

lichtabsorbierenden Hintergrundes verschlechtert, weil der zur Bildschwärzung beitragende Anteil des Streulichtes vermindert wird.

Entsprechend ihrer Verwendung im optischen Kontakt mit dem Röntgenfilm innerhalb der Kassette muß der mechanische Aufbau der Folien die Erhaltung ihrer optischen Eigenschaften bei ständigem Gebrauch sicherstellen. Vor allem muß ihre Oberfläche hinreichend widerstandsfähig sein, um eine Reinigung von Staubteilchen ohne Beschädigung zu vertragen, und genügend glatt, um das Festsetzen von Verunreinigungen zu verhindern. Allerdings zwingt die Rücksichtnahme auf die optische Güte der Folien hier zu einem Kompromiß bezüglich ihrer mechanischen Beanspruchungsfestigkeit. Für hochwertige Folien kann man deshalb nicht darauf verzichten, eine sorgsame Behandlung im Gebrauch vorauszusetzen.

Die weitere Forderung einer guten Anschmiegsamkeit an den Film unter dem verhältnismäßig schwachen Druck der Kassettenböden findet ebenfalls eine Grenze durch die Notwendigkeit ausreichender Festigkeit gegen Verwerfungen und Knickungen.

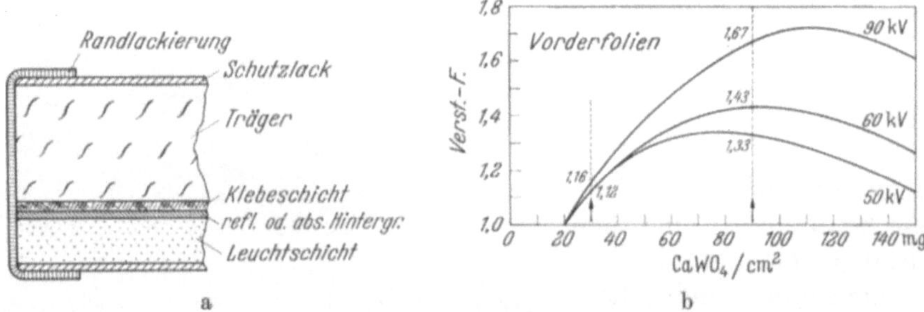

Abb. 256a u. b. a Prinzipieller Aufbau einer Verstärkerfolie. b Verstärkungsfaktor von Calciumwolframat-Vorderfolien als Funktion der Belegung (gemessen als Einzelfolien bei 50, 60 und 90 kV). Der Verstärkungsfaktor einer 20 mg-Folie wurde = 1 gesetzt

In neuerer Zeit hat man deshalb statt des üblichen imprägnierten und lackierten Kartonträgers der Leuchtschicht z.B. Kunststoff- bzw. Plastikträger angewandt, wobei als Bindemittel für den Leuchtstoff ebenfalls Kunstharze, zum Teil aber auch Lacke oder Gelatine benützt werden. Die stärkere Neigung dieser Folien zu statischen Aufladungen und Verschmutzungen war bisher immer noch recht störend.

Um im Gebrauch die Folien besser gegen Verschmutzungen und Beschädigungen (Einklemmen und Knicken beim Einlegen) zu schützen, ist es fast allgemein üblich geworden, sie unter Benützung von besonderen Klebstreifen in die Kassetten einzukleben. Dadurch wird auch das versehentliche Verwechseln von Vorder- und Rückfolien mit Sicherheit vermieden. Trotzdem ist eine gewisse Sorgfalt im praktischen Gebrauch unerläßlich für die Erhaltung der Folieneigenschaften, und es empfiehlt sich dabei, die von den Herstellern mitgegebenen Reinigungsanweisungen usw. gut zu beachten.

Neuerdings sind sog. *Folientaschen* auf den Markt gekommen, bei denen zwei Kunststoffverstärkerfolien eine lichtdichte Tasche für den Röntgenfilm bilden, also selbst als Filmkassette wirken.

η) Leuchtschirme

Für die Durchleuchtung und Schirmbildphotographie werden auch heute in überwiegendem Maße zur Umsetzung des Röntgenstrahlenbildes in ein optisches Bild Leuchtschirme benützt, deren Ersatz durch Bildverstärker und Fernseheinrichtungen voraussichtlich auch in Zukunft bei einfacheren Einrichtungen kaum in Frage kommen wird, weil der Leuchtschirm bei weitem das einfachste und billigste Mittel darstellt. Im Aufbau gleicht der Leuchtschirm grundsätzlich den Verstärkerfolien; auch bei ihm handelt es sich um eine Leuchtschicht, die auf einen Träger (Karton, Kunststoff) eventuell unter Zwischenschaltung einer Klebschicht oder eines reflektierenden Hintergrundes aufgebracht ist. Als

Bindemittel für den Leuchtstoff dienen Lacke und Gelatine. Auf der Leuchtstoffschicht ist meist noch eine Schutzhaut vorgesehen, die das Eindringen von Feuchtigkeit verhindert und die Verschmutzungsgefahr herabsetzt.

Als Leuchtstoffe wurden im Laufe der Jahre die folgenden verwendet:

Ursprünglich Bariumplatincyanür (gelbgrün); ab 1919 Zinksilikat (grün); ab 1927 Cadmiumwolframat (blau) und seit 1934 Zink-Cadmiumsulfid (grüngelb).

Bei den Leuchtschirmen für die Schirmbildphotographie wird heute normalerweise Zinksulfid vorgesehen. Das Zinksulfid bzw. das Zink-Cadmiumsulfid wird mit Silber aktiviert; das silberaktivierte ZnS (Ag) leuchtet blau, das CdS (Ag) leuchtet rot. Die Farbe des Leuchtschirmes läßt sich durch Veränderung des Mischungsverhältnisses von ZnS:CdS variieren. Damit das Emissionsmaximum des Durchleuchtungsschirmes dem Empfindlichkeitsmaximum des dunkeladaptierten Auges entspricht, wählt man dieses Verhältnis dabei meist etwa ZnS:CdS $\sim$ 60:40.

Die „Schirmhelligkeit", d. h. die Leuchtdichte pro Dosisleistung ist bei gleicher Strahlenqualität abhängig von der Leuchtstoffqualität und der Dicke der Leuchtschicht; mit steigender Belegung nimmt die Leuchtdichte zu, die Zeichenschärfe ab und umgekehrt. Für Durchleuchtungsschirme gibt es deshalb eine optimale Belegung, bei der die Detailerkennbarkeit am günstigsten wird (für die üblichen Leuchtstoffe etwa 100 mg/cm^2). Unterhalb dieser optimalen Belegung würde zwar die Zeichenschärfe und das Auflösungsvermögen beträchtlich ansteigen, aber der gleichzeitige Verlust an Leuchtdichte würde bewirken, daß diese Auflösungsverbesserung vom Auge nicht mehr ausgenützt würde.

Bei der Schirmbildphotographie verwendet man dagegen Leuchtschirme mit Belegungen bis herunter zu etwa 50 mg/cm^2. Ein Belegungsoptimum existiert hier nicht. Vielmehr benützt man hier Leuchtschirme mit relativ unterschiedlicher Belegung, je nachdem, ob man auf hohe Zeichenschärfe oder geringe Dosis für die Aufnahme Wert legt; ganz ähnlich wie man bei den Direktaufnahmen je nach Verwendungszweck unterschiedliche Typen von Verstärkerfolien benützt.

Zum Einbau in das Gerät werden die Leuchtschirme, soweit sie für Durchleuchtung benützt werden, auf Bleiglas aufgezogen, dessen Bleigleichwert den Strahlenschutzbestimmungen entsprechen muß. Im allgemeinen werden Schirm und Bleiglas in einen Metallrahmen gefaßt. Der Leuchtschirm wird hierbei (z. B. durch Überziehen mit einer Schutzfolie auf der Rückwand) weitgehend gegen Feuchtigkeit geschützt, da diese im Zusammenwirken mit kurzwelligem Licht den Leuchtstoff zersetzt. Leuchtschirme sollen unbedingt auch vor Tageslicht ausreichend geschützt werden. In direktem Sonnenlicht vergraut ein ZnS/CdS-Leuchtschirm binnen kurzer Zeit. Bestimmte Verfahren zur Stabilisierung des Leuchtstoffes, wie sie überall angewendet werden, können diesen Vorgang wohl aufhalten, aber nicht ganz verhindern.

ϑ) Filter

Im Gegensatz zu den vorgenannten Zubehörteilen der Diagnostikgeräte bezweckt die Anwendung der Filter nicht die Verbesserung des Röntgenbildes, sondern dient dem Schutz des Patienten gegen Strahlenschäden. Das Filter soll die Strahlung vor dem Auftreffen auf den Patienten von den weichen Anteilen befreien, die wegen ihrer geringen Durchdringungsfähigkeit zur Bildgebung nicht beitragen können, wohl aber die Patientenoberfläche in hohem Maße und ganz unnötigerweise belasten würden. Da sie also eine notwendige Schutzfunktion ausüben müssen, ist ihre Mindestbemessung in den Strahlenschutzvorschriften festgelegt. Demgegenüber hat die Anwendung des Filters in der Therapie den Zweck, die Qualität und Tiefenwirkung der angewendeten Strahlung mitzubestimmen, deshalb bleibt dort seine zweckmäßige Wahl dem behandelnden Arzt überlassen.

Als Mindestfilterwert ist für den gesamten diagnostischen Bereich 2 mm Al vorgeschrieben. Sofern es sich jedoch um Röntgenstrahlenanwendungen in der Chirurgie handelt, wird ein Mindestfilterwert von 3 mm Al gefordert. Bei Röntgenstrahlenquellen mit Röhrenspannungen bis zu 60 kV braucht die Mindestfilterung nur 1 mm Al betragen. Im allgemeinen werden diese Mindestfilterwerte bei den Strahlenquellen als unveränderlich vorgesehen und nur für darüberliegende Filterwerte auswechselbare Zusatzfilter angewandt.

ι) *Bildverstärker* (Abb. 257—266)

Der Röntgenbildverstärker (RBV), der auf den während des 2. Weltkrieges entwickelten Ultrarotbildwandler zurückgeht und über dessen versuchsweise Einführung in die medizinische Röntgendiagnostik erstmalig 1948 von Coltman berichtet wurde, ist inzwischen bei einer Reihe von Firmen zu einem voll einsatzfähigen Zusatzgerät weiterentwickelt worden. Er tritt heute für viele Anwendungen an die Stelle des

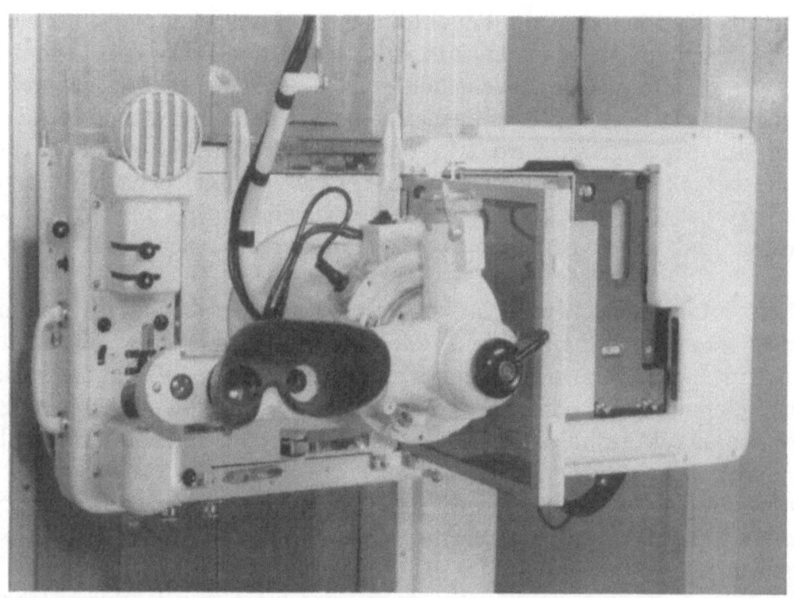

Abb. 257. Röntgenbildverstärker 5″ mit verschiedenen Betrachtungsoptiken (1954). Einäugige Periskopoptik, schwenkbar, seitlich versetzter Einblick; Binocularlupe; Reflektor; einäugige Direktbetrachtung oder zweiäugige Mattscheibenbetrachtung. (Philips, Niederlande; C. H. F. Müller, Deutschland)

Leuchtschirms und hat sich dabei als einer der wichtigsten technischen Fortschritte der Röntgendiagnostik sowohl für die Durchleuchtung als auch für Röntgenkinematographie erwiesen. Die Lichtverstärkung um Faktoren bis zu mehreren 1000 bringt bei der Durchleuchtung den Fortfall einer langdauernden Adaption, eine erhebliche Einsparung an Dosisbelastung des Patienten (die erforderliche Dosisleistung kann i. a. etwa um den Faktor 3 und mehr gesenkt werden, außerdem ist eine unter Umständen erhebliche Abkürzung der Beobachtungszeit möglich infolge der größeren Bildhelligkeit) und einen merklichen Gewinn der wahrnehmbaren Auflösung. Für die Kinematographie ist es vor allem die hier besonders große Herabsetzung der benötigten Dosis, die heute die Kinematographie ohne Bildverstärkung als überholt erscheinen läßt. In Bd. I/1 wird über Physik und Technik des Röntgenbildverstärkers eingehend berichtet. Hier seien nur seine Anwendungen an den Röntgengeräten behandelt und die dafür wichtigsten konstruktiven Einzelheiten mitgeteilt.

Noch bis vor wenigen Jahren ergab die flächenmäßige Begrenzung des vom Bildverstärker erfaßbaren Röntgenbildes (etwa 5″ ⌀) eine sehr störende Einschränkung seiner praktischen Einsatzfähigkeit. In allen Anwendungsfällen, in denen große Übersichtsformate unentbehrlich sind, mußte man deshalb immer noch den Übergang zur normalen Leuchtschirmbetrachtung vorsehen. Heute, wo eine Reihe von Bildverstärkerformaten zwischen etwa 5″ und 10″ serienmäßig hergestellt werden, kann man in einem wesentlich weiteren Sinn an eine ausschließliche Bildverstärker-Durchleuchtung denken. Allerdings besteht auch jetzt immer noch eine gewisse Schwierigkeit für die Anwendung der ganz großen Bildverstärker wegen ihrer unbequemen Abmessungen und Gewichte. Deshalb legt man sich bei der Wahl des Bildverstärkerformates — soweit oculare Betrachtung in Frage kommt — Beschränkungen auf und verzichtet vielfach noch nicht ganz auf die Möglichkeit zum betriebsmäßigen Übergang auf eine großformatige Leuchtschirmuntersuchung. Bei bestimmten Sondergeräten, wie z.B. den Operationsgeräten oder den Katheterisierungstischen, entspricht heute die ausschließliche RBV-Durchleuchtung dem Stand der Technik. Bei diesen Anwendungen kann man leichter Konzessionen bezüglich des Formates der Bildverstärker machen; andererseits ist hier die Leuchtschirmuntersuchung wegen der Adaptationsschwierigkeit besonders ungünstig.

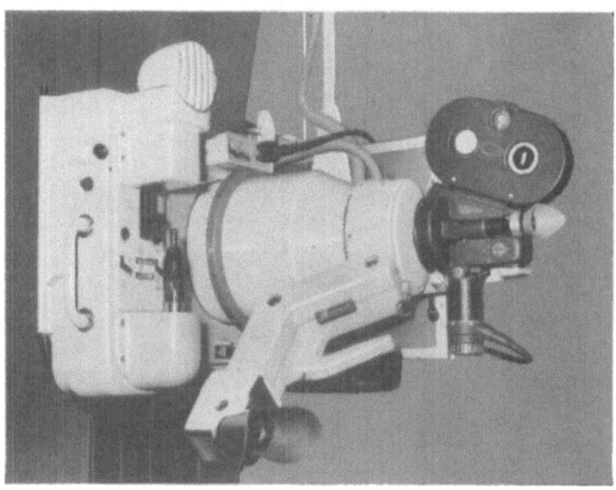

a

Bei der praktischen Anwendung des RBV ergeben sich noch weitere Schwierigkeiten aus seiner erheblichen Längsausdehnung und aus der Kleinheit des von ihm gelieferten optischen Sichtbildes. Sie zwingt zur Anwendung von Vergrößerungsoptiken für die Betrachtung und zu einer solchen Ausbildung derselben, daß der Untersucher noch bequem genug die notwendige Zugriffsmöglichkeit zum Patienten behält. Es haben sich im wesentlichen zwei Formen für diese Betrachtungsoptiken herausgebildet:

1. Die *Lupen-* oder *Ocularoptik*, die in ihren modernen Formen so ausgeführt ist, daß ihr Einblick nicht in Achsenrichtung des RBV liegt, sondern seitlich neben dem RBV in einer so kurzen Entfernung vom Untersuchungsobjekt, daß seine Zugänglichkeit für den Untersucher etwa gleich gut wie bei einer Leuchtschirmbetrachtung ist. Um bei

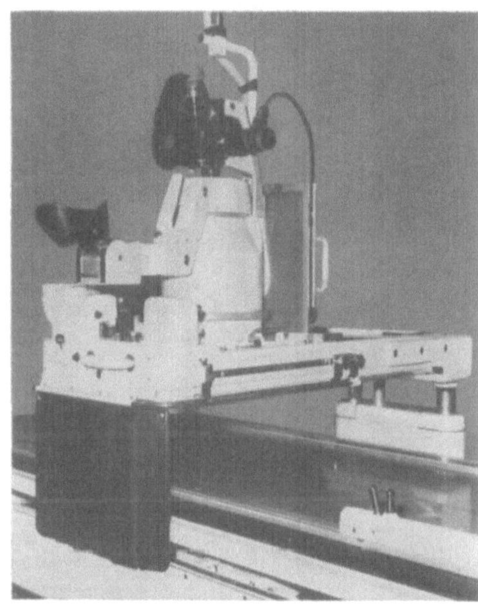

b

Abb. 258a u. b. 5″ bzw. 7″ Röntgenbildverstärker mit verstellbarer Umlenk-Ocularoptik und angesetzter Kinokamera (16 oder 35 mm). a In Vertikallage des Gerätes. b In Horizontallage des Gerätes. (Siemens-Reiniger-Werke, Deutschland)

allen eingestellten Röntgenstrahlenrichtungen gleich bequem beobachten zu können, sind diese Systeme meist um die Bildverstärkerachse schwenkbar und mit einer verstellbaren Einblickrichtung ausgeführt.

Diese Optiken lassen i.a. nur eine einäugige Betrachtung zu. Man ordnet deshalb bei ihnen die Einblickmaske vielfach in der Weise verstellbar an, daß sowohl mit dem rechten, als auch mit dem linken Auge beobachtet werden kann und daß dabei das andere Auge gegen Fremdbeleuchtung geschützt ist oder, was gelegentlich auch vorgesehen wurde, eine nach Farbe und Helligkeit definierte Fremdbeleuchtung erhält. Um außerdem eine Mitbeobachtung für einen zweiten Beobachter zu gestatten, sind gelegentlich zwei voneinander unabhängig einstellbare derartige Betrachtungssysteme am gleichen Bildverstärker vorgesehen worden, wobei die Aufteilung des Strahlenganges auf die beiden Optiken durch teildurchlässige Spiegel oder Prismen erfolgt.

2. *Vergrößerungsoptiken mit freiem Spiegeleinblick.* Während bei den Anordnungen nach 1. die Strahlenumlenkung über mehrere Spiegel oder Prismen *zwischen* dem Schirmbild des RBV und dem Betrachtungsocular erfolgt, wird hierbei das von der Vergrößerungsoptik erzeugte und ebenfalls umgelenkte reelle Bild über einen Einblickspiegel betrachtet,

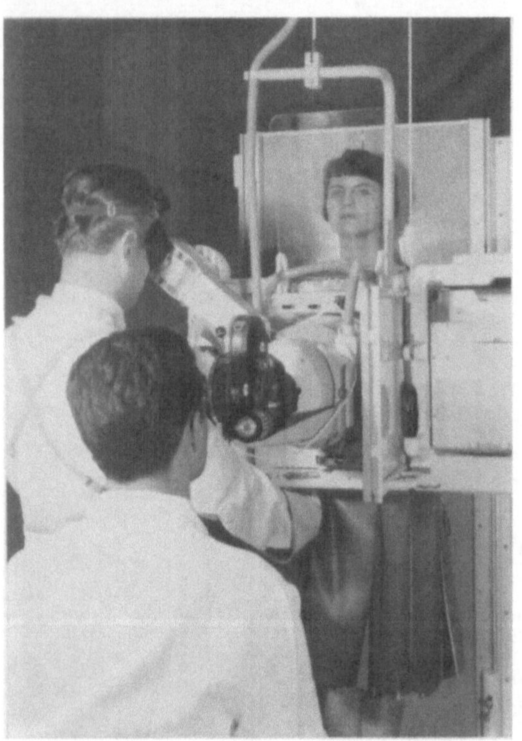

der ebenso wie bei 1. fast immer in seiner Einblickrichtung verstellbar und um die RBV-Achse schwenkbar angeordnet ist. Der Vorteil dieses sog. „freien Einblicks" liegt darin, daß der Beobachter sein Auge nicht in eine feste Zuordnung zu einem Ocular bringen muß. Dieser Vorteil ist auch im 2. Fall nur dann vorhanden, wenn die optische Anord-

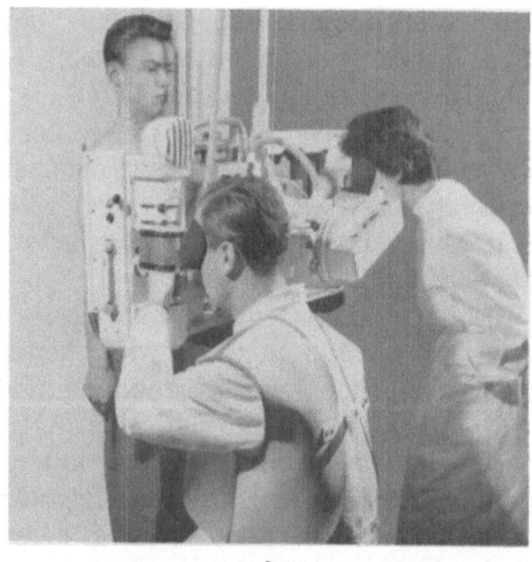

a   b

Abb. 259 a u. b. Dasselbe Gerät wie Abb. 258 bei der Untersuchung. a Kinoaufnahme mit gleichzeitiger Beobachtung. b Durchleuchtung bei 2 Beobachtern. (Siemens-Reiniger-Werke, Deutschland)

nung eine ausreichend große „Austrittpupille" besitzt. Da dies nicht bei allen derartigen Optiken der Fall ist, besteht meist auch hier die Notwendigkeit für eine ganz bestimmte Kopfhaltung, die besonders anstrengend ist, weil bei diesen Anordnungen normalerweise keine Kopfstütze vorgesehen ist. Auch die Möglichkeit einer beidäugigen Betrachtung hängt hier von dieser Voraussetzung einer genügend großen „Austrittpupille" (mindestens 80 mm) ab; meist handelt es sich nicht um eine echte beidäugige Betrachtung, d.h. das *ganze* Bild wird nicht von beiden Augen *gleichzeitig betrachtet.* Immerhin merkt man bei einer solchen Anordnung den Übergang von der Betrachtung mit dem einen Auge zum anderen Auge weniger; darin liegt ein gewisser Vorteil.

Andererseits erfordert bei den unter 2. genannten Optiken die Rückvergrößerung auf den vollen Wert des Röntgenfeldes einen größeren Aufwand. Meist begnügt man sich hier mit etwa halber Rückvergrößerung, während bei den unter 1. genannten Optiken gern die Vergrößerung so gewählt wird, daß das Bild etwa in natürlicher Größe erscheint, d.h. so wie ein normales Leuchtschirmbild im normalen Augenabstand erscheinen würde. Auch bei den unter 2. genannten Optiken kann die Mitbeobachtung eines zweiten Beobachters nur durch besondere Mittel, nämlich etwa durch Anordnung eines zweiten teildurchlässigen Einblickspiegels ermöglicht werden. Anwendungsmäßig ist die Mitbeobachtung bei stehendem Patienten in diesem Fall etwas unbequemer als im 1. Fall, weil man dort den Einblick des zweiten Mitbeobachters auf die andere Seite des Bildverstärkers legen kann, während bei der Anordnung 2 der Einblick für beide Beobachter auf derselben Seite liegt, was bei vertikaler Achsenlage des Bildverstärkers unbequem ist. Man hat deshalb hier wie bei den Ocularoptiken nach 1. eine Aufteilung in zwei getrennt verstellbare Optiken angewandt, die aber dabei sperriger werden als im 1. Fall.

Gelegentlich hat man das reelle Bild durch eine Mattscheibenanordnung sichtbar gemacht. Dabei ergibt sich zwar eine Betrachtungsmöglichkeit aus sehr weiten Winkelbereichen (sehr große Austrittspupille!), aber auf Kosten eines außerordentlich starken Lichtverlustes.

Für die *Kinematographie über den Röntgenbildverstärker* ist es notwendig, die Kinokamera über ein möglichst lichtstarkes Objektiv so mit dem Bildverstärker zu kuppeln, daß sich auf dem Film eine scharfe Abbildung des Bildverstärker-Ausgangsbildes ergibt, die das Filmformat möglichst gut ausnützt. Hierfür verwendet man i.a. sog. Tandemoptiken, d.h. Systeme, die aus zwei Teiloptiken so zusammengesetzt sind, daß zwischen diesen Teiloptiken ein telezentrischer Strahlengang entsteht. Solche Optiken gestatten, das Bild des RBV mit besonders geringem Lichtverlust scharf

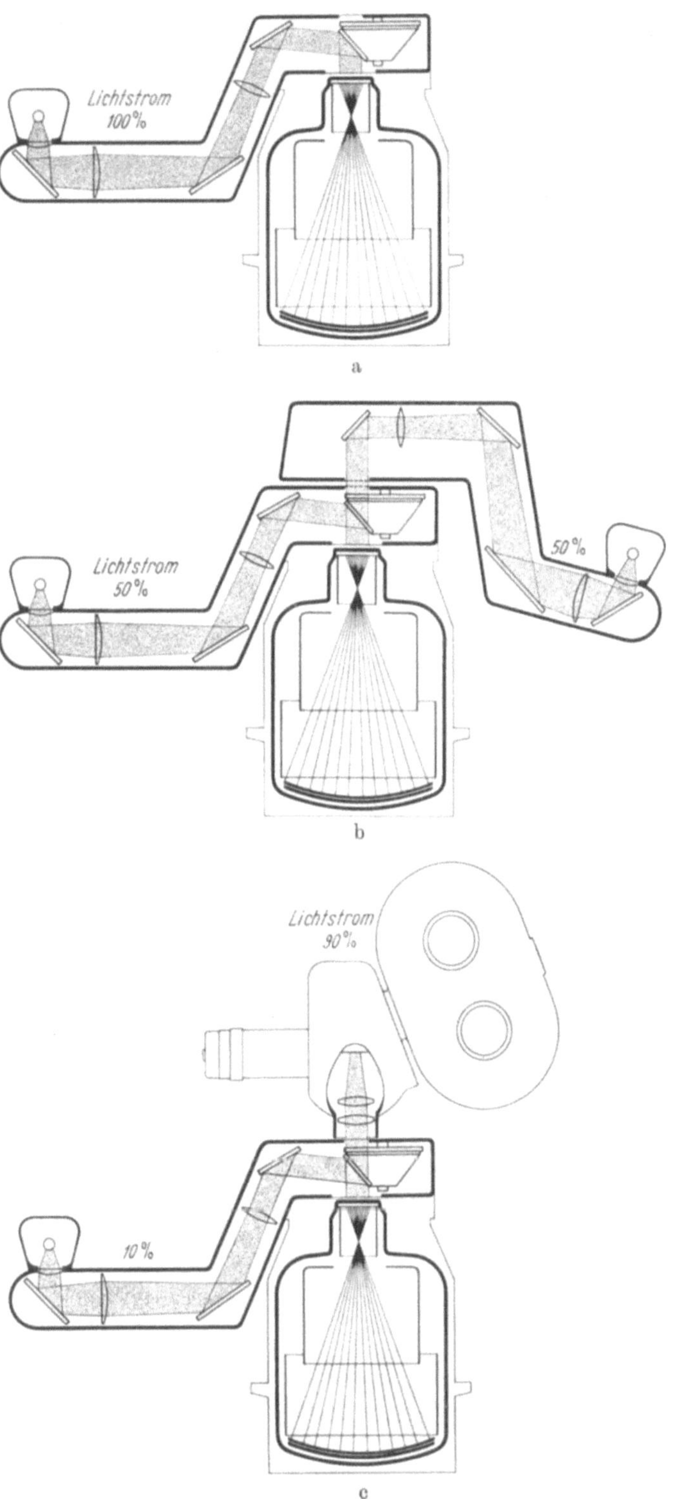

Abb. 260a—c. Strahlengang bei dem Bildverstärker nach Abb. 258 mit Angabe der prozentualen Lichtverteilung auf die einzelnen Kanäle. (Siemens-Reiniger-Werke, Deutschland)

auf dem Film abzubilden. Als Kinokameras kommen solche für 16 oder 35 mm Film in Frage, mit Bildfrequenzen bis maximal etwa 100 Bildern/sec. Wegen der i.a. 50% der

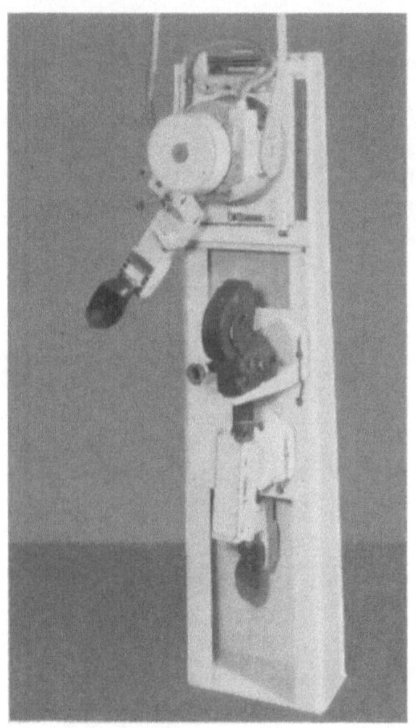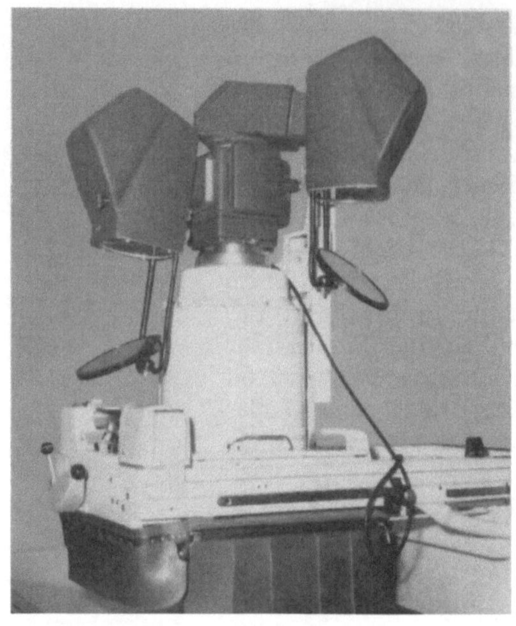

Abb. 261   Abb. 262

Abb. 261. Parkstativ zur Halterung der nicht benützten Bildverstärkerzusätze. (Siemens-Reiniger-Werke, Deutschland)

Abb. 262. 9″-Röntgenbildverstärker mit 2 getrennten Spiegeleinblickoptiken. (Philips, Niederlande)

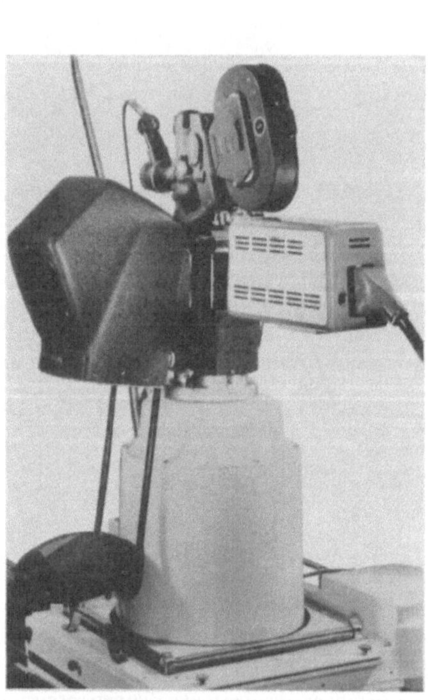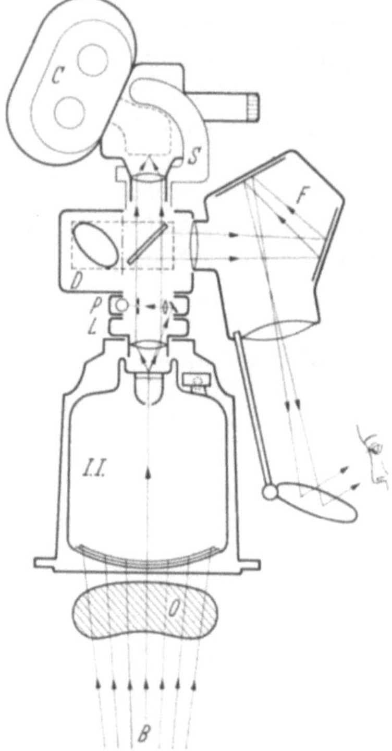

Abb. 263   Abb. 264

Abb. 263. Derselbe Röntgenbildverstärker wie Abb. 262, jedoch mit angesetzter Kino- und Fernseh-Vidicon-kamera (je zwei Zusätze können gleichzeitig benützt werden). (Philips, Niederlande)

Abb. 264. Strahlengang bei dem Röntgenbildverstärker nach Abb. 263. (Philips, Niederlande)

Bildwechselperiode ausmachenden Bildtransportzeit kann man 50 % der Röhrenbelastung und der Strahlenbelastung für den Patienten sparen, wenn man die Röntgenbelichtung während der Transportzeit unterbricht. Meist jedoch hat man bisher beim RBV-Röntgenkino auf diese Möglichkeit verzichtet, weil der RBV-Betrieb an sich nur eine verhältnismäßig geringe Röhren- und Patientenbelastung erfordert. Demgegenüber war bei den älteren Röntgenkinoeinrichtungen ohne Bildverstärker diese Unterbrechung der Röntgenbelichtung während des Filmvorschubs geradezu eine Notwendigkeit, weil sich sonst zu große Dosisbelastungen und auch Röhrenbelastungen ergaben (etwa 1—2 Größenordnungen höher als bei der Bildverstärker-Kinematographie).

Meistens werden die Kinokameras nicht fest, sondern bequem abnehmbar mit dem Bildverstärker verbunden, um für den reinen Durchleuchtungsbetrieb das Gerät von dem Gewicht der Kinokamera entlasten zu können. Da i. a. Kino- und Durchleuchtungsbetrieb am selben Gerät abwechselnd in Frage kommen kann, sieht man entweder eine gegenseitige Austauschmöglichkeit der Betrachtungsoptiken mit der Kinokamera vor, oder man läßt die Betrachtungsoptiken fest am Bildverstärker und trifft die Anordnung so, daß die Kinokamera zusätzlich angesetzt werden kann. In diesem Fall erhält man die Möglichkeit, Durchleuchtungs- und Kinobetrieb sehr schnell wechseln zu können bzw. eine Mitbeobachtung während der Kinoaufnahme mit der Betrachtungsoptik auszuführen.

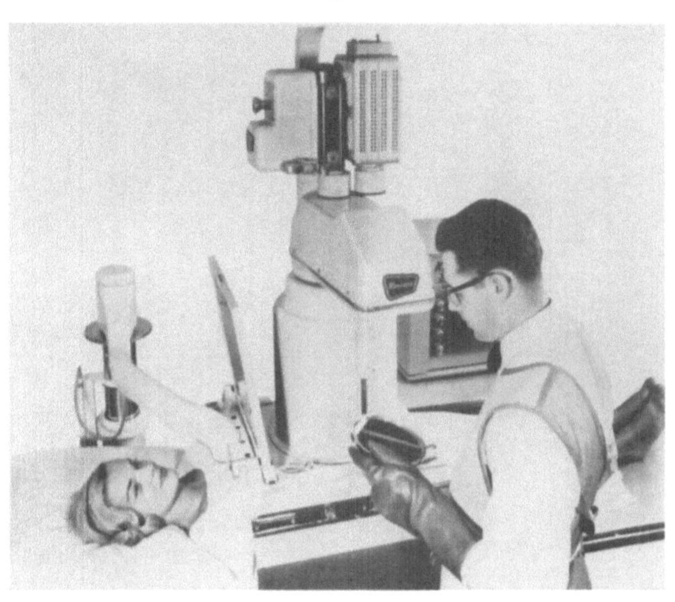

Abb. 265. Röntgenbildverstärker 9″ mit freiem Spiegeleinblick und wechselbaren Kino- und Fernsehkamerazusätzen an einem Zielgerät mit aufklappbarem Leuchtschirm. (Keleket, USA)

Hierfür ist entweder ein bequemer Wechsel des Strahlenganges von der Betrachtungsoptik zur Kinokamera oder ein schneller Wechsel der Aufteilung des Strahlenganges zwischen der Betrachtungsoptik und der Kinokamera notwendig. Man benützt hierfür Spiegel- oder Prismenrevolver und kann außerdem die Betätigung dieser Revolver mit einer Umschaltung der Röhrendaten für Durchleuchtungs- und Kinobetrieb verbinden. Dieser Zielbetrieb bzw. die Bildbeobachtung während der Kinoaufnahme ist sehr wichtig, um die richtige Einstellung des Röntgenkinobildes dauernd kontrollieren zu können. Die Durchleuchtungsoptik übernimmt in diesem Fall die Funktion eines „Suchers". Manche der üblichen Kinokameras ermöglichen diese Mitbeobachtung bei der Kinoaufnahme von sich aus, indem sie über eine eingebaute Optik das auf den Film projizierte Bild zu betrachten gestatten.

Ähnlich wie man in der optischen Kinematographie die Belichtung über Belichtungsmesser einstellbar macht oder automatisch regelt, ist auch gerade bei der Röntgenkinematographie eine Messung der notwendigen Belichtung oder eine automatische Regelung derselben besonders wertvoll. Denn eine auf Schätzung beruhende Belichtung ist hier besonders schwierig und zwar deshalb, weil die notwendige Belichtung sich *während* der Kinoaufnahme stark ändern kann. Vorwiegend begnügt man sich bisher jedoch damit, eine laufende Messung der den Bildverstärker treffenden mittleren Röntgenstrahlung (hinter dem Patienten) vorzusehen und ordnet zu diesem Zweck an der Vorderseite des RBV eine Ionisationskammer an, deren Ionisationsstrom man an einem Meßinstrument ablesbar macht, oder aber man mißt die mittlere Helligkeit des RBV-Bildes, was z.B. unmittelbar durch Messung des RBV-Stromes möglich ist. Während der Kinoaufnahme braucht dann nur die Belastung der Röhre durch Veränderung des Röhrenstromes so geregelt zu werden, daß der Ionisations- bzw. RBV-Strom einen konstanten, empirisch festgelegten Wert behält. Eine derartige halbautomatische Belichtungsregelung ist anwendungsmäßig relativ bequem und i.a. ausreichend, so daß man sich den größeren Aufwand für eine automatische Regelung — zumindest bisher — sparen kann.

Die mechanische Anbringung des Bildverstärkers mit oder ohne Kinokamera am Gerät erfolgt, wie schon gesagt, heute vielfach noch so, daß eine bequeme Umstellung vom RBV-Betrieb auf den Leuchtschirmbetrieb möglich ist. Bei den Zielgeräten für

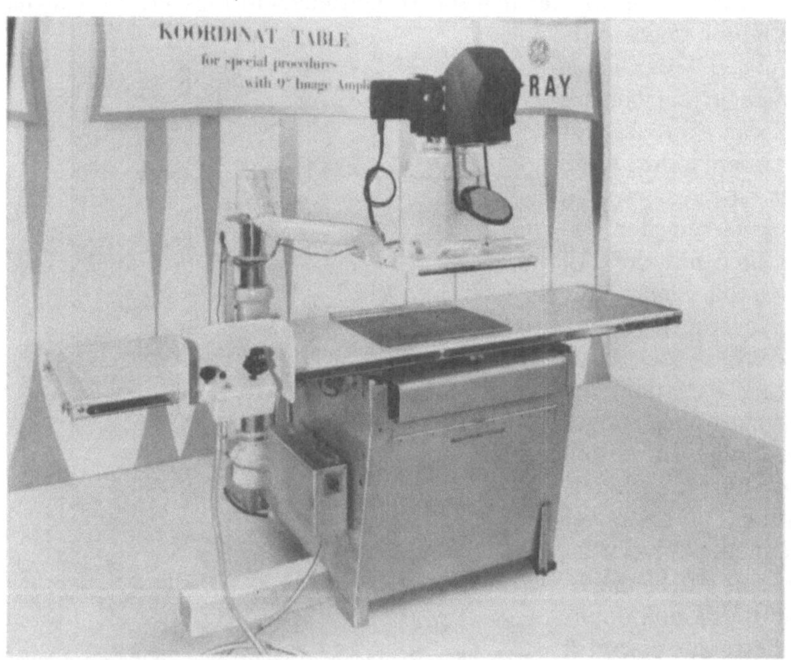

Abb. 266. Röntgenbildverstärker nach Abb. 265 an einem Katheterisierungstisch. (Keleket, USA; Elema-Schönander, Schweden „Koordinat“)

internistischen Betrieb wird der RBV häufig durch einen besonderen Federgewichtsausgleich von der Decke aus gehalten und im Bedarfsfall an Stelle des Leuchtschirms, der dann seitlich abklappbar ist oder herausgenommen wird, in das Zielgerät eingesetzt. Dabei bleiben die übrigen Funktionen des Zielgerätes voll erhalten, d.h. vor allem auch die Zielmöglichkeit für Direktaufnahmen.

Für die bequeme Ablage (Parkung) des Bildverstärkers bzw. seiner Zusatzteile (wie Betrachtungsoptiken, Kinokamera usw.) sieht man bisweilen besondere „Park“-Stative vor.

Für die Kinematographie *großer Bildfelder* (bis 31,5 cm $\varnothing$) ist in den letzten Jahren das sog. *Cinelix*-System geschaffen worden (Siemens-Reiniger-Werke A.G. — De oude Delft). Bei diesem System wird das Röntgenrelief in einem hochempfindlichen Leuchtschirm in ein optisches Bild umgesetzt und dieses über eine Spiegeloptik auf einen *optischen* Bildverstärker (OBV) geworfen, dort etwa 800mal verstärkt und über eine Tandemoptik auf den Film in der Kinokamera geleitet. Bei sehr großem Bildfeld gestattet dieses optische Bildverstärkersystem eine Kinematographie mit Röntgendosen, die etwa gleich denjenigen der Röntgenbildverstärker mit den zur Zeit größten Bildfeldern (etwa 11″) sind.

ϰ) *Röntgenfernseheinrichtungen* (Abb. 267—269)

Das Röntgenfernsehen tritt, soweit es durch die zur Zeit meist angewandte Kombination einer Vidikon-Fernsehkamera mit einem Röntgenbildverstärker realisiert wird, am Röntgengerät unmittelbar i. a. nur als ein relativ kleiner Zusatz zum Röntgenbildverstärker — ähnlich wie die Röntgenkinokamera — in Erscheinung. Wie wir unter C I 3 und an mehreren anderen Stellen andeuteten, ist seine Rückwirkung auf die Röntgenuntersuchungstechnik und damit auch auf den Röntgengerätebau weit tiefgreifender. Schon jetzt sieht man, wie erst damit z. B. die Operationsdurchleuchtung wirklich zweckentsprechend anwendbar geworden ist und wie für die internistische Untersuchungstechnik sich neue Möglichkeiten anbieten. Der Fortfall von Raumverdunklung und Adaptation, die Möglichkeit der freien Wahl des Beobachtungsplatzes und ihre Ausnützbarkeit für einen vollkommenen Strahlenschutz des Untersuchers und vor allem die große qualitative Verbesserung der Durchleuchtung bei gleichzeitiger erheblicher Strahlenentlastung des Patienten — diese wichtigsten Vorteile des Röntgenfernsehens entsprechen alten und berechtigten Verbesserungswünschen für die Röntgenuntersuchung.

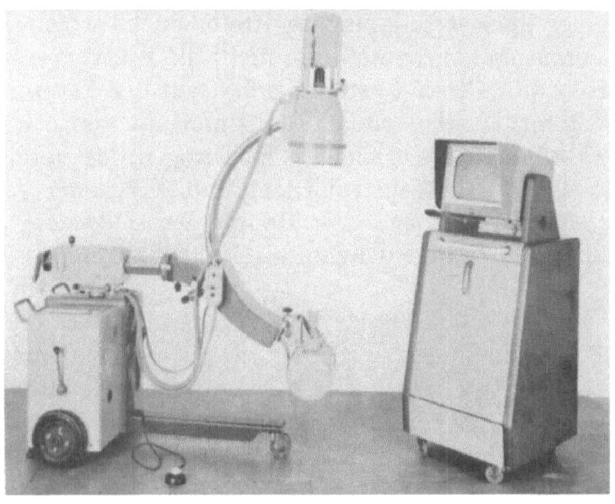

Abb. 267. 7″-Röntgenbildverstärker mit Vidicon-Fernsehkamera an einem Operationsgerät. (Siemens-Reiniger-Werke, Deutschland)

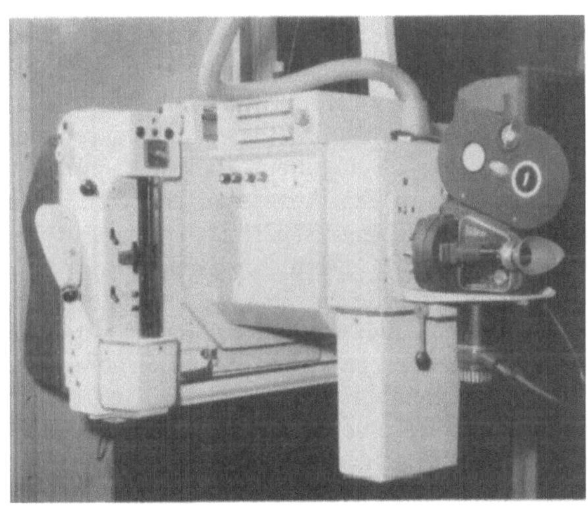

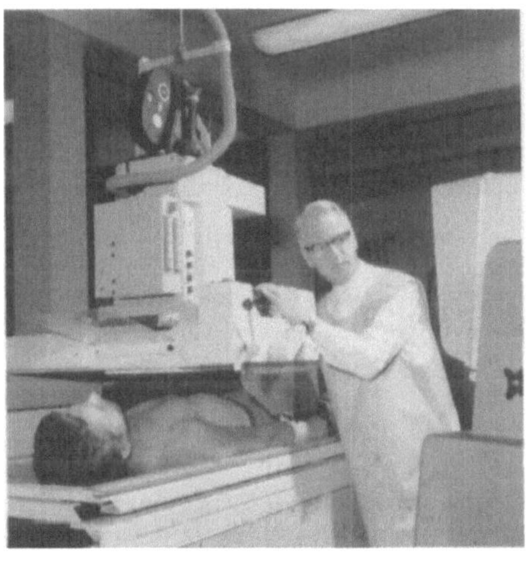

a   b

Abb. 268 a u. b. a 7″ bzw. 9″ Röntgenbildverstärker mit Fernsehvidicon- und Kinokamera. (Siemens-Reiniger-Werke, Deutschland). b Dasselbe Gerät bei der Untersuchung an liegendem Patienten

Das ist der Grund dafür, daß das Röntgenfernsehen sich in einem Tempo und Ausmaß einführt, die nur durch wirtschaftliche Rücksichtnahmen begrenzt sind.

Wir sagten schon, daß zur Zeit das Röntgenfernsehen ganz überwiegend als Kombination einer Vidikonkamera mit Röntgenbildverstärkerröhren verschiedener Formate (z. B. 5, 7 und 9″) über lichtstarke Tandemoptiken ausgeführt wird. Die Vidikonkameras haben dabei in ihren modernsten Ausführungen sehr kleine Abmessungen und Gewichte (die kleinste etwa $3^{1}/_{2}$ kg) und verwenden meist Vidikonröhren mit einem ausnutzbaren Signalplattenformat von $9{,}5 \times 12{,}7$ mm.

Wesentlich seltener wird zur Zeit die Kombination von Röntgenbildverstärkern mit Orthikonkameras benutzt, nicht zuletzt deshalb, weil diese Kameras erheblich größere

Abmessungen und Gewichte (etwa 30 kg) haben. Trotz der größeren Lichtempfindlichkeit der Super-Orthikonröhren bietet zur Zeit diese Kombination keine größere wahrnehmbare Bildauflösung als die entsprechende mit Vidikonkameras bei gleichen Dosisleistungen.

Eine bisher von einer einzigen Firma (Marconi) ausgeführte Röntgenfernseheinrichtung verwendet ein besonders hochempfindliches Spezialorthikon ($4^1/_2''$) in Verbindung mit einer Spiegeloptik zur unmittelbaren Übertragung des Röntgenleuchtschirmbildes in den Fernsehkanal, wendet also nicht die Bildvorverstärkung in einem Röntgenbildverstärkerrohr an. Dieses System benützt auf der Fernsehseite ein 1000-Zeilen-Raster, um für das verhältnismäßig große Röntgenformat von etwa 30 cm ⌀ eine ausreichende Auflösung zu erhalten; es erreicht jedoch wegen des Verzichts auf die Röntgenbildvorverstärkung nicht die Röntgenstrahlenempfindlichkeit der vorgenannten Systeme.

Außerdem ist das Röntgenfernsehsystem von De Oude Delft zu nennen, bei dem das Röntgenleuchtschirmbild (31,5 cm ⌀) über eine Spiegeloptik einer einstufigen optischen Bildverstärkerröhre zugeführt wird, von der es über eine Tandemoptik auf ein 3''-Orthikon zur Umsetzung in das Fernsehsichtbild weitergeleitet wird.

Schließlich ist vor einigen Jahren das sog. TVX-System der General-Electric-Comp. bekannt und auch probeweise im Untersuchungsbetrieb eingesetzt worden, bei dem eine großflächige (8 bzw. 12'') unmittelbar röntgenstrahlenempfindliche Vidikonröhre Verwendung findet.

Obwohl Röntgenfernsehsysteme mit anderem Aufbau bisher noch nicht praktisch im Untersuchungsbetrieb eingesetzt worden sind, muß man auf längere Sicht wohl mit einer Fortentwicklung auf diesem verhältnismäßig jungen Gebiet rechnen. Aber man darf annehmen, daß das zur Zeit meist angewandte Vidikonsystem mit RBV-Vorverstärkung über lange Zeit seine bevorzugte Stellung behalten wird. Denn bezüglich Gewicht und Abmessungen wird es zur Zeit von keinem anderen System erreicht und auch bezüglich Bildqualität und Dosisbedarf ist es — zumindest bisher — un-

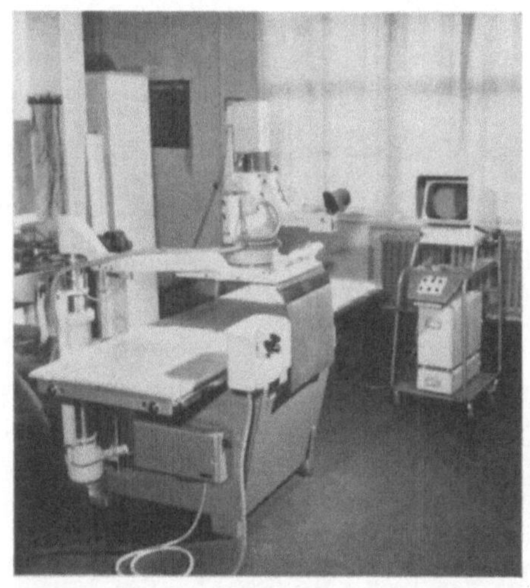

Abb. 269. 7'' Röntgenbildverstärker mit Betrachtungsoptik und Vidicon-Fernseheinrichtung an einem Katheterisierungstisch. (Siemens, Deutschland; Elema, Schweden „Koordinat")

übertroffen. Insbesondere wird man — bezogen auf gleichgroße Röntgenformate — wohl auch in Zukunft nicht mehr mit einer wesentlichen Unterschreitung der hier erreichten Mindestgewichte und -abmessungen rechnen können; d.h. die Röntgengerätekonstruktionen werden auch in Zukunft etwa auf dieselben Größen Rücksicht nehmen müssen.

Auch im Hinblick auf die Ausbaumöglichkeit für die Röntgenkinematographie ist ein Fernsehsystem mit besonderer RBV-Vorverstärkung vorteilhaft, weil es eine unmittelbare Kinematographie des RBV-Bildes gestattet. Diese muß heute hinsichtlich der maximal erreichbaren Bildqualität als das zur Zeit beste Kinoverfahren angesehen werden. Demgegenüber ist die Kinematographie des Fernsehmonitorbildes (bzw. die magnetische Kinobildspeicherung über das von der Fernsehkamera gelieferte Bildsignal) zur Zeit noch qualitativ etwas unterlegen. Denn hierbei tritt die Auflösungsbegrenzung durch die Fernsehkette (insbesondere auch die Fernsehrasterung) störend hinzu. Außerdem ist bei der Fernsehmonitor-Kinematographie die starre Bindung der Kinobildfrequenz an die Fernsehbildfrequenz nachteilig, die zum synchronisierten Betrieb zwingt.

Andererseits hat die *Fernsehmonitor-Kinematographie* bzw. die *magnetische Kinobildspeicherung* große praktische Vorteile vor der RBV-Kinematographie, so daß sie sich in Zukunft bestimmt in größerem Maße durchsetzen wird. Denn sie läßt sich *unmittelbar neben* der Fernsehdurchleuchtung ausführen ohne zusätzliche Strahlenbelastung des

Patienten, während die RBV-Kinematographie praktisch als besonderer Untersuchungsvorgang eingeblendet werden muß und etwa eine Größenordnung höhere Dosisleistungen erfordert als die Fernsehdurchleuchtung. Es ist erwünscht, daß bei der Monitorkinematographie die Kinokamera nicht mehr am Gerät angebracht zu werden braucht, sondern an einem zweiten, gerätefern aufgestellten Monitor ausgeführt werden kann.

Ihren Auflösungsnachteilen im Vergleich zur RBV-Kinematographie steht der wichtige qualitative Vorteil gegenüber, daß man bei ihr den optimalen Bildkontrast unmittelbar unter Beleuchtungskontrolle elektrisch einstellen kann. Bei der RBV-Kinematographie kann man demgegenüber den Kontrast des RBV-Bildes nicht ändern, d.h. der Kontrast des Kinobildes kann hier nur noch beim Kopieren korrigiert werden und das praktisch auch nur gemittelt über die ganze Filmserie.

Es ist jedoch ein Vorteil, daß man bei den Fernsehsystemen mit getrennter RBV-Vorverstärkung grundsätzlich *beide Arten* der Kinematographie anwenden kann, während man z.B. bei dem bildverstärkerlosen Marconisystem ausschließlich auf die Fernsehmonitor-Kinematographie angewiesen ist.

Praktisch noch wichtiger aber ist es, daß man bei den RBV-Fernsehsystemen das RBV-Ausgangsbild auch mit einer Einzelbildkamera aufnehmen kann. Solche RBV-Einzelbilder werden heute für viele Zwecke als ausreichender Ersatz von Direkteinzelaufnahmen angesehen — insbesondere soweit sie in einem für die unmittelbare Betrachtung geeigneten Format von mindestens 70×70 mm und als vergrößerte Ausschnittbilder hergestellt werden. Es ist anzunehmen, daß in Zukunft solche Einzelbildkameras an den RBV-Fernseheinrichtungen als normale Zusätze Verwendung finden werden, während die Kinematographie sich wahrscheinlich mehr zur Monitorkinematographie entwickeln wird.

Zu der photographischen Monitorkinematographie ist neuerdings die Kinematographie mit magnetischer Bandspeicherung des elektrischen Monitorsignals hinzugekommen. Bei etwa gleichen Bildqualitäts- und Dosiseigenschaften ist die letztere in der Bequemlichkeit und auch der Wirtschaftlichkeit der Anwendung vorteilhaft. Es ist anzunehmen, daß die Kinematographie in dieser Form sich sehr schnell in größerem Maße einführen wird. Denn so kann sie nicht nur als Dauerbeleg für den Durchleuchtungsbefund dienen, sondern ihr Vorteil der zeitlich beliebigen, sofortigen Beobachtbarkeit gestattet auch, sie im unmittelbaren zeitlichen Zusammenhang mit der Durchleuchtung durch wiederholte Beobachtung zum besseren Erkennen schneller Vorgänge auszunützen, auch für Demonstrations- und Beratungszwecke.

Es sei hier noch darauf hingewiesen, daß sowohl für die Fernsehdurchleuchtung als auch für die verschiedenen Arten der Fernseh-Kinematographie die Automatisierung der elektronischen Bildeinstellungen wesentlich ist, weil sonst ihre jeweils optimale Einstellung eine zusätzliche Beanspruchung des Untersuchers ergibt und Sorgfalt und Sachkenntnis erfordert. Der begrenzte Belichtungsspielraum der Röntgenfernsehsysteme macht dabei eine Regelung der aus dem Objekt austretenden Strahlung auf einen konstanten Mittelwert notwendig; außerdem muß die Bildhelligkeit am Monitor im interessierenden Dominantenbereich auf einen für die Beobachtung bzw. Kinematographie geeigneten Mittelwert geregelt werden.

λ) *Hilfseinrichtungen für die Orthodiagraphie* (Abb. 270)

Für die größenrichtige Röntgendarstellung tiefliegender Objekte ist die Zentralprojektion, die sich bei der üblichen Röntgendarstellung ergibt, ungeeignet, weil sie je nach der Tiefenlage verschiedene Bildvergrößerungen ergibt. Man hilft sich normalerweise durch Anwendung sehr großer Brennfleck-Filmabstände (Fernaufnahmen aus mehreren Metern) und kann dabei die Verzeichnung entsprechend klein halten, aber nicht restlos beseitigen. Außerdem erfordern derartige Fernaufnahmen beträchtliche Belichtungsgrößen. Der andere Weg besteht darin, daß man mit einem engausgeblendeten Röntgenstrahlenbündel zeitlich nacheinander die Einzelbildteile in orthogonaler Projektion erzeugt. Da man dabei für ein größeres Gesamtbild sehr lange Belichtungszeiten benötigt, wendet man dieses Verfahren bevorzugt in der Form an, daß man in der Durchleuchtung mit dem engausgeblendeten Strahlenbündel nur die jeweils interessierenden Begrenzungskurven entlang fährt (z.B. Herzrand) und dabei auf einem neben dem Leuchtschirm angebrachten Registrierblatt die jeweilige Stellung des Strahlenbündels markiert. Zu diesem Zweck ist der Schreibstift der Registrieranordnung üblicherweise durch eine storchschnabelartige Übertragung mit dem System Röhre-Leuchtschirm mechanisch verbunden. Die Anwendung dieser orthographischen Aufzeichnung, z.B. von Herzrandkurven, ist heute stark zurückgegangen zugunsten der Herzfernaufnahmen. Als orthodiametrisches Meßverfahren ist es jedoch in neuerer

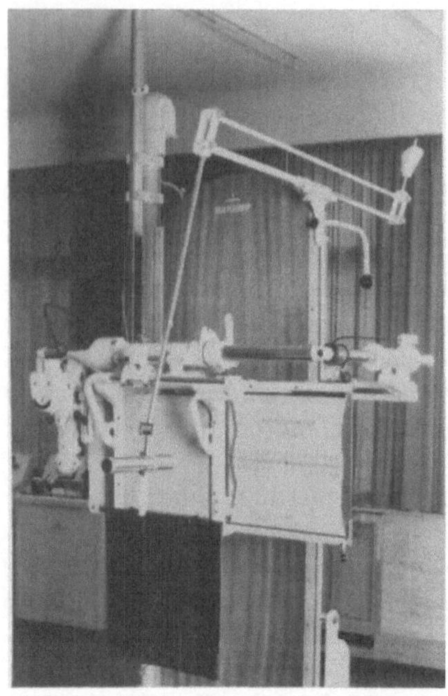

Abb. 270. Orthodiameter nach Dr. Büchner an einem Kippgerät. Hilfsgerät zur Bestimmung von wahrer Größe und Tiefenlage eines Objektes im Durchleuchtungsbild. (Friedr. Janus, Deutschland)

Zeit wieder benützt worden (Orthodiameter nach Dr. Büchner), wobei auch die Tiefenlage von Meßpunkten ermittelt werden kann.

Eine andere Abart der Orthodiagraphie ist das sog. *Spaltblendenverfahren*. Dieses spezielle Aufnahmeverfahren arbeitet ganz ähnlich wie die 1903 von Pasche angegebene Streustrahlenblende (vgl. unter γ) mit einer während der Aufnahme über das Bildformat laufenden Spaltblende. Gleichzeitig mit dieser Spaltblende führt beim orthodiagraphischen Verfahren die Röntgenröhre dieselbe Bewegung während der Aufnahme aus, so daß der Film nur von ihn orthogonal treffenden Röntgenstrahlen belichtet wird. Dabei besteht diese Orthogonalität nicht in der zur Bewegungsrichtung senkrechten (Spalt-) Richtung. Die mit einer solchen Einrichtung erzeugten Bilder sind also nur in einer Richtung unverzerrt, während in der anderen Richtung die normale (durch die Zentralprojektion gegebene) Verzerrung enthalten ist. Für genaue größenrichtige Darstellungen müssen demnach jeweils zwei derartige Spaltblendenaufnahmen angefertigt werden mit um 90° versetzter Bewegungsrichtung relativ zum Objekt.

Auch dieses Spaltblendenverfahren, das Schalkenbrand (1953) insbesondere für die Schädeldiagnostik angewandt hat, wird heute wohl nur noch ganz selten benutzt.

Ebenfalls zu den orthodiagraphischen Verfahren muß die sog. *Pantomographie* nach Patero, wie sie vorher bereits von Heckmann vorgeschlagen wurde, gerechnet werden, bei der der Röntgenröhren-Brennfleck und die Spaltblende(n) stillstehen, dagegen das Objekt eine Drehbewegung ausführt und der Film hinter dem Spalt vorbeibewegt wird (vgl. unter C II 1 b $\varkappa$).

2. Geräte für die Anwendung der Röntgenstrahlen in der Therapie, einschließlich Linearbeschleuniger und Betatron

Die therapeutische Anwendung der Röntgenstrahlen ist schon sehr früh in Erwägung gezogen und auch praktisch erprobt worden; die ersten Berichte über Röntgenbestrahlungen stammen aus dem Jahre 1896 (von E. H. Grubbe, Chicago; Despeignes, Lyon, und L. Freund, Wien). Dabei gab gerade auch die Tiefenwirkung der Röntgenstrahlen bereits sehr früh Anlaß, an die speziellen Möglichkeiten einer Tiefentherapie zu denken (Albers-Schönberg 1903). Die Entstehung spezieller Geräte für die Röntgentherapie datiert jedoch erst seit etwa 1913. Vorher improvisierte man Bestrahlungen an Diagnostikgeräten. Die Mitverwendung der Diagnostikgeräte für therapeutische Zwecke wurde unmöglich, als in der Tiefentherapie immer energiereichere Strahlungen zur Anwendung kamen. Darüber hinaus liegen bei den Therapiegeräten zum Teil tatsächlich ganz andere Anforderungen vor, so daß sich schon daraus die Notwendigkeit für Sonderkonstruktionen ergab.

In der Therapie dienen die Geräte, ganz allgemein gesagt, dem Zweck, die Röntgenstrahlung definiert und bequem einstellbar an die zu bestrahlenden Körperpartien hinzubringen und zwar so, daß die nicht zu bestrahlenden Körperpartien möglichst gut vor der Einwirkung der Strahlen geschützt bleiben. Da die Bestrahlungszeiten bis auf wenige Ausnahmen in der Größenordnung von Minuten liegen, muß hier für die bequeme Patientenlagerung und -ruhigstellung noch mehr getan werden als in der Diagnostik; man wendet hier deshalb überwiegend die liegende Patientenanordnung an.

Soweit es die Anwendung derjenigen Röntgenstrahlen betrifft, die durch künstliche Elektronenbeschleunigung erzeugt werden, teilt man die Anwendungsverfahren und die dafür benötigten Anwendungsgeräte meist nach der Höhe der Beschleunigungsspannung der erzeugenden Elektronen ein. Ganz summarisch unterscheidet man danach folgendermaßen:

1. Etwa 10—60 keV: Grenzstrahl-, Nahbestrahlungs- und Körperhöhlentherapie sowie Oberflächentherapie.

2. Etwa 60—140 keV: Oberflächen- und sog. Halbtiefentherapie.

3. Etwa 140—300 keV: Klassische Tiefentherapie.

4. Etwa 300 keV—50 MeV: Höchstspannungstherapie (Betatron und Linearbeschleuniger).

Abgesehen von dem Fall der Ganzkörperbestrahlungen hat sich auf allen Gebieten der Röntgentherapie die Tendenz immer mehr verstärkt, die Strahlung ausschließlich auf die als krankhaft erkannten Körperbereiche zu konzentrieren und die Mitbestrahlung gesunder Bereiche möglichst zu unterbinden bzw. einzuschränken.

Bei der Bestrahlung oberflächlicher Herde läßt sich diese Absicht — auch hinsichtlich der Tiefenwirkung — weit leichter realisieren als in der Tiefentherapie. Maßgebend ist dabei die wesentlich besser gesicherte Diagnose, die bequemere Lokalisation und schließlich die Möglichkeit, die Tiefenwirkung allein durch Abstand, Vorfilterung und Röhrenspannungswahl physikalisch recht definiert festlegen zu können. Allein schon daraus erklären sich auch die erheblich besseren Erfolgschancen einer oberflächennahen Röntgentherapie.

Daß demgegenüber bei der Tiefentherapie auch heute noch die Erfolgsaussichten weit unbefriedigender sind, liegt umgekehrt an den unvergleichlich höheren Schwierigkeiten für die Strahlenkonzentrierung im Krankheitsherd, wie sie hier bestehen. Sie fangen an bei der Diagnose, die eine Bestimmung der Ausdehnung des Krankheitsherdes nach allen Richtungen hin und unter Erfassung aller Ausläufer vielfach gar nicht mit der notwendigen Sicherheit gestattet. Sie betreffen außerdem die praktische Unmöglichkeit, die Strahlung auf die diagnostisch festgestellte räumliche Konfiguration des Herdes zu konzentrieren und nach allen Richtungen hin genügend scharf zu begrenzen. Schon die Begrenzung senkrecht zum Strahlengang wird durch den Einfluß der Streustrahlung weit unsicherer als bei der Oberflächen- bzw. Kontakttherapie. Noch viel unsicherer aber ist die Begrenzung in Strahlenrichtung (vor und hinter dem Herd). Selbst bei Aufwand größter Sorgfalt gestatten auch die verschiedenen Methoden der *Mehrfelderbestrahlung* und der *Bewegungsbestrahlung* nur sehr unvollkommen diese gewünschte, möglichst ausschließliche Strahlenkonzentration auf den Krankheitsherd.

In der Nachkriegszeit hat man deshalb nicht nur diese Methoden technisch weiter vervollkommnet, sondern man ist außerdem und in Verbindung damit zur Verwendung wesentlich härterer Strahlungen übergegangen, man hat also tatsächlich alle physikalischen Möglichkeiten zur Verbesserung der Strahlenkonzentration im Körperinneren mit zum Teil sehr großem technischen Aufwand ausgenutzt. Aber das Problem einer genügend genauen Formanpassung des Strahlungsfeldes an den Krankheitsherd besteht für die

Tiefentherapie in seiner grundsätzlichen Schwierigkeit immer noch weiter. Die Vervollkommnung der Bestrahlungsverfahren und der dazu dienenden Geräte kann nur den rein technisch-physikalischen Schwierigkeiten entgegenwirken; soweit die Schwierigkeiten wesentlich in den biologisch-anatomischen Gegebenheiten begründet sind, liegen hier Grenzen.

Man hat angesichts dieser Situation bei der Röntgentiefentherapie oft auf das Mißverhältnis zwischen technischem Aufwand und tatsächlichen Erfolgsaussichten hingewiesen. Man sagt auch, eine Behandlungsmethode verliere dann ihren medizinischen Sinn, wenn sie nicht bloß im technischen Aufwand, sondern auch in ihrer Ausübung zu kompliziert wird, weil dann die Fehlermöglichkeiten den Nutzen immer fragwürdiger machten. Insofern aber, als die Röntgentiefentherapie trotz ihrer großen Schwierigkeiten für viele Krankheitsfälle immer noch Erfolgsaussichten bietet, wo andere Behandlungsmethoden versagen, bleibt eben die Verfeinerung dieser Bestrahlungstechnik und damit auch der Aufwand für die dazu benötigten Geräte das einzige Mittel, um die Erfolgschancen zu verbessern.

Wenn wir uns den Geräten für die therapeutische Anwendung der Röntgenstrahlen im einzelnen zuwenden, so unterscheiden wir zunächst die Geräte für Stehfeldbestrahlung und die Geräte für Bewegungsbestrahlung. Innerhalb dieser beiden Gruppen unterteilen wir sie entsprechend obengenannter Abgrenzung nach der Höhe der Beschleunigungsspannung in vier größere Untergruppen. Bei den Geräten für Bewegungsbestrahlung entfallen die beiden Spannungsbereiche 1 und 2, weil die Bewegungsbestrahlung nur für die Tiefentherapie in Frage kommt.

a) Geräte für die Stehfeldbestrahlung (Abb. 271—283)

Die Therapiegeräte für die Stehfeldbestrahlung sind in ihren grundsätzlichen Anforderungen insofern einfacher als die Diagnostikgeräte, weil sie im allgemeinen nur der räumlichen Zuordnung von zwei Komponenten (Patient und Strahlenquelle) dienen, während bei den Diagnostikgeräten stets noch die Zuordnung einer dritten Komponente, nämlich des Bildsystems (Filmkassette bzw. Leuchtschirm) hinzukommt. Außerdem wird im Gegensatz zur Diagnostik bei der Therapie der Patient praktisch nie im Stehen, sondern allenfalls im Sitzen, im allgemeinen aber im Liegen bestrahlt. Es besteht hierbei, abgesehen von der speziellen stratigraphischen Bewegungstherapie, auch nicht die Forderung, die in der Diagnostik wichtig ist, den Patienten unmittelbar während der Untersuchung von einer in eine andere räumliche Lage zu überführen, sondern ausschließlich die Forderung, bei der Bestrahlung den Patienten die für ihn bequemste Lage einnehmen zu lassen. Wegen der wesentlich längeren Bestrahlungszeiten im Vergleich zu den Belichtungszeiten in der Diagnostik ist die bequeme Ruhigstellung des Patienten hier noch wichtiger als in der Diagnostik. Es entfällt jedoch bei der Therapie die Notwendigkeit, dem Patienten ganz bestimmte Stellungen zuzuordnen, um bestimmte innere Druck- und Flüssigkeitsverteilungen zu erzielen (vgl. aber hierzu das unter 2 b β Gesagte!).

Während der unter 1. genannte Anwendungsbereich früher durch eine Reihe stark verschiedener Strahlenquellen und entsprechend verschiedener Geräteanordnungen abgedeckt wurde (Grenzstrahl-, Nahbestrahlungs-, Körperhöhlen- sowie Oberflächentherapieröhren), wendet man heute für diesen ganzen Arbeitsbereich praktisch nur noch zwei verschiedene Röntgenröhrenausführungen an, nämlich die einpoligen Röntgenröhren mit seitlich angeordnetem *Berryllyium*-Fenster und daneben die ebenfalls einpolig ausgeführten sog. Körperhöhlenröhren mit vorwiegend axialem Strahlenaustritt (Strahlenaustritt durch dünnwandige Kupferblechfenster).

Daß man heute gegenüber früher dieses ganze therapeutische Anwendungsgebiet mit ein und derselben Anordnung befriedigend abdecken kann, hängt damit zusammen, daß mit der Schaffung genügend dünner und stabiler Beryllium-Fenster, die unmittelbar in die Außenwand der Vakuumgefäße eingesetzt werden können, ein ganz erheblicher technologischer Fortschritt etwa um das Jahr 1940 gemacht wurde. Früher mußte man für die Anwendung der Strahlung im Bereich bis etwa 20 kV mit Spezialröhren arbeiten, die sog. LINDEMANN-Glasfenster enthielten und in der Handhabung empfindlich und in der Lebensdauer unzulänglich waren. Die modernen einpoligen Röhren mit Beryllium-Fenster sind demgegenüber durchaus robust und können ohne besondere Schwierigkeiten bis zu Spannungen von etwa 60 kV und darüber ausgeführt werden, so daß jetzt von seiten der Strahlenquelle kein Grund mehr zu einer Unterteilung der Spannungsbereiche besteht. Gelegentlich hat man diese Röhren in sog. Einkesselapparate eingebaut, doch scheint die Einkesselbauweise sich hier nicht durchzusetzen, weil die größere Beweglichkeit der kleinen Ölhauben für diese Röhren als sehr angenehm empfunden wird.

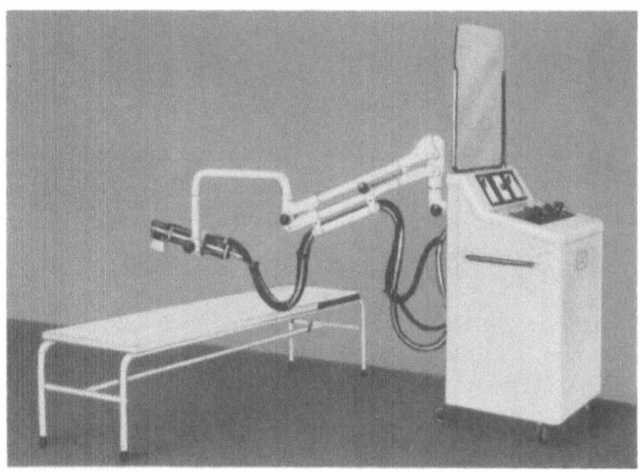

Abb. 271. Oberflächentherapiegerät für den Bereich von 10—50 kV mit einpolig geerdeter, wassergekühlter Röhre für 25 mA. (Siemens-Reiniger-Werke, Deutschland „Dermopan")

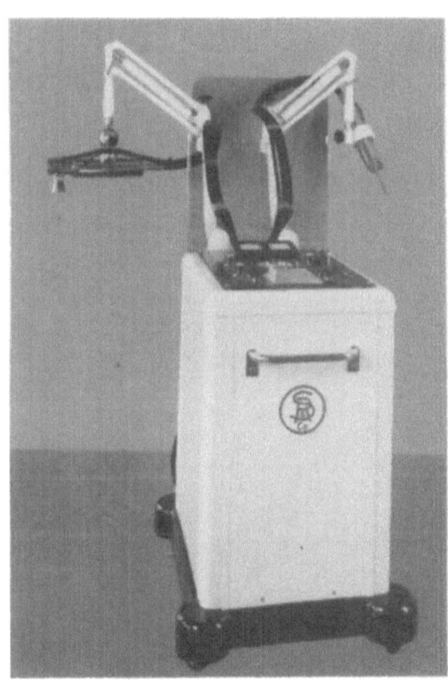

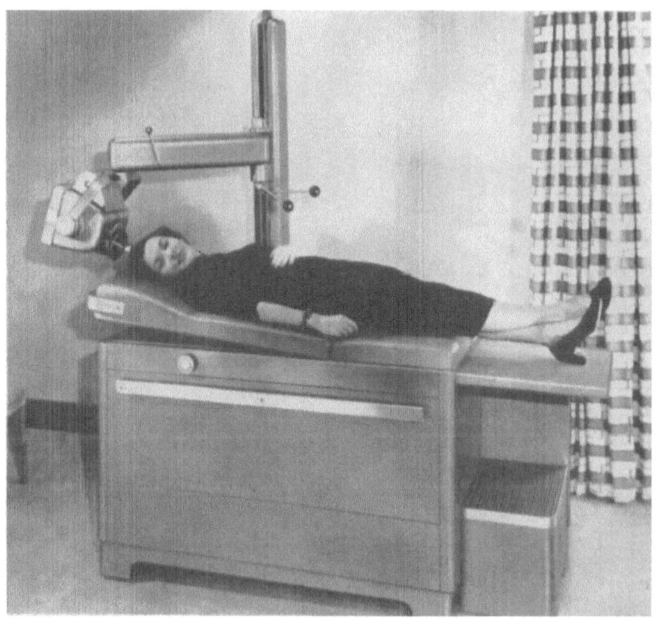

Abb. 272   Abb. 273

Abb. 272. Oberflächentherapiegerät für den Betrieb von wahlweise 2 einpolig geerdeten Röhren (z.B. einer Oberflächen- und einer Körperhöhlenröhre). (Richard Seifert, Deutschland „Dermovolt")

Abb. 273. Oberflächentherapiestand, Einkesselröntgengenerator bis 100 kV an längsfahrbarer Säule. (Profexray, USA „TX 2")

Im einzelnen sei hinsichtlich des Röhrenaufbaues und hinsichtlich der Bestrahlungsverfahren mit diesen Röhren auf den Beitrag F. JENSEN in Bd. I/2 und auf Bd. XVI verwiesen. Hier sei nur bemerkt, daß die Geräte für die Ausübung der Oberflächen- und Nahbestrahlungstherapie einschließlich der sog. Grenzstrahltherapie eine möglichst vielseitige und bequeme Einstellung der Strahlenquelle in allen Raumrichtungen und über einen genügend großen räumlichen Bereich gestatten müssen. Für diese Anwendungszwecke wird der Patient meist auf einem Stuhl oder Tisch gelagert und das eigentliche Gerät dient ausschließlich der Halterung der Strahlenquelle. Dabei ist es oft als Auslegerarm mit dem Schalttisch, der gleichzeitig meist noch den Hochspannungserzeuger enthält, verbunden zu einer im ganzen

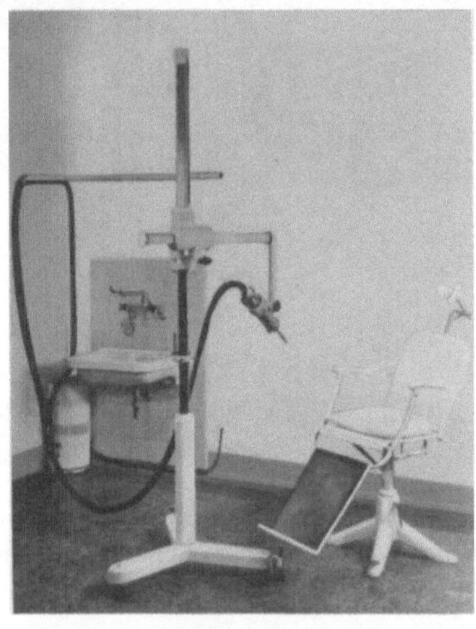

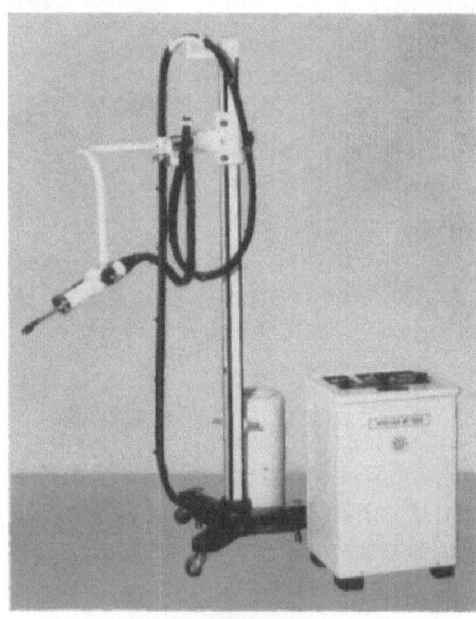

Abb. 274   Abb. 275

Abb. 274. Stand für Körperhöhlentherapie nach Chaoul. (Siemens-Reiniger-Werke, Deutschland)

Abb. 275. Stand für Oberflächen- und Körperhöhlentherapie 50—100 kV. (C. H. F. Müller, Deutschland „RT 100")

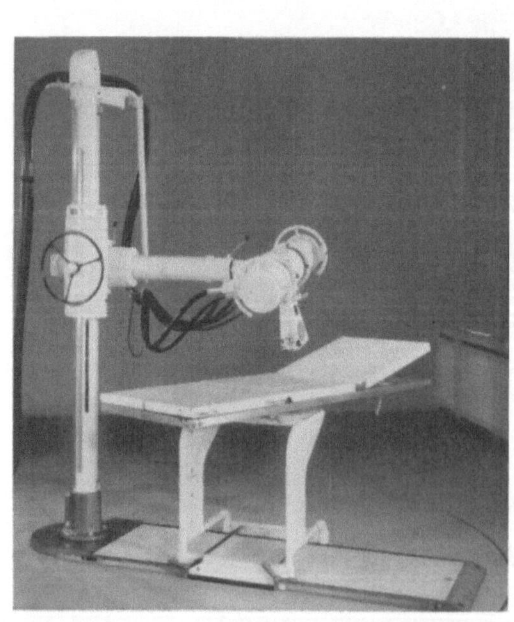

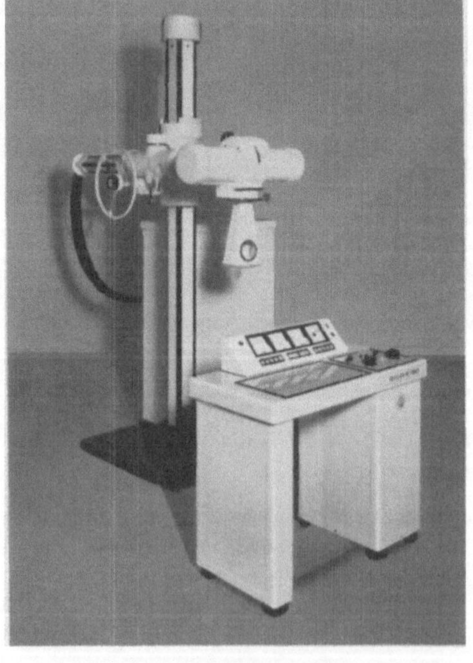

Abb. 276   Abb. 277

Abb. 276. Tiefentherapiestativ mit Tisch für 250 kV-Stehfeldbestrahlung. (Siemens-Reiniger-Werke, Deutschland)

Abb. 277. Tiefentherapiestativ für 250 kV-Stehfeldbestrahlung. (C. H. F. Müller, Deutschland „RT 250")

fahrbaren Einheit. Es wird aber auch für diese Zwecke häufig eine Aufhängung der Strahlenquelle an einem Wandarm mit den entsprechenden Verstellmöglichkeiten vorgesehen.

Eine Sonderstellung in diesem therapeutischen Anwendungsbereich nehmen die genannten Röhren und Stative für die sog. Körperhöhlentherapie ein, insofern als die Einführung dieser Röhren und ihre richtige Einstellung zum Krankheitsherd innerhalb des Körpers besondere gerätemäßige Vorkehrungen erfordern. Hierbei verwendet man vielfach sog. Specula und benutzt für deren Einführung und Fixierung meist dieselben Halterungen und Feststellungen wie für die Bestrahlungsröhre, weil sich dadurch deren richtige Zentrierung sozusagen automatisch ergibt (vgl. unter C II 2 d). Es hat aber den Anschein, als ob diese Körperhöhlentherapie mit Spezialröntgenröhren (z.B. nach CHAOUL, SCHÄFER und WITTE) in der praktischen Anwendung immer mehr zurücktritt gegenüber der Bestrahlung mit Isotopen und den percutanen Tiefentherapieverfahren (Bewegungstherapie). Die entsprechenden Röntgenröhren bzw. Geräte werden aber heute noch vielfach für Nahbestrahlungen eingesetzt, z.B. an operativ freigelegten Herden.

Auch für die sog. Oberflächentherapie einschließlich der Epilationen eignen sich die vorstehend genannten Röhren mit Beryllium-Fenster und ihre Geräte. In den englisch und amerikanisch beeinflußten Ländern übt

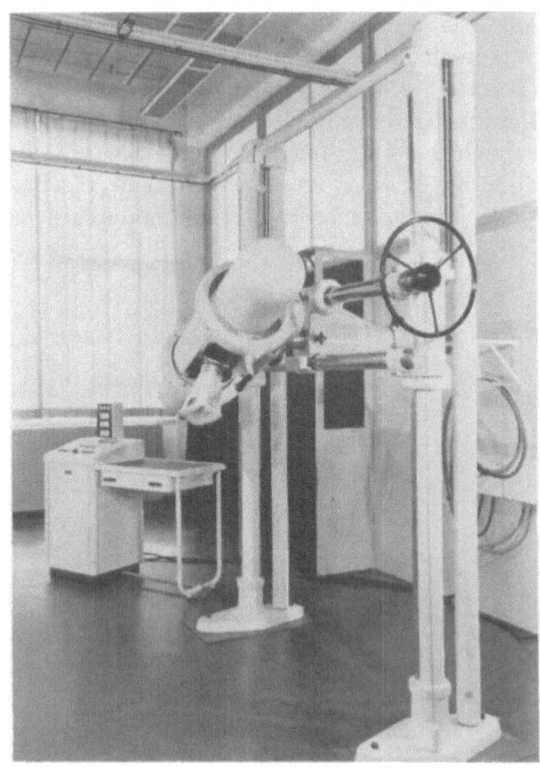

Abb. 278. Portalstativ für Tiefentherapie bis 210 kV mit Einkessel-Röntgenerator. (Philips, Niederlande „Compactix“)

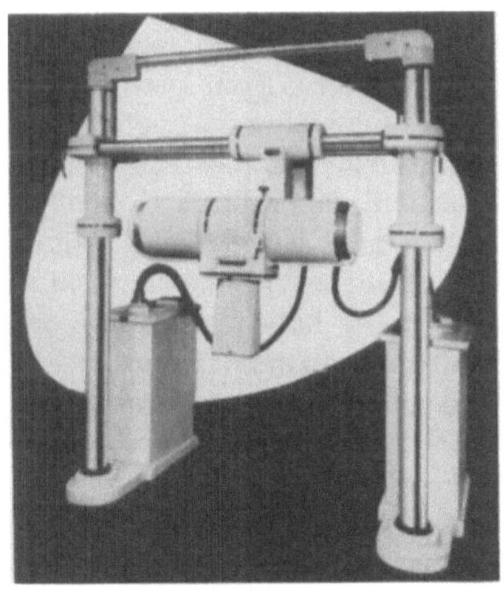

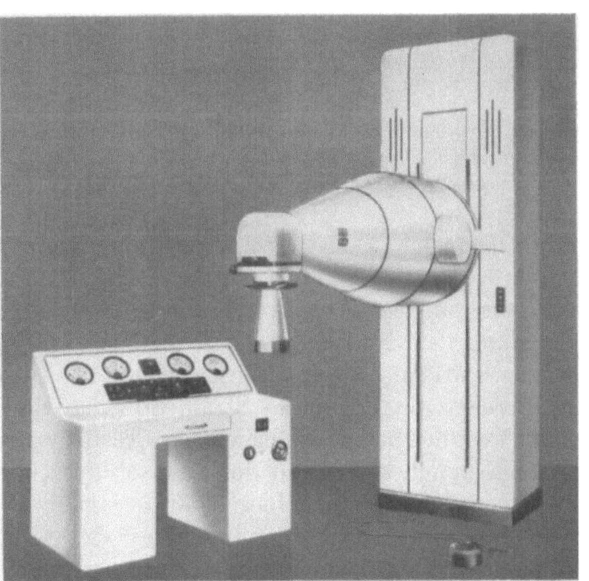

Abb. 279   Abb. 280

Abb. 279. Portalstativ für Therapieröhrenhaube. (Standard X-Ray, USA „Flexray“)

Abb. 280. Blechsäulenstativ für Tiefentherapieeinheit (Resonanztrafo) bis 300 kV. (Newton-Victor, England „Resomax 300“)

man diese Therapie vielfach mit Röhren und entsprechenden Stativen für einen Spannungsbereich bis etwa 140 kV aus, d.h. mit den sog. Halbtiefentherapie-Strahlenquellen, wie sie z.B. für Drüsenbestrahlungen u.ä. eingesetzt werden. Meist handelt es sich dabei um Röntgenröhren und Schutzhauben, die zweipolig betrieben werden und sich von den entsprechenden Diagnostikröhren im wesentlichen nur dadurch unterscheiden, daß sie thermisch i.a. für größere Dauerleistungen bemessen sind und vielfach wie die Tiefentherapieröhren mit Umlaufölkühlung der Anode betrieben werden. Gerätemäßig handelt es sich dabei um fahrbare Säulenstative, die, sofern nicht als Strahlenquellen Einkesselapparate benutzt werden, mit dem Hochspannungserzeuger zu einer Einheit vereinigt sind. Man hat hierfür auch Einheiten geschaffen, bei denen das Stativ und die Strahlenquelle mit einem Lagerungstisch für den Patienten konstruktiv vereinigt sind. Die europäische Technik dagegen hat heute für diese Halbtiefentherapie keine besonderen Apparate und Geräte mehr. Soweit diese Therapie nicht mit den vorgenannten 60 kV-Oberflächentherapieapparaten ausgeführt werden kann, verwendet man hier meist die Tiefentherapieröhren, -stative und -apparate, wie man auch die Röhren und Stative für die Körperhöhlentherapie häufig an Tiefentherapieapparate mit mehreren Arbeitsplätzen anschließt.

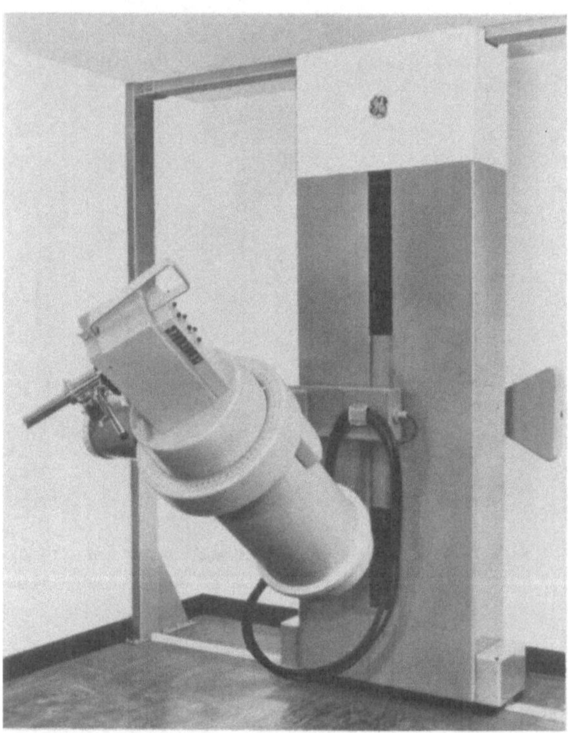

Abb. 281. Blechsäulenstativ, seitlich verfahrbar, für Stehfeldbestrahlung bis 300 kV mit Resonanz-Röntgengenerator. (General-Electric-Comp., USA „Maxitron 300")

Für die *Tiefentherapie* werden, soweit nur Stehfeldbestrahlungen ausgeführt werden, heute vorwiegend Säulenstative eingesetzt; die in den letzten 20 Jahren dominierenden Therapiewandstative sind mehr und mehr zurückgetreten. Sofern als Strahlenquellen nicht Einkesselapparate Verwendung finden, sind die modernen Röhrenhauben heute bei Betriebsspannungen bis 250 kV (gegebenenfalls auch 300 kV) abmessungs- und gewichtsmäßig so klein geworden im Vergleich zu den älteren Ausführungen, daß im allgemeinen Einsäulenstative — nicht viel stärker als die in der Diagnostik üblichen — eine genügend stabile Halterung der Röhren gewährleisten und dabei durch Höhen- und Querverstellung sowie Schwenkbarkeit der Röntgenröhren in zwei Ebenen eine bequeme Einstellung des Strahlenganges zum Patienten gestatten. Daneben gibt es Zweisäulen- oder sog. Portalstative für die Halterung der Strahlenquelle; sie haben heute nur dann noch Berechtigung, wenn als Strahlenquellen Einkesselapparate verwendet werden.

Meist werden bei diesen Tiefentherapiestativen Führungen nach rechtwinkligen Koordinaten bevorzugt, sofern mit den Geräten ausschließlich Stehfeldeinstellungen vorgenommen werden. Es sei aber hier schon gesagt, daß auch für die Stehfeldeinstellungen die unter 2b behandelten Bewegungstherapiegeräte besonders vorteilhaft verwendet werden können, weil sie normalerweise Zentral- oder Polarkoordinatenführungen für die Bewegungen haben. Diese letzteren Einstellführungen sind gerade in der Tiefentherapie deswegen von Vorteil, weil hier meistens die Aufgabe vorliegt, den im Körper liegenden Krankheitsherd bei festgelagertem Patienten nacheinander von mehreren Seiten im gleichen Bestrahlungsabstand zu behandeln, und dies läßt sich bei einem Gerät mit

Zentralführungen für die Strahlenquelle weit einfacher ausführen als bei einem Gerät mit rechtwinkligen Koordinateneinstellungen.

Neben den Wand- und Säulenstativen hat man für die Tiefentherapie sehr früh auch sog. Deckenhängegeräte verwendet, weil sich damit eine sehr übersichtliche Anordnung im Bestrahlungsraum ergibt. Solange die Strahlenquellen mit ihren Hochspannungsschutzgehäusen noch außerordentlich schwer und voluminös waren, waren diese Deckenhängegeräte recht aufwendig. Heute kann man dafür sehr handliche Anordnungen benützen. Diese Anordnungen haben jedoch den Nachteil, daß sie sich nicht gut für Bewegungstherapie eignen und auch nicht für Stehfeldtherapie mit zentral geführten Verstellungen der Strahlenquelle. Sobald zwischen Strahlenquelle und Patiententisch eine mechanische Kopplung notwendig wird, geht ihr Vorteil weitgehend verloren; das mag auch der Grund sein, weshalb die Anwendung der Deckenhängegeräte in der Therapie weit zögernder wieder aufgenommen worden ist als in der Diagnostik.

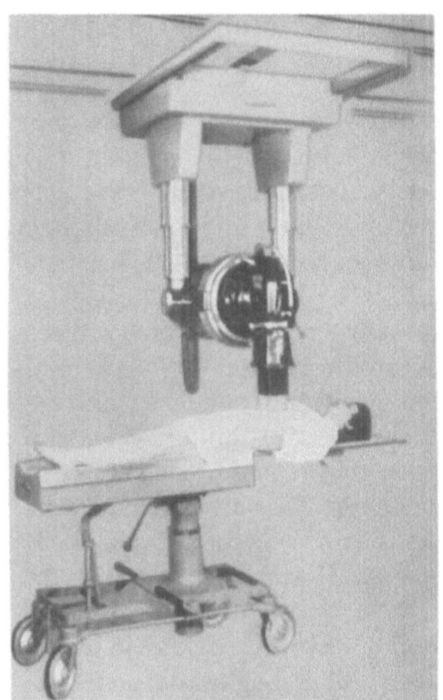

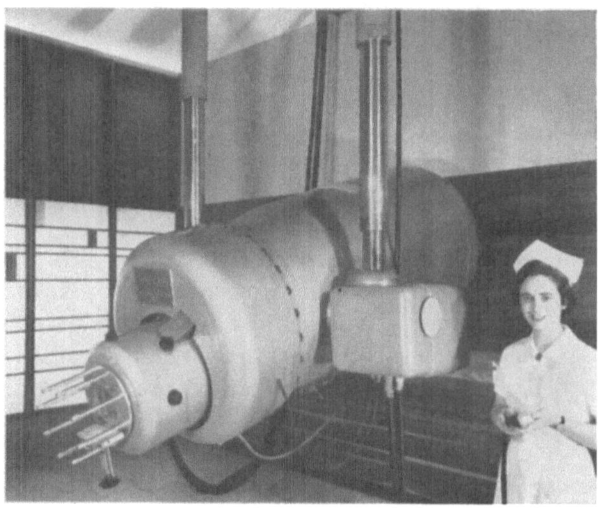

Abb. 282   Abb. 283

Abb. 282. Deckenstativ einer Tiefentherapieeinheit mit Resonanztrafo. (Picker, USA „Vanguard")

Abb. 283. Teleskopdeckenstativ eines 2 MeV-Van de Graaf Bandgenerators für Stehfeldbestrahlung. (High-Voltage Corp., USA)

Für die Höchstspannungstherapie, soweit sie nicht mit Isotopen ausgeführt wird (s. unter II 3 und 4), werden heute vorwiegend als Strahlenquellen entweder Betatrons oder sog. Linearbeschleuniger eingesetzt, also Strahlenquellen, bei denen die Elektronenbeschleunigung unmittelbar entweder mit magnetischen oder mit elektrischen Wechselfeldern erfolgt. Demgegenüber spielt die Strahlenerzeugung in Röntgenröhren unter unmittelbarer Anwendung der notwendigen Beschleunigungsspannungen für diesen Spannungsbereich heute keine besonders wichtige Rolle mehr (Kaskadenschaltungen, van de Graff-Generatoren).

Betatrons bis etwa 15 MeV lassen sich noch in sehr kompendiöser Form bauen; sie lassen sich an entsprechend stabil ausgeführten Säulenstativen so aufhängen, daß alle notwendigen Strahlenrichtungseinstellungen ohne Umlagerung des Patienten allein durch Verstellen der Strahlenquellen ausgeführt werden können. Für noch höhere Energien werden die Betatrons so schwer und für eine allseitige Verstellung ungeeignet, so daß man sie nur mit beschränkter Beweglichkeit des Strahlenganges oder fest anordnen und die Zuordnung des Patienten bzw. seines Krankheitsherdes zum Strahlengang vorwiegend oder sogar ausschließlich durch entsprechende Patienteneinstellung bewirken muß. Es ergeben sich dabei für den Patienten oft recht unbequeme Lagerungsnotwendigkeiten, die man hier notgedrungen in Kauf nehmen muß, wenn man mit derart hohen Strahlenenergien arbeiten will.

Ähnlich liegen die Verhältnisse bei den sog. Linearbeschleunigern; auch hier sind, soweit Röntgenstrahlen bis etwa 1 MeV verlangt werden, bewegliche und einstellbare Aufhängungen des Linearbeschleunigers ausgeführt worden; für Linearbeschleuniger mit noch höheren Strahlenenergien werden jedoch vor allem die Längsabmessungen der Strahlenquelle so groß, daß an eine bewegliche Anordnung nicht mehr zu denken ist und deshalb ebenfalls nur noch eine entsprechende Einstellung des Patienten angewendet werden kann. Diese rein mechanischen Anwendungsschwierigkeiten stellen für die Überschreitung der Grenze von etwa 15 MeV bei der medizinischen Anwendung ein erhebliches Hindernis dar.

b) Geräte für die Bewegungsbestrahlung

Man hat sich schon sehr früh mit den physikalischen Schwierigkeiten auseinandergesetzt, die der Strahlentherapie *tiefliegender* Krankheitsherde entgegenstehen, nämlich: der Abnahme der Strahlenintensität mit dem Quadrat des Abstandes vom Strahlenzentrum infolge der kugelsymmetrischen Strahlungsausbreitung sowie der zusätzlichen Abnahme der Strahlenintensität infolge der Absorption in den vorgelagerten Körperschichten.

Um zu vermeiden, daß dabei die gesunden vorgelagerten Körperschichten eine höhere Strahlenbelastung erhalten als der darunter befindliche Krankheitsherd, hat man bald daran gedacht, die Strahlung dem Herd nicht nur aus einer Richtung, sondern aus verschiedenen Richtungen zuzuführen, und so eine relative „Strahlenverdünnung" in den vorgelagerten Körperschichten gegenüber dem Krankheitsherd zu erreichen. Den anderen Möglichkeiten hierzu, nämlich der Anwendung wesentlich höherer Spannungen und sehr großer Bestrahlungsabstände standen technische Schwierigkeiten im Wege; mit ihnen allein läßt sich nicht erreichen, daß die Strahlung im tiefgelegenen Herd *höher* wird als in den davorliegenden Körperschichten.

Zunächst erschien es am einfachsten, die gewünschten Bestrahlungsfelder durch diskrete Einzelbestrahlungen aus verschiedenen Richtungen zu erzeugen *(Mehrfelder-oder Kreuzfeuermethode)*, aber schon sehr früh erkannte man, daß es zweckmäßiger ist, die Richtungsänderung der Strahlung durch kontinuierliche Bewegung der Strahlenquelle während der Bestrahlung herbeizuführen *(Bewegungsbestrahlung)*. Der erste Vorschlag dieser Art stammt wohl aus dem Jahre 1906 von Kohl (DRP 192571). Von den frühen Pionieren der Bewegungsbestrahlung seien hier nur Pohl, Meyer, Palmieri, Kohler und Nakaidzumi genannt. Obwohl die Idee der Bewegungsbestrahlung alt ist und mit mehr oder weniger behelfsmäßigen Geräten schon früh praktisch erprobt wurde, wurde sie doch erst in den Jahren nach dem zweiten Weltkrieg in breiterem Umfang angewandt, nachdem von verschiedenen Röntgenfirmen der serienmäßige Bau von Bewegungsbestrahlungsgeräten aufgenommen worden war. Auch die Methodik der Bewegungsbestrahlung wurde jetzt erst meßtechnisch genauer fundiert.

Es sah zunächst so aus als ob die Bewegungsbestrahlung in all ihren verschiedenen Ausführungsvarianten die Tiefentherapie mit Stehfeldern über kurz oder lang weitgehend verdrängen würde. Das ist nun zwar nicht eingetreten, denn es gibt eben doch viele schwierige Bestrahlungsfälle, die sich für die Bewegungsbestrahlung nicht eignen. Diese ist auch grundsätzlich nur dann vorteilhaft anwendbar, wenn der bestrahlte Körperbereich ohne allzu große Fehler als praktisch homogen angesehen werden kann. Sie wird aber unübersichtlich und ungünstig, wenn der zu bestrahlende Krankheitsherd eingebettet ist in Gebiete mit sehr unterschiedlicher Absorption und wenn bestimmte vorgelagerte Zonen von der Mitbestrahlung auszuschließen sind.

Trotz einer gewissen kritischen Einstellung in bezug auf ihre allgemeine Anwendbarkeit und Zweckmäßigkeit hat sich für sie ein sehr großes Indikationsgebiet ergeben; in diesem Sinne sind heute sehr viele Geräte der Tiefentherapie und auch der Therapie mit ultraharten Strahlen für die Anwendung der Bewegungsbestrahlung eingerichtet. Im übrigen haben wir bereits erwähnt, daß diese Geräte auch für die Stehfeldbestrahlung besonders günstige Voraussetzungen bieten.

Nach der speziellen Form der Bewegungen und ihrer konstruktiven Realisierung unterscheidet man sog. *Rotationsbestrahlungsgeräte, Pendelbestrahlungsgeräte, Konvergenzbestrahlungsgeräte* und *Pendel-Konvergenzbestrahlungsgeräte* sowie schließlich *Geräte für die sog. Stratitherapie.* Allen gemeinsam ist die Relativbewegung der Strahlenquelle bei ständiger Ausrichtung auf den Krankheitsherd als Zentrum und vorwiegend bei konstantem Abstand der Strahlenquelle vom Krankheitsherd. Der Zweck dieser Bewegung der Strahlenquelle während der Bestrahlung ist, den im Körperinnern liegenden Krank-

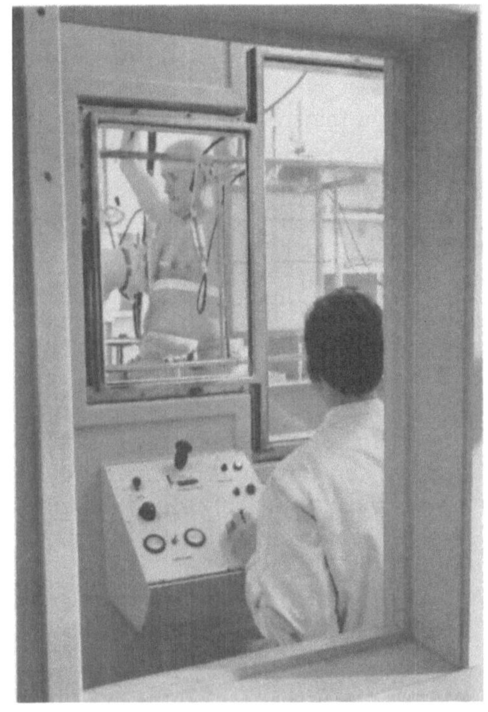

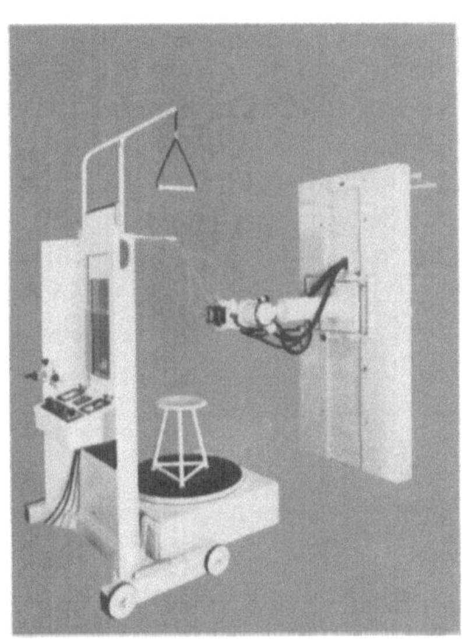

Abb. 284   Abb. 285

Abb. 284. Anordnung für Rotationsbestrahlung. Drehstuhl, Fernverstellung des Strahlenkegels mittels Bodenzügen vom Beobachtungsstand aus, der den Leuchtschirm trägt. (Siemens-Reiniger-Werke, Deutschland)

Abb. 285. Rotationsbestrahlungsplatz im Radiumhemmet, Stockholm. Patient sitzt vor einem Leuchtschirm auf einem Drehstuhl, dessen Drehachse verstellbar ist

heitsherd ständig der Bestrahlung auszusetzen, dagegen die im Strahlengang vorgelagerten Körperpartien und die dahinter befindlichen, insbesondere auch die Oberfläche des Körpers, lokal nur während eines Teiles der Gesamtbestrahlungszeit mit zu bestrahlen. Auf diese Weise ist man in der Lage, ebenso wie bei der sog. Mehrfeldermethode den im Körperinnern gelegenen Krankheitsherd mit höheren Dosen zu belegen als die umliegenden Körpergebiete und die Körperoberfläche. Gegenüber der Mehrfeldermethode bringt die Bewegungsbestrahlung den Vorteil, daß das Verhältnis Herddosis zu Oberflächendosis i. a. noch höher gewählt werden kann und daß schließlich die Einstellarbeit für die einzelnen Felder auf eine einzige Einstellung reduziert wird. Nachteilig ist, wie gesagt, die Unmöglichkeit, auf die Inhomogenität des menschlichen Körpers in allen Fällen genügend Rücksicht nehmen und sich den speziellen Formen des Krankheitsherdes so individuell anpassen zu können, wie es im Bedarfsfalle durch die Mehrfeldermethode wenigstens prinzipiell möglich ist.

Die Verschiedenartigkeit der Bewegungsbestrahlungsgeräte ist nicht nur durch die Form der Bewegungen bedingt, sondern auch durch die Größe der dabei bewegten

Strahlenquellen und dadurch, ob die Bewegung ausschließlich von der Strahlenquelle oder gemeinsam von Patient und Strahlenquelle oder schließlich allein vom Patienten ausgeführt wird.

α) Rotationsbestrahlungsgeräte (Abb. 284 und 285)

Bei der letztgenannten Art, den sog. Rotationsgeräten, sitzt oder steht der Patient auf einer Drehscheibe, während die auf den Krankheitsherd ausgerichtete Strahlenquelle während der Bestrahlung in Ruhelage bleibt. Selbstverständlich muß der Patient auf der Drehscheibe so fixiert sein, daß während der Bestrahlung der einmal eingestellte Krankheitsherd auch bei der Drehung im Strahlengang bleibt. Um eine Kontrolle hierfür zu haben, ist bei den meisten dieser Rotationsgeräte ein Leuchtschirm in einer Strahlenschutzwand so eingebaut, daß hinter ihr ein Beobachter *während* der Bestrahlung die Lage des Krankheitsherdes oder einer ihn markierenden Metallmarke oder -sonde ständig verfolgen kann. Außerdem ist hier meist noch auf der Drehscheibe eine zu ihr relativ verschiebbare Platte vorgesehen, auf der der Patient bzw. der Schemel für den Patienten steht. Die Verstellung dieser Tragplatte des Patienten relativ zur Drehscheibe kann von dem Beobachter hinter der Strahlenschutzwand aus erfolgen, so daß er den Krankheitsherd entsprechend der Leuchtschirmbeobachtung immer wieder in die Drehachse bringen kann.

Ähnlich wie die Transversalschichtgeräte eignen sich diese Rotationsgeräte grundsätzlich nur für Bestrahlungen am stehenden oder sitzenden Patienten und demzufolge vor allem für die Bestrahlung von Krankheitsherden, die in der Nähe der Körperhauptachse liegen, insbesondere dann, wenn auch ihre Längsausdehnung in diese Richtung fällt. Das ist z. B. der Fall beim Magen und bei der Speiseröhre. Wegen der Notwendigkeit einer gewissenhaften ständigen Kontrolle der Einstellung durch einen Arzt hat sich diese Art der Bewegungsbestrahlung nur in beschränktem Maße eingeführt; demzufolge sind auch die hierfür geschaffenen Geräte nur noch wenig im Einsatz.

β) Pendelbestrahlungsgeräte (Abb. 286—293)

Als für die praktische Anwendung besonders vorteilhaft hat unter den Bewegungstherapieverfahren das sog. Pendelverfahren bei weitem die größte Verbreitung gefunden. Obwohl schon sehr früh von einer Reihe von Röntgenologen erprobt, hat dieses Verfahren seine konsequente Durchbildung erst durch Kohler erfahren. Jedenfalls bildeten seine Arbeiten in Deutschland den unmittelbaren Anstoß für die industrielle Herstellung geeigneter Geräte (1948), die überhaupt erst zu einer weiteren Anwendung der Bewegungstherapie führten; im Anschluß daran entstanden entsprechende Konstruktionen auch im Ausland.

Unter Pendelbestrahlungsgeräten versteht man die speziellen Rotationsbestrahlungsgeräte, welche am *liegenden* oder sitzenden Patienten eine Bewegungsbestrahlung mit Kreisbogenführung der Strahlenquelle gestatten, wobei der Zentralstrahl der Strahlung in jedem Augenblick auf das Zentrum der Bogenführung gerichtet bleibt und das Gerät so eingerichtet ist, daß man den Krankheitsherd bequem in dieses Bewegungszentrum legen kann. Die Drehachse der Kreisbogenbewegung liegt bei allen Geräten horizontal, und weil aus mechanischen Gründen eine einsinnige Kreisbewegung ausscheiden muß, arbeitet man vorwiegend mit einer pendelförmigen Hin- und Herbewegung, wobei der überfahrbare Pendelwinkel meist zwischen 0 und etwa 360° beliebig einstellbar ist. Wichtig ist dabei, daß mit konstanter Winkelgeschwindigkeit bestrahlt wird, und daß auch in den beiden Endstellungen, an denen die Bewegungsrichtung sich umkehrt, keine nennenswerten Verweilzeiten auftreten. Im Durchschnitt arbeitet man mit Winkelgeschwindigkeiten von etwa 360°/min, so daß sich bei Bestrahlungszeiten von mehreren Minuten und Bestrahlungsbögen von im Mittel 180° im allgemeinen mehrere volle Hin- und Herpendelungen ergeben. Die Bestrahlungszeit braucht nicht unbedingt auf volle Hin- und Hergänge abgestimmt zu werden, wenn man es im allgemeinen auch tun wird.

Die mechanische Ausführung der Bogenführung für die Strahlenquelle besteht im einfachsten Fall aus einem Ring entsprechenden Durchmessers, an dem die Strahlenquelle an einem festen Ausleger angebracht ist; der Ring ist dabei in einem feststehenden Lagerbogen drehbar gelagert.

Bei einer anderen, sehr verbreiteten Ausführung hängt die Strahlenquelle an dem Ausleger eines Schwenkarmes, der um eine in der Höhe verstellbare horizontale Achse drehbar gelagert ist. Der Auslegerarm des Schwenkarmes ist ebenfalls verstellbar, so daß der Bogenradius für die Strahlenquellenbewegung in bestimmten Grenzen veränderbar ist. Für die Bewegungsbestrahlung wird man zwar im allgemeinen mit einem festen Bogenradius von etwa 50 cm arbeiten, schon aus Gründen einer möglichst standardisierten Bestrahlungstechnik. Die Verstellbarkeit des Bogenradius ist wertvoll für die Verwendung desselben Gerätes auch für die Stehfeldtherapie. Die zentrale Bogenführung zusammen mit der Radiusverstellung und der Höhenverstellung des Schwenkarmes ergibt für ein solches Gerät tatsächlich ideale Einstellmöglichkeiten für die Mehrfelderbestrahlung.

Eine weitere Ausführungsmöglichkeit, die vor allem bei den schwereren Einkesselapparaten Anwendung gefunden hat, ist die Aufhängung der Strahlenquelle an einem sog. Portalstativ mit rechtwinkliger Höhen- und Querbeweglichkeit der Strahlenquelle und

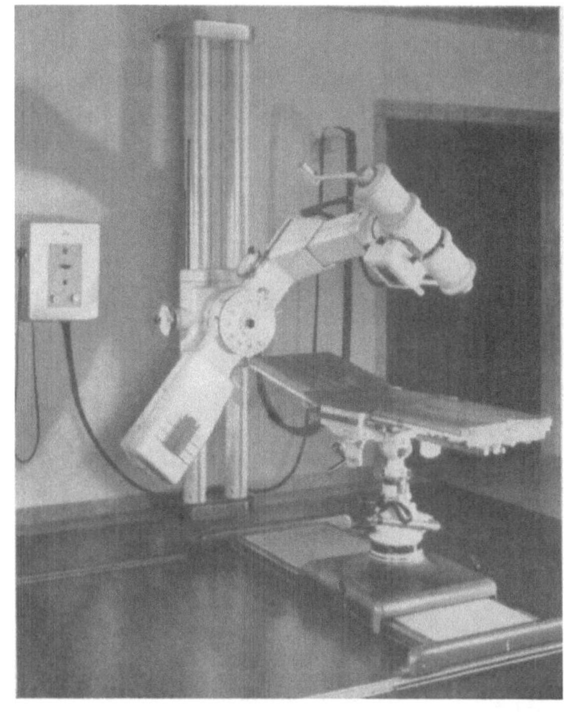

Abb. 286. Pendeltherapiegerät mit höhenverstellbarem Pendelsystem und Verstellung des Pendelradius (um auch für alle Stehfeldbestrahlungen bequeme Einstellung zu gestatten). (Siemens-Reiniger-Werke, Deutschland)

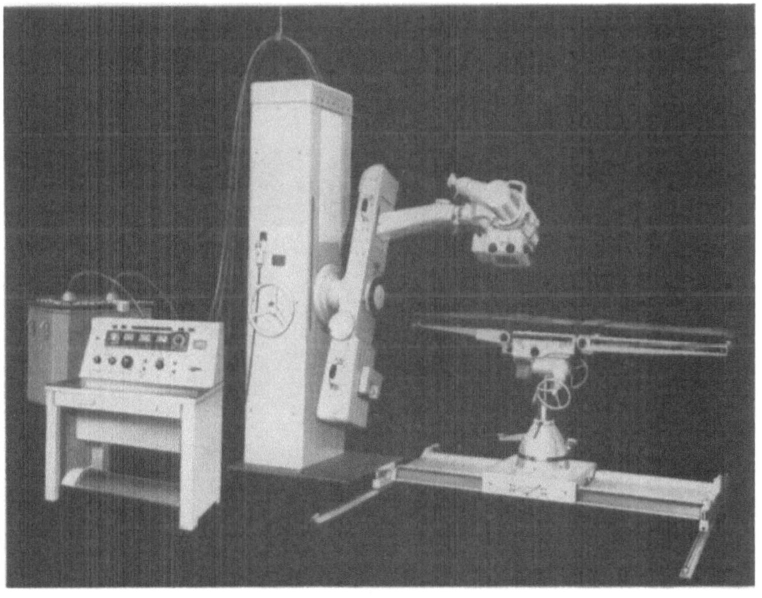

Abb. 287. Pendeltherapiegerät. (Toshiba, Japan)

einer feststehenden Lenkvorrichtung für diese Strahlenquelle, die für ihre Bewegung auf einer bestimmten Kreisbogenbahn und ihre stets zentrale Ausrichtung sorgt. Dasselbe Prinzip einer Höhen- und Querverstellung nach rechtwinkligen Koordinaten und Lenkung der Strahlenquelle zu einer Kreisbogenbewegung wird auch bei dem Einsäulenstativ für ein 15 MeV-Betatron in recht eleganter Form angewandt. Wegen des beträchtlichen

Gewichtes der Strahlenquelle (etwa 300 kg) ist hier das Säulenstativ als blechverkleidete Gitterkonstruktion ausgeführt, wobei für die Höhenverstellung ein Federgewichtsausgleich angewandt wird; das Säulenstativ kann auf flachen Bodenschienen als Ganzes bequem seitlich verfahren werden. Die an der Wand fest montierte Bogenlenkung bewirkt die Kreisbogenbewegung der Strahlenquelle um eine horizontal liegende Achse, wobei die Höhenbewegung der Strahlenquelle am Stativ und die Seitenbewegung durch Bewegung des ganzen Statives gleichzeitig erfolgen.

Wenn die Ausführung so ist, daß die Richtung des Zentralstrahles der Strahlenquelle nicht nur auf den Mittelpunkt der Bewegungsebene selbst einstellbar ist, sondern

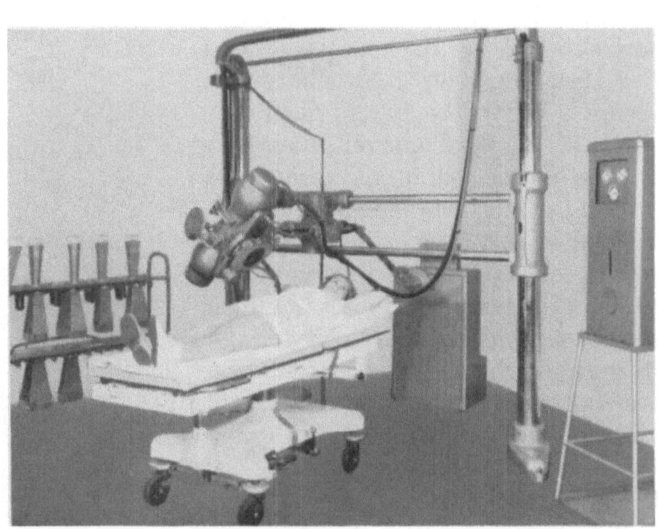

<table>
<tr><td>Abb. 288</td><td>Abb. 289</td></tr>
</table>

Abb. 288. Pendeltherapiegerät mit konstantem Pendelradius. (Richard Seifert, Deutschland „Isovolt")

Abb. 289. Pendeltherapiegerät mit Portalstativ für Röhrenhaube. (Marconi, England)

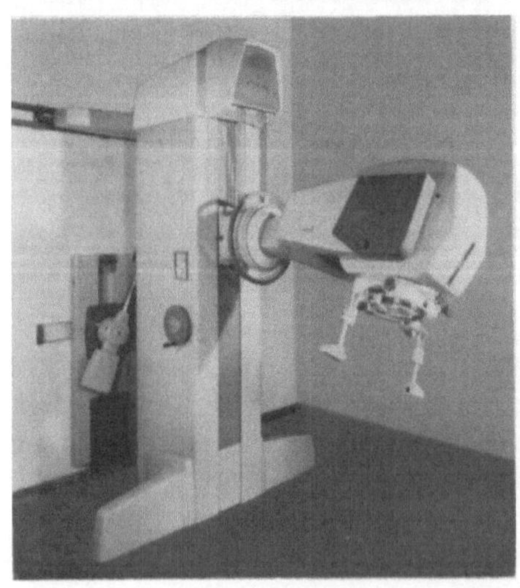
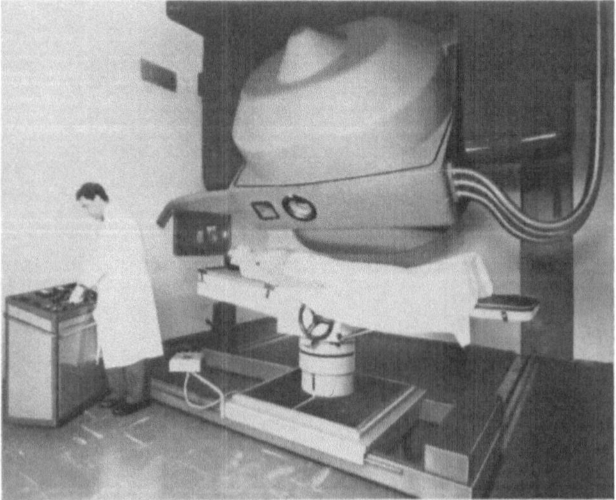

<table>
<tr><td>Abb. 290</td><td>Abb. 291</td></tr>
</table>

Abb. 290. Betatron für 18 MeV an einem Pendeltherapiegerät mit verfahrbarer Tragsäule und Pendelführung an der Wand. (Siemens-Reiniger-Werke, Deutschland)

Abb. 291. Pendelgerät für Betatron 35 MeV. Feldeinstellung mit eingebautem 125 kV-Diagnostikapparat. (Brown, Boveri, Schweiz „Asklepitron 35")

auch auf beliebige Punkte der Pendelachse eingestellt werden kann, dann können mit diesen Pendelgeräten nicht nur Kreisbestrahlungen innerhalb einer Ebene durchgeführt werden, sondern auch Kreiskegelbestrahlungen. Durch mehrere zeitlich nacheinander ausgeführte derartige Kreiskegelbestrahlungen mit jeweils demselben Bewegungszentrum, jedoch mit variabler Kegelöffnung (variabler Neigungswinkel des Zentralstrahles gegen die Pendelachse), kann man so dieselbe Vergrößerung der strahlenbelegten Körperoberfläche, also

auch dasselbe Verhältnis von Herddosis zur Oberflächendosis erreichen wie bei der sog. Pendelkonvergenzbestrahlung (s. unter δ), allerdings mit der Notwendigkeit, für die einzelnen Teilbestrahlungen jeweils eine Einstellungsänderung am Gerät vornehmen zu müssen.

Wichtig ist noch, daß die Pendelgeräte eine Umpendelung des liegenden Patienten über seine ganze Längsausdehnung gestatten auch dann, wenn der Patient nicht genau in Richtung der Pendelachse, sondern z. B. schräg dazu liegt. Dabei ist es zulässig, daß der Patient wahlweise mit dem Gesicht oder mit den Füßen zum Stativ gelagert werden kann. Für manche Bestrahlungen, z. B. am Schädel, ist es erwünscht, wenn das Gerät auch Umpendelungen des sitzenden Patienten gestattet, d. h. wenn die Drehachse eine entsprechende Höhenverstellung erlaubt.

Wenn eingangs gesagt wurde, daß in der Therapie im allgemeinen der Patient die für ihn bequemste Lage einnehmen kann, also nicht bestimmte räumliche Lagen einnehmen muß, so muß dies für die Pendelgeräte eingeschränkt werden. Denn bei der räumlich festen Lage der Pendelachse ergibt sich vielfach die Notwendigkeit, den Patienten in ganz bestimmte räumliche Lagen zu ihr zu bringen, damit die bestrahlten Oberflächen-

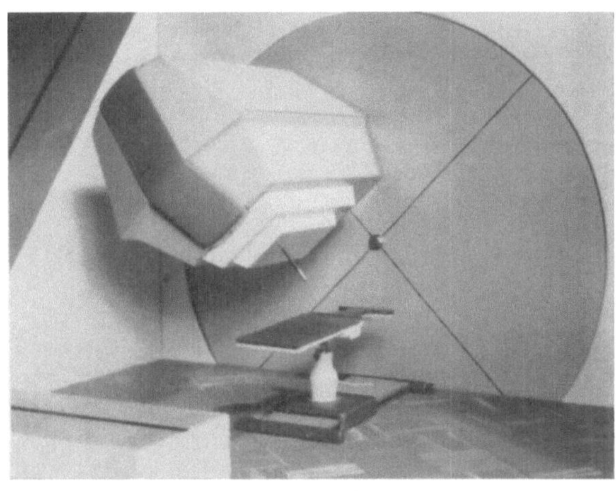

Abb. 292. Betatron für 42 MeV an einem Ringgerät (Strahler um seine Längsachse drehbar und in Richtung des Zentralstrahles verschiebbar). (Siemens-Reiniger-Werke, Deutschland)

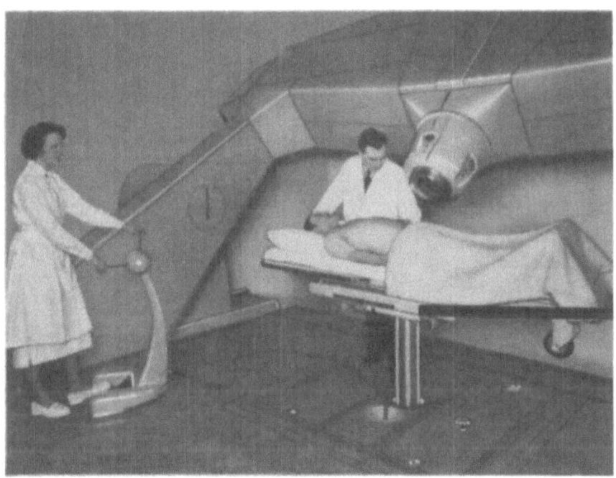

Abb. 293. Pendelgerät für 15 MeV Linearbeschleuniger. (Philips, Niederlande „Linear accelerator")

zonen zweckmäßig gelegt werden können und unerwünschte Mitbestrahlungen anderer Körpergebiete vermieden werden. Aus diesem Grund sind auch bei den Lagerungstischen für die Pendelbestrahlung i. a. mehr Verstellmöglichkeiten erforderlich, als für reine Stehfeldbestrahlungstische.

γ) Konvergenzbestrahlungsgeräte (Abb. 294a und b)

Obwohl sämtliche Bewegungsbestrahlungsverfahren die ständige Konvergenz des Zentralstrahles zum Krankheitsherd bzw. zum Bewegungszentrum während der ganzen Bestrahlungsbewegung gemeinsam haben, bezeichnet man als Konvergenzgeräte im prägnanten Sinn nur diejenigen speziellen Bewegungsbestrahlungsgeräte, bei denen der Strahler eine Bewegung relativ zum Patienten in zwei Dimensionen mit konvergierender

Richtung des Nutzstrahlenbündels ausführt (z. B. Spiralbewegungen auf einer Kugeloberfläche). Sinngemäß muß man hierzu auch diejenigen feststehenden Strahlenquellen rechnen, bei denen ein sehr großflächiger Brennfleck als Ausgang für die Strahlung dient und diese durch ein feststehendes, zu einem Zentrum konvergierendes Strahlenraster nur in Richtung auf dieses Zentrum hin austreten kann.

Wegen ihrer ganz anormalen, technisch schwierigen Röhrenbauweise haben die letztgenannten Einrichtungen bisher praktisch keinerlei Bedeutung erlangt.

In größerem Ausmaß praktisch angewandt ist das Prinzip der Konvergenzbestrahlung speziell in der Form des sog. „Konvergenzstrahlers".

Konvergenzgeräte dieser Art besitzen den offensichtlichen Vorteil, daß sie wie eine stationäre Strahlenquelle mit einer bestimmten festen Dosisverteilung eingesetzt werden können, wobei diese Dosisverteilung einen sehr günstigen Anstieg nach der Tiefe zu besitzt. Ihre Anwendbarkeit hat sich jedoch nicht als so universell erwiesen wie die der Pendelgeräte, wenn sie auch für bestimmte Zwecke eine besonders bequeme Applikation gestatten. Man kann bei ihnen durch eine Variation der Isodosenfelder nach Ausdehnung und Tiefenlage des Bereiches höchste Dosen erreichen. Aber die Form der Isodosenfelder läßt sich nur in beschränktem Maße der Form des Krankheitsherdes anpassen, während man bei der Pendelbestrahlung dafür mehr Variationsmöglichkeiten besitzt.

Als Alleinbestrahlungsgeräte für die klassische Tiefentherapie sind diese Konvergenzgeräte deshalb den Pendelgeräten unterlegen, als Ergänzungsgeräte jedoch vergrößern sie die strahlentherapeutischen Möglichkeiten, und zwar in einer für die Applikation sehr bequemen Form.

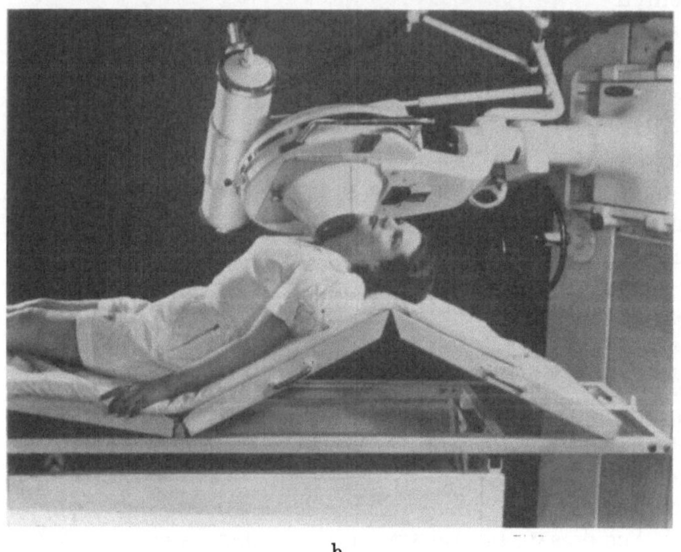

Abb. 294a u. b. Konvergenzbestrahlungsgerät. (Siemens-Reiniger-Werke, Deutschland „Siemens Konvergenzstrahler")

δ) *Pendelkonvergenzbestrahlungsgeräte* (Abb. 295 und 296)

Bereits unter β) wiesen wir darauf hin, daß mit den Pendelgeräten, sofern sie auch eine Einstellung der Strahlenrichtung in beliebigen Winkeln zur Pendelachse gestatten, außer den ebenen Kreisbogenbestrahlungen auch Kreiskegelbestrahlungen durchführbar sind, und daß man durch Überlagerung mehrerer solcher Kreiskegelbestrahlungsfelder (mit gleichem Zentrum!) zur sog. Pendelkonvergenz kommt. Dabei erfolgt die Bestrahlung des Herdes über besonders große Körper- und Oberflächenteile verteilt und demzufolge wird das Verhältnis Herddosis zu Oberflächendosis hierbei noch größer als bei der einfachen Pendelbestrahlung.

Als *spezielles* Pendelkonvergenzgerät bezeichnet man ein solches Pendelgerät, bei dem die Verstellung des Bestrahlungswinkels zur Pendelachse kontinuierlich und automatisch mit der Pendelbewegung erfolgt. Bei einem bekannten Bestrahlungsgerät dieser Art wird der Vorteil der bequemen Ausführung von Pendelkonvergenzbestrahlungen bei automatischer Kopplung der Pendelbewegung mit der Verstellung des Bestrahlungswinkels zur Pendelachse allerdings erkauft durch die feste Anordnung der Pendelachse im Raum, wodurch insbesondere die Einstellung von Stehfeldern erschwert ist.

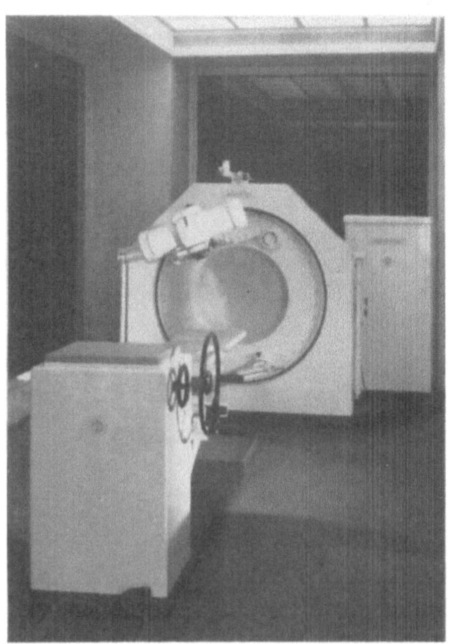

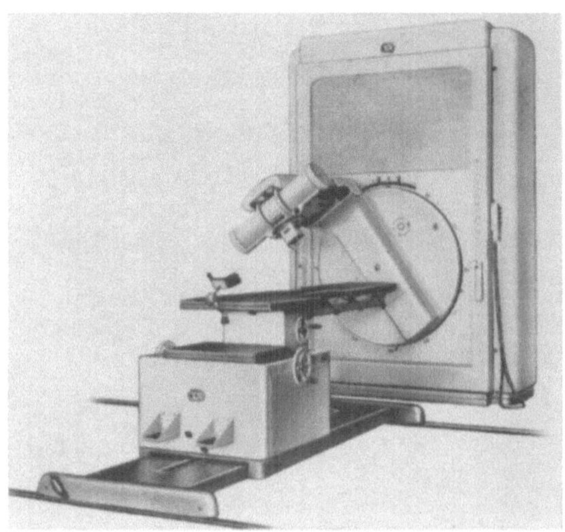

Abb. 295   Abb. 296

Abb. 295. Gerät für Pendel- und Pendelkonvergenzbestrahlung mit räumlich festliegender Pendelachse. (C. H. F. Müller, Deutschland „TU 1“)

Abb. 296. Gerät für Pendel- und Pendelkonvergenzbestrahlung, Pendelsystem höhenverstellbar, Hochspannungserzeuger im Wandstativ eingebaut. (VEB, T. u. R., Dresden „TG 2“)

Auch die Pendelkonvergenz läßt sich, ähnlich wie die Konvergenzbestrahlung nur dann vorteilhaft anwenden, wenn die für sie typischen zylinderförmigen Strahlungsfelder der Form des Krankheitsherdes entsprechen und wenn genügend breitzonige Eingangsfelder für die Bestrahlung ausnützbar sind.

ε) *Stratitherapiegeräte* (Abb. 297 und 298)

Als letzte Gruppe von Bewegungstherapiegeräten sei noch die genannt, bei der Patient *und* Strahlenquelle während der Bestrahlung irgendwelche Relativbewegungen zueinander ausführen. Je nach Art und Form dieser Relativbewegungen können auch mit Geräten dieser Art, für die teilweise der Begriff Stratitherapie (PALMIERI) angewandt wird, die gleichen oder ähnliche Bestrahlungsfelder erzeugt werden wie bei den Pendelgeräten bzw. bei den Konvergenz- und den Pendelkonvergenzgeräten. Im allgemeinen läßt man bei Geräten dieser Art die Strahlenquelle mit ihrem Schwerpunkt (bzw. Brennfleck) während der Bestrahlung im Raum feststehen und bewegt nur den Patienten bzw. die Patientenlagerungsplatte in ebener translatorischer Verschiebung bzw. in Kreisbogentranslation relativ zur Bestrahlungsquelle. Es wird bei dieser Bewegung im Gegensatz zur Rotationsbestrahlung (α) die Strahlenquelle bzw. ihre Ausblendung während der Bestrahlung ständig so mitgelenkt, daß der Zentralstrahl auf den Krankheitsherd des Patienten gerichtet bleibt. Dadurch, daß in diesem Fall die Strahlenquelle als Ganzes keine Bewegungen auszuführen braucht, sondern nur Drehungen um ihre Schwerpunktachsen, eignet sich dieses Konstruktionsprinzip besonders für Strahlenquellen größerer Abmessungen und Gewichte (z. B. 30 MeV-Betatron). Aber auch für die Anwendung von Einkesselapparaten im klassischen Therapiebereich nützt man bisweilen den Vorteil aus, daß die Kopplungsgestänge nur geringere Kräfte zu übertragen haben als etwa bei den Pendelgeräten nach β) und δ). Der Nachteil dieses Konstruktionsprinzipes liegt darin, daß wegen der Beweglichkeit der Tischplatte für den Patienten diese nicht gut so ausgeführt werden kann, daß alle wünschenswerten räumlichen Lagerungen des Patienten einstellbar sind (s. unter β). Für Bestrahlungen am sitzenden Patienten kommt dieses Prinzip nicht in Frage.

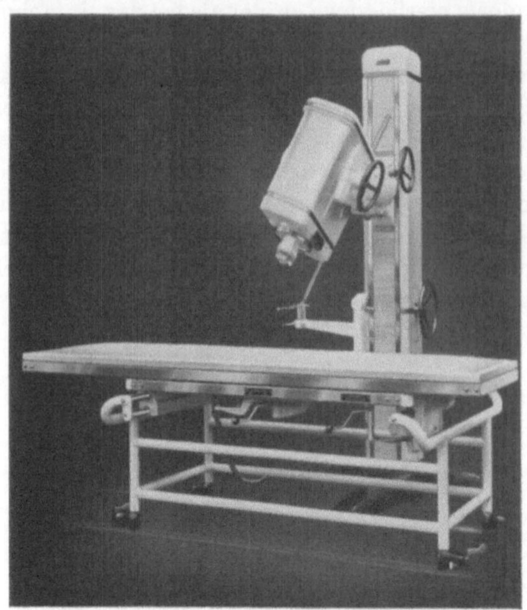

Abb. 297. Stratitherapiegerät mit Bewegungsantrieb des Tisches (längs und quer) und Lenkung des Röntgengenerators. (Rangoni-Puricelli, Italien „Migra")

c) Bestrahlungstische

In den vorangehenden Abschnitten über die Therapiegeräte haben wir auch einiges über die Anforderungen an die Lagerungstische gesagt. Insbesondere haben wir dabei festgestellt, daß in der Therapie im allgemeinen während der Bestrahlung für den Patienten keine Lageänderung erforderlich ist, vor allem auch keine Änderung seiner Neigung gegenüber der Horizontalen.

Eine Lageänderung des Patienten während der Bestrahlung wird nur bei den speziellen Stratitherapiegeräten angewandt, aber selbst hier handelt es sich nur um rein translatorische Bewegungen innerhalb einer horizontalen Ebene oder auf einer horizontal gelegenen Zylinderoberfläche. Neigungsänderungen während der Bestrahlung sind auch hier vermieden.

Im Hinblick auf die im allgemeinen ziemlich langen Bestrahlungszeiten der Therapie (Größenordnung Minuten) ist die völlige Ruhigstellung des Patienten während der Bestrahlung besonders wichtig und zur Veränderung des Strahlenganges während der Bestrahlung dürfen

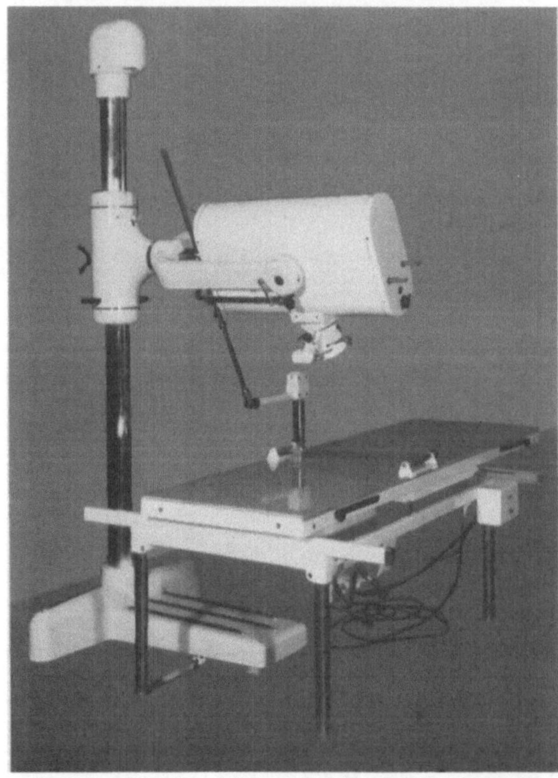

Abb. 298. Stratitherapiegerät für Einkesselröntgengenerator, Pendelantrieb mit Lenkstab für Einkesselgenerator am Tisch. (Gilardoni, Italien „T 250/12")

deshalb nur solche Systembewegungen angewandt werden, die für den Patienten möglichst wenig spürbar sind.

Daß die Bestrahlungstische trotzdem für mannigfaltige räumliche Patientenlagerungen geeignet sein müssen, um in allen Fällen die Strahlenquelle so an den Patienten heranbringen zu können, daß eine ungewollte Mitbestrahlung von Körperteilen vermieden wird, haben wir bereits festgestellt. Wir haben auch gesehen, daß das besonders notwendig ist bei den Pendel- und Pendelkonvergenzgeräten, weil bei ihnen die Pendelachse immer der Richtung nach, vielfach aber auch noch ihrer Lage nach unveränderlich angeordnet ist.

α) Für die Stehfeldtherapie (Abb. 299)

Hierfür werden vielfach relativ einfache fahrbare Bestrahlungstische verwendet, deren wichtigste Verstellmöglichkeit durch eine meist dreifach unterteilte Tischfläche gegeben ist, deren einzelne Teile sich in beliebige Neigungen zur Horizontalen einstellen lassen.

Außerdem müssen diese fahrbaren Tische noch eine bequeme Feststellvorrichtung besitzen, um ihre Stellung auf dem Fußboden zu fixieren, und schließlich sieht man bei ihnen häufig auch eine Verschiebbarkeit der Tischplatte relativ zum Fahrgestell vor, um bei festgestelltem Fahrgestell eine Feineinstellung des Bestrahlungsfeldes zu ermöglichen. Das ist allerdings nur dann notwendig, wenn das Stativ für die Strahlenquelle die entsprechenden seitlichen und Längsverschiebbarkeiten nicht besitzt. Wegen ihres verhältnismäßig einfachen Aufbaues sind diese Therapielagerungstische auch die einzige Gerätegruppe, für die oft noch ausschließlich oder doch vorwiegend Holzkonstruktionen benützt werden. Allerdings ist auch hier der Übergang zu Metallkonstruktionen festzustellen.

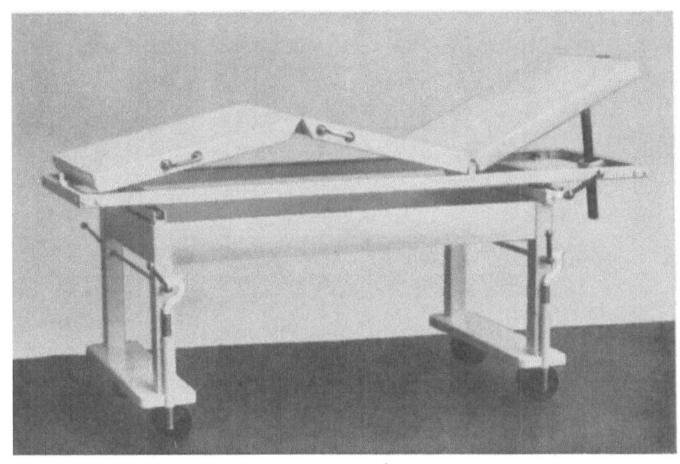

Abb. 299. Lagerungstisch für Stehfeldbestrahlung mit dreigeteilter querverstellbarer Tischplatte, Tisch als Ganzes verschieblich und feststellbar. (Siemens-Reiniger-Werke, Deutschland)

Neben diesen Bestrahlungs*tischen* für die Stehfeldbestrahlung gibt es eine Reihe von mehr oder weniger einfachen Bestrahlungs*stühlen*, deren besonderes Kennzeichen Fixierhilfsmittel in Gestalt von verstellbaren Pelotten und Bandkompressorien sind. Für bestimmte *gynäkologische* Körperhöhlenbestrahlungen werden auch besondere Lagerungstische und -stühle verwendet. Aber wegen der Verlagerung dieser Therapie zur Anwendung von Isotopen handelt es sich bei diesen Spezialtischen und -stühlen meist um ältere Konstruktionen.

Es sei darauf hingewiesen, daß im allgemeinen weder die Tische noch die Stühle für Stehfeldtherapie eine Höhenverstellbarkeit besitzen, sondern daß hierbei, und zwar im ganzen Therapiebereich, meist mit einer Höhenverstellung der Strahlenquelle gearbeitet wird. Für die genaue Einstellung des Bestrahlungsfeldes ist es eben bequemer, wenn der Patient dabei immer in einer bestimmten Höhe liegt oder sitzt. Lediglich bei den meist fest angeordneten Betatrons für Spannungen oberhalb etwa 15 MeV und bei den Linearbeschleunigern oberhalb von Spannungen von etwa 4 MeV ab, müssen die Lagerungstische für den Patienten auch die Höhenverstellung übernehmen. Hier müssen für die Bedienungsbequemlichkeit Konzessionen gemacht werden, weil eine ausreichende Beweglichkeit der Strahlenquelle zu große konstruktive Schwierigkeiten machen würde.

β) Für Pendel- und Pendelkonvergenztherapie

Tische für diese Art der Bewegungstherapie sind in den Abb. 300—302 gezeigt. Bei den Geräten mit im Raum völlig festliegender Pendelachse wird die Höhenverstell-

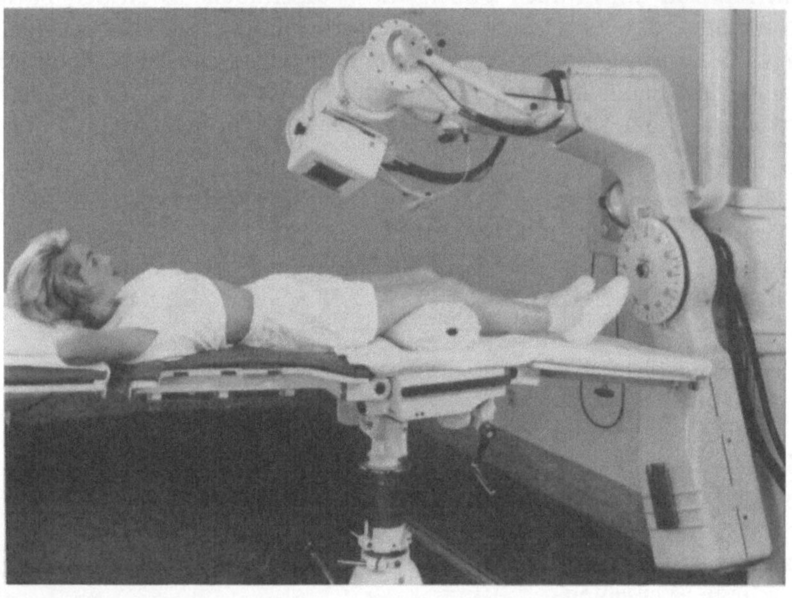

a

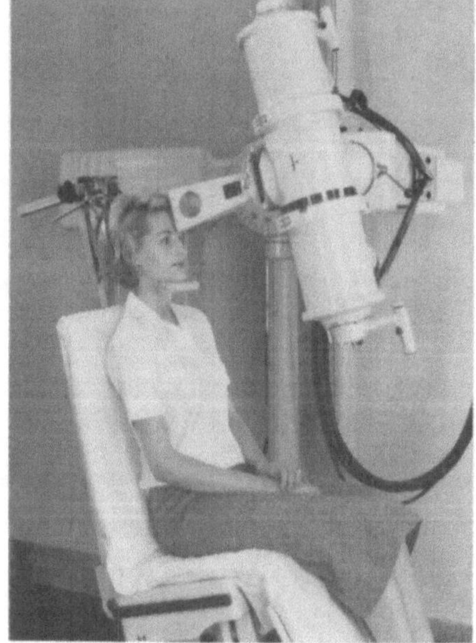

b

Abb. 300a u. b. Bestrahlungstisch mit hydraulischer Tischhebung, auf Schienen querverfahrbar zum Pendelgerät. a Bei Pendelbestrahlung mit schrägem Gürtelfeld. b Als Stuhl für Stehfeldbestrahlung. (Siemens-Reiniger-Werke, Deutschland)

barkeit der Tische zur Notwendigkeit und vielfach werden sie hier mit dem Stativ für die Strahlenquelle zu einer baulichen Einheit vereinigt. Es wurde bereits darauf hingewiesen, daß damit Konzessionen für die Einstellbequemlichkeit verbunden sind. Bedienungsmäßig günstiger sind deshalb Pendelanordnungen, bei denen die Pendelachse zwar auch horizontal angeordnet bleibt, aber doch ihre Höhenlage sich bequem einstellen läßt. Bei dieser Art von Pendelgeräten wendet man meist Bestrahlungstische an, die frei oder auf Schienen fahrbar sind und die ähnlich große und vielseitige Verstellmöglichkeiten besitzen wie die üblichen Operationstische. Von diesen unterscheiden sie sich im wesentlichen nur dadurch, daß die Auflageflächen für den Patienten weitgehend strahlendurchlässig ausgeführt sind, um auch Pendelungen unterhalb des liegenden Patienten zu gestatten. Obwohl bei diesen Pendelgeräten eine Höhenverstellung der Pendelachse am Stativ für die Strahlenquelle vorgesehen ist, besitzen hier die zugehörigen Lagerungstische meist zusätzlich eine Höhenverstellung für den Patienten, wenn auch in beschränkterem Umfang. Diese doppelte Höhenverstellung ist für die bequeme Einstellung sehr angenehm, weil sie auch eine individuelle

Anpassung an die Körpergröße des Arztes gestattet, der die Einstellung vornimmt. Sie ist besonders auch deshalb wichtig, um am sitzenden Patienten Stehfeld- und Bewegungsbestrahlungen vornehmen zu können.

γ) Für Rotationstherapie

Diese Art der Bewegungsbestrahlung, von der wir oben bereits sagten, daß sie heute wegen ihrer beschränkten Indikation und ihrer für Patienten und Arzt unbequemen Handhabung anwendungsmäßig wieder stark zurückgegangen ist, erfordert im wesentlichen

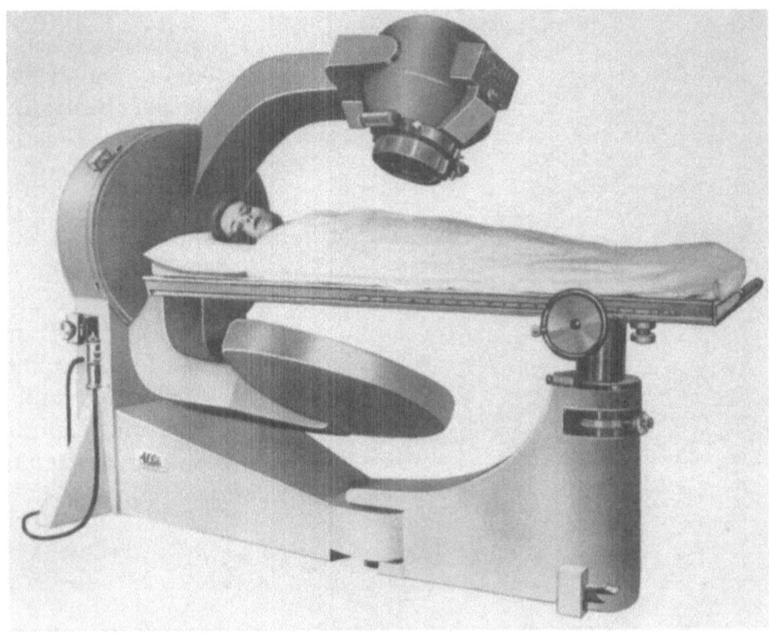

Abb. 301. Bestrahlungstisch, angelenkt an ein Isotopengerät für Stehfeld- und Pendelbestrahlung. (Atomic Energie of Canada „Theratron Junior")

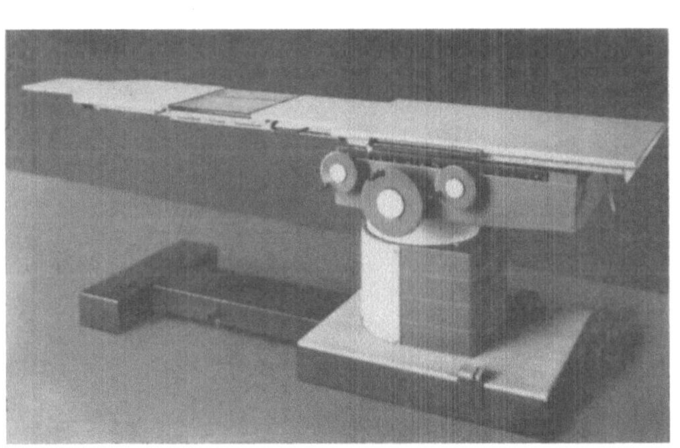
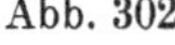
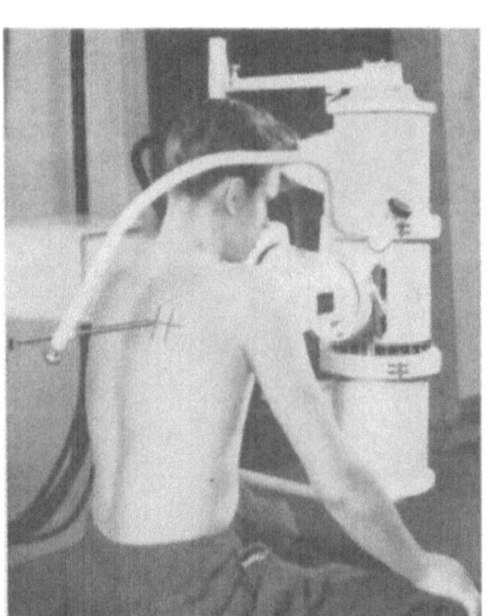

Abb. 302   Abb. 303

Abb. 302. Bestrahlungstisch insbesondere für Pendelbestrahlung. (Siemens-Reiniger-Werke, Deutschland)

Abb. 303. Sog. „Bac pointer" an einer Tiefentherapiehaube. (Siemens-Reiniger-Werke, Deutschland)

Drehpodeste mit relativer Quer- und Längsverstellung der Patientenstandplatte, um die Drehachse innerhalb des Patienten auch während der Bestrahlung verlagern zu können. Derartige Drehpodeste für die Ausführung der Rotationsbestrahlung sind in den Abb. 284 und 285 wiedergegeben, aus denen auch die gesamte Bestrahlungsanordnung einschließlich der benötigten Beobachtungsschutzwand hervorgeht.

d) Therapeutische Lokalisationsgeräte (Abb. 303—307)

Die Notwendigkeit einer sehr präzisen Einstelltechnik einerseits, die in dem Maße in der Tiefentherapie verstärkt aufgetreten ist, wie man hier vor allem durch die Bewegungsbestrahlungsmethoden den Krankheitsherd lokal mit hohen Dosen und Dosisleistungen angeht, und die Schwierigkeit andererseits, unmittelbar am Bestrahlungsgerät und mit der Bestrahlungsröhre die Richtigkeit der Einstellung mittels Röntgenstrahlen zu kontrollieren und zu korrigieren, hat dazu geführt, im unmittelbaren Zusammenhang mit der Bestrahlung und zu ihrer Vorbereitung diagnostische Verfahren zu verwenden. Man setzt sie ein

a) um den Krankheitsherd nach seiner Tiefenlage und Ausdehnung genau zu lokalisieren, um danach im einzelnen den Bestrahlungsplan festlegen zu können,

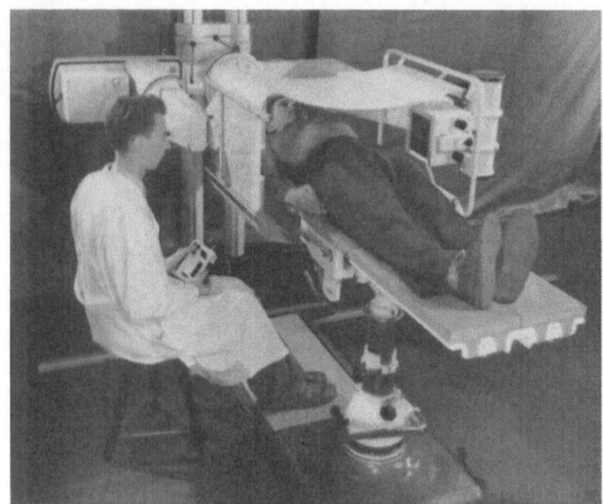

a

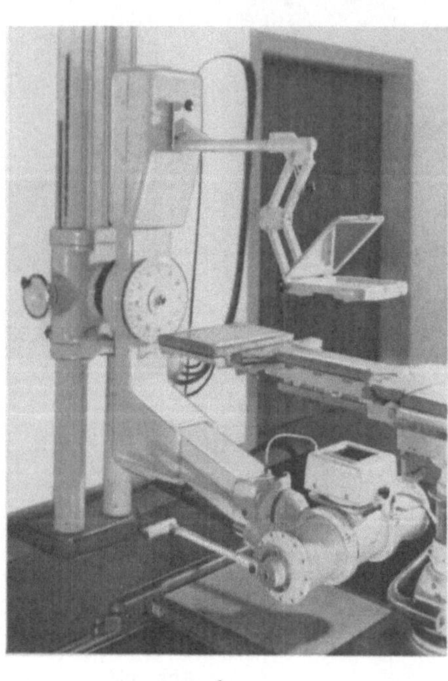

b

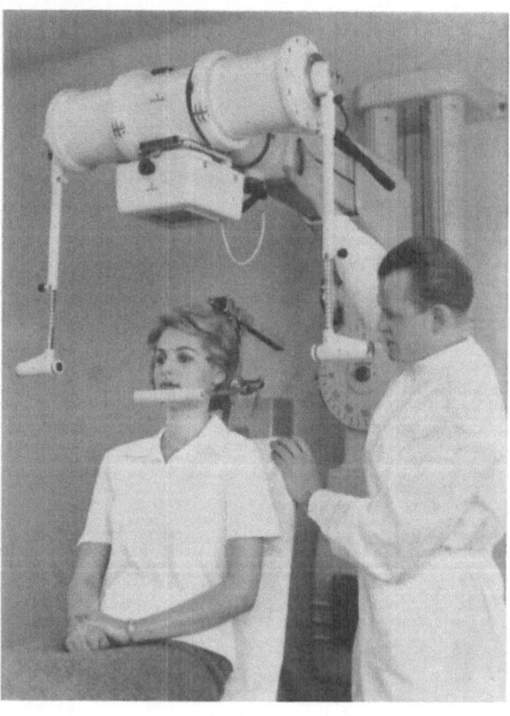

c

Abb. 304 a—c. Lokalisationsgerät, der Patiententisch ist nach erfolgter Einstellung auf Schienen seitlich an das Bestrahlungsgerät verfahrbar. a Einstellung mit Röntgendurchleuchtung bei horizontalem Strahlengang. b Einstellung mit Röntgendurchleuchtung bei vertikalem Strahlengang (Spiegelbeobachtung). c Optische Einstellung, Lichtmarken. (Siemens-Reiniger-Werke, Deutschland)

b) um unter Durchleuchtungskontrolle die genaue Lagerung des Patienten entsprechend dem Bestrahlungsplan auszuführen.

Als Grundlage für die Aufstellung von Bestrahlungsplänen setzt man häufig die Körperschichtverfahren ein, und zwar sowohl als Längsschichtverfahren wie auch besonders als Querschnittverfahren, weil gerade für die Bestrahlungen am Körperstamm das letztere eine besonders übersichtliche Darstellungsform ergibt. Für die Zuordnung der Aufnahmen und der Bestrahlungseinstellungen dienen dann Markierungen auf der Körperoberfläche und die Einstellskalen an den Bestrahlungsgeräten.

Da jedoch die Übertragung der Lokalisationsbefunde auf die unmittelbare Bestrahlungseinstellung manche Fehlermöglichkeiten und Ungenauigkeiten einschließt, bedient man sich in neuerer Zeit in größerem Maße der Durchleuchtung mit oder ohne Bildverstärker und mit Fernseheinrichtungen zur unmittelbaren oder vorbereitenden Einstellung des Patienten. Für die unmittelbare Anwendung der Durchleuchtung zur richtigen Einstellung des Bestrahlungsgerätes benutzt man dabei passend angebrachte

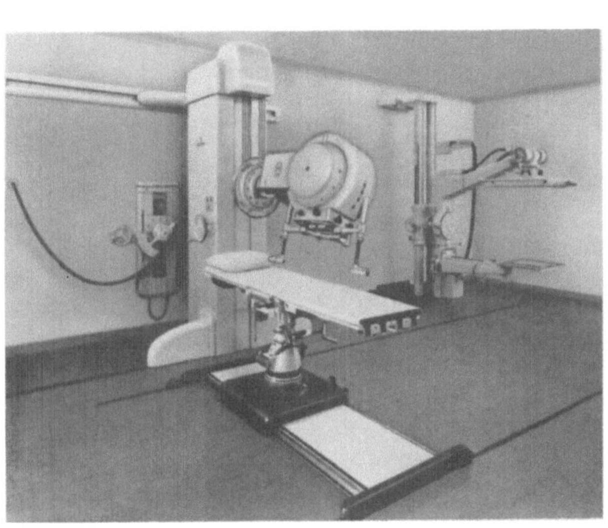
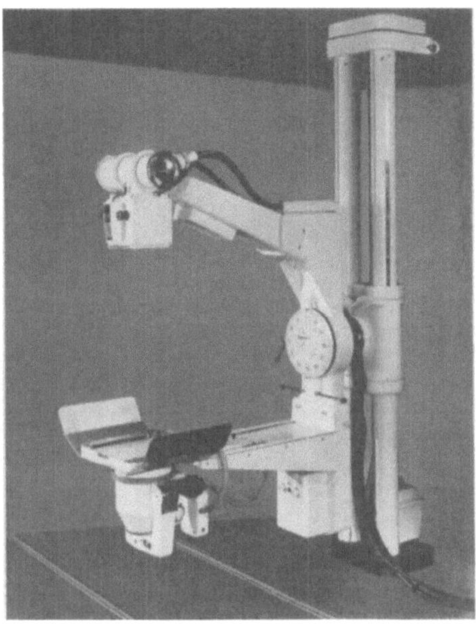

Abb. 305 Abb. 306

Abb. 305. Lokalisationsgerät in Kombination mit einem Gammatron. (Siemens-Reiniger-Werke, Deutschland)

Abb. 306. Lokalisationsgerät, ähnlich Abb. 305, jedoch mit Bildverstärkerdurchleuchtung. (Siemens-Reiniger-Werke, Deutschland)

Leuchtschirme oder Bildverstärker, mit deren Hilfe man den vorlokalisierten Krankheitsherd in den Zentralstrahl der Bestrahlungsquelle einstellen kann. Allerdings besteht dabei die Schwierigkeit, daß bei unmittelbarer Verwendung der Bestrahlungsquelle für diesen Lokalisationszweck deren Brennfleck i.a. viel zu groß ist, um eine hinreichend deutliche Darstellung des Krankheitsherdes zu gestatten. Außerdem möchte man für diese Lokalisationsdurchleuchtung auch eine wesentlich weichere Strahlung anwenden als für die eigentliche Bestrahlung. Man hat deshalb Spezialtherapieröhren mit einem zusätzlichen Durchleuchtungsbrennfleck geschaffen und wechselt bei ihnen für die Einstelldurchleuchtung das Therapiefilter bei gleichzeitiger Herabsetzung der Spannung aus (W. HELLRIEGEL).

Da jedoch die richtige Einstellung und Lagerung in der Therapie etwa dieselbe oder gar noch mehr Zeit erfordert als die Bestrahlung selbst, hat es sich in stark frequentierten Therapiestationen als zweckmäßig erwiesen, die Lokalisationseinstellung von der eigentlichen Bestrahlung auch gerätemäßig abzutrennen. Man kann das unter Verwendung besonderer Durchleuchtungslokalisationsgeräte erreichen. Diese müssen dann die *entsprechenden* Einstellungen des Strahlenganges bei der Lokalisation gestatten wie die zugehörigen Bestrahlungsgeräte; man braucht dann nur unter genauer Beibehaltung der am Lokalisationsgerät ermittelten Patienteneinstellung den Lagerungstisch zweckmäßigerweise auf Schienen in die entsprechende Einstellung zum Bestrahlungsgerät zu verschieben. Eine solche Anordnung zeigt z.B. die Abb. 305, bei der ein Gammatronbestrahlungsgerät mit einem solchen Lokalisationsgerät anordnungsmäßig kombiniert ist.

Ein anderer Weg, der zusätzlich die Beibehaltung der eingestellten Patientenlage *während* der Bestrahlung zu kontrollieren gestattet, besteht in der Anwendung einer Bildverstärker-Fernseheinrichtung, mit deren Hilfe man nicht nur bei der Einstellung, sondern auch während der Bestrahlung selbst die zentrale Lage des Krankheitsherdes im Strahlengang vom Schalttisch aus bequem beobachten kann. Es besteht allerdings auch hier die oben erwähnte Schwierigkeit, daß meistens der Krankheitsherd als solcher nicht sichtbar gemacht werden kann, weil man hier unmittelbar den Bestrahlungsbrennfleck für die Bilderzeugung mitbenützen und diese auch mit der Therapiespannung erzielen muß. Man ist deshalb hier gezwungen, den genau vorlokalisierten Krankheitsherd durch sog. Clips (z.B. Ag-Drähte) vor der Bestrahlung zu markieren.

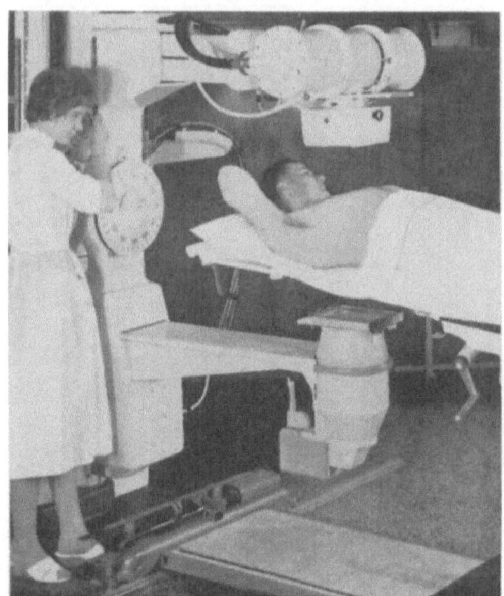

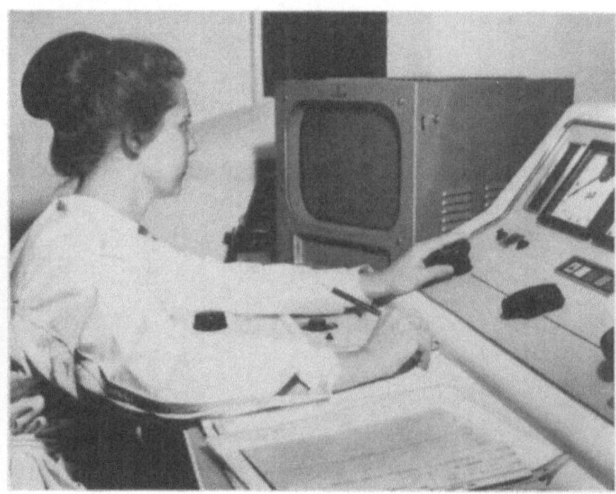

a   b

Abb. 307a u. b. a Pendelbestrahlungsgerät (250 kV) mit Bildverstärker-Fernseheinrichtung zur Voreinstellung und Einstellkontrolle in Bestrahlungspausen mittels Röntgenstrahlen (herabgesetzte Durchleuchtungsspannung auf besonderem Durchleuchtungsbrennfleck, teilweise Fernverstellung des Gerätes vom Bedienungspult). b Bedienungspult mit Sichtgerät

e) Zusatzgeräte und Gerätezubehör

In der Röntgentherapie dient das Zubehör im wesentlichen dazu, die Strahlung von ihren unerwünschten weichen Anteilen zu befreien, ihren Querschnitt nach Ausdehnung und Form so zu begrenzen, daß möglichst nur der Krankheitsherd von ihr getroffen wird, und schließlich noch dazu, ihre Lage- und Richtungseinstellung zum Patienten möglichst genau entsprechend dem Bestrahlungsplan vornehmen zu können. Daneben gibt es noch Zubehör, das — wenn auch in bestimmter Abwandlung — wie in der Diagnostik der Ruhiglagerung bzw. Kompression des Patienten dient.

α) Filter

Während in der Diagnostik die Anwendung der Filter den Sinn hat, zur Vermeidung unzulässiger Oberflächendosen eine bestimmte Mindesthärte der Strahlung sicherzustellen, und es sich deshalb hier stets um bestimmte notwendige *Mindestfilter* handelt, — hat die Anwendung der Filter in der Therapie den Sinn, der jeweils benutzten Strahlung eine ganz bestimmte Härte, d.h. einen bestimmten Verlauf ihrer Schwächungskurve bzw. ihrer Tiefenwirkung zu geben. Wesentlich ist also, daß in der Therapie mit im weiten Bereich veränderlichen Filtern gearbeitet wird, wobei allerdings gewisse Regeln für die zweckmäßige Zuordnung von Filter und Röhrenspannung allgemein eingehalten werden.

Sowohl bei der Oberflächentherapie als auch bei der Tiefentherapie muß deshalb an den Strahlenquellen eine bequeme Auswechselbarkeit der Filter möglich sein. Meist sieht man vor den Strahlenaustrittsfenstern Filtereinschubrahmen vor, aber vielfach werden auch Drehscheiben oder Drehringe mit einer Reihe von abgestuften Filtern angebracht.

Wegen der Gefahr einer Verwechslung der benutzten Filter mit den schlimmen Folgen von Fehlbestrahlungen hat man eine große Zahl verschiedener Schutzsysteme und Vorrichtungen ersonnen, die entweder die zwangsläufige Zuordnung bestimmter Filter zu bestimmten Bestrahlungsbedingungen oder aber eine irrtumsfreie Rückmeldung des benutzten Filters auf einer Schautafel am Schalttisch bewirken. Eine sehr einfache, aber im allgemeinen genügend wirksame Verwechslungssicherung besteht darin, daß man für alle vorhandenen Filter einen Aufbewahrungsordner möglichst unmittelbar am oder in der Nähe des Schalttisches vorsieht und die Anordnung so trifft, daß an ihm das Fehlen des gerade benutzten Filters augenfällig erkennbar ist. Zusätzlich sieht man meist noch einen Blockierungskontakt an den Filtereinschubrahmen der Strahlenquelle vor, der den Apparat dann blockiert, wenn überhaupt kein Filter eingesetzt ist. Es ist üblich, für die verschiedenen Filter noch weitere Kontakte am Einschubrahmen, mit deren Hilfe ein entsprechendes Rückmeldefeld am Schalttisch zum Aufleuchten gebracht wird, vorzusehen.

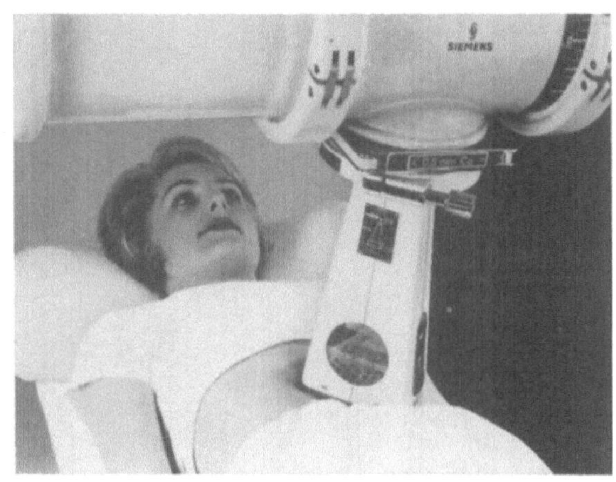

Abb. 308. Bestrahlungs-Kompressionstubus mit Einschub von Siebraster und seitlichem Einblick. (Siemens-Reiniger-Werke, Deutschland)

β) Tubusse und Einstellblenden sowie Lichtvisiere (Abb. 308 und 309)

Während in der Diagnostik die Feldbegrenzung überwiegend durch verstellbare Schlitz- oder Mehrfachschlitzblenden erfolgt und Tubusse weit weniger und nur für ganz bestimmte Zwecke benutzt werden, überwiegt in der Therapie der Einsatz von Tubussen zur Feldbegrenzung und gleichzeitig zur Kompression, soweit nicht die Bewegungstherapie deren Einsatz verbietet.

Das trifft z.B. zu für die Körperhöhlen- und Kontaktbestrahlung ebenso wie für die Nah- und Oberflächentherapie und schließlich auch für die Tiefentherapie mit klassischen Strahlen. Nur für die Therapie mit ultraharten Strahlen lassen sich auswechselbare Tubusse nicht mehr gut anwenden, weil sie zu schwer werden; hier arbeitet man deshalb meist mit verstellbaren Blenden, die natürlich wie in der Diagnostik vorwiegend mit Lichtvisieren ausgerüstet sind. Die Absorptionseigenschaften der ultraharten Strahlen und ihre starke Richtungskonzentration ergeben übrigens auch dann noch sehr gute (gleichmäßige) Dosisverteilungen im Bestrahlungsfeld mit genügend scharfer Begrenzung, wenn die Feldbegrenzung nur auf seiten der Strahlenquelle vorgenommen wird und Kompression nicht oder nur in geringem Maße angewandt wird.

Die gezeigten Beispiele von Tubussen und Einstellblenden für die verschiedenen Bereiche der Therapie sollen hier nicht im einzelnen erläutert werden. Es sei nur darauf hingewiesen, daß für die in der klassischen Tiefentherapie zur Kompression benutzten Tubusse die Durchsichtigkeit an der Seite und am Boden oft gewünscht wird, weil man damit das eingestellte Oberflächenfeld unmittelbar erkennen kann. Außerdem werden in diesen Tubussen häufig bodennahe Einschublöcher für die Einbringung sog. Fingerhutkammern zur Oberflächendosismessung vorgesehen. Wegen Einzelheiten der Tubusse für Kontakt- und Körperhöhlenbestrahlung verweisen wir auf die Verfahrenskapitel.

Es seien auch hier die sog. *Siebtubusse* erwähnt, d.h. Bestrahlungstubusse mit siebartigen Metallböden, die auf etwa 50 % der Feldfläche die Strahlung absorbieren und sie nur an den über das Feld gleichmäßig verteilten Löchern ungeschwächt durchlassen.

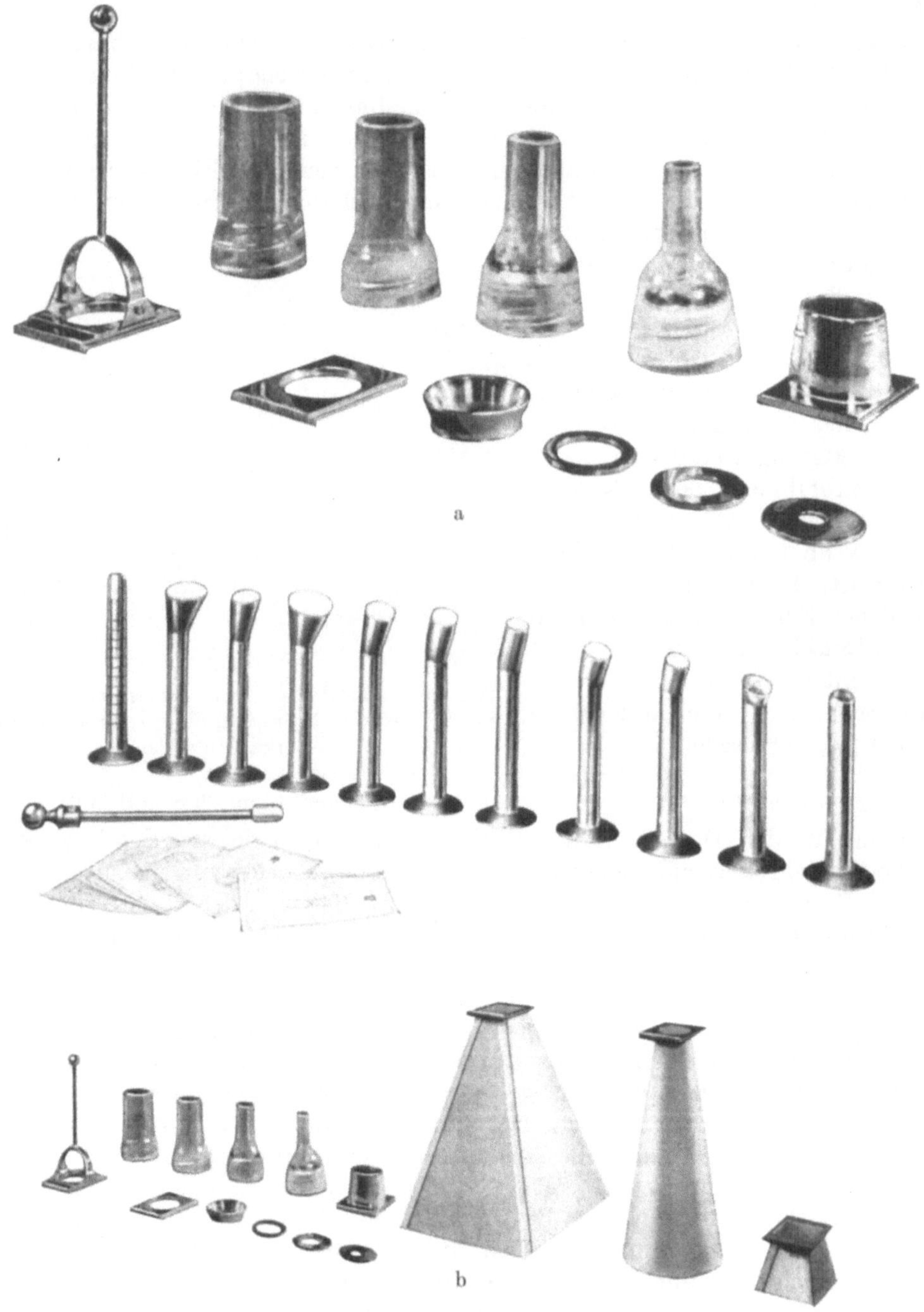

Abb. 309a u. b. Bestrahlungstubusse für Sonderzwecke. (Siemens-Reiniger-Werke, Deutschland)

Die damit mögliche *Siebbestrahlung* läßt an der Oberfläche und in ihrer Nähe unbestrahlte Hautzonen frei, die für die bestrahlten Hautpartien eine bessere Regeneration sicherstellen, so daß in diesen vielfach höhere Strahlenbelastungen zulässig werden als bei einer gleichmäßig verteilten Strahlung. Man kann deshalb bei Bestrahlungen tiefer liegender Herde ohne Gefährdung der davor liegenden Haut höhere Herddosen anwenden, also grundsätzlich denselben Effekt erreichen, den man durch die *Mehrfelder- und Bewegungsbestrahlung* anstrebt. Allerdings ist dieser Effekt nur bei hautnahen Herden ausnützbar, mit wachsender Herdtiefe wird er immer geringer. Die *Siebbestrahlung* ist deshalb als wertvolle und mit geringem Aufwand erreichbare Verbesserung der Stehfeldtherapie anzusehen, insbesondere für großflächige Herde in Hautnähe bzw. als eine Ergänzung der Bewegungsbestrahlung, die für tiefer liegende und eng begrenzte Herde die wirksamste Methode darstellt.

γ) Sonstige Einstellhilfen (Abb. 303)

Die Schwierigkeit der genauen Einstellung der Bestrahlungsfelder, insbesondere bei der Mehrfelderbestrahlung, hat neben den unter 2 d beschriebenen besonderen Lokalisationsgeräten die Schaffung spezieller Einstellhilfen zur Folge gehabt. Vor allem bestehen diese Schwierigkeiten darin, daß auch bei genau bekannter Lage des Krankheitsherdes im Körper die sich nach dem Bestrahlungsplan ergebenden Einstellungen deshalb nicht leicht vorzunehmen sind, weil bei äußerlich nicht sichtbarer Herdlage für das Einstellen der notwendigen Bestrahlungsrichtung kein augenfälliger Anhalt gegeben ist. Mit Lichtvisieren und Zielstäben kann man zwar ohne weiteres eine bestimmte Körperoberflächenstelle anvisieren; es bedarf aber noch einer zusätzlichen Richtungsorientierung, um einen bestimmten Punkt im Körperinnern zu treffen. Der Gedanke, zur genauen Richtungsorientierung außer dem Strahleneintrittspunkt zweckmäßig noch den Strahlenaustrittspunkt auf der rückseitigen Körperoberfläche zu benutzen, führte zur Schaffung der sog. „Backpointer", d.h. von Vorrichtungen, mit denen das Einstellen der Strahlenquelle auf bestimmte Markierungen des Strahleneintritts und des Strahlenaustritts auf der Körperoberfläche vorgenommen werden kann. Voraussetzung ist natürlich, daß bei der Vorlokalisation diese Markierungen auf der Körperoberfläche so angebracht werden, daß der bestimmte Krankheitsherd auch tatsächlich auf ihrer geradlinigen Verbindung liegt. Die Anbringung derartiger Ein- und Austrittsmarkierungen kann verhältnismäßig einfach bei der Durchleuchtung erfolgen. Wichtig ist nur, daß ihre Anbringung so erfolgt, daß bis zur endgültigen Lagerung für die Bestrahlung keine wesentlichen Zuordnungsänderungen eintreten. Hierzu geht man bisweilen — besonders in den angelsächsischen Ländern — so weit, den Patienten in den zu durchstrahlenden Körperpartien durch Eingipsung zu fixieren, die bis zur Beendigung der Bestrahlungsserien beibehalten werden muß. Durch derartige radikale Verfahren für die Sicherung der Bestrahlungseinstellungen gemäß dem beabsichtigten Bestrahlungsplan, zusammen mit einer entsprechend sorgfältigen Dosierung, hat man tatsächlich für die Tiefentherapie heute eine früher nicht gekannte Präzision erreicht. Selbst wenn die Definiertheit des diagnostischen Befundes und der biologischen Gegebenheiten vielfach zu dieser Einstellpräzision in einem erheblichen Mißverhältnis steht, so stellt doch diese Einstellpräzision wohl einen der wichtigsten Wege zur Verbesserung der Erfolgschancen der Tiefentherapie dar. Die heute immer mehr angestrebte starke Konzentrierung der Strahlung auf den Krankheitsherd, sei es durch Mehrfelder- oder Bewegungsbestrahlung, macht, wie oben erwähnt, die Erhöhung der Präzision bei der Einstellungstechnik zur Notwendigkeit, insbesondere natürlich bei der Anwendung ultraharter Strahlen mit ihrer besonders scharfen Begrenzung des Strahlenganges im Körperinneren.

δ) Einstell- und Lagerungskontrolle (Abb. 310)

Unter II 2 d ist darauf hingewiesen, daß zur Lokalisation und Einstellung des Krankheitsherdes auch Röntgenfernseheinrichtungen benutzt werden können und daß dabei die Beibehaltung der eingestellten Patientenlagen während der Bestrahlung unmittelbar mit Röntgenstrahlen kontrolliert werden kann. Dabei besteht jedoch die Schwierigkeit, den Krankheitsherd — auch wenn er mit Clips markiert ist — mit dem großen Bestrahlungsbrennfleck und der unter Umständen sehr hohen Therapiespannung zu erkennen. Man hat sich so geholfen, daß man zum Zweck der Lagerungs-kontrolle die Bestrahlung kurzzeitig unterbricht und auf einen kleineren Brennfleck sowie eine niedrigere Durchleuchtungsspannung umschaltet. Ein anderer Weg zur opti-schen Lagerungskontrolle während der Bestrahlung bedient sich ebenfalls des Fernsehens. Dabei wird am besten mit zwei Fernsehkameras der mit entsprechenden optischen Mar-kierungen versehene Patient anvisiert und an zwei Sichtgeräten im Bedienungsraum laufend beobachtet. Diese Fernsehbeobachtung des Patienten gestattet eine genauere Kontrolle als die Beobachtung durch ein Bleiglasfenster, insbesondere wenn sie aus zwei Richtungen erfolgt. Besonders vorteilhaft wird sie in Bestrahlungsräumen für energie-reiche Strahlungen (Betatron, Gammatron usw.).

Zu der Lagerungskontrolle gehören auch Einrichtungen für die Verständigung mit dem Patienten während der Bestrahlung. Hier wendet man vielfach sog. Gegensprech-einrichtungen an, vor allem in Be-strahlungsräumen für energiereiche Strahlen, weil hier die unmittel-bare akustische Verständigung (über Sprechgitter) wegen der notwendigen Strahlenschutzmaßnahmen oft nur recht umständlich zu erreichen ist.

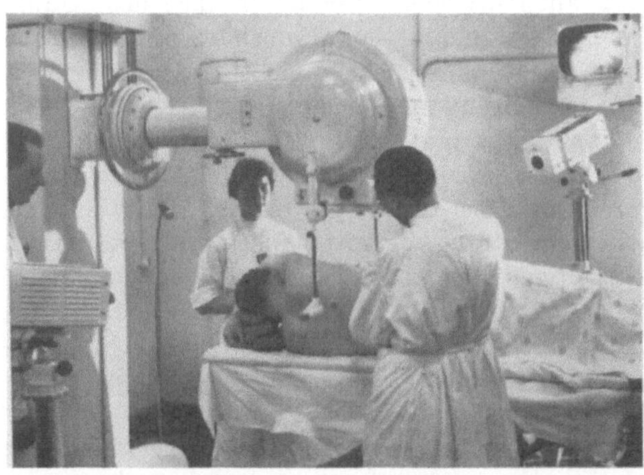

Abb. 310. Fernseheinrichtung zur optischen Einstellkontrolle bei einem Kobaltbestrahlungsgerät 2. Fernsehkameras im Bestrahlungsraum. (Siemens-Reiniger-Werke, Deutschland „Gammatron I")

Die medizinische Radiologie hat nach dem zweiten Weltkrieg eine sehr bedeutsame physikalisch-tech-nische Erweiterung erfahren durch den Einsatz mannigfaltiger radio-aktiver Isotope (Radionucleide) als Strahlenquellen. Vorher wurde neben der klassischen Erzeugung der Rönt-genstrahlen in Röntgenröhren (zu denen man im erweiterten Sinn auch die Beschleunigungsröhren des Beta-trons und des Linearbeschleunigers zählen kann) in beschränktem Umfang nur noch das Radium zu medizinischen Bestrahlungszwecken benützt. Der verhältnismäßig preiswerte Anfall geeigneter Radioisotope bei der Kernspaltung und durch Neutronen besonders in sog. Atomkraftwerken hat heute ihren Einsatz nicht nur wirtschaftlich möglich gemacht, sondern es konnten vor allem auch ganz neuartige und medizinisch außerordentlich interessante Anwendungsverfahren der Isotope geschaffen werden. So-wohl für diagnostische als auch für therapeutische Zwecke hat ihr Einsatz bereits eine erhebliche Bedeutung erlangt und speziell als kompakte Strahlenquellen der Tiefen-therapie treten sie in großem Umfang unmittelbar an die Stelle der klassischen Strah-lenquellen. Die neuen Verfahren werden in Bd. XVI ausführlich behandelt, hier sollen im besonderen die zu ihrer medizinischen Anwendung geschaffenen Geräte besprochen werden.

3. Geräte für die Anwendung radioaktiver Stoffe in der Diagnostik

Für die *Anwendung in der Diagnostik* lassen sich die Radioisotope grundsätzlich auch in kompakter Form als unmittelbarer Ersatz für die üblichen diagnostischen Strahlen-quellen benützen. Sie haben diesen gegenüber den großen Vorteil äußerster Einfach-heit, denn sie benötigen nicht einmal eine elektrische Spannungsquelle zu ihrer Spei-sung. Trotzdem ist diese Anwendungsmöglichkeit praktisch bisher ohne Bedeutung geblieben. Es gibt zwar eine ganze Reihe von γ-Strahlen aussendenden Isotopen, deren Strahlenhärte etwa dem in der medizinischen Diagnostik üblichen Spannungsbereich entspricht (z.B. $^{133}_{64}$Xe mit 81 KeV, $^{131}_{53}$J mit 80 ./. 637 KeV und vor allem $^{170}_{69}$Tm mit etwa 43 KeV-γ-Strahlung). Aber ihre Strahlenausbeute (Dosisleistung), bezogen auf eine bestimmte Abstrahlfläche (Brennfleckfläche), ist so gering, daß man Belichtungszeiten in Kauf nehmen müßte, die für die medizinisch-diagnostische Anwendung undiskutabel sind. Es besteht kaum Aussicht, daß sich an dieser Situation in Zukunft wesentlich etwas ändern wird. Eine Ablösung der klassischen Diagnostikapparate durch Isotopenstrahlenquellen ist also nicht zu erwarten, außer für ganz besondere Anwendungszwecke (z.B. für Militär- und Katastropheneinsatz und in der Materialuntersuchung).

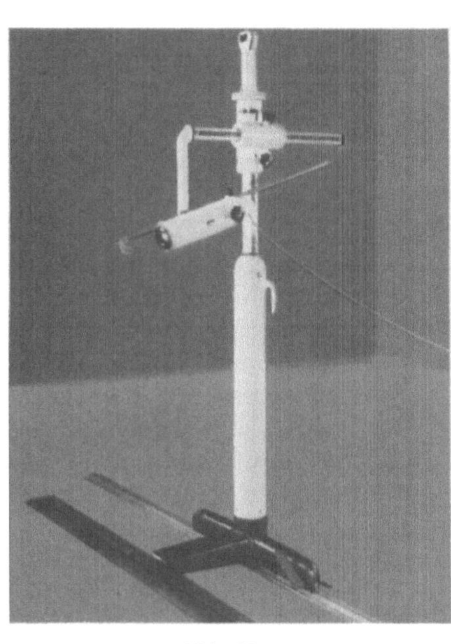

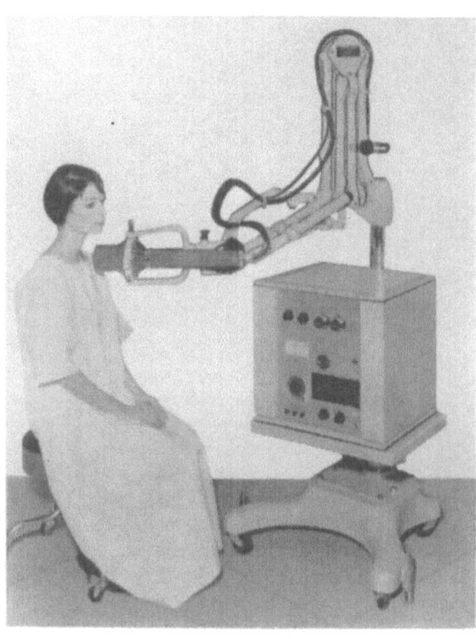

Abb. 311   Abb. 312

Abb. 311. Isotopenmeßgerät. (Siemens-Reiniger-Werke, Deutschland „Nucleoskop"

Abb. 312. Isotopenmeßgerät, fahrbar mit Scherenausleger für den Meßkopf und angebautem Tischchen für das Zählgerät. (Tracerlab, USA „Versamatic Medical Spectrometer")

Der Einsatz der Radioisotope erschließt aber neuartige Diagnosemöglichkeiten ganz anderer Form, die bei der klassischen Erzeugungsart der Röntgenstrahlen nicht bestehen. Dort ist die Entstehung der Röntgenstrahlen an das Vorhandensein von Röntgenröhren und Hochspannungserzeugern gebunden, die auch in ihren kleinsten, modernen Formen eine Verlagerung der Strahlenquellen ins Körperinnere i.a. ausschließen. Demgegenüber stellen die Radioisotope Strahlenquellen dar, die auch in ihren atomaren Einheiten strahlungsfähig sind. Man kann sie sowohl in gasförmiger als auch in flüssiger und fester Form in jeder zweckmäßigen Dosierung nach Menge und zeitlichem Verlauf dem Körper auf mannigfaltige Weise und in jedem Verdünnungsgrad zuführen. Ihre räumliche und zeitliche Verteilung im Körper läßt sich dann mit Strahlungsmeßgeräten außerhalb des Körpers relativ leicht feststellen. Insbesondere besteht auch die Möglichkeit, strahlende Isotope (Radionucleide) in Moleküle einzubauen, diese zu „markieren" und so den Durchlauf dieser Moleküle durch den Körper der Beobachtung zugänglich zu machen (Tracer- bzw. Indicatormethoden). Wesentlich ist dabei, daß durch eine solche „Markierung" die Moleküle in ihren chemischen Eigenschaften, also auch in ihrem Verhalten im Körper unverändert bleiben.

Wegen der außerordentlich niedrigen Strahlungsintensitäten, die dabei zu registrieren sind (die angewandten Gesamtaktivitäten betragen i.a. wenige μ-Curie), müssen allerdings die empfindlichsten Strahlungsmeßverfahren angewandt werden. Wenn man diese Isotopenverfahren zur Aufzeichnung von „Strahlungsbildern" (Szintigramme oder

γ-Gramme) ausbildet, dann muß man sich dabei mit Auflösungen (bzw. Bildschärfen) begnügen, die größenordnungsmäßig schlechter sind als diejenigen normaler Röntgen-

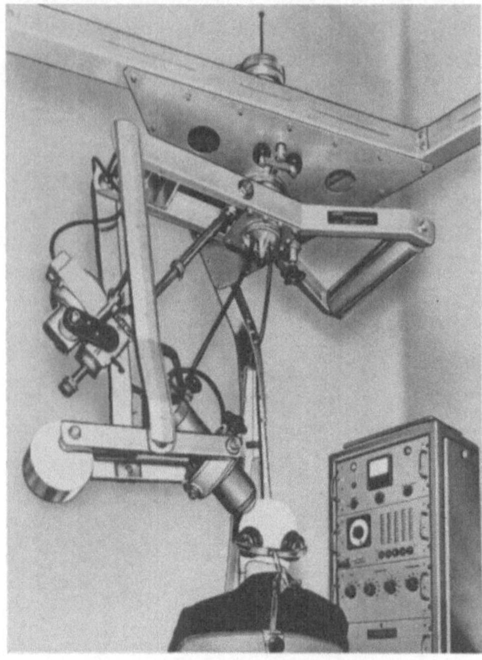

aufnahmen. Vor allem aber muß man „Be-lichtungs"-Zeiten in Kauf nehmen, die in ganz anderer Größenordnung (viele Minuten) liegen, als man sie in der Röntgendiagnostik gewohnt ist.

Trotz dieser Beschränkungen haben diese neuen Verfahren einen so hohen diagnostischen Wert, daß dafür auch ein erheblicher techni-scher Aufwand berechtigt erscheint. Zum Beispiel bringen sie für die Funktionsprüfung von Organen, für die Kreislauf- und Tumor-diagnostik außerordentlich wichtige Unter-suchungsmöglichkeiten, die bisher nicht be-standen.

Der Grundgedanke für die Lokalisation von Strahlenzentren im Körperinnern ist dabei der, die Strahlung über genügend enge und lange Blenden auf den Strahlenindicator zu geben, so daß dieser nur dann Strahlung registriert, wenn seine Blende (Collimator) auf die Strahlenquelle gerichtet ist. Als Strahlen-indicator könnte dabei grundsätzlich z. B. auch ein photographischer Film dienen. Im all-gemeinen wendet man hier jedoch Zählrohre bzw. Szintillationszähler an, die über Verstär-

Abb. 313. Isotopenmeßgerät mit Deckenhalterung des Meßkopfes speziell für die Lokalisation cere-braler Tumoren. (Alvar-Electronic, Frankreich „Gamma-Encephalograph")

ker und Zähl- sowie Registriereinrich-tungen unmittelbar die γ-Quanten zählen, die in den Collimator ein-fallen. Die Bevorzugung von Szintil-lationszählern für diesen Zweck hat den Grund, daß ein solches Zählgerät für quantitative Auswertungen bes-sere Voraussetzungen bietet als etwa eine unmittelbare Filmregistrierung. Im allgemeinen entfällt dabei auch jede Entwicklungsnotwendigkeit, es sei denn, daß das angewandte Regi-strierverfahren selbst photographisch ist (Photoscanner, s. unten). Vor allem aber besteht hinsichtlich der Empfindlichkeit zwischen einer un-mittelbaren photographischen Film-registrierung und einer Registrierung über Zählgeräte ein Unterschied von vielen Größenordnungen.

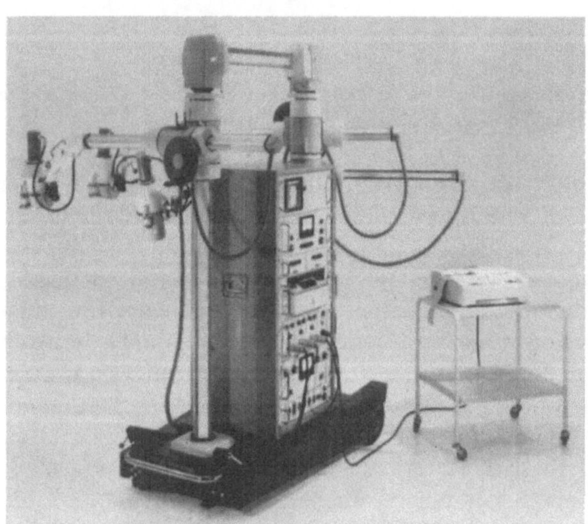

Abb. 314. Fahrbares Dreikanal-Isotopenmeßgerät mit Zwi-schenspeicherung der Meßdaten auf Tonband „Nucleopan 3". (Siemens-Reiniger-Werke, Deutschland)

a) Isotopenmeßgeräte (Abb. 311—314)

Als Geräte für die Anwendung solcher Indicatoren bei der Untersuchung am Patienten wendet man im einfachsten Fall fahrbare Säulenstative an, die ähnliche Einstellmöglich-keiten für den Szintillationszähler und seinen Strahlenkollimator besitzen wie etwa die

einfachen Stative der Röntgenklein-
apparate. Häufig wird dabei auch der
Verstärker- und Registrierteil auf dem
Stativfuß untergebracht, sofern dafür
nicht ein gesonderter Meßtisch bevorzugt wird. Diese relativ einfachen
Geräte gestatten die Messung der Iso-
topenstrahlung an fest eingestellten
Körperstellen. Sie gestatten aber auch
eine Lokalisation von Strahlungsherden
im Körper, indem man den Meßkopf
nacheinander über den in Frage stehenden Körperbereich führt und dann aus
Blendenrichtung und Meßkopflage bei
maximaler Strahlungsanzeige auf die
Lage des Strahlenzentrums im Körper
schließt.

Meßgeräte dieser Art werden allerdings kaum noch zur Lokalisation,
sondern vor allem zur quantitativen
Messung der Speicherfähigkeit eines
gesamten Organs und ebenfalls zur
quantitativen Verfolgung dynamischer
Vorgänge benutzt (z. B. Kreislauf, Nie-
rentätigkeit usw.). Bei den letzteren
Untersuchungen werden die Messungen
vielfach gleichzeitig an mehreren Körperstellen vorgenommen (z. B. über den
beiden Nieren und gegebenenfalls einem
Bezugspunkt für den zu eliminierenden
Untergrund), wofür Meßplätze entwickelt wurden, mit deren
Hilfe man simultan die mit
mehreren Szintillationszählern gewonnenen Meßwerte
registrieren kann. Für eine
solche Mehrkanalregistrie-
rung besteht insbesondere
bei der Untersuchung schnell
verlaufender Vorgänge, z. B.
Kreislaufuntersuchungen,
eine Schwierigkeit, die Empfindlichkeit der Registriervorrichtungen jeweils in allen
Meßkanälen optimal einzu-
stellen. Deshalb wendet man
hier oft eine Zwischenspeicherung der Meßdaten auf
Tonband an. Die endgültige
Sichtregistrierung mit Tin-
tenschreiber wird dann zeitlich unabhängig von der Abnahme der Meßdaten vom

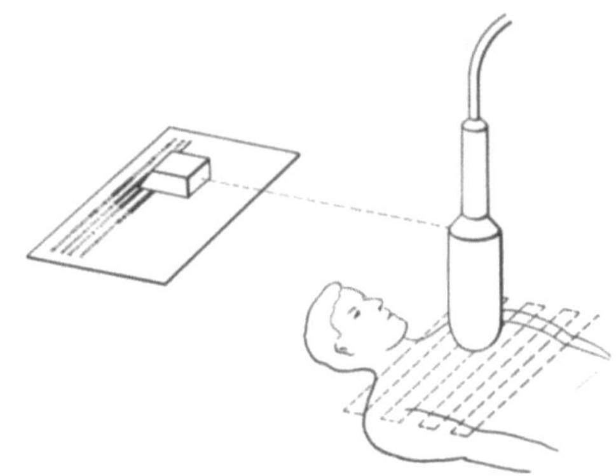

Abb. 315. Prinzip des Abtastverfahrens eines automatischen
Isotopengerätes. (Scanner)

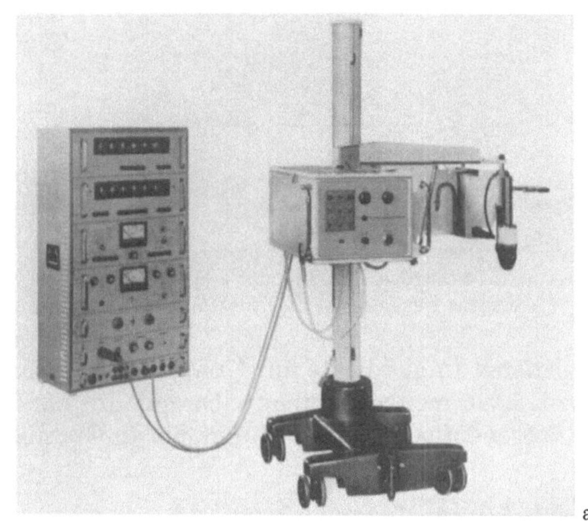

a

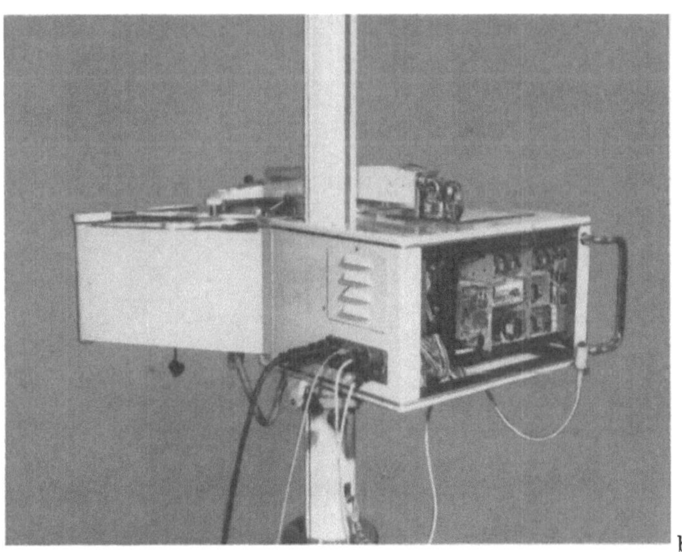

b

Abb. 316a u. b. a Fahrbares Isotopenabtastgerät, umstellbar für Ab-
tastung in horizontaler oder vertikaler Schreibebene, mechanische
Strichschreibung. b Gerät teilweise geöffnet. (Siemens-Reiniger-Werke,
Deutschland „Nucleograph")

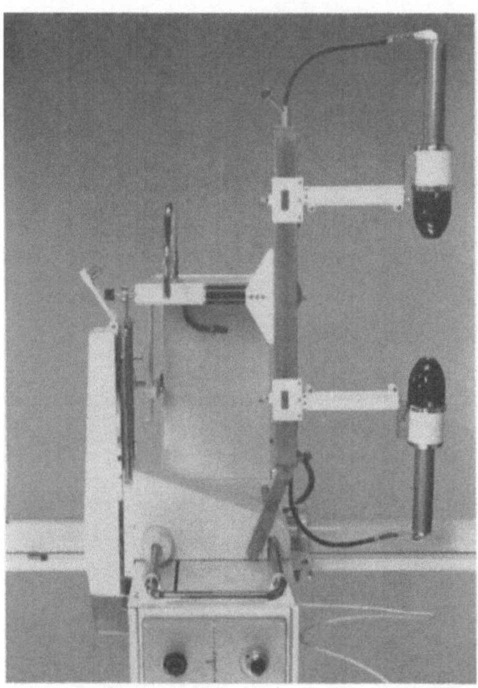

Abb. 317. Dasselbe Abtastgerät wie Abb. 316, umgebaut für Positronenscanning, mit 2 Meßköpfen. (Siemens-Reiniger-Werke, Deutschland)

Patienten und ihre Empfindlichkeitseinstellung läßt sich bequem optimal vornehmen.

b) Automatische Abtastgeräte (Scanner)
(Abb. 315—324)

Die Verteilung der radioaktiven Stoffe im Körper nach Lage und Ausdehnung läßt sich wesentlich bequemer und genauer mit sog. Scanner- oder Abtastgeräten ermitteln. Diese gestatten unmittelbar eine automatische Aufzeichnung von Verteilungsbildern der Strahlung innerhalb des Patienten, indem sie in einer Meßebene über dem Patienten automatisch eine rasterförmige Bewegung des Meßkopfes ausführen und eine automatische Aufzeichnung der an den verschiedenen Ortspunkten vorhandenen Strahlungsintensität bewirken. Meist geschieht dies in der Form von Strichbildern, die auf Registrierpapier gedruckt werden, wobei die lokale Häufigkeit der Striche ein Maß für die Strahlungsintensität ist.

An Stelle einer derartigen mechanischen Strichschreibung erfolgt bei den sog. *Photoscannern* die Registrierung photographisch; dabei wird in Abhängigkeit von der jeweiligen

mittleren Impulsdichte mit Lampen oder Braunschen Röhren ein Registrierfilm belichtet bzw. kann man auch unmittelbar auf eine normal belichtete, aber noch nicht entwickelte Röntgenaufnahme das Szintigramm (γ-Gramm) zusätzlich aufbelichten. Für die photo-

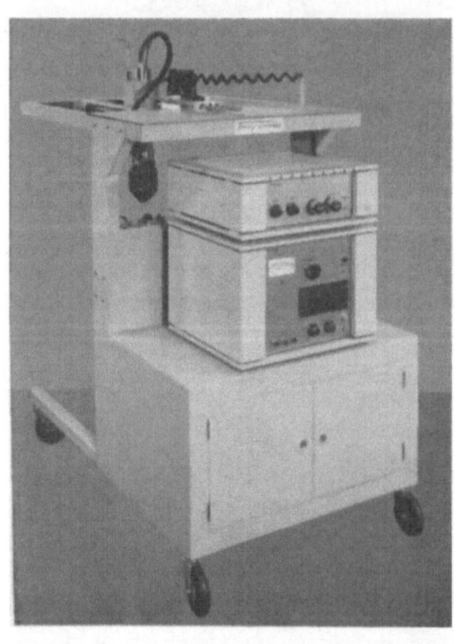

Abb. 318

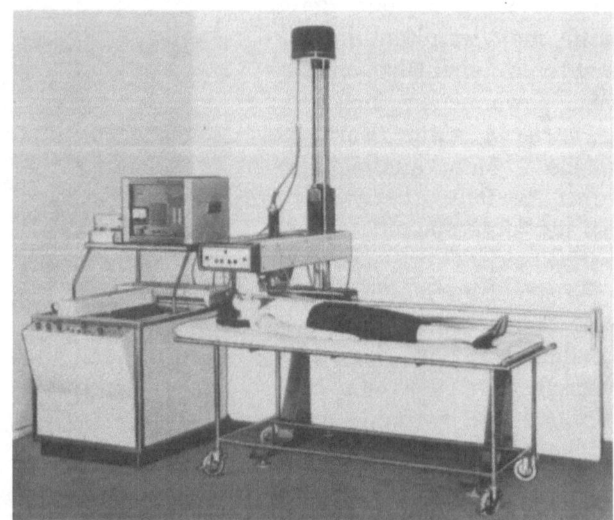

Abb. 319

Abb. 318. Scanner, fahrbar, nur für Abtastung in horizontaler Ebene, mechanische Strichschreibung. (Tracerlab, USA „Tracer-Scanner SC 47 A")

Abb. 319. Scanner für feste Montage, horizontale Abtastung, mechanische Strichschreibung. (LKE Produkter, Schweden „Scintigraph")

graphische Registrierung gibt es mehrere Ausführungsformen. Bei der einen wird jeweils für eine bestimmte Impulsanzahl eine strichförmige oder flächenhafte Marke mit konstanter Belichtung erzeugt oder aber es wird die Belichtung der einzelnen Marken entsprechend der Impulsrate, d.h. der Strahlungsintensität an dem Meßort proportional variiert. Im 1. Fall kommt das Verteilungsbild der Strahlung zustande durch lokale Häufigkeitsvariation der gleichstark geschwärzten Marken, im 2. Fall durch Belichtungsvariation der einzelnen Marken. Die erste Form der photographischen Registrierung liefert demnach ganz ähnliche Bilder wie die mechanische

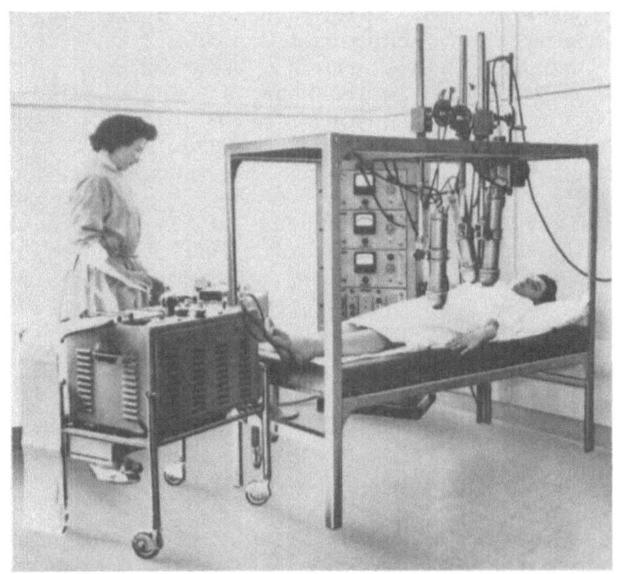

Abb. 320. Meßplatz mit feststehendem Untersuchungsgestell und 3 Meßköpfen, Tintenschreiberregistrierung auf breitem Papierband, für jeden Meßkopf getrennte Empfindlichkeitseinstellung und Registrierung. (Alvar-Electronic, Frankreich „Gamma-Radiograph")

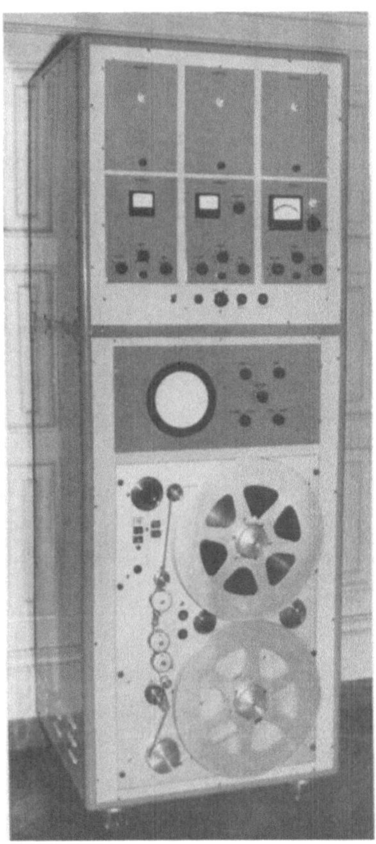

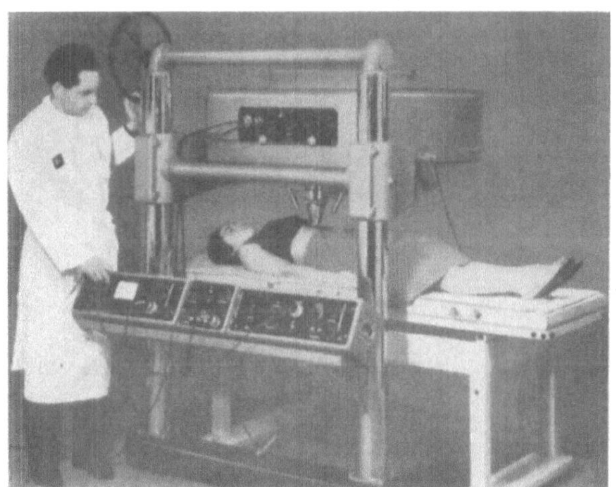

Abb. 321   Abb. 322

Abb. 321. Magnetband-Registriergerät zur Speicherung der von einem Scanner gelieferten Meßinformationen. Wiedergabe der gespeicherten Signale bei 20facher Ablaufgeschwindigkeit über einen Kontrastverstärker auf eine Kathodenstrahlröhre, von der das Bild photographiert wird. (Biotest-Serum-Inst., Deutschland „Scintimat")

Abb. 322. Verfahrbares Scannergerät mit photographischer Registrierung z.B. unmittelbar auf die Röntgenaufnahme, Kontrastabhebung vorgesehen. (Dr. Stamm KG, Deutschland „Szintophot SP 30")

Druckregistrierung; diese Bilder gestatten auch eine quantitative Auswertung. Im zweiten Fall dagegen erhält man Bilder, bei denen nur die durch mehrfaches Übereinanderbelichten stark geschwärzten Stellen hoher Intensität im Bild deutlich hervortreten. Diese Methode eignet sich bevorzugt für das unmittelbare Einbelichten des Szintigramms

Tabelle 1.

	Pb-Abschirmung	Kollimatoren	Abtastart	Registrierfeld	Meßfeld
Siemens-Reiniger-Werke, Erlangen Nucleograph, fahrbares Einsäulenstativ	a) 2,5 cm Pb für Szintillationszähler 45 mm ⌀ b) 3,5 cm Pb für Szintillationszähler 65 mm ⌀	a) 2 zylindr. Koll., 2 konische Koll., 1 Schlitzblende b) 2 Honey-comb, 1 1 Schlitzblende	c) horizontal d) vertikal	c) 17,5 × 27,5 cm d) 17,5 × 27,5 cm	c) 17,5 × 27,5 cm 35 × 55 cm 52,5 × 82,5 cm d) 17,5 × 27,5 cm
Frieseke & Hoepfner, Erlangen Universal-Szintigraph FH 96, fahrbarer Stativwagen	b) 5 cm Pb für Szintillationszähler 65 mm ⌀	b) 2 zylindr. Koll., 1 konischer Koll., 4 Honey-comb, 1 Schlitzblende	c) horizontal d) vertikal	c) 40 × 40 cm d) 40 × 40 cm	c) minimal 0,5 × 0,5 cm maximal d) minimal 10 × 18 cm maximal 40 × 40 cm
Stamm Szintophot SP 31, fahrbares Doppelsäulenstativ	a) 1 cm Hg + 1 cm Pb für Kristall 1 cm Pb für Zähler b) 1 cm Hg + 1 cm Pb für Kristall 1 cm Pb für Zähler	a) 2 konische Koll. b) 2 konische Koll.	c) horizontal d) vertikal mit allen Zwischenstellungen	c) 30 × 40 cm d) 30 × 40 cm	c) minimal 10 × 18 cm maximal 30 × 40 cm d) minimal 10 × 18 cm maximal 30 × 40 cm
LKB-Produkter A.B., Stockholm Szintigraph 3347, ortsfestes Einsäulenstativ	a) 0,5 cm Pb für Szintillationszähler P-20 DQG b) 4,5 cm Pb für Szintillationszähler RLD-2	b) 1 konischer Koll., 1 zylindr. Koll., 1 Schlitzblende	c) horizontal	c) 16 × 45 cm	c) 42 × 56 cm 63 × 181 cm
Picker Magnascanner, fahrbarer Stativwagen	a) 2,5 cm Pb für Szintillationszähler 2809 b) 2,5 cm Pb für Szintillationszähler 2809 A	a) 2 Honey-comb, 1 konischer Koll. b) 2 Honey-comb, 1 konischer Koll.	c) horizontal	c) 35 × 42 cm maximal	c) 35 × 42 cm maximal
Tracerlab Tracerscanner SC 65, fahrbarer Stativwagen	a) 2,5 cm Pb für Szintillationszähler P-20DS b) 2,5 cm Pb für Szintillationszähler P-20DH	a) 1 zylindr. Koll. b) 1 konischer Koll., 1 Honey-comb	c) horizontal	c) 35 × 42 cm maximal	c) 35 × 42 cm maximal
Nuclear Chicago Isotope Scanner Mod. 1700 A/1705, farhbarer Stativwagen	a) 2,5 cm Pb für Szintillationszähler DS 201 b) 3,5 cm Pb für Szintillationszähler DS 301	a) 1 zylindr. Koll., 1 Honey-comb, 1 konischer Koll. b) 1 Honey-comb, 1 konischer Koll.	c) horizontal	c) 35 × 42 cm maximal	c) 35 × 42 cm maximal

in normale Röntgenaufnahmen, wenn man auf diese Weise eine gute Lage- und Ausdehnungsbestimmung der strahlenden Körperbezirke erstrebt, eine quantitative Aus-

Tabelle 1.

Abtast-geschwindigkeit	Registrierverfahren	Strichlänge Schreibleistung	Zeilenabstand	Strahlungsdetektor	Untergrund-subtraktion
6—60 cm/min kontinuierlich	Strichmarken-druck (bis zu 4 Durchschlägen möglich). Mit Druck auf f) Zuordnung zur Röntgenaufnah-me möglich	2,5—5,0 mm kontinuierlich 1800 Striche/min	0, 2,5, 5,0, 10,0 mm in 4 Stufen	a) Szintillations-zähler 45 mm ⌀ mit Kristall 20 × 20 mm b) Szintillations-zähler 65 mm ⌀ Kristall 1,75 × 2,0″	ja Zusatzger. Im-puls-Zeit-Analysator
6—120 cm/min kontinuierlich	e) Strichmar-kendruck f) Photoelektro-nische Registrie-rung g) Tonfolien-speicherung	e) 1, 2, 3, 4, 6, 8, 10 mm (aus-wechselbare Drucktypen) f) Lichtpunkt: Breite 1 mm, Länge 1—10 mm zu e) 3000 Striche je min	1, 2, 3, 4, 6, 8, 10, 20 mm in 8 Stufen	b) Szintillations-zähler 65 mm ⌀ Kristall 2″ × 2″	ja mit Zusatzger. (Differenz-zähler)
33—120 cm je min in 8 Stufen	e) Strichmar-kendruck f) Photoelektro-nische Registrie-rung	e) 3 mm 2500 Striche/min f) Lichtpunkt: Breite 1 mm, Länge 2 mm	3 mm	a) Szintillations-zähler SV 91 Kristall 1 × 1″ b) Szintillations-zähler SV 91 Kristall 1 × 2″	ja (linear, wahl-weise exponen-tiell)
4—60 cm/min in 5 Stufen	e) Strichmar-kendruck	e) 3 mm 3000 Striche/min	3, 6, 12, 16, 24, 48 mm in 6 Stufen	a) Tracerlab-SZ P-20 D QG Kristall 1 × 1″ b) Tracerlab-SZ RLD-2 Kristall 1,5 × 2″	nein
5—60 cm/min kontinuierlich	e) Punktmar-kendruck f) Photoelektro-nische Registrie-rung	e) 1 mm f) Lichtpunkt: Breite ⎫ einstellb. Länge ⎭	2—20 mm kontinuierlich	a) Szintillations-zähler 2809 Kristall 3 × 1″ b) Szintillations-zähler 2809 A Kristall 3 × 2″	ja über Mittel-wertmesser
0—25 cm/min kontinuierlich	e) Strichmar-kendruck (mit Durchschlägen)	e) 2 mm 1500 Striche/min.	2—9 mm in Stufen	a) Szintillations-zähler P-20 DS Kristall 1 × 1,4″ b) Szintillations-zähler P-20 DH-1 Kristall 2 × 1⁷/₈″	ja
0—25 cm/min kontinuierlich	e) Strichmar-kendruck (bis zu 7 Durchschläge möglich) f) Photoelektro-nische Registrie-rung	e) 2 mm 1000 Striche/min f) Lichtpunkt: Breite 1 mm	0—6 mm kontinuierlich	a) Szintillations-zähler DS 201 Kristall 2 × 2″ b) Szintillations-zähler DS 301 Kristall 3 × 3″	nein

wertung aber nicht gefordert wird. Neuerdings hat man auch für die *Speicherung* der Meßinformationen des Szintigramms *Magnetbänder* benützt, ähnlich den bekannten

Magnettonbändern. Der Vorteil einer solchen Zwischenspeicherung der Information besteht hier darin, daß man bei der anschließenden bildmäßigen Aufzeichnung noch geeignete Signalumformungen anwenden kann, um den Kontrast des Szintigramms zwecks besserer Hervorhebung geringer Konzentrationsunterschiede der Aktivitäten zu variieren. Ein einmal auf Band gespeichertes Szintigramm kann also nachträglich in eine Reihe von Verteilungsbildern mit verschiedenen Kontrasten umgeformt werden, von denen

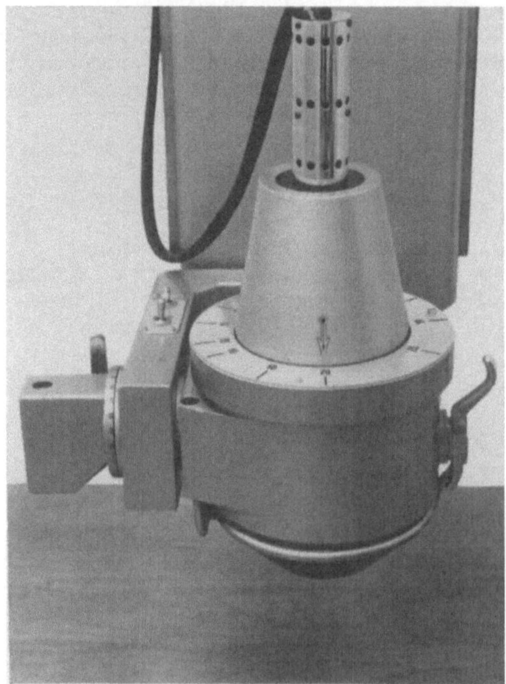

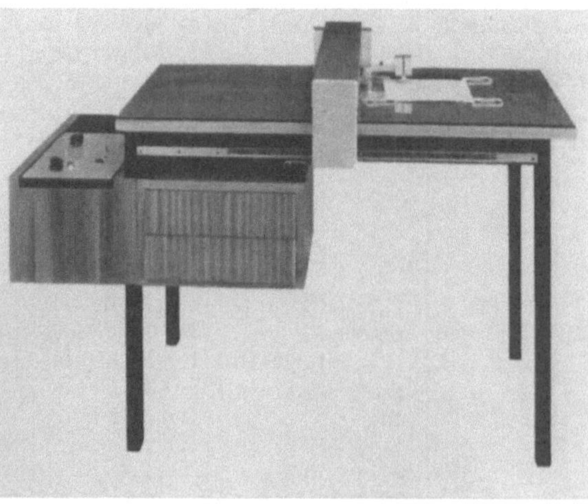

a   b

Abb. 323 a u. b. Scanner. a Meßkopf, an Deckenkran motorisch über Patiententisch verfahrbar. b Registriereinrichtung. (Barazzetti, Italien „Poliscanner")

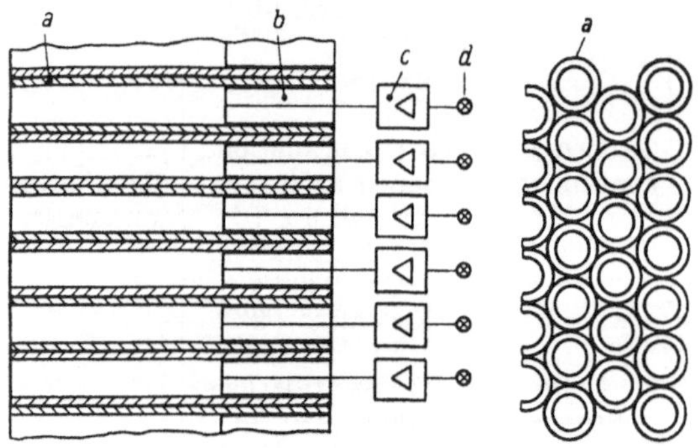

Abb. 324. Schematische Darstellung einer Gamma-Retina zur gleichzeitigen Registrierung der Strahlung an einer großen Zahl von Bildpunkten. Bildliche Darstellung und Verteilung der Bewegung von radioaktiven Substanzen im Raum, insbesondere in biologischen Objekten. [Z. Naturforsch. 11 b, 142—147 (1956)]

man sich das für die Auswertung bestgeeignete aussuchen kann, ohne daß der Patient solange für die Untersuchung festgehalten zu werden braucht. Solche Kontrastverstärkungen lassen sich natürlich bereits bei der Erstaufnahme durchführen. Dazu ist zuvor eine überschlägige Messung der im Szintigramm zu erwartenden Impulsraten erforderlich, um nicht durch eine Fehleinstellung des kontrastverstärkenden Gerätes falsche Aussagen zu erhalten. In manchen Scannern ist heute eine entsprechende Stufe eingebaut.

Der nennenswert größere Aufwand der automatischen Abtastgeräte gegenüber den vorgenannten einfachen Meßgeräten ist vor allem durch die mechanische Rasterführung des Collimators mit dem Szintillationszähler bedingt. Bei diesen hochwertigen Geräten sieht man im allgemeinen eine Variation der Feldgröße, der Abtastgeschwindigkeit und gegebenenfalls auch der Ausblendung vor, um die Auflösung und Schreibzeit des Szintigrammes dem jeweiligen Anwendungszweck anpassen zu können. Oft werden auch die Strichlänge und der Zeilenabstand variiert. In der Tabelle 1 (S. 304 und 305) sind für einige bekannte Geräte die wichtigsten konstruktiven Eigenschaften und Variationsbereiche zusammengestellt.

Die Belichtungszeiten derartiger Szintigramme bewegen sich in den Grenzen von 5—60 min (z.B. für ein gutes Schilddrüsenszintigramm üblicherweise etwa 15 min). Die Zeiten hängen von der vorhandenen Aktivität pro Flächeneinheit, der geforderten Auflösung, der Schärfe und dem Kontrast des Szintigrammes sowie von der abzutastenden Fläche ab. Die notwendigen Mindestaktivitäten, die man bei solchen Untersuchungen anwenden muß, liegen zwischen 0,2 und 1 μCurie pro Quadratzentimeter.

Für die bequeme Lagerung des Patienten bei der Anfertigung derartiger Szintigramme ist es wünschenswert, sie nicht nur in horizontalen Ebenen, sondern auch in vertikalen Ebenen aufnehmen zu können; deshalb besitzen diese Geräte vielfach nicht nur eine Höhenverstellung der Abtastebene, sondern sie gestatten bisweilen auch eine Umstellung für horizontale und vertikale Schreibung. Außerdem sind sie meist fahrbar ausgeführt, so daß auch ein Einsatz unmittelbar am Krankenbett möglich ist.

In besonderen Fällen (vor allem für die Lokalisation von Hirntumoren) benützt man an Stelle der meist verwendeten γ-Strahler auch Positronen emittierende Isotope. Die Positronen haben eine außerordentlich kurze Lebensdauer und zerfallen nach einem Stoß mit einem Atomkern zumeist unter Aussendung zweier in entgegengesetzter Richtung ausgesandter γ-Quanten mit einer Energie von je 0,51 MeV (Vernichtungsstrahlung!). Diese Tatsache nutzt man aus, indem man mit zwei einander entgegengesetzt angeordneten und in Koinzidenz geschalteten Szintillationszählern abtastet. Man erhält dabei hohe Empfindlichkeit und gutes Auflösungsvermögen (auch ohne Blenden!). Verbindet man die Szintillationszähler zusätzlich über einen Differenzkreis, so läßt sich gleichzeitig eine Aussage darüber erhalten, ob der Tumor zentral oder rechts bzw. links verschoben liegt.

4. Geräte für die Anwendung radioaktiver Stoffe in der Therapie

Die therapeutische Anwendung radioaktiver Stoffe, von denen die künstlich erzeugten, die radioaktiven Isotope, im letzten Jahrzehnt eine dominierende Bedeutung erlangt haben, wird ausführlich in Bd. XVI behandelt. Hier sollen nur die bei ihrer Anwendung verwendeten Geräte besprochen werden; es scheiden also für unsere Betrachtung diejenigen therapeutischen Anwendungsformen aus, bei denen keine Anwendungsgeräte im hier gemeinten Sinne benötigt werden. Letzteres ist z.B. der Fall bei den Anwendungen der Isotope in Form von radioaktiven Lösungen für intravenöse Einspritzungen, als geschlossene Einlagen in Körperhöhlen, als Auflagen auf der Körperoberfläche in Form von radioaktiven Pasten.

Soweit es diese Anwendungen betrifft, verweisen wir auf die Verfahrensdarstellung in Bd. XVI auch hinsichtlich der Laboratoriumseinrichtungen zu ihrer Applikationsvorbereitung usw.

a) Isotopenstrahler (Abb. 325—332)

Hier interessieren nur die therapeutischen Anwendungen der radioaktiven Stoffe als kompakte Strahlenquellen hoher Dosisleistungen. In dieser Form werden sie wie die üblichen Röntgenstrahlenquellen für Fernbestrahlungen eingesetzt. Man wendet dafür bevorzugt Radioisotope möglichst großer Halbwertzeit und großer Strahlenhärte an. Die radioaktiven Isotope sind in dieser Anwendungsform in Wettstreit mit den klassischen Tiefentherapiestrahlern getreten, und es ist anzunehmen, daß ihr Einsatz an Umfang erheblich zunehmen wird, je billiger sie in der Anschaffung werden. Andererseits haben die klassischen Strahlenquellen in ihren modernen Formen ihrerseits so viele Anwendungsvorteile, die in erster Linie aus ihren geringeren Abmessungen und Gewichten resultieren, daß für sie sicher auch auf die Dauer eine ausreichende Anwendungsbreite bleiben wird.

Die gerätemäßigen Anforderungen bei den Isotopenstrahlern sind an sich dieselben wie für die Geräte zur Ausübung der ultraharten Tiefentherapie (s. unter II 2). Trotzdem ergeben sich gewisse Unterschiede dadurch, daß es sich bei ihnen um starke *Dauerstrahlenquellen* handelt, die ein ganz anderes Ausmaß des Strahlenschutzes erfordern als gleichstarke Strahlenquellen der üblichen Art. Denn die letzteren werden nur unmittelbar während der medizinischen Bestrahlung eingeschaltet; im abgeschalteten Zustand liefern sie keine Strahlungen. Hinzu kommt, wie gesagt, daß es sich bei den hier vorzugsweise benützten Radioisotopen um Strahlenquellen erheblicher Strahlenhärte handelt, die beim Radium etwa einer Röntgenstrahlung von 4 MeV, beim ^{60}Co von 3 MeV und beim ^{137}Cs von 2 MeV entspricht.

Obwohl für die Tiefentherapie eine möglichst große Strahlenhärte erwünscht ist im Hinblick auf die bessere Tiefenwirkung einerseits und die schärfere Begrenzung des Strahlenbündels im Körperinnern andererseits, sind die Unterschiede dieser Art bei den hier in Frage kommenden Radioisotopen nicht so groß, daß ihre Auswahl wesentlich dadurch bestimmt würde. Den Ausschlag gibt vor allem die Wirtschaftlichkeit ihrer Anwendung, und für sie wiederum ist maßgebend ihr Preis, ihre Strahlenausbeute, ihre Halbwertzeit und auch ihre Strahlenhärte, diese aber nur soweit, als sie den zu ihrer Abschirmung notwendigen Strahlenschutz bestimmt. Der letzte Punkt spricht für die Anwendung von Radioisotopen mit nicht allzugroßer Strahlenhärte. Zur Zeit ist die Situation so, daß das ^{60}Co als Strahlenquelle an erster Stelle liegt. Das früher für die Anwendung als kompakte Strahlenquelle allein benutzte Radium ist heute fast völlig durch das ^{60}Co verdrängt, wenigstens soweit es Neuanschaffungen betrifft. Andere Radioisotope, wie etwa das ^{137}Cs, werden im Laufe der Zeit daneben wohl noch größere Bedeutung bekommen. Die folgende Gegenüberstellung (Tabelle 2) zeigt die wichtigsten Kenndaten der zur Zeit in der Therapie verwendeten Radioisotope sowie Verhältniszahlen ihres derzeitigen Preises.

Tabelle 2.

	Ra	Co^{60}	Cs^{137}	Sr^{90} ($\rightarrow$ Y^{90})
Für die Therapie benutzte Strahlenart	γ	γ	γ	e^-
Energie (monochrom) entspr. Spektrum	2,2 4 MeV	1,17/1,33 3 MeV	0,66 2 MeV	2,3 Grenze
Halbwertzeit	1590 Jahre	5,3 Jahre	32 Jahre	28 Jahre
Lieferbare Aktivität		400—800 Ci je cm³	50 Ci/cm³	
Dosiskonstante	0,87 Rhm/Ci*	1,32 Rhm/Ci*	0,35 Rhm/Ci*	48 Rhm/Ci*
Kleinster Quellendurchmesser		2000 Ci 1,25 cm ** 3000 Ci 1,5 cm ** 5000 Ci 1,75 cm **	2000 Ci 3,6 cm	1 Ci…1,5 cm 3 Ci…3 cm
Therapeutisch meist benutzter FHA***		40—70 cm	15—50 cm	3—40 cm
Gewebe Halbwerttiefe bei mittl. FHA***		10—11 cm	5—8 cm	2 mm
Preis je Curie (etwa derzeit DM) . . .		20	6	3000

  * Rhm/Ci = Röntgen/Std in 1 m Abstand für 1 Curie = $\dfrac{R}{h} \cdot \dfrac{m^2}{Ci}$.

  ** Aus Preisgründen meist 2 cm ∅ gewählt.
  *** Fokus-Hautabstand

Für den mechanischen Aufbau der Isotopenstrahler sind folgende Gesichtspunkte maßgebend, die bestimmend sind für ihre Abmessungen und Gewichte und damit auch für die Gerätekonstruktionen:

1. Wahl des Isotopenmaterials und der absoluten und spezifischen Aktivität (Co-Preis steigt erheblich mit der spezifischen Aktivität).

2. Form und Abmessungen der Strahlenquelle.

3. Wahl des Hüllenmaterials und Bestimmung seiner Dicke im Hinblick auf den Strahlenschutz.

4. Art der Beschickung mit der Strahlenquelle.

5. Ausblendung des Nutzstrahlenkegels.

6. Strahlenverschluß.

Zu 1. Wir erwähnten schon, daß für die Wahl des Isotopenmaterials und die Höhe seiner Aktivität in erster Linie wirtschaftliche Gesichtspunkte maßgebend sind. Dabei müssen nicht nur die Anlagekosten, sondern auch die laufenden Betriebskosten in Betracht gezogen werden, um die zweckmäßige Höhe der anzuwendenden Strahlenleistung

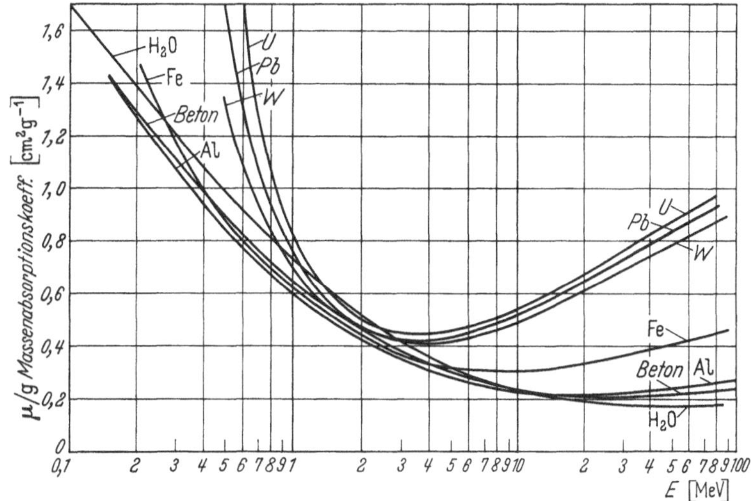

Abb. 325. Massenabsorptionskoeffizienten verschiedener Stoffe in Abhängigkeit von der Strahlenenergie (monochromatisch)

festlegen zu können. Aus der gewählten Strahlenleistung des Strahlers (Rhm) bestimmt sich dann die notwendige Strahlenaktivität in Curie, indem man diese Strahlenleistung des Strahlers durch die Dosiskonstante des gewählten Isotopenmaterials dividiert. Die Dosiskonstante (Rhm/Ci) gibt dabei an, wieviel Röntgen/Std in 1 m Abstand von einem Curie des betreffenden Materials ausgestrahlt werden.

Die Anlagekosten sind nun nicht nur bestimmt durch die Höhe der Aktivität der Strahlenquelle und den Preis/Ci für das betreffende Material, sondern maßgebend geht auch in diesen Preis die Energie der von dem Material gelieferten Strahlung ein, insofern als sie ausschlaggebend ist für den notwendigen Strahlenschutz. Sie bestimmt zusammen mit der Aktivität das Gewicht des Isotopenstrahlers und damit den geräteseitigen Aufwand. Sie ist ferner auch entscheidend für die Bemessung des bauseitig aufzuwendenden Strahlenschutzes. Bei den Anlagekosten muß man schließlich noch die Kosten für die Erneuerung der Strahlenquelle in Ansatz bringen, denn die erheblichen Unterschiede in den Halbwertzeiten der verschiedenen Isotopenmaterialien ergeben sehr unterschiedliche Verwendungszeiten der Strahlenquellen.

Der Preis/Ci ist nicht nur selbst für die verschiedenen Isotopenmaterialien unterschiedlich, er zeigt auch eine recht unterschiedliche Entwicklungstendenz; so ist der Preis für ^{137}Cs in den letzten Jahren stark gesunken. Es ist deshalb wahrscheinlich, daß das ^{137}Cs gegenüber dem ^{60}Co in wachsendem Umfang angewandt werden wird. Denn es hat zwar eine geringere Dosiskonstante, aber eine vielfach höhere Halbwertzeit als das ^{60}Co; auch wegen seiner geringeren Strahlungsenergie von 2 MeV gegenüber 3 MeV beim ^{60}Co ist es günstiger, weil es einen nennenswert geringeren Strahlenschutzaufwand erfordert.

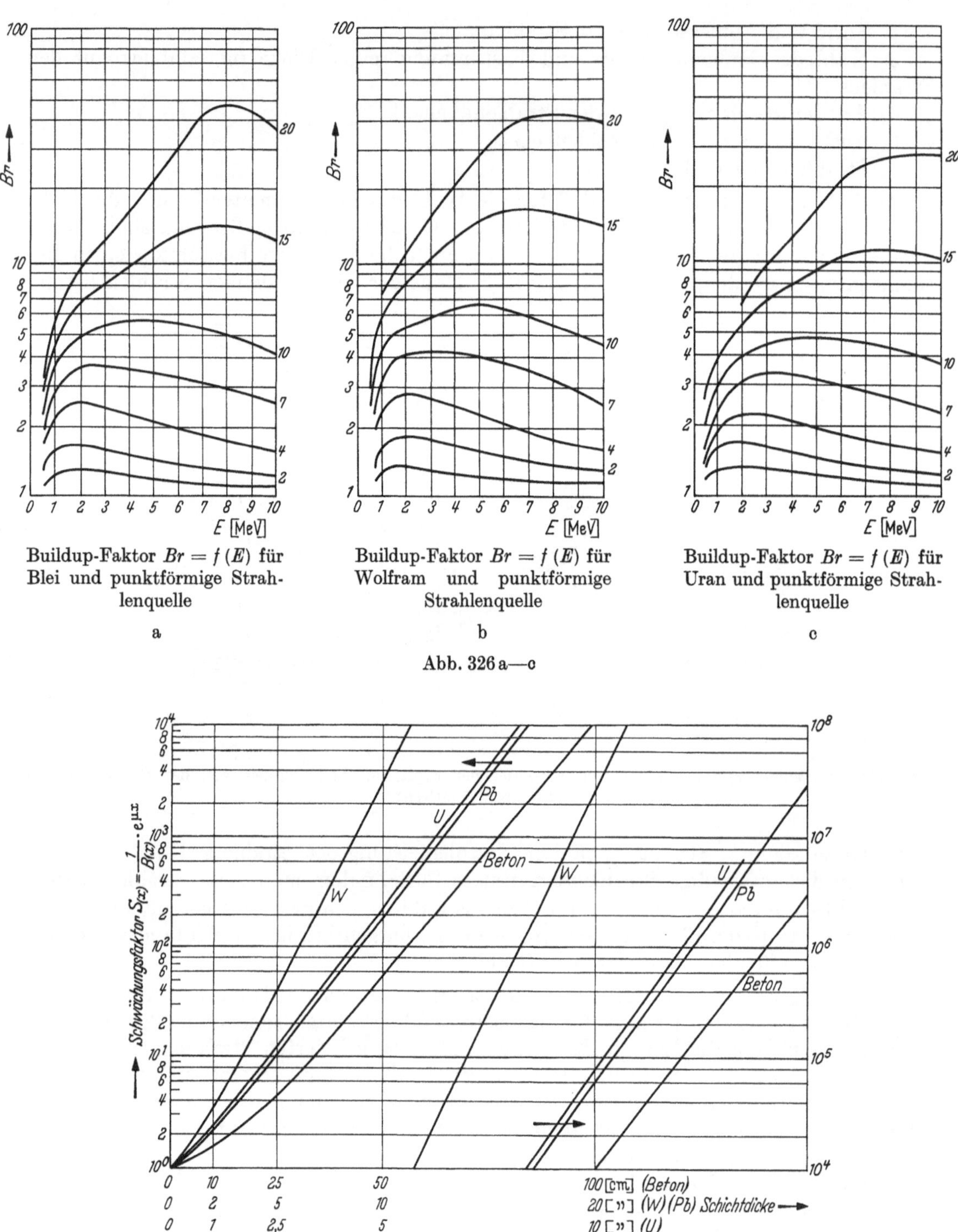

Abb. 326 a—c

Abb. 327. Schwächungsfaktoren einiger Stoffe für ^{60}Co-Strahlung als Funktion der Absorberdicke

Leider ist seine spezifische Aktivität (Ci/cm³) sehr viel kleiner als die des ^{60}Co, so daß leistungsstarke Cs-Quellen ungünstig große Abmessungen haben. Auch für ^{60}Co steigt der Preis mit der spezifischen Aktivität stark an, weshalb man selten Quellen unter 2 cm Durchmesser verwendet.

Zu 2. Für die Isotopenstrahlenquellen selbst wird fast ausschließlich eine zylindrische Form benützt. Ihr Durchmesser ergibt sich aus den erhältlichen spezifischen Aktivitäten

(Ci/g) und aus der Tatsache, daß die Höhe der Zylinder im Hinblick auf die Eigenabsorption nicht beliebig groß gemacht werden kann. Im allgemeinen wählt man bei ^{60}Co die Höhe der Strahlenquelle zwischen 20 und 30 mm, und bei ^{137}Cs zwischen 30 und 40 mm. Man muß beim

Cs wegen der geringeren Dosiskonstante eine verhältnismäßig größere Höhe in Kauf nehmen, weil sonst die Durchmesser der Strahlenquellen für die gewünschten Aktivitäten zu groß würden. Als Durchmesser der Strahlenquellen ergeben sich beim ^{60}Co für 2000 bis 3000 Curie etwa 20 mm und beim ^{137}Cs für 2000 Curie etwa 36 mm. Die Größe dieses Durchmessers ist für die Halbschattenbreite bei einer bestimmten Ausblendung maßgebend. Da es i. a. erwünscht ist, einen relativ steilen Abfall der Strahlung am Rand des Feldes zu erzielen, so darf dieser Durchmesser nicht beliebig groß werden, weil sonst der Aufwand für die Ausblendung sehr stark zunimmt. Außerdem wird natürlich bei großem Durchmesser und großem Blendenabstand die Strahlenausnützung der Quelle immer ungünstiger.

Zu 3. Als Materialien für die Strahlenschutzhüllen der Isotopenstrahler kommen praktisch nur solche von hoher Ordnungszahl und spezifischem Gewicht in Frage, vorzugsweise Blei, Wolfram und Uran mit den Ordnungszahlen 82, 74 und 92 und den spezifischen Gewichten 11,4, 18 und 18,8. Die sich daraus ergebenden Dicken für eine bestimmte Schutzwirkung verhalten sich annähernd wie die spezifischen Gewichte, und man übersieht sofort, daß an Abmessungen und Gewicht der Isotopenstrahler nennenswert durch Anwendung von Uran oder Wolfram statt Blei gespart werden kann. Wegen des höheren Preises verwendet man diese Strahlenschutzmaterialien allerdings meist nur für die der Strahlenquelle unmittelbar anliegenden Schichten der Hülle, während die äußeren Schichten i. a. aus Blei hergestellt werden.

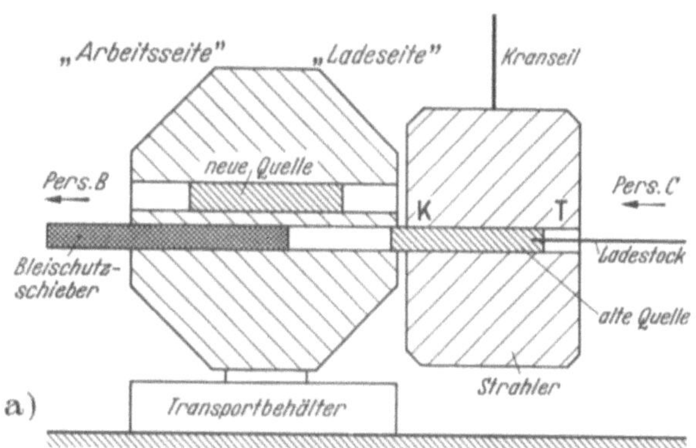

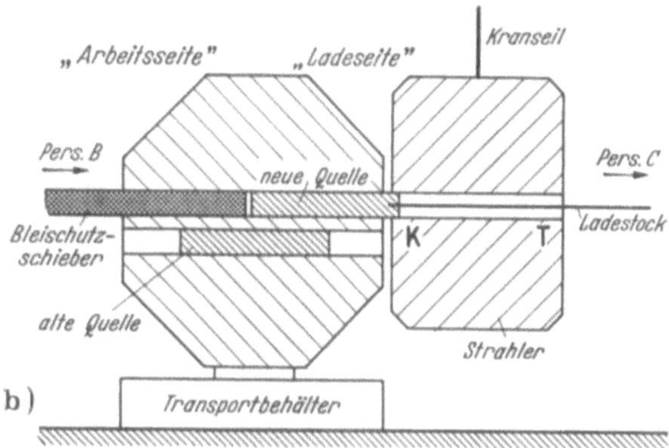

Abb. 328a u. b. Schema des Quellenwechsels an einem Isotopenstrahler

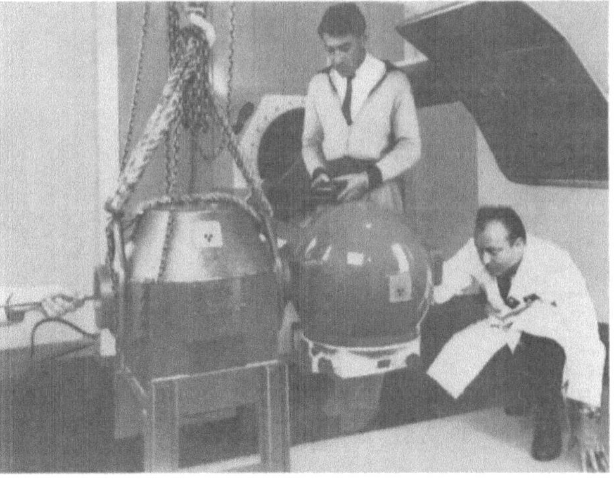

Abb. 329. Einsetzen bzw. Wechsel der Strahlenquelle bei einem Isotopenstrahler. (Siemens-Reiniger-Werke, Deutschland „Gammatron 2")

Wegen der Auswirkung auf die Gerätedimensionierung sei hier das Wichtigste über die Dimensionierung der Strahlenschutzhüllen mitgeteilt: die erforderliche Abschirmung muß bei den γ-Strahlern gegen die eigentliche Kernstrahlung, bei den β-Strahlern gegen die von den Elektronen erzeugte Bremsstrahlung erfolgen. Nach den Empfehlungen des *National Bureau of Standards* (Handbook 54, Protection against Radiation from Radium, ^{60}Co and ^{137}Cs) soll die Strahlenquelle im verschlossenen Zustand nach allen Richtungen so abgeschirmt sein, daß die von ihr erzeugte Dosisleistung

a) in 1 m Quellenabstand örtlich 10mR/h und über den gesamten Raumwinkel gemittelt 2 mR/h nicht übersteigt und

b) in 5 cm Abstand von der Oberfläche des Gerätes eine örtliche Dosisleistung von 100 mR/h und eine über den gesamten Raumwinkel gemittelte Dosisleistung von 20 mR/h nicht überschritten wird.

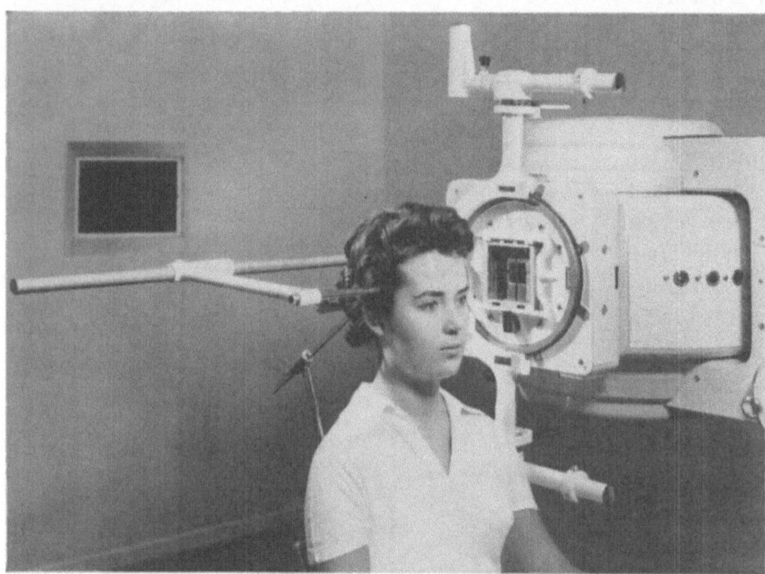

Abb. 330. Lamellenblende für Vieleckausblendung eines Kobaltstrahlers. (Siemens-Reiniger-Werke, Deutschland)

Die Strahlleistung der Quelle ohne zusätzlichen Strahlenschutz in 1 m Fokusabstand läßt sich bei bekannter Aktivität mit Hilfe der Dosiskonstanten errechnen. Dabei muß die Eigenabsorption der Quelle als Verminderung dieser Dosisleistung um 10—20 % in Ansatz gebracht werden.

Aus der Dosisleistung ohne Strahlenschutz und den Empfehlungen des *National Bureau of Standards* ergibt sich der Schwächungsfaktor S, um den die Nutzstrahlendosis in der Strahlenhülle zu vermindern ist. Die für die geforderte Schwächung notwendige Absorberdicke hängt vom spezifischen Gewicht und der Ordnungszahl des Absorbers sowie von der Energie der γ-Strahlung ab.

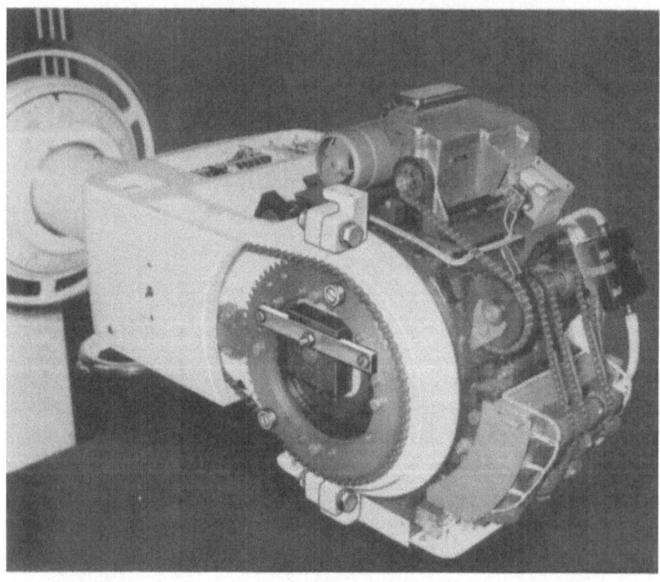

Abb. 331. Motorisch betätigter Verschlußmechanismus eines Kobaltstrahlers. (Siemens-Reiniger-Werke, Deutschland „Gammatron 1")

Bei ihrer Berechnung ist zu berücksichtigen, daß die absorbierte Primärstrahlung teilweise, und zwar vorwiegend beim Comptonprozeß, wieder in Streustrahlung umgesetzt wird, die erheblich zur Gesamtdosisleistung beiträgt. Die Gesamtdosisleistung $D(x)$, die hinter der Dicke des Absorbermaterials noch vorhanden ist, setzt sich dementsprechend aus der Primär- und der Streustrahlendosisleistung zusammen zu:

$$D(x) = D_{\text{Prim}}(x) + D_{\text{Streu}}(x) = D_{\text{Prim}}(x)\left[1 + \frac{D_{\text{Streu}}}{D_{\text{Prim}}\,x}\right] = D_{(x=0)} \cdot e^{-\mu x} \cdot B(x). \qquad (1)$$

Dabei bedeutet μ den für die Primärstrahlenenergie und den gewählten Absorber gültigen Schwächungskoeffizienten. Dividiert durch das spezifische Gewicht des Absorbermaterials ist dieser Massenabsorptionskoeffizient in Abb. 325 für einige interessierende Stoffe dargestellt. Der Faktor $B(x)$, mit dem die gefilterte Primärstrahlendosisleistung multipliziert werden muß, um die gesamte Dosisleistung zu erhalten, wird in der angelsächsischen Literatur als „Dose-Buildup-Faktor" bezeichnet. Er trägt dem mit der Schichtdicke monoton anwachsenden prozentualen Anteil der Streustrahlung an der Gesamtdosisleistung Rechnung und ist außer von der Absorberdicke vom spezifischen Gewicht und der Ordnungszahl des Absorbers und von der Primärstrahlenenergie abhängig. Die Buildup-Faktoren einiger für die Abschirmung interessanter Stoffe zeigen die Abb. 326a—c als Funktion der Primärstrahlenenergie. Dabei ist die Absorberdicke in Einheiten von $\frac{1}{e^{\mu x}}$ Werten angegeben. Die Kurven gelten an sich nur für praktisch punktförmige Strahlenquellen und nicht für Flachenstrahler. Der Schwächungsfaktor $S(x)$, um den eine Absorberschicht mit der Dicke x die Dosisleistung einer Strahlenquelle vermindert, ergibt sich aus Formel (1) zu:

$$S(x) = \frac{D(x=o)}{D(x)} = \frac{1}{B(x)} \cdot e^{\mu x}. \qquad (2)$$

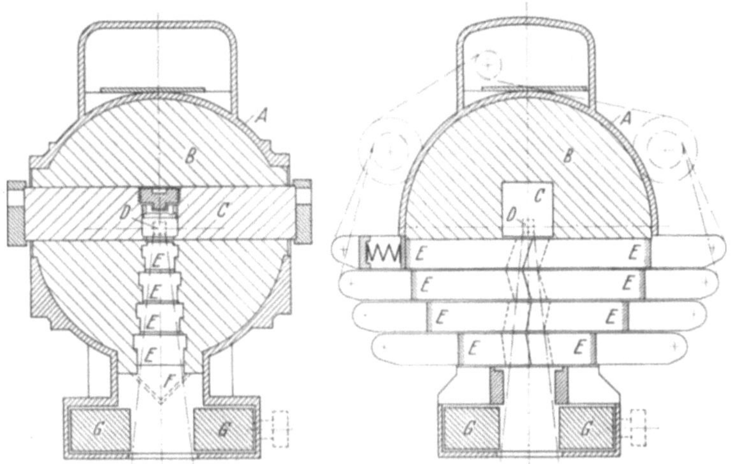

Abb. 332. Aufbauschema eines Isotopenstrahlers. (Siemens-Reiniger-Werke, Deutschland „Gammatron 1")

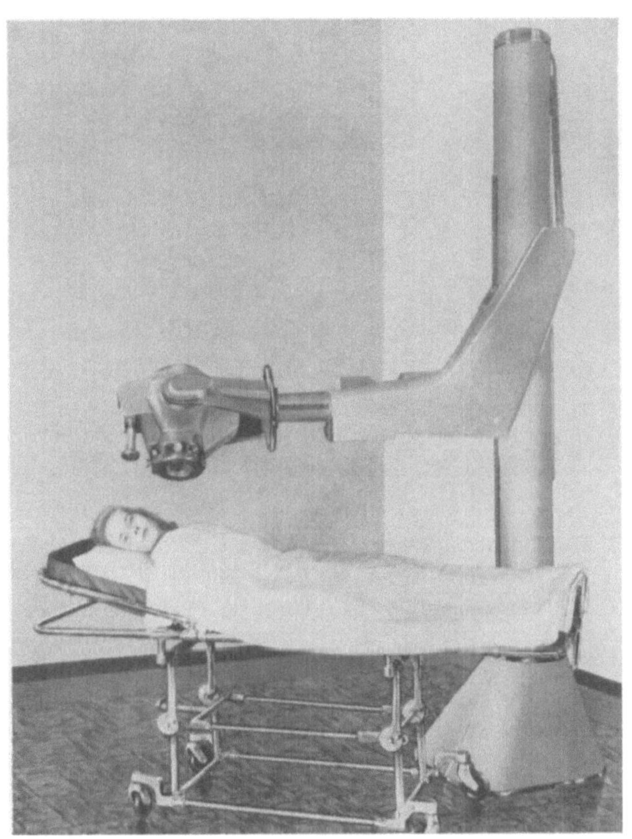

Abb. 333. Caesiumbestrahlungsgerät für Stehfeldbestrahlung, 1000 Curie. (Atomic Energy of Canada „Caesatron"

Abb. 327 zeigt als Beispiel den Verlauf der Schwächungsfaktoren einiger Strahlenschutzstoffe mit der Absorberdicke für die ^{60}Co-Strahlung. Für einen Schwächungsfaktor von $S = 10^6$, der für die Dosisherabminderung einer Quelle von 2000 R/h auf 2 mR/h erforderlich ist, benötigt man also etwa 24,3 cm Blei, 16,6 cm Wolfram oder 12,1 cm Uran.

Wird der innere Hohlraum des Schutzgehäuses, in den die Quelle eingesetzt wird, mit 1,5 cm Radius angenommen, so ergeben sich für das Gehäuse Außenradien von 25,8 bzw. 18,1 bzw. 13,6 cm. Die strahlenschutzaktiven Gewichte der Gehäuse betragen demnach 900 bzw. 450 bzw. 200 kg. Die Wahl des Schutzmaterials beeinflußt also das Gewicht des Strahlers und damit die Konstruktion des Gerätes ganz erheblich. Wir sagten bereits, daß aus Preisgründen Wolfram und Uran immer nur für die nächste Umgebung der Strahlenquellen verwendet werden, weil dabei schon relativ kleine Mengen eine nennenswerte Verminderung des Gesamtgewichtes bringen. Zum Beispiel wiegt ein Schutzgehäuse mit einem Schwächungsfaktor $S = 10^6$ nur 400 kg, wenn es in Quellennähe eine 5 cm dicke Uranschicht und sonst nur Blei enthält, gegenüber 900 kg bei ausschließlicher Verwendung von Blei.

Zu 4. Die Beschickung, d.h. der Wechsel der Strahlenquelle in einen Isotopenstrahler, kann auf verschiedene Weise erfolgen. Bei den Radiumstrahlern hatte man vielfach eine

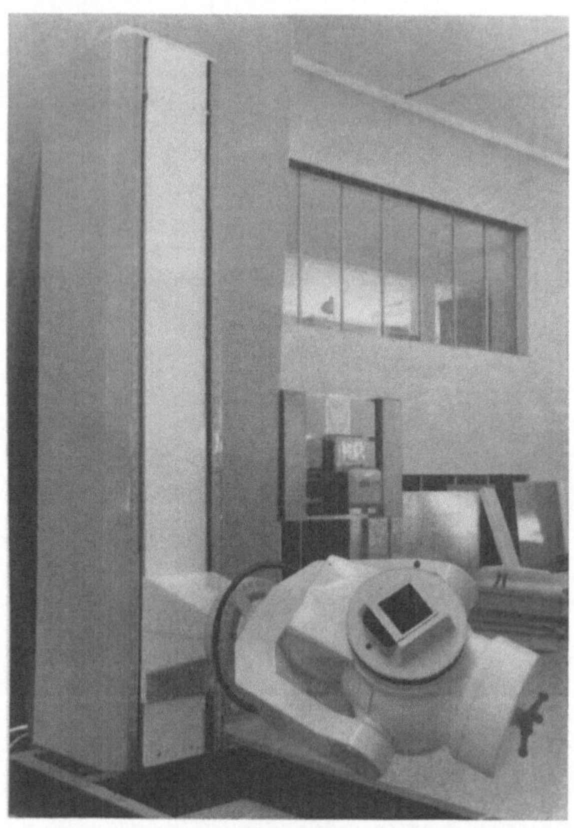

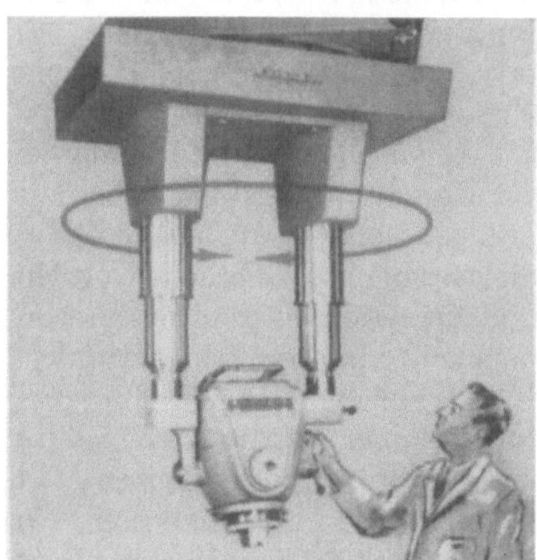

Abb. 334   Abb. 335

Abb. 334. Caesium-Bestrahlungsgerät für Stehfeldbestrahlung, 3000 Curie, mit motorischer Verstellung des Bestrahlungskopfes. (Barazzetti, Italien „Cesapan F")

Abb. 335. Caesium-Bestrahlungsgerät für 1500 Curie mit Doppelteleskop-Deckenaufhängung. (Picker, USA „Cesium Therapy Unit")

solche Beschickung angewandt, daß die Strahlenquelle nur während der eigentlichen Bestrahlungszeiten im Strahler selbst untergebracht war, in den Bestrahlungspausen jedoch aus dem Strahler in einen gesonderten Schutzraum bzw. Schutzbehälter überführt wurde. Bei einer solchen betriebsmäßigen Verlagerung der Strahlenquelle konnte man die Bemessung der Strahlerhülle und auch der Wände des Bestrahlungsraumes nach ähnlichen Gesichtspunkten vornehmen, wie bei den klassischen Strahlenquellen. Man ist jedoch heute völlig davon abgekommen; die Isotopenstrahler werden so ausgeführt, daß die Strahlenquelle in ihnen ständig verbleibt und eine Beschickung nur zur erstmaligen Inbetriebsetzung sowie zum Wechsel einer verbrauchten Strahlenquelle notwendig wird. Die Isotopenstrahler sind deshalb heute immer Dauerstrahler und werden bezüglich ihres Strahlenschutzes als solche ausgelegt. Maßgebend für diese Ausführung als Dauerstrahler ist die anzustrebende höchste Betriebssicherheit, die bei einer betriebsmäßigen Beschickung (etwa mit Preßluftantrieb oder ähnlichem) der Strahlenquelle nicht im selben Maße zu erreichen ist.

Die Beschickung der Strahler mit der Strahlenquelle erfolgt heute praktisch nur noch zum Quellenwechsel und zwar dann:

a) durch gradliniges Einschieben eines aus Strahlenschutzmaterial gebauten Schiebers, in dem die Quelle eingesetzt ist,

b) durch Einschrauben der Quellenkapsel in einen Drehschieber.

In der Prinzipskizze Abb. 328 ist die erste Methode dargestellt; es ist daraus auch zu ersehen, wie die Umladung der Strahlenquelle aus dem Transportbehälter in den Strahler erfolgt. Die beiden Beschickungsarten benötigen am Strahler selbst keinerlei zusätzliche Vergrößerung des notwendigen aktiven Strahlenschutzgewichtes und ihre konstruktiv einfache Mechanik ist entscheidend für ihre Zuverlässigkeit.

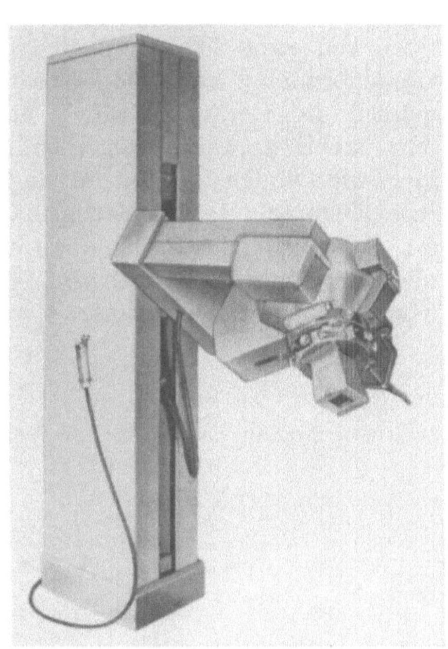

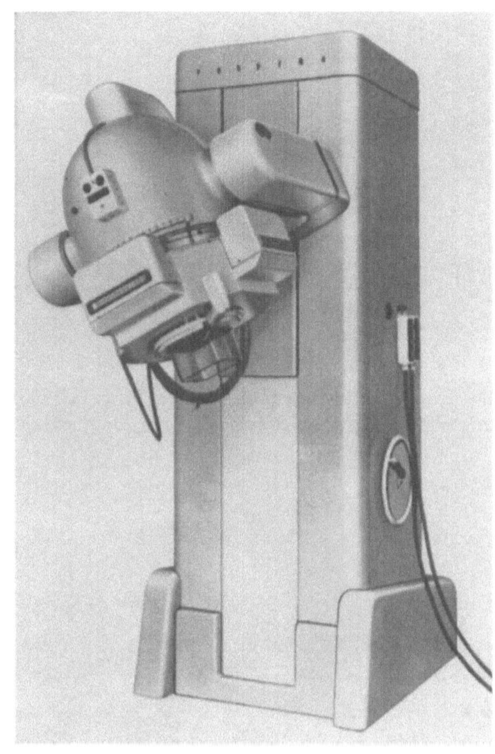

Abb. 336   Abb. 337

Abb. 336. Kobalt-Stehfeldbestrahlungsgerät mit Gabelausleger an Säulenstativ. (Atomic Energy of Canada „Eldorado G")

Abb. 337. Kobalt-Stehfeldbestrahlungsgerät. (Toshiba, Japan „R I 103 A—C")

Zu 5. Die für die Bestrahlung notwendige variable Ausblendung des Nutzstrahlenkegels erfolgt bei den Isotopenstrahlern fast ausschließlich mit verstellbaren Schlitzblenden. Nur bei den Caesiumstrahlern kommen daneben auch auswechselbare Bestrahlungstubusse in Frage wie in der klassischen Therapie. Die verstellbaren Schlitzblenden sind normalerweise für die Ausblendung rechteckiger Bestrahlungsfelder verschiedener Formate eingerichtet. Es werden aber auch sog. Lamellenblenden (z.B. Achteckblenden und Zusatzblenden zur Erzeugung nicht rechteckiger Felder) angewandt, bei denen sich durch Verschieben einer größeren Zahl von passend angeordneten Schwermetallblöcken verschiedene Formen des Bestrahlungsfeldes ausblenden lassen. Wegen der Größe der Strahlenquellen und wegen der Strahlenhärte sind in allen Fällen erhebliche Lamellenhöhen notwendig, und bisweilen erfolgt die Ausblendung dabei in mehreren Ebenen. Einschließlich des Verstellmechanismus stellen deshalb die Blenden der Isotopenstrahler einen beträchtlichen Anteil am Gesamtaufwand dar. Die Betätigung der Blenden erfolgt normalerweise von Hand, bei Spitzengeräten aber auch motorisch, wobei das eingestellte Bestrahlungsfeld meist durch Lichtvisiere, ähnlich wie bei den Geräten für die klassische Therapie, sichtbar gemacht wird.

Zu 6. Der Strahlenverschluß der Isotopenstrahler erfolgt i.a. durch motorisch betätigte Riegel aus Wolfram und Blei oder auch Uran/Wolfram, um die Fokusabstände klein zu halten. Noch kleinere Fokusabstände werden möglich durch Verwendung von Drehriegeln. Dabei wird aus Sicherheitsgründen die Anordnung meist so getroffen, daß die Schieber durch mechanische Mittel (Federn) normalerweise geschlossen gehalten werden und der motorische Antrieb nur das Öffnen gegen die Federkraft besorgt. Die Betriebssicherheit der Isotopenstrahler hängt in erster Linie von der Betriebssicherheit dieser Strahlenverschlüsse ab.

Wegen der hohen Gewichte der Isotopenstrahler, die sich z.B. bei Aktivitäten von etwa 2000 Curie ^{60}Co in der Größenordnung von 700 kg bewegen, müssen die Geräte für diese Strahler sehr stabil ausgeführt werden. Auch hier, wie bei den Geräten für die klassische Therapie unterscheidet man Geräte für ausschließliche Stehfeldbestrahlung und Geräte, die auch für Bewegungsbestrahlungen geeignet sind.

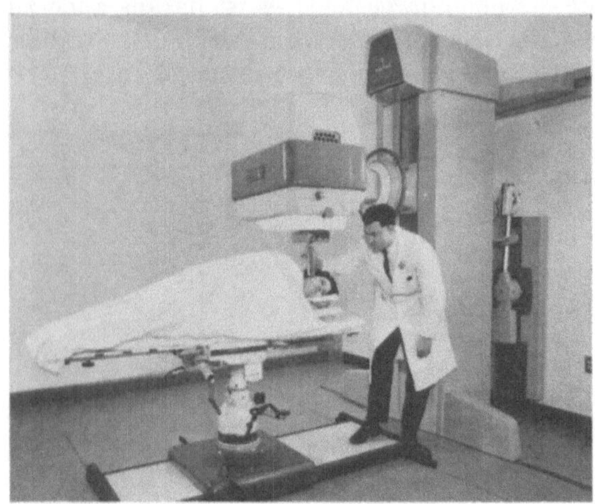

Abb. 338. Kobalt-Pendelbestrahlungsgerät für 10000 Curie „Gammatron 1". (Siemens-Reiniger-Werke, Deutschland)

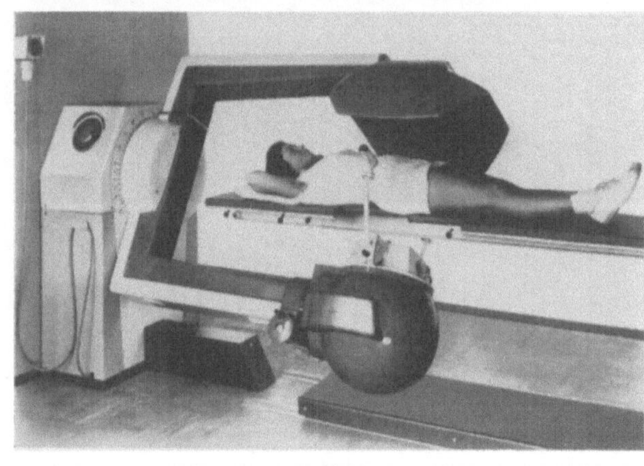

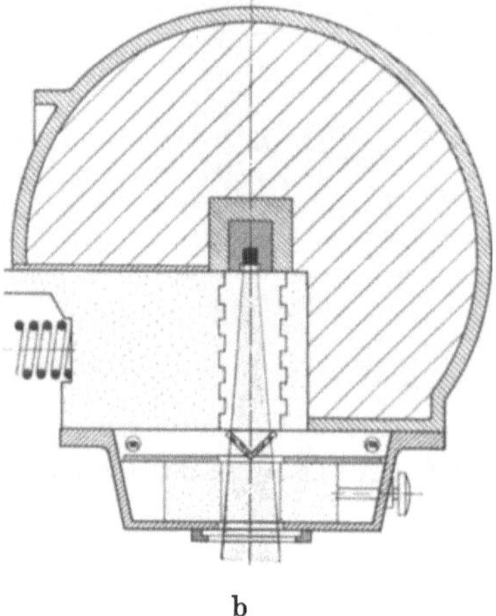

a   b

Abb. 339a u. b.   a Kobalt-Pendelbestrahlungsgerät bis 4000 Curie mit Strahlenschutzschild.   b Schnitt durch Bestrahlungskopf. (Siemens-Reiniger-Werke, Deutschland „Gammatron 2")

b) Geräte für Stehfeldbestrahlung (Abb. 333—337)

Die Geräte *für reine Stehfeldbestrahlungen* sind vorzugsweise stabile Säulenstative, an denen der Isotopenstrahler höhenverstellbar angeordnet ist, wobei er meist in einer Gabelhalterung an einem Auslegearm hängt und um ein oder zwei Achsen drehbar ist. Während die entsprechenden normalen Tiefentherapiegeräte i.a. noch zusätzliche Verstellmöglichkeiten in Richtung des Auslegearms haben und bisweilen auch noch quer dazu, verzichtet man bei den Isotopengeräten meist darauf und nützt für diese Einstellbewegungen lieber die Beweglichkeit des Patientenlagerungstisches aus.

c) Geräte für Bewegungsbestrahlung (Abb. 338—345)

Bei den auch für *Bewegungsbestrahlungen* bestimmten Geräten handelt es sich fast ausschließlich um sog. Pendelgeräte, die zum Teil auch für Tangential- und Konvergenzbestrahlungen eingerichtet sind. Konstruktiv sind die Pendelgeräte meist so ausgeführt, daß der Isotopenstrahler an einem um eine feste Pendelachse schwenkbaren Pendealrm hängt, wobei man, wie schon gesagt, meist auf eine Höhenverstellbarkeit der Pendelachse am Gerät verzichtet und statt dessen die Höhenverstellbarkeit des Lagerungstisches ausnützt. Es gibt aber auch hochwertigere Geräte, bei denen der Pendel-

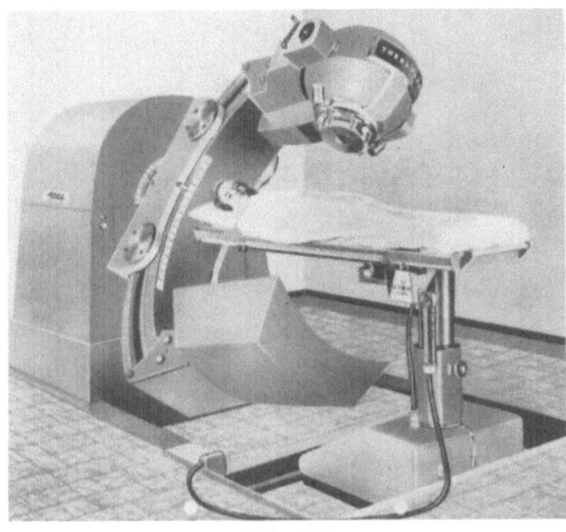

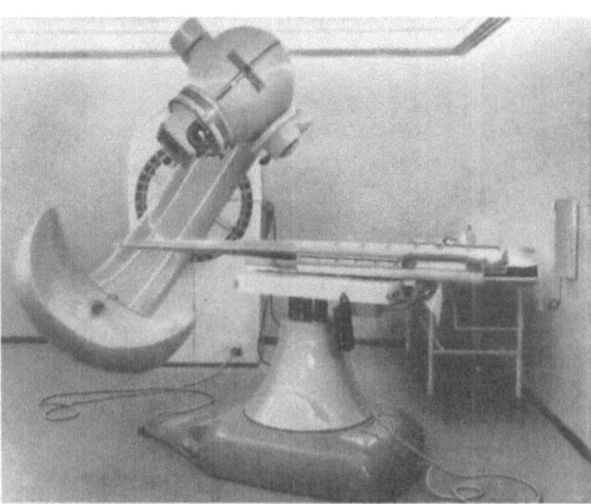

Abb. 340   Abb. 341

Abb. 340. Kobalt-Pendelbestrahlungsgerät mit Strahlenschutzschild für 5000 Curie. (Atomic Energy of Canada „Theratron b")

Abb. 341. Kobalt-Pendelbestrahlungsgerät für 2000 Curie. (Barazzetti, Italien „Jupiter Junior II")

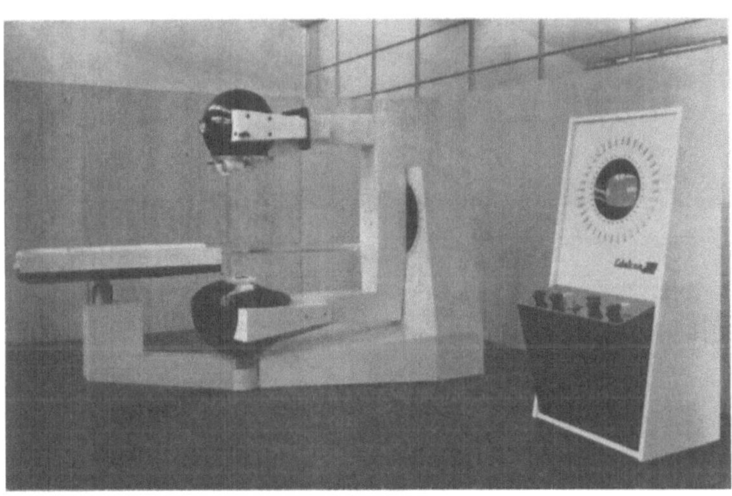

Abb. 342

Kobalt-Pendelbestrahlungsgerät für 3000 Curie mit angelenktem Tisch. (Gilardoni, Italien „Gilatron 3000")

radius und die Pendelachshöhe verstellbar sind, und die deshalb neben der Pendelbestrahlung auch besonders bequem Stehfeldeinstellungen erlauben. Ferner sind auch Pendelgeräte bekannt, bei denen die Pendelbewegung des Isotopenstrahlers auf einer kreisförmigen Führungsbahn erfolgt, und schließlich werden auch hier Konstruktionen verwendet, bei denen der Isotopenstrahler nach rechtwinkligen Koordinaten höhen- und querverstellbar aufgehängt ist und die Pendelbewegungen durch entsprechende Lenkung aus Höhen- und Querbewegungen zusammengesetzt werden. Dabei kann die Aufhängung des Isotopenstrahlers entweder an einem querverfahrbaren und höhenverstellbaren Säulenstativ oder aber an einem Portalstativ vorgesehen sein.

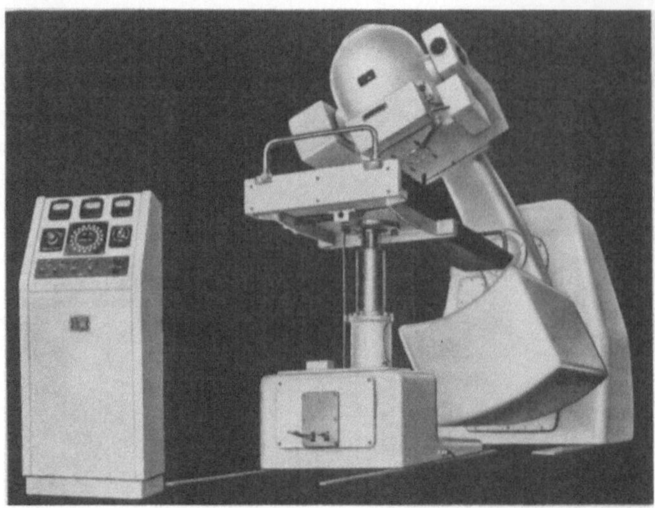

Abb. 343. Kobalt-Pendelbestrahlungsgerät. (Toshiba, Japan)

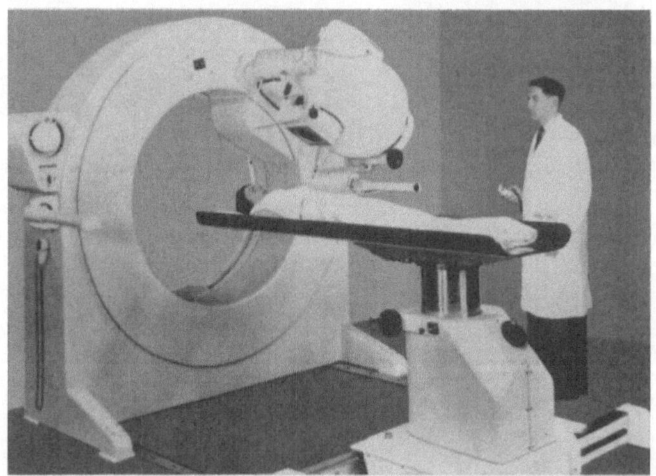

Abb. 344. Kobalt-Bewegungsbestrahlungsgerät „Orbitron" für 10000 Curie. (Newton-Vickers, England)

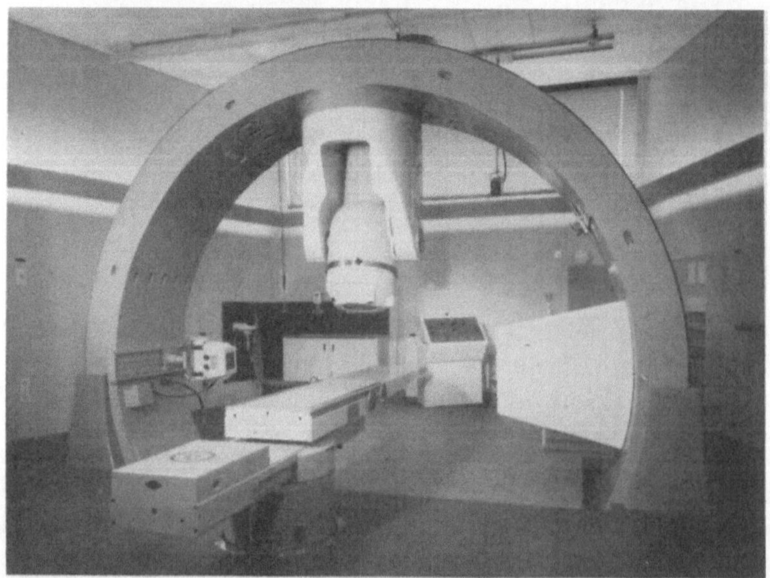

Abb. 345. Kobalt-Bewegungsbestrahlungsgerät für 2600 Curie mit Kreisbogenführung und Röntgenfernseh-
lokalisation (Dr. Lokkerbol, Amsterdam). (Smit Leiden, Philips, Niederlande)

Speziell bei den Bewegungsbestrahlungsgeräten für Isotopenstrahler wendet man oft Strahlenschutzplatten an, die an den Geräten auf der der Strahlenquelle entgegengesetzten Seite des Patienten angeordnet sind — gleichzeitig als Gegengewicht — und sich bei der Bewegungsbestrahlung mitbewegen. Dadurch kann man für die Strahlenschutzbemessung des Behandlungsraumes erhebliche Einsparungen erreichen, weil mit diesen Strahlenschutzplatten die aus dem Patientenkörper austretende direkte Strahlung abgefangen wird. Wirtschaftlich ist diese Maßnahme vor allem dann berechtigt, wenn in der Umgebung des Behandlungsraumes (sei es seitlich oder unter- oder oberhalb) Arbeitsräume angeordnet sind, die einen vollen Strahlenschutz erfordern, weil dann der bauseitige Strahlenschutz erheblich geringer gehalten werden kann.

Hinsichtlich des Gerätezubehörs bestehen für Isotopenstrahler keine wesentlichen Unterschiede etwa gegenüber den Betatrongeräten.

Die hier benützten *Bestrahlungstische* müssen etwa die gleichen Anforderungen erfüllen wie die der klassischen Tiefentherapie. Nur werden sie hier bisweilen unmittelbar als Gerätebestandteil ausgebildet und in fester Zuordnung zum Gerät benützt.

Schlußwort

Wenn man den heutigen Stand der medizinischen Gerätetechnik, den der vorliegende Überblick zeigt, mit demjenigen vergleicht, wie er z.B. in der letzten Ausgabe der „Röntgentechnik" von ALBERS-SCHÖNBERG (G. Thieme, Leipzig 1941) dargestellt ist, so erhält man einen Eindruck von der bedeutenden Entwicklung, die dieses Gebiet in den letzten 25 Jahren durchgemacht hat. Neue Strahlenarten und neue physikalisch-technische Methoden wurden in Diagnostik und Therapie zum Einsatz gebracht (Röntgenbildverstärker, Röntgenfernsehen, Betatron und Isotope). Die radiologischen Untersuchungs- und Behandlungsverfahren konnten damit wesentlich vervollkommnet und zum Teil durch neuartige ergänzt bzw. ersetzt werden (verbesserte Schichttechnik, Funktionsuntersuchung mit Schnellserien- und Kinotechnik, Isotopendiagnostik, Bewegungsbestrahlung u.ä.). Ganz allgemein hat die Bedeutung der Radiologie im Rahmen der Medizin erheblich zugenommen, sowohl nach der Weite ihres Einsatzbereiches wie auch nach ihrem inneren Wert.

Dieser bedeutsame Wandel hat aber auch kritische Stimmen innerhalb und außerhalb der radiologischen Disziplin laut werden lassen.

Parallel zu der Einsatzverbreiterung der radiologischen Technik und ihrer vermehrten Anwendung auch in der kleineren ärztlichen Praxis führt die enge Bindung des radiologischen Fortschrittes an eine besonders hochwertige Technik und der wirtschaftliche Zwang zur rationellen Ausnützung der technischen Einrichtungen immer mehr zur Konzentration in großen Röntgenbetrieben und innerhalb derselben zu fortschreitender Spezialisierung und organisierter Arbeitsteilung.

Aus der noch ganz individuellen Patientenbetreuung im Röntgenkabinett von ehemals entwickelte sich zwangsläufig der unpersönliche, kartei- und lochkartengeregelte „Patientendurchlauf" durch den modernen Röntgenbetrieb, der in Organisation und Ausmaß der technischen Einrichtungen weitgehend einem technischen Betrieb ähnelt. Auch die elektronische Datenverarbeitung findet hier immer mehr Eingang, nicht nur auf dem organisatorischen und wirtschaftlichen Sektor, sondern z.B. auch zur Literaturspeicherung, Befund-Registrierung und -Statistik.

Die Tendenz zur hochtechnisierten Massenorganisation ist heute auch in der Medizin unvermeidlich geworden, weil sich für die Gesamtbevölkerung eine ausreichend hochqualifizierte ärztliche Versorgung nur in wirtschaftlich rationeller Form gewährleisten läßt.

Die ausgesprochen technische Orientierung der radiologischen Betriebe läßt diese unpersönliche Tendenz besonders stark hervortreten. Der Patient bekommt hier wegen Art und Umfang des radiologischen Gerätes leicht das Gefühl, einer „Maschine" ausgeliefert zu sein. Deshalb ist es gerade hier wichtig, daß der untersuchende bzw. behandelnde Arzt einen möglichst guten Kontakt mit dem Patienten behält. Das rein Technische seiner Tätigkeit soll die Konzentration auf die ärztliche Patientenbetreuung möglichst wenig stören. Gerade deshalb muß es Ziel der Weiterentwicklung des radiologischen Gerätebaues sein, dem Arzt immer vollkommener rein mechanische und technische Funktionen abzunehmen bzw. zu erleichtern und ihn möglichst ausschließlich für seine eigentliche ärztliche Tätigkeit freizumachen.

Wenn auch heute noch bisweilen die zunehmende Technisierung und Automatisierung im Röntgengerätebau als „übersteigerte Technik" bezeichnet wird, so kann man darin nur ein unzeitgemäßes Ressentiment erblicken. Denn der Arzt kann heute sein Verhältnis zum Patienten nicht mehr durch Verzicht auf eine gesteigerte und verfeinerte Technik verbessern, sondern durch Mitwirkung an ihrer zweckmäßigen Weiterentwicklung und ihrem sinnvollen Einsatz.

Die Weiterentwicklung der radiologischen Gerätetechnik ist jedoch nicht nur durch ständige Anpassung an den medizinischen und physikalisch-technischen Fortschritt sowie durch Ausrichtung auf bestmögliche Berücksichtigung der ärztlichen Belange bestimmt; in steigendem Maße wird dabei auch die Beachtung wirtschaftlicher Gesichtspunkte notwendig. Große Teile des radiologischen Bedarfs lassen sich durch Normierung und Typisierung rationeller erzeugen, soweit bei ihnen die Ansprüche hinreichend konsolidiert und klargestellt sind.

Es ist wichtig, daß auch diese wirtschaftlichen Tendenzen ärztlicherseits als notwendig erkannt und durch vernünftige Beschränkung der Forderungen und Sonderwünsche konsequent gefördert werden. Denn die weitere Verbreiterung des radiologischen Einsatzes ist wesentlich auch von diesen wirtschaftlichen Fragen bestimmt.

Literatur

Allgemeiner Teil

ALBERS-SCHÖNBERG, H.: Die Röntgentechnik, Bd. 1. Leipzig: Georg Thieme 1941.

BAUER, K.: ABC der Röntgentechnik. Leipzig: Georg Thieme 1948.

BECK, H., H. DRESEL u. H. J. MELCHING: Leitfaden des Strahlenschutzes. Stuttgart: Georg Thieme 1959.

BISCHOFF, K.: Die Entwicklung der medizinischen Röntgentechnik in den letzten 12 Jahren. ETZ (B) 10, 267—275 (1958).

BOOGERT, J. A. VAN DEN: Der Einfluß moderner kostspieliger Anlagen auf die Betriebskosten allgemeiner Krankenhäuser. Veska-Z. 20, 684—687 (1956).

— Kosten und Leistungen in Röntgenabteilungen. Krankenhaus 51, 429—432 (1959).

COLTMAN, J. W.: Fluoroscopy image brightening by electronic means. Radiology 51, 359—367 (1948).

DRESEL, H.: s. BECK.

FROST, D.: Praktischer Strahlenschutz. Berlin: W. de Gruyter & Co. 1960.

FÜNFER, E., u. H. NEUERT: Zählrohre und Szintillationszähler. Karlsruhe: G. Braun 1959.

GLOCKER, R.: Röntgen- und Radiumphysik für Mediziner. Stuttgart: Georg Thieme 1949.

GOCHT, H.: Die Röntgenliteratur. Stuttgart: Ferdinand Enke 1911—1930 (10 Teile).

LIECHTI, A., u. W. MINDER: Röntgenphysik. Wien: Springer 1955.

MELCHING, H. J.: s. BECK.

MINDER, W.: s. LIECHTI.

MORGAN, R. H.: Handbook of Radiology. Chicago: The Year Book Publishers 1957.

NEUERT, H.: s. FÜNFER.

PLAATS, G. J. VAN DER: Medical X-ray technique. Eindhoven: Philips 1959.

SCHOEN, H. (Herausgeber): Medizinische Röntgentechnik, Teil 2. Stuttgart: Georg Thieme 1958.

Röntgen-Diagnostik

ALBADA, L. E. W. VAN: s. EBBENHORST-TENGBERGEN.

BAENSCH, W.: s. SCHINZ.

BAESE, C.: Des localisations géométriques. Radiol. med. 4, 6 (1917).

— Ital. Patent (1915), Brit. Patent 100491 (1916/17).

BARTELINK, D. L.: Röntgenschnitte. Fortschr. Röntgenstr. 47, 399—407 (1933).

— Schweizer Patent Nr 155930 (1931/32).

BARTH, W.: s. COHN.

BERGER, H.: Moderne Streustrahlenblenden. Röntgen- u. Lab.-Prax. 8, 8—13, 29—33 (1955).

BISCHOFF, K.: Moderne Einrichtungen für die Röntgenkinematographie. Fortschr. Röntgenstr. 76, 389—392 (1952).

— Die Bedeutung des Röntgenfernsehens für eine Erweiterung des Durchleuchtungseinsatzes in der medizinischen Diagnostik. Fortschr. Röntgenstr. 95, 104—123 (1961).

— Die modernen Röntgenbildsysteme für Durchleuchtung und Aufnahmen. Elektromedizin 7, 243—251 (1962).

—, u. W. GELLINEK: Probleme der Automation in der Röntgendiagnostik. IXth Internat. Congress of Radiology, Transactions, S. 55—62. Stuttgart: Georg Thieme 1960.

BOCAGE, A. E. M.: Franz. Patent Nr 536464 (1922).

BUCKY, G.: Deutsches Reichs-Patent 284371 (1913a).

— Über die Ausschaltung der im Objekt entstehenden Sekundärstrahlen bei Röntgenaufnahmen. Verh. dtsch. Röntg.-Ges. 9, 30—32 (1913b).

CHAUSSE, M.: s. PERTES.

CHÉRIGIÉ, E.: La télévision technique actuelle du radiodiagnostik. Ann. Radiol. 5/6, Editorial (1960).

COHN, M.: Atlas der Röntgenstereoskopie. Leipzig: Georg Thieme 1931.

—, u. W. BARTH: Lehrbuch der Röntgenstereoskopie. Leipzig: Georg Thieme 1931.

CORNWELL, W. S.: s. RAMSEY.

EBBENHORST-TENGBERGEN, J. VAN, u. L. B. W. VAN ALBADA: Die Röntgenstereoskopie. Berlin: Springer 1931.

ECKART, F.: Elektronenoptische Bildwandler und Röntgenbildverstärker. Leipzig: Johann Ambrosius Barth 1956.

FAHR, W.: Über ein neues Diagnostikgerät universeller Verwendbarkeit. Fortschr. Röntgenstr., Beiheft zu 79, 36—37 (1953).

FRIEDL, E.: s. SCHINZ.

FRIK, W.: Detailerkennbarkeit und Dosis bei der Röntgendurchleuchtung. Heidelberg: A. Hüthig 1959.

GAJEWSKI, H.: Entwicklung und technischer Stand der Röntgenschirmbildphotographie. Röntgen- u. Lab.-Praxis 7, 67—78 (1954).

— Über Dickenausgleich in der Röntgendiagnostik. Röntgen- u. Lab.-Prax. 9, 18—30 (1956).

—, u. E. LIESE: Das Simultan-Schichtverfahren, aufnahmetechnische Grundlagen und medizinische Anwendung. Fortschr. Röntgenstr. 83, 562—579 (1955).

GEBAUER, A., E. MONTEAN, E. STUTZ u. H. VIETEN: Das Röntgenschichtbild. Stuttgart: Georg Thieme 1959.

—, u. A. SCHANEN: Das transversale Schichtverfahren. Stuttgart: Georg Thieme 1955.

GLAUNER, R.: s. SCHINZ.

GRAF, H.: Zur Geschichte der Röntgen-Schirmbildphotographie. Röntgenphotographie u. med. Photographie 1, 25—30 (1947).

GRASHEY, R.: Steckschuß und Röntgenstrahlen. Leipzig: Georg Thieme 1940.

GRIESBACH, R. (Herausgeber): Röntgen-Reihenuntersuchungen des Brustkorbs. Leipzig: Johann Ambrosius Barth 1949.

—, u. F. KEMPER: Röntgen-Schichtverfahren. Stuttgart: Georg Thieme 1955.

GROSSMANN, C.: Tomographie I u. II. Fortschr. Röntgenstr. 51, 61—80, 191—209 (1935).

GÜNTERT, W.: s. TANNER.

HASSELWANDER, A.: Steckschuß und Röntgenstrahlen. Leipzig: Georg Thieme 1940.

— Die objektive Stereoskopie an Röntgenbildern. Stuttgart: Georg Thieme 1954.

— Die objektive Stereoskopie des Röntgenbildes. Röntgen- u. Lab.-Prax. 5, 299—303 (1962).

HECKMANN, K.: Die Röntgenperspektive und ihre Umwandlung durch eine neue Aufnahmetechnik. Fortschr. Röntgenstr. 60, 144—157 (1939).

HODGES, P. C., and R. D. MOSELEY: Cinefluorography employing splitimage television type image amplifiers. Radiology 73, 548—556 (1959).

JANKER, R.: Zur Röntgenkinematographie. Fortschr. Röntgenstr. 44, 658—668 (1931).

— Röntgenganzaufnahmen des Menschen. Leipzig: Johann Ambrosius Barth 1934.

— Leuchtschirmphotographie Röntgenreihenuntersuchung. Leipzig: Johann Ambrosius Barth 1938a.

— Photographie des Leuchtschirmbildes. Leipzig: Johann Ambrosius Barth 1938b.

— Die Röntgenkinematographie. Stuttgart u. Berlin: W. Kohlhammer 1939.

— Leuchtschirmphotographie. Bonn: Scheur 1942.

— Röntgenologische Funktionsdiagnostik mittels Serienaufnahmen und Kinematographie. Wuppertal-Elberfeld: W. Girardet 1954.

— Die praktische und wissenschaftliche Verwendung der elektronischen Bildverstärkung und des Röntgenfernsehens. Fortschr. Röntgenstr. 88, 377—385 (1958).

KANE, I. J.: Sectional radiography of the chest. New York: Springer 1953.

KEMPER, F.: s. GRIESBACH.

KEREIAKES, J. G.: s. KREBS.

KIEFER, J.: The laminagraph and its variations. Amer. J. Roentgenol. 39, 497—513 (1938).

— Analysis of laminagraphic motions and their values. Radiology 33, 560—585 (1939).

KÖHNLE, H.: s. TESCHENDORF.

KREBS, A. T., and J. G. KEREIAKES: Portable isotopic radiographic units. Amer. J. Roentgenol. 76, 168—175 (1956).

LAREN, J. W. (Herausgeber): Modern trends in diagnostic radiology (second Series). London: Butterworth 1953.

LEDIN, S.: The physical background of contrast in roentgenograms with special regard to scattered radiation. Stockholm: K. L. Beckmaus 1952.

LIESE, E.: s. GAJEWSKI.

LÖFFLER, L.: Die Arteriographie der Lunge und die Kontrastdarstellung der Herzhöhlen am lebenden Menschen. Leipzig: Georg Thieme 1955.

MATTSSON, O.: Practical photographic problems in radiography with special reference to high-voltage technique (Suppl. 120 Acta radiol.). Stockholm: P. A. Norstedt 1955.

MAYNEORD, W. V.: Radiography of the human body with radioactive isotopes. Lancet 1952 I, 276—278.

MOSELEY, R. D.: s. HODGES.

MUNTEAN, E.: s. GEBAUER.

OOSTERKAMP, W. J., u. TH. G. SCHUT: Philips-Anlage zur elektronischen Konservierung von Röntgenbildern. Arzt an der Kamera 5, 114—116 (1959) (Beilage der Zeitschrift „Medizinal-Markt").

Paatero, Y. V.: A new tomographical method for radiographing curved outer surfaces. Acta radiol. (Stockh.) **32**, 177—184 (1948).

Pohl, E.: Deutsche Reichs-Patentschriften: 428476 (1921); 431373 (1922); 470191 (1926); 622312 (1934); 680288 (1939).

— Deutsches Reichs-Patent Nr 544200 (1927/32) und Schweiz. Patent Nr 155613 (1930/32).

Portes, F., u. M. Chausse: Franz. Patent Nr 541941 (1922).

Ramsey, G. H. S., J. S. Watson, T. A. Tristan, S. Weinberg and W. S. Cornwell (Herausgeber): Cinefluorography. Springfield (USA): Ch. C. Thomas 1960.

Reiss, K. H.: Die physikalischen Grenzen der Beseitigung von Röntgenstreustrahlen durch Rasterblenden. Z. angew. Phys. **11**, 184—188 (1959).

Rinnert, E.: Deutsche Auslegeschrift 1014285 (1957).

Schanen, A.: s. Gebauer.

Schinz, H. R., W. Baensch u. E. Friedl: Lehrbuch der Röntgendiagnostik. Leipzig: Georg Thieme 1952.

— R. Glauner u. E. Uehlinger (Herausgeber): Röntgendiagnostik, Ergebnisse 1952—1956. Stuttgart: Georg Thieme 1957.

Schober, H.: Die physiologisch-optischen Voraussetzungen für die stereoskopische Röntgendurchleuchtung. Röntgenblätter **3**, 2—12 (1950).

Spiegler, G.: Physikalische Grundlagen der Röntgendiagnostik. Stuttgart: Georg Thieme 1957.

Stumpf, P.: Das röntgenographische Bewegungsbild und seine Anwendung. Leipzig: Georg Thieme 1931.

— H. H. Weber u. G. A. Weltz: Röntgenkymographische Bewegungslehre der inneren Organe. Leipzig: Georg Thieme 1936.

Stutz, E.: s. Gebauer.

Takahashi, S.: Rotation radiography: Japan society for the promotion of science 1957.

Tanner, E., u. W. Güntert: Ein neuartiges Universal-Schirmbild-Seriengerät. Röntgenblätter **6**, 36—43 (1953).

Teschendorf, W., u. H. Köhnle: Das Röntgenraumbild. Berlin u. Wien: Urban & Schwarzenberg 1933.

Tristan, T. A.: s. Ramsey.

Uehlinger, E.: s. Schinz.

Vallebona, A.: Radiography with great enlargement (microradiography) and a technical method for the radiographie dissociation of the Shadows. Radiology **17**, 647 (1931).

— Methoden zur Aufnahme von Röntgenbildern, die eine Zerlegung der Schatten ermöglichen. Fortschr. Röntgenstr. **48**, 599—605 (1933).

Vallebons, A.: Trattato di Stratigrafia. Milano: F. Vallardi 1952.

Verse, H.: s. Weigel.

Vieten, H.: s. Gebauer.

Wallman, H., and J. Wickboom: Röntgen-television equipment for use in Surgery. Acta radiol. (Stockh.) **51**, 297—304 (1959).

Watson, J. S.: s. Ramsey.

Weber, H. H.: s. Stumpf.

Weigel, K., u. H. Verse: Deutsche Bundespatentschrift 968757 (1951).

Weinberg, S.: s. Ramsey.

Weltz, G. A.: s. Stumpf.

Wiegelmann, H.: Deutsches Bundespatent Nr 895838 (1944).

— Deutsches Bundespatent Nr 882287 (1944).

AEG: Deutsches Reichspatent Nr 156625 (1903).

Ziedses des Plantes, B. G.: A new method of differentiation in roentgenography (planigraphy). Acta radiol. (Stockh.) **13**, 182—191 (1932).

— Planigraphie en Subtractie. Röntgenographische Differentiatiemethoden. Utrecht: Kemink en Zoon 1934.

Röntgentherapie

Barth, G.: s. Wachsmann.

Becker, J., u. K. E. Scheer (Herausgeber): Betatron und Telekobalttherapie. Berlin-Göttingen-Heidelberg: Springer 1958.

Bischoff, K.: Der Konvergenzstrahler, eine Röntgenstrahlenquelle mit extrem hohen prozentualen Tiefendosen. Strahlentherapie **81**, 365—372 (1950).

Chaoul, H., u. F. Wachsmann: Die Nahbestrahlung. Stuttgart: Georg Thieme 1953.

Despeignes, V.: Observation concernant un cas de cancer de l'estomac traité par les rayous de roentgen. Lyon méd. **82**, 428—503 (1896a).

— Therapeutische Verwendung der Röntgenstrahlen. Ref. Berl. klin. Wschr. **34**, 772 (1896b).

Dessauer, F., u. G. Muhterem: Die Rotationsbestrahlung. Fortschr. Röntgenstr. **56**, 218—222 (1937).

Fiebelkorn, H. J., u. W. Minder: Therapie mit Röntgenstrahlen und radioaktiven Stoffen. Bern u. Stuttgart: H. Huber 1959.

Freund, L.: Röntgenstrahlen als Enthaarungsmittel. Münch. med. Wschr. Nr 3, 79 (1897a).

— Ein mit X-Strahlen behandelter Fall von Naevus pigmentosus piliferus. Wien. Klin. Wschr. Nr 3 u. 4 (1897b).

Gebbert, H.: s. Reiniger.

Hellriegel, W.: Tumorlokalisierung mit Bildverstärker und Television. Strahlentherapie **111**, 469—475 (1960).

Janker, R.: s. Langendorff.

—, u. K. Rossmann: Grundriß der Röntgentherapie. Berlin-Göttingen-Heidelberg: Springer 1958.

Kepp, R. K.: Grundlagen der Strahlentherapie — Physik, Biologie und allgemeine Therapie. Stuttgart: Georg Thieme 1952.

Knierer, W. (Herausgeber): Praktische Strahlentherapie. Röntgen-Radium-Isotope. Stuttgart-Wien-Zürich: Medica-Verlag 1957.

Kohl, M.: Deutsches Reichspatent Nr 192571 (1906).

Kohler, A.: Chirurgisch wichtige Fortschritte in der Strahlenbehandlung tiefgelegener Erkrankungen. Zbl. Chir. **43**, 2393 (1938).

Kohler, A.: Die Pendelbestrahlung, ein Fortschritt in der Behandlung inoperabler, tiefgelegener Krebse des Verdauungstraktes. Wschr. Krebsbekämpf. 5, 125—139 (1939).

Langendorff, H., W. K. Lelbach, R. Janker u. K. Rossmann: Grundlagen und Praxis der Bewegungsbestrahlung (Bd. 2, Vorträge des 2. Bonner Röntgenologischen Wochenendkurses). Wuppertal-Elberfeld: W. Girardet 1955.

Laughlin, J. S.: Physical aspects of betatron therapy. Springfield (USA): Ch. C. Thomas 1954.

Lelbach, W. K.: s. Langendorff.

Mesnil de Rochemont, R. du: Dosierungsgrundlagen der Rotationsbestrahlung. Strahlentherapie 60, 648—674 (1937).

— Lehrbuch der Strahlenheilkunde, Behandlung mit Röntgenstrahlen und radioaktiven Substanzen. Stuttgart: Ferdinand Enke 1958.

Meyer, H.: Das Problem der „Kreuzfeuerwirkung" in der gynäkologischen Röntgentherapie. Zbl. Gynäk. 37, 1741ff. (1913).

Minder, W.: s. Fiebelkorn.

Muhterem, G.: s. Dessauer.

Nakaidzumi, M.: Eine neue Methode der Konvergierung der Röntgenstrahlung. Strahlentherapie 66, 583—592 (1939).

Otto, W.: Deutsches Reichspatent Nr 289 075 (1913).

Palmieri, G. G.: Stratiterapia. Bologna: L. Cappelli 1955.

Plaats, G. J. van der: Medical X-ray technique. Eindhoven: Philips 1959.

Pohl, E.: Deutsches Reichspatent Nr 296 657 (1913).

— Deutsches Reichspatent Nr 341 357 (1914).

Reiniger, E. M., H. Gebbert u. K. Schall: Deutsches Reichspatent Nr 287 291 (1914).

Reiss, A.: Versuche mit der Rotationsbestrahlung. Strahlentherapie 61, 384 (1938).

Rossmann, K.: s. Langendorff.

— s. Janker.

Schall, K.: s. Reiniger.

Scheer, K. E.: s. Becker.

Teschendorf, W.: Ein neues Gerät zur Rotationsbestrahlung. Fortschr. Röntgenstr., Beiheft zu 76, 29—30 (1952).

Wachsmann, F.: s. Chaoul.

Wachsmann, F., u. G. Barth: Die Bewegungsbestrahlung. Stuttgart: Georg Thieme 1959.

Walter, E.: Die physikalischen und technischen Entwicklungstendenzen der Strahlentherapie. Röntgenpraxis 16, 45—54 (1963).

Isotopendiagnostik und -therapie

Becker, J., u. K. E. Scheer ((Herausgeber): Betatron und Telekobalttherapie. Berlin-Göttingen-Heidelberg: Springer 1958.

Fassbender, H.: Einführung in die Meßtechnik der Kernstrahlung und die Anwendung der Radioisotopen. Stuttgart: Georg Thieme 1959.

Fellinger, K., u. N. Vetter (Herausgeber): Radioaktive Isotope in Klinik und Forschung (2 Bände, 33. u. 36. Sonderband der „Strahlentherapie"). München u. Berlin: Urban & Schwarzenberg 1955/56.

Fiebelkorn, H. J., u. W. Minder: Therapie mit Röntgenstrahlen und radioaktiven Stoffen. Bern u. Stuttgart: H. Huber 1959.

Graul, E. H. (Herausgeber): Fortschritte der angewandten Radioisotopie und Grenzgebiete. Heidelberg: A. Hüthig 1957.

Hiller, J., u. A. Jakob: Die Radio-Isotope. München u. Berlin: Urban & Schwarzenberg 1952.

Jakob, A.: s. Hiller.

Knierer, W. (Herausgeber): Praktische Strahlentherapie, Röntgen-Radium-Isotope. Stuttgart-Wien-Zürich: Medica-Verlag 1957.

Mesnil de Rochemont, R. du: Lehrbuch der Strahlenheilkunde. Behandlung mit Röntgenstrahlen und radioaktiven Substanzen. Stuttgart: Ferdinand Enke 1958.

Minder, W.: s. Fiebelkorn.

Morneburg, H., u. R. Präg: Abtastverfahren zum Abbilden der Verteilung inkorporierter radioaktiver Stoffe. ETZ (B) 11, 298—302 (1959).

Präg, R.: Automatische Aufzeichnung der Verteilung von Radioisotopen im Körper. Strahlentherapie 110, 559—571 (1959).

— Radioisotope teletherapy equipment (International Directory). Wien: Internat. Atomic Energy Agency 1959.

Scheer, K. E.: s. Becker.

Schmeiser, K.: Radioaktive Isotope. Berlin-Göttingen-Heidelberg: Springer 1957.

Vetter, H.: s. Fellinger.

Namenverzeichnis — Author-Index

Die *kursiv* gesetzten Seitenzahlen beziehen sich auf die Literatur

Page numbers in *italics* refer to the bibliography

Sachverzeichnis

(Deutsch-Englisch)

Bei gleicher Schreibweise in beiden Sprachen sind die Stichwörter nur einmal aufgeführt

Subject Index

(English-German)

Where English and German spelling of a word is identical, the German version is omitted